U0857567

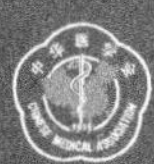

中华医学会医师培训工程（高级系列）

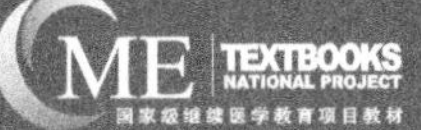

国家级继续医学教育项目教材

消化内科学高级教程

主 编 / 陈旻湖 张澍田

中华医学会组织编著

中华医学电子音像出版社
CHINESE MEDICAL MULTIMEDIA PRESS

北 京

图书在版编目（CIP）数据

消化内科学高级教程 / 陈旻湖，张澍田主编．—北京：中华医学电子音像出版社，2019.9
ISBN 978-7-83005-155-6

Ⅰ．①消… Ⅱ．①陈… ②张… Ⅲ．①消化系统疾病—诊疗—教材 Ⅳ．①R57
中国版本图书馆 CIP 数据核字（2019）第 052191 号

消化内科学高级教程
XIAOHUANEIKEXUE GAOJI JIAOCHENG

主　　编：陈旻湖　张澍田
策划编辑：史仲静　赵文羽
责任编辑：赵文羽
文字编辑：王月红
校　　对：龚利霞　马思志
责任印刷：李振坤
出版发行：中华医学电子音像出版社
通信地址：北京市西城区东河沿街 69 号中华医学会 610 室
邮　　编：100052
E - mail：cma-cmc@cma.org.cn
购书热线：010-51322675
经　　销：新华书店
印　　刷：北京虎彩文化传播有限公司
开　　本：889 mm×1194 mm　1/16
印　　张：27
字　　数：830 千字
版　　次：2019 年 9 月第 1 版　2023 年 2 月第 3 次印刷
定　　价：236.00 元

内容提要

本书为《中华医学会医师培训工程（高级系列）》丛书之一，由中华医学会组织国内消化内科权威专家编写。本书按照国家对高级卫生专业技术资格人员的专业素质要求，准确地介绍了消化内科学的基本理论和基本技术，重点阐述了常见消化内科疾病防治的新技术和新方法、国内外发展现状和发展趋势，力求反映目前消化内科学专业发展的国际规范和前沿动态，巩固和提高消化内科医师诊治、会诊、综合分析疑难病例及开展医疗先进技术的能力，同时还增加了测试题，作为考查医师对消化内科学专业知识掌握情况的依据。全书共 11 章，包括胃肠道的相关分子生物学基础、胃肠道症状学与体征、消化系统疾病患者的临床营养、消化内镜的临床应用、多器官累及疾病，以及食管、胃、十二指肠、胰腺、胆道系统、小肠、结肠、肝病等内容。本书实用性、指导性强，既可作为消化内科专科医师规范化培养的重要参考用书，也可作为拟晋升高级职称应试者的复习指导用书。

本书配有习题卡，题型分为单选题、多选题、共用题干单选题和病例分析题，可帮助读者深入理解相关理论，检测专业知识掌握程度，提高临床诊疗思维能力。试题全部由本书撰写专家亲自拟定

标注释义：正高级职称知识掌握程度 ★★★（掌握）★★（熟悉）★（了解）

副高级职称知识掌握程度 △△△（掌握）△△（熟悉）△（了解）

《消化内科学高级教程》

编委会

序

我国现有的医师培养过程分为医学院校教育、毕业后医学教育和继续医学教育三个阶段。专科医师规范化培训是毕业后医学教育的重要组成部分，是在住院医师规范化培训的基础上，继续培养能够独立、规范地从事疾病专科诊疗工作临床医师的必经途径。2017年7月，国务院办公厅印发《关于深化医教协同进一步推进医学教育改革与发展的意见》（国办发〔2017〕63号），文件中提出把医学教育和人才培养摆在卫生与健康事业优先发展的战略地位，为建设健康中国提供坚实的人才保障……支持行业学（协）会参与学科专业设置、人才培养规划、标准制（修）订和考核评估等工作，相关公共服务逐步交由社会组织承担。2015年发布的《关于开展专科医师规范化培训制度试点的指导意见》（国卫科教发〔2015〕97号）中明确提出：探索建立有关行业协（学）会协助政府部门做好专科医师规范化培训制度试点的业务指导、组织实施与日常管理监督的工作机制。根据需要，可组建由有关专家和医疗卫生机构、高等医学院校、相关事业单位、行业组织和政府相关部门等多方面代表组成的专科医师规范化培训专家委员会，协助开展有关工作。

中华医学会成立于1915年，经过百年的励精图治，已经成为党和政府联系医学科技工作者的桥梁和纽带、中国科协学会的翘楚、全国医学科技工作者的家园，其宗旨是团结医务工作者，传播医学科学知识，弘扬医学道德，崇尚社会正义。由中华医学会第二十五届理事会第四次会议审议通过的《中华医学会章程》中明确将“参与开展毕业后医学教育及专科医师培训、考核等工作”作为学会的业务范围之一。鉴于我国适用于专科医师规范化培训的教材存在系统性较差、内容质量参差不齐、学科覆盖不全面等诸多不足，中华医学会所属中华医学电子音像出版社依托学会88个专科分会的千余名专家力量，配合出版社三十余年传统出版和数字出版相结合的出版经验，策划了《中华医学会医师培训工程（高级系列）丛书》，旨在通过本丛书引导医学教育健康发展和卫生行业人才的规范化培养。本套丛书的内容不仅包括专科医师应该掌握的知识，更力求与时俱进，反映目前本学科发展的国际规范指南和前沿动态，巩固和提高专科医师的临床诊治、临床会诊、综合分析疑难病例及开展医疗先进技术的能力，同时还增加了测试题，作为考查专科医师对专业知识掌握情况的依据。除此之外，本丛书还充分利用新兴媒体技术，就部分内容配备了相应的多媒体视频，以加强医务人员对理论知识和实际操作技术的理解。

在2016年举办的“全国卫生与健康大会”上，习近平总书记发表重要讲话，强调“没有全民健康，就没有全面小康”；在第十八届中共中央政治局常委会同中外记者首次见面会上，习近平总书记表达出对人民健康福祉的密切关注：我们的人民热爱生活，期盼有更可靠的社会保障、更高水平的医疗卫生服务、更优美的环境……实现全民健康离不开高水平医疗卫生服务的保障，开展高水平的医疗卫生服务离不开一支高素质、高水平的医疗队伍，这也是中华医学会组织国内各学科学术带头人、知名专家编写本丛书的目的所在。

本丛书在编写过程中多次召开组稿会和定稿会，各位参编的专家、教授群策群力，在繁忙的临床和教学工作之余高效率、高质量地完成了编写工作，在此，我表示衷心的感谢和敬佩！

二〇一九年一月

前 言

为了适应我国继续医学教育发展的需要，较好地体现消化内科学专业高级技术人员应达到的专业技术水平，我们编写了本教材。本教材聚焦于临床实践，兼顾基础研究最新成果，注重科学性、先进性、实用性和指导性。全书共分 11 章，内容既包括消化系统疾病的基础理论、消化系统疾病的症状学与体征、消化系统疾病患者的临床营养、消化内镜临床应用和多器官累及疾病，也涵盖食管、胃肠道、肝、胆及胰腺等脏器的常见疾病的诊治新理论和新技术，以及国内外本领域发展现状和趋势。

本教材作为《中华医学会医师培训工程（高级系列）》丛书之一，有较高的学术价值与实用价值，既可作为消化内科专科医师规范化培养的重要参考用书，也可作为拟晋升高级职称应试者的复习指导用书，对各级医师在临床会诊、综合分析疑难病例时把握诊疗要点及思路有指导作用。

本书编者均为行业内临床经验丰富的知名专家，所撰写的章节均为他们的专长，因而保证了本书的学术水平。但由于参加编写人员较多，某些观点不免有见仁见智之处，希望使用本教材的各级医师能够理解。在编写过程中难免有疏漏之处，望各位读者不吝赐教，提出宝贵意见。

在此，谨向为本书付出心血的各位副主编、编者和审阅者致以衷心的感谢和崇高的敬意！

陈旻湖　张澍田

2019 年 4 月

出版说明

为引导我国医学教育的健康发展，加强卫生人才培养工作，助力健康中国战略的实施，在中华医学会及所属88个专科分会的支持下，我们精心策划出版了《中华医学会医师培训工程（高级系列）丛书》暨《国家级继续医学教育项目教材》。

本套丛书的内容不仅包括医学各专业高年资从业者应该掌握的基本知识，更力求与时俱进，反映本学科发展的前沿动态，侧重医务人员临床诊治技能、疑难病例处理以及开展医疗先进技术能力的培养，具有专业性、权威性和实用性，因此既可作为正在试点推动的专科医师规范化培训的工具用书，又可作为医务人员或医疗行政管理部门开展继续医学教育的必备教材。同时，本套丛书在系统梳理专业知识的基础上均配备练习题库和模拟考试情境，有助于检验专业知识的掌握情况，亦可作为拟晋升高级职称应试者的考前复习参考用书。

限于编写时间紧迫、经验不足，本套教材会有很多不足之处，真诚希望广大读者谅解并提出宝贵意见，我们将于再版时加以改正。

目 录

第1章 胃肠道相关分子生物学基础

第1节 正常细胞的稳态（平衡）机制

细胞增殖是生命的基本特征，种族的繁衍、个体的发育、机体的修复都离不开细胞增殖。一个受精卵发育为初生婴儿，细胞数目增至10^{12}个，长至成年有10^{14}个，而成人体内每秒钟仍有数百万新细胞产生，以补偿血细胞、小肠黏膜细胞和上皮细胞的衰老和死亡。但细胞增殖并不是无限的，细胞无限增长对个体来说意味着癌症，而个体无限制繁殖对地球来说意味着灾难。一个大肠埃希菌若按20 min分裂1次，并保持这一速度，2 d即可超过地球的重量。衰老和死亡是生命的基本现象。衰老直至死亡的过程发生在生物界的整体水平、种群水平、个体水平、细胞水平及分子水平等不同的层次。至少从细胞水平来看，死亡是不可避免的。细胞增殖和衰老死亡两者构成的动态平衡是正常细胞达成稳态的主要机制。

一、细胞周期及其调控机制★★△△

（一）细胞周期的概念

细胞增殖是通过细胞周期（cell cycle）来实现的，而细胞周期的有序运行是通过相关基因的严格监视和调控来保证的。

细胞周期指由细胞分裂结束到下一次细胞分裂结束所经历的过程，所需的时间叫细胞周期时间。可分为4个阶段（图1-1）：①G_1期（gap1），指从有丝分裂完成到DNA复制之前的间隙时间；②S期（synthesis phase），指DNA复制的时期；③G_2期（gap2），指DNA复制完成到有丝分裂开始之前的一段时间；④M期又称D期（mitosis or division），指细胞分裂开始到结束。

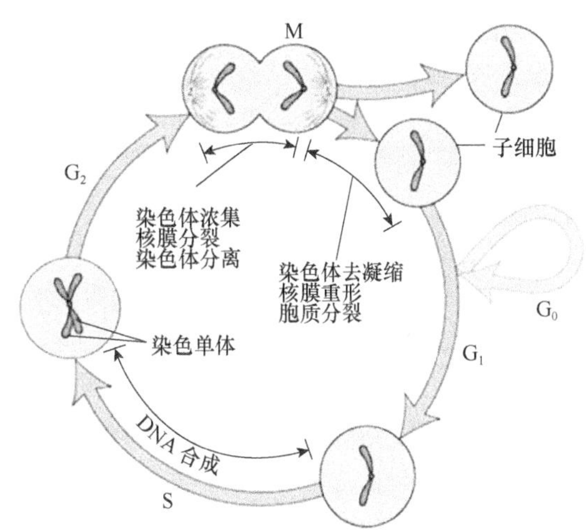

图1-1 细胞周期可划分为4个阶段

从增殖的角度来看，可将高等动物的细胞分为3类：①连续分裂细胞，在细胞周期中连续运转，因而又称为周期细胞，如表皮生发层细胞、部分骨髓细胞；②休眠细胞暂不分裂，但在适当的刺激下可重新进入细胞周期，称G_0期细胞，如淋巴细胞、肝细胞、肾细胞等；③不分裂细胞，指不可逆地脱离细胞周期，不再分裂的细胞，又称终端细胞，如神经细胞、肌肉细胞、多形核细胞等。

细胞周期的时间长短与物种的细胞类型有关，如小鼠十二指肠上皮细胞的周期为10 h，人类胃上皮细胞为24 h，骨髓细胞为18 h，培养的人成纤维细胞为18 h，CHO细胞为14 h，HeLa细胞为21 h。不同类型细胞的G_1期长短不同，是造成细胞周期差异的主要原因。

（二）细胞同步化

细胞同步化（synchronization）是指在自然过程中发生或经人为处理造成的细胞周期同步化，前者称自然同步化，后者称为人工同步化。

1. 自然同步化

（1）多核体：如黏菌只进行核分裂，而不发生胞质分裂，形成多核体。数量众多的核处于同一细胞质中，进行同步化分裂，使细胞核达 10^8，体积达 5～6 cm。疟原虫也具有类似的情况。

（2）某些水生动物的受精卵：如海胆卵可以同时受精，最初的 3 次细胞分裂是同步的，再如大量海参卵受精后，前 9 次细胞分裂都是同步化进行的。

（3）增殖抑制解除后的同步分裂：如真菌的休眠孢子移入适宜环境后，它们一起发芽，同步分裂。

2. 人工同步化

（1）选择同步化

1）有丝分裂选择法：使单层培养的细胞处于对数增殖期，此时分裂活跃，有丝分裂指数（mitotic index，MI）高。有丝分裂细胞变圆隆起，与培养皿的附着性低，此时轻轻振荡，M 期细胞脱离器壁，悬浮于培养液中，收集培养液，再加入新鲜培养液，依法继续收集，则可获得一定数量的中期细胞。其优点是操作简单、同步化程度高、细胞不受药物伤害；缺点是获得的细胞数量较少（分裂细胞占 1%～2%）。

2）细胞沉降分离法：不同时期的细胞体积不同，而细胞在给定离心场中沉降的速度与其半径的平方成正比，因此可用离心的方法分离。其优点是可用于任何悬浮培养的细胞，缺点是同步化程度较低。

（2）诱导同步化

1）DNA 合成阻断法：选用 DNA 合成的抑制药，可逆地抑制 DNA 合成，而不影响其他时期细胞的运转，最终可将细胞群阻断在 S 期或 G/S 交界处。5- 氟脱氧尿嘧啶、羟基脲、阿糖胞苷、甲氨蝶呤和高浓度 AdR、GdR 和 TdR，均可抑制 DNA 合成使细胞同步化。其中高浓度 TdR 对 S 期细胞的毒性较小，因此常用 TdR 双阻断法诱导细胞同步化：在细胞处于对数生长期的培养基中加入过量 TdR（HeLa，2 mol/L；CHO，7.5 mol/L），S 期细胞被抑制，其他细胞继续运转，最后停在 G_1/S 交界处。移去 TdR，洗涤细胞并加入新鲜培养液，细胞又开始分裂。当释放时间大于 S 期的持续时间（TS）时，所有细胞均脱离 S 期，再次加入过量 TdR，细胞继续运转至 G_1/S 交界处，被过量 TdR 抑制而停止。优点是同步化程度高，适用于任何培养体系。可将几乎所有的细胞同步化。缺点是产生非均衡生长，个别细胞体积增大。

2）中期阻断法：利用破坏微管的药物将细胞阻断在中期，常用的药物有秋水仙碱。优点是无非均衡生长现象，缺点是可逆性较差。

（三）调控和影响细胞周期的因素

1. 研究背景 Rao 和 Johnson（1970、1972、1974）将 HeLa 细胞同步于不同阶段，然后与 M 期细胞混合，在灭活仙台病毒介导下，诱导细胞融合，发现与 M 期细胞融合的间期细胞产生形态各异的早熟凝集染色体（prematurely condensed chromosome，PCC），这种现象叫作早熟染色体凝集（premature chromosome condensation）。

不仅同类 M 期细胞可以诱导 PCC，不同类的 M 期细胞也可以诱导 PCC 产生，如人和蟾蜍的细胞融合时同样有这种效果，这就意味着 M 期细胞具有某种促进间期细胞进行分裂的因子，即成熟促进因子（maturation promoting factor，MPF）。

早在 20 世纪 60 年代，Yoshio Masui 发现成熟蛙卵的提取物能促进未成熟卵的胚胞破裂（germinal vesicle breakdown，GVBD），后来 Sunkara 将不同时期 HeLa 细胞的提取液注射到蛙卵母细胞中，发现 G_1 期和 S 期的抽取物不能诱导 GVBD，而 G_2 期和 M 期的则具有促进胚胞破裂的功能，它将这种诱导物质称为有丝分裂因子（mitotic factor，MF）。后来在 CHO 细胞、酵母和黏菌中也提取出相同性质的 MF。这类物质被统称为 MPF。

20 世纪 60 年代，Leland Hartwell 以芽殖酵母为实验材料，利用阻断在不同细胞周期阶段的温度敏感突变株（在适宜的温度下和野生型一样），分离出了几十个与细胞分裂有关的基因（cell division cycle gene，CDC）。如芽殖酵母的 *cdc28* 基因，在 G_2/M 转换点发挥重要的功能。Hartwell 还通过研究酵母菌细胞对放射线的感受性，提出了 checkpoint（细胞周期检验点）的概念，意指当 DNA 受到损伤时，细胞周期会停下来。

20 世纪 70 年代 Paul Nurse 等以裂殖酵母为实验材料，同样发现了许多细胞周期调控基因，如裂殖酵母 *cdc2*、*cdc25* 的突变型和在限制的温度下无法分裂；*wee1* 突变型则提早分裂，而 *cdc25* 和 *wee1* 都发生突变的个体却会正常地分裂。进一步的研究发现 *cdc2* 和 *cdc28* 都编码一个 34 kD 的蛋白激酶，促进细胞周期的进行。而 *weel* 和 *cdc25* 分别表现为抑制和促进 CDC2 的活性。这也解释了为何 *cdc25* 和 *weel* 双重突变的个体可以恢复野生型的表型。

1983 年 Timothy Hunt 首次发现海胆卵受精后，在其卵裂过程中两种蛋白质的含量随细胞周期剧烈振荡，在每一轮间期开始合成，G_2/M 时达到高峰，M 期结束后突然消失，下轮间期又重新合成，故命名为周期蛋白（cyclin）。后来在青蛙、爪蟾、海胆、果蝇和酵母中均发现类似的情况，各类动物来源的细胞周期蛋白 mRNA 均能诱导蛙卵的成熟。用海洋无脊椎动物和两栖类的卵为实验材料进行这类实验，好处在于卵的量比较大，而且在胚胎发育的早期，细胞分裂是同步化的。

1988年Lohka MJ纯化了爪蟾的MPF，经鉴定由32 kD和45 kD两种蛋白组成，两者结合可使多种蛋白质磷酸化。后来Paul Nurse（1990）进一步的实验证明P32实际上是CDC2的同源物，而P45是cyclinB的同源物，从而将细胞周期3个领域的研究联系在一起。2001年10月8日美国人Leland Hartwell和英国人Paul Nurse、Timothy Hunt因对细胞周期调控机制的研究而荣获诺贝尔生理学或医学奖。

2. 细胞周期蛋白依赖性激酶　CDC2与细胞周期蛋白结合才具有激酶的活性，称为细胞周期蛋白依赖性激酶（cyclin-dependent kinase，CDK），因此CDC2又被称为CDK1，激活的CDK1可将靶蛋白磷酸化而产生相应的生理效应，如将核纤层蛋白磷酸化导致核纤层解体、核膜消失，将H_1磷酸化导致染色体的凝缩等。这些效应的最终结果是细胞周期的不断运行。因此，CDK激酶和其调节因子又被称作细胞周期引擎。

目前发现的CDK在动物中有7种。各种CDK分子均含有一段相似的激酶结构域，这一区域有一段保守序列，即PSTAIRE，与周期蛋白的结合有关。

3. 细胞周期蛋白依赖性激酶抑制因子　细胞中还具有细胞周期蛋白依赖性激酶抑制因子（CDK inhibitor，CKI），对细胞周期起负调控作用，目前发现的CKI分为两大家族。

（1）Ink4（inhibitor of CDK 4），如$P16^{ink4a}$、$P15^{ink4b}$、$P18^{ink4c}$、$P19^{ink4d}$，特异性抑制CDK4·cyclin D1、CDK6·cyclin D1复合物。

（2）Kip（kinase inhibition protein）：包括$P21^{cip1}$（cyclin inhibition protein 1）、$P27^{kip1}$（kinase inhibition protein 1）、$P57^{kip2}$等，能抑制大多数CDK的激酶活性，$P21^{cip1}$还能与DNA聚合酶δ的辅助因子PCNA（proliferating cell nuclear antigen）结合，直接抑制DNA的合成（图1-2）。

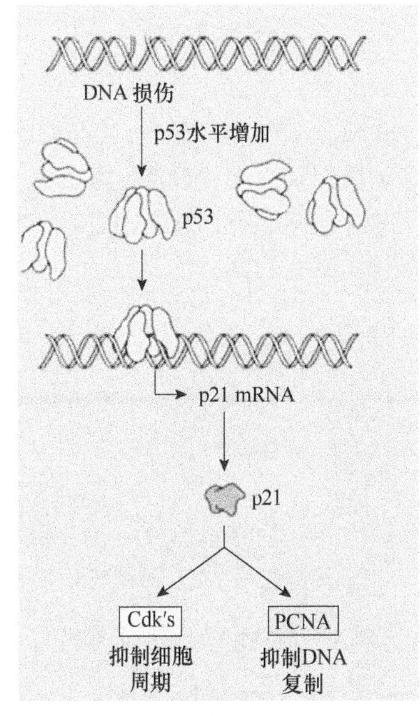

图1-2　$P21^{cip1}$抑制CDK和PCNA

4. 周期蛋白　周期蛋白（cyclin）不仅起激活CDK的作用，还决定CDK何时、何处、将何种底物磷酸化，从而推动细胞周期的前进。目前从芽殖酵母和各类动物中分离出的周期蛋白有30余种。分为G_1型、G_1/S型、S型和M型4类（表1-1）。各类周期蛋白均含有一段约100个氨基酸的保守序列，称为周期蛋白框，介导周期蛋白与CDK结合。

表1-1　不同类型的周期蛋白

激酶复合体	脊椎动物		芽殖酵母	
	cyclin	CDK	Cyclin	CDK
G_1-CDK	cyclin D	CDK4、CDK6	Cln 3	CDK1（CDC28）
G_1/S-CDK	cyclin E	CDK2	Cln 1、Cln 2	CDK1（CDC28）
S-CDK	cyclin A	CDK2	Clb 5、Clb 6	CDK1（CDC28）
M-CDK	cyclin B	CDK1（CDC2）	Clb 1～4	CDK1（CDC28）

G_1期cyclin D表达，并与CDK4、CDK6结合，使下游的蛋白质如Rb磷酸化，磷酸化的Rb释放出转录因子E2F，促进许多基因的转录，如编码cyclin E、cyclin A和CDK1的基因（图1-3）。

在G_1/S期，cyclin E与CDK2结合，促进细胞通过G_1/S限制点而进入S期。向细胞内注射cyclin E的抗体能使细胞停滞于G_1期，说明细胞进入S期需要cyclin E的参与。同样将cyclin A的抗体注射到细胞内，发现能抑制细胞的DNA合成，推测cyclin A是DNA复制所必需的周期蛋白。

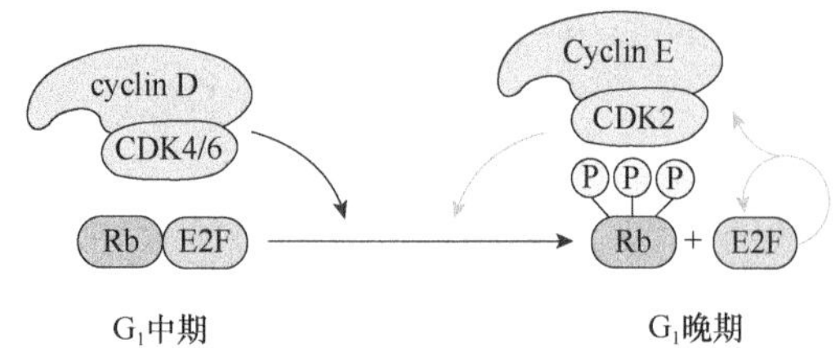

图 1-3 cyclin D 与 CDK 结合使 Rb 释放结合的转录因子 E2F

在 G_2/M 期，cyclin A、cyclin B 与 CDK1 结合，CDK1 使底物蛋白磷酸化，如将组蛋白 H_1 磷酸化导致染色体凝缩，核纤层蛋白磷酸化使核膜解体等下游细胞周期事件（图 1-4）。

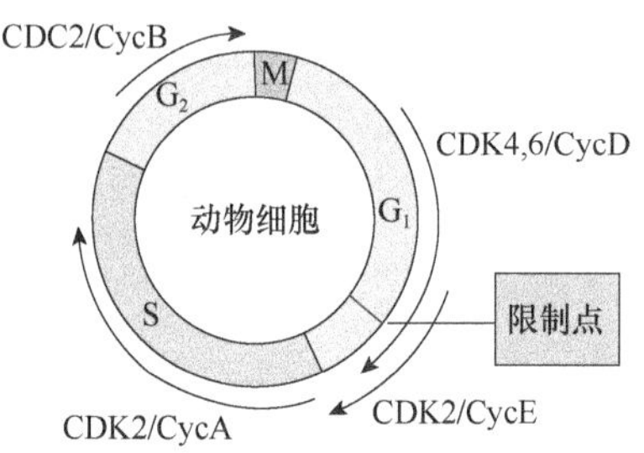

图 1-4 cyclin 的周期性变化

在中期当 MPF 活性达到最高时，通过一种未知的途径，激活后期促进因子 APC，将泛素连接在 cyclin B 上，导致 cyclin B 被蛋白酶体（proteasome）降解，完成一个细胞周期（图 1-5）。

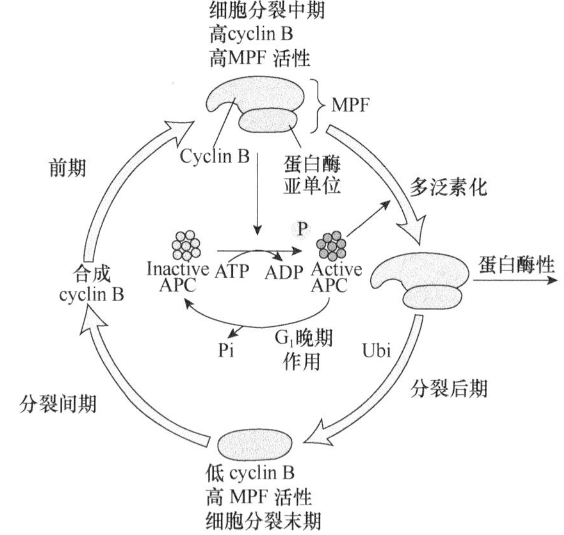

图 1-5 cyclin B 的降解途径

分裂期周期蛋白 N 端有一段序列与其降解有关，称降解盒（destruction box，图 1-6）。当 MPF 活性达到最高时，通过泛素连接酶催化泛素与 cyclin 结合，cyclin 被 26S 蛋白酶体水解。G_1 周期蛋白也通过类似的途径降解，但其 N 端没有降解盒，C 端有一段 PEST 序列与其降解有关。

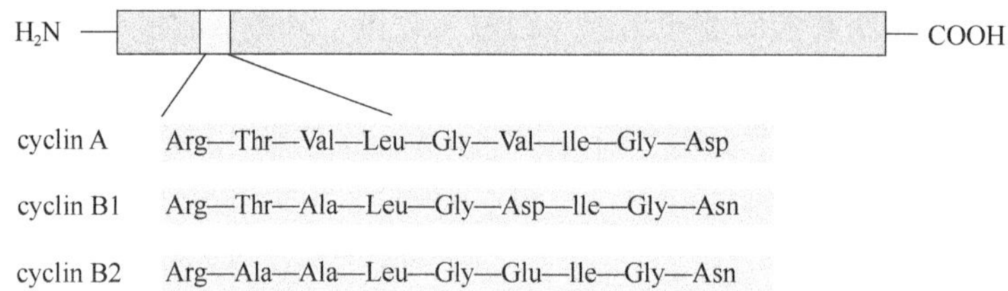

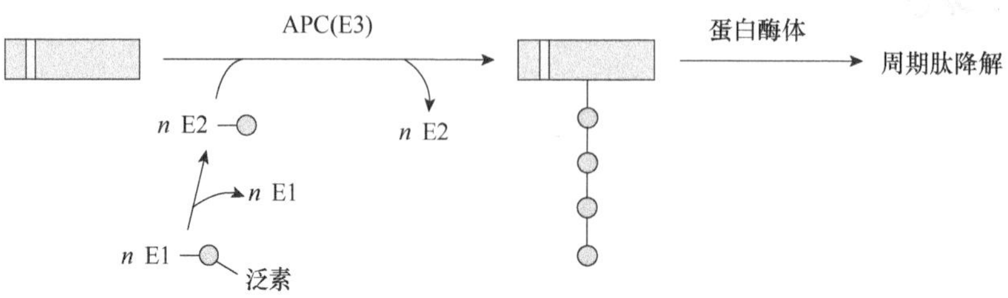

图 1-6 细胞周期蛋白的降解盒与降解途径

泛素由 76 个氨基酸组成，高度保守，普遍存在于真核细胞，故名泛素。共价结合泛素的蛋白质能被蛋白酶体识别和降解，这是细胞内短寿命蛋白和一些异常蛋白降解的普遍途径，泛素相当于蛋白质被摧毁的标签。26S 蛋白酶体是一个大型的蛋白酶，可将泛素化的蛋白质分解成短肽。

在蛋白质的泛素化过程中（图 1-6），E1（ubiquitin-activating enzyme，泛素激活酶）水解 ATP 获取能量，通过其活性位置的半胱氨酸残基与泛素的羧基末端形成高能硫酯键而激活泛素，然后 E1 将泛素交给 E2 (ubiquitin-conjugating enzyme，泛素结合酶)，最后在 E3 (ubiquitin-ligase，泛素连接酶) 的作用下将泛素转移到靶蛋白上。参与细胞周期调控的泛素连接酶至少有两类，其中 SCF (skp1-cullin-F-box protein，3 个蛋白构成的复合体) 负责将泛素连接到 G_1/S 期周期蛋白和某些 CKI 上，APC (anaphase promoting complex) 负责将泛素连接到 M 期周期蛋白上。

5. DNA 复制当且仅当一次 DNA 的复制是由起始复制点 (origins of replication) 开始的，散布在染色体上。在整个细胞周期中，起始复制点上结合有起始识别复合体 (origin recognition complex，ORC)，其作用就像一个停泊点，供其他调节因子停靠。

CDC6 是其中的一个调节因子，在 G_1 期 CDC6 含量瞬间提高，CDC6 结合在 ORC 上，在 ATP 供能下，促进 6 个亚单位构成的 MCM 复合体和其他一些蛋白结合到 ORC 上，形成前复制复合体 (pre-replicative complex，pre-RC)，MCM 实际上就是 DNA 解旋酶 (helicase)。

S-CDK 触发 pre-RC 的启动，同时阻止 DNA 再次进行复制，因为 S-CDK 将 CDC6 磷酸化，使其脱离 ORC，磷酸化的 CDC6 随后被 SCF 参与的泛素化途径降解；S-CDK 还可以将某些 MCM 磷酸化，使其被输出细胞核。其他一些 CDK 也参与阻止 pre-RC 的再次形成，从而保证 DNA 的复制当且仅当一次 (图 1-7)。

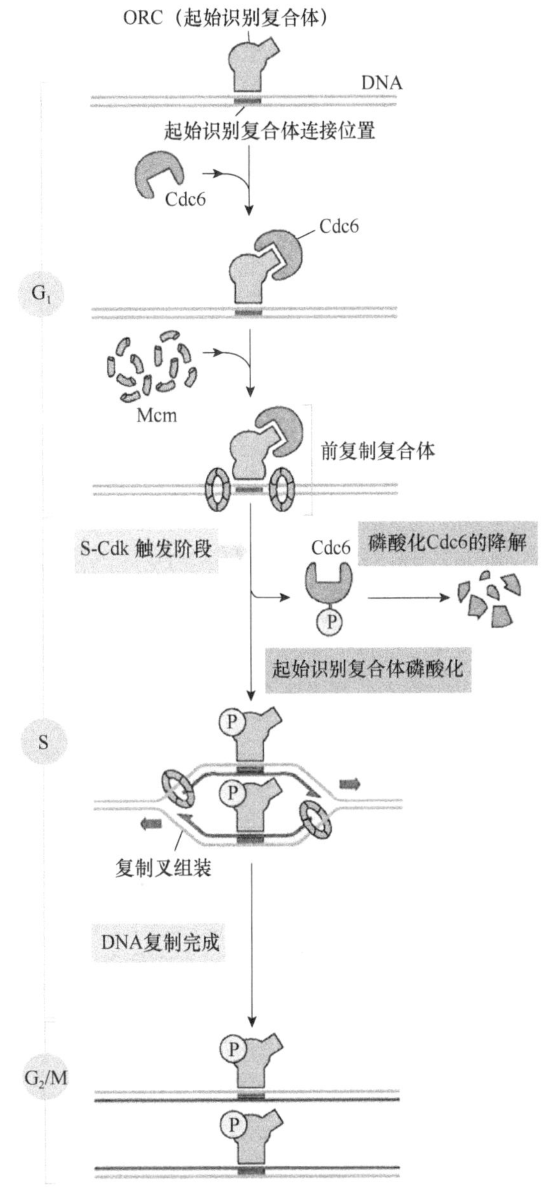

图 1-7 每个细胞周期启动一次 DNA 复制

6. M 期 CDK 的激活 M 期 CDK 的激活起始于分裂期 cyclin 的积累，随着 M-cyclin 的积累，结合周期蛋白的 M-CDK (CDK1) 增加，但没有活性，这是因为 Wee1 激酶将 CDK1 的 Thr^{14} 和 Tyr^{15} 磷酸化的缘故，这种机制保证 CDK-cyclin 能够不断积累，然后在需要的时候突然释放。

在 M 期，一方面 Wee1 的活性下降，另一方面 CDC25 使 CDK 去磷酸化，去除 CDK 活化的障碍。CDC25 可被两种激酶激活，一种是 polo 激酶，另一种是 M-CDK 本身。激活的 M-CDK 还可以抑制它的抑制因子 Wee1 的活性，形成一个反馈环。因此，不难想象只要有少量的 CDK 被 CDC25 或 polo 激活，立即就会有大量的 CDK 被活化。

CDK 的激活还需要 Thr^{161} 的磷酸化，它是在 CDK 激酶 (CDK activating kinase，CAK) 的作用下完成的 (图 1-8)。

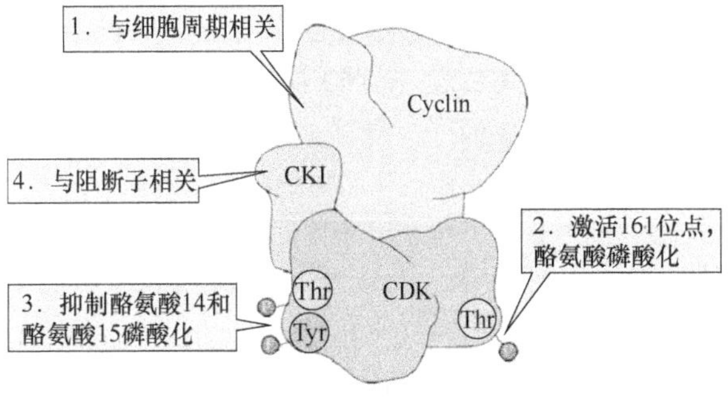

图 1-8 CDK1 的激活需要 Thr^{14} 和 Tyr^{15} 去磷酸化和 Tyr^{161} 的磷酸化

7. 细胞周期检验点 细胞要分裂，必须正确复制 DNA 和达到一定的体积，在获得足够物质支持分裂以前，细胞不可能进行分裂。细胞周期的运行，是在一系列称为检验点 (check point) 的严格检控下进行的，当 DNA 发生损伤，复制不完全或纺锤体形成不正常，周期将被阻断。

细胞周期检验点由感受异常事件的感受器、信号传导通路和效应器构成，主要检验点 (图 1-9) 包

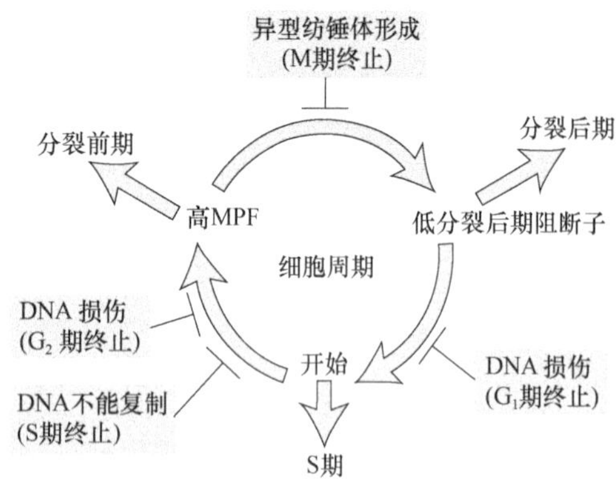

图 1-9 4 个主要的检验点

括① G_1/S 检验点：在哺乳动物中称 R 点（restriction point），控制细胞由静止状态的 G_1 进入 DNA 合成期，相关的事件包括 DNA 是否损伤？细胞外环境是否适宜？细胞体积是否足够大？② S 期检验点：DNA 复制是否完成？③ G_2/M 检验点：是决定细胞一分为二的控制点，相关的事件包括 DNA 是否损伤？细胞体积是否足够大？④中 - 后期检验点：任何一个着丝点没有正确连接到纺锤体上，都会抑制 APC 的活性，引起细胞周期中断。

ATM（ataxia telangiectasia-mutated gene）是与 DNA 损伤检验有关的一个重要基因。最早发现于毛细血管扩张性共济失调症患者，人类中约有 1% 的人是 *ATM* 缺失的杂合子，表现出对电离辐射敏感和易患癌症。正常细胞经放射处理后，DNA 损伤会激活修复机制，如 DNA 不能修复则诱导细胞凋亡，总之不会形成变异的细胞。

ATM 编码一个蛋白激酶，结合在损伤的 DNA 上，能将某些蛋白磷酸化，中断细胞周期。其信号通路有两条。一条是激活 Chk1（checkpoint kinase），Chk1 引起 CDC25 的 Ser^{216} 磷酸化，通过抑制 CDC25 的活性，抑制 M-CDK 的活性，使细胞周期中断。另一条是激活 Chk2，使 P53 被磷酸化而激活，然后 P53 作为转录因子，导致 P21 的表达，P21 抑制 G_1～S 期 CDK 的活性，从而使细胞周期阻断。

8. 生长因子 生长因子（growth factor）是一大类与细胞增殖有关的信号物质，目前发现的生长因子多达几十种，多数有促进细胞增殖的功能，如表皮生长因子（epidermal growth factor，EGF）、神经生长因子（nerve growth factor，NGF），少数具有抑制作用如抑素（chalone）、肿瘤坏死因子（tumor necrosis factor，TNF），个别如转化生长因子 β（TGF-β）具有双重调节作用，能促进一类细胞的增殖，而抑制另一类细胞。

生长因子不由特定腺体产生，主要通过旁分泌作用于邻近细胞。生长因子的信号通路主要有 ras 途径、cAMP 途径和磷脂酰肌醇途径。如通过 ras 途径，激活 MAPK，MAPK 进入细胞核内，促进细胞增殖相关基因的表达。如通过一种未知的途径激活 c-myc，myc 作为转录因子促进 *cyclin D*、*SCF*、*E2F* 等 G_1/S 有关的许多基因表达，细胞进入 G_1 期（图 1-10）。

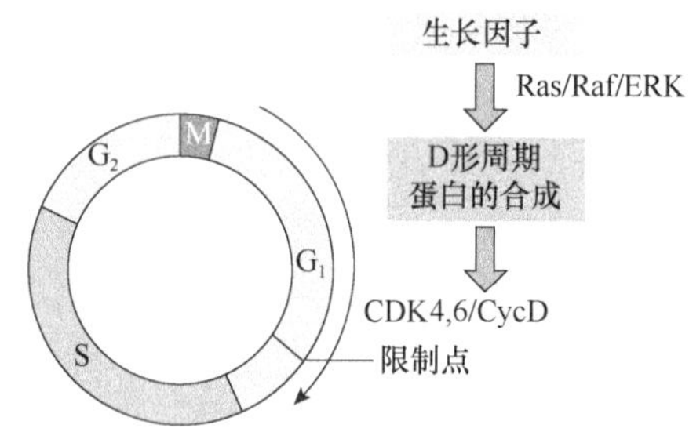

图 1-10 生长因子的作用机制

二、细胞的衰老机制★★△△

（一）细胞衰老的特征

1. 形态变化 衰老细胞的形态变化主要表现在细胞皱缩，膜通透性、脆性增加，核膜内折，细胞器数量特别是线粒体数量减少，胞内出现脂褐素等异常物质沉积，最终出现细胞凋亡或坏死。

2. 分子水平变化 衰老细胞会出现脂类、蛋白质和 DNA 等细胞成分损伤，细胞代谢能力降低，主要表现在以下方面。① DNA：复制与转录受到抑制，但也有个别基因会异常激活，端粒 DNA 丢失，线粒体 DNA 特异性缺失，DNA 氧化、断裂、缺失和交联，甲基化程度降低。② RNA：mRNA 和 tRNA 含量降低。③蛋白质：合成下降，细胞内蛋白质发生糖基化、氨甲酰化、脱氨基等修饰反应，导致蛋白质稳定性、抗原性、可消化性下降，自由基使蛋白质肽断裂，交联而变性。氨基酸由左旋变为右旋。④酶分子：活性中心被氧化，金属离子 Ca^{2+}、Zn^{2+}、Mg^{2+}、Fe^{2+} 等丢失，酶分子的二级结构、溶解度、等电点发生改变，总的效应是酶失活。⑤脂类：不饱和脂肪酸被氧化，引起膜脂之间或与脂蛋白之间交联，膜的流动性降低。

（二）细胞衰老的机制

关于衰老的机制具有许多不同的学说，概括起来主要有差错学派（Error theories）和遗传学派（Genetic /Programmed theories）两大类，前者强调衰老是由于细胞中的各种错误积累引起的，后者强调衰老是遗传决定的自然演进过程。其实，现在看来两者是相互统一的。

1. 差错学派　细胞衰老是各种细胞成分在受到内、外环境的损伤作用后，因缺乏完善的修复，使"差错"积累，导致细胞衰老。根据对导致"差错"的主要因子和主导因子的认识不同，可分为不同的学说，这些学说各有实验证据。

（1）代谢废物积累（waste product accumulation）：细胞代谢产物积累至一定量后会危害细胞，引起衰老，哺乳动物脂褐质的沉积是一个典型的例子，脂褐质是一些长寿命的蛋白质和 DNA、脂类共价缩合形成的巨交联物，次级溶酶体是形成脂褐质的场所，由于脂褐质结构致密，不能被彻底水解，又不能排出细胞，结果在细胞内沉积增多，阻碍细胞的物质交流和信号传递，最后导致细胞衰老。

（2）大分子交联（cross linking）：过量的大分子交联是衰老的一个主要因素，如 DNA 交联和胶原胶联均可损害其功能，引起衰老。

（3）自由基学说（free radical theories）：自由基是一类瞬时形成的含不成对电子的原子或功能基团，普遍存在于生物系统。主要包括氧自由基，如羟自由基（·OH）、氢自由基（·H）、碳自由基、脂自由基等，其中·OH 的化学性质最活泼。人体内自由基的产生有两个方面：一是环境中的高温、辐射、光解、化学物质等引起的外源性自由基；二是体内各种代谢反应产生的内源性自由基。内源性自由基是人体自由基的主要来源，其产生的主要途径有①由线粒体呼吸链电子泄漏产生；②由经过氧化物酶体的多功能氧化酶（MFO）等催化底物羟化产生。此外，机体血红蛋白、肌红蛋白中还可通过非酶促反应产生自由基。

自由基含有未配对电子，具有高度反应活性，可引发链式自由基反应，引起 DNA、蛋白质和脂类，尤其是多不饱和脂肪酸（polyunsaturated fatty acids，PUFA）等大分子物质变性和交联，损伤 DNA、生物膜、重要的结构蛋白和功能蛋白，从而引起衰老各种现象的发生。实验表明 DNA 中 8-OHdG 随着年龄的增加而增加。8-OHdG 完全失去碱基配对特异性，不仅 8-OHdG 被错读，与之相邻的胞嘧啶也被错误复制。

正常细胞内存在清除自由基的防御系统，包括酶系统和非酶系统，前者如超氧化物歧化酶（SOD）、过氧化氢酶（CAT）、谷胱甘肽过氧化物酶（GSH-Px），非酶系统有维生素 E、醌类物质等电子受体。Orr WC 和 Sohal RS 将铜锌超氧化物歧化酶（copper-zinc superoxide dismutase）基因导入果蝇，使转基因株具有 3 个拷贝的 *SOD* 基因，其寿命比野生型延长 1/3。这个实验为衰老的自由基学说提供了有力证据。

（4）线粒体 DNA 突变（mitochondrial DNA mutation）：在线粒体氧化磷酸化生成 ATP 的过程中，有 1%～4% 氧转化为氧自由基，也称活性氧（reactive oxygen species，ROS），因此线粒体是自由基浓度最高的细胞器。mtDNA 裸露于基质，缺乏结合蛋白的保护，最易受自由基伤害，而催化 mtDNA 复制的 DNA 聚合酶γ不具有校正功能，复制错误频率高，同时缺乏有效的修复酶，故 mtDNA 最容易发生突变。mtDNA 突变使呼吸链功能受损，进一步引起自由基堆积，如此反复循环。衰老个体细胞中 mtDNA 缺失表现明显，并随着年龄的增加而增加，研究认为 mtDNA 缺失与衰老及伴随的老年衰退性疾病有密切关系。

（5）体细胞突变与 DNA 修复（somatic mutation and DNA repair）：外源的理化因子，内源的自由基均可损伤 DNA，导致体细胞突变。如辐射可以导致年轻的哺乳动物出现衰老的症状，这与个体正常衰老非常相似。正常机体内存在 DNA 的修复机制，可使损伤的 DNA 得到修复，但是随着年龄的增加，这种修复能力下降，导致 DNA 的错误累积，最终细胞衰老死亡。DNA 的修复并不均一，转录活跃基因被优先修复，而在同一基因中转录区被优先修复，而彻底的修复仅发生在细胞分裂的 DNA 复制时期，这是干细胞能永葆青春的原因。

（6）重复基因失活：真核生物基因组 DNA 重复序列不仅增加基因信息量，而且也是使基因信息免遭机遇性分子损害的一种方式。主要基因的选择性重复是基因组的保护性机制，也可能是决定细胞衰老速度的一个因素，重复基因的一个拷贝受损或选择关闭后，其他拷贝被激活，直到最后一份拷贝用完，细胞因缺少某种重要产物而衰亡。

2. 遗传学派　认为衰老是遗传决定的自然演进过程，一切细胞均有内在的预定程序决定其寿命，而细胞寿命又决定种属寿命的差异，外部因素只能使细胞寿命在限定范围内变动。

（1）程序性衰老（programmed senescence）：程序性衰老理论认为，生物的生长、发育、衰老和死亡都是由基因程序控制的，衰老实际上是某些基因依次开启或关闭的结果。程序性学派还认为衰老与神经内分泌系统退行性变化以及免疫系统的程序性衰老有关。

（2）复制性衰老（replicative senescence）：细胞增殖次数与端粒 DNA 长度有关。Harley 等于 1991 年发现体细胞染色体的端粒 DNA 会随细胞分裂次数增加而不断缩短。细胞 DNA 每复制一次端粒就缩短一段，当缩短到一定程度至Hayflick点时，可能会启动DNA损伤检测点（DNA damage checkpoint），激活p53，引起p21表达，导致不可逆地退出细胞周期，走向衰亡。资料表明人的成纤维细胞端粒每年缩短14～18 bp，可见染色体的端粒有细胞分裂计数器的功能，能记忆细胞分裂的次数。

端粒的长度还与端粒酶(telomerase)的活性有关，端粒酶是一种反转录酶，能以自身的RNA为模板合成端粒DNA，在精原细胞、干细胞和肿瘤细胞（如HeLa细胞）中有较高的端粒酶活性，而正常体细胞中端粒酶的活性很低，呈抑制状态。

（3）长寿基因（longevity genes）：统计学资料表明，子女的寿命与双亲的寿命有关，各种动物都有相当恒定的平均寿命和最高寿命，物种的寿命主要取决于遗传物质，DNA链上可能存在一些“长寿基因”或“衰老基因”来决定个体的寿限。研究表明，当细胞衰老时，一些衰老相关基因（*SAG*）表达特别活跃，其表达水平大大高于年轻细胞，已在人1号染色体、4号染色体及X染色体上发现*SAG*。

对阿尔茨海默病（AD）的研究发现体内解旋酶存在突变，该酶基因位于8号染色体短臂，称为*WRN*基因。对AD的研究发现，至少与4个基因的突变有关，其中淀粉样蛋白前体基因（*APP*）的突变，导致基因产物β淀粉蛋白易于在脑组织中沉积，引起AD。

三、细胞凋亡及其调控机制 ★★△△

死亡是生命的普遍现象，但细胞死亡并非与机体死亡同步，正常的组织中，经常发生“正常”的细胞死亡。细胞死亡的方式通常有3种：①细胞坏死（necrosis）；②细胞凋亡（apoptosis）；③细胞程序性死亡（programmed cell death，PCD）。

（一）细胞坏死

细胞坏死是细胞受到化学因素（如强酸、强碱、有毒物质）、物理因素（如热、辐射）和生物因素（如病原体）等环境因素的伤害，引起细胞死亡的现象。坏死细胞的形态改变主要是由下列2种病理过程引起的，即酶性消化和蛋白变性。参与此过程的酶，如来源于死亡细胞本身的溶酶体，则称为细胞自溶（autolysis）；若来源于浸润坏死组织内白细胞溶酶体，则为异溶（heterolysis）。

细胞坏死初期，胞质内线粒体和内质网肿胀、崩解，结构脂滴游离、空泡化，蛋白质颗粒增多，核发生固缩或断裂。随着胞质内蛋白变性、凝固或碎裂，以及嗜碱性核蛋白的降解，细胞质呈现强嗜酸性，故坏死组织或细胞在苏木精/伊红染色切片中，胞质呈均一的深伊红色，原有的微细结构消失。在含水量高的细胞，可因胞质内水泡不断增大，并发生溶解，导致细胞结构完全消失，最后细胞膜和细胞器破裂，DNA降解，细胞内容物流出，引起周围组织炎症反应。

（二）细胞凋亡

细胞凋亡（cell apoptosis）是借用古希腊语，表示细胞像秋天的树叶一样凋落的死亡方式。1972年Kerr最先提出这一概念，他发现结扎大鼠肝的左、中叶门静脉后，其周围细胞发生缺血性坏死，但由肝动脉供应区的实质细胞仍存活，只是范围逐渐缩小，其间一些细胞不断转变成细胞质小块，不伴有炎症，后在正常鼠肝中也偶然见到这一现象。

凋亡细胞的主要特征是：①染色质聚集、分块、位于核膜上，胞质凝缩，最后核断裂，细胞通过出芽的方式形成许多凋亡小体；②凋亡小体内有结构完整的细胞器，还有凝缩的染色体，可被邻近细胞吞噬消化，因始终有膜封闭，没有内容物释放，故不会引起炎症；③凋亡细胞中仍需要合成一些蛋白质，但是在坏死细胞中ATP和蛋白质合成受阻或终止；④核酸内切酶活化，导致染色质DNA在核小体连接部位断裂，形成约200 bp整数倍的核酸片段，凝胶电泳图谱呈梯状；⑤凋亡通常是生理性变化，而细胞坏死是病理性变化。

在细胞凋亡一词出现之前，胚胎学家已观察到动物发育过程中存在着细胞程序性死亡（programmed cell death，PCD）现象，它是胚胎正常发育所必需的。近年来PCD和细胞凋亡常被作为同义词使用，但两者实质上是有差异的。首先，PCD是一个功能性概念，描述在一个多细胞生物体中，某些细胞的死亡是个体发育中一个预定的，并受到严格控制的正常组成部分；而凋亡是一个形态学概念，指与细胞坏死不同的受到基因控制的细胞死亡形式。其次，PCD的最终结果是细胞凋亡，但细胞凋亡并非都是程序化的。

（三）细胞凋亡调控的分子机制

细胞凋亡的途径主要有两条：一条是通过胞外信号激活细胞内的凋亡酶caspase；另一条是通过线粒体释放凋亡酶激活因子激活caspase。这些活化的caspase可将细胞内的重要蛋白降解，引起细胞凋亡。

1. 凋亡相关的基因和蛋白 细胞凋亡的调控涉及许多基因，包括一些与细胞增殖有关的原癌基因和抑癌基因。其中研究较多的有 *ICE*、*Apaf-1*、*Bcl-2*、*Fas/APO-1*、*c-myc*、*p53*、*ATM* 等。

（1）caspase 家族：caspase 属于半胱氨酸蛋白酶，这些蛋白酶是引起细胞凋亡的关键酶，一旦被信号途径激活，能将细胞内的蛋白质降解，使细胞不可逆地走向死亡。它们均有以下特点：①酶活性依赖于半胱氨酸残基的亲核性；②总是在天冬氨酸之后切断底物，所以命名为 caspase（cysteine aspartate-specific protease），方便起见本文称之为凋亡酶；③都是由两大、两小亚基组成的异四聚体，大、小亚基由同一基因编码，前体被切割后产生两个活性亚基。

ICE 基因，即白介素 -1 β 转换酶（interleukin-1 β-converting enzyme）基因，因该酶能将白介素前体切割为活性分子，故名。在人类细胞中已发现 11 个 *ICE* 同源物，分为 2 个亚族（subgroup）：ICE 亚族和 CED-3 家族（图 1-11）。前者参与炎症反应。后者参与细胞凋亡，其又分为两类：一类为执行者（executioner 或 effector），如 caspase-3、caspase-6、caspase-7，它们可直接降解胞内的结构蛋白和功能蛋白，引起凋亡，但不能通过自催化（autocatalytic）或自剪接的方式激活；另一类为启动者（initiator），如 caspase-8、caspase-9，收到信号后，能通过自剪接而激活，然后引起 caspase 级联反应，如 caspase-8 可依次激活 caspase-3、caspase-6、caspase-7。

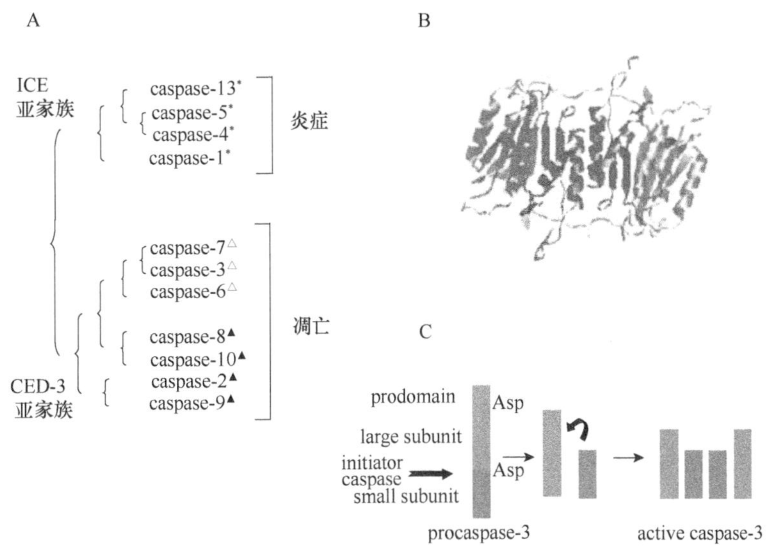

图 1-11　ICE 家族成员

A. 3 类 caspase：* 参与炎症反应，△为执行者，▲为启动者；
B. caspase-3 的结构模型；C. caspase-3 的活化过程

细胞中还具有 caspase 的抑制因子，称为 IAPs（inhibitors of apoptosis proteins），属于一个庞大的蛋白家族。它们能通过 BIR 结构域（baculovirus IAP repeats domain）与 caspase 结合，抑制其活性，如 XIAP。

（2）Apaf-1：Apaf-1 被称为凋亡酶激活因子 -1（apoptotic protease activating factor-1），在线粒体参与的凋亡途径中具有重要作用。Apaf-1 含有 3 个不同的结构域：① CARD（caspase recruitment domain）结构域，能召集 caspase-9；② ced-4 同源结构域，能结合 ATP/dATP；③ C 端结构域，含有色氨酸 / 天冬氨酸重复序列，当细胞色素 C 结合到这一区域后，能引起 Apaf-1 多聚化而激活。Apaf-1 具有激活 caspase-3 的作用，而这一过程又需要细胞色素 C（Apaf-2）和 caspase-9（Apaf-3）参与。Apaf-1/细胞色素 C 复合体与 ATP/dATP 结合后，Apaf-1 就可以通过其 CARD 结构域召集 caspase-9，形成凋亡体（apoptosome），激活 caspase-3，启动 caspase 级联反应。

（3）Bcl-2 家族：*Bcl-2* 为凋亡抑制基因，是膜的整合蛋白。现已发现至少 19 个同源物，它们在线粒体参与的凋亡途径中起调控作用，能控制线粒体中细胞色素 C 等凋亡因子的释放。

Bcl-2 家族成员都含有 1～4 个 *Bcl-2* 同源结构域（BH1～4），并且通常有一个羧端跨膜结构域（transmembrane region，TM）。其中 BH4 是抗凋亡蛋白所特有的结构域，BH3 是与促进凋亡有关的结构域。根据功能和结构可将 *Bcl-2* 基因家族分为两类（图 1-12），一类是抗凋亡的（anti-apoptotic），如 *Bcl-2*、*Bcl-xl*、*Bcl-w*、*Mcl-1*；另一类是促进凋亡的（pro-apoptotic），如 *Bax*、*Bak*、*Bad*、*Bid*、*Bim*，在促凋亡

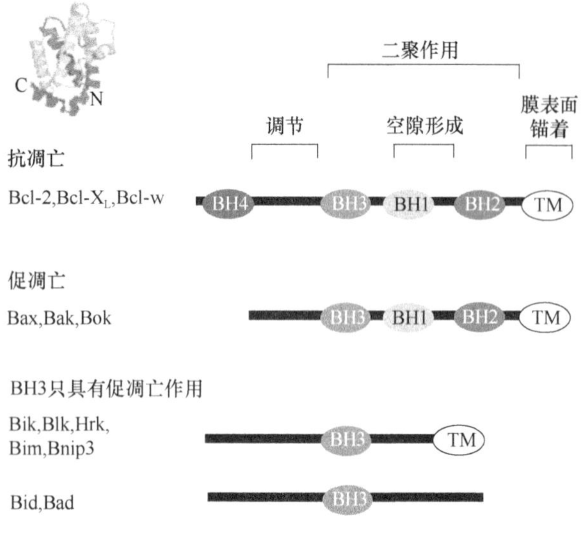

图 1-12 Bcl-2 家族

蛋白中还有一类仅含 BH3 结构，如 Bid、Bad。

虽然 Bcl-2 蛋白存在于线粒体膜、内质网膜及外核膜上，但主要定位于线粒体外膜，它拮抗促凋亡蛋白的功能。而大多数促凋亡蛋白则主要定位于细胞质，一旦细胞受到凋亡因子的诱导，它们可以向线粒体转位，通过寡聚化在线粒体外膜形成跨膜通道，或者开启线粒体的 PT 孔，从而导致线粒体中的凋亡因子释放，激活 caspase，导致细胞凋亡。

胞质中的促凋亡蛋白可通过不同的方式被激活，包括去磷酸化，如 Bad；被 caspase 加工为活性分子，如 Bid；从结合蛋白上释放出来，如 Bim 是与微管蛋白结合在一起的。

（4）Fas：Fas 又称作 APO-1/CD95，属 TNF 受体家族。*Fas* 基因编码产物为分子量 45 kD 的跨膜蛋白，分布于胸腺细胞，激活的 T 淋巴细胞和 B 淋巴细胞，巨噬细胞，肝细胞、脾细胞、肺细胞、心细胞、脑细胞、肠细胞、睾丸细胞和卵巢细胞等。Fas 蛋白与 Fas 配体结合后，会激活 caspase，导致靶细胞走向凋亡。

（5）p53：*p53* 是一种抑癌基因，其生物学功能是在 G 期监视 DNA 的完整性。如有损伤，则抑制细胞增殖，直到 DNA 修复完成。如果 DNA 不能被修复，则诱导其凋亡。

（6）myc：在许多人类恶性肿瘤细胞中都发现有 c-myc 的过度表达，它能促进细胞增殖、抑制分化。在凋亡细胞中 c-myc 也是高表达，作为转录调控因子，一方面它能激活那些控制细胞增殖的基因，另一方面也激活促进细胞凋亡的基因，给细胞两种选择：增殖或凋亡。当生长因子存在，*Bcl-2* 基因表达时，促进细胞增殖，反之细胞凋亡。

（7）ATM：*ATM*（ataxia telangiectasia-mutated gene）是与 DNA 损伤检验有关的一个重要基因。最早发现于毛细血管扩张性共济失调症患者，人类中约有 1% 的人是 *ATM* 缺失的杂合子，表现出对电离辐射敏感和易患癌症。正常细胞经放射处理后，DNA 损伤会激活修复机制，如 DNA 不能修复则诱导细胞凋亡。ATM 是 DNA 损伤检验点的一个重要的蛋白激酶。

2. Fas 介导的细胞凋亡 细胞表面的凋亡受体是属于肿瘤坏死因子受体（TNFR）家族的跨膜蛋白，它们包括 Fas（Apo-1/CD95）、TNFR1、DR3/WSL、DR4/TRAIL-R1 和 DR5/TRAIL-R2。其配体属于 TNF 家族，目前已比较清楚的是 Fas 介导的细胞凋亡途径。

Fas 具有 3 个富含半胱氨酸的胞外区和一个称为死亡结构域（death domain，DD，图 1-13）的胞内区。Fas 的配体 FasL 与 Fas 结合后，Fas 三聚化使胞内的 DD 区构象改变，然后与接头蛋白 FADD(fasassociated death domain）的 DD 区结合，而后 FADD 的 N 端 DED 区（death effector domain）就能与 caspase-8（或 caspase-10）前体蛋白结合，形成 DISC（death-inducing signaling complex），引起 caspase-8、caspase-10 通过自身剪激活，它们启动 caspase 的级联反应，使 caspase-3、caspase-6、caspase-7 激活，这几种 caspase

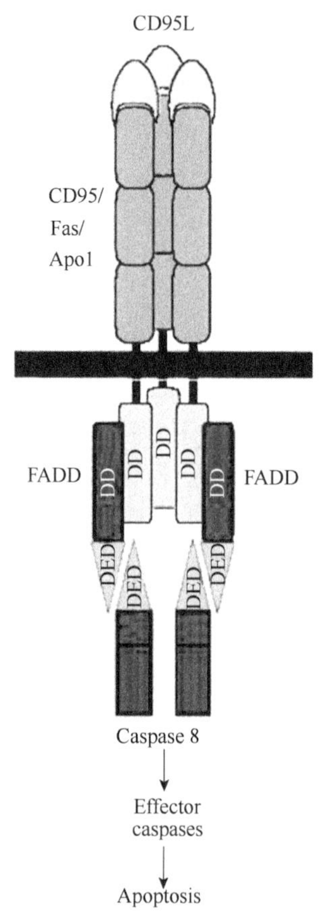

图 1-13 Fas 介导的细胞凋亡

可降解胞内结构蛋白和功能蛋白，最终导致细胞凋亡。

caspase 可激活名叫 CAD（caspase-activated dnase）的核酸酶，CAD 能在核小体的连接区将其切断，形成约为 200 bp 整数倍的核酸片段。正常情况下 CAD 存在于胞质中，并且与抑制因子 ICAD/DFF-45 蛋白结合，不能进入细胞核。caspase 活化后可以降解 ICAD/DFF-45，释放出 CAD，使它进入细胞核降解 DNA。

Fas/FasL 系统在免疫系统中具有重要的作用，其一是参与免疫调节，活化成熟的外周 T 细胞主要通过 Fas/FasL 系统介导的细胞凋亡清除与自身抗原有交叉反应的克隆和由自身抗原激活的细胞克隆，以限制 T 细胞克隆的无限增殖，防止对自身组织的损伤，即产生外周免疫耐受。淋巴细胞凋亡异常导致的免疫耐受失控，是自身免疫性疾病的主要病因。其二是细胞毒 T 细胞（CTL）可以通过 FasL 诱导靶细胞凋亡，但遗憾的是，某些肿瘤细胞也可以通过这一途径诱导淋巴细胞凋亡，从而逃脱免疫监控。

3．线粒体与细胞凋亡 细胞应激反应或凋亡信号能引起线粒体细胞色素 C 释放，作为凋亡诱导因子，细胞色素 C 能与 Apaf-1、caspase-9 前体、ATP/dATP 形成凋亡体（apoptosome，图 1-14），然后召集并激活 caspase-3，进而引发 caspases 级联反应，导致细胞凋亡。

在这里，一个核心的问题是细胞色素 C 究竟通过哪一种途径释放到细胞质中，由于大部分凋亡细胞中很少发生线粒体肿胀和线粒体外膜破裂的现象，所以目前普遍认为细胞色素是通过线粒体 PT 孔或 Bcl-2 家族成员形成的线粒体跨膜通道释放到细胞质中的。

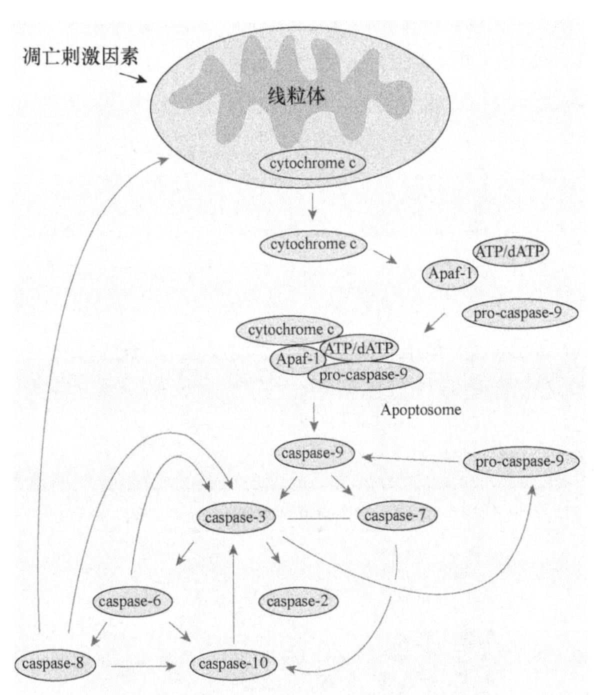

图 1-14 细胞色素释放引起的凋亡

线粒体 PT 孔（permeability transition pore）主要由位于内膜的腺苷转位因子（adenine nucleotide translocator，ANT）和位于外膜的电压依赖性阴离子通道（voltage dependent anion channel，VDAC）等蛋白所组成，PT 孔开放会引起线粒体跨膜电位下降和细胞色素 C 释放。Bcl-2 家族蛋白对于 PT 孔的开放和关闭起关键的调节作用，促凋亡蛋白 Bax 等可以通过与 ANT 或 VDAC 的结合介导 PT 孔的开放，而抗凋亡类蛋白如 Bcl-2、Bcl-xL 等则可通过与 Bax 竞争性地与 ANT 结合，或者直接阻止 Bax 与 ANT、VDAC 的结合来发挥其抗凋亡效应。

Bcl-2 家族的结构和能形成离子通道的一些毒素（如大肠埃希菌毒素）非常相似。插入膜结构中形成较大的通道，允许细胞色素 C 等蛋白质通过，这可能是细胞色素 C 释放的另一个途径。

近年来的研究发现随细胞色素 C 释放的蛋白还有 Smac（second mitochondria-derived activator of caspase）、凋亡诱导因子（apoptosis inducing factor，AIF）和核酸内切酶 G（Endo G）。Smac 能通过 N 端的几个氨基酸与 IAP（凋亡抑制蛋白）的 BIR 结构域结合，从而解除 IAP 对 caspase 的抑制；AIF 则引起核固缩和染色质断裂；Endo G 可以使 DNA 片段化。可见即使在 caspase 不参与的情况下，由线粒体途径仍可引起细胞凋亡。

在对 Fas 应答的细胞中，一型细胞（type Ⅰ），如胸腺细胞，其 caspase-8 有足够的活性，被 Fas 活化后导致细胞凋亡，在这类细胞中高表达 Bcl-2 不能抑制 Fas 诱导的细胞凋亡。在二型细胞（type Ⅱ），如肝细胞中，Fas 介导的 caspase-8 活化不能达到足够的水平，因此这类细胞中的凋亡信号需要借助凋亡的线粒体途径来放大。活化的 caspase-8 将胞质中的 Bid 剪切，形成活性分子 tBid（truncated Bid），tBid 进入线粒体，导致细胞色素 C 释放，使凋亡信号放大。

不难看出，线粒体既是细胞的能量工厂，也是细胞的凋亡控制中心，可是为什么线粒体会担负起如此重要的双重功能呢？一个主要的原因是各类生长因子都可以促进葡萄糖转运和己糖激酶等向线粒体转运、加速能量生产，相反地剥夺生长因子后，细胞氧消耗降低、ATP 合成不足、蛋白质合成受阻，最后细胞走向死亡。

（陈 江 郭晓钟）

第 2 节　新生物相关基因

新生物，又称肿瘤，其形成过程包括始发突变、潜伏、促癌和演进。始发突变是指细胞在致癌物的作用下发生基因突变，但是突变发生后如果没有适当的环境不会发展为肿瘤，此阶段称为潜伏期；促癌是指在促癌剂（刺激细胞增长的因子，如激素）作用下开始增殖的过程，促癌因子的作用是可逆的，如果去除，引起扩增的克隆就会消失；演进是指肿瘤在生长过程中越来越变得具有侵袭力的过程，是不可逆的。肿瘤形成往往涉及许多基因的突变，直接与原癌基因、抑癌基因突变的逐渐积累有关。

一、原癌基因★★△△

在正常细胞中存在着一类基因，抑或是基因族，正常情况下，它们处于抑制状态或表达水平不足以引起细胞的恶性转化，此时不会对细胞产生异常影响，当其在某些放射线、化学物质等因素作用条件下，该基因被激活后，基因结构产生突变，基因表达失去控制，细胞的正常生物学性状会发生各种改变，并逐步向恶性转化，最终致使癌变发生。由于这类基因在正常情况下处于一个相对静止的状态，对机体不会造成损害，因此又被称为原癌基因（oncogene），简称癌基因。

（一）原癌基因的生理功能

1. 调节细胞的生长和增殖　很多细胞原癌基因产物为生长因子和生长因子受体，对细胞的生长和增殖起调控作用。*SIS* 原癌基因编码血小板衍生生长因子（PDGF）的 B 链，*erb-B*、*fms* 原癌基因分别编码表皮生长因子（FGF）受体和集落刺激因子 1（CSF-1）受体相关蛋白，*erb-A* 原癌基因编码甲状腺素受体相关蛋白，均参与细胞生长调控。*src* 原癌基因家族编码的磷酸化蛋白 pp60，具有酪氨酸蛋白激酶活性，*raf* 原癌基因编码 P74，具有丝氨酸 / 苏氨酸蛋白激酶活性。通过促进细胞内蛋白质的氨基酸残基磷酸化而调节细胞生长和增殖。*ras* 原癌基因家族编码 p21 在胞质内起信号传递作用，*fos* 和 *myc* 原癌基因编码的核磷蛋白起转录因子作用，参与 DNA 复制，促进细胞增殖。细胞内各种原癌基因编码产物相互协作，调控细胞的生长和增殖。

2. 调节细胞的发育和分化　原癌基因具有调控细胞分化的功能，其作用包括以下几个方面。①在卵母细胞的成熟期作为母体转录的模板；②影响卵母细胞的减数分裂；③调控器官形成和细胞分化过程；④原癌基因中 *raf* 和 *int-1* 对胚胎发育中的基因转录表达有调控作用。

可见，细胞原癌基因在胚胎发育直至出生后的细胞的生长、增殖和发育、分化过程起重要的调控作用，各基因产物间形成一个有序的细胞调节网络，维持体内生长与分化的动态平衡，一旦各种致癌因素使原癌基因激活而异常表达，则可导致动态平衡被破坏，细胞发生转化，导致癌变。

（二）原癌基因编码的产物及其生物学功能

原癌基因编码的蛋白是维持细胞正常生长、增殖和分化的调节剂，原癌基因一旦被激活，其编码的蛋白发生量和（或）质的改变，而称为癌蛋白（oncoprotein），其作用于细胞，使细胞增殖分化失常而引起细胞癌变。主要包括：①生长因子，如 *sis*；②生长因子受体，如 *fms*、*erb-B*；③蛋白激酶及其他信号转导组分，如 *src*、*ras*、*raf*；④细胞周期蛋白，如 *bcl-1*；⑤细胞凋亡调控因子，如 *bcl-2*；⑥转录因子，如 *myc*、*fos*、*jun*（表 1-2）。现将癌蛋白的生物学作用具体分述如下。

表 1-2　一些原癌基因的生物学作用

原癌基因	功能	相关肿瘤
sis	生长因子	Erwing 网瘤
erb-B	受体酪氨酸激酶，EGF 受体	星形细胞瘤、乳腺癌、卵巢癌、肺癌、胃癌、唾液腺癌
fms	受体酪氨酸激酶，CSF-1 受体	髓性白血病
ras	G- 蛋白	肺癌、结肠癌、膀胱癌、直肠癌

（待　续）

（续　表）

原癌基因	功能	相关肿瘤
src	非受体酪氨酸激酶	鲁斯肉瘤
Abl-1	非受体酪氨酸激酶	慢性髓性白血病
raf	MAPKKK，丝氨酸 / 苏氨酸激酶	腮腺肿瘤
vav	信号转导连接蛋白	白血病
myc	转录因子	Burkitt 淋巴瘤、肺癌、早幼粒细胞白血病
myb	转录因子	结肠癌
fos	转录因子	骨肉瘤
jun	转录因子	子宫颈癌
erb-A	转录因子	急性非淋巴细胞白血病
bcl-1	cyclinD1	B 细胞淋巴瘤

1. 生长因子有关的癌蛋白　生长因子是体内能够通过与细胞表面相应受体结合，从而刺激细胞的生长和分化的一类多肽。*c-sis* 基因的编码产物为 p28，含 258 个氨基酸，此蛋白与人 PDGF 的 B 链蛋白高度同源，可与细胞表面的 PDGF 受体结合产生与 PDGF 相同的效应，刺激细胞生长和增殖。已发现在人类肉瘤和神经胶质母细胞瘤中，*c-sis* 基因被激活，产生过量的 p28，通过与细胞膜上 PDGF 受体结合，刺激自身细胞和成纤维细胞生长和增殖，导致细胞转化恶变。*int-2*、*hst* 和 *fgf-5* 3 个癌基因的编码产物与成纤维细胞生长因子（FGF）同源。正常时 FGF 由于缺乏信号序列，其过量表达不能诱导细胞转化，而 *int-2*、*hst*、*fgf-5* 基因编码的蛋白在其氨基端有一段信号序列，过量表达可刺激细胞过度增殖而导致细胞转化。因此 *sis*、*int-2*、*hst* 和 *fgf-5* 癌基因又被称为生长因子类癌基因。

2. 与酪氨酸蛋白激酶有关的癌蛋白　蛋白质磷酸化是调节真核细胞增殖和分化的重要环节，大部分蛋白质磷酸化是在蛋白激酶催化下进行的。酪氨酸蛋白激酶（TPK）催化酪氨酸残基磷酸化。编码 TPK 的癌基因有两类：一类为受体酪氨酸蛋白激酶癌基因，编码具有 TPK 活性的受体蛋白；另一类为非受体酪氨酸蛋白激酶酶基因，编码的蛋白不是受体但具有 TPK 活性。

（1）与受体酪氨酸蛋白激酶相关的癌蛋白：属于这类癌蛋白的有 *erb-B*、*erb-B2* 和 *fms* 等癌基因编码的癌蛋白。*erb-B* 癌基因编码的 p65 与人表皮生长因子受体（EGFR）有同源序列。正常 EGFR 呈跨膜分布，可分为 3 个结构域，即第一结构域为细胞外配体结合区，突出在细胞膜外，能识别 EGF 并与之结合；第二结构域为跨膜区，位于细胞膜中，连接细胞外区和胞内区；第三结构域为细胞内酪氨酸蛋白激酶区，是具有 TPK 活性的结构区。当 EGF 与 EGFR 结合后，受体的 TPK 被激活，TPK 在细胞内激活信号传递系统，刺激细胞生长与增殖。p65 与正常 EGFR 相比较，在结构上缺少细胞外配体结合区，只具有跨膜区和细胞内 TPK 区，形成截头的 EGFR，是一种变异型 EGFR，此种 EGFR 无须结合 EGF 刺激就可传入刺激信号，使受体的 TPK 呈持续激活，导致细胞增殖和转化。与 *erb-B* 基因产物相似的还有 *erb-B2*、*fms*、*kit*、*met* 和 *ros* 等基因产物，它们分别是 EGF 类受体、PDGF 受体、集落刺激因子受体、胰岛素受体和肝细胞生长因子受体。它们中有的缺乏细胞外配体结合区，有的细胞外配体区或跨膜区内发生点突变，有的细胞 TPK 区发生点突变。以上受体癌蛋白的改变，最终都增强 TPK 活性，导致细胞转化恶变。

（2）与非受体酪氨酸蛋白激酶相关的癌蛋白：有些癌基因如 *src*、*abl*、*yes*、*fgr*、*fps*、*lck* 等基因编码的蛋白不是生长因子受体，而是位于细胞内侧面的膜相关蛋白，但其具有 TPK 活性。如 *src* 基因编码的磷酸化蛋白 pp60，具有含 250 个氨基酸的 TPK 结构区，通过脂类、细胞膜呈共价键结合，锚着于细胞膜内侧面。pp60 不但具有 TPK 活性，催化蛋白质中酪氨酸残基磷酸化，而且还具有脂激酶活性，催化磷脂酰肌醇（PI）的磷酸化，再通过蛋白激酶 C（PKC）而促进细胞增殖。*src* 家族、*abl*、*yes*、*fgr*、*lck* 等基因的分子改变，包括点突变、序列的缺失或异常插入等，均可激活这些癌基因，导致 TPK 活性增加。

3. 与鸟苷酸结合蛋白相关的癌蛋白　细胞内存在一些能结合三磷酸鸟苷（GTP）或二磷酸鸟苷（GDP）的蛋白，均为膜相关蛋白。G 蛋白有两种形式，一种为刺激性 G 蛋白（Gs），具有刺激腺苷酸环化酶的作用；另一种为抑制性 G 蛋白（Gi），具有抑制腺苷酸环化酶的作用。当外源性刺激信号传入细胞后，Gs 与 GTP 结合而成为活化状态的 GTP-Gs 复合物，促进腺苷酸环化酶活化，使细胞内 cAMP 增多；反之，当抑制性信号传入时，Gi 与 GTP 结合成 Gi-GTP 复合物，抑制腺苷酸环化酶活化，使细胞内 cAMP 减少。cAMP 能激活 PKA，PKA 可使靶蛋白内丝氨酸／苏氨酸残基磷酸化，导致细胞增殖。

ras 基因家族包括 *H-ras*、*K-ras* 和 *N-ras* 基因，它们的编码产物均为 p21，锚着于细胞膜内侧，p21 能与 GDP 或 GTP 结合，在外界信号作用下，p21 与 GTP 呈结合状态，使细胞内信号传导系统开放，传入促生长信号。p21 又具有 GTP 酶的作用，能水解 GTP 为 GDP，p21 与 GDP 结合后，使细胞内信号传导系统关闭，不能传入促生长信号，正常细胞内 p21 不断地与 GTP 或 GDP 结合，起调节细胞生长和增殖的作用。p21 氨基端是其效应区，在 *ras* 基因突变后，如 p21 的氨基末端的甘氨酸被其他氨基酸取代而丧失氨基末端的 α- 螺旋，p21 与 GDP 结合力减弱，GTP 酶活性也减弱，因 GTP 水解 GDP 作用受抑制，p21 始终处于与 GTP 结合状态，不断传入生长信号，使细胞无休止地分裂和增殖。近年发现 p21 的 GTP 酶活性受 GTP 酶激活蛋白（GAP）的调节，GAP 是相对分子质量为 120×10^3 的细胞质蛋白，具有增强 GTP 酶活性的作用。当磷酸化 GAP 与 p21 的氨基端效应区结合时，因促进 GTP 水解而节制细胞分裂信号的传入。已知 *NFl* 抑癌基因产物为 GAP 相关蛋白，对 p21 的 GTP 酶活性起上调作用，促进 GTP 的水解。当 *ras* 基因发生点突变，导致 p21 构象发生改变而使其 GTP 酶活性降低，p21 一直处于与 GTP 结合的状态，不断激活靶分子，持续传入促生长信号，致使细胞大量增殖和转化恶变。

4. 胞质丝氨酸／苏氨酸蛋白激酶 在细胞中，丝氨酸／苏氨酸蛋白激酶是一种溶解在胞质中的蛋白激酶，可催化细胞中大多数蛋白含有的丝氨酸、苏氨酸残基磷酸化。丝氨酸／苏氨酸蛋白激酶参与 cAMP 和磷酸肌醇信号传导系统，调节细胞的生长和增殖。已发现 *raf*、*mos*、*pim-1*、*cit* 等基因编码的产物具有丝氨酸／苏氨酸蛋白激酶活性。

raf 基因的编码产物 pp74 具有丝氨酸／苏氨酸蛋白激酶活性。raf 蛋白为由细胞膜起始的信号传导通路中的下游分子，能将细胞膜传入的信号通过胞质传递给核内基因。raf 蛋白可与有丝分裂原激活蛋白激酶的激酶（mitogen-activated protein kinase kinase，MAPKK）形成复合物，再激活有丝分裂原激活蛋白激酶（mitogen-activated protein kinase，MAPK）而引起细胞增殖反应。其具体途径是细胞膜接受生长因子刺激后，激活生长因子受体内酪氨酸蛋白激酶，使 raf 蛋白磷酸化，raf 蛋白发挥丝氨酸／苏氨酸蛋白激酶作用使 MAPKK 磷酸化，再通过 MAPK 使核癌蛋白磷酸化，从而激活 *myc* 基因。*raf* 原癌基因变为癌基因的分子改变是由于其 5′ 端的部分序列缺失，使其编码产物的氨基端缺少调节序列，以羧基端起调节作用，使丝氨酸／苏氨酸蛋白激酶活性增加，导致细胞转化，*mos* 基因产物具有丝氨酸／苏氨酸蛋白激酶活性，其编码产物 p37 存在于细胞质中，其功能也是在信号传导系统中作为下游的传导分子。*mos* 基因在正常细胞中表达甚微，甚至呈静止状态。*mos* 基因的激活是由于基因扩增表达增强所致，没有编码 S 序列结构的改变。*pim-1* 基因的编码产物 p41 含 313 个氨基酸，其激活机制与 *mos* 基因相同，是由于基因扩增表达异常。

5. 转录因子 核癌基因包括 *myc* 基因家族（*c-myc*、*N-myc*、*L-myc*）、*myb*、*fos*、*Jun* 和 *erb-A* 等，通过其编码的转录因子参与细胞癌变过程。真核细胞的细胞基因转录受转录因子和特异性 DNA 调节序列的调控，通过顺式和反式作用调节靶基因表达。核癌基因编码的蛋白质能与细胞 DNA 结合，具有转录调节蛋白的功能，参与 DNA 复制和基因表达的控制。

活化蛋白 1（activator protein，AP-1）是人类细胞的一种转录因子，能调节与细胞分裂和增殖有关基因的表达，对 *jun* 基因产物 p39 和 *fos* 基因产物 p62 与 AP-1 蛋白三者的序列分析表明，3 种蛋白具有高度同源性：jun 蛋白和 fos 蛋白是 AP-1 的主要成分，AP-1 是 jun 蛋白和 fos 蛋白的异二聚体，具有激活 AP-1 的靶基因作用。jun 蛋白和 fos 蛋白均能识别特异的 DNA 序列并与之结合。*jun* 基因和 *fos* 基因均可因基因结构改变而被激活为癌基因，其产物可结合到多种基因的增强子上，导致靶基因的表达而起致癌作用。

myc 基因家族为核癌基因，*c-myc* 基因编码的 p64 为核磷蛋白，能与核内 DNA 呈特异性结合，起调节转录的作用。myc 蛋白能 DNA 特异结合，与 jun 蛋白和 fos 蛋白一样，只有形成蛋白质二聚体后，才能与 DNA 发生特异性结合，进而行使其转录调节功能；近期发现一种与 myc 蛋白结构相似的 max 蛋白，可与 myc 蛋白形成 myc-max 异源二聚体，此二聚体能与 DNA 复制起始点结合，激活靶基因，引起细胞增殖，myc-max 二聚体还能抑制有关基因的表达，抑制细胞终末分化，正常 *c-myc* 基因及其蛋白不具致癌性，但当 *c-myc* 基因易位或扩增导致表达增强时，因 c-myc 蛋白大量增加而产生促癌作用。

6. 调节细胞凋亡蛋白 在研究人淋巴瘤的染色体特征时发现 *bcl-2* 基因也为癌基因，其编码的 bcl-2 蛋白定位于线粒体内膜、内质网和核膜，作用为抗氧化物和抗脂质过氧化从而抑制细胞凋亡。当 *bcl-2* 基因被激活时，细胞不易凋亡。肿瘤细胞具有不易凋亡而相对永生的特性。

（三）原癌基因产物的分布与亚细胞定位

原癌基因产物分布于细胞膜、细胞质和核内（图 1-15），其在细胞内外不同分布的定位与其生理功能有关，如 *sis*、*int-2* 基因产物只有生长因子的作用，都位于细胞外，位于细胞膜和细胞膜内侧的癌基因产物具有酪氨酸蛋白激酶和鸟苷酸结合蛋白的作用，位于细胞质内的癌基因产物具有丝氨酸 / 苏氨酸蛋白激酶的作用。以上均与胞内信号传导有关，为上游调控因子。位于细胞核内的癌基因产物起转录因子的作用，为下游调控分子。各种产物在正常情况下因时间顺序和空间位置上的协同作用，维持细胞的正常生长和繁殖，在这个从细胞膜表面到细胞核间形成的网络上，任何一点受有害因素作用而发生异常改变，失去平衡，则可导致细胞癌变。

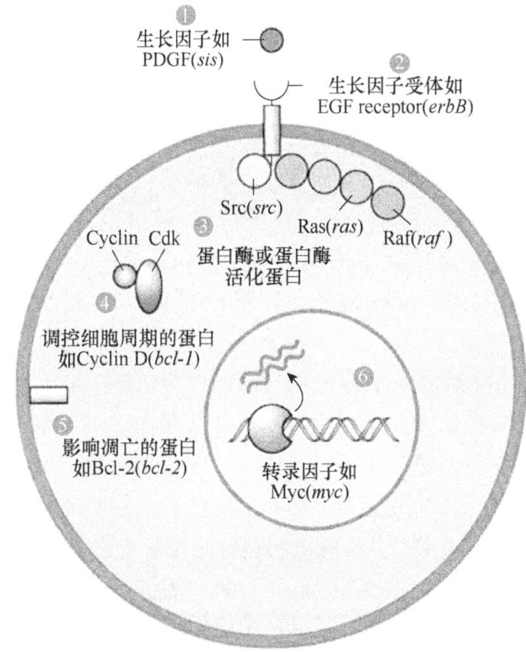

图 1-15 原癌基因的产物及其在细胞内的分布

二、抑癌基因★★△△

抑癌基因也称为抗癌基因。生物体内细胞在增殖、分化和凋亡的过程中，受到体内正性和负性两类调控信号的调节，正性信号促使细胞进入增殖周期，抑制其分化；而负性信号则抑制细胞增殖，并促进其成熟分化。癌基因调控的为正性信号，而抑癌基因调控的为负性信号。肿瘤的发生起源于细胞增殖和分化调控失常，使细胞持续增殖，不能及时分化和凋亡。

至今已发现 10 余种抑癌基因，新发现的抑癌基因还在不断增加。确定一种细胞基因为抑癌基因，应符合以下 3 点标准：①该基因在与恶性肿瘤的相应正常组织中有正常表达；②该基因在恶性肿瘤中有结构改变或功能缺失；③该基因的野生型导入，缺失这种基因的肿瘤细胞内可部分或全部抑制其恶性表型。

抑癌基因的产物（表 1-3）主要包括：①转录调节因子，如 Rb、p53；②负调控转录因子，如 WT；③周期蛋白依赖性激酶抑制因子（CKI），如 p15、p16、p21；④信号通路的抑制因子，如 ras GTP 酶活化蛋白（NF-1）、磷脂酶（PTEN）；⑤ DNA 修复因子，如 BRCA1、BRCA2；⑥与发育和干细胞增殖相关的信号途径组分，如 APC、Axin 等。现举例分述如下。

表 1-3 一些抑癌基因的功能

抑癌基因	功能	相关肿瘤
Rb	转录调节因子	RB、成骨肉瘤、胃癌、SCLC、乳癌、结肠癌
p53	转录调节因子	星状细胞瘤、胶质母细胞瘤、结肠癌、乳腺癌、成骨肉瘤、SCLC、胃癌、肺鳞状细胞癌
WT	负调控转录因子	肾母细胞瘤、横纹肌肉瘤、肺癌、膀胱癌、乳腺癌、肝母细胞瘤
NF-1	GAP、ras GTP 酶激活因子	神经纤维瘤、嗜铬细胞瘤、施万细胞瘤、神经纤维瘤
DCC	细胞黏附分子	直肠癌、胃癌
p21	CDK 抑制因子	前列腺癌
p15	CDK4、CDK6 抑制因子	成胶质细胞瘤
BRCA1	DNA 修复因子，与 RAD51 作用	乳腺癌、卵巢癌
BRCA2	DNA 修复因子，与 RAD51 作用	乳腺癌、胰腺癌
PTEN	磷脂酶	成胶质细胞瘤
APC	WNT 信号转导组分	结肠腺瘤性息肉，结肠癌或直肠癌

（一）*Rb* 基因

人类视网膜细胞瘤（*Rb*）基因是第一个被克隆的抑癌基因。*Rb* 基因编码的 Rb 蛋白的亚细胞定位在细胞核内，为核磷蛋白，具有结合 DNA 的特性和转录因子作用。Rb 蛋白由于磷酸化程度不同分为低磷酸化（去磷酸化）Rb 蛋白和高磷酸化（磷酸化）Rb 蛋白，在细胞周期 M 期后的 G_1 期，Rb 蛋白呈低磷酸化，而在 S 期、G_2 期和 M 期，Rb 蛋白呈高磷酸化。

Rb 蛋白对细胞生长的抑制作用依赖于其与细胞内其他蛋白的相互作用，如转录因子 E2F 能与低磷酸化 Rb 蛋白结合形成复合物而抑制 E2F 的转录活性，而高磷酸化 Rb 蛋白不能与 E2F 结合，故具有抑癌作用的 Rb 蛋白为低磷酸化 Rb 蛋白。E2F 是使细胞从 G_1 期进入 S 期的决定因子。Rb 蛋白通过与 E2F 结合而阻止其发挥促细胞生长和增殖的作用（图 1-16）。

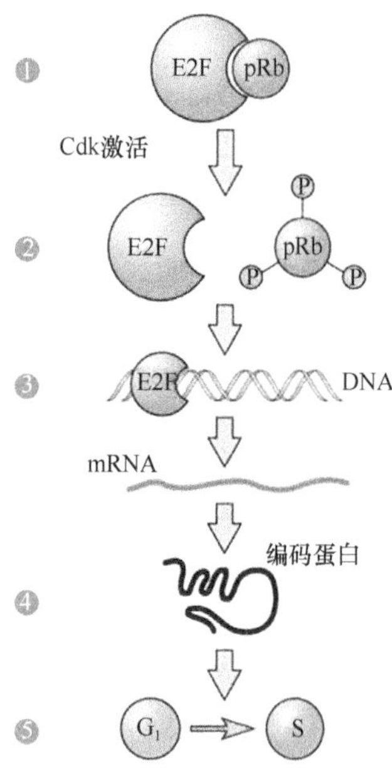

图 1-16　*Rb* 基因的作用

（二）*p53* 基因

p53 基因可被细分为两种主要的基因类型，即具有致癌作用的突变型 *p53* 基因和具有抑癌作用的野生型 *p53* 基因。研究表明，正常细胞内野生型 *p53* 基因的突变或丢失与肿瘤发生密切相关。p53 蛋白的功能主要有：①作为细胞周期的调节蛋白，抑制细胞增殖。p53 与 Rb 类似，也是一种细胞周期调节蛋白，参与细胞增殖的调节。当 *p53* 突变后，调节作用消失，细胞加速增殖。②与病毒蛋白或细胞蛋白结合而失去抑癌活性。*p53* 能与某些 DNA 肿瘤病毒的癌蛋白结合形成稳定的复合物，而使 *p53* 失去抑癌活性。野生型 *p53* 还能与体内细胞蛋白结合而失去抑癌功能。③监视 DNA 损伤和诱导细胞凋亡。当 DNA 受损伤时，野生型 *p53* 基因活性增强，低磷酸化 *p53* 使细胞停止于 G_0/G_1 期，抑制细胞进入 S 期，细胞在此时间内进行 DNA 修复，一旦修复失败，则 *p53* 通过细胞程序性死亡，引发细胞“自杀”，阻止具有基因突变的细胞继续增殖。④诱导细胞分化。*p53* 基因具有诱导细胞分化的功能，将野生型 *p53* 基因通过基因转移技术导入前 B 细胞瘤细胞，可见明显促分化作用，逆转其恶性表型，而突变型 *p53* 基因无此作用。⑤影响其他基因的表达。p53 是一种能与 DNA 结合的核蛋白，可与 *c-myc*、*c-fos* 和 *c-jun* 基因中的 DNA 序列结合，干扰 DNA 聚合酶与 DNA 聚合物的作用而阻止 DNA 复制。

（三）*WT* 基因

肾母细胞瘤（WT）基因编码的蛋白是一种抑制性的转录因子，可以与 DNA 结合，WT1 蛋白结构与转录因子早期生长反应 -1 因子（EGR-1）酷似，因此与该转录因子共同识别 DNA 上一段特异序列。在细胞内 EGF-1 具有激活与细胞增殖有关的靶基因转录的作用，诱导促进细胞增殖产物的产生，WT1 蛋白通过竞争性结合此段特异 DNA 序列而起到阻断基因转录的作用。

（四）*NF1* 基因

神经纤维瘤病（neurofibromatosis，NF1）基因编码的 NF1 蛋白又称神经纤维素（neurofibromin），其中约有 350 个氨基酸序列与 GTP 酶激活蛋白（GAP）同源，故 NF1 蛋白为 GAP 相关蛋白，属 GAP 蛋白家族。NF1 蛋白位于细胞质，有 GTP 激酶的功能，在 p21 信号转导系统中，NF1 蛋白起下调作用，阻断通过 Ras 蛋白传导生长信号，显示其具有抑癌功能。如丧失此功能，则导致 p21 中 GTP 酶活性下降，增加信号通过 Ras 蛋白传导而刺激细胞增殖。

（五）结肠癌相关抑癌基因及其产物

1. 腺瘤样结肠息肉（*APC*）基因　产物为 β- 连环蛋白（β-catenin），是一种胞质内蛋白，作用为联系 E- 钙依赖蛋白（E-cadherin）与细胞骨架。E- 钙依赖蛋白是一种细胞表面黏附分子，可与 β- 连环蛋白结合形成复合吻，介导细胞黏附和信号传入，将细胞与细胞、细胞与细胞外基质相互作用所产生的信号，传递给细胞内信号传导系统，β- 连环蛋白是结肠上皮增生的负调控因子，当 *APC* 基因缺失或突变时，导致对细胞增殖调控能力的降低；将含 *APC* 基因的染色体 5q21 片段转导入结肠癌细胞，可逆转其致癌性。

2. 直肠癌缺失（*DCC*）基因　编码蛋白与细胞黏附分子（CAM）中免疫球蛋白超家族类黏附分子具有同源系列。细胞间黏附和通信是维持细胞生长中接触抑制的必要条件，*DCC* 基因的缺失可引起细胞间正常黏附和通讯发生改变而导致细胞恶变。

3. 直肠癌突变(*MCC*)基因　产物为 MCC 蛋白，在散发性结直肠癌中，*MCC* 基因有重排而破坏编码区，还可有点突变。

（六）乳腺癌相关抑癌基因及其产物

1. *BRCA 1* 基因　编码产物为含 1863 个氨基酸的锌指蛋白，是一种转录因子，*BRCA 1* 基因是乳腺组织特异性抑癌基因，其突变可使乳腺细胞基因组不稳定而癌变。*BRCA 1* 基因的突变类型有多种，包括无义突变、插入突变等。

2. *BRCA 2* 基因　此基因位于人染色体 13q12，其突变可产生乳腺癌。

（七）*DPC4* 基因

胰腺癌缺失（*DPC4*）基因定位于染色体 18q 位置，编码产物为含 552 个氨基酸的蛋白质。TGF-β 是抑制正常细胞增殖的抑制因子，*DPC4* 基因编码的 DPC4 蛋白可能是介导 TGF-β 的抑制效应的蛋白，转染 18 号染色体能恢复肿瘤细胞对 TGF-β 的反应性。

（八）细胞周期相关抑癌基因及其产物

1. 依赖细胞周期素蛋白激酶作用的蛋白 1 基因 / 野生型 *p53* 活化片段 1 基因（*CIP1* 基因 /*WAF1* 基因）　编码产物称为 p21 蛋白，*CIP1*/*WAF1* 基因的序列上有 *p53* 作用位点，*p53* 与此位点结合后，活化此基因而产生 p21。p21 和细胞周期素（cyclin）竞争性地与细胞周期素蛋白激酶（CDK）结合，细胞周期素因不能与 CDK 结合而不能催化 p53 磷酸化，使 p53 保持去磷酸化状态，去磷酸化 p53 使细胞停滞于 G_0/G_1 期而不进入 S 期，抑制细胞增殖。

2. 多肿瘤抑制（*MTS*）基因及其产物

（1）*MTS1* 基因：编码产物为 p16，故又称为 *p16* 基因，细胞周期素具有正性调节细胞周期的作用，而 *p16* 具有负性调节细胞周期的作用。周期素 D1 与 CDK4 结合可使 Rb 蛋白磷酸化，高磷酸化 Rb 蛋白促进细胞周期进行而刺激细胞增殖。*p16* 可与 CDK4 结合从而阻止周期素 D1 与 CDK4 结合而抑制细胞增殖。一旦 *MTS1* 基因发生突变或缺失，*p16* 也随之失活或缺失，周期素 D1 就能与 CDK4 结合，从而促进细胞周期，使细胞不断增殖。

（2）*MTS2* 基因：又称为 *p15* 基因，其产物 p15 能与 CDK4 或 CDK6 结合而抑制细胞周期素 D 与 CDK 结合，由于抑制细胞周期素与 CDK 形成复合物，阻止 Rb 蛋白磷酸化，从而抑制细胞增殖。TGF-β 可诱导 p15 产生，研究表明，TGF-β 处理细胞后，可使 p15 表达升高 30 倍，因此，TGF-β 抑制细胞增殖的作用可能通过 p15 来实现。

（九）*VHL* 基因及其产物

von Hippel-Lindau（VHL）综合征基因定位于人染色体 3p，其编码产物为相对分子质量 20×10^3 的蛋白质，为一转录因子。在 VHL 患者中，具有遗传性 *VHL* 基因的突变。

（十）DNA 修复基因及其产物

不少肿瘤患者中可见 DNA 修复缺陷，目前已知的 DNA 错配修复基因（简称 *MMR* 基因）包括 *hMLH1* 基因、*hMSH2* 基因、*hPMS1* 基因和 *hPMS2* 基因。*MMR* 基因在广义上也属于抑癌基因范畴。*MMR* 基因是生物进化过程中的保守基因，具有修复 DNA 碱基错配、恢复 DNA 正常复制、维持基因组中 DNA 的稳定性和降低自发性突变的功能。*MMR* 基因编码的 MMR 蛋白能识别新合成的 DNA 核苷酸链上的碱基错配，并与错配位点结合，再与有关的酶相互配合，切除含有错配碱基的一段 DNA 链，然后重新合成一段 DNA 链，以代替被切除的 DNA 链。*MMR* 基因的突变多发生于编码区，突变类型有无义突变、错义突变和移码突变等。当两个等位基因因突变而失活时，修复 DNA 碱基错配的能力丧失，使 DNA 复制过程中的突变率增加 10^2～10^3 倍，导致突变细胞的出现，以及无法修复原癌基因、抑癌基因等关键部位的突变，有助于细胞恶性生长。

（陈　江　郭晓钟）

第3节　致突变的环境因素

突变是指细胞在致癌物的作用下发生基因突变的过程。目前的研究认为，能够导致细胞突变发生的环境因素主要包括化学因素、物理因素和生物因素3个方面。

一、化学因素★★△△

（一）化学致突变物的分类

按化学结构可分为：①亚硝胺类，这是一类致癌性较强，能引起动物多种癌症的化学致癌物质。在变质的蔬菜及食品中含量较高，能引起消化系统、肾等多种器官的肿瘤。②多环芳香烃类，这类致癌物以苯并芘为代表，将它涂抹在动物皮肤上，可引起皮肤癌，皮下注射则可诱发肉瘤。这类物质广泛存在于沥青、汽车废气、煤烟、香烟及熏制食品中。③芳香胺类，如乙萘胺、联苯胺、4-氨基联苯等，可诱发泌尿系统的癌症。④烷化剂类，如芥子气、环磷酰胺等，可引起白血病、肺癌、乳腺癌等。⑤氨基偶氮类，如用二甲基氨基偶氮苯（即奶油黄，可将人工奶油染成黄色的染料）掺入饲料中长期喂养大白鼠，可引起肝癌。⑥碱基类似物，如5-溴尿嘧啶、氟尿嘧啶、2-氨基腺嘌呤等，由于其结构与正常的碱基相似，进入细胞能替代正常的碱基掺入到DNA链中而干扰DNA复制合成。⑦氯乙烯，目前应用最广的一种塑料聚氯乙烯，是由氯乙烯单体聚合而成。大鼠长期吸入氯乙烯气体后，可诱发肺、皮肤及骨等处的肿瘤。通过塑料工厂工人流行病学调查已证实氯乙烯能引起肝血管肉瘤，潜伏期一般在15年以上。⑧某些金属，如铬、镍、砷等也可致癌。

根据化学致癌物的作用方式，可以将其分为直接致癌物、间接致癌物、促癌物三大类。所谓直接致癌物是指这类化学物质进入体内后能与体内细胞直接作用，不需要代谢就能诱导正常细胞癌变的化学致癌物，如各种致癌性烷化剂、亚硝酰胺类。所谓间接致癌物，是指这类化学物质进入体内后需经体内微粒体混合功能氧化酶活化，变成化学性质活泼的形式方具有致癌作用的化学致癌物。包括多环芳烃、芳香胺类、亚硝胺等。促癌物又称为肿瘤促进剂。促癌物单独作用于机体内无致癌作用，但能促进其他致癌物诱发肿瘤形成。常见的促癌物有巴豆油（佛波醇二酯）、糖精及苯巴比妥等。

根据化学致癌物与人类肿瘤的关系，可将化学致癌物分为肯定致癌物、可疑致癌物及潜在致癌物。肯定致癌物是指经流行病学调查确定并且临床医师和科学工作者都承认对人和动物有致癌作用，其致癌作用具有剂量反应关系的化学致癌物。可疑致癌物具有体外转化能力，而且接触时间与发癌率相关，动物致癌实验阳性，但结果不肯定。此外，这类致癌物质缺乏流行病学方面的证据。潜在致癌物一般在动物实验中可以获得某些阳性结果，但在人群中尚无资料证明对人具有致癌性（表1-4）。

表1-4　与人类肿瘤有关的部分致癌物

肯定致癌物	可疑致癌物	潜在致癌物
砷及砷化物	丙烯腈	氯仿
联苯胺	碱性品红	DDT
苯	黄曲霉素	四氯化碳
石棉	氮芥	二甲基肼

（二）化学致突变物的作用机制

1. 化学致突变物的代谢活化　一般将未经代谢活化的、不活泼的间接致癌物，称为前致癌物；经过体内代谢转变为化学性质活泼、寿命极短的致癌物称为近致癌物；近致癌物进一步转变为带正电荷的亲电子物质，称为终致癌物。终致癌物与DNA、RNA、蛋白质等生物大分子结合导致它们的损伤，从而引起细胞癌变。在间接致癌物的代谢活化过程中涉及一系列的酶类。其中最重要的活化酶是混合功能氧化物系统，包括P450和P448。细胞色素P450是外源性化学物质体内生物转化最主要的代谢酶。该酶主要存在于内分泌组织、平滑肌组织、肝、肾、肺、脑及脂肪组织中的滑面内质网上。目前认为细胞色素P450基因的多态性是肿瘤易感性的一个重要方面。它们通过对致癌物的环氧化、羟化、脱烷基化、氧化、还原、结合以及水解，从而使致癌物活化或代谢成水解产物排出体外，因此该酶系统对化学致癌物的代谢具有两重性。如3,4-苯并芘是一种间接致癌物，其在代谢活化过程中需要经过酶介导的两次环氧化和一次水化，从而形成近致癌物而与细胞DNA等大分子结合，但是如果该环氧化物进一步水化，则可形成四醇化合物并与谷胱甘肽或葡萄糖醛酸结合而解毒。

2. DNA 加合物的形成　致癌物经过酶活化最终形成带有亲电子基团的终致癌物后，可与细胞的生物大分子结合，其中 DNA 是终致癌物攻击的主要目标。终致癌物与 DNA 结合导致 DNA 的化学修饰形成致癌物 -DNA 加合物。致癌物与 DNA 的结合有非共价键及共价键两种方式。其中非共价键结合又有内插及外附两种类型。非共价键结合方式主要见于体外实验，体内主要以共价键方式形成致癌物 -DNA 加合物。DNA 加合物形成后可以造成多种形式的 DNA 损伤，如碱基替代、缺失、插入、颠换，这些损伤进一步造成移码突变、点突变，使 DNA 复制时发生碱基配对错误。

3. DNA 修复失败导致细胞突变　化学因素作用于机体细胞，通过基因毒或非基因毒作用可使细胞发生癌变。化学物与 DNA 反应可导致 DNA 断裂等类型的损伤，在多数情况下，损伤可被修复，受损细胞被清除，否则将导致可遗传性的改变，最终诱发癌症。作为癌症激发阶段的靶基因主要有两类，即原癌基因和抑癌基因。

（1）原癌基因突变：原癌基因主要涉及细胞生长、信号传递和核转录的蛋白质，包括生长因子、生长因子受体、细胞间信号传递因子、核转录因子等。在生长因子或激素作用下，原癌基因正常的、暂时的表达产物增加对机体的生长、发育和组织分化是必要的，但持续激活、过度表达将导致癌症，遗传毒性化学致突变剂常诱发原癌基因突变，即为癌基因，可编码突变的蛋白质，若该蛋白质具有更强的活性，则可引发细胞癌变。

（2）抑癌基因突变：抑癌基因编码蛋白在细胞分裂周期起抑制作用，毒性化学物质，如苯并芘可诱发抑癌基因发生突变，突变的抑癌基因编码产物则失去抑制细胞分裂周期的功能，则可引发细胞癌变。

二、物理因素★★△△

（一）电离辐射

电离辐射是最重要的物理性致癌因素，可以引起人体各部位发生肿瘤，但据估计在所有肿瘤的总病例数中只占 2%～3%。居里夫人的去世，日本原子弹爆炸后引起白血病的发病率增高，都是著名的例子。放射线引起的肿瘤有白血病、乳腺癌、甲状腺肿瘤、肺癌、骨肿瘤、皮肤癌、多发性骨髓瘤、淋巴瘤等。辐射诱发突变的机制在于其可引起染色体、DNA 的突变，或激活潜伏的致癌病毒。辐射与其他致癌因子不同，它常引起 DNA 双链断裂，涉及大量基因改变，引起染色体缺失或重组，其特点是丢失整个作用基因，这种基因丢失通常与抑癌基因有关。因此，抑癌基因失活在辐射致突变中可能起着非常关键的作用。肿瘤发生的靶分子是 DNA，DNA 损伤及损伤后的错误修复是致癌的分子本质。辐射致癌的靶分子同样是 DNA。由于辐射直接作用的靶很小（这是由射线径迹所确定的），因而极大地限制了辐射的致癌效应。

（二）紫外线

紫外线照射可引起细胞 DNA 断裂、交联和染色体畸变，从而有利于皮肤癌和基底细胞癌的发生。近年来由于环境恶化，大气层的臭氧减少，出现地球臭氧空洞，地表紫外线的辐照强度将急剧增高，其诱发人体皮肤癌的潜在危险性将大为增加。据估计，大气臭氧减少 1%，皮肤癌就要增加 2%～6%。

【生物因素】★★△△

生物性致突变因素包括病毒（图 1-17）、细菌、真菌等。其中以病毒与人体肿瘤的关系最为重要，研究也最深入。

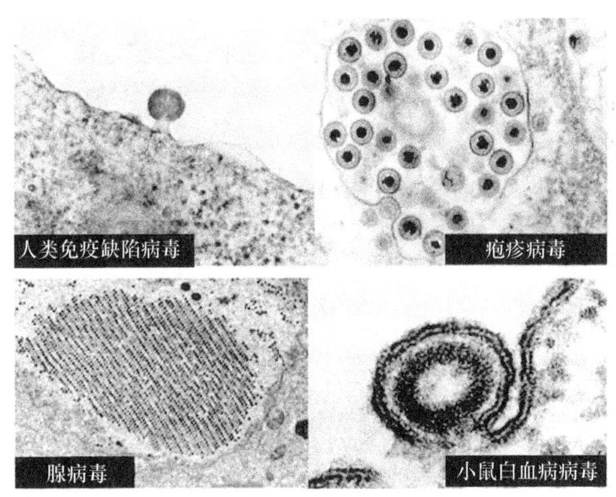

图 1-17　一些肿瘤相关的致突变病毒

（一）致突变病毒的概念及主要构成

与肿瘤有关的病毒可以分为致癌性 DNA 病毒和致癌性 RNA 病毒两大类。与动物或人类肿瘤有关的致癌性 DNA 病毒有五大类：乳 - 多 - 空病毒类、腺病毒类、疱疹病毒类、乙型肝炎病毒类及痘病毒类。致癌性 DNA 病毒的共同特征为病毒的致癌作用发生在病毒进入细胞后复制的早期阶段，相关的癌基因多整合至宿主细胞 DNA 上。研究证明，某些 DNA 病毒在染色体上的定位具有倾向性，这种定位的倾向性往往表现为累及多个染色体的位点，可能涉及染色体的脆性部位和原癌基因的位点，这为进一步确定DNA病毒致癌的机制提供了新的启示。此外，DNA病毒一般没有细胞内同源物，其编码的蛋白质主要为核蛋白，直接调节细胞周期，并与抑癌基因相互作用。

DNA病毒感染宿主细胞之后，根据宿主细胞的性质可以分为允许性细胞和非允许性细胞。所谓允许性细胞是指当DNA病毒感染细胞后它能够复制并最终导致细胞的死亡。这种细胞往往是病毒的自然宿主。所谓非允许性细胞是指当病毒感染与其无关的种属细胞时，病毒复制的效率很低，甚至完全不能复制，但细胞能够存活。因此，允许性细胞感染又称为裂解性感染；非允许性感染又称为流产性感染。在允许性感染的早期，病毒产生转化蛋白，在感染的晚期，在核内形成病毒颗粒，细胞进一步裂解，将新的病毒释放。在非允许性感染中，病毒的基因组整合到细胞的DNA中，使细胞发生转化。

与人类、禽类、哺乳类动物肿瘤有关的致癌性RNA病毒主要是反转录病毒。其分类有多种原则：根据病毒形态可分为A、B、C、D 4种类型，与肿瘤有病因学联系的反转录病毒主要是C型，其次是B型。A型可能为B、C型病毒的不成熟形式，D型病毒是从恒河猴乳腺中分离出来的，目前还未证明它的致癌作用。根据病毒基因组结构是否完整，又可分为非缺陷型及缺陷型RNA致癌病毒。非缺陷型无须辅助病毒，可以产生完整的病毒颗粒。一个非常典型的例子是含有*src*癌基因的肉瘤病毒，在这个病毒的基因组，具有完整的*gag*、*pol*与*env*基因，此外还有癌基因*src*，编码的蛋白产物为相对分子质量60×10^3、具有酪氨酸激酶活性的pp60。近年来的进展表明，pp60参与信号传导途径，与多种肿瘤发病相关。缺陷型RNA致癌病毒基因组结构常具有缺陷，最常见的缺失为*pol*与*env*基因的缺失，但是却含有与病毒致癌相关的癌基因。因此，在其基因组结构中往往形成*gag-onc*融合基团，产生相应的融合蛋白。这类缺陷型RNA致癌病毒需要在辅助病毒的协助下才能形成完整的病毒颗粒。根据RNA病毒在动物体内的致癌潜伏期和体外转化细胞的能力，还可分为急性和慢性RNA致癌病毒两类。急性RNA致癌病毒诱发动物产生肿瘤的潜伏期一般为3～4周，并具有在体外转化细胞的能力。这类病毒基因组中的结构基因常有部分丢失，病毒癌基因常取代丢失部分，这样病毒的复制功能有缺陷，因此需要在辅助病毒协助下才能产生完整的病毒颗粒。这类病毒的致癌性与其基因组中的癌基因有关。慢性RNA致癌病毒在动物中的潜伏期较长，一般4～12个月才能诱发肿瘤，对体外培养的细胞无转化能力，为非缺陷型病毒，在感染的细胞内能复制产生完整的病毒颗粒，但它不带致癌基因。可整合到宿主细胞基因组内，由于病毒基因组的长末端重复序列（long terminal repeat，LTR）的插入，位于LTR内的病毒启动子或增强子致使细胞内某些邻近的原癌基因过度表达可导致细胞癌变。

根据RNA病毒基因组结构和致癌机制不同，可进一步将其分为转导性反转录病毒、顺式激活反转录病毒和反式激活反转录病毒3种。转导性反转录病毒具有病毒癌基因，能转导入宿主细胞，归属于急性RNA致癌病毒，同时往往属于缺陷型。顺式属于慢性，不携带病毒癌基因，但也能在体外转化细胞诱发恶性肿瘤。反式激活反转录病毒本身无病毒癌基因，通过其编码的转录调节蛋白而激活同基因组的细胞基因和（或）病毒基因，从而致癌。

（二）与人类肿瘤相关的肿瘤病毒

与人类肿瘤发生关系密切的病毒有4类，即反转录病毒（如T细胞淋巴瘤病毒，HTLV-Ⅰ）、乙型肝炎病毒（HBV）、人乳头瘤病毒（human palilloma virus，HPV）和Epstein-Barr病毒（EBV），后3类都是DNA病毒。

1. 反转录病毒 引起人类T淋巴细胞白血病的人T淋巴细胞白血病病毒（HTLV）、成人T细胞白血病病毒（ATLV）和人类免疫缺陷病毒（HIV）等病毒都属于反转录病毒。反转录病毒感染机体后，病毒的遗传信息整合到宿主细胞的染色体中，成为细胞的组成部分，一般情况下受到正常细胞的调节控制，病毒处于静止状态，但受到化学致癌物、射线辐射等因素的作用后，可能被激活病毒表达而在体内诱发肿瘤。

2. 乙型肝炎病毒 人肝癌细胞DNA中发现有HBV病毒的碱基序列。体外培养的人肝癌细胞中，见到HBV病毒DNA整合到细胞DNA中。HBV整合到细胞DNA中，能使细胞DNA发生缺失、插入、转位、突变或易位等改变。

3. 乳头状瘤病毒 人乳头瘤病毒（HPV）有50余种亚型，与生殖道肿瘤的发生有密切关系，并与口腔、咽、喉、气管等处的乳头状瘤和皮肤疣等良性病变有关。在宫颈癌细胞中病毒DNA序列已经整合到宿主细胞的基因组中，宫颈癌的发生与原癌基因*c-ras*和*c-myc*的变异有关。

4. EB病毒 EB病毒（Epstein-Barr virus，EBV）是一种疱疹病毒，与儿童的Burkitt淋巴瘤和成人的鼻咽癌发生有关。

（三）肿瘤病毒的致突变机制

1. DNA 肿瘤病毒致突变机制

（1)DNA 肿瘤病毒转化基因产物直接致癌机制：DNA 肿瘤病毒的致突变作用通过其基因组内的转化基因实现，与 RNA 肿瘤病毒不同，这种转化基因并非来源于细胞 DNA。DNA 肿瘤病毒具有双链 DNA 结构，一般认为可通过酶的作用直接整合到细胞基因组中，但其引起细胞转化的真正机制未明。近年来研究证明，DNA 肿瘤病毒整合后发挥致突变作用的序列即为其转化基因，后者编码转化蛋白，直接使细胞发生癌变。转化基因编码蛋白的作用机制复杂，涉及许多方面，如促使丝氨酸 / 苏氨酸磷酸化，激活细胞基因和诱导 DNA 合成、与 *ras* 癌基因协作使细胞永生化，在细胞内诱生上皮细胞生长因子和增殖细胞核抗原，以及某些核致癌蛋白与抗癌蛋白 Rb、p53 结合等。

（2）DNA 肿瘤病毒转化基因产物间接致癌机制：抑癌基因对细胞增殖起负调控作用，这类基因功能失活、缺失、突变可使细胞发生转化而发生肿瘤。这类抑癌基因编码产物为核抑癌蛋白（nuclear antionco-protein），具有抑制肿瘤细胞生长的作用。DNA 肿瘤病毒转化基因编码的蛋白可与核抗癌蛋白结合形成稳定复合物，使后两者失去活性，丧失对细胞增殖的抑制作用，导致细胞永生化和恶变。

2. RNA 肿瘤病毒致突变机制

（1）转导性 RNA 肿瘤病毒的致突变机制：RNA 肿瘤病毒基因组内携有癌基因者称为转导性 RNA 肿瘤病毒。该组病毒编码不同的转化蛋白，后者作用在细胞的不同部位，使细胞发生转化。已知的病毒癌基因达 40 多种，常见的有 *v-src*（RSV）、*v-myb*（AMV）、*v-erb-A* 和 *v-erb-B*（AEV）、*v-myc*（ASV）、*v-Jun*（ASV）等。有些病毒癌基因，如 *v-src*、*v-ras*、*v-fes* 和 *v-sis* 等可单独编码相应的 pp60、P21、P55 和 p28 等转化蛋白，并不包含来自病毒复制基因的编码产物。另外，一些病毒癌基因（*v-abl*、*v-myc*、*v-erb-a*、*v-raf* 等）的编码产物常形成融合蛋白，后者常由病毒癌基因与 *gag* 基因产物相结合形成，也可与 *env* 基因产物形成融合蛋白。无论是病毒癌基因编码的转化蛋白或融合蛋白，均可诱发肿瘤。上述编码蛋白可作用在细胞的不同部位（如细胞膜、跨膜信号系统、细胞质、细胞核等）而导致细胞转化。

（2）顺式激活 RNA 肿瘤病毒致癌机制：当前病毒 DNA 整合在宿主 DNA 链上细胞癌基因邻近时，这段特异性核苷酸序列可激活毗邻的癌基因，启动癌基因的转录，这种方式称为顺式激活作用（cis-activation）。后者是通过病毒基因组 LTR 区域中的启动子或增强子完成的。许多慢性 RNA 肿瘤病毒（如 ALV、MMTV、FeLV 和大多数 MuLV）不携带 *v-onc*，但也能诱发动物恶性肿瘤，其致癌作用皆与顺式激活机制有关。由于前病毒 DNA 整合入宿主细胞 DNA 的位置是随机的，故插入顺式激活致癌率较低，潜伏期也较长。

（3）反式激活 RNA 肿瘤病毒的致癌机制：一种基因编码产物能识别同一个 DNA 链上某一个特异基因，使之开放和表达，称为反式激活（trans-activation）。反式激活 RNA 肿瘤病毒本身的基因组中不含有 *v-onc*，而是通过其编码产物激活同基因组的细胞基因和（或）病毒基因而致癌。这种编码产物称为反式激活蛋白。

（4）RNA 肿瘤病毒的间接致癌机制：RNA 肿瘤病毒除有转导性、顺式激活和反式激活的致癌作用外，还有一种通过机体免疫功能缺陷而致癌的间接作用机制，其代表是引起艾滋病的人类免疫缺陷病毒（HIV）。目前一般认为 HIV 并不直接参与肿瘤的发生。HIV 的作用机制主要是攻击、破坏靶细胞，引起 T4 细胞耗竭，导致细胞免疫和体液免疫功能严重障碍，在此基础上可能合并其他肿瘤病毒（如巨细胞病毒、人类疱疹病毒 8 型等）感染，以及有助于不同细胞因子的作用，进而发生恶性肿瘤。

（陈　江　郭晓钟）

第 4 节　胃肠道肿瘤的分子生物学机制

一、肿瘤的起源 ★★△△

对肿瘤的起源有两种见解，其一是认为来源于去分化的体细胞，其二是认为来源于干细胞。虽然在某些低等动物中已分化的细胞可以去分化，但是在哺乳动物中通常已分化的细胞不再具备自我更新（self-renewal）能力，即使发生突变也只是功能异常而不至于转化，而干细胞一直存在，并不断更新，突变更容易在干细胞中累积，所以现在普遍倾向于认为肿瘤来源于恶性干细胞。有些组织，如肝、肾虽然不具有干细胞，但是其细胞在特殊情况下也具有分裂能力，因而也是致癌物的靶细胞。

干细胞是体内具有定向分化能力和分裂能力的细胞，如骨髓细胞可以分化出各种血细胞。肿瘤细胞和干细胞有很多相似之处，例如，均有自我更新和无限增殖的能力；较高的端粒酶活性；相同的调节自我更新的信号转导途径，如Wnt、Hedgehog、Notch、NF-κB等信号途径（图1-18）。

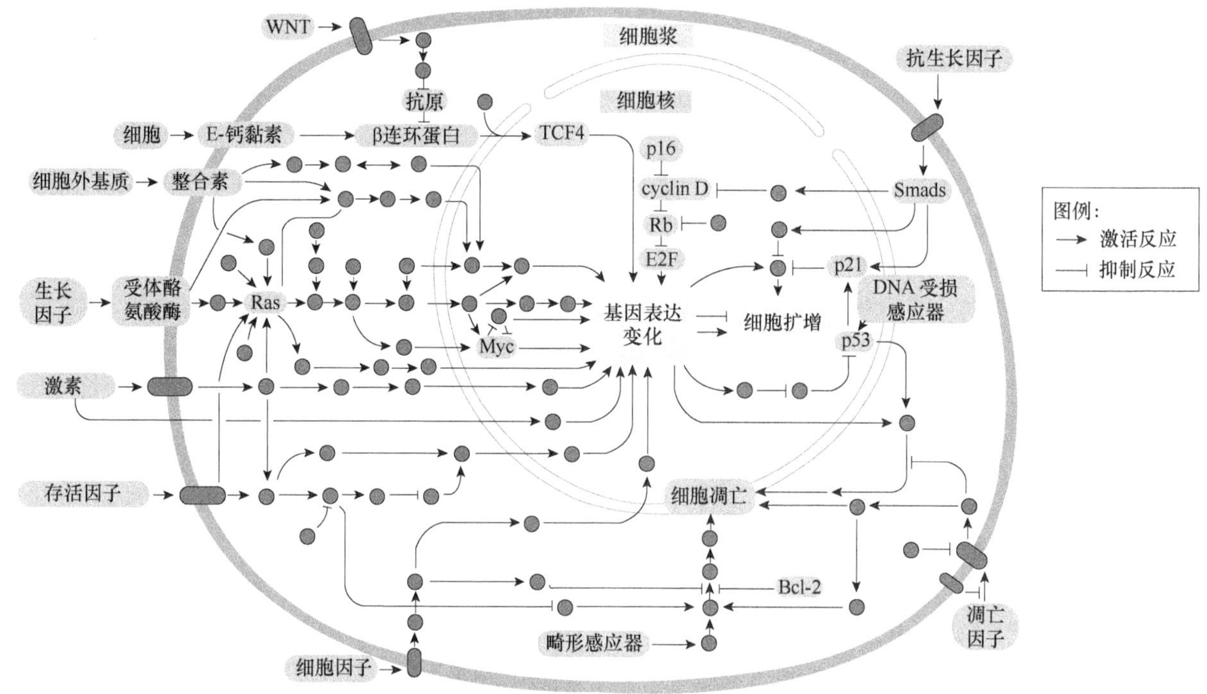

图1-18 引起肿瘤的信号途径

引自 Molecular Biology of the Cell.4th ed, 2002

肿瘤的形成是一个渐进的复杂过程。多次突变形成肿瘤细胞的异质性，其中少量的细胞具有很强的增殖能力，被称为肿瘤干细胞（tumor stem cell）。早在20世纪70年代Park等研究发现从小鼠腹水中分离得到的骨髓瘤细胞移植体内，只有1%～4%的骨髓瘤细胞能在脾中形成克隆，这些骨髓瘤细胞与通常造血细胞一样，只有少量的细胞能形成克隆，这些能形成克隆的骨髓瘤细胞很可能就是骨髓瘤干细胞。

当前肿瘤治疗的目的是尽可能杀死所有肿瘤细胞，认为每个肿瘤细胞都有无限增殖能力，如肿瘤体积缩小认为治疗方案有效。但实际上大部分肿瘤经过一段时间缓解期后又复发。根据干细胞理论，这种传统的治疗方法并没有将肿瘤干细胞完全杀死，仍具有无限增殖能力。越来越多的学者提出肿瘤治疗应该针对肿瘤干细胞，即使肿瘤体积没有缩小，但由于其他细胞增殖能力有限，肿瘤将逐渐退化萎缩，也许人类能够真正治愈肿瘤。

本节试图从癌基因的活化（失活）、肿瘤细胞演进过程中涉及的相关基因方面，探讨胃肠道肿瘤的分子生物学机制。

二、癌基因的激活和失活 ★★△△

肿瘤的发生归根到底是因为原癌基因的激活和抑癌基因的功能丧失，往往涉及多个基因的改变。

（一）细胞原癌基因的激活机制

细胞原癌基因存在于细胞基因组中，在出生后呈不表达或低表达，因此平时不具有致癌性，但被激活后则成为癌基因或致癌基因。原癌基因的激活方式多种多样，但概括起来无非是基因本身或其调控区发生变异，导致基因的过表达或产物蛋白活性增强，使细胞过度增殖，形成肿瘤（图1-19）。如在肝癌中cyclinA过度表达。

1. 基因点突变 癌细胞内癌基因序列结构与其相应的原癌基因序列结构相比较，两者仅有微小的差别，甚至是一个碱基的差别。这种单个碱基的异常改变，称为点突变（point mutation），点突变常由理化致癌因素作用于DNA而引起，常见的点突变形式有碱基替换、插入和缺失；最常见的点突变是碱基替换。

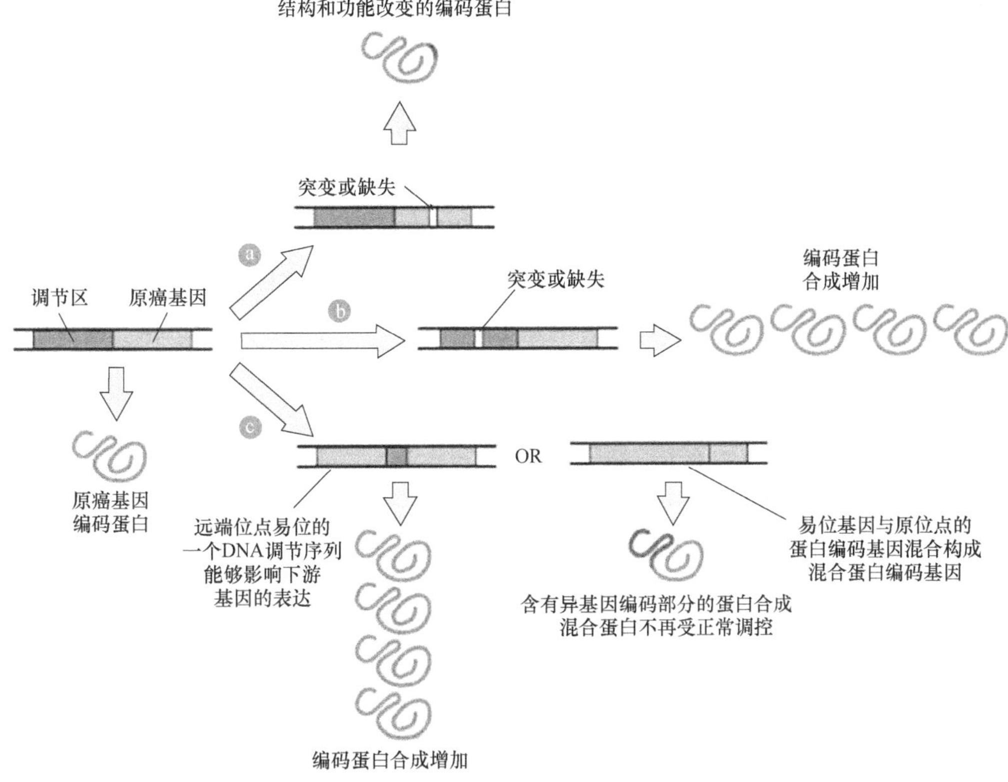

图 1-19 原癌基因激活的可能途径

由于碱基的改变而造成密码子改变，导致编码蛋白质的改变，成为具有致癌作用的癌蛋白。

正常膀胱上皮细胞 *H-ras* 基因与人膀胱癌细胞株（T24）的 H-ras 做序列比较，所差异的是前者第 12 位密码子为 GGC，而在后者为 GTC，由此在编码的 p21 蛋白中，第 12 位氨基酸由正常时甘氨酸变为组氨酸，p21 变成癌蛋白。在 *ras* 基因家族中，*H-ras*、*K-ras* 和 *N-ras* 均可出现点突变。常见的突变位点在第 2、第 13 和第 61 密码子。*ras* 基因的点突变在胃、肠、胰腺等胃肠道恶性肿瘤中发现。

2. 基因易位 真核细胞中，当两个位于同一 DNA 链上的基因之间的距离小于规定长度时，其中一个基因转录受抑制，此称为基因领域效应（gene territorial effect）。正常细胞中由于基因领域效应的存在，有些原癌基因表达受到旁侧序列的抑制。当发生染色体重排（chromosomal rearrangement）和基因易位（gene translocation），原癌基因可被激活。原癌基因在细胞中都定位于一定染色体位置上，在一些肿瘤中可见到异常染色体，可见在有些异常染色体上有基因易位。常见的易位原癌基因有 *c-myc* 和 *c-abl* 等。基因易位造成易位基因的转录性激活。基因易位造成的另一种后果是产生融合基因，并导致异常融合蛋白的表达。

3. 基因扩增 正常情况下，细胞每经历一个细胞周期，DNA 只能复制一次，但在某些情况下，DNA 可复制数十次甚至上百次。基因扩增（gene amplification）是指细胞原癌基因在细胞基因组内拷贝数的增加及其表达水平的提高，由于基因的剂量效应，使细胞无控制地生长，并向异常的方向分化。基因扩增是由于基因 DNA 的过多复制所致，常引起细胞核型改变，表现为出现双微粒体（DMs）和均匀染色区（HSRs）。DMs（图 1-20）为微小的无着丝点的染色体结构。HSRs（图 1-21）为缺乏正常明暗交替的染色带的染色体片段。DMs 和 HSRs 代表扩增 DNA 的区域，可含多达几百个拷贝。基因扩增后，基因编码的蛋白也相应增加。在人急性早幼粒细胞白血病细胞株 HL-60 细胞中，首先发现 *c-myc* 大量扩增，出现高水平转录，细胞内有典型的 DMs 和

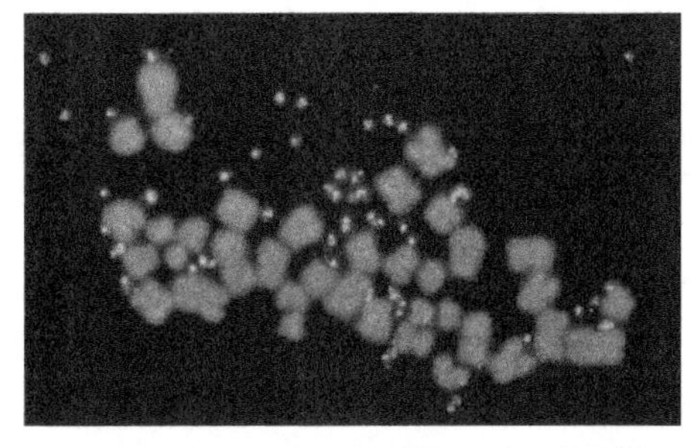

图 1-20 *Myc* 基因扩增形成双微核的核型

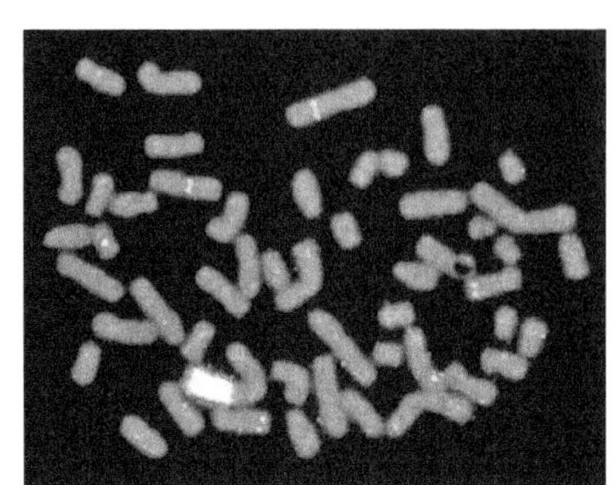

图 1-21 *Myc* 基因扩增形成均染区的核型

HSRs。以后发现 *c-myc* 基因的扩增还能够在胃癌、结肠癌等胃肠道肿瘤中出现。在具有 DMS 或 HSR 的直肠癌患者中 *c-myc* 含量是正常人的 30 倍。DMs 和 HSRs 出现是原癌基因扩增的标志，但基因扩增不一定伴有 DMs 和 HSRs。已发现 *abl*、*N-myc* 基因扩增常伴有染色体重排和基因易位，*ras* 基因在点突变后也可发生扩增，因此扩增也可继发于原癌基因重排或突变，成为一种继发性事件。

4. 插入激活 在研究慢性转化型反转录病毒的转化机制中，发现这种病毒本身不含病毒癌基因，但却能致癌，这是由于此病毒的基因组两端含长末端重复序列（LTR）、内含启动子，当其插入至原癌基因附近，会使原癌基因表达增强，这种由不携带病毒癌基因的慢性转化型病毒通过其前病毒（provirus）插入到细胞基因组而引起靶基因转录增强，称为插入诱变（insertion mutagenesis）。近年来发现，前病毒不一定整合在原癌基因附近。即使整合到远端，其 LTR 也能发挥作用，在原发性肝癌中，乙型肝炎病毒（HBV）的病毒基因整合在肝细胞内细胞周期素 A 基因的附近，使后者 mRNA 水平明显升高，可能参与肝癌的发生。

5. 原癌基因的低甲基化 在致癌物质的作用下，使原癌基因的甲基化程度降低而导致癌症，这是因为致癌物质降低甲基化酶的活性。

（二）细胞原癌基因激活与胃肠道肿瘤

细胞原癌基因在外界致癌因素（包括物理性因素如辐射，化学性因素如化学致癌物，生物性因素如肿瘤基因）作用下，通过基因突变、易位、扩增、外源性序列的插入和甲基化，使原癌基因的结构和（或）调控序列发生改变，原癌基因被激活而成为癌基因（oncogene）或致癌基因（cancer gene），被激活的癌基因通过其编码蛋白量或质的改变而使细胞生长失控、分化不良，进而癌变。已发现的 70 多种不同的癌基因以不同的方式和途径引起细胞癌变。癌变是一个多阶段的序列化过程，在癌变不同阶段同时或相继有不同的原癌基因被激活，一种肿瘤往往有几种原癌基因被激活，而一种癌基因可参与不同类的肿瘤的发生。常见原癌基因的激活方式和产生的胃肠道肿瘤见表 1-5。

表 1-5 常见原癌基因的激活方式和产生的胃肠道肿瘤

原癌基因	胃肠道肿瘤	激活方式
c-erb B2	胃癌	扩增
H-ras	胃癌	点突变
K-ras	肠癌、胰腺癌、胆囊癌	点突变
N-ras	肝癌	点突变
K-sam	胃癌	扩增
Src、*fes*	肠癌	?

（三）癌基因的协同作用

在细胞癌变中，有时单个癌基因的激活不足以使细胞癌变，需几个癌基因的协同作用才能使细胞癌变。在化学致癌的动物实验中，发现在肿瘤发生的启动阶段就有单个癌基因的变化，最常见的为 *ras* 基因的点突变。人类结肠癌前期有 *ras* 基因点突变；胶质细胞瘤的癌前期有 *erb B2* 基因的点突变。如仅有 *ras* 或 *erb B2* 基因的点突变而无致癌剂继续作用而使其他癌基因激活，不能诱发肿瘤的发生。只有当致癌剂继续作用而使其他癌基因如 *myc* 或 *fos* 基因激活时才会使细胞发生癌变而形成肿瘤。在射线诱发的小鼠皮肤癌中，发现 *K-ras* 基因点突变和 *c-myc* 基因扩增同时存在。在人淋巴瘤中，首先由于基因易位和染色体重排，激活有关的癌基因，如 *myc* 基因等，阻碍 B 细胞或 T 细胞分化，以后加上其他癌基因的作用而导致肿瘤。一般认为在癌基因的协同作用中，如有不同类别的癌基因参与，则其转化细胞的作用增强，转化率也增加。

（四）抑癌基因失活的途径

抑癌基因的作用是抑制细胞增殖，促进细胞分化和抑制细胞迁移，因此起负调控作用，通常认为抑癌基因的突变是隐性的。抑癌基因失活的途径包括以下几种。①等位基因隐性作用：失活的抑癌基因之等位基因在细胞中起隐性作用，即一个拷贝失活，另一个拷贝仍以野生型存在，细胞呈正常表型。只有当另一个拷贝失活后才导致肿瘤发生，如 *Rb* 基因。②抑癌基因的显性负作用（dominant negative）：抑癌基因突变的拷贝在另一野生型拷贝存在并表达的情况下，仍可使细胞出现恶性表型和癌变，并使野生型拷贝功能失活。这种作用称为显性负作用或反显性作用。如近年来证实突变型p53和APC蛋白分别能与野生型蛋白结合而使其失活，进而转化细胞。③单倍体不足假说（Haplo-insufficiency）：某些抗癌基因的表达水平十分重要，如果一个拷贝失活，另一个拷贝就可能不足以维持正常的细胞功能，从而导致肿瘤发生。如*DCC*基因一个拷贝缺失就可能使细胞黏附功能明显降低，进而丧失细胞接触抑制，使细胞克隆扩展或呈恶性表型。

（五）原癌基因和抑癌基因的协同致恶变作用

在肿瘤细胞中常有癌基因的激活，有学者认为至少需2个或2个以上功能不同的癌基因激活才能引起细胞癌变。在致癌物作用下，一个癌基因的激活可使细胞永生化，细胞永生化是引起细胞癌变的重要事件，但不一定形成肿瘤，形成肿瘤还需要使细胞分化受阻，这需要另一个癌基因的激活或抑癌基因的失活，只有细胞的增殖和分化都发生异常，才能使细胞完全转化恶变。癌变需要多个癌基因协作，这是因为胞膜和胞质中的癌基因产物需要通过细胞内信息传导系统将细胞外的刺激信号传至细胞核内，细胞核内癌基因又需通过转录因子改变其他基因的表达。从而最终引起细胞癌变。

在转基因实验中发现，有些肿瘤的发生除需要癌基因激活外，还需抑癌基因的失活或缺失。由于抑癌基因产物的作用为抑制细胞增殖和促进分化，抑癌基因的变化会失去上述作用而促进细胞癌变。在有些肿瘤中，肿瘤的发生主要还与抑癌基因的异常有关。胃肠道肿瘤的多基因改变见表1-6。

表1-6 胃肠道肿瘤的多基因改变

胃肠道肿瘤	原癌基因		抑癌基因	
	变异	扩增	杂合性缺失	变异
食管癌	*K-ras* 0%	*Int-2* 50%	*p53* 45%	*p53* 35%
胃癌				
高分化腺癌	*K-ras* 9%	*c-erb B2* 18%	*APC* 6%	*APC* 40%
低分化腺癌	*K-ras* 0%	*c-met* 39%	*p53* 76%	*p53* 66%
结肠癌	*K-ras* 47%	*c-erb B2* 2%	*p53* 75%	*p53* 90%
			APC 35%	*APC* 70%
			DCC 73%	

肿瘤发生的多阶段过程和多基因改变的典型例子为结直肠癌的发生和发展。一般认为，结直肠癌常是由良性腺瘤发展而来，由十分小的良性腺瘤发展至转移性肿瘤，常有多种基因改变的参与。在结直肠癌形成过程中，由增生的上皮变成早期腺瘤常有*APC*基因或*MCC*基因的突变和缺失；由早期腺瘤发展至中期腺瘤有*K-ras*基因突变；由中期腺瘤发展至晚期腺瘤有*DCC*基因缺失；由晚期腺瘤发展至癌有*p53*基因突变和缺失，*MMR*基因的失活更使发生突变的*K-ras*、*DCC*和*p53*等基因无法进行修复，最终导致肿瘤转移（图1-22）。

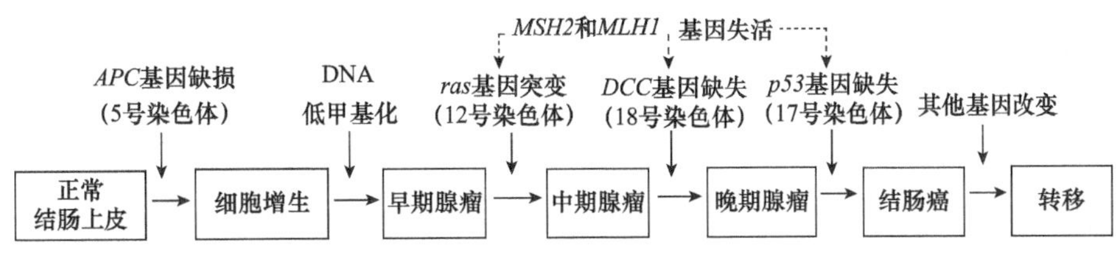

图1-22 人结直肠癌发生发展过程中多基因多阶段改变

三、胃肠道肿瘤细胞演进中涉及的部分新相关基因及其分子机制★★△△

（一）*Cyr61*基因

Cyr61（cysteine2rich 61）是CCN家族成员之一，在食管腺癌、胃癌、结直肠癌、肝癌、胰腺癌等消化系统肿瘤中起促进肿瘤细胞侵袭和转移的重要作用。研究发现，*Cyr61*在Barrett食管及食管腺癌组织中表达明显上调，而且在食管腺癌组织中的表达明显高于Barrett食管；*Cyr61*在正常胃黏膜与非浸润性胃腺癌中很少检测到，而在浸润性胃腺癌经常呈高表达，其表达水平与胃癌淋巴结转移、肿瘤分期、分化程度、

早期复发状态呈正相关；在非家族性腺瘤性息肉病或非其他遗传性的早期结直肠癌的黏膜内，*Cyr61* 等基因的表达水平较正常对照组明显上调，且互相独立表达；作为肿瘤标志物，*Cyr61* 的表达水平在胰腺癌组织中超过正常水平的 2 倍，并且在腹膜转移时表达增高更加明显，转移灶 *Cyr61* 的表达高于原发灶 2 倍。肝癌组织中 *Cyr61* 的表达显著高于癌旁肝组织，高表达 *Cyr61* 的肝细胞癌分化较差，静脉浸润严重，提示 *Cyr61* 也与肝细胞癌的侵袭转移密切相关。

Cyr61 促进胃肠道肿瘤发生发展的分子机制主要有：①激活信号转导通路，促进肿瘤的侵袭与转移。在胃癌的研究中发现 *Cyr61* 通过与其配体 αvβ3 作用，激活 NF-κB 信号通路，诱导 COX-2 mRNA、蛋白与酶活性的表达，从而促进胃癌细胞的侵袭和转移。在早期结直肠癌的研究中发现过表达的 *Cyr61* 通过与其配体 αvβ3 作用，激活 PBK/Akt 信号通路，加快 NF-κB 的转录活性，促进细胞生长和迁移。②促进肿瘤新生血管形成，促进肿瘤的生长。通过对转染 *Cyr61* 基因的胃腺癌细胞系的研究发现，其致瘤性增高，肿瘤体积增大且血管增生，故推测 *Cyr61* 可能通过 αvβ3 作用，诱导微血管内皮细胞的定向迁移，促进肿瘤的生长。在胰腺癌、肝癌的研究中也得到相似结论。

（二）*PTEN* 基因

10 号染色体上缺失与张力蛋白同源的磷酸酶基因（phosphatase and tensin homology deleted on chromosome 10，PTEN）是迄今第一个具有磷酸酶活性的抑癌基因，也是继 *p53* 基因后发现的人类肿瘤中最常发生突变的抑癌基因。*PTEN* 基因及其蛋白表达与一些胃肠道肿瘤发生发展、生物学行为和预后有密切关系。研究发现，晚期胃癌中 *PTEN* 基因的突变率为 10%，而在癌前病变和早期胃癌中未发现 *PTEN* 基因突变；在约 50% 的肝癌患者存在 *PTEN* 基因的低表达或失表达，而 PI3K/ PTEN 信号通路的损害可能是由非酒精性脂肪肝发展为原发性肝癌的原因之一；*PTEN* 基因的表达下调可能参与了大肠癌的发生、浸润及淋巴结转移；PTEN 蛋白在胆囊癌上皮细胞中的表达明显低于胆囊良性上皮细胞中的表达，而与其性别及年龄无显著关系，提示 PTEN 蛋白失活在胆囊癌的发生发展中起重要作用。

PTEN 主要是通过调节肿瘤信号转导通路的方式发挥其生物作用，受 *PTEN* 作用和影响的通路包括：① PI3K/AKT 信号途径；② FAK/P130 信号途径；③ ERK/MAPK 信号途径。此外，*PTEN* 可通过对 p53 蛋白的调节影响肿瘤细胞的凋亡，即当细胞损伤或存在突变时，p53 能诱导 *PTEN* 表达，增加表达的 *PTEN* 能够增进 p53 蛋白稳定性，促进细胞凋亡。

（三）*p73* 基因

p73 基因是肿瘤抑制基因 *p53* 家族的新成员，其在编码蛋白的结构、功能及表达特征方面与 *p53* 有很多相似之处，但在其他方面有非常显著的差异。*p73* 基因在肿瘤的发生、预后等方面具有重要意义，并可能参与一部分消化系统肿瘤的发生发展的调控过程。*p73* 基因的致癌机制主要有基因突变、异常表达和杂合性缺失。

p73 是胃癌尤其是肠型胃癌发生的基因靶点，是胃癌癌变的起始基因变化，*p73* 过表达可能参与胃癌的细胞增殖、浸润及转移；*p73* 基因在结肠腺癌中高表达，也与结直肠癌的发展阶段有关，是结直肠癌的早期事件之一；*p73* 基因表达缺失可能与结直肠腺瘤的癌变有关，因而被认为是新的结肠癌基因；*p73* 基因在与 HCV 相关的肝细胞癌（HCC）中过表达可能是其中的重要原因，推测 *p73* 基因在肝癌中的重要作用机制可能是参与 HCV 蛋白质 - 蛋白质的相互作用。

（四）*MRP-1* 基因与 *KAI1* 基因

MRP-1/CD9、KAI1/CD82 同属于跨膜 4 超家族（TM4SF 家族），其结构为细胞膜糖蛋白，具有 4 个高度保守的穿膜结构区，广泛分布于多种细胞。研究发现，两者对包括胃肠道肿瘤在内的多种肿瘤的转移具有抑制作用。

有研究认为，MRP-1/CD9 是判断结肠癌患者预后的一个良好指标：MRP-1/CD9 表达阳性的肿瘤患者 3 年生存率明显高于 CD9 表达阴性患者，且无病生存率也明显增高；MRP-1/CD9 的表达与胰腺癌病理分级呈负相关，MRP-1/CD9 表达阴性胰腺癌患者的总存活率明显低于 MRP-1/CD9 表达阳性者。*MRP-1 /CD9* 基因在胃癌组织中的表达明显低于癌前病变和炎性胃黏膜组织，MRP-1/CD9 在恶性度高、转移较早的弥漫型胃癌中的表达明显低于分化较好的肠型胃癌。

还有研究比较了未转移与已转移的胰腺癌及转移至淋巴结、肝的转移癌 4 组的 *KAI1* 基因的表达情况，发现未转移的胰腺癌组织中 *KAI1* 基因的表达高于其他 3 组。而在淋巴结转移灶中的表达低于已转移的原发灶，肝转移灶的 *KAI1* 基因表达几乎缺失。肝癌中 57.11% 的肝细胞癌 KAI1/CD82 表达阳性，无肝内转移 KAI1/CD82 表达率高于伴肝内转移。而在食管癌和胃癌正常组织和癌组织中 KAI1

的表达无显著差异，KAI1可能与肿瘤分期或肿瘤分化程度无关。

MRP-1/CD9、KAI1/CD82对细胞运动、转移和生长的影响部分与MRP-1/CD9、KAI1/CD82调节细胞的黏附有关。推测MRP-1/CD9、KAI1/CD82可能是跨膜连接蛋白，可与多种跨膜蛋白如整合素在细胞表面形成一个大的复合体，来调节细胞的黏附、运动和信号传导。MRP-1/CD9和KAI1/CD82对肿瘤的转移抑制是多因素的，需要其他蛋白分子的共同参与，其详细机制仍有待进一步研究。

（五）*Runx3* 基因

Runx3 是 *Runx* 家族的新成员，被认为是一个新的抑癌基因。*Runx3* 蛋白是TGF-β信号通路下游的一个转录因子，在TGF-β/BMP信号转导中起独特作用，*Runx3* 基因的高甲基化与杂合性缺失，可引起TGF-β/BMP信号传导紊乱，影响TGF-β的细胞生物学效应，尤其是对上皮细胞的生长抑制效应，促进肿瘤的发生和发展。研究发现，*Runx3* 基因是胃上皮细胞生长和增殖的调控者。在45%～60%的胃癌中由于杂合性缺失和启动子区域的高甲基化，而出现 *Runx3* 基因的表达下调或表达缺失。因此，推测 *Runx3* 基因可能是抑制胃癌发生的关键基因。对胰腺癌、肝癌的研究也有类似的结论。

涉及胃肠道肿瘤细胞演进中的新相关基因尚有许多，如Wnt、Hedgehog、Notch、NF-κB等信号途径中涉及的 *Wnt*、*Smad*、*Survivine* 等基因，它们都在肿瘤细胞的演进过程中有着独特的机制，发挥重要的作用，由于篇幅的原因不再赘述。

（陈　江　郭晓钟）

参考文献

[1] 翟中和，王喜忠，丁明孝. 细胞生物学. 4版. 北京：高等教育出版社，2011.

[2] Harvey L, Arnold B, Chris A,et al. Molecular Cell Biology. 6th ed. New York:W.H. Freeman,2015.

[3] Sixt BS, Valdivia RH. Molecular genetic analysis of chlamydia species. Annu Rev Microbiol,2016, 70:179-198.

[4] Claudia LC, Sørensen CS, Kramer E, et al. Accumulation of cyclin B1 requires E2F and cyclin-A-dependent rearrangement of the anaphase-promoting complex. Nature, 1999, 401:815-818.

[5] Sur S, Agrawal DK. Phosphatases and kinases regulating CDC25 activity in the cell cycle: clinical implications of CDC25 overexpression and potential treatment strategies. Mol Cell Biochem,2016 , 416(1-2):33-46.

[6] Ashkenazi A, Dixit VM. Death receptors: signaling and modulation. Science, 1998, 281:1305-1308.

[7] Li N, Xie C, Lu NH. p53, a potential predictor of Helicobacter pylori infection-associated gastric carcinogenesis? Oncotarget, 2016 , 7(40):66276-66286.

[8] Cohen GM. Caspases: the executioners of apoptosis. Biochem, 1997 , 326: 1-16.

[9] Willis RE. Targeted cancer therapy: vital oncogenes and a new molecular genetic paradigm for cancer initiation progression and treatment. Int J Mol Sci, 2016, 17(9):1552.

[10] Berger H, Marques MS, Zietlow R. Gastric cancer pathogenesis. Helicobacter, 2016, 21 Suppl 1:34-38.

[11] Kessler SM, Haybaeck J, Kiemer AK. Insulin-like growth factor 2 - the oncogene and its accomplices. Curr Pharm Des, 2016, 22(39):5948-5961.

[12] Vaz CV, Correia S, Cardoso HJ, et al. The emerging role of regucalcin as a tumor suppressor: facts and views. Curr Mol Med, 2016, 16(7):607-619.

[13] 宋辉，陈宁. 细胞原癌基因研究进展. 生物技术世界，2013，12：4.

[14] 田伟. 原癌基因对肠黏膜屏障保护作用的研究进展. 医学综述，2012, 18(7): 1013.

[15] Amsterdam A, Selvaraj N. Control of differentiation, transformation, and apoptosis in granulosa cells byoncogenes, oncoviruses, and tumor suppressor genes. Endocr Rev, 1997, 18: 435.

[16] Xu WT, Yang Z, Lu NH. Roles of PTEN (Phosphatase and Tensin Homolog) in gastric cancer development and progression. Asian Pac J Cancer Prev, 2014, 15(1):17-24.

[17] Qin H, Bao D, Tong X, et al. The role of stem cells in benign tumors. Tumour Biol, 2016, 21. [Epub ahead of print]

[18] Taniguchi H, Moriya C, Igarashi H, et al. Cancer stem cells in human gastrointestinal cancer. Cancer Sci, 2016, 107(11):1556-1562.

[19] Taipale J, Beachy PA. The Hedgehog and Wnt signalling pathways in cancer. Nature, 2001, 411:349-354.

第 2 章 胃肠道症状学与体征

第 1 节 急 腹 症

腹痛是消化系统最常见的症状，而急性腹痛又是急诊最为常见的就诊原因。其中 50% 的急性腹痛为“非特异性”或为急性胃肠炎，而另 50% 的急性腹痛则可能为严重疾病。因此，对于急腹症病因的诊断和鉴别需要迅速，准确。本节将从腹痛的类型、急性腹痛的临床评估两方面进行阐述。

一、腹痛的类型 ★△

腹痛按发生机制分为三大类：内脏性疼痛、躯体性疼痛和牵涉性疼痛。

（一）内脏性疼痛

内脏性疼痛具有以下特点。

1. 痛阈较高：因为内脏组织的末梢神经感受器分布稀疏，传导痛觉的神经纤维数目较少、较细，只有达到一定强度的刺激才会引起疼痛。一般引起皮肤痛觉的刺激，如挤压、切割或烧灼时，不能引起内脏的痛觉，但当组织有炎症、充血、缺血、脏器被膜扩张，平滑肌痉挛或强烈收缩及强烈的化学刺激时，内脏组织的痛阈降低，容易接受刺激产生痛觉。

2. 疼痛范围广泛，弥散、深在和定位模糊：一个内脏器官的传入纤维多通过几个节段的脊神经进入中枢，而同一脊神经又可同时接受几个脏器的传入纤维，因此患者一般无法准确指出疼痛部位。

3. 疼痛部位与脏器的胚胎起源的位置有关：如胃、十二指肠、肝、胆、胰等在胚胎起源于前肠，这些器官发生疾病时，腹痛多出现在上腹部；小肠和脾曲以近的结肠，起源于中肠，腹痛多出现于中腹部和脐周；降结肠、乙状结肠及直肠上部起源于后肠，疼痛位于下腹部。

4. 疼痛的性质与个人耐受力和脏器结构有关：老年人反应迟钝。空腔脏器肌层对张力敏感，在梗阻或痉挛时可产生阵发性绞痛，实质性脏器由于包膜扩张而引起持续性胀痛、钝痛等。包膜扩张越迅速，疼痛就越明显。肾包膜较紧，不易扩张，因此肾肿大时，疼痛可很剧烈，脾包膜较松，富有弹性，因此脾大时，疼痛不明显。

5. 常伴有明显的恶心、呕吐、面色苍白、出汗、脉缓等迷走神经兴奋的反应。

内脏疼痛常为钝性，很难定位，常位于腹部中线（上腹部、脐周或下腹正中），因为腹部脏器向脊索两侧传递感觉冲动（图 2-1）。感觉疼痛的部位大概与病变脏器对应皮肤的神经分布相一致。疼痛无法准确定位是由于多数内脏的神经支配是多节段的，而且分布于内脏的神经末梢数量远远低于高度敏感的器官如皮肤。疼痛经常被描述为痉挛、烧灼、虫咬感，患者常改变体位以试图减轻不适感。

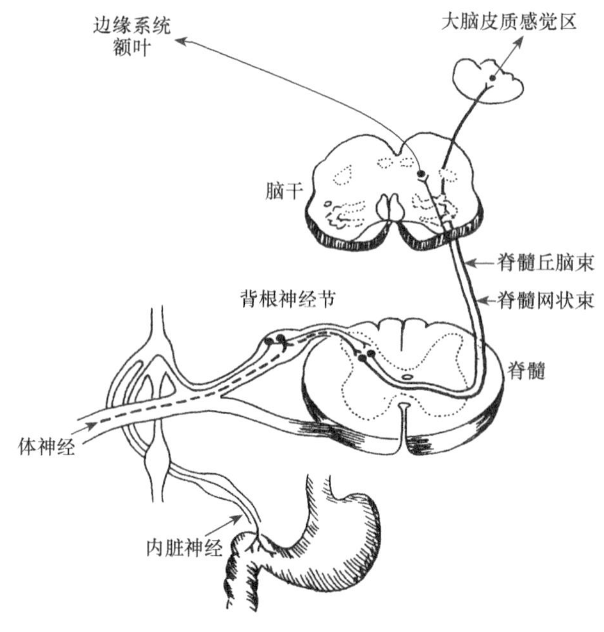

图 2-1 腹痛的信息传导

（引自：潘国宗，曹世植. 现代胃肠病学. 北京：科学出版社，2001.）

（二）躯体性疼痛

躯体性疼痛是由于壁腹膜受刺激所致，此区域的痛觉纤维主要来源于 T_6～L_1 的脊神经。各对脊神经末梢感受器主要分布于腹部皮肤、腹壁肌层和壁腹膜，肠系膜根部也有少量的脊神经分布。当内脏病变累及壁腹膜或肠系膜根部时，可产生躯体性腹痛。小网膜和膈肌也存在脊髓感觉神经，也可受理化刺激产生躯体性疼痛。躯体性疼痛主要有以下特点。

1. 痛觉敏锐　由于脊神经的末梢感受器在腹壁和壁腹膜分布十分丰富和致密。

2. 定位准确　疼痛多与病变部位相符，脊神经按节段分布，疼痛发生在其传入纤维所支配的相应部位。

3. 疼痛剧烈　尤其对炎症、肿胀和化学刺激更为敏感。

4. 疼痛可因体位改变、咳嗽或深呼吸而加重　躯体性疼痛若起源于壁腹膜，常常感觉更为剧烈，比内脏性疼痛定位更加准确。显示这种差异的典型例子就是急性阑尾炎，发病初期，疼痛的传导是由分布于阑尾的内脏痛觉神经即交感神经所传导，分布于该区域的交感神经经交感神经节进入脊髓神经胸 $_{10～12}$ 节段，此时的疼痛部位位于脐周或脐上方，随之由于炎症累及壁腹膜，痛觉由脊髓神经所传导，表现为躯体性疼痛，定位于麦氏点。

（三）牵涉痛

疼痛的部位远离病变器官，原因是来自不同器官的内脏传入神经元和躯体传入神经元集中于脊髓同一节段脊索上的二级神经元。牵涉痛可能在皮肤或更深的组织被感知，但一般定位准确。例如膈下血肿或脓肿使得膈肌受到刺激，从而产生肩痛。胸膜炎、下叶肺炎、心包炎、心肌梗死等，由于刺激了分布在胸膜的 T_7～T_{12} 肋间神经、膈肌周围或下纵隔的神经末梢而引起腹痛。牵涉痛的特点是：①距离原发部位较远。②多为酸痛、钝痛和牵拉痛，有时痛觉比较尖锐。③定位明确，其部位有一定的规律性，与病变器官的神经节段分布相一致。

以上 3 种腹痛随病情发展，可单一、先后或同时出现。一般来说，内脏病变的早期常先为单纯的内脏性腹痛，随着病变的进一步发展，继而出现躯体性疼痛和牵涉性疼痛。

二、腹痛的临床评估 ★★★△△△

（一）病史

评价急性腹痛患者最重要的部分是患者的病史。从以下方面具体描述。

1. 发病诱因　外伤后突然发生剧烈腹痛，应考虑腹腔脏器破裂；剧烈运动后，突然出现腹痛，应考虑肠扭转或尿路结石；既往有溃疡病史，突发腹部剧烈疼痛时，应考虑溃疡病急性穿孔；暴饮暴食后出现中上腹部疼痛，应考虑急性胰腺炎、胆囊炎和胆石症；有蛔虫病史，尤其服用驱虫药后，突发腹痛，应考虑胆道蛔虫病。

2. 起病方式　腹痛的起病方式反映疾病的病理过程。表 2-1 列举了常见急腹症的起病特点。

表 2-1　常见急性腹痛原因的比较

急腹症	起病特点	部位	部位特点	疼痛描述	放射	强度
阑尾炎	逐渐	开始脐周，后转为右下腹	开始弥漫，后局限	单纯疼痛	右下腹	++
胆囊炎	快速	右上腹	局限	收缩样	肩部	++
胰腺炎	快速	上腹部，背部	局限	钻样	后背正中	++～+++
憩室炎	逐渐	左下腹	局限	单纯疼痛	无	+～++
消化性溃疡穿孔	突发	上腹部	开始局限，后弥漫	刀割样、烧灼样	无	+++
小肠梗阻	逐渐	脐周	弥漫	压榨样	无	++
肠系膜缺血或梗死	突发	脐周	弥漫	闷痛	无	+++
腹主动脉瘤破裂	突发	腹部、背部、侧腹	弥漫	撕裂样	后背、侧腹	+++
胃肠炎	逐渐	脐周	弥漫	痉挛性	无	+～++
盆腔炎症性疾病	逐渐	下腹或盆腔	局限	单纯疼痛	大腿	++
异位妊娠破裂	突发	下腹或盆腔	局限	伴头晕	无	++

3. 腹痛的时间 评价患者急性腹痛的时间应包括起病、症状持续的时间和进展情况。疼痛发生的快慢常常是评价疾病严重程度的一个指标。突然发生的、严重的、定位准确的腹痛常常是腹腔内严重疾病的结果，如内脏穿孔、肠系膜梗死或动脉瘤破裂。患者常常能描述腹痛发生的确切时间。进展情况是评价腹痛持续时间的重要因素。在某些疾病中，如胃肠炎疼痛是自限性的，但另一些疾病如急性阑尾炎，疼痛则呈进行性发展。绞痛表现为渐增渐弱的形式，如肾绞痛。腹痛的持续时间也非常重要。已经持续一段时间（如数周）腹痛的患者与持续几小时或几天腹痛的患者相比，前者罹患危及生命的疾病可能性要更小一些。

4. 腹痛的部位 腹痛的部位为寻找病因提供了线索，并对病变具有定位意义。如前所述，一种疾病可能导致内脏性疼痛、躯体性疼痛和牵涉痛，因此需考虑到神经解剖通路，否则为诊断造成假象。例如，左侧膈下脓肿使得膈肌受到刺激，疼痛有可能位于肩部，可能误诊为缺血性心脏病。疼痛部位的改变可能代表从内脏性疼痛向躯体性疼痛进展的过程，如阑尾炎，或代表了向腹膜弥漫的过程，如溃疡穿孔。腹腔内脏神经进入脊髓的节段决定腹痛的部位。腹部及盆腔器官腹痛的定位见表 2-2。

表 2-2 腹痛的定位

胚胎来源	器官	脊髓节段（胸段 T 1~12，腰段 L 1~5，骶段 S 1~4）	腹痛部位
前肠	食管远端	T5~T7	剑突与脐之间
	胃十二指肠	T7~T9	
	肝、胆	T6~T10	
	胰、脾	T7~T12	
中肠	小肠	T8~T11	脐周围
	盲肠、阑尾	T8~L1	
	横结肠（右 2/3）	T8~L1	
后肠	横结肠（左 1/3）	T11~L1	脐与耻骨之间
	降乙状结肠	T11~L1	
	直肠肛管	S2~S4	
	膀胱、输尿管	T11~L1；S1~S2	
	肾	T11~L1	患侧腰部、下腹、耻骨上
	卵巢、输卵管	T9~T10	
	子宫、睾丸、附睾	T10~L1；S2~S4	

引自：潘国宗，曹世植. 现代胃肠病学. 北京：科学出版社，2001.

转移性腹痛和牵涉痛：腹痛的放射部位对某些疾病的诊断具有特定的参考价值（表 2-3）。如先有上腹痛或脐周痛，以后转移并局限于右下腹部，是急性阑尾炎的典型症状；先有上腹剧痛，以后扩散至下腹或全腹，见于溃疡病穿孔，约 1/3 溃疡急性穿孔，因膈肌受刺激而向肩部放射。肝胆疾病多向右肩部放射，脾的疾病向左肩部放射，泌尿系统疾病向下腹、会阴和大腿内侧放射。但应注意异位内脏病变引起的腹痛，如盆腔阑尾、全内脏转位等。

表 2-3 腹痛部位的鉴别诊断

腹痛部位		腹内病变	腹外病变
上腹部	右上	十二指肠溃疡穿孔、急性胆囊炎、胆石症、急性肝炎、急性腹膜炎、右膈下脓肿等	右下肺或胸膜炎症、右肾结石或肾盂肾炎
	中上	胆道蛔虫症、溃疡病穿孔、胃痉挛、急性胰腺炎、阑尾炎早期、裂孔疝等	心绞痛、心肌梗死、糖尿病、酸中毒
	左上	急性胰腺炎、胃穿孔、脾曲综合征、脾周围炎、脾梗死、左膈下脓肿等	左下肺或胸膜炎症、左肾结石或肾盂肾炎、心绞痛

（待 续）

（续 表）

腹痛部位		腹内病变	腹外病变
脐周		小肠梗阻、肠蛔虫症、小肠痉挛症、阑尾炎早期、回肠憩室炎、慢性腹膜炎	各种药物或毒素引起的腹痛
下腹部	右下	阑尾炎、腹股沟嵌顿疝、克罗恩病、肠系膜淋巴结炎、小肠穿孔、肠梗阻、肠结核、肠肿瘤等	右输尿管结石
	下腹	宫外孕破裂、卵巢囊肿蒂扭转、盆腔及盆腔脏器病变、盆腔脓肿、痛经等，妇科疾病往往偏重于一侧	尿潴留、膀胱炎、急性前列腺炎等
	左下	腹股沟嵌顿疝、乙状结肠扭转、细菌性痢疾、阿米巴结肠穿孔、结肠癌等	左输尿管结石

引自：潘国宗，曹世植．现代胃肠病学．北京：科学出版社，2001.

5．腹痛强度 疼痛强度很难界定。疼痛强度的程度取决于患者描述疼痛的分界点。而这种分界点个体差异很大，而且与疼痛发生时的环境、过去经历的各种疼痛、个人素质和文化差异有关。因此，疼痛严重程度的评价并不一定是诊断所必需。疼痛的严重程度与刺激的程度关系不大。在表2-1中对大量常见急性腹痛进行了描述。但临床医师仍应小心谨慎，不应过分强调疼痛描述的重要性，经常会有例外情况，而且一种特定的疼痛可能见于多种临床情况。

6．腹痛性质 腹痛的性质在一定程度上可以反映病变的性质。胆道蛔虫症为钻顶样疼痛，机械性小肠梗阻为间歇性伴有阵发性加重的疼痛等。不同性质的腹痛往往可以为同一疾病的不同阶段，如阑尾腔内梗阻时表现为右下腹阵发性疼痛，继发细菌感染转化为持续性疼痛。

7．加重和缓解因素 疼痛发生的环境或加重因素可能为诊断提供重要信息。疼痛与体位改变、进食、排便、精神状态的关系非常重要。例如，腹膜炎的患者根本无法活动，双腿蜷曲固定不动可使腹膜炎疼痛减轻，活动、咳嗽常使疼痛加剧。而肾绞痛的患者则不停变换体位来寻找可能减轻疼痛的舒适体位。有时特定食物加重疼痛。如高脂饮食可加重胆道疼痛，而十二指肠溃疡的疼痛则常因进食而缓解。对比之下，胃溃疡或慢性肠系膜缺血的患者则可能进食后疼痛加重。患者常常自己寻找方法来减轻疼痛。例如，应用慢性抗酸药物的病史可能提示消化性溃疡病。胰腺炎的疼痛以卧位为甚，前倾或坐位可减轻，胆道蛔虫症者膝胸位可使疼痛有所缓解。

（二）疼痛相关症状和系统回顾

1．伴随症状

（1）呕吐：仔细了解呕吐出现的时间和呕吐物的性质、多少，对鉴别有所帮助。如呕吐物为隔夜宿食，多见于幽门梗阻或狭窄；粪性呕吐是低位肠梗阻的特征。

（2）排便、排气情况：若腹胀明显，无气体或粪便排出提示肠梗阻。但在发病初期可排出1～2次大便或少量气体，可能是积存在梗阻部位以下的粪便或气体，不能因此忽略肠梗阻的诊断。盆腔脏器病变可使直肠受到刺激，大便次数增多，如急性阑尾炎时可有大便次数增多，部分患者以腹泻为主诉来诊。出血坏死性肠炎往往排出有特殊臭味的果酱样大便，过敏性紫癜常排出暗红色或鲜红色大便，并伴有皮肤紫癜和关节痛。老年人或有心房颤动病史的患者，腹痛后排出稀的、暗红色便，应考虑肠系膜动脉栓塞或血栓形成的可能。

（3）发热：腹痛初期有发热并逐渐加重，表示腹腔内脏器官有炎性病变，后期发热多为中毒症状，提示脏器坏死的可能，伴有黄疸和低血压则提示化脓性胆管炎等。

（4）其他：腹痛伴休克，可见于急性腹腔内出血、急性胃肠穿孔、急性胰腺炎和心肌梗死等。腹痛伴尿频、尿急、尿痛，并出现血尿等，应考虑泌尿系统感染或结石所致。

详细采集与腹痛并存症状的相关病史需引起重视。应该采集相应的全身症状（如发热、寒战、盗汗、体重减轻、肌肉疼痛、关节痛）、胃肠道功能的症状（如厌食、恶心、呕吐、腹胀、腹泻和便秘）、黄疸、排尿困难、月经改变及妊娠情况等。仔细回顾这些症状可能提示重要的诊断信息。例如，呕吐物为胃内容物提示胃出口梗阻，而带有粪质的呕吐物则提示远端小肠梗阻或结肠梗阻。卵巢卵泡破裂出血约在两次经期间，即在前次月经开始后12～14 d，而黄体破裂则在月经中期以后即下次月经前14 d以内。卵巢囊肿蒂扭转的患者则可能有月经不正常的病史，如闭经、少量不规则阴道出血等。

2．既往史 需详细询问患者既往史。既往发生过相同的症状则提示为反复发作的疾病。既往曾有小肠不全梗阻、肾结石或盆腔炎症的患者更容易复发。全身疾病如硬皮病、系统性红斑狼疮、肾病综合征、紫癜、镰状细胞病，腹痛常常为以上疾病的临床表现之一。腹痛也可能是药物的不良反应，这时易误诊为其他疾病。

3. 家族史和个人史 对患者家族史的详细回顾可能会为诊断提供信息，尤其是儿童。典型例子是黑种人中的镰状细胞病。同样的患者个人史包括吸烟、饮酒、药物滥用、职业、有无去过外地、与其他患者或患病动物有无接触可能提供有用的诊断信息。

（三）体格检查

当病史采集之后必须进行系统全面的体格检查。临床医师在检查患者时必须结合患者病史来考虑问题。例如，即使存在穿孔的情况下，老年人、免疫低下者或长期糖尿病的患者可能不会显示腹膜刺激征。当疼痛来源于腹腔内时，很多重要的线索来源于完整的查体。因此，需进行仔细的全身查体及彻底的腹部查体。

1. 全身检查

（1）全身检查首先看患者的一般情况、表达能力、呼吸形式、体位、姿势、不适的程度、面部表情。一位躺在床上不动、蜷曲体位、不愿意移动或说话、面部表情沮丧的患者有可能存在腹膜炎。另一方面，反复改变体位的患者可能就是单纯的内脏疼痛，如肠梗阻或胃肠炎。需了解生命体征以除外低血容量、代谢性酸中毒相关的呼吸急促或引起肠系膜动脉栓塞的心房颤动。仔细检查肺部可能发现肺炎。四肢的检查可能提供灌注不足的证据，例如休克或慢性血管疾病。

（2）生命体征：仔细检查体温、脉搏、呼吸是否成正比例发展，患者意识、表情和体位，皮肤、巩膜有无黄染，结膜、口唇是否苍白等。对全身情况的观察在急腹症中十分重要，可初步判断病情的轻重缓急，是否需做紧急处置。

2. 腹部检查 范围应包括上至乳头，下至两侧腹股沟，每位患者都应按望、触、叩、听 4 个步骤进行，但心肺查体不容忽视。

（1）望诊：急性腹膜炎时，腹式呼吸运动减弱或完全消失。全腹膨胀是肠梗阻、肠麻痹或腹膜炎晚期的表现。不对称的腹胀，可见于闭襻性肠梗阻、肠扭转等。如有腹部切口瘢痕则可能为粘连所致梗阻。急性胃扩张可见上腹蠕动波。小肠梗阻时，可见阶梯样小肠蠕动波。腹式呼吸浅而快提示存在腹膜刺激征。注意两侧腹股沟区有无肿物或疝。脐周有无静脉曲张，有无出血点或出血斑等。嘱患者咳嗽时出现腹痛是腹膜刺激征的重要体征。

（2）触诊：触诊手法宜轻柔，从主诉非疼痛区域开始，最后检查病变部位。触诊应着重检查腹膜刺激征，腹部压痛、肌紧张，反跳痛的部位、范围和程度。腹部压痛最显著的部位往往是病变所在之处。如阑尾炎早期，主诉疼痛在脐周，但压痛点在右下腹。溃疡病穿孔出现腹膜炎时，压痛仍以上腹病变区最显著。肌紧张是壁腹膜受刺激而引起的反射性腹肌痉挛所致，且不受患者的意志所支配，为腹膜炎重要的客观体征。轻度肌紧张是早期炎症或腹腔内出血刺激引起的。明显肌紧张见于较重的细菌性炎症刺激，如化脓坏疽性阑尾炎、肠穿孔等。高度肌紧张时腹壁呈“板状”，主要见于胃十二指肠穿孔或胆道穿孔的早期，腹膜受胃液、胰液、胆汁的强烈化学性刺激所致；腹膜炎时间较长时，由于腹腔渗液增加，消化液被稀释，支配腹膜的神经麻痹等因素，腹肌紧张程度反而减轻。结核性腹膜炎，触诊呈揉面感。应当注意，老人、体弱者、小儿、经产妇、肥胖症及休克患者，腹膜刺激征常较实际为轻。

除腹膜炎体征外，触诊还可检查有无肝、脾大，有无异常的肿块。如肝癌破裂出血的患者常可触及肝癌的肿块；急性绞窄性肠梗阻可扪及胀大的肠袢；小儿因蛔虫团致肠梗阻，其肠内蛔虫团呈柔软的条索状团块；肠套叠呈腊肠样伴压痛性肿块；便秘患者可扪及粪块积聚的肠袢。男性患者应检查睾丸是否正常，有无扭转。幽门梗阻或胃扩张时上腹部有振水音。

（3）叩诊：先从无痛区开始，用力要均匀。叩痛最明显的部位往往是病变存在的部位。肝浊音界消失提示有消化道穿孔致膈下存在游离气体。移动性浊音阳性是腹水的体征。

（4）听诊：腹部听诊有助于对胃肠蠕动功能做出判断。一般情况下选择右下腹近脐部听诊。主要听诊肠鸣音有无、频率和音调。肠鸣音活跃、音调高、音响较强，气过水声伴腹痛，提示有机械性肠梗阻。肠鸣音消失是肠麻痹的表现，多见于急性腹膜炎、小肠缺血、绞窄性肠梗阻晚期。低血钾时肠鸣音减弱或消失。

3. 外生殖器、直肠和盆腔检查 每一位腹痛的患者都应进行盆腔和外生殖器的检查。直肠指诊时，应注意肛门是否松弛，直肠温度，直肠内有无肿物、触痛，指套有无血迹和黏液等。盆腔脓肿或积血在直肠膀胱陷凹处呈饱满感、触痛或波动。所有腹痛的妇女均应除外妇产科疾病。

三、腹痛诊断的辅助检查

（一）诊断性腹腔穿刺

对急腹症的诊断有很大的实用价值，尤其是

实质性脏器破裂出血，空腔脏器穿孔，阳性率可达 84.4%～100%。适应证如下：①腹部挫伤疑有内脏出血者；②病情加重，伴有休克疑有肠管绞窄坏死者；③有腹膜炎体征而不能确定病变，如坏死性胰腺炎时等。

（二）实验室检查

实验室检查需要反映在采集病史和查体中所提示的可疑点。不必要的实验室检查不仅浪费而且可能会掩盖诊断。所有腹痛的患者都应进行血常规分类检查和尿常规检查。白细胞计数增多，中性粒细胞增加为感染反应，若有核左移为炎症进展的表现，若白细胞内出现中毒颗粒为严重感染反应。尿比重增高常提示失水，是补液的指征。蛋白尿、尿酮体阳性、尿糖阳性、脓尿均为诊断提供重要线索。电解质、血尿素氮、肌酐和血糖水平往往会反映患者的血容量状态，酸碱平衡、肾功能和代谢状态，但并不是每一位患者都要进行此类检查。所有下腹痛的育龄期妇女都应进行血或尿妊娠试验。上腹痛患者应进行肝功能和血淀粉酶检查。其他化验检查取决于临床情况（如可疑肝病的患者应进行凝血酶原时间和血清白蛋白的检测）。

（三）放射学检查

诊断性影像学检查必须要解决基于病史、查体和实验室检查所带来的鉴别诊断问题。例如，一位临床怀疑肠梗阻的患者，最好进行腹部 X 线片的检查，而怀疑急性胆囊炎的患者则应进行腹部超声的检查。

急性腹痛患者最常进行的影像学检查是摄腹部 X 线片。需进行卧位和立位检查，如果患者无法直立，则左侧卧位进行 X 线检查可能提示异常的气体形式。而且，应摄直立位胸部 X 线片除外胸腔内病变引起的腹痛（如下叶肺炎）和气腹。仅有 10% 的腹痛患者进行腹部 X 线检查后可确诊，尽管如此，但腹部 X 线检查简单、易操作、便利，在可疑肠梗阻、肠穿孔或吞食异物的患者需进行此项检查，也可能见到胆道结石、肾结石和输尿管结石的影像。

超声可以快速、准确、廉价地提供腹部器官的情况，包括肝、胆道、脾、胰腺、肾、盆腔脏器。在一些病例中超声是首选检查（如胆道疼痛的患者，胆囊炎、异位妊娠、卵巢囊肿或输卵管脓肿）。而且腹部超声是急诊室诊断外伤后可疑腹腔出血患者的有力工具。阴道内超声或经直肠超声用于诊断其他检查方法无法诊断的盆腔异常。多普勒超声可以评价动脉或内脏血管瘤、静脉血栓和血管异常。

心电图的检查有助于与急性心肌梗死的鉴别诊断。

对急腹症最有用的影像学检查技术是 CT，腹部和盆腔 CT 扫描可以检测气腹、异常肠管气体和钙化。而且，CT 可以发现炎症性病变（如阑尾炎、憩室炎、胰腺炎和脓肿）、新生物（如结肠癌、胰腺肿瘤）及创伤（如肝、脾、肾的损伤）。CT 也可提供血管病变的信息（如门静脉栓塞、门静脉炎和血管瘤），腹腔内或腹膜后出血（如创伤、肾上腺出血、肝癌破裂）。

CT 技术的发展增加了分辨率，扩大了应用范围。螺旋 CT 的高分辨率已经快速取代了老式技术。其他先进的 CT 技术包括聚焦或器官特异的 CT 检查和 CT 血管成像。其他器官特定的检查需注射造影剂后延迟扫描从而获得特定器官的清晰图像。口服造影剂后食管或上腹部 CT 可以检测有无穿孔，而静脉注射造影剂后则进行动脉期和静脉期扫描，从而发现由于缺血、创伤或肿瘤所致的病变。CT 血管造影则在评价动脉或内脏血管时非常有用。CT 也是与急腹症患者病史和查体结果最接近的检查。

偶尔也应用其他影像学检查。包括磁共振成像（磁共振血管成像和胰胆管磁共振成像），前者是一种有效评价内脏血管畸形的无创措施，而后者则对评价胆囊和胆道结石更为敏感。内镜可以有效评价胃、十二指肠、结肠黏膜溃疡，肿瘤，缺血和炎症。

4. 其他诊断方法　其他不常用的有效方法包括腹腔灌洗、腹腔镜和剖腹探查。腹腔灌洗可以发现钝性或穿透性创伤后的腹腔内出血，空腔脏器损伤、缺血或穿孔后可能出现脓性或粪质灌洗液。

当一直无法确诊而患者情况允许时可进行诊断性腹腔镜。微创技术的发展使得腹腔镜在诊断和治疗急性腹痛方面的作用更加明显。仪器的改进和缩小，腹腔镜下超声的应用，先进腹腔镜技术的成熟使得微创外科几乎可以诊断和治疗所有腹腔内疾病，包括引起急腹症的大多数原因。例如，育龄期妇女伴有明显右下腹部局限性腹膜炎，诊断性腹腔镜可以鉴别子宫附件疾病和急性阑尾炎，而且这些疾病也可以应用腹腔镜进行治疗。急性非创伤性腹痛患者腹腔镜诊断的准确性在 93%～98%。在不同系列研究中，有 57%～77% 的急腹症患者进行了诊断性腹腔镜检查并且成功应用腹腔镜或腔镜辅助方法治疗。

剖腹探查仅用于根据病史和查体已经确诊的腹腔内严重疾病（如钝性创伤后脾破裂、腹主动脉瘤破裂）或用于不治疗即会致命的极少数患者。

四、急性腹痛的病因

急腹症是指不超过 24 h 的腹痛。急腹症的临床表现错综复杂，要做到正确诊断常有一定困难，误诊、漏诊时有发生（表 2-4）。急腹症有很多原因，只有经过仔细采集病史、查体、合适的实验室检查和影像学检查后临床医师才能准确区分哪些情况需要手术，哪些不需要手术。因此，急腹症这个术语不等同于需要手术。如果经过初步评价后诊断仍不清楚，隔一段时间进行重复查体和实验室检查将有助于明确诊断或进一步采取措施。引起急腹症的腹腔内病变很多，本章将讨论最常见的原因。相应器官的章节将提供更多的细节。

表 2-4 常见急腹症的简单鉴别

病名	病史和（或）诱因	腹痛特点	伴随症状	腹部体征	实验室及器械检查
急性胃肠炎	常有不洁饮食史	逐渐加重的上腹部疼痛或脐周阵发性绞痛	呕吐，腹泻较为频繁，常为水样便	中上腹或脐周轻压痛，肠鸣音亢进	粪便常规化验白细胞增多及有黏液
阑尾炎		转移性右下腹痛，逐渐加剧	发热，恶心，呕吐	麦氏点压痛	血白细胞计数增高
急性胆囊炎、急性胆道感染、胆石症	多在饱餐或进食油腻食物后发作	持续性右上腹痛，向右肩、背部放射	寒战，发热，黄疸，毒血症	右上腹明显压痛，Murphy 征阳性，有时可触及肿大的胆囊	血白细胞计数升高，尿胆红素阳性，肝功能异常，影像学检查可发现胆道结石、胆囊壁增厚、胆总管增宽
胆道蛔虫症	多为生活卫生条件较差	剑突下剧烈钻顶样疼痛，辗转不安，间歇期隐痛或不痛	恶心、呕吐、发热、黄疸，有时可吐出蛔虫	剑突下深压痛，与腹痛程度不相称	血白细胞计数增高，嗜酸性粒细胞升高，大便找到蛔虫卵
急性胰腺炎	胆道疾病史，暴饮暴食，饮酒史	突发中上腹或偏左剧烈疼痛，可向后背部放射	恶心、呕吐、发热、腹胀	中上腹和（或）左上腹压痛	血淀粉酶、尿淀粉酶增高，重者可不高，血钙下降，血糖升高，CT 显示胰腺水肿，周围渗出，重者可有坏死灶
腹型过敏性紫癜	上呼吸道感染病史或服药史、过敏史	脐周或下腹部突然发作性腹部绞痛	皮肤紫癜、恶心、呕吐	脐周或下腹部压痛	嗜酸性粒细胞升高，胃肠镜检查可见黏膜充血、水肿、出血斑
胃十二指肠穿孔	中、青年多见，有溃疡病史	先中上腹痛，后可扩散至全腹，剧烈疼痛呈刀割样	被动体位，恶心、呕吐，重者可有休克	全腹压痛、反跳痛、肌紧张，呈板状腹，肝浊音界消失	腹部 X 线片显示膈下游离气体
肠梗阻	粘连性肠梗阻曾有腹部手术或腹膜炎史	脐周或全腹阵发性绞痛	恶心、呕吐、腹胀，停止排气、排便	脐周或全腹压痛，可见肠型或蠕动波，发生绞窄时，可有腹膜刺激征	腹部 X 线片显示肠腔扩张，并有液平面
肾及输尿管结石	过去可能有反复发作史	一侧腹部或腰部剧烈阵发性绞痛，向腹股沟或外生殖器放射	腰痛、恶心、呕吐、尿频、尿急等	肾区叩痛，一侧腹部压痛	尿常规检查可见红细胞。X 线片或肾盂造影显示结石
急性肠系膜动脉栓塞	有动脉硬化或心脏瓣膜病、心房颤动史，中、老年人多见	腹部剧烈持续疼痛，阵发加剧	呕吐频繁，可有休克	早期症状重、体征轻，随病情进展可出现明显压痛及腹膜刺激征	血白细胞计数升高，诊断性腹腔穿刺可抽出血性液体，B 超显示肠壁水肿增厚
肝、脾、肠系膜破裂	腹部外伤或暴力撞击	全腹疼痛	失血性休克	肝、脾或系膜区压痛，波及全腹可有移动性浊音	血红蛋白进行性下降，腹腔穿刺抽出鲜血
外伤性空腔脏器破裂	腹部暴力撞击	先局限后扩散至全腹，开始为锐痛，后成持续性痛	可有恶心、呕吐、发热及休克	局限或全腹腹膜刺激征，肝浊音界消失，肠鸣音减弱或消失	血白细胞计数增高，腹腔穿刺可抽出肠内容物或渗出液

腹外原因：腹部外器官和全身疾病也可导致急性腹痛。常见原因见表 2-5。除了气胸、脓胸、食管穿孔外一般不需要手术。食管穿孔有可能是医源性的，源自钝性或穿透性损伤，或自发穿孔（Boerhaave 综合征）。

表 2-5　急性腹痛的腹外原因

心源性	糖尿病
心肌缺血或梗死	卟啉病
心肌炎	急性肾上腺功能不全（艾迪生病）
心内膜炎	高脂血症
充血性心力衰竭	甲状旁腺功能亢进
胸腔器官疾病	**毒素**
肺炎	超敏反应、蚊虫叮咬、爬行动物毒素
胸膜痛（Bornholm 病）	**感染**
肺栓塞或梗死	带状疱疹
气胸	骨髓炎
脓胸	伤寒
食管炎	**神经源性**
食管痉挛	脊神经根炎：脊索或外周神经肿瘤、变应性脊柱关节炎
食管破裂（Boerhaave 综合征）	腹型癫痫
血液系统疾病	运动性共济失调
镰状细胞贫血	**其他原因**
溶血性贫血	肌肉挫伤、血肿、肿瘤
过敏性紫癜	麻醉药摄入
急性白血病	精神疾病
代谢性疾病	中暑
尿毒症	

五、急性腹痛中的特殊情况

（一）年龄过大或过小

在极端年龄的人群评价急腹症具有挑战性。病史和查体很难获得或不可靠。与此类似，实验室检查有可能正常从而漏诊严重的腹部疾病。由于这些原因，极端年龄的人常常在疾病的后期方可确诊，因此导致高死亡率。例如，急性阑尾炎在普通人群中的穿孔率为 10%，但婴儿可达到 50%。仔细获得病史，彻底的体格检查，高度可疑的线索是诊断的有力工具。这些人群中急性腹痛发生的情况千变万化，需要列出高度可疑的线索。

在儿童中，急性腹痛的原因各年龄段有所不同。在婴儿，肠套叠、肾盂肾炎、胃肠道反流、Meckel 憩室炎、细菌性或病毒性肠炎是常见原因。在儿童，Meckel 憩室炎、膀胱炎、肺炎、肠炎、肠系膜淋巴结炎、炎症性肠病是常见原因。在青春期，盆腔炎症性疾病、炎症性肠病及成人急腹症常见原因是主要原因。在各年龄段的儿童，腹痛最常见的两种原因是急性阑尾炎和儿童戏耍导致的腹部损伤。

在老年人中，胆道疾病占急腹症的 25%，常表现为频繁的非特异性疼痛、恶性疾病、肠梗阻、有并发症的消化性溃疡、嵌顿疝。阑尾炎尽管在老年人中少见，但老年人临床表现迟发，伴有高病死率。

（二）妊娠

妊娠是评价急腹症时的一种特殊情况。妊娠期，膨大的子宫占据下腹部器官的原来位置，影响腹部查体，改变了疾病的临床表现，干扰了感染的正常机制。妊娠妇女与非妊娠妇女相比，腹痛发生的频率相同。妊娠期最常见的急腹症是急性阑尾炎、胆囊炎、肾盂肾炎，附件疾病包括卵巢扭转、卵巢囊肿破裂。腹部疾病导致流产率与疾病的严重程度有关。因此，早期诊断和治疗至关重要。无并发症的阑尾炎切除导致 3% 的流产率，但当阑尾穿孔时导致 20% 的流产率。

（三）免疫功能低下的人群

免疫功能低下的人群包括器官移植者、肿瘤化疗者、自身免疫疾病行免疫抑制治疗者、先天性或获得性免疫缺陷综合征的患者。在老年人中，免疫功能低下的患者很少有腹部症状和体征，腹膜炎的表现轻微，实验室检查改变轻微，因此须行全面检查来进行诊断。

在免疫功能低下的人群中有两类疾病导致急腹症：①与免疫功能无关的发生于普通人群的疾病（如阑尾炎、胆囊炎）；②免疫功能低下人群特有的疾病（如中性粒细胞减少性肠炎、药物诱发的胰腺炎、巨细胞病毒和真菌感染）。肠梗阻和穿孔是手术的指征，这种情况也可发生在继发于化疗的肠道 Kaposi 肉瘤、淋巴瘤或白血病、不典型分枝杆菌感染、巨细胞病毒感染、医源性穿孔、中性粒细胞减少性肠炎。

（四）重症监护室的患者

消化科医师或外科医师偶尔会被要求去评价重症监护室里的急腹症患者或腹腔内脓毒症的原因。由于药物、损伤或代谢因素患者的感觉中枢有所改变，而且在这些患者中常常不能获得完整的病史和体格检查，而更多地依赖于螺旋CT或诊断性腹腔镜。在这些患者中急性腹痛的原因可能与此次住院的原因完全无关。而且，由于他们的特殊情况罹患不常见疾病的危险增加。例如，创伤手术后的患者可能患吻合口瘘和肠梗阻，也可能并发其他疾病包括无结石性胆囊炎和应激性溃疡。

（五）慢性腹痛急性发作

在呈现急性腹痛的患者中，需考虑慢性腹痛的急性加重。表2-6列出了可能表现为急性加重的慢性腹痛的原因。

表2-6 慢性腹痛可能表现为急性加重的原因

慢性间断性疼痛	慢性持续性疼痛
机械性	恶性疾病（原发或转移）
间断肠梗阻（疝、肠套叠、粘连、肠扭转）	脓肿
胆囊结石	慢性胰腺炎
Oddi括约肌功能不良	精神疾病（抑郁、躯体疾病精神症状）
炎症	疑难疾病（慢性难治性腹痛）
炎症性肠病	
子宫内膜异位和子宫内膜炎	
急性复发性胰腺炎	
神经源性和代谢性	
卟啉病	
腹型癫痫	
糖尿病神经病变	
神经根压迫	
尿毒症	
其他	
肠易激综合征	
功能性消化不良	
慢性肠系膜缺血	
经间痛（伴随排卵的疼痛）	

（闫秀娥　周丽雅）

第2节　慢性腹痛

腹痛为患者就诊最常见的症状之一。临床上根据腹痛的起病缓急、病程长短等分为急性腹痛和慢性腹痛。慢性腹痛是指起病缓慢、病程长或急性发病后时发时愈的腹痛，通常是指持续或间断至少6个月以上的腹痛。

【诊断与鉴别诊断】★★★△△△

临床上对于慢性腹痛病例的诊断与鉴别诊断，首先可参考下列几个方面的临床表现。

（一）既往史

患者的急性阑尾炎、急性胆囊炎、急性胰腺炎、腹部手术等病史，对提供慢性腹痛的病因诊断有帮助，但仍需注意有无慢性腹痛的其他原因并存。

（二）腹痛的部位

慢性腹痛患者就诊时通常能明确指出腹痛的部位，这对病变的定位有一定的意义。

（三）腹痛的性质

溃疡病多呈节律性周期性中上腹痛；肝癌的疼痛常呈进行性加剧；肠寄生虫病多为发作性隐痛或绞痛，常可自行缓解；结肠、直肠疾病常为阵发性痉挛性腹痛，排便后疼痛常可缓解。直肠炎也常伴有里急后重。

（四）腹痛与体位关系

胃黏膜脱垂症患者左侧卧位常可使疼痛减轻或缓解，而右侧卧位可使疼痛加剧；胃下垂、肾下垂与游动肾患者，站立过久及运动后疼痛出现或加剧，仰卧或垫高髋部仰卧时疼痛减轻或消失；胰体部疾病患者仰卧时疼痛加剧，在前倾坐位或俯卧位时减轻；膈疝患者的上腹痛在餐后卧位时出现，而在站立位时缓解；良性十二指肠梗阻或胰体癌时上腹胀痛可于俯卧位时缓解。

（五）腹痛与其他症状的关系

1. 慢性腹痛伴有发热 提示有炎症、脓肿或恶性肿瘤的可能性。

2. 慢性腹痛伴有呕吐 呕吐胃内容物，伴有宿食，伴或不伴有胆汁，常见于胃十二指肠的梗阻性病变，如消化性溃疡合并梗阻、胃黏膜脱垂症、胃癌、十二指肠壅积症、胰腺肿瘤等。反射性呕吐可见于慢性胆道疾病、慢性盆腔疾病等。

3. 慢性腹痛伴有腹泻 多见于肠道慢性炎症，也可见于慢性肝与胰腺疾病。

4. 慢性腹痛伴有血便 脓血便者应多考虑慢性感染性肠炎（如慢性痢疾等）与慢性非特异性肠炎（如溃疡性结肠炎等）；便血者应注意肠肿瘤、肠结核、炎症性肠病等。

5. 慢性腹痛伴有包块 应注意炎症性包块、肿瘤、胃黏膜脱垂症、痉挛性结肠、慢性脏器扭转等疾病。

根据慢性腹痛的部位与特点，结合有关的病史、体征、实验室检查与器械检查，如粪便常规＋隐血试验、胃液分析、十二指肠引流液、血清生化检查和B型超声检查、各种方式的X线检查、电子胃镜与结肠镜、胶囊内镜、双气囊小肠镜、电子计算机X线体层扫描（CT）、核磁共振（MRI）、正电子发射体层扫描（PET）检查等，必要时行腹腔镜或剖腹探查，进行全面分析，对疑难慢性腹痛患者可做出正确的诊断。

【分类】★★★△△△

从临床实际出发，根据疾病最常出现疼痛的位置，将慢性腹痛进行分类（表 2-7）。这种分类有缺点存在，不少疾病的疼痛可不只在一个部位出现，甚至可变换部位。

表 2-7 慢性腹痛的分类

慢性右上腹痛	胃癌
肝病	胃黏膜脱垂症
慢性病毒性肝炎	胃下垂
原发性肝癌	其他胃部疾病
慢性肝脓肿	功能性消化不良
慢性胆道疾病	十二指肠憩室与憩室炎
胆囊位置与形态异常	慢性非特异性十二指肠炎
胆道运动功能障碍	良性十二指肠梗阻
慢性胆囊炎、胆囊结石	十二指肠结核
胆囊息肉样变	原发性十二指肠癌
胆囊切除术后综合征	胰腺疾病
原发性胆囊癌	慢性胰腺炎
肝曲结肠癌	胰腺癌、壶腹周围癌
肝（脾）曲综合征、空肠综合征	胰腺结核
慢性中上腹痛	胰管结石
食管疾病	空、回肠憩室与憩室炎
食管裂孔疝	原发性小肠肿瘤
贲门癌	肠系膜淋巴结结核
胃食管反流病	肠系膜动脉硬化
贲门失弛缓症	腹主动脉瘤
胃、十二指肠疾病	**慢性左上腹痛**
溃疡病（胃、十二指肠溃疡）	胰腺疾病
慢性胃炎	结肠癌

（待 续）

（续　表）

脾（肝）曲综合征	直肠、乙状结肠癌
慢性脾周围炎	结肠憩室与憩室炎
慢性左、右腰腹痛	慢性左侧输卵管卵巢炎
肾下垂与游动肾	**慢性广泛性与不定位性腹痛**
慢性肾盂肾炎与泌尿系结石	结核性腹膜炎
结肠癌	腹部恶性淋巴瘤
慢性右下腹痛	消化道多发性息肉综合征
慢性痢疾	腹型肺吸虫病
慢性阑尾炎	胃肠血吸虫病
肠结核	腹膜粘连
阑尾结核	腹膜恶性肿瘤
克罗恩病	慢性假性肠梗阻
白塞病	血卟啉病
盲肠癌	肠寄生虫病
慢性右侧输卵管卵巢炎	腹型过敏性紫癜
慢性下腹痛	内分泌功能紊乱
慢性膀胱炎	系统性肥大细胞增多症
慢性前列腺炎、精囊炎	结缔组织病
慢性盆腔炎	Castleman 病
慢性左下腹痛	肠易激综合征
慢性细菌性痢疾	功能性腹痛

慢性广泛性与不定位性腹痛 ★★★△△

以上所列举的慢性腹痛原因繁多，但慢性广泛性和不定位性腹痛由于其部位不固定，腹痛形式多样，鉴别诊断难度更大。现就引起慢性广泛性与不定位性腹痛的常见疾病进行简介。

（一）结核性腹膜炎

结核性腹膜炎是常见病之一，可发生于任何年龄，以 21～30 岁为多见。本病是继发性，原发病灶最多为肠系膜淋巴结结核、肠结核、输卵管结核、肺结核、胸膜结核等。

本病在病理学上可区分为渗出型、粘连型与干酪型 3 种类型，干酪型病情较重。本病起病可急可缓，缓起者占大多数。主要症状是发热、腹部包块、腹痛、腹泻，有时腹泻与便秘相交替。腹痛多呈持续性隐痛或钝痛，粘连型有时可出现剧烈的阵发性绞痛。约 1/3 的患者有腹水征。

（二）腹部恶性淋巴瘤

腹部恶性淋巴瘤以发生于小肠者最多，也常引起慢性腹痛，多为钝痛或隐痛。如发生不完全性肠梗阻，则引起阵发性肠绞痛。本病主要需与癌性腹膜炎及结核性腹膜炎相鉴别，往往需经开腹或腹腔镜探查方能明确鉴别。

（三）消化道多发性息肉综合征

Peutz-Jeghers 综合征即黑色素斑 - 胃肠息肉病，约 40% 的患者有家族史。癌变率为 2%～3.8%，可引起肠套叠、肠梗阻等并发症。

Cronkhite-Canada 综合征常以慢性隐性腹痛为临床特点。本病特征为：①胃肠道错构瘤息肉病；②有外胚层病变（如脱发、指甲萎缩）；③无家族史；④成年发病。

Gardner 综合征三联征为：①大肠多发性息肉病；②骨瘤；③皮肤及皮下组织病变。本病为罕见的常染色体显性遗传疾病，肠外病变以皮肤及软组织肿瘤最多见，骨瘤次之。

（四）腹型肺吸虫病

腹型肺吸虫病症状以腹痛为主，有时腹部可触及肿块，可伴有腹泻、便血。当肺吸虫病患者有腹痛、压痛或肿块等症状时，应警惕腹型肺吸虫病的可能。如经肺吸虫病药物治疗无效，可考虑剖腹探查。

（五）胃肠血吸虫病

常有腹部隐痛，一旦出现剧痛，应考虑并发症存在。大肠血吸虫病癌变并发率高，癌破溃时有脓血便。

（六）腹膜粘连

手术后引起的肠粘连很常见，外伤后或腹膜炎后也常发生肠粘连。粘连程度可轻可重，轻症者可无症状或仅有轻微的腹部不适，重症者可发生机械性肠梗阻。腹膜粘连的腹痛，严重时为绞痛性，多在进食后发作，发作时腹部听诊可发现肠鸣音亢进。X 线检查或腹腔镜检查有助于诊断。

（七）腹膜恶性肿瘤

腹膜恶性肿瘤多呈继发性，也可引起腹痛，但一般程度较轻。

（八）慢性假性肠梗阻

假性肠梗阻是一种无机械性肠腔阻塞而具有肠梗阻症状和体征的无效性肠推进运动造成的一个临床综合征，可呈急性或慢性起病。发病机制尚未明了。

慢性病例可为原发性或继发性。原发性者又称为慢性特发性假性肠梗阻（CIIP）。继发性者则继发于进行性系统性硬皮病（PSS）、淀粉样变、Chagas 病、使用某些药物如氯丙嗪后等。CIIP 病程长，亦未发现有基础病，主要临床表现为中上腹痛、腹胀、体重减轻、便秘或腹泻、呕吐等。腹部 X 线片显示小肠和（或）结肠扩张，严重者可见液平面。

（九）血卟啉病

血卟啉病也可反复出现腹部疼痛，急性发作多有诱因，常见的诱因是饮酒、饥饿、感染、月经期及药物，后者常见的有镇静催眠药、抗惊厥药、磺胺类药、雌激素、达那唑等。腹痛部位不固定，多为剧烈绞痛，可放射至背部及外生殖器，不伴腹肌紧张和腹膜刺激征。发作持续时间由几小时至数天甚至数周不等。间隔期可长可短。腹痛常伴有恶心、呕吐、便秘等。

（十）肠寄生虫病

钩虫、蛔虫、绦虫、姜片虫、粪类圆线虫、长膜壳绦虫等肠道寄生虫均可引起慢性不定位腹痛，腹痛性质可为隐痛或绞痛；后者由蛔虫性肠梗阻引起。

（十一）腹型过敏性紫癜

腹型过敏性紫癜的腹痛常发生于出疹的 1～7 d，位于脐周或下腹部，呈阵发性绞痛，可有压痛，但无肌紧张，呈症状与体征分离现象。严重者可合并呕吐及消化道出血。

（十二）内分泌功能紊乱

腺垂体功能减退症与慢性肾上腺皮质功能减退症均可出现痉挛性腹痛。甲状旁腺功能亢进症或甲状旁腺功能减退症也可引起不同程度的痉挛性腹痛，有时与消化性溃疡病腹痛相似，但一般无规律性。

（十三）系统性肥大细胞增多症

系统性肥大细胞增多症亦称系统性肥大细胞病，病因不明。组织肥大细胞分布于全身各种组织，故患病时症状繁多。本病主要临床表现为①皮肤症状：皮肤潮红、色素性荨麻疹等；②消化系统症状：恶心、呕吐、腹痛、腹泻等，常伴有肝大；③心血管症状：心动过速、低血压等；④其他症状：发热、头痛、乏力、贫血、抽搐等。反复发作的不明原因腹痛（可蔓延及全腹）提示本病诊断的可能。骨髓呈组织嗜碱性粒细胞增生，血和尿液组胺浓度明显增高，可确定诊断。

（十四）结缔组织病

结节性多动脉炎引起腹痛者常见。约 50% 的系统性红斑狼疮患者有腹痛，部位大多局限于脐周。

（十五）Castleman 病

Castleman 病是一种临床较为罕见的疾病，极易误诊。组织学特点主要为：血管玻璃体样改变的血管透明型（HV 型），以浆细胞增生为主的浆细胞型（PC 型）及混合型（MIX 型）。主要以间歇性腹痛伴反复不完全性肠梗阻为特点（肠镜检查未发现异常），查体腹部无肿块，仅有压痛。腹腔淋巴结行免疫组化可确诊为 Castleman 病。

（十六）肠易激综合征

肠易激综合征是一组包括腹痛、腹胀、排便习惯改变和大便性状异常，常伴有黏液便，持续存在或反复发作，而又缺乏形态学和生化学异常者，其发病原因尚未完全明了。病程呈慢性经过，常长期反复发作，但对患者健康情况一般无大影响。主要症状是阵发性痉挛性肠绞痛，部位通常在左下腹与下腹部，而甚少在脐周。情绪激动、劳累可诱发腹痛发作，排气或排便后症状缓解。腹痛发作时常伴有大便性状和（或）次数的改变，可表现为便秘或腹泻，或便秘与腹泻交替。结肠镜检查、X线钡剂灌肠检查正常或仅见局部肠痉挛，而无其他异常。值得注意的是，本病的诊断需先排除其他消化系统和全身器质性疾病所致的这一症状群。

（十七）中枢介导的腹痛综合征（CAPS）

在2016年出版的“功能性胃肠病：罗马Ⅳ”中，将罗马Ⅲ中“功能性腹痛综合征”修改为“中枢介导的腹痛综合征（CAPS）”。这里简单介绍一下CAPS的诊断标准。

1. 必须符合以下所有条件：患者的总病程为确立诊断前症状出现至少6个月，目前符合CAPS诊断标准的症状持续存在3个月。典型的CAPS与心理疾病有关，但没有特异的内容用于诊断。持续的或接近持续的腹痛。

2. 疼痛与生理事件（如进食、排便或月经）无关或仅偶尔有关。

3. 疼痛使日常功能的某些方面受限。

4. 疼痛并非伪装。

5. 腹痛不能用其他器质性或功能性胃肠疾病或其他医学疾病解释。

（张 静 周丽雅）

第3节 消化不良

消化不良（dyspepsia）一词来源于希腊语 δυς-（dys-）和 πέψη（pepse），意思是“消化困难”。在现代医学术语中，消化不良指一组多样的、定位在上腹部的症状，通常表现为以上腹部为中心的疼痛或不适，根据最新的罗马Ⅳ标准，以下4个症状是消化不良的特异性症状：上腹胀、早饱、上腹痛、上腹烧灼感，这些症状可以单独或合并出现，还常常伴有嗳气、食欲缺乏、恶心、呕吐、反酸、胃灼热等症状，但当胃灼热、反酸是患者的主要症状时，应考虑胃食管反流病而非消化不良。

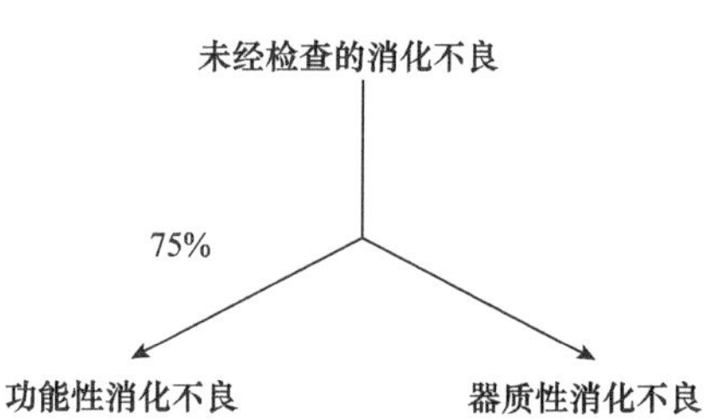

图 2-2 未经检查的消化不良、功能性与器质性消化不良
（改编自：Yamadas Textbook of Gastroenterology，6th ed.）

在具有消化不良症状的患者中，一部分患者经过进一步的检查可以发现器质性病因，如消化性溃疡、上消化道恶性肿瘤等。而大部分患者经过一系列检查不能发现局部器官、全身系统或代谢方面的病因，这部分患者属于功能性消化不良（functional dyspepsia）。未经检查的消化不良（uninvestigated dyspepsia）指还没有接受进一步检查的、不能确定具体病因的消化不良症状（图2-2）。

一、器质性消化不良★★★△△

约25%的消化不良患者通过进一步检查可以发现器质性病因（表2-8），其余75%的患者则被诊断为功能性消化不良。消化不良最常见的器质性病因是消化性溃疡和胃食管反流病。上消化道恶性肿瘤也是消化不良相对少见但重要的病因。在西方国家乳糜泻也是一个重要的原因。

表 2-8 消化不良的病因

胃肠道腔内因素
食物不耐受
消化性溃疡病
胃食管反流病
胃或食管肿瘤
胃轻瘫（糖尿病、迷走神经切断术后、硬皮病、慢性假性小肠梗阻、病毒感染后、特发性）
炎症和浸润性胃疾病（Ménétrier病、克罗恩病、嗜酸细胞性胃肠炎、结节病、淀粉样变）
胃感染（巨细胞病毒、真菌、结核、梅毒）

（待 续）

（续　表）

寄生虫（蓝氏贾第鞭毛虫、粪类圆线虫）
慢性胃扭转
慢性胃（或肠）缺血
IBS
功能性消化不良
药物
乙醇
阿司匹林、NSAIDs（包括 COX-2 选择性抑制药）
茶碱
洋地黄制剂
糖皮质激素
铁剂、氯化钾
烟酸、吉非罗齐
麻醉药
秋水仙碱
奎尼丁
雌激素
左旋多巴
硝酸盐类
普多芬
奥利司他
阿卡波糖
胰胆疾病
慢性胰腺炎
胰腺肿瘤
胆痛：胆石症、胆总管结石病、Oddi 括约肌功能障碍
系统性疾病
糖尿病
甲状腺疾病、甲状旁腺功能亢进
肾上腺皮质功能不全
肾功能不全
心肌缺血、充血性心力衰竭
腹腔内恶性肿瘤
妊娠

（一）消化性溃疡

消化性溃疡是消化不良最为人熟知的病因，5%～10% 的消化不良患者最终被诊断为消化性溃疡。幽门螺杆菌（*H. pylori*，*Hp*）感染和非甾体抗炎药是消化性溃疡的主要危险因素。在询问病史时，如果患者的症状可以通过进食、服用抑酸药物缓解或出现夜间痛时，应考虑消化性溃疡的可能，但仅凭症状的特点无法可靠地区分消化性溃疡和功能性消化不良，确诊需要胃镜检查。

（二）胃食管反流病

胃食管反流病（gastroesophageal reflux disease，GERD）经常与功能性消化不良重叠存在。胃食管反流病的典型症状是反酸和胃灼热，但患者常合并有消化不良症状。有研究显示，因消化不良症状接受胃镜检查的患者中，反流性食管炎是最常见的发现（13.4%），其次才是消化性溃疡（8%）。即使胃镜检查没有阳性发现，也有相当一部分消化不良患者患有非糜烂性胃食管反流病（nonerosive reflux disease，NERD），这部分患者可以没有典型的 GERD 症状，但通过 pH 或阻抗监测可以确定 GERD 的诊断。

（三）上消化道恶性肿瘤

有不足 1% 的消化不良患者胃镜检查发现胃癌或食管癌。当患者存在 *Hp* 感染、来自胃癌高发地区、存在胃癌家族史、既往有胃手术史时，其发生胃癌的风险增加，食管癌的危险因素包括男性、吸烟、大量饮酒、长时间的反流症状等。尽管年龄和报警症状不足以充分预测恶性肿瘤，但当患者有上述危险因素或存在消瘦、呕吐、吞咽困难等报警症状时，应考虑行胃镜检查以除外上消化道恶性肿瘤的可能。

（四）胆道系统疾病

胆源性疼痛通常很容易和消化不良症状鉴别。胆绞痛通常表现为发作性的严重的上腹痛，通常位于上腹或右上腹，疼痛持续 1 小时至数小时，可以向后背或肩胛部放射，常伴有恶心、呕吐、出汗等症状。在每次发作的间期，患者可以完全没有症状。

（五）胰腺疾病

胰腺疾病如急慢性胰腺炎、胰腺癌的患者最初可以以消化不良症状就诊。但胰腺疾病的患者往往腹痛更严重，疼痛常常在夜间或平卧时明显，前倾前屈位可缓解，常伴有食欲缺乏、消瘦、黄疸等症状。

（六）食物与药物

某些食物可能会引起消化不良症状，如辛辣食物、乙醇（酒精）、咖啡等。另外，消化不良症状也是一些药物常见的不良反应，这些药物包括铁剂、麻醉药、抗生素、地高辛、雌激素、茶碱、左旋多巴等。NSAIDs 会在 20% 的患者中引起消化不良症状，在 10% 的患者中会出现溃疡或糜烂。与传统 NSAIDs 相比，环氧化酶 -2 抑制药发生消化不良和消化性溃疡的比例较低。

（七）其他

许多其他胃肠道疾病可以引起消化不良症状，包括感染（结核、真菌、蓝氏贾第鞭毛虫、梅毒等）、炎症（克罗恩病、结节病、淋巴细胞性胃炎、嗜酸细胞性胃肠炎、乳糜泻）、浸润性疾病（淋巴瘤、淀粉样变性、肥厚性胃炎）等，这些疾病通常可以通过胃镜及黏膜活检诊断。复发性胃扭转和慢性肠系膜（或）胃缺血也可以表现为消化不良症状。胃轻瘫（特发性、药物所致或继发于代谢、全身或神经系统疾病）的症状类似于消化不良，特发性胃轻瘫与功能性消化不良伴胃排空延迟的区别尚有争议。心肌缺血、妊娠、肾衰竭、甲状腺功能异常、肾上腺皮质功能不全、甲状旁腺功能亢进症等其他系统疾病也可以表现为消化不良。

二、功能性消化不良

【定义】★★★△△△

根据罗马Ⅳ标准，功能性消化不良（functional dyspepsia，FD）患者存在以下4个症状的1个或几个：餐后腹胀、早饱、上腹痛、上腹烧灼感，经过常规临床检查不能找到引起上述症状的器质性病因。根据症状的不同特点，FD可以进一步分为餐后不适综合征（postprandial distress syndrome，PDS）和上腹痛综合征（epigastric pain syndrome，EPS）。PDS患者主要表现为进食后腹胀和早饱，EPS患者主要表现为上腹痛和上腹烧灼感，症状不一定发生在餐后。

【病理生理】★★△

FD的病理生理机制是复杂和多因素的，目前仍不完全明确。胃十二指肠感觉和运动异常、黏膜完整性受损、轻度免疫反应、脑-肠轴失调都参与FD的发病。

1. 胃排空异常 25%～35%的FD患者存在胃排空延迟，快速胃排空在FD患者中并不常见，仅在不足5%的患者中存在。胃排空与消化不良症状之间的关系仍不确定。一些研究显示严重的胃排空延迟可能与餐后腹胀、恶心、呕吐相关，但另一些研究没有发现这种联系。

2. 胃顺应性受损 胃顺应性是由进食所触发的迷走-迷走反射所控制的，由胃壁内的硝基能神经所介导。胃顺应性反射使得胃能够容纳大量的食物而不引起胃内压上升。约40%的FD患者存在胃顺应性受损。这种顺应性受损与胃内压力升高和机械感受器激活相关，导致早饱症状，并可能引起体重下降。顺应性受损的原因尚不清楚，但在感染后综合征的患者中顺应性下降更常见，这可能与硝基能神经受损有关。

3. 对胃扩张的高敏感性 内脏高敏感性是指对内脏刺激的感知异常增强，是功能性胃肠病的重要病理生理机制之一。FD患者对胃的等压扩张高敏感，这可能与胃充盈后产生的症状相关。FD患者对胃扩张高敏感的机制尚不清楚，可能涉及张力敏感的机械感受器、内脏传入神经和中枢神经系统。

4. 十二指肠对脂类和酸的敏感性改变 研究显示，与健康人相比，FD患者在向十二指肠输注脂类时，会增强对胃扩张的感觉，这可能与为了消化脂类所导致的胆囊收缩素释放有关。同时，在十二指肠输注盐酸时，会诱发FD患者出现恶心症状，而在健康人群中则没有。这些研究提示，FD患者十二指肠对脂类和酸更敏感，这可能与FD患者的症状相关，但仍需要进一步的研究证实。

5. 幽门螺杆菌感染 一部分FD患者在成功根除*Hp*后，FD的症状可以持续缓解，因此*Hp*感染被认为是部分FD患者的病因。幽门螺杆菌感染会对胃酸分泌和激素状态产生影响，可能是根除*Hp*缓解FD症状的部分原因。

6. 十二指肠轻度炎症、黏膜通透性改变和食物抗原 黏膜屏障是抵御肠腔内病原体和有毒物质的第一道防线。在FD患者中可以发现十二指肠嗜酸粒细胞增多，这可能与早饱症状相关。感染、应激、十二指肠酸暴露、吸烟、食物过敏都可能引起十二指肠黏膜炎症和通透性改变。

7. 感染 急性感染可以在10%～20%的患者中诱发上胃肠道症状，尽管与感染后IBS相比，感染后消化不良持续的时间较短。发生感染后消化不良症状的可能性与感染病原体的特征和遗传易感性相关。

8. 心理因素 消化不良与精神疾病，特别是焦虑、抑郁的联系已经广为人知。这种联系可能是双向的。功能性胃肠病的患者更容易出现心理问题，反之亦然。神经影像学研究提示症状的感知受认知和情绪的影响。

三、诊断与处理策略★★★△△△

由于消化不良是消化科门诊最常见的主诉之一，诊断的最初目标是，决定哪些患者可以经验性治疗，哪些患者可能存在器质性病因，需要接受进一步的检查。详尽的病史和体格检查可以提供器质性病因的线索。

（一）病史与体格检查

在询问病史时，应询问症状的部位、程度、性质、持续时间、诱发和缓解方式，应注意症状与进食的关系及症状发作是否与特定的食物相关。还应重视症状的病程特点，是急性起病、间断发作还是慢性持续，对于新近出现消化不良症状的患者，不应轻易给出功能性消化不良的诊断。应关注患者是否存在报警症状（表 2-9），存在报警症状的患者，提示可能存在器质性的病因，应进行进一步的检查。应仔细回顾患者的用药史，寻找可能引起消化不良症状的药物，特别是 NSAIDs 类药物。对于拟诊功能性消化不良的患者，还应根据罗马Ⅳ的标准区分患者属于 EPS 还是 PDS 症状，因为这两个亚组的治疗选择不同。

表 2-9　上消化道肿瘤的报警症状

年龄＞55 岁，新近出现消化不良症状
消化道出血的证据：呕血、黑粪、粪便隐血试验阳性
吞咽困难或吞咽痛
持续呕吐
非自主的体重下降
胃癌或食管癌家族史
腹部包块或淋巴结肿大
缺铁性贫血

改编自：Talley NJ，Ford AC．Functional Dyspepsia．N Engl J Med，2015，373（19）：1853-1863.

消化不良患者的体格检查通常没有阳性发现，除了部分患者可能存在上腹部压痛。如果体格检查发现腹部包块、器官肿大、腹水或浅表淋巴结肿大，则应进行进一步检查。

在询问病史和体格检查时，应注意一些可能提示特定器质性疾病的典型症状。例如：①反酸、胃灼热是胃食管反流病的特征性症状，应注意区分上腹部烧灼感和胃灼热，后者的部位位于胸骨后；②消化性溃疡的典型表现是上腹部疼痛，进食或服用抑酸药物后可以缓解，常存在夜间痛；③在 55 岁以上的患者中，新近出现消化不良症状，特别是伴有体重下降，应考虑胃癌的可能；④胰腺疾病常表现为上腹部较难耐受的疼痛，向后背部放射，平卧或夜间明显；⑤胆绞痛的典型特征是突发的剧烈上腹痛，可在进食油腻食物后出现，常持续数小时，可伴有恶心、呕吐；⑥进食后上腹痛、畏食、体重下降三联征提示缺血性肠病。

（二）辅助检查

辅助检查的选择应基于患者的流行病学特征和病史、体格检查中提供的线索。在 45～55 岁或以上的患者中，常规的实验室检查（血常规、肝功能、肾功能、电解质、甲状腺功能、粪便隐血试验）有助于发现器质性疾病的线索。胃镜是消化不良患者最重要的辅助检查，可以发现大部分消化不良的器质性病因。对于怀疑胆、胰疾病的患者，应行腹部 B 超或 CT 检查。对于怀疑缺血性肠病的患者，应检查腹腔内大血管有无狭窄。对于病程长、治疗反应差的患者，应进行精神和心理评估。对于难治的患者，还应考虑胃肠动力检测，明确有无胃排空障碍，特别是对那些伴有恶心、呕吐的患者。

（三）消化不良患者的诊疗策略

对于没有报警症状的消化不良患者，有 3 种不同的诊疗策略可以选择：①积极内镜检查策略；②无创检测幽门螺杆菌，如果阳性则根除治疗（检测与治疗策略）；③经验性治疗策略。由于功能性消化不良的确诊需要通过胃镜检查以排除器质性病因，对于接受经验治疗而未行胃镜检查的患者，应初步诊断为“未经检查的消化不良”。

1. 积极内镜检查策略　这一策略的优势在于可以快速发现并针对性治疗消化不良的器质性病因，如消化性溃疡、反流性食管炎和恶性肿瘤。此外，胃镜检查时还可以进行幽门螺杆菌的检测。尽管这一策略对患者和医师来说都是最保险的策略，但内镜检查昂贵、有创、性价比不高，在大多数情况下，内镜检查的结果并不能显著地改变治疗方案。然而，对于年龄＞45 岁或存在报警症状的患者，仍应考虑积极进行胃镜检查。

2. 检测和治疗策略　幽门螺杆菌感染是绝大部分消化性溃疡的病因，同时也是胃癌最重要的危险因素。这一策略适用于 45 岁以下的患者，对于 *Hp* 阳性的患者给予根除治疗，而对于阴性的患者则给予经验性抑酸或促动力药物治疗。这一策略的优势在于可以治愈消化性溃疡、预防未来消化性溃疡的发生、降低胃癌的风险，同时，有一小部分功能性消化不良的患者（约 7%）在根除 *Hp* 后可获得症状的长期缓解。然而，在幽门螺杆菌感染率较低的地区，这一策略的性价比不高，同时，根除治疗还可能带来过敏、菌群失调等一系列不良反应。

3. 经验性治疗策略　经验性治疗是指根据患者的症状亚组给予对症治疗，对于 EPS 患者给予经验性 PPI 治疗，对于 PDS 患者给予促动力治疗，在幽门螺杆菌感染率较低的地区，这一策略比检测和治疗策略性价比更高。经验性 PPI 治疗的缺点在于，停药后可能出现反弹性胃酸高分泌，导致症状复发。同时，这一策略有漏诊严重器质性疾病的风险。

上述 3 种策略的选择取决于患者的流行病学背景、临床特征和治疗反应，图 2-3 给出的处理流程可供参考。

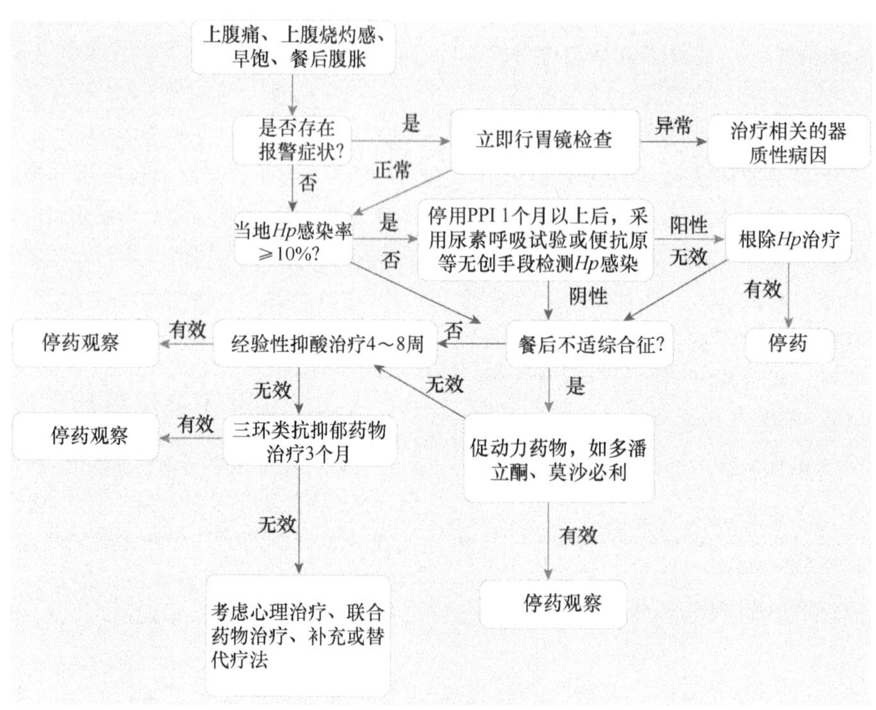

图 2-3　消化不良患者的处理流程

[改编自：Talley NJ，Ford AC．Functional Dyspepsia．N Engl J Med，2015，373（19）：1853-1863.]

（丁士刚　周丽雅）

第 4 节　恶心和呕吐

恶心（nausea）是一种想将胃内容物经口呕出的紧迫不适的主观感觉。呕吐（vomiting）是用力将胃或肠内容物经食管从口腔排出的半自主过程。恶心常是呕吐的前驱症状。如恶心同时伴有呕吐动作，但未将胃内容物吐出则称为干呕（retching）。恶心、干呕与呕吐可以单独发生，也可以伴随出现。呕吐反射需要呕吐中枢参与，而恶心和干呕单独出现时，不一定需要激活呕吐反射。

另外，必须区分呕吐与反食（regurgitation），后者是指胃内容物不经用力就反流到食管，有时到达口腔，通常不伴有恶心以及呕吐常见的喷射过程。反食与呕吐的临床意义不同。

【病理生理】★△

呕吐过程是需要中枢神经参与的复杂的反射动作。呕吐中枢位于延髓的外侧网状结构的背部，迷走神经核附近。接受来自包括皮质、脑干和前庭系统等中枢神经系统传入的冲动，以及来自心脏、消化系统、泌尿系统等内脏神经末梢的传入冲动，后者在孤束核中转后到达呕吐中枢，完成呕吐反射。

呕吐中枢也接受来自呕吐触发区（vomiting trigger zone，VTZ）传来的冲动。VTZ，也称化学感受器触发区（chemoreceptor trigger zone，CTZ），位于第四脑室底部的后极区，感受血液循环中的某些药物、化学或代谢物质信号，激活呕吐中枢。有些药物，如多巴胺受体激动药如阿扑吗啡、左旋多巴、溴隐亭等；某些代谢产物，如酮中毒或尿毒症时的代谢产物，均可以通过刺激 VTZ 引起呕吐。通过血液循环或直接作用 VTZ 的神经递质有多巴胺、5- 羟色胺（5-HT）、去甲肾上腺素、γ- 氨基丁酸、P 物质、脑啡肽等。

呕吐反射的通路涉及多种受体。刺激 $5\text{-}HT_3$ 受体引起多巴胺的释放，后者进一步激活呕吐中枢的多巴胺 D_2 受体，引发呕吐过程。临床中常用的昂丹司琼是 $5\text{-}HT_3$ 受体的抑制药，用于治疗化疗引起的呕吐。另一临床常用的镇吐药甲氧氯普胺是多巴

胺 D_2 受体的拮抗药。前庭中枢和孤束核有大量的组胺 H_1 受体和毒蕈碱 M_1 受体，这为治疗晕动症、前庭性恶心和妊娠呕吐提供了一条极好的药理学途径。另外，大麻素（cannabinoid）CB_1 受体也抑制呕吐反射。

呕吐中枢被激活后，通过传出神经，如支配咽、喉的迷走神经，支配食管和胃的内脏神经，支配膈肌的膈神经，支配肋间肌和腹肌的脊神经，将呕吐信号传至各有关效应器官，完成呕吐的全过程。恶心可发生在呕吐之前，常伴有胃张力降低，蠕动减弱、排空延缓、小肠逆蠕动等。接着腹肌、膈肌和肋间肌收缩，腹压增高，下食管括约肌松弛，空肠逆蠕动，胃窦收缩，使胃肠内容物反流到食管经口腔排出体外。与此同时，保护性的反射也被激活，如软腭抬举防止胃内容物进入鼻腔；屏住呼吸、声门关闭以防止呼吸道吸入。其他伴随现象还包括唾液分泌增加、出汗、心率减慢等迷走神经兴奋的表现。

【病因】★★△△

恶心、呕吐的病因复杂多样，涉及多个系统，迅速确定病因对于正确施治十分重要。

（一）腹部病变

各种原因导致的消化道机械性梗阻、胃轻瘫、慢性假性肠梗阻、胃及十二指肠溃疡病、胰腺炎和胰腺肿瘤、肝炎、胆囊炎及胆囊结石、阑尾炎、腹膜炎和腹膜肿瘤、肠系膜血管病变、肠系膜上动脉综合征（superior mesentery artery syndrome，SMA）、泌尿系统结石、卵巢囊肿扭转等。

（二）神经系统病变

偏头痛、颅内肿瘤、出血、梗死、脓肿、脑积水、脑膜炎、自主神经系统疾病、脱髓鞘疾病、迷路病症，如晕动症、迷路炎、梅尼埃病、中耳炎等。

（三）代谢和内分泌系统疾病

糖尿病、糖尿病酮症、甲状旁腺功能亢进、高钙血症、甲状旁腺功能减退、低钠血症、甲状腺功能亢进、肾上腺皮质功能低下、急性间歇性卟啉病、尿毒症等。

（四）感染

急性胃肠炎、全身感染性疾病、病毒性肝炎等。

（五）药物和毒物

肿瘤化疗药物、解热镇痛药、麻醉药、口服避孕药、心血管系统用药（如地高辛、抗心律失常药）、抗生素、中枢神经系统用药（如左旋多巴和其他多巴胺激动药等治疗帕金森病的药物和抗癫痫药物）、茶碱类药物。其他还有酒精滥用、维生素 A 中毒、吸毒等。

（六）妊娠期恶心、呕吐

早期妊娠反应、妊娠剧吐、妊娠期急性脂肪肝。

（七）其他

术后状态、放射治疗、系统性红斑狼疮、硬皮病、心肌缺血、心肌梗死、饥饿以及精神疾病等。

（八）功能性恶心、呕吐

罗马Ⅳ型诊断标准将没有器质性病变（有明确的结构和生理学异常）的功能性恶心、呕吐，分为慢性恶心呕吐综合征、周期性呕吐综合征及大麻素剧吐综合征。

1. 慢性恶心呕吐综合征（chronic nausea vomiting syndrome） 慢性恶心呕吐综合征病因不明，但临床经验显示某些顽固性恶心可能与中枢或精神疾病有关，对经验治疗无反应。其诊断必须符合以下所有条件：①令人不适的恶心症状，足以影响正常活动，每周至少发生 1 d 和（或）每周 1 次或 1 次以上的呕吐症状；②必须除外人为诱吐、进食不当、反流和反刍；③常规检查（包括上消化道内镜检查）没有可以解释这些症状的脏器、全身或代谢性疾病的证据；诊断前症状出现至少 6 个月，近 3 个月症状符合以上标准。

2. 周期性呕吐综合征（cyclic vomiting syndrome，CVS） 必须符合以下所有条件：①典型的呕吐症状反复急性发作，每次发作持续时间不超过 1 周；②前 1 年内间断发作至少 3 次，在近 6 个月内发作 2 次，发作间隔至少 1 周；③发作间期无呕吐发生，但可以存在其他更轻的症状；诊断前症状出现至少 6 个月，近 3 个月症状符合以上标准。支持诊断表现：有偏头痛病史或家族史。

3. 大麻素剧吐综合征（cannabinoid hyperemesis syndrome） 必须符合以下所有条件：①典型的呕吐症状，与周期性呕吐综合征相似（包括起病特点、持续时间和频率）；②发生在较长时间使用大麻制品后；③在持续停止使用大麻制品后，呕吐症状可以缓解；诊断前症状出现至少 6 个月，近 3 个月症状符合以上标准。支持诊断表现：可能与病理性洗浴习惯有关（长时间热水洗澡或淋浴）。

【呕吐的临床特点】★★★△△△

不同病因所致的呕吐临床特点不同。应详细询问症状发生的时间、缓急；呕吐前是否伴有恶心；呕吐的持续时间、严重程度、与饮食的关系；呕吐的方式，呕吐物的量、性质、气味；相关伴随症状；以往有无肝炎、肾病、糖尿病、心脏病、腹部手术、用药史等。育龄妇女应询问月经史。

1. 直接刺激呕吐中枢或VTZ所致的呕吐常发生在清晨或空腹时，呕吐物为黏液样物质或胃液。妊娠、药物、毒物（如酒精滥用）或代谢性疾病（糖尿病、尿毒症）通常引起这一类型的呕吐。

2. 前庭或小脑疾病以及晕动症相关的恶心、呕吐多发生于青壮年，可伴有眩晕、耳鸣、耳聋、眼球震颤、耳发胀。椎-基底动脉供血不足患者可伴有眩晕、视力障碍、共济失调、头痛、意识障碍，多发生于老年人。偏头痛患者先有视觉改变、嗜睡等，随后出现一侧剧烈头痛，可伴有面色苍白、出冷汗，多发生于青春期，呈周期性发作。颅内病变或颅内压升高所致的呕吐多无恶心、干呕等前驱症状，突然发作，呈喷射性。患者同时伴有剧烈头痛，可出现意识障碍。

3. 各种急腹症在引起相应部位急性疼痛的同时，可伴随恶心、呕吐。有时呕吐十分剧烈，甚至可能是唯一症状。肠系膜上动脉综合征通常存在脊柱前凸增加、腹壁肌肉张力消失、体重迅速下降和腹部手术后长期卧床等诱发因素。呕吐物含有胆汁，伴餐后上腹胀满、中腹部疼痛，部分患者采用俯卧位或膝胸位后症状缓解。急性下壁心肌梗死，可引起顽固的恶心、呕吐，同时伴有胸痛、胸闷、心悸、呼吸困难、出冷汗等。慢性反复发作的呕吐可见于胃轻瘫、不完全肠梗阻、慢性假性肠梗阻等。

4. 幽门梗阻患者的胃明显扩张，呕吐通常在餐后一段时间后出现。呕吐物含有潴留的部分消化的食物或隔夜食物。胃肠吻合术后患者可呕吐胆汁。呕吐物有粪便味提示低位肠梗阻、肠麻痹或胃结肠瘘。

5. 早期妊娠呕吐通常发生于清晨进食以前，一般在妊娠第9周左右达到高峰，很少持续超过第22周。妊娠剧吐是指一种异常严重的恶心、呕吐，可引起脱水、电解质紊乱、营养不良等并发症。通常于妊娠早期出现，可持续超过妊娠的前3个月。妊娠急性脂肪肝发生于妊娠的最后3个月，呕吐严重，常伴有头痛、全身不适和先兆子痫表现（高血压、水肿、蛋白尿），可以很快进展至肝衰竭和弥散性血管内凝血。肝活检可以发现典型的小泡性脂肪变性。

【辅助检查】★★△△

根据可能的不同病因选择以下检查，包括全血细胞计数、电解质、肝功能、肾功能、血糖、甲状腺功能、血清淀粉酶和脂肪酶、血气分析、心电图、立卧位腹部X线片、腹部超声、CT、消化道内镜、消化道造影、颅脑CT、MRI及脑脊液检查等。必要时做药物毒物检测及血皮质醇、促肾上腺皮质激素释放因子和儿茶酚胺检测。建议所有育龄期急性呕吐妇女行尿妊娠检查（尿β-人绒毛膜促性腺激素检测）。

【特殊检查】

食管测压用于发现食管动力性疾病如弥漫性食管痉挛、贲门失弛缓等引起的呕吐。胃排空测定包括放射性闪烁扫描显像法（radio scintigraphy）、胃超声评价液体食物的排空，以及 ^{13}C 辛酸呼气试验。胃电图用于识别胃起搏点的节律异常，但存在信号不良、伪差、与临床症状相关性差等缺点。胃肠测压可能是评价上胃肠道动力异常的最可靠的生理学检查，但是这一检查烦琐、昂贵、操作困难。

【并发症】★★△△

（一）食管和胃损伤

1. 急性呕吐后患者常有胃灼热或胸骨后疼痛等食管炎症状；慢性迁延性呕吐所致的食管炎多累及食管较长节段。

2. 突然发生的干呕或呕吐可造成胃食管连接部位黏膜损伤，引起急性上消化道出血，导致呕血，即马洛里-魏斯（Mallory-Weiss）综合征。由于剧烈呕吐可导致食管壁破裂并穿孔和继发性纵隔炎，称为自发性食管破裂综合征（Boerhaave综合征），其病死率较高。

3. 长时间呕吐后，面部和颈部可以出现多发的皮下出血。慢性呕吐可以造成龋齿。

（二）声门痉挛和吸入性肺炎

酸性物质和胆汁对咽部的刺激，可以引起一过性声门痉挛和窒息。年老、意识障碍或咳嗽反射减弱者，易出现胃内容物误吸入气管，引起急性窒息和吸入性肺炎。

（三）水、电解质代谢失衡和营养不良

临床表现为脱水、低血压、血液浓缩、少尿、肌无力、心律失常，低钾血症、低钠血症、低氯性碱中

毒。长期呕吐可导致营养不良。

【治疗】★★★△△△

治疗原则：①积极寻找病因，给予针对性的治疗；②镇吐对症治疗；③纠正水、电解质代谢紊乱；④其他并发症治疗。用于治疗恶心、呕吐的药物分为以下两类：中枢镇吐药和外周促动力药。有些药物同时具有这两种作用机制，以其中某一种起主要作用。

（一）中枢镇吐药

1. 多巴胺 D_2 受体拮抗药

（1）苯甲酰胺类：甲氧氯普胺为多巴胺 D_2 受体拮抗药，同时还具有 5-HT_4 受体激动效应，对 5-HT_3 受体有轻度抑制作用。可作用于延髓催吐 CTZ 中多巴胺受体而提高 CTZ 的阈值，具有强大的中枢性镇吐作用。适应证为急性恶心、呕吐，如手术后以及放化疗引起的恶心、呕吐。甲氧氯普胺可以通过血 - 脑脊液屏障，可导致焦虑、嗜睡、严重锥体外系反应、心律失常等不良作用，大量长期应用增加不良反应发生率。伊托必利具多巴胺 D_2 受体阻滞和乙酰胆碱酯酶抑制的双重作用，通过刺激内源性乙酰胆碱释放并抑制其水解而增强胃与十二指肠运动，促进胃排空，并具有中度镇吐作用。

（2）苯并咪唑衍生物：代表药物多潘立酮为外周多巴胺 D_2 受体拮抗药，但可以阻断部分在血脑屏障之外的中枢延髓最后区。能增强食管蠕动和食管下括约肌的张力，增加胃窦和十二指肠运动，协调幽门的收缩，促进胃排空，对结肠的作用很小。不通过血 - 脑脊液屏障，对脑内多巴胺受体无拮抗作用。多潘立酮（以及苯甲酰胺类）可能增加催乳素的释放，偶尔导致乳房压痛和溢乳。

2. 吩噻嗪类和丁酰苯类 吩噻嗪类（氯丙嗪、奋乃静、丙氯拉嗪、异丙嗪、硫乙拉嗪）和丁酰苯类（氟哌利多、氟哌啶醇）药物可以阻断多巴胺 D_2 受体及毒蕈碱 M_1 受体。吩噻嗪类对组胺 H_1 受体也有阻断作用。一般通过胃肠道外或栓剂给药，用于治疗眩晕、偏头痛、晕动症等引起的急性剧烈呕吐，对于继发于毒物、化疗和手术后的呕吐也有效。常见不良反应为锥体外系作用。

3. 抗组胺和抗毒蕈碱类药物 此类药物在中枢水平阻断组胺 H_1 受体（如赛克利嗪、苯海拉明、桂利嗪、美克洛嗪、羟嗪）和毒蕈碱 M_1 受体（东莨菪碱）。异丙嗪属于吩噻嗪类，但却有抗组胺、抗毒蕈碱以及很强的镇静作用。赛克利嗪和苯海拉明通常用于治疗晕动症和前庭疾病所致的恶心、呕吐，赛克利嗪对术后以及其他原因的呕吐也有效。

4. 5-HT 受体拮抗药 5-HT_3 受体拮抗药是强有力的镇吐药，选择性地阻断呕吐中枢和胃壁的 5-HT_3 受体，因此除了抗呕吐作用外，还有轻微的促胃动力作用。这类药物的主要适应证是放化疗及手术后呕吐。临床用药包括昂丹司琼、托烷司琼、雷莫司琼、阿扎司琼、格雷司琼。常见不良反应为头痛。

5. 糖皮质激素 糖皮质激素抗呕吐的作用机制尚不十分清楚。可能与抑制中枢前列腺素合成、内啡肽释放以及改变 5- 羟色胺的合成与释放有关。主要用于手术后或放化疗后的恶心、呕吐。糖皮质激素也用于减轻脑水肿从而缓解部分颅内高压引起的恶心、呕吐。最常用的是地塞米松，一般只短期使用，常与其他抗呕吐药，如甲氧氯普胺或 5-HT_3 拮抗药联合使用。合并消化性溃疡或胃肠吻合术后的患者，建议同时使用抑酸药。

6. 大麻素类 大麻素类药物作用于呕吐中枢的大麻素 CB_1 受体。纳洛酮是一种合成的大麻素，具有抗呕吐和抗焦虑的作用。主要用于其他药物无法控制的化疗引起的呕吐。常见不良反应为低血压和精神反应。

7. 辅助药物与疗法 对于存在焦虑的患者可合用苯二氮䓬类药物，针灸和按摩对于减轻某些晕动症以及化疗药所致的呕吐也有作用。

（二）促胃动力药

1. 5-HT_4 受体激动药 5-HT_4 受体激动药主要用于治疗胃轻瘫、假性肠梗阻和功能性消化不良所致的恶心、呕吐。目前临床上主要有莫沙必利。

2. 胃动素受体激动药 胃动素受体激动药包括红霉素等，作为平滑肌细胞和肠神经胃动素受体的配体发挥作用。药理作用呈剂量依赖性。低剂量（0.5～1 mg/kg 静脉注射）时，红霉素促进整个胃肠道的蠕动；高剂量（200 mg 静脉使用），胃窦收缩剧烈，加快胃排空。红霉素可用于糖尿病、手术后及特发性胃轻瘫所致的恶心、呕吐。低剂量用于治疗假性肠梗阻的患者。口服疗效不肯定。不适于长期使用。

（三）妊娠期呕吐用药

根据已发表的资料，在妊娠期可以安全使用的治疗恶心、呕吐的药物包括维生素 B_6、昂丹司琼及相关的 5-HT_3 拮抗药；多西拉敏是一种具有镇吐作用的抗组胺药物，在某些欧洲国家应用。FDA 将甲氧氯普胺划为妊娠 B 类用药。其他抗组胺药物也可能是安全的，但缺乏支持其应用的证据。

（张 莉 周丽雅）

第5节 腹　泻

【定义】★★★△△△

腹泻是常见的临床症状，病因复杂。腹泻指排便次数增多，粪质稀薄，或带有黏液、脓血或未消化的食物。如排便次数每日3次以上或每天粪总量>200 g，粪质稀薄，则可认为是腹泻。需要指出的是，每天粪便总量随着饮食结构的变化并不固定，因此，需要综合评价粪便总量和粪质改变情况来做出是否腹泻的判断。

【流行病学】★△

腹泻是常见的临床症状。在美国，每年有超过450 000例患者因胃肠炎入院（占成年住院患者的1.5%），而且慢性腹泻的年发病率为5%；在发展中国家，特别是在儿童中，急性感染性腹泻仍然是导致死亡的一个重要原因。

【病因】★★★△△△

（一）急性腹泻

急性腹泻的判定时间仍有争议，一般认为4周之内的腹泻为急性腹泻，最常见的原因为感染，通常是自限性的，治疗比较容易。大多数细菌或病毒所致的腹泻病程在7 d之内。常见的急性腹泻病因（表2-10）如下。

表2-10　腹泻的常见病因

急性腹泻
- 感染
  - 细菌
  - 寄生虫
  - 原虫
  - 病毒
- 食物过敏
- 食物中毒
- 药物
- 慢性腹泻初发

慢性腹泻
- 脂肪性腹泻
- 吸收不良综合征
  - 肠系膜缺血
  - 黏膜疾病（例如，麦胶病，惠普尔病）
  - 短肠综合征
  - 小肠细菌过度生长
- 消化不良
  - 胃肠道胆汁酸浓度不足
  - 胰腺外分泌功能不全
- 炎症性腹泻
  - 憩室炎
  - 感染性疾病
    - 侵袭性细菌感染（如结核病、耶尔森菌病）
    - 侵袭性寄生虫感染（如阿米巴病、粪类圆线虫病）
    - 伪膜性结肠炎（难辨梭状芽孢杆菌感染）
    - 病毒感染（如巨细胞病毒、HSV）
- 炎症性肠病
  - 克罗恩病
  - 溃疡性结肠炎
- 缺血性结肠炎
- 肿瘤
  - 结肠癌
  - 淋巴瘤
- 放射性肠炎

水样泻
- 渗透性腹泻
  - 糖吸收不良
  - 渗透性泻药（如Mg^{2+}、PO_4^{3-}、SO_4^{2-}）
- 分泌性腹泻
  - 细菌毒素所致
  - 先天性综合征（先天性氯性腹泻）
  - 胃肠运动调节障碍
  - 糖尿病自主神经病变
  - 肠易激综合征
  - 交感神经切断术后腹泻
  - 迷走神经切断术后腹泻
- 憩室炎
- 内分泌病
  - 艾迪生病
  - 类癌综合征
  - 胃泌素瘤
  - 甲状腺功能亢进症
  - 肥大细胞增多症
  - 甲状腺髓样癌
  - 嗜铬细胞瘤
  - 生长抑素瘤
  - 血管活性肠肽瘤
- 特发性分泌性腹泻
  - 流行性分泌性腹泻
  - 散发性特发性分泌性腹泻
- 回肠胆汁酸吸收不良
- 炎症性肠病
  - 克罗恩病
  - 显微镜结肠炎
    - 胶原性结肠炎
    - 淋巴细胞性结肠炎
  - 溃疡性结肠炎
- 滥用泻药（刺激性泻药）
- 药物和毒素
- 肿瘤
  - 结肠癌
  - 淋巴瘤
  - 直肠绒毛状腺瘤
- 血管炎

摘自 Sleisenger & Fordtran's Gastrointestinal and Liver Disease 10 th

1. 肠道疾病　常见的是由病毒、细菌、真菌、原虫、蠕虫等感染所引起的肠炎、抗生素相关性腹泻、急性肠道缺血等。

2. 急性中毒　使用毒蕈、桐油、河豚、鱼胆及化学药物如砷、磷、铅、汞等引起。

3. 全身性感染　如败血症、伤寒或副伤寒、钩端螺旋体病等。

4. 其他　如变态反应性肠炎、过敏性紫癜，服用某些药物，如氟尿嘧啶、利舍平、新斯的明等；某些内分泌疾病，如肾上腺素皮质功能减退危象、甲亢危象等。

（二）慢性腹泻

慢性腹泻一般超过 4 周，只有少数病原体可导致慢性腹泻，如阿米巴或耶尔森菌、结梭杆菌、痢疾杆菌等感染。因此，慢性腹泻应更多地考虑非感染因素（表 2-10）。

1. 病因

（1）消化系统疾病

1）胃癌、胃切除术后。

2）感染性疾病，如慢性细菌性痢疾、肠结核、伪膜性肠炎、慢性阿米巴结肠炎、结肠血吸虫病、憩室炎、小肠细菌过度生长等。

3）炎症性肠病：溃疡性结肠炎、克罗恩病、显微镜下结肠炎。

4）结肠息肉、结肠癌、肠淋巴瘤、类癌。

5）嗜酸性粒细胞性胃肠炎、放射性肠炎、缺血性肠炎。

6）肠运动紊乱或失调，如迷走神经切断术后、交感神经切断术后、回盲部切除术后、肠易激综合征、盲袢综合征。

7）吸收不良综合征，如惠普尔病、短肠综合征、乳糜泻、小肠细菌过度生长。

8）慢性肝炎、长期梗阻性黄疸、肝硬化、慢性胰腺炎、肝癌、胆管癌、胰腺癌、胃泌素瘤、VIP 瘤等。

（2）全身性疾病

1）甲状腺功能亢进症、糖尿病、类癌综合征、嗜铬细胞瘤、慢性肾上腺皮质功能减退、甲状旁腺功能减退、腺垂体功能减退。

2）尿毒症。

3）系统性红斑狼疮、结节性多动脉炎、混合性风湿免疫疾病。

4）食物过敏、烟酸缺乏等。

（3）滥用泻药、长期服用某些药物，如制酸药（如含有镁的制剂）、抗心律失常药（如奎尼丁）、大多数抗生素、抗高血压药物（如β- 肾上腺素能受体阻滞药）、抗炎药（如非甾体抗炎药、金制剂、5- 氨基水杨酸）、抗肿瘤药、抗反转录病毒药物、抑酸药（如组胺 H_2- 受体拮抗药、质子泵抑制药）、秋水仙碱、前列腺素类似物（如米索前列醇）、茶碱、维生素和矿物质补充剂、草药制剂、重金属等。

2. 水样泻、脂肪泻和炎症性腹泻　根据粪便的特点可以将慢性腹泻分为水样泻、脂肪泻和炎症性腹泻，这样分类可以简化鉴别诊断。水样泻提示分泌性或渗透性腹泻，脂肪泻提示小肠对脂肪或其他营养物质吸收不良。而炎症性腹泻提示胃肠道内存在炎症或肿瘤性疾病。

【病理生理】★★△△

腹泻是人体对各种肠道损伤和攻击的保护性反应。当感染性病原体、毒素或其他有毒物质出现在肠道中，刺激肠道的分泌和运动功能以排出这些物质，从而产生腹泻。在急性期这种保护性反应在一定程度上具有保护作用，但是，慢性腹泻则是机体的过度反应。

肠道中水转运异常可导致腹泻。一般情况下，经口摄入及由唾液腺、胃、肝、胰等内源性分泌的液体总量为每天 9～10 L，小肠和结肠吸收其中的 99%。肠道中水的吸收减少 1% 即可导致腹泻。

腹泻的发病机制相当复杂，有些因素又互为因果，传统上从病理生理角度可归为下列 4 个方面：渗透性腹泻、分泌性腹泻、渗出性腹泻、胃肠动力失常。但是，近来有趋势简化这一分类，将其分为渗透性腹泻、分泌性腹泻以及由多种因素导致的复杂性腹泻。

（一）渗透性腹泻

渗透性腹泻是由于肠腔内存在大量高渗食物或药物，大量液体被动进入高渗状态的肠腔而引起的腹泻。摄入难吸收物、食物消化不良及黏膜转运机制障碍均可导致高渗性腹泻，禁食 48 h 后腹泻停止或显著减轻、粪便渗透压差扩大。常见的渗透性腹泻原因如下。

1. 糖类吸收不良　糖类吸收不良的主要病因是双糖酶缺乏，如先天性葡萄糖 - 半乳糖吸收不良、先天性果糖吸收不良、先天性或获得性双糖酶缺乏、吸收不良综合征等。

2. 肝、胆、胰疾病　导致消化不良时，常伴有脂肪和蛋白质的吸收不良亦可导致腹泻。临床表现为粪便含有大量脂肪，常伴有多种物质吸收障碍所致的营养不良综合征。

3. 摄入难以吸收的糖类（碳水化合物） 如乳果糖、山梨糖醇、甘露醇、果糖、纤维（水果、蔬菜）；含酶制剂，如抗酸药、轻泻药；含有聚乙二醇的药物；含钠的轻泻药，如枸橼酸钠、磷酸钠、硫酸钠等亦可导致渗透性腹泻。

（二）分泌性腹泻

分泌性腹泻是由于肠黏膜受到刺激而致水、电解质分泌过多或吸收受抑制所引起的腹泻。肠绒毛细胞具有吸收功能，而肠黏膜的隐窝细胞顶膜有 Cl^- 传导通道，调节 Cl^- 的外流和分泌，其关键作用是分泌水和电解质至肠腔。当肠细胞分泌功能增强、吸收减弱或两者并存时，均可引起水和电解质的净分泌增加而引起分泌性腹泻。

分泌性腹泻最常见的原因是感染。感染源（病毒、细菌、寄生虫）产生的肠毒素与其受体相互作用，影响肠道转运，从而导致阴离子分泌增加。除刺激分泌外，肠毒素还可阻断特定的吸收途径。大多数肠毒素抑制 Na^+-H^+在小肠和结肠的交换，从而抑制水分吸收。

内分泌肿瘤释放的多肽，如血管活性肠肽或降钙素通过刺激上皮细胞分泌以及上皮下神经元和炎性细胞释放多肽导致分泌性腹泻。神经递质如乙酰胆碱和血清素（5-羟色胺，5-HT），以及其他调节因子如组胺和炎症因子，也能刺激分泌。大部分调节肠道转运的内源性物质，通过改变细胞内信使，如环磷腺苷（cAMP）、环磷鸟苷，以及钙离子来控制特定的转运途径而引起腹泻。此外，多肽和其他调节因子可能会影响个别转运蛋白的合成、定位和降解。药品和某些有毒物质可能通过与肠上皮细胞内的调节因子或细胞内信使的相互作用而导致分泌性腹泻。

广泛小肠淋巴瘤、肠结核、克罗恩病等可导致肠道淋巴引流障碍从而造成腹泻。而直肠或乙状结肠绒毛腺瘤亦可引起分泌性腹泻。

为了完成液体和电解质的吸收，肠道必须有足够表面积和与腔内容物足够的接触时间。口炎性腹泻和炎症性肠病（IBD）或切除手术后肠道表面积的明显减少，可能会影响水分的吸收。尽管小肠和结肠的吸收能力强大，但切除过多的肠管仍会不可避免地造成腹泻。在某些情况下，这种问题是暂时的，因为随着时间的推移，肠道可经过适应过程提高其吸收能力。而在切除某些具有高度特异的吸收功能、无法由其他部分肠道替代的肠段后，即使经过较长时间，这种代偿也是不可能实现的。例如，回盲部切除后导致永久性的氯化钠逆浓度梯度吸收障碍；回肠切除后不能吸收维生素 B_{12}-内因子和结合胆汁酸。

特异性吸收途径的缺乏或破坏可能会导致腹泻。如罕见的先天性综合征：先天性高氯性腹泻和先天性钠腹泻，是由于缺乏特异的转运分子而引起的。高氯性腹泻中，Cl^--HCO_3^- 在回肠和结肠的交换存在缺陷，将氯化物转化为不易吸收的离子。通过限制氯化物的摄入量、抑制氯离子的分泌（即通过质子泵抑制药减少胃酸分泌）或提高短链脂肪酸的吸收（例如，应用外源性丁酸盐）以刺激氯化物在结肠的吸收，可减轻高氯性腹泻。先天性钠腹泻是由于 Na^+-H^+交换机制缺陷导致的。

分泌性腹泻具有如下特点：每日大便量超过 1 L（多达 10 L 以上），大便为水样，无脓血，血浆-粪质渗透压差＜50 mOsm/L，这是由于粪便主要来自肠道过度分泌，其电解质组成和渗透压与血浆十分接近，粪便的 pH 多为中性或碱性，禁食 48 h 后腹泻仍持续存在，大便量仍＞500 ml/24 h。

（三）渗出性腹泻

渗出性腹泻是由于肠黏膜的完整性受到破坏而大量渗出所致。此时，炎性渗出虽占重要地位，同时还存在肠壁组织炎症及其他改变而导致的肠分泌增加、吸收不良和运动加速等病理生理过程。渗出性腹泻可分为感染性和非感染性两类，前者的病原体可为细菌、病毒、寄生虫、真菌等。后者则为自身免疫、炎症性肠病、肿瘤、放射线、营养不良等导致黏膜坏死。

渗出性腹泻的特点是粪便含有渗出液和血。结肠特别是左半结肠病变多有肉眼脓血便。小肠病变渗出物及血均匀地与粪便混在一起，除非有大量渗出或蠕动过快，一般无肉眼脓血，需显微镜检查发现。

（四）胃肠动力失常

部分药物、疾病和胃肠道手术可改变肠道正常的运动功能，促进肠蠕动，使肠内容物过快地通过肠腔，与黏膜接触时间过短，从而影响消化和吸收，发生腹泻。

引起肠道运动加速的原因有药物（如西沙必利、普萘洛尔等）、肠神经病变（如糖尿病等）、促动力性激素（如甲状腺素、生长抑素、5-HT、P 物质、前列腺素等）、胃肠手术（如胃次全切除或全胃切除、回盲部切除、胃结肠、小肠结肠瘘或吻合术）。

由肠运动加速引起腹泻的常见疾病有肠易激综合征、甲状腺功能亢进症、糖尿病、胃肠手术、甲状腺髓样癌、类癌综合征等。

单纯胃肠运动功能异常性腹泻的特点是粪便不带渗出物，往往伴有肠鸣音亢进，腹痛可有可无。

临床上大多数的腹泻不是由单一的病理生理机制所造成，涉及多种机制，可能包括肠道内分泌细胞释放的物质、局部和远处免疫反应细胞释放的细胞因子、肠神经系统活动以及外周释放的多肽和激素的影响（旁分泌系统、免疫系统、神经系统和内分泌系统）。因此，现多将其归为由多种因素导致的复杂性腹泻。

【临床表现】★★★△△△

了解临床表现，对明确病因和确定诊断有重要的意义。

急性腹泻起病急骤，病程短，多为感染或食物中毒所致。慢性腹泻起病缓慢，病程较长，其鉴别诊断相对复杂。

大便的特点是非常重要的，如出现血液、黏液、脓液、油滴或食物残渣等。粪便中出现血液提示痔疮、恶性肿瘤或 IBD 可能。在急性感染性腹泻患者中，粪便中有肉眼可见的血液高度提示侵袭性病原体感染。水样便提示渗透性腹泻或分泌性腹泻，而出现油滴或食物残渣则提示吸收不良、消化不良。粪便漂浮的现象一般代表粪便中气体含量的增加，而不是脂肪含量的变化。

应询问排便与吃饭或禁食的关系，排便在白天或夜间，以及有无排便紧迫感或排便失禁的出现。影响患者睡眠的夜间腹泻强烈提示存在器质性疾病而非 IBS 等功能性疾病。应注意其他同时存在的症状，如腹痛、腹胀、痉挛、发热以及体重减轻。过多的排气提示由于摄食不易吸收的糖类或小肠糖类吸收不良造成结肠细菌发酵的糖类增加。

体格检查发现通常对确定腹泻的严重性比确定其原因更有帮助。患者体液量的状态可以通过体位变化时血压和脉搏的变化来评估。应注意发热和其他由毒素引起的体征。仔细的腹部检查非常重要，特别是要重视肠鸣音的存在或消失、腹胀、局部或全腹压痛、肿块以及肝大。

体格检查可能会提供更多腹泻病因的直接证据。特征性的体格检查发现可见于肥大细胞增多症（色素性荨麻疹）、淀粉样变性（巨舌、蜡样丘疹、挤压性紫癜）、艾迪生病（色素沉着）、类癌综合征（皮肤潮红）、甲状腺结节合并颈部淋巴结病变可能是甲状腺髓样癌的表现，IBD、惠普尔病及一些肠道感染中可能会有关节炎的表现，淋巴结病变可能提示有获得性免疫缺陷综合征（AIDS）或淋巴瘤等。

【辅助检查】★★★△△△

大多数急性腹泻的病因是感染性疾病，病程自限，除非患者免疫功能受损、同时患有严重的合并疾病或有病情严重的征象（如频繁呕吐、大量腹泻、出现肌肉关节疼痛等），否则可无须特殊检查。当然，如果腹泻持续时间超过数日，仍需进一步检查以明确病因。

血常规可以明确是否存在细菌感染、贫血等情况，但是病毒性腹泻往往白细胞计数正常或淋巴细胞增多。沙门杆菌感染可导致中性粒细胞减少。

血电解质、尿素氮、肌酐水平可评价腹泻对水、电解质、肾功能的影响。

粪便检查对腹泻的诊断非常重要，为实验室的常规检查，部分经粪便检查就能做出病因诊断。粪便中存在白细胞提示炎症性腹泻。对于没有在数日内自行缓解的急性腹泻患者，有必要进行粪便细菌培养，必要时根据患者抗生素使用情况进行难辨梭状芽孢杆菌培养或毒素测定。其他常用的病原学检查包括寄生虫及虫卵、阿米巴、贾第鞭毛虫、真菌检查等，需根据患者的具体情况选择。

对于严重的腹泻患者，可根据情况选择腹部 X 线片、肠镜等检查进行评估。

慢性腹泻的病因更为复杂难辨，多数情况下不能凭借单一检查明确。根据大便的性状，可将其分为水样泻、脂肪泻和炎性腹泻。

（一）粪便检查

粪便隐血试验和常规检查发现白细胞提示结肠炎或恶性肿瘤导致的炎症性腹泻、麦胶病、复发性口炎性腹泻等。

粪便渗透压差是指粪便渗透压与粪便电解质摩尔浓度之差。由于粪便在排出体外时，渗透压一般与血浆渗透压相等，因此，可用血浆渗透压代替粪便渗透压。计算公式为：粪便渗透压差＝血浆渗透压 −2×（粪［Na^+］＋粪［K^+］），血浆渗透压取恒数即 290 mOsm/L。粪便渗透压差＜50 mOsm/L 提示分泌性腹泻，而渗透性腹泻患者的粪便渗透压差＞100 mOsm/L。

粪脂量超过正常时可反映小肠吸收不良，可因小肠黏膜病变、小肠内细菌过度生长或胰腺外分泌不足等原因引起。粪脂测定的检测方法有以下两种。

1. 苏丹Ⅲ染色　粪涂片用苏丹Ⅲ染色，在显微镜下观察红色脂肪滴，是最简单的定性检查方法。

2. 脂肪平衡试验 受试者每日饮食中摄入含80～100 g脂肪的饮食，共计5天，用卡红（carmine）作指示剂，收集3天（72 h）粪便测定粪脂肪含量。脂肪吸收率计算公式为：脂肪吸收率（%）=（饮食内脂肪－粪脂肪）/饮食内脂肪×100。

24 h粪脂肪平均<6 g或吸收率>90%为正常，反之提示脂肪吸收不良。脂肪平衡试验被认为是脂肪吸收试验的金标准。此法必须保证每日摄入脂肪80～100 g，准确收集72 h的粪标本，方能提供准确的未被吸收的粪脂肪量，它可以显示脂肪吸收不良的严重程度，但不能鉴别脂肪吸收不良发生的原因是消化、吸收抑或运输的问题。此外，受试者饮食中摄入中链三酰甘油或矿物油，会使粪脂肪测定发生误差。

其他粪便的病原学检查同急性腹泻。近年来，肠道菌群是一个热点，但是在临床如何检测仍没有定论。粪便菌群分析计数细菌总数，并将肠道菌群粗略地分为革兰阳性杆菌、革兰阴性杆菌、革兰阳性球菌、革兰阴性球菌，对肠道菌群紊乱有一定的提示作用。

（二）血液检查

血液检查包括血红蛋白、白细胞及其分类（嗜酸性粒细胞）、血浆蛋白、电解质、血浆叶酸和维生素B_{12}浓度、肝功能、肾功能及血气分析等。可了解有无贫血、白细胞增多、糖尿病、尿毒症等，并可了解水、电解质和酸碱平衡情况。

（三）内镜检查

结肠镜检查和活检对于结肠的肿瘤、炎症等病变具有重要诊断价值。双气囊小肠镜可观察全小肠，结合活检及吸取空肠液做培养有助于乳糜泻、某些寄生虫感染、克罗恩病、小肠肿瘤等的诊断。胶囊内镜为非侵入性检查，创伤性小、患者易接受，亦有助于小肠病变的诊断，缺点是不能活检，对可能发生肠梗阻者禁用。

（四）X线检查

X线检查包括腹部X线片、钡剂检查、钡灌肠有助于观察胃肠道黏膜的形态、胃肠道肿瘤、胃肠动力等，小肠造影对小肠病变的诊断很有帮助，目前仍是小肠疾病诊断的一种重要手段。钡剂检查、钡灌肠可与内镜检查相补充。怀疑胰腺疾病引起的腹泻时，胰腺CT对诊断有帮助。怀疑缺血性肠病时可行选择性血管造影。

（五）腹部超声检查

对肝、胆、胰、肾及腹腔疾病诊断有帮助，有利于腹泻的鉴别诊断，一定程度上还可了解胃肠道情况。

（六）逆行胰胆管造影或磁共振胰胆管成像

逆行胰胆管造影（ERCP）或磁共振胰胆管成像（MRCP）有助于诊断胆、胰疾病引起的腹泻。

（七）小肠吸收功能测定

1. 粪脂测定 见本部分之“（一）粪便检查”。

2. 吸收试验

（1）H_2呼气试验：正常人对绝大多数可吸收的糖类在到达结肠前可以完全吸收。肠道细菌发酵代谢未被吸收的糖类是人体呼气中氢气的唯一来源。利用这一原理，可测定小肠对糖类的吸收不良。方法是患者禁食一夜后，口服20%葡萄糖溶液50 ml（10 g葡萄糖），然后用气相色谱仪测定禁食时和禁食30 min、60 min、120 min、180 min的氢气浓度。正常人口服葡萄糖后在小肠完全吸收，呼出的氢气无增加，若任一时段的氢气浓度比禁食时明显增加，说明该糖吸收不良或细菌过度生长。该方法最常用来检测乳糖吸收不良，也可用于少见的蔗糖吸收不良或葡萄糖和半乳糖转运缺陷。

（2）右旋木糖（D-xylose）吸收试验：木糖是一种五碳糖，与其他单糖不同，它在小肠通过易化扩散而不完全吸收。在肾功能正常的情况下，口服一定量的右旋木糖后，测定尿中排出量，可以间接反映小肠吸收功能。方法是禁食一夜后空腹排去尿液，口服5 g右旋木糖，鼓励患者多饮水，以保持尿量。收集5 h全部尿液，测定其中的右旋木糖。正常时，5 h尿中排出量应≥1.2 g。该试验结果阳性反映空肠疾病或小肠细菌过度生长引起的吸收不良。

（3）蛋白质吸收试验：原发性脂肪泻患者的氮吸收功能常发生障碍，但不如脂肪吸收功能障碍明显。临床所见的大量蛋白质在粪便中丢失常见于胰蛋白分解酶分泌障碍或蛋白丢失性肠病。所以，临床上很少用蛋白质吸收试验即氮平衡试验来诊断吸收不良。

（4）维生素B_{12}吸收试验（Schilling试验）：维生素B_{12}是含钴的维生素，其吸收的主要部位在回肠末端，吸收过程需要内因子和胰蛋白酶参与。口服小剂量^{58}Co或^{57}Co标记的维生素B_{12}，同时肌内注射维生素B_{12} 1 mg，使肝内储存饱和。收集24 h尿，测尿内放射性含量。正常人 24 h 尿内排出的放射性维生素 B_{12}>8%～10%。回肠末端吸收功能不良或切除后，所测排出量<8%。

（5）胆盐吸收试验：在广泛回肠病变、回肠切除或旁路时，内源性导泻物质胆盐重吸收发生障碍，使进入结肠的胆盐增多，刺激结肠分泌增加，导致分泌性腹泻。放射性的牛黄胆酸类似物不受肠内细菌分解，正常人 24 h 存留口服量的 80%，72 h 存留 50%，7 d 存留 19%。用 ^{75}Se- 牛黄胆酸潴留（^{75}Se-homotaurocholic acid retention，^{75}SeHCAT）试验，可了解有无回肠病变所致胆盐吸收障碍。

（八）血浆胃肠多肽和介质测定

血浆胃肠多肽和介质测定对于分泌性腹泻有重要的诊断价值，如血管活性肠肽（VIP 瘤）、胃泌素（胃泌素瘤）、降钙素（甲状腺髓样瘤）、5- 羟色胺（类癌）、甲状腺素（甲状腺功能亢进）等。

【诊断及鉴别诊断】★★★△△△

腹泻的原发疾病或病因诊断需从病史、症状、体征、实验室检查中获得依据。可从起病及病程、腹泻次数及粪便性质、腹泻与腹痛的关系、伴随症状和体征、缓解与加重的因素等方面收集临床资料。

急性腹泻最常见的原因是细菌性食物中毒与肠道感染。应注意进行流行病学调查。粪便常规检查和致病菌培养，在急性腹泻的诊断中具有重要的意义，检查可初步确定是否为感染性腹泻。急性腹泻患者一般不进行结肠镜检查，对疑有伪膜性肠炎者，可行结肠镜检查以发现伪膜。

尽管有少数感染性病原体（如贾第鞭毛虫或耶尔森菌）在免疫功能不全者中可造成长期腹泻，但是慢性腹泻通常不是由感染性病原体造成的。因此，当面对一个慢性腹泻患者时，医师就必须进行不同的鉴别诊断。其病因的诊断和鉴别诊断应首先从临床病史及体检资料着手，以排便情况和粪便检查作为起点，按步骤、有重点地进行检查，最终找出病因（表 2-11～表 2-14）。

表 2-11 诊断慢性分泌性腹泻的相关检查

感染——常规细菌培养、其他病原检查（原虫、寄生虫、孢子虫、贾第鞭毛虫等）
明确器质性疾病——腹腔（或盆腔）CT 或 MRI、肠镜及黏膜活检、小肠黏膜活检及培养、胶囊内镜
其他可选择的检查——血浆多肽（胃泌素、VIP、生长激素等）、尿代谢物（5-HIAA、组胺）、其他（TSH、ACTH、免疫球蛋白等）
经验性治疗——胆酸结合药

表 2-12 诊断渗透性腹泻的相关内容

检测粪便电解质，确定粪便 pH
详细询问饮食情况
乳糖氢呼气试验
粪便降解物测定：检测蒽酮类物质、硫酸盐、聚乙二醇

表 2-13 诊断慢性炎症性腹泻的相关内容

明确器质性疾病——腹腔（或盆腔）CT 或 MRI、肠镜及黏膜活检、小肠黏膜活检
注意结核病、寄生虫和病毒感染

表 2-14 诊断慢性脂肪泻的相关内容

明确器质性疾病——腹腔（或盆腔）CT 或 MRI、小肠黏膜活检
排除胰腺外分泌不足——经验性胰酶替代治疗、粪便弹性蛋白酶和胰凝乳蛋白酶水平检测
排除十二指肠胆汁酸缺乏——经验性胆汁酸替代治疗、餐后十二指肠抽吸胆汁酸浓度

应鉴别功能性腹泻与器质性腹泻，一般而言，年轻患者（<40 岁）、病史长（>1 年）、症状为间歇性、一般状况良好、无体重下降、大便次数增加而总量增加不明显、粪便可带黏液而无脓血、多于早晨或餐后排便而无半夜或清早为便意扰醒，则可考虑多为功能性腹泻，如粪便常规检查阴性，可做出初步临床诊断。必要时进行结肠镜检查则诊断基本确立。对于半夜或清早为便意扰醒、体重下降、腹部压痛明显或有包块、粪便带血或粪便隐血试验阳性者，提示器质性腹泻，应进行彻底检查以明确病因。对年龄>40 岁的慢性腹泻患者，应常规进行结肠镜检查以免漏诊结直肠癌。

另外，腹泻应与肛门括约肌松弛造成大便失禁区别。

【治疗】★★★△△△

腹泻是症状，治疗应针对病因。但首先应确保患者水、电解质和酸碱平衡，可通过静脉或口服补液。

（一）急性腹泻的经验性治疗

由于感染是急性腹泻的常见原因，医师经常会选择使用抗生素。在细菌感染率高的地区以及旅行者腹泻，即使没有感染的细菌学证据，经验性地选择氟喹诺酮类药物或利福昔明也是可行的。

值得指出的是，相当部分的急性腹泻并不是细菌感染所致的，而且大部分急性腹泻是自限性的，经验性使用抗生素也有一定的风险，例如，大肠埃希菌感染导致的溶血 - 尿毒症综合征在经验性使用抗生素的患者中发病率更高。因此，抗生素的使用仍应慎重。

（二）慢性腹泻的经验性治疗

首先，应纠正腹泻所引起的水、电解质紊乱和酸碱平衡失调。对严重营养不良者，应给予营养支持。谷氨酰胺是体内氨基酸池中含量最多的氨基酸，它虽为非必需氨基酸，但它是生长迅速的肠黏膜细胞所特需的氨基酸，与肠黏膜免疫功能、蛋白质合成有关。因此，对弥漫性肠黏膜受损者，谷氨酰胺是黏膜修复的重要营养物质，在补充氨基酸时应注意补充谷氨酰胺。

总体而言，经验性抗生素治疗对于慢性腹泻患者并不如急性腹泻患者有效。于脂肪泻可试验性胰酶替代治疗或使用胆汁螯合药。

慢性腹泻患者有时需要使用止泻药来缓解症状，需要注意药物滥用的问题，应提醒患者不要随意增加止泻药的剂量和次数（表 2-15）。

表 2-15 常用止泻药

主要作用机制	药物	剂量
收敛、吸附、保护黏膜	双八面体蒙脱石	3 g，tid
	碱式碳酸铋	0.2～0.9 g，tid
	氢氧化铝凝胶	10～20 ml，tid～qid
	药用炭	1.5～4 g，bid～tid
	鞣酸蛋白	1～2 g，tid
减少肠蠕动	复方樟脑酊	2～5 ml，tid
	地芬诺酯	2～5 mg，tid
	哌洛丁胺	4 mg，tid
抑制肠道过度分泌	消旋卡多曲	100 mg，tid

tid．每天 3 次；qid．每天 4 次；bid．每天 2 次

其他药物包括奥曲肽（可改善与类癌综合征及其他内分泌疾病相关、倾倒综合征、化疗引起的腹泻）、可乐定（对糖尿病导致的肠道动力异常有一定疗效）等。

益生菌越来越多地用来治疗腹泻，特别是抗生素相关性腹泻、婴儿腹泻。而中药的应用也很广泛，如小檗碱（黄连素）。

当然，最有效的治疗当属病因治疗，例如，感染性腹泻需根据病原体进行治疗。乳糖不耐受症和麦胶性乳糜泻需分别剔除食物中的乳糖或麦胶类成分。高渗性腹泻应停食高渗的食物或药物。IBD 的治疗药物主要包括氨基水杨酸制剂、糖皮质激素、免疫抑制药生物制剂等。

（李 军 周丽雅）

第6节 腹 胀

腹胀是一个常见的临床症状。可以是一个主观的感觉，即一部分或全腹部胀满，也可以是一种客观检查所见，即发现腹部一部分或全腹部胀满。腹胀可为生理性的，如晚期妊娠，也可以是病理性的，如腹水、胃肠道胀气、腹腔内巨大肿物。消化系统功能性及器质性疾病可以有腹胀症状，其他非消化系统疾病也可以伴有腹胀。

【病因和发病机制】★★△△

腹胀的发生和多种因素相关，除了临床疾病以外，还和社会、经济、精神等多方面因素相关。目前关于腹胀发生的确切的病理生理机制还不完全明了。既往的研究认为，腹胀发生的病理生理因素有 4 个方面：①腹腔内容物增加（如气体、液体）；②腹腔排空障碍（如胃肠道蠕动异常、梗阻等）；③腹腔内容物位置改变（如腹腔隔膜学说）；④主观感觉异常。这些机制可能独立或联合起作用。

（一）腹腔内容物增加

腹腔内容物增加是引起腹胀的主要原因。导致腹腔内容物增加的因素包括胃肠腔内内含物瘀滞（像吞气症、急性胃扩张、幽门梗阻、肠梗阻、肠麻痹，顽固性便秘等）、内脏组织液增多（如心力衰竭、腹腔内脏静脉血栓形成等）、腹腔内巨大新生物、妊娠子宫或腹内游离内含物（如腹水）是引起腹胀的常见原因。在腹腔内的所有因素中，管腔内的气体是最重要的。其中，胃肠道内气体增加是引起腹胀的最常见的原因。

1．胃肠道气体与腹胀 肠道内气体的动态平衡，依靠肠道气体的产生和排出两者之间的平衡。任何原因导致胃肠气体增多和（或）清除受阻均可导致腹胀发生。

（1）胃肠道气体量：正常人胃肠道内有少量气体，一部分在胃内，体检时可在左上腹及左胸下部侧

方叩出一个鼓音区。X 线透视下可看到左上腹部胃内气体，即胃泡。结肠的气体量为 50～100 ml。小肠气体很少，正常情况下为 10～20 ml。研究显示，健康人肠道内气体约为 200 ml。

气体进入胃肠道的途径包括吞咽空气、血液扩散、碳酸氢盐中和、细菌代谢。这些气体的清除方式包括嗳气、经黏膜扩散、细菌代谢及肛门排出。上述作用决定了胃肠道内气体的构成，气体在肠内通过的速度及经肛门排出是决定某一时刻肠内气体总量的主要因素。

一个正常饮食的健康志愿者肛门排气量每天为 476～1491 ml（平均 705 ml/d），排气频率平均为每天 10 次，正常上限为每天 20 次。年龄、性别与排气频率均无显著相关性。

（2）胃肠道气体的来源

1）吞咽的空气：气体主要通过吞咽动作进入胃肠道内。排出的途径包括嗳气、吸收入血及肛门排气。通常每吞咽一次有 2～3 ml 空气进入胃内。如进食过快、唾液分泌过多、嚼口香糖，则咽下的空气增加。N_2 在肠道内很少被吸收，但每天经肛门排出的 N_2 只有约 500 ml，说明大部分吞咽的空气还是通过嗳气经口排出。吞咽入胃内的空气过多（如吞气症）可以发生腹胀。

2）肠内气体的产生：肠道内可产生一定量的 CO_2、H_2、CH_4 和很多微量的其他气体，如产气量增加，可发生腹胀。

二氧化碳：在上消化道，碳酸氢盐与酸反应产生二氧化碳。酸的来源有胃酸和脂肪酸，前者在餐后的分泌量约为 30 mEq/h，后者由三酰甘油分解而来，每 30 g 脂肪能够产生 100 mEq 脂肪酸。理论上 1 mmol 碳酸氢盐被中和后能够产生 22.4 ml CO_2。

肠道中 CO_2 的来源有 3 个：血液中 PCO_2 高于肠腔中 PCO_2 时，血液中的 CO_2 弥散到肠腔内；肠腔内大肠埃希菌分解糖类产生；胃酸作用于肠道内胰液中的碳酸氢盐。

氢气：肠道细菌在酵解糖类或蛋白质期间释放 H_2，氨基酸分解产生的 H_2 则明显少于糖类。产生 H_2 的细菌主要分布在结肠。当小肠细菌过度增长，在小肠中也可以产生 H_2。

在正常人，糖类和蛋白质可以被肠道完全吸收，而消化不良患者上述两种物质吸收不良。蔬菜和水果特别是一些豆类中含有很多无法消化的寡糖，如木苏糖、棉籽糖；小麦、燕麦、马铃薯和玉米中一部分复合糖在小肠中不能吸收，均可在肠道被细菌所发酵。在小肠细菌过度生长和未经治疗的乳糜泻患者中 H_2 排泄迅速增加，其原因是肠道分泌黏液（含内源性糖蛋白）增多经发酵而生成。

粪便中的细菌不仅生成 H_2，而且还消耗一定量的 H_2，两者共同决定了肠腔气体中 H_2 的净含量。消耗 H_2 的微生物有 3 种：产酸菌、硫酸盐还原菌、产甲烷菌。产酸菌消耗 H_2 产生短链脂肪酸。硫酸盐还原菌利用 H_2 使硫酸化盐生成硫化物。产甲烷菌利用 H_2 和 CO_2 生成 CH_4。产烷菌比其他耗 H_2 微生物氧化 H_2 的速率更快。但是，在正常情况下只有左半结肠有高浓度的产烷菌。因而，在右半结肠产生的 H_2 只有到左半结肠后才能被产烷细菌消耗，从而可以很好地解释多数产 CH_4 患者呼出去的 H_2 虽有所减少但还是可测量到的。某些患者发生糖类吸收不良后并不能增加呼出的 H_2 量，很可能是由于产烷细菌消耗 H_2 的高效性，而不是不能产生 H_2。

甲烷：产甲烷菌利用其他细菌产生的 H_2 将 CO_2 还原为 CH_4（$4H_2+CO_2 \longrightarrow CH_4+2H_2O$）。这一反应消耗 5 mol 的气体从而生成 1 mol 的甲烷，因而减少肠道内气体的量。尽管成年人粪便中几乎都有产甲烷细菌，但只有 40% 的人拥有足够多的细菌量（10^6/g）使得在呼气中能够检测到 CH_4。

甲烷的产生具有一些临床意义。产生大量甲烷的患者粪便常为稀水样便，因而稀水样便并不是脂肪泻的可靠指征。便秘患者更趋向于产生大量 CH_4，说明结肠慢通过更有利于产甲烷细菌生长。溃疡性结肠炎患者很少产生大量甲烷，原因不明。

3）肠腔与血液之间气体的扩散：气体在肠腔和黏膜血流之间的扩散是一个被动过程，净流向由分压差决定。由于肠腔内 H_2 和 CH_4 分压常高于两者在血液中的分压，因而这两种气体常是从肠腔向血液扩散。相反，扩散对 CO_2、N_2 和 O_2 的肠腔内含量的影响是不定的。比如，吞咽的空气中含有很少量 CO_2，因而这种气体就由血液扩散至胃泡。在十二指肠 PCO_2 迅速升高，CO_2 又由肠腔扩散到血液。在十二指肠，N_2 则由于 CO_2 的增多而被稀释，肠腔内的 PN_2 低于血液中的 PN_2，N_2 由血液扩散入肠腔。同样原理，结肠内 CO_2、H_2 和 CH_4 的产生增加会引起 PN_2 的降低，使 N_2 由血液向肠腔扩散。因而肠道内 N_2 的主要来源是扩散而不是吞咽的空气。吞咽至胃内的气体 PO_2 高于血中的 PO_2，O_2 在胃内可被吸收。相反，肠道中 PO_2 降低，血中的 O_2 就会扩散入肠腔。当呼吸功能衰竭时，血中 PCO_2 可大于肠道内 PCO_2，血中 CO_2 反而向肠腔内弥散可发生腹胀。

（3）气体在肠道内的通过：肠道将气体向肛门方向推进的速度是决定某一时刻肠道内气体量的重要因素。有学者向小肠内以 12 ml/min 速度连续注入气体，然后通过计算注入气体量与经肛门排出的气体量之差来代表肠内存留的气体，同时记录症状和腹围，分析其与存留气体的相关性。在健康志愿者，向肠内灌注气体的速度在某一很大范围内变化时，经肛门排出的气体量近似等于灌入的气体量，说明肠道存在有效的蠕动以减少肠内气体积聚。与正常对照相比，IBS 患者气体灌入速度与肠内气体潴留和症状发生的关系更密切。当肠内气体潴留超过 400 ml 时就会出现很多腹部症状。对肠腔内气体量增加的感觉依赖于气体灌入的部位和肠壁的张力。当肛门排气被主动抑制后，空肠灌入的气体引起的症状比经直肠灌气更显著，尽管潴留在肠内的气体量（720 ml）和腹围增加值都相似。当用胰高血糖素抑制空肠气体运动后，气体潴留就与症状发生无关，说明肠道活动的抑制能够降低患者对肠内气体增加的感觉。这些研究显示随食物吞咽的空气比肠内发酵产生的同等量气体可能诱发更多的症状，特别是高脂饮食，而且这些症状在 IBS 患者表现得比正常对照者更显著。

2. 大便与腹胀 便秘患者通常伴有腹胀的症状。粪便存留于直肠内，可能引起小肠及结肠传输障碍，可能与便秘患者发生腹胀有关。也有学者认为，结肠传输减慢，可以引起结肠细菌过度生长、发酵及增加腹围，从而导致腹胀。

3. 肠道内液体与腹胀 正常情况下，固体食物进入胃内后，会被胃液稀释，以利于食物的消化和吸收。通常情况下，患者餐后较空腹时更易发生腹胀。因此，进餐后近端小肠液体分泌增多可能和腹胀的发生有关。有研究显示，和健康对照者相比，腹胀患者肠道蠕动减慢，从而使肠道内液体增多。

（二）腹腔排空障碍

胃肠道运动功能改变可导致腹部膨胀和腹胀。胃轻瘫患者常主诉腹胀，是由固体、液体和气体在胃内潴留引起。慢性假性梗阻患者由于肠通过延迟和小肠细菌过度生长而出现小肠扩张和腹胀。慢性便秘患者也可出现腹胀。急性肠梗阻常伴随明显腹胀。

消化不良患者的餐后腹胀可能起源于胃部。正常情况下，进餐后主要在近端胃进行调节，部分是因为胃窦充盈诱发胃底松弛反射。感觉及运动功能联合障碍导致高度敏感的胃窦过度膨胀，可能是消化不良性腹胀的发生机制，不依赖肠道气体通过。

（三）腹腔内容物位置改变

腹腔隔膜学说：有一种关于腹胀发生机制的假说认为腹胀与气体位置的变化有关。换言之，气体的总量不变，但是气体分布的位置发生了改变。在健康对照者，直立位给予结肠内灌注气体后，前腹壁肌肉收缩，膈肌松弛，腹腔容积增加，防止腹围过度增加。在功能性腹胀患者，给予同样的试验，患者前腹壁肌肉矛盾性松弛，膈肌下降，腹腔容积减小，导致腹胀发生。

（四）主观感觉异常

与认知解释、腹壁感觉或内脏的敏感性及精神因素有关的知觉异常对腹胀感觉可能是一个关键性的促成因子。

（五）腹水

正常人腹腔内仅有少量液体，不超过 200 ml。各种病因所致腹腔内液体增加可引起腹胀（具体见相关章节）。

（六）腹腔肿物

因腹腔肿物过大或压迫胃肠道，产生胃肠道梗阻均可引起腹胀。巨大的腹腔内肿物常见者有卵巢囊肿、肾肿瘤、胰腺假性囊肿、肝癌、肾盂积水、肠系膜囊肿等。某些疾病导致的巨脾也可使患者感到腹胀。

【临床表现】★★★△△△

（一）一般临床特征

腹胀，像大多数功能性胃肠道症状一样，女性较男性多见。腹胀的严重程度不同，从很轻微到严重和不舒服感觉。腹胀可能局限于上腹部（有时伴随消化不良症状）或下腹部。也有部分患者表现为全腹胀。

昼夜节律的变更是腹胀的共同特征。在大多数患者，在日常的活动期间腹胀进行性地发展而在夜间休息后倾向减轻或消失。

腹胀是最常见的月经期症状之一，高达 40% 的妇女腹胀在月经期前或月经期间加重。

（二）伴随腹胀的临床情况

1. 便秘 相当比例主诉腹胀的患者认为他们的症状与大便习惯有关：当一整天未排便时腹胀发生而在排便后缓解。便秘患者腹胀的发生率很高，在某些研究高达 80%。

2. 腹泻 因消化、吸收不良而发生腹胀时，常伴有腹泻。因此，既有腹胀又有腹泻患者应当进行评估以发现是否有乳糖或乳果糖耐受不良。吸收不良性腹泻、感染性腹泻或其他器质性腹泻常伴有腹胀。

3. IBS 约60%的IBS患者认为腹胀是他们最苦恼的腹部不适，甚至超过腹痛。腹胀对生活质量也有较大的影响。

4. 消化不良 腹胀是构成功能性消化不良整体症状所必需的症状之一，相当比例的消化不良患者（54%～57%）叙述他们经常有“被充气”的感觉。消化不良性腹胀常位于上腹部，也可能是弥漫的。腹胀倾向被进餐所促发，一些患者可能需控制进食以预防腹胀发生。

5. 进食障碍疾病和肥胖症 腹胀是进食障碍疾病，像贪食（binge-eating）和食欲缺乏常见的临床特征，也与BMI和肥胖有关。虽然健康人可能在进食过量或进食可发酵的食物后有时出现腹胀，但这样的腹胀倾向持续时间短暂，最多持续数小时。

6. 肠胃气胀 一些患者主诉过量的和（或）有气味的气体排泄，可能与气体吞咽有关，理论上也与气体吸收损伤甚至自血液的扩散有关。但是，过量的和有气味的气体排泄两者都依赖未消化的底物经结肠微生物群的发酵作用。气味是由微量元素，像含硫的气体和其他仍未鉴别出来的成分产生的。过量气体可能由结肠细菌产生增加或消耗损伤引起。

正常饮食中的一些成分在小肠不能完全被吸收和进入结肠，在结肠这些食物残渣经结肠细菌发酵后释放气体。不完全吸收的产气食物成分包括可发酵的膳食纤维、淀粉、低聚糖和糖。正常膳食中的一些成分可妨碍某些营养素吸收，例如，纤维使淀粉吸收减少，豆类中的胰淀粉酶抑制药对抗糖类消化和吸收。内源性黏蛋白也可被发酵，这可解释某些患者空腹期间过量的气体排泄。

7. 器质性疾病 由沙门菌和其他致肠病的感染引起的急性腹泻性疾病可能伴有严重腹胀。小肠吸收不良综合征，主要是乳糜泻和其他小肠黏膜性肠病可产生显著的腹胀，由心力衰竭或肠系膜功能不全引起的急性或亚急性肠道缺血是临床上出现腹胀的一个重要原因，腹胀也可是腹水患者的主诉。罕见情况下，发作性腹胀、腹痛和腹部膨胀可能是累及肠道的血管性水肿的一个特征。

【评估】★★△△

（一）病史和体格检查

有过多气体的患者可能诉说与功能性疾病一致的症状，但这些症状也可由结构异常引起。这样，临床医师必须寻找支持器质性原因的线索。排便或排气后症状缓解符合IBS，IBS无使患者夜间唤醒的症状。相反，呕吐、发热、体重减轻、夜间腹泻、直肠出血或脂肪泻均提示可能为器质性疾病。判定种族背景和询问家族史能确定糖类吸收不良综合征的风险，像乳糖酶缺乏。除消化系统疾病外，要考虑到其他系统疾病也可以引起腹胀。如少部分不典型心绞痛或心肌梗死患者可能以腹胀为主要症状就诊。最后，焦虑或其他精神病史增加吞气症或功能性胃肠疾病的可能性。

（二）实验室检查和影像学检查

实验室筛查帮助临床医师排除器质性疾病。全血细胞计数、电解质、葡萄糖、白蛋白和总蛋白水平及红细胞沉降率正常排除了大多数炎症性或肿瘤性疾病。在某些个体，测定钙、磷浓度，肾功能和甲状腺功能，肝功能和空腹早晨皮质醇水平可能是必需的。在那些有消化道局部缺血的患者淀粉酶可能升高。腹泻患者应采集粪便检查虫卵和寄生虫以排除贾第鞭毛虫病。肌内膜或组织谷氨酰转氨酶抗体水平可用于筛查乳糜泻。如果这些结果阳性，可通过肠黏膜活检证实诊断。在选择的患者可进行有价值的其他血清学检查，包括抗核抗体和硬皮病抗体以评估可能的风湿性疾病和抗神经元细胞核抗体以筛查副肿瘤性内脏神经病。

如不除外机械性梗阻或功能性气体潴留性疾病，需要进行影像学检查。直立位+平卧位腹部X线片可发现提示肠梗阻或假性梗阻的弥漫性肠管扩张及气液平面、腹水的弥漫模糊影等表现。仅通过腹部X线片可能不能将不全肠梗阻和完全性肠梗阻区别开来。对比灌肠造影检查能发现结肠或远端小肠梗阻。小肠气钡双重造影能评估部分胃出口梗阻或小肠梗阻。上消化道或下消化道内镜检查有助于病变的识别和对产生部分阻塞的病变进行活组织检查。小肠钡剂检查也能粗略确定肠道通过情况，和对可能存在慢性假性肠梗阻患者评估运动类型。如果高度怀疑部分梗阻，小肠造影可提供小肠腔内病变的详细评估。超声或CT检查对于气胀的原因能提供有用的信息和排除像腹水这样的疾病，腹水可能被误认为腹腔气体。

（三）功能试验

当实验室检查和影像学检查结果未能给予提示时，消化道功能试验有助于腹胀原因的确定。可使用的技术包括消化道通过时间，糖类吸收试验和排气分析。

1. 消化道运动功能检测 怀疑胃肠动力障碍

时，可考虑胃排空扫描或胃肠压力测定。液体［^{111}In-DTPA（二亚乙基三胺五原子酸）放入液体中］或固体（^{99m}锝-胶态硫，放入鸡蛋中）排空核素闪烁扫描是最常用的检测胃排空的方法。闪烁法也被用于评估小肠或结肠通过时间。同样，不透X线标志物技术可用于诊断慢通过型便秘。在慢性假性肠梗阻，小肠压力测定提供关于病变是神经性的还是肌病性质的信息。由肠神经功能障碍引起的假性梗阻，像家族性内脏神经病或早期硬皮病，产生强烈、不协调的运动活动的突然发作伴随正常的移行运动复合波的丧失（MMC）和进食后推进性蠕动的丧失。平滑肌功能紊乱，像家族性内脏性肌病或晚期硬皮病，产生低振幅收缩。已经在神经病性假性梗阻和IBS观察到一种称作片刻节律（minute rhythm）类型——即间歇性突然发作，在两次发作间期运动静止。在某些病例压力测定法不能提供潜在疾病的精确特征，此时，通过外科手术方法取得肠道全层活检组织标本对于证实神经和肌层变性是必要的。

2. 呼吸试验 氢呼吸试验可用于证实糖类消化不良或吸收不良作为气体和腹胀的原因。这种技术依赖于肠腔内的细菌在对摄入的底物进行代谢期间产生氢的能力和人体组织不能利用相似的代谢途径。呼出气体标本通常在摄入一种推测不被吸收或消化的糖的水溶液之前和之后2 h取得。适当憋气接着立即呼气可将氢浓度变异从28%下降到10%。乳糖摄入120 min内呼气中的氢增加超过20×10^{-6}能将活检证实的乳糖酶缺乏同乳糖酶正常区别开来，敏感性90%。

乳糖摄入后氢排泄与糖类消化不良的症状相关性良好。如果为检测复合糖像淀粉的消化不良，氢测定可能必须延长到10 h。即使是乳糖，一些人已经提出延长5～7 h以增加试验的敏感性和特异性。蔗糖不耐受的儿童通过使用蔗糖氢呼吸试验检测蔗糖酶-异麦芽糖酶缺陷。一些患者可使用氢呼吸试验检测果糖或山梨醇吸收不良，但这些试验的正常值尚未确定。

氢呼吸试验也被用于检测小肠细菌过度生长。空腹或在底物摄入30 min内早期呼气中氢升高支持过度生长。怀疑细菌过度生长时氢呼吸试验最常使用的糖是葡萄糖，其诊断敏感性和特异性为60%～90%。其他人已经提出使用乳果糖或稻米饭作为底物，但一个研究报道这些方法检出细菌过度生长的敏感性仅17%～33%。在那些产氢细菌很少的患者可出现阴性的呼吸试验结果，而摄入的糖类快速运输到结肠的人将发生假阳性结果。其他中心使用^{14}C-或^{13}C-标志底物来测量呼气中^{14}C-二氧化碳或^{13}C-二氧化碳排出量，但这些分析需要特殊的设备。已经注意到葡萄糖氢呼吸试验对细菌过度生长的检出敏感性要高于^{14}C-木糖呼吸试验。当诊断可疑时，其金标准仍然是十二指肠或空肠分泌物定量培养；细菌计数≥10^{5}CFU/ml可诊断细菌过度生长。

最后，在那些怀疑慢性小肠假性梗阻患者氢呼吸试验已经被用于口-盲通过时间测定。测量从摄入乳果糖到呼气中氢增加的通过时间，代表结肠细菌代谢的开始。这种方法有显著的局限性：首先，它常常难以确定乳果糖到达结肠后氢产生增加跟着发生的时间；其次，乳果糖本身加速小肠通过；最后，在那些有小肠细菌过度生长的患者可得到错误的结果。

3. 肛门排气分析 在某些研究机构，对肛门排气进行分析以获得与过度肠胃气胀有关的过程的了解。检验项目包括计算24 h内肛门排气的次数以确定是否排气次数增加（正常<20次/d）。然后对排出的气体进行分析，富含氮，提示吞气症；或富含像二氧化碳、氢和甲烷的气体，提示结肠产生增加。这样的检查已被用于指导伴有严重肠胃气胀患者的治疗。

【治疗】★★★△△△

腹胀患者的处理依赖产生症状的原因。结构异常像机械性梗阻可能需要外科手术。胃食管反流导致过度嗳气患者使用抑酸药可使嗳气减轻。由其他原因引起的腹胀，可使用包括饮食调节、非药物和药物疗法。

（一）饮食和非药物治疗

在选择的患者，饮食措施可减少气体和腹胀。在那些乳糖酶缺乏患者剔除乳糖可使症状改善。主诉有气味的和（或）过量气体排泄的患者通常从剔除产气食物的饮食疗法获得益处。极端产气的食物包括豆类、抱子甘蓝、洋葱、芹菜、胡萝卜、（无核）葡萄干、香蕉、干梅子果汁、杏、麦芽精和圈饼。中度产气的食物包括马铃薯、茄子、柑橘类水果、苹果、面粉糕饼和面包。低产气的食物包括肉、鸡、鱼、蛋、一些蔬菜（莴苣、西红柿、酪梨、花茎甘蓝、菜花和芦笋）、一些水果（樱桃、葡萄、和哈密瓜）、玉米、玉米片、玉米花、坚果和巧克力。

剔除产气饮食1周后，患者症状通常缓解。有秩序地再引入其他食物有助于患者知道辨别不愉快的膳食成分和避免进食它们以预防胃肠胀气的发生。

在某些情况下，食物本身经过加工可减少它们产生气体的自然倾向。浸泡豇豆和中美番薯豆12 h和煮30 min可清除大部分不能吸收的低聚糖，使棉籽糖的含量从0.71%～6.86%减少到0.04%～0.40%，野芝麻四糖从 2.38%～4.14% 减少到 0.12%～0.72%。

保加利亚酸乳内存在细菌 - 半乳糖苷酶，食用后产生的氢仅为奶的 1/3。含有嗜酸乳酸杆菌、双歧杆菌属，保加利亚嗜乳酸杆菌发酵奶产品乳糖酶含量增加，在那些乳糖不耐受患者可使腹胀减轻。蔗糖酶 - 异麦芽糖酶缺陷儿童也可通过剔除蔗糖的饮食调节得到益处。

生活方式改变和其他非药物治疗可供个人选择。很多过度嗳气的病例产生于吞气症，可通过终止咀嚼口香糖和吸烟而得到控制。适度的体育运动及保持直立位有助于缓解腹胀症状。

（二）药物治疗

1. 酶制剂　酶制剂可促进内源性酶消化不完全的食物残渣分解。最具有特征的外源性酶是 β- 半乳糖苷酶（乳糖酶）制剂，可用于乳糖耐受不良者。在成年人，在摄入乳糖后补充乳糖酶可减少氢排泄和腹胀、绞痛和胃肠胀气。同样，在乳糖不耐儿童，服用乳糖后给予乳糖酶片剂可使氢气产生从 60×10^{-6} 减少到 7×10^{-6}。

蔗糖酶 - 异麦芽糖酶缺陷儿童可给予 sacrosidase（该酶来自酿酒酵母，每毫克蛋白含有 6000 U 蔗糖酶活力），服用后氢气产生减少，腹胀和绞痛减轻。在健康人给予高热量、高脂肪的饮食后服用有包膜的胰酶可使腹胀减轻，气体产生减少。

2. 降低表面张力的吸附剂和药物　一些有去泡沫作用或直接吸附过量气体的药物可减轻膨胀。二甲基硅油促进厚泡沫层破裂和液体流动。活性炭可吸附气体和气体产生的异味。在一个研究中食用产气膳食后活性炭减轻胃肠胀气和呼吸氢的产生。在另一个对照研究中，在美国和印度的各自人群中服用乳果糖后再服用活性炭均能使腹胀、绞痛和氢气产生减少。

铋化合物也有助于减少肠胃气量和气味。枸橼酸铋钾、碱式水杨酸铋和碱式硝酸铋在试管内抑制含浓缩乳糖粪便的发酵。长期服用碱式水杨酸铋治疗胃肠胀气患者的研究观察到棉籽糖发酵减少。况且，自那些用碱式水杨酸铋治疗 3～7 d 的人取得的粪便匀浆显示硫化氢释放减少，提示这种药可减轻屁的臭味。

3. 抗生素　小肠细菌过度生长可使用抗生素治疗。四环素和甲硝唑可减少细菌过度生长症状。在那些有系统性硬化病患者，环丙沙星控制症状优于甲氧苄氨啶。有学者报道，阿莫西林 - 克拉维酸和头孢西丁对 90% 以上的与小肠细菌过度生长有关的菌株有效。某些非吸收性、不进入体循环的抗生素如利福昔明亦可减轻气体症状。

有学者提出将抗生素治疗作为 IBS 的基本治疗方法。内源性菌群在 IBS 的重要性越来越受到人们的重视。有学者报道，在服用乳果糖后伴有阳性氢呼吸试验结果的 IBS 患者的对照研究中，在给予 10 d 新霉素治疗后 50% 的患者观察到疗效，而安慰剂仅为 17%。

4. 促动力药物治疗　促进胃肠运动的药物理论上应当使那些继发于胃肠动力障碍的腹胀症状减轻或缓解。除了减少恶心和呕吐外，甲氧氯普胺使那些伴有糖尿病性胃轻瘫患者腹胀减轻。同样，外周多巴胺受体拮抗药多潘立酮可使伴有胃排空延迟的帕金森病患者腹胀以及恶心和胃灼热缓解。已经退出市场的 5-HT_4 受体激动药西沙必利使那些胃食管反流患者嗳气减少，使功能性消化不良患者腹胀减轻。

其他促动力药可能选择性地作用于小肠和结肠。在那些肝硬化伴细菌过度生长患者西沙必利显示加速口 - 盲通过，不利于细菌在肠道定居。在硬皮病伴小肠假性梗阻和细菌过度生长患者，生长抑素类似物奥曲肽可使口服葡萄糖后呼气中的氢减少。在那些慢性假性肠梗阻患者联合使用胃动素受体激动药红霉素和奥曲肽 20～33 周可使症状减轻。在那些以便秘为主的 IBS 患者，已经退出市场的 5HT_4 激动药替加色罗加速小肠和升结肠通过。便秘型 IBS 患者使用替加色罗后腹胀减轻。

（三）益生菌和替代治疗

益生菌治疗的目的是通过摄入无害菌株来替代致病的结肠细菌。干酪乳酸杆菌 GG 株减轻腹胀、腹泻和与抗生素治疗 *Hp* 感染有关的味觉障碍。有学者使用植物乳杆菌治疗 4 周，腹胀没有明显改善但胃肠张气显著减轻。

其他替代治疗亦可用于气体和腹胀。催眠疗法减轻腹胀和胃肠胀气，改善 IBS 患者生活质量，已经用于顽固性嗳气的治疗。在一个开放性试验，一小组 IBS 患者针灸治疗减轻腹胀和改善全身健康状况。耳部膏药治疗加足三里穴位针灸治疗使手术后肠梗阻患者恢复正常蠕动的速度快于对照组。

（四）外科治疗

仅对那些非常顽固的器质性疾病患者出现的气体和腹胀可考虑手术治疗。经皮内镜下胃造口术对于胃底折叠术后胀气综合征的部分经过选择的病例是有效的。在那些伴有小肠细菌过度生长患者切除小肠憩室可减轻症状和改善维生素 B_{12} 吸收不良。经过选择的局部小肠假性梗阻患者可通过切除功能紊乱的肠段而使症状改善。有较为广泛假性梗阻患者在空肠造口术后可能使症状缓解。同样，一些伴有急性结肠假性梗阻患者可能需要外科或X线下行减压性盲肠造口术以预防结肠破裂。最后，伴有晚期假性梗阻的一些患者需要外科手术或X线下留置中心静脉导管以进行家庭静脉全营养治疗。

（薛 艳 郭长吉 周丽雅）

第7节 便 秘

便秘表现为大便次数减少，粪便干硬和（或）伴排便困难。排便次数减少是指每周排便少于3次，排便困难指排便费力、排便不尽感、排便费时及需要手法辅助排便，病程超过6个月则为慢性便秘。便秘是消化系统常见症状，多长期持续存在，对患者的生活质量造成不良影响。

【流行病学】★★★△△

随着饮食结构的改变、精神心理和社会因素的影响，便秘发病率呈上升趋势。发病率随调查人群及诊断标准不同而有所差异。西方国家的报道为2%～28%。我国2013年的便秘诊治指南中总结的我国慢性便秘患病率为4%～6%，在60岁以上人群可高达22%。女性多于男性，其男、女患病率比例为1∶1.22～1∶4.56。

影响慢性便秘患病的因素较多，包括生活和工作压力、精神心理因素（抑郁、焦虑、不良生活事件）、低体质量指数（BMI）、文化程度低、生活在人口稠密居住地等。饮水少及纤维素摄入量低者便秘患病率较高。滥用泻药可加重便秘症状。

便秘与肛门直肠疾病（痔、肛裂等）有密切关系，在心脑血管疾病患者中，与排便用力相关的急性死亡事件时有发生。慢性便秘可导致患者的生活质量低下，反复就医，长期用药，医疗相关费用负担较重。

【病因及病理生理】★★★△△△

健康人的排便习惯多为每天1～2次或1～2 d排便1次，粪便多为成形或软便（如Bristol 4、5型），少数健康人的排便可每天3次或3天排便1次。粪便呈半成形或呈腊肠样硬便（如Bristol 3、6型）。正常排便需要肠内容物以正常速度通过胃肠道各个节段，适时抵达直肠，并能刺激直肠肛门，引起中枢的排便反射，在环境条件适合的情况下，排便时腹肌、盆底肌群与肛门括约肌协调活动，完成排便。以上任一个环节障碍，均可引起便秘。

作为一个消化道症状，慢性便秘的原因大部分是功能性疾病，包括功能性便秘，功能性排便障碍及肠易激综合征便秘型，也有可能继发于器质性疾病，以及与药物应用相关。功能性便秘的原因未明，流行病学调查发现，便秘与饮水量较少，膳食纤维素摄入量低，进食量少，生活压力大，缺少规律排便习惯等因素相关。

（一）功能性便秘

功能性便秘的病理生理机制未完全明确，主要包括以下几个方面。

1. 慢传输型便秘 慢传输型便秘最突出的症状是为排便次数减少（每周排便少于1次），便意弱，甚至无便意。由于肠内容物在结肠内滞留时间延长，水分被过度吸收，粪质坚硬，使排便更为困难；肛门直肠指检时直肠空虚无粪便或触及坚硬粪便；全胃肠或结肠传输时间延长；结肠缺乏推进性蠕动收缩，而缺乏出口梗阻型的证据，如气囊排出试验和肛门直肠测压等均为正常表现。本型便秘女性居多，老年患者居多。结肠运动减弱可能与结肠肌间神经元的减少或变性有关，Cajal间质细胞及肠神经胶质细胞数量减少。也可能与结肠黏膜氯离子通道功能异常相关。糖尿病、硬皮病合并的便秘及药物引起的便秘，多为慢传输型。

2. 出口梗阻型便秘 出口梗阻型便秘是由于腹部、肛门直肠及骨盆底部的肌肉不协调导致粪便排出障碍。排便费力、不尽感或下坠感，排便量少，有便意或便意频繁；肛门直肠指检时直肠内存有较多粪便，用力排便时肛门外括约肌可能呈矛盾性收缩；全胃肠或结肠传输时间显示正常，多数标志物可潴留在直肠内；肛门直肠测压显示，用力排便时肛门外括约肌呈矛盾性收缩或直肠壁的感觉阈值异常等。即使是软便也无法排出。

很多出口梗阻型便秘患者也合并存在慢传输型便秘。出口梗阻型便秘可能是获得性的，在儿童期为了避免粗大坚硬粪便排出时产生的疼痛不适或肛裂或痔疮发作时产生的疼痛，逐渐养成在排便时肛门括约肌出现不当收缩的动作。一些出口梗阻型便秘患者的直肠内压力不够，不能排出粪便，临床上主要表现为用力排便时直肠内压不能克服括约肌压力，故粪便无法排出。

出口梗阻型便秘也可能与结构异常（比如直肠套叠、巨直肠或会阴过度下降）有关。在老年患者中尤其常见，其中许多患者经常规内科治疗无法获得疗效。

IBS便秘型的特点是排便次数少，排便困难，排便、排气后腹痛或腹胀减轻，可能具备出口功能障碍及慢传输等功能异常，如能结合有关功能检查，则能进一步证实其临床类型。

3. 传输时间正常型便秘 传输时间正常型便秘为粪便在结肠以正常速度推进。大部分患者胃肠传输试验正常。这些患者对自己的排便频率有错觉并且常常伴有心理社会因素。一些患者存在一定程度的肛门直肠感觉和运动功能障碍，很难与慢传输型便秘患者区别。

（二）继发性便秘

便秘可以继发于多种胃肠道疾病及系统性疾病。

1. 直肠与肛门病变，如痔、肛裂、肛周脓肿和溃疡等，可引起肛门括约肌痉挛、排便疼痛造成惧怕排便。存在直肠炎的情况下可能影响直肠感觉功能影响便意的产生，导致便秘。

2. 结肠机械性梗阻，如结肠良、恶性肿瘤，克罗恩病，先天性巨结肠，各种原因引起的肠粘连、肠扭转、肠套叠等狭窄性病变等，均可出现便秘的表现。

3. 多种代谢及内分泌疾病，如妊娠、糖尿病、甲状腺功能低下、甲状腺功能亢进、低钾血症、高钙血症、嗜铬细胞瘤、垂体功能减退、卟啉症、重金属中毒（如铅 、汞、砷）等。

4. 神经系统疾病及肌病，如系统性硬化病、肌营养不良、脑卒中、帕金森病、多发性硬化、皮肌炎、假性肠梗阻、脊髓损伤、自主神经病变等。

5. 多种药物可以诱发便秘症状，包括吗啡类药、抗胆碱能药、钙通道阻滞药、神经阻滞药、镇静药、抗抑郁药以及含钙、铝的制酸药等。

【临床表现】★★★△△△

（一）便意缺乏，排便次数减少

在慢传输型便秘患者中表现更为突出。一方面是由于粪便在结肠内通过缓慢，使便次和便意均少，但间隔一定时间仍能出现便意。粪便常干硬，结块。当有便意时腹部用力有助于排出粪便。部分患者的排便感觉阈值升高，不易出现便意，因而便次少。

（二）排便困难、费力

突出表现为粪便排出过程异常艰难，在出口梗阻型患者中更为多见。患者用力排便时，肛门外括约肌呈现矛盾性收缩，直肠内与括约肌之间的压力梯度不足以驱动粪便排出，因此排便困难。这种类型患者的便意可能十分频繁，但费时费力，甚至无法排出，即使是粪便并不干硬的情况下。如伴有腹肌收缩无力，则更加重排便难度。如合并粪便传输缓慢，粪便内水分被过度吸收，粪便异常干结，难以排出，甚至可发生粪便嵌塞。有时患者会用手指抠出大便。

（三）排便不畅

常有肛门直肠内阻塞感，排便不通畅感。虽频有便意，极度用力也无法排便。可伴有肛门直肠刺激症状，如下坠、肛门内不适等。此类患者常有直肠感觉高敏感或伴有直肠内解剖异常，如直肠内套叠及直肠前突等。个别的感觉异常可能与合并肛门直肠局部解剖改变有关。

（四）便秘伴有腹痛或腹部不适

便秘伴有腹痛或腹部不适者常见于IBS便秘型便秘，排便后腹部症状缓解。

以上便秘表现不仅见于功能性便秘，也见于IBS便秘型。而器质性疾病如糖尿病引起的慢性便秘及药物引起的便秘也可有上述表现。多种临床表现可合并存在。

应注意报警征象如近期出现的排便习惯改变，严重腹痛、发热、便血、腹部肿块、消瘦，还应注意有无肿瘤家族史及社会心理因素。

对怀疑有肛门直肠疾病的便秘患者，应进行肛门直肠指检，可帮助了解有无直肠肿块、粪便嵌塞，并可以初步判断肛门括约肌功能。

【辅助检查】★★★△△△

便秘患者大部分为功能性疾病，而相关临床检查较复杂，甚至存在一定创伤性，因此，并非所有便秘患者均进行相关化验检查。

但是，对于便秘患者，应首先进行器质性疾病和功能性疾病的鉴别，若存在器质性疾病的可能，则必须进行相关检查。对于功能性便秘患者，可以先进行经验性治疗，对治疗反应不满意者，应进行病理生理方面的检查以制订进一步的治疗方案。

（一）一般检查

粪便镜检和隐血试验应为常规检查。如果临床表现提示症状是由于炎症、肿瘤或其他系统性疾病所致，那么需化验血红蛋白、红细胞沉降率、相关实验室检查（比如甲状腺功能、血糖、血钙等其他相关检查）。

（二）明确肠道器质性病变

X线钡剂灌肠检查可显示结肠的宽度、长度及走行异常，并且可排除导致便秘的严重梗阻性病变。对于怀疑假性肠梗阻或小肠梗阻时需要行小肠相关检查。

结肠镜检查可以明确除外结、直肠的器质性疾病（如结肠癌、炎症性肠病、结肠狭窄）。

必须排除器质性疾病的便秘患者（即具有警报征象者），包括近期出现排便习惯改变、便血，粪便形状改变（便条变细），消瘦、发热，明显腹痛，结肠息肉病史，结肠癌家族史。具备上述警报征象的便秘患者应进行实验室检查及影像学检查以明确是否存在器质性病变。特别是在老年患者，排除器质性疾病尤为重要，在我国，对于存在便秘的患者，40岁以上者均建议进行影像学检查除外器质性疾病。

（三）特殊检查

并非所有便秘患者均进行此类检查，但对于难治性便秘患者（非继发性便秘、经高膳食纤维素摄入的生活调理及泻药治疗无效）应考虑酌情进行下列检查。

1. 胃肠传输试验 胃肠传输试验可以确定肠道的通过时间是否延长。患者服用不透X线标志物后48 h摄腹部X线片（正常时多数标志物已经抵达直肠或已经排出），必要时72 h再摄1张。根据X线片上标志物分布，有助于评估便秘是慢传输型或出口梗阻型。采用不同时间分别服用不同形状的不透光标志物后可通过分析标志物分布的部位来确定消化道不同部位的通过时间。

由于标志物只有在排便时才能排出，因此测量结果要结合近期排便情况慎重分析。如果标志物全部存留在乙状结肠和直肠，则表明可能存在出口梗阻。

2. 肛门直肠测压 肛门直肠测压可分别检测肛管高压带的静息压、主动收缩压和用力排便时松弛压、经直肠快速注气后的肛门直肠抑制反射等。还可测定直肠感觉功能和直肠壁顺应性等。有助于评估肛门括约肌和直肠有无动力及感觉功能障碍。对于先天性巨结肠，肛门直肠抑制反射异常是重要的诊断依据。

肛门直肠测压结合超声内镜检查能显示肛门括约肌有无功能缺陷和解剖异常，可为手术定位提供线索。

3. 排粪造影 排粪造影能动态观察肛门直肠的解剖和功能变化。排粪造影可评估直肠排空速度及完全性、肛直角及会阴下降程度。此外，排粪造影也可发现器质性病变（比如直肠前突、直肠黏膜内脱垂或套叠，小肠下疝等）。

4. 气囊逼出试验 气囊逼出试验是在直肠内放置球囊，充气或充水，观察受试者的排出时间。可作为有无排出障碍的筛选试验，该试验阳性者需做进一步检查。

5. 24 h结肠压力监测 一些难治性便秘，如24 h结肠压力监测缺乏特异的推进性收缩波，结肠对睡醒和进餐缺乏反应，则有助于结肠无力的诊断。

6. 会阴神经潜伏期或肌电图检查 利用会阴神经潜伏期或肌电图检查，能分辨便秘是肌源性或是神经源性。

7. 其他 对伴有明显焦虑和抑郁的患者，应做有关的调查，包括精神心理问卷等，并判断和便秘症状的因果关系。

【诊断及鉴别诊断】★★★△△△

（一）诊断要点

以下为罗马Ⅳ功能性便秘诊断标准。

1. 必须包括下列至少两项或以上：①超过1/4（25%）的排便费力；②至少1/4（25%）的粪便粗大或坚硬（布里斯托分型I-2型）；③至少1/4（25%）的排便有便不尽感；④至少1/4（25%）的排便有肛门阻塞/梗阻感；⑤至少1/4（25%）的排便需要手法辅助排便（用手抠便或进行盆底支持）；⑥完全性自发排便每周少于3次。

2. 不用泻药则很少有松散的粪便。

3. 不符合肠易激综合征的诊断标准。

（1）诊断前症状存在至少6个月，近3个月符合上述标准。

（2）对于纳入研究的患者，符合阿片诱发便秘标准的患者不应诊断为功能性便秘，因为很难鉴别便秘是由于阿片的不良反应还是存在其他原因。但是，临床医师应认识到，这两种情况可能有相互重叠。

除外器质性疾病后，对功能性便秘的诊断应包括严重程度及类型。

便秘的严重程度可分为轻、中、重三度。轻度指症状较轻，不影响生活，经一般处理能好转，无须用药或较少用药。重度是指便秘症状持续，患者异常痛苦，严重影响生活，不能停药或治疗无效。中度则介于两者之间。所谓的难治性便秘常为重度便秘，可见于出口梗阻型便秘、结肠无蠕动以及重度便秘型 IBS 等。

通过多种病理生理检查后将便秘分为慢传输型、功能性排便障碍或正常传输性便秘。

诊断过程中还应该注意患者是否存在社会心理相关因素，必要时进行心理评估或请心理专科医师协助诊断。

【治疗】★★★△△△

便秘患者需接受个体化综合治疗，目的在恢复排便生理规律，改善生活质量。因特别重视对患者的健康宣教，了解患者的生活习惯。一般治疗中建议患者采取合理的饮食习惯和生活起居规律。增加膳食纤维素含量，每日可达 20～30 g 纤维素，增加饮水量至每日 1500 ml。培养定时排便的习惯。避免过度用力排便，同时应增加体育锻炼活动。在治疗初期时应注意积极清除远端结、直肠积存的粪便，以提高患者的依从性。教育患者避免排便焦虑，积极调整心态，这些对获得治疗效果均极为重要。

在选用通便药方面，应注意药效、安全性及药物的依赖作用。主张选用膨松剂（如麦麸、欧车前等）和渗透性通便药（如聚乙二醇 4000、乳果糖）。对慢传输型便秘，可加用肠道促动力药（普卢卡必利）。应避免长期应用或滥用刺激性泻药。多种中成药具有通便作用，但需注意成药的组分，尤其是长期用药可能带来的不良反应。蒽醌类泻药长期服用后会导致结肠黏膜黑变病。对粪便嵌塞的患者，清洁灌肠或结合短期使用刺激性泻药解除嵌塞，再选用膨松剂或渗透性药物，保持排便通畅。

开塞露和甘油栓有软化粪便和刺激排便的作用。如内痔合并便秘，可用复方角莱酸酯栓剂。

对用力排便时出现括约肌矛盾性收缩的功能性排便障碍患者，可采取生物反馈治疗，在视觉和听觉指导下，调整排便用力的动作，使排便时腹肌、盆底肌群的活动相互协调以利于粪便排出；而对便意阈值异常的患者，应重视对排便反射的重建和调整对便意感知的训练。

对重度便秘患者尚需重视心理治疗的积极作用。顽固性便秘患者可经外科评估，严格掌握外科手术适应证，术前进行多种病理生理学检查及影像学检查，对手术疗效进行预测。

诊治流程

对慢性便秘患者，需分析引起便秘的病因、诱因、便秘类型及严重程度，建议做分层、分级的三级诊治分流（图 2-4）。

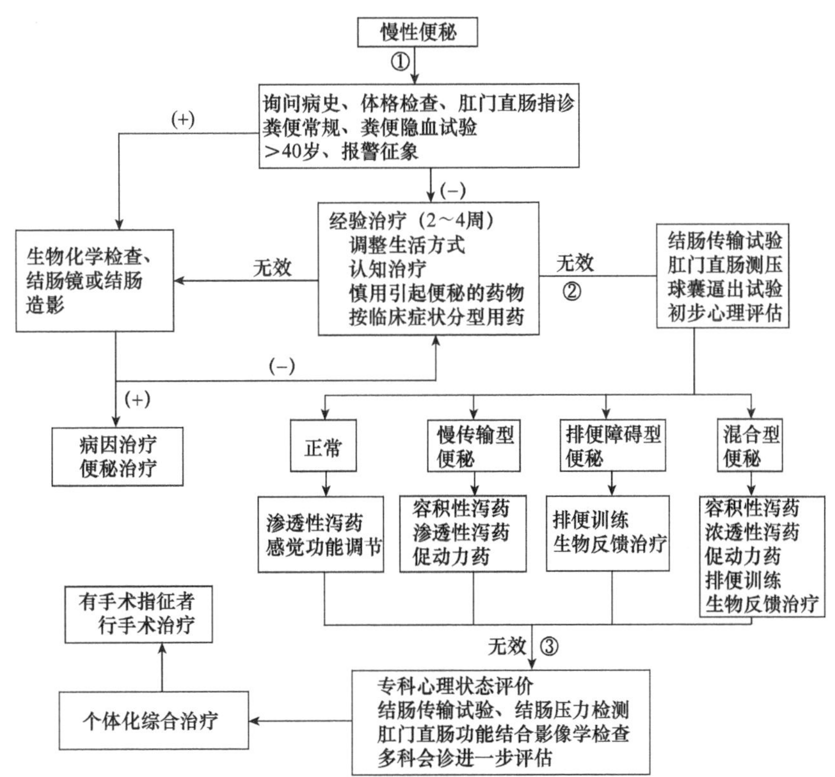

图 2-4　慢性便秘三级诊治流程

注：①②③分别代表一级诊治、二级诊治、三级诊治

1. 一级诊治 适用于多数轻、中度慢性便秘患者。首先应详细了解有关病史、体格检查，必要时做肛门直肠指检，应做粪便常规检查（包括隐血试验），以决定是采取经验性治疗还是进一步检查。如患者有报警征象，40 岁以上或明显焦虑疑病表现的患者，可进一步检查以明确病因，并做相应处理。不存在上述情况者，可选用经验性治疗，并根据便秘特点选用相应的治疗药物。粪便干结者首选膨松剂或渗透性通便药，排便次数少可应用促动力药或联合应用。经验治疗为期 1～2 周。如治疗无效，必要时加大剂量或联合用药。如有粪便嵌塞，应首先清除直肠内存积的粪便。可短期应用肠道润滑剂灌肠或短期应用刺激性泻药，以尽快清除直肠内积存的粪便。

2. 二级诊治 主要针对经过进一步检查未发现器质性疾病以及经过经验治疗无效的患者，可进行胃肠传输试验和（或）肛门直肠测压，确定便秘类型后进一步治疗，对有出口梗阻型便秘的患者，可选用生物反馈治疗及加强心理认知治疗。

3. 三级诊治 对于经二级诊治无效的患者，应对慢性便秘重新评估诊治，注意有无潜在的器质性疾病或特殊原因引起的便秘，尤其是和便秘密切相关的结肠或肛门直肠结构异常，有无精神心理问题，治疗是否合理，是否已经改变不合理的生活方式等，对便秘进行定性和定位诊断。经过多种治疗后疗效不满意的顽固性便秘可以进行多学科评估或会诊，包括心理专科评估在内，确定进一步的综合治疗方案。

对于便秘患者应根据病情、诊治经过，选择进入以上诊治分流程序。例如，对重症便秘，无须接受经验性治疗，可在一开始就进入第二级或第三级诊治程序。而那些在第一级诊治分流中，应对经验治疗后无效或疗效欠佳的患者进行进一步检查；同样，对进一步检查后显示有器质性疾病者，除针对病因治疗外，同样可根据便秘的特点给予经验治疗，此类患者也可以进入第二级诊治分流程序，确定便秘的类型后有针对性地加以治疗。

（夏志伟　李　军　周丽雅）

第 8 节　消化道出血

消化道出血（gastrointestinal bleeding）是指从食管到肛门之间消化道的出血，是临床常见的危重急症之一。根据出血的部位分为上消化道出血、中消化道出血和下消化道出血。上消化道出血是指屈氏韧带以上的食管、胃、十二指肠和胰、胆等病变引起的出血，包括胃空肠吻合术后的空肠上段病变所致的出血。中消化道出血是指屈氏韧带至回盲部的出血。下消化道出血是指回盲部以下的肠道出血。临床根据失血量与速度将消化道出血分为急性出血、慢性隐性出血和慢性显性出血。急性大量出血病死率约为 10%，60 岁以上患者出血病死率高于中、青年人，占 30%～50%。常规消化内镜检查（包括检查食管至十二指肠降段的上消化道内镜与肛门直肠至回肠某段的结肠镜）和 X 线小肠钡剂检查（口服钡剂或钡剂灌肠造影）或小肠 CT 不能明确病因的持续或反复发作的出血称为不明原因的消化道出血（obscure gastrointestinal bleeding，OGIB）。OGIB 占消化道出血的 3%～5%，其中大部分为小肠出血。

【病因和分类】★★△△

消化道出血可因消化道本身的炎症、机械性损伤、血管病变、肿瘤等因素引起，也可因邻近器官的病变和全身性疾病累及消化道所致。

（一）上消化道出血

消化性溃疡、食管胃底静脉曲张破裂、上消化道肿瘤、应激性溃疡、急慢性上消化道黏膜炎症最为常见，这些病因占上消化道出血的 80%～90%。其他病因如下。

1. 食管疾病 食管炎（反流性食管炎、食管憩室炎），食管溃疡，食管肿瘤，食管贲门黏膜撕裂征（Mallory-Weiss 综合征），食道裂孔疝，食管损伤（器械检查、异物或放射性损伤，强酸、强碱等化学剂所致损伤），主动脉瘤破入食管等。

2. 胃、十二指肠疾病 消化性溃疡、急慢性胃炎（包括药物性胃炎）、胃癌、恒径动脉破裂（Dieulafoy 病变）、门静脉高压性胃病、吻合口溃疡、残胃炎、残胃溃疡或癌、胃黏膜脱垂、急性胃扩张或扭转、理化和放射损伤、十二指肠炎、十二指肠憩室；还有淋巴瘤、胃间质瘤、息肉、血管瘤、钩虫病、促胃液素瘤等。

3. 胃肠吻合术后的空肠溃疡和吻合口溃疡。

4. 门静脉高压 食管胃底静脉曲张破裂出血、

门静脉高压性胃病、门静脉炎或血栓形成的门静脉阻塞、肝静脉阻塞（Budd-Chiari 综合征）。

5. 上消化道邻近器官或组织的疾病

（1）胆道出血：胆管或胆囊结石、胆道蛔虫症、胆囊或胆管癌、肝癌、肝脓肿或肝血管病变破裂。

（2）胰腺疾病累及十二指肠：胰腺脓肿、胰腺炎、胰腺癌等。

（3）胸主动脉瘤或腹主动脉瘤破入消化道。

（4）纵隔肿瘤或脓肿破入食管。

（二）中消化道出血

肠血管畸形、克罗恩病、肠憩室、钩虫感染、各种良恶性肿瘤（小肠间质瘤、淋巴瘤、腺癌、神经内分泌肿瘤）、缺血性肠病、肠系膜动脉栓塞、肠套叠及放射性肠炎等。

（三）下消化道出血

1. 肛管疾病　痔、肛裂、肛瘘。

2. 直肠疾病　直肠的损伤、非特异性直肠炎、直肠肿物、直肠类癌、邻近恶性肿瘤或脓肿侵入直肠。

3. 结肠疾病　结肠癌、结肠息肉、感染性肠炎、缺血性肠炎、溃疡性结肠炎、憩室、血管畸形等。

（四）全身性疾病

1. 血液病　白血病、再生障碍性贫血、血友病、弥散性血管内凝血及其他凝血机制障碍等。

2. 血管性疾病　过敏性紫癜、遗传性出血性毛细血管扩张、动脉粥样硬化、结节性多动脉炎、系统性红斑狼疮等。

3. 其他　尿毒症、流行性出血热、钩端螺旋体病、应激等。

【临床表现】★★★△△

消化道出血的临床表现取决于出血量、出血速度、出血部位及出血病变的性质，与患者的年龄、心功能、肾功能等全身情况也有关。

（一）呕血与黑粪

呕血与黑粪是上消化道出血的特征性表现。出血部位在幽门以上者常伴有呕血，倘若出血量较少、速度慢亦可无呕血。幽门以下的出血如果出血量大、速度快，可因血反流入胃腔引起恶心、呕吐而表现为呕血。出血后血液在胃内潴留，因经胃酸作用变成酸性血红蛋白而呈咖啡色；如出血速度快、出血量多，未与胃酸充分作用，呕血的颜色呈鲜红色或带有血块。小量的出血表现为粪便隐血试验阳性。黑粪呈柏油样，黏稠而发亮，是血红蛋白的铁经肠内硫化物作用形成硫化铁所致，常提示上消化道出血。如高位小肠出血或右半结肠出血，如出血量不大、出血速度不快，血在肠腔内停留时间长亦可呈柏油样。

（二）血便和暗红色大便

多数是中、下消化道出血的临床表现，一般不伴呕血。上消化道出血，如出血量大、出血快，血在肠内停留时间短，亦可表现为暗红色或鲜红色大便。

（三）失血性周围循环衰竭

急性大量出血，出血速度过快、出血不止可致循环血容量迅速减少引起周围循环衰竭。表现为头晕、心慌、乏力、口干、出冷汗，突然起立发生黑矇、晕厥、皮肤苍白、脉搏细弱、四肢湿冷、心率加快、血压低等。严重者呈休克状态，同时进一步出现精神萎靡、烦躁不安、反应迟钝、意识模糊，甚至多器官功能不全。

（四）贫血

急性大出血后均有失血性贫血，但在早期因有周围血液浓缩、红细胞重新分布等原因，红细胞计数、血红蛋白浓度与血细胞比容可无明显变化。在出血后，大量组织液渗入血管内，使血红蛋白、红细胞因稀释而数值降低。一般须经 3～4 h 或以上才出现贫血，出血后 24～72 h 血液稀释达到高峰。轻度贫血的患者可以无症状，较严重的贫血患者可以表现为疲乏困倦、软弱无力、活动后气促心悸、头昏眼花以及皮肤黏膜、甲床苍白等。

（五）发热

大量出血后，大多数患者在 24 h 内出现低热，持续数日至 1 周。发热的原因尚不明确，可能与周围循环衰竭导致体温调节中枢功能障碍等有关。但要排除其他原因引起的发热，如有无并发肺部感染等。

（六）氮质血症

可以分为肠源性氮质血症、肾前性氮质血症和肾性氮质血症。肠源性氮质血症是指大量消化道出血后，血液蛋白质的分解产物在肠道被吸收，血中的尿素氮水平可升高。一般出血后数小时血尿素氮开始升高，24～48 h 达高峰，多数不超过 14.3 mmol/L（40 mg/dl），3～4 d 后降至正常。肾前性氮质血症是指由于出血后导致周围循环衰竭造成肾灌注不足，肾小球滤过率和肾排泄功能降低，以致氮质潴留。在补充血容量，纠正低血压、休克后可以恢复正常。肾性氮质血症是由于严重而持久的休克所致肾小管坏死或出血后加重了原有的肾损害。

【诊断】★★★△△△

（一）消化道出血的确定

根据临床表现：呕血、黑粪和失血性周围循环衰竭；实验室检查：呕吐物或粪便隐血试验阳性，血红蛋白浓度、红细胞计数及血细胞比容下降，可以诊断消化道出血。但必须排除、鉴别其他情况，如①口、鼻、咽喉部出血而咽下血液所致；②需与肺结核、支气管扩张、肺癌、二尖瓣狭窄所致的咯血鉴别；③食物及药物引起的黑粪，如动物血、炭粉、铁剂、铋剂或中药等。

（二）出血严重程度的估计和周围循环状态的判断

病情严重程度与失血量呈正相关，一般成人每日出血量＞5～10 ml，粪便隐血试验可出现阳性；每日出血量达 50～100 ml 或以上可出现黑粪；胃内积血量＞250～300 ml 时可引起呕血；一次出血量＜400 ml 时，一般不引起全身症状；出血量＞400 ml 时，可出现头晕、心悸、乏力等症状。短时间内出血量＞1000 ml，可出现休克表现。但是，临床上发现呕血与黑粪常混有胃内容物与粪便，而部分血液潴留在胃肠道内未排出，故难以根据呕血或黑粪量判断出血量。常根据临床综合指标判断失血量的多少，对于出血量判断通常分为：①大量出血（急性循环衰竭，需输血纠正者。一般出血量在 1000 ml 以上或血容量减少 20% 以上）；②显性出血（呕血或黑粪，不伴循环衰竭）；③隐性出血（粪便隐血试验阳性）。临床可以根据血容量减少导致周围循环的改变（伴随症状、心率和血压、化学检查）来判断失血量（表 2-16）。当患者由平卧位改为坐位时，血压下降＞15～20 mmHg、心率增快＞10 次 /min，通常提示早期循环容量不足，有直立性低血压。当患者的收缩压＜90 mmHg、心率＞120 次 /min，伴有面色苍白、四肢湿冷、烦躁不安或神志不清，提示有严重大出血导致休克。

表 2-16　上消化道出血病情严重程度分级

分级	年龄（岁）	伴发病	失血量（ml）	血压（mmHg）	心率（次 /min）	血红蛋白（g/L）	症状
轻 度	＜60	无	＜500	基本正常	正常	无变化	头晕
中 度	＜60	无	500～1000	下降	＞100	70～100	晕厥、口渴、少尿
重 度	＞60	有	＞1500	收缩压＜80	＞120	＜70	少尿、意识模糊

（三）出血是否停止的判断

判断出血是否停止，对决定治疗措施极有帮助。如果患者症状好转、脉搏及血压稳定、尿量足（＞30 ml/h）提示出血停止。如果有下列情况认为有继续出血或再出血：①反复呕血或黑粪（血便）次数增多、粪便稀烂，呕吐物呈鲜红色或排出暗红色血便，或伴有肠鸣音活跃；②周围循环情况经充分补液及输血后未见明显改善，或虽有好转而又继续恶化，中心静脉压仍有波动，稍稳定又再下降；③血红蛋白浓度、红细胞计数与血细胞比容继续下降，网织红细胞计数持续增高；④补液与尿量足够的情况下，血尿素氮持续或再次增高；⑤胃管抽出物有较多新鲜血。内镜检查根据溃疡基底特征，可用来判断病变是否稳定，凡基底有血凝块、血管显露等易于再出血，内镜检查时对出血灶病变应做 Forrest 分级（表 2-17）。

表 2-17　出血性消化性溃疡的 Forrest 分级

Forrest 分级	溃疡病变	再出血概率（%）	Forrest 分级	溃疡病变	再出血概率（%）
Ⅰa	喷射性出血	55	Ⅱb	附着血凝块	22
Ⅰb	活动性渗血	55	Ⅱc	黑色基底	10
Ⅱa	血管显露	43	Ⅲ	基底洁净	5

（四）出血原因和部位的诊断

1. 病史与体征　消化性溃疡患者通常有慢性、周期性、节律性上腹疼痛、不适史，并在饮食不当、精神疲劳或使用一些药物如非甾体抗炎药（NSAID）等诱因下并发出血。有服用 NSAID 或肾上腺皮质激素类药物史或处于应激状态（如严重创伤、烧伤、手术等）者，因考虑急性胃黏膜病变。呕吐大量鲜血，有慢性肝炎、长期嗜酒等病史，有肝掌、蜘蛛痣、腹壁静脉曲张、脾大、腹水等体征，食管胃底静脉曲张破裂出血的可能性大。但是，并非所有有肝病病史的患者出现消化道出血，都是食管胃底静脉曲张破裂出血，也有可能是消化性溃疡、急性糜烂出血性胃炎和门静脉高压性胃病等。出现慢性持续性粪便隐血试验阳性，伴有缺血性贫血、上腹痛、消瘦，应注意胃癌的可能。出现不明原因的便血和（或）肠梗阻，应注意结肠癌的可能。有糖尿病、冠状动脉粥样硬化性心脏病及心房颤动等病史，出现腹痛及便血，缺血性肠病的可能性大。有黄疸、右上腹绞痛症状则应考虑胆道出血。

2. 内镜检查

（1）胃镜和结肠镜：是诊断上、下消化道出血病因、部位，了解有无活动性出血以及再出血风险判断的首选方法，其诊断正确率达 80%～94%，可以解决 90% 以上消化道出血的病因诊断。内镜检查不仅能直视病变、取活检，对于出血病灶可进行止血治疗。胃镜下出血病灶的特征以及再出血风险的判断（表 2-17）。内镜检查多主张应尽早在出血后 24～48 h 进行检查，并备好止血药物和器械。因为有些病灶如急性糜烂出血性胃炎愈合快，可在短短几天内愈合，血管异常多在活动性出血或近期出血期间才易发现。有内镜检查禁忌证者不宜做此检查：如心率＞120 次 /min，收缩压＜90 mmHg（1 kPa＝7.5 mmHg）或较基础收缩压降低＞30 mmHg、血红蛋白＜50 g/L 等，应先迅速纠正循环衰竭，血红蛋白上升至 70 g/L 后再检查；如有大量活动性上消化道出血，可先置入胃管，生理盐水灌洗，抽吸胃内积血，以免积血影响观察；年龄大以及有高血压、心脏病病史的患者，必要时完善心脏方面的检查，评估是否可以耐受胃肠检查。危重患者内镜检查时应进行血氧饱和度和心电、血压监护。根据病变特点行内镜下止血治疗，有利于及时逆转病情、缩短住院时间，降低死亡率。

（2）胶囊内镜（capsule endoscopy，CE）：目前 CE 检查已成为小肠疾病的一线检查技术和 OGIB 诊断的主要方法。CE 对 OGIB 的诊断率约为 62%，重复检查能提高诊断率。CE 的优点为非侵入性，不足之处有：①不能进行常规内镜检查时的充气、冲洗、局部反复观察、活组织检查及治疗等操作；②肠内容物残留和动力障碍可影响其对消化道的全面观察；③在出血量较多或有血凝块时，CE 视野不清，易遗漏病灶，无法做出病因诊断，而肠道狭窄时有发生嵌顿的危险；④不能控制 CE 的移动速度，不能在局部停留。目前各类新型 CE 正在研发中。

（3）小肠镜：小肠镜是小肠疾病诊断的重要手段。小肠镜与 CE 检查在 OGIB 诊断中有互补作用，当 CE 发现可疑病灶或有 CE 检查禁忌证时可行小肠镜检查以明确诊断或进行治疗。①双气囊小肠镜（double balloon enteroscopy，DBE）对于 OGIB 诊断率为 43%～75%。DBE 的优点是可在直视下行小肠黏膜活组织检查，除诊断外还可开展如电凝、息肉摘除、气囊扩张、异物取出等治疗；不足之处在于该检查属侵入性检查，费时、费力，操作技术要求高，有一定的并发症发生率，如肠穿孔等。②单气囊小肠镜是内镜前端没有气囊，安装较 DBE 方便，可实现单人操作，可较为安全有效地用于小肠疾病的评价和治疗，对 OGIB 的诊断率约为 60%，与 DBE 相似。③螺旋式小肠镜是近来正在研发的一项新技术，由螺旋形外套管和内镜组成。④推进式小肠镜是较传统的小肠检查技术，插入深度在幽门下端 50～150 cm，但患者依从性较差，操作技术要求高，仅适用于近端小肠病灶的检查和治疗。⑤探条式小肠镜依靠肠蠕动推进内镜前行，可观察至深部小肠，但因插入时间过长及患者不适感强，目前已较少应用。

3. 影像学检查　X 线钡剂检查仅适用于出血已停止和病情稳定的患者，其对急性消化道出血病因诊断的阳性率不高，可用于年龄大、不能耐受侵入性检查和不明原因小肠出血的患者。CT 或 MRI 作为非侵入性检查，易被患者接受。可以对整个消化道进行评价，观察到腹部实质器官及胃肠道腔内外的情况，并可以显示病变及毗邻血管、淋巴结之间的关系。对于有腹部包块、肠梗阻、不能耐受内镜检查的患者或胆道的出血有一定的诊断价值，可作为 OGIB 筛查；有利于手术前的评估。MRI 检查虽无 X 射线，软组织分辨率高，但相对费时，且目前空间分辨率尚不如 CT，因此目前 OGIB 的小肠影像学检测主要推荐 CT 检查。CT 小肠造影是一项很有前景的小肠评价方法。

4. 血管造影　血管造影是一项有创性的检查，使用于活动性出血（出血速率＞0.5 ml/min）的患者，对于 OGIB 的诊断率约为 40%。当内镜未能发现病灶、估计有消化道动脉性出血时，可行选择性血管造影，若见造影剂外溢，则是消化道出血最可靠的征象。血管造影的优点在于能直接进行血管栓塞治疗，止血率较高。缺点为有创性检查及存在辐射暴露，同时有肾衰竭、缺血性肠炎等并发症。螺旋 CT 血管造影是利用螺旋 CT 对包括靶器官的受检层面进行连续不间断的薄层立体容积扫描，之后运用计算机进行图像后处理，最终立体显示靶血管，对活动性出血的敏感度较高，对 OGIB 的敏感度为 45%～47%。

5. 放射性核素显像 应用放射性核素显像检查法可以发现 0.05～0.12 ml/min 活动性出血的部位，其方法是静脉注射 ^{99m}Tc 标记的自体红细胞后做腹部扫描，以探测标志物从血管外溢的证据，创伤小，可起到初步的定位作用，对 Merkel 憩室合并出血有较大的诊断价值。

6. 外科手术和术中内镜检查 各种检查不能明确出血灶，持续大出血危及患者生命，必须手术探查。有些微小病变特别是血管病变，手术探查亦不易发现病灶，可以术中结合内镜检查，有利于发现出血灶。术中内镜检查对 OGIB 的诊断率为 70%～100%。研究表明，外科手术结合术中内镜检查的诊断率较单纯外科手术提高 50%～100%。

（五）预后估计

早期识别再出血及死亡危险性高的患者，及时积极处理，有利于改善患者的预后。下列情况死亡率高：①年龄＞65 岁的高龄患者；②合并严重疾病，如心、肺、肝、肾功能不全，脑血管意外；③出血量大或短期内反复出血；④食管胃底静脉曲张出血伴肝衰竭；⑤消化性溃疡 Forrest Ⅰa 型。目前常用的评价方法有①病情严重程度分级：一般根据年龄、有无伴发病、失血量等指标将急性非静脉曲张上消化道出血分为轻、中、重度（表 2-16）；② Rockall 评分系统分级（表 2-18）：Rockall 评分系统将患者分为高危、中危或低危人群，积分≥5 者为高危，3～4 分为中危，0～2 分为低危。

表 2-18 急性消化道出血患者的 Rockall 再出血和死亡危险性评分系统

变量	评分			
	0 分	1 分	2 分	3 分
年龄（岁）	＜60	60～79	≥80	
休克	无休克*	心动过速△	低血压▲	
伴发病	无		心力衰竭、缺血性心脏病和其他重要伴发病	肝衰竭、肾衰竭和癌肿播散
内镜诊断	无病变，Mallory-Weiss 综合征	溃疡等其他病变	上消化道恶性病变	
内镜下出血征象	无或有黑斑		上消化道血液潴留，黏附血凝块，血管显露或喷血	

注 * 收缩压＞100 mmHg，心率＜100 次 /min；△收缩压＞100 mmHg，心率＞100 次 /min；▲收缩压＜100 mmHg，心率＞100 次 /min

【治疗】★★★△△△

应根据病情行个体化分级救治，高危患者的救治应由富有经验的消化内科医师、普通外科医师、内镜医师、高年资护士等多学科协作实施。

（一）一般救治措施

卧床休息、保持呼吸道通畅，避免呕血时吸入引起窒息，必要时吸氧，活动性出血期间禁食。严密监测患者生命体征，如心率、血压、呼吸、尿量及神志变化，必要时行中心静脉压测定。观察呕血、黑粪和血便情况。定期复查血红蛋白浓度、红细胞计数、血细胞比容与血尿素氮。对老年患者根据情况进行心电监护。插胃管可帮助确定出血部位、了解出血情况并可用冰盐水洗胃止血、及时吸出胃内容物以及灌注止血药物等。临床证据表明，至少 20% 的肝硬化急性食管胃底静脉曲张出血患者 48 h 内发生细菌感染，应早期应用抗生素，同时食管胃底静脉曲张出血的患者还应预防肝衰竭、肾衰竭等并发症，预防和治疗肝性脑病。

（二）液体复苏

及时补充和维持血容量，改善周围循环，防止微循环障碍引起脏器功能障碍。应立即查血型和配血，尽快建立有效的静脉输液通道补充血容量，最好能留置导管。根据失血的多少在短时间内输入足量液体，以纠正血循环量的不足。对高龄、伴心肺肾疾病患者，应防止输液量过多，以免引起急性肺水肿。对于急性大量出血者，应尽可能施行中心静脉压监测，以指导液体的输入量。下述征象提示血容量已补足：意识恢复；四肢末端由湿冷、青紫转为温暖、红润，肛温与皮温差减少（1℃）；脉搏由快弱转为正常有力，收缩压接近正常，脉压＞30 mmHg；尿量＞30 ml/h；中心静脉压恢复正常。常用液体包括等渗葡萄糖液、葡萄糖盐水、生理盐水、平衡液、血浆、全血或其他血浆代用品。急性失血后血液浓缩，血较黏稠，应静脉输入晶体液如葡萄糖盐水或平衡液等。失血量较大（如减少 20% 以上的血容量）时，可输入血浆等胶体液扩容治疗，必要时可输血；紧急时输液、输血同时进行。输血指征为：①收缩压＜90 mmHg 或较基础收缩压降低幅度＞30 mmHg；②血红蛋白＜50～70 g/L，血细胞比容＜25%；③心率增快（＞120 次 /min）。输血量以使血红蛋白达到 70 g/L 左右为宜。在补足液体的前提下，如血压仍不稳定，可以适当地选用血管活性药物（如多巴胺）以改善重要脏器的血液灌注。

（三）止血措施

1. 食管胃底静脉曲张出血 本病常出血量大，病死率高，止血措施如下。

（1）药物：尽早给予血管活性药物如生长抑素、奥曲肽、特利加压素或垂体后叶素，减少门静脉血流量，降低门静脉压。生长抑素及奥曲肽因不改变全身血流动力学，短期使用无严重不良反应，是治疗食管胃底静脉曲张出血最常用的药物。特利加压素、血管加压素也是有效的止血药物，但该类药物，尤其是血管加压素可致腹痛、血压升高、心律失常、心绞痛等不良反应，严重者甚至可发生心肌梗死。故有高血压、心脏病病史的患者慎用，对于年老的患者应同时使用硝酸甘油，以减少该药的不良反应。

（2）气囊压迫止血：三腔二囊管压迫止血可用于药物治疗无效或作为其他治疗前的过渡。三腔二囊管经鼻腔插入，注气入胃囊（囊内压 50～70 mmHg），向外加压牵引，用于压迫胃底；若未能止血，再注入食管囊（囊内压 35～45 mmHg），压迫食管曲张静脉。为防黏膜糜烂，进行气囊压迫时，应根据病情 8～24 h 放气 1 次，放气解除压迫一段时间后，必要时可重复应用。拔管时机应在止血后 24 h，一般先放气观察 24 h，若仍无出血即可拔管。常见的并发症有呼吸道阻塞和窒息，食管壁缺血、坏死、破裂，吸入性肺炎等。

（3）内镜治疗：如果生命体征稳定的条件下尽快进行内镜检查与治疗。食管静脉曲张出血的治疗方法选择内镜下硬化剂注射术（EIS）和内镜下曲张静脉套扎术（EVL）：EIS 常用的硬化剂是聚桂醇、5% 鱼肝油酸钠，曲张静脉内注射；EVL 从食管、胃结合部开始，螺旋形向口侧食管移动进行套扎，每根静脉根据需要结扎多个套扎圈，2 个环之间间隔 1.5 cm 左右。胃底静脉曲张出血的患者，首选内镜下组织黏合剂注射治疗。组织黏合剂为 α- 氰基丙烯酸正丁酯或异丁酯，采用三明治夹心法进行曲张静脉内注射。

（4）经颈静脉肝内门 - 体分流术（TIPS）：TIPS 是通过在肝静脉与门静脉之间的肝实质内建立分流道，显著降低门静脉压力，可有效缓解门静脉高压症食管胃底曲张静脉出血和腹水等并发症。TIPS 除了作为药物和（或）内镜治疗失败患者的抢救治疗外，对于存在高风险治疗失败的患者，如 Child-Pugh C 级（＜14 分）或 B 级合并活动性出血的患者，在药物和内镜治疗控制出血后即应尽早行 TIPS 治疗。

2. 非曲张静脉出血

（1）内镜下止血：建议患者起病后 24 h 内进行内镜检查，适用于上、下消化道出血止血。但是下列两种情况需慎重考虑是否进行急诊内镜检查。①患者因大量出血、病情不稳定、处于高危的状态，内镜检查须在患者有效的复苏、病情稳定后施行；②当患者同时伴有严重的心、肺疾病时，内镜检查须在患者的血压、心率、血氧饱和度稳定之后再予以实施。有喷射性出血、活动性渗血以及可见裸露血管者应接受内镜治疗，其起效快、疗效确切，应作为首选。根据医院的条件和病变的特点选用不同的方法，常用的内镜止血方法包括药物局部注射、热凝止血和机械止血 3 种。①药物局部注射可选用 1∶10 000 肾上腺素氯化钠溶液、高渗钠 - 肾上腺素溶液（HSE）等，其优点为方法简便易行，但止血疗效不确切；②热凝止血包括高频电凝、氩离子凝固术（APC）、热探头、微波等方法，止血效果可靠，但需要一定的设备与技术经验；③机械止血主要采用各种止血夹，尤其适用于活动性出血，是目前最常用的止血方法。临床证据表明，在药物注射治疗的基础上，联合一种热凝止血或机械止血方法，可以进一步提高局部病灶的止血效果，但不主张单独使用注射治疗作为止血的方法。

（2）抑酸药物：抑酸药物能提高胃内 pH，当胃内 pH＞6 时，即可促进血小板聚集和纤维蛋白凝块的形成，避免血凝块过早溶解，有利于止血和预防再出血，又可治疗消化性溃疡的原发病。在内镜检查前使用PPI可以降低出血病灶分级级别，并减少内镜干预的机会。在内镜检查后使用PPI效果是确切的，可降低再出血率和病死率。诊断明确后推荐使用大剂量PPI治疗。奥美拉唑（洛赛克）80 mg静脉注射，以8 mg/h输注持续72 h，其他PPI还有泮托拉唑、兰索拉唑、雷贝拉唑、埃索美拉唑等。H_2RA如西咪替丁、雷尼替丁、法莫替丁等，一般不推荐用于急性溃疡出血患者的一线用药。

（3）止血药物：止血药物对非静脉曲张出血的疗效尚未证实，不作为一线药物使用，对于无凝血功能障碍者，应避免滥用止血药。

（4）选择性血管造影及栓塞治疗：当内镜止血失败后，对于部分患者，如高龄或同时患有其他严重疾病不能耐受手术者，目前临床常用的一种有效的治疗方法是血管栓塞。选择性胃左动脉、胃十二指肠动脉、脾动脉或胰十二指肠动脉血管造影，针对造影剂外渗或病变部位经血管导管滴注血管加压素或去甲肾上腺素，导致小动脉和毛细血管收缩，使出血停止。无效者可用明胶海绵、聚氯乙烯乙醇、氰基丙烯酸酯、钢圈来栓塞血管以减少出血损害。该方法也适用于肠道出血的止血。

（5）手术治疗：诊断明确但药物、内镜和介入治疗无效者；诊断不明确，但无禁忌证者，可考虑手术结合术中内镜止血治疗。

（四）原发病的治疗

1. 消化性溃疡 幽门螺杆菌阳性的患者，应根除幽门螺杆菌。如果幽门螺杆菌试验阴性，应重复检测。随着社会经济的发展与老龄化社会的到来，使用抗血小板制剂预防心脑血管疾病和使用非甾体抗炎药（NSAIDs）治疗各种骨关节病的比例在增加。服用抗血小板药物后发生消化道出血，需平衡患者的血栓和出血风险决定是否停用抗血小板药物，停药3～5 d后，出血稳定后尽早恢复抗血小板治疗。有NSAIDs相关性溃疡出血的患者，应接受评估以确定是否需要继续使用NSAIDs。传统的非甾体抗炎药物与PPI联合治疗与单用选择性COX-2抑制药仍然有溃疡再出血的风险，如果必须服用NSAIDs，建议最小有效剂量的选择性环氧合酶-2（COX-2）抑制药加每日1次的PPI联合使用，可以降低溃疡再出血的风险。

2. 食管、胃底静脉曲张

（1）食管、胃底静脉曲张首次出血的预防（一级预防）：未曾出血的轻度静脉曲张的患者，如果出血风险较大（Child -Pugh B、C级或红色征阳性），推荐使用非选择性β受体阻滞药预防首次静脉曲张出血。出血风险不大时，主要是对原发病的治疗，每1～2年复查胃镜1次。中、重度静脉曲张未出血者，如果出血风险较大（Child -Pugh B、C级或红色征阳性），推荐使用非选择性β受体阻滞药或行内镜下套扎治疗预防首次静脉曲张出血。出血风险不大（Child-Pugh A级或红色征阴性），推荐使用非选择性β受体阻滞药而不行内镜下治疗。内镜下曲张静脉套扎术（EVL）是预防出血的常用内镜治疗手段，但对于曲张静脉粗、近期有出血风险的患者可以使用内镜下硬化剂注射术（EIS）治疗。

（2）曲张静脉再出血的预防（二级预防）：①内镜治疗，EIS、EVL、组织胶注射或以上3种方法不同时期的联合治疗，方案的选择根据曲张静脉的位置和直径而定；②非选择性β受体阻滞药治疗或联合内镜治疗；③介入治疗，TIPS或脾动脉栓塞术等；④ 外科手术；⑤肝移植 。

（五）中下消化道出血

1. 支持治疗 根据患者临床状态、循环容量缺失程度、出血速度、年龄及并发症情况给予适当的补液及输血治疗，以维持生命体征并创造条件进行病因诊断。慢性或间歇性出血患者存在不同程度的缺铁性贫血，必须给予补铁治疗。

2. 药物治疗

（1）糖皮质激素、5-氨基水杨酸类：可用于炎症及免疫性疾病如克罗恩病、重度溃疡性结肠炎、过敏性紫癜等。

（2）生长抑素及其类似物（如奥曲肽）：对毛细血管扩张和蓝色橡皮大疱痣综合征有一定的治疗作用。其机制可能与抑制血管生成和内脏血流有关。

（3）沙利度胺：为谷氨酸衍生物，对血管扩张引起的出血有效，可能与其抗血管生成作用有关。不良反应有周围神经病变、深静脉血栓等。禁用于生育期女性。

3. 内镜下治疗 对于高危内镜下出血特征（喷射或渗出）、活动性出血、血管裸露的非活动性出血、血凝块附着的非活动性出血可行内镜下治疗。如憩室出血，内镜下钛夹止血；对于小肠、结肠血管畸形引起的出血，内镜下高频电凝或氩离子凝固器烧灼治疗；息肉摘除术后出血行钛夹或接触性电凝止血，联合或不联合注射肾上腺素。肾上腺素注射可用于活动性出血病灶初始控制，改善视野，但是需要与另一种止血方式结合以实现确切止血。

4. 介入治疗 对于急性大出血内镜不能止血的病灶，可行肠系膜上、下动脉血管介入栓塞治疗。方法主要包括选择性动脉造影，用微导管超选至出血灶，采用超选择性微线圈栓塞或合用吸收性明胶海绵颗粒或聚乙烯醇栓塞。对于弥漫性出血、血管造影检查无明显异常征象者或无法超选择性插管的出血者，可经导管动脉内注入加压素治疗，使小动脉收缩。

5. 手术治疗 经内科非手术治疗仍出血不止，危及生命，无论出血病变是否确诊，均应手术治疗。

（钟 娃 陈其奎）

第9节 黄 疸

黄疸（jaundice）是症状也是体征，指由于血清胆红素过高（>34.1 μmol/L 或>2 mg/dl）而沉积于组织中，引起巩膜、黏膜、皮肤呈黄色。若血中胆红素浓度升高，而临床上尚未出现肉眼可见的黄疸者，称为隐性黄疸（latent jaundice）

【胆红素代谢】★△

机体胆红素70%～80%源自衰老的红细胞。红细胞在脾、骨髓及肝的单核吞噬系统中破坏而释出血红蛋白；后者在血红素加氧酶作用下去掉珠蛋白和铁，成为胆绿素，进而在胆绿素还原酶作用下形成胆红素。另外10%～20%主要来源于骨髓无效红细胞生成以及其他含血红素的蛋白如细胞色素P450及肌球蛋白等。

上述刚形成的胆红素称为非结合胆红素（unconjugated bilirubin，UCB），不溶于水，不能从肾小球滤出，故尿液中不会出现非结合胆红素。非结合胆红素与血清白蛋白结合，并通过血液循环运输至肝后，经葡萄糖醛酸转移酶的催化作用和葡萄糖醛酸结合，形成结合胆红素（conjugated bilirubin，CB），变为水溶性，可通过肾小球滤过从尿中排出。

结合胆红素从肝细胞通过主动转运的耗能过程，经高尔基复合体运输至毛细胆管、细胆管、胆管而排入肠道。结合胆红素进入肠道后，由肠道细菌的脱氢作用还原为尿胆原，尿胆原的大部分氧化为尿胆素从粪便中排出（故又称为粪胆素）。尿胆原小部分在肠内回吸收，经门静脉回到肝内，其中的大部分再转变为结合胆红素，又随胆汁排入肠内，形成“胆红素的肠肝循环”。被吸收回肝的小部分尿胆原经体循环由肾排出体外。

在正常情况下，胆红素进入与离开血液循环保持动态平衡，故血中胆红素的浓度保持相对恒定，总胆红素（total bilirubin，TB）1.7～17.1 μmol/L（0.1～1.0 mg/dl），其中CB 0～3.42 μmol/L（0～0.2 mg/dl），UCB 1.7～13.68 μmol/L（0.1～0.8 mg/dl）。

【分类】★★△△

过去多根据发生机制分类，将黄疸分为溶血性黄疸、肝细胞性黄疸、胆汁淤积性黄疸（过去称为梗阻性黄疸）和先天性非溶血性黄疸。

现在倾向于按血清中增高的胆红素种类分型，分为以非结合型胆红素增高为主高胆红素血症、结合型胆红素增高为主高胆红素血症和混合型高胆红素血症。

【病因、发病机制及临床表现】★★★△△△

（一）溶血性黄疸

1. 病因和发病机制 大量红细胞的破坏，形成大量的非结合胆红素，超过肝细胞的摄取、结合及排泄能力；另一方面，由于溶血造成的贫血、缺氧和红细胞破坏产物的毒性作用，削弱了肝细胞对胆红素的代谢能力，使非结合胆红素在血中潴留，超过正常的水平而出现黄疸。

2. 临床表现 一般黄疸为轻度，呈浅柠檬色，急性溶血时可有发热、寒战、头痛、呕吐、腰痛，并有不同程度的贫血和血红蛋白尿（尿呈酱油色或茶色），严重者可有急性肾衰竭。慢性溶血多为先天性，除贫血外尚有脾大，约50%的患者因胆红素代谢亢进而容易形成胆囊结石，即胆色素性结石，多为黑色，这与胆固醇结石（多为黄色）明显不同。

3. 实验室检查 血清TB增高，以UCB为主，CB基本正常。由于血中UCB增加，CB形成也代偿性增加，从胆道排至肠道也增加，致尿胆原增加，粪胆素随之增加，粪色加深；尿中尿胆原亦增加，但无胆红素。急性溶血时尿中有血红蛋白排出，隐血试验阳性。血液检查除贫血外尚有网织红细胞增加，涂片可见异常形态红细胞如球形、椭圆形或破碎红细胞，骨髓红细胞系列增生旺盛等。生化检查有乳酸脱氢酶升高。

（二）肝细胞性黄疸

1. 病因和发病机制 各种导致肝细胞广泛损害的疾病均可发生黄疸，如病毒性肝炎、酒精性肝炎、药物或化学物质中毒性肝损伤、肝硬化、钩端螺旋体病、败血症等。

由于肝细胞的损伤致肝细胞对胆红素的摄取、结合及排泄功能降低，因而血中的UCB增加。而未受损的肝细胞仍能将UCB转变为CB，部分CB经已损害或坏死的肝细胞反流入血，致血中CB亦增加。

2. 临床表现 皮肤、黏膜浅黄至深黄色，疲乏、食欲减退，严重者可有出血倾向。

3. 实验室检查 血中CB与UCB均增加，黄疸型肝炎时CB增加常多高于UCB。尿中CB定性试验阳性，尿胆原可因肝功能障碍而增加。此外，血液检查有不同程度的肝功能损害，如转氨酶升高。

（三）胆汁淤积性黄疸

1. 病因和发病机制 胆汁淤积可分为肝内性或肝外性。

肝内胆汁淤积性黄疸主要见于胆汁淤积型病毒性肝炎及药物性肝损害（如氯丙嗪、甲基睾酮等）、原发性胆汁性胆管炎、妊娠期肝内胆汁淤积症等。

肝外性胆汁淤积（即原来所称梗阻性黄疸）可由胆总管结石、炎性狭窄、肿瘤及寄生虫（特别是蛔虫）等阻塞或压迫所引起。

2. 临床表现 皮肤呈暗绿色，完全阻塞者颜色更深，甚至呈黄绿色，并有皮肤瘙痒及心动过速，尿色深，粪便颜色变浅或呈白陶土色。

3. 实验室检查 血清CB增加，尿胆红素试验阳性，尿胆原及粪胆素减少或缺如，血清碱性磷酸酶及γ-谷氨酰转肽酶增高。肝外胆汁淤积有肝内肝外胆管扩张的影像学表现。

（四）先天性非溶血性黄疸

先天性非溶血性黄疸是由肝细胞对胆红素的摄取、结合和排泄缺陷所致的黄疸，本组疾病在临床上并非罕见，应予以关注。

1. Gilbert综合征 是常染色体隐性遗传疾病，占总人口的3%～8%，是导致非结合性胆红素升高的最常见病因。是由肝细胞摄取UCB功能障碍及微粒体内葡萄糖醛酸转移酶活性不足，致血中UCB增高而出现黄疸。这类患者除黄疸外，多无明显症状，其他肝功能试验也正常。饥饿、感染、发热、手术、女性月经期等可诱发或加重黄疸。Gilbert综合征一般不影响药物的代谢过程，通常不需要调整药物的剂量。本病属于良性疾病，预后良好，不需要特殊的治疗。

2. Crigler-Najiar综合征 属常染色体隐性遗传。Ⅱ型患者UDPGT的活性约只有正常人的10%，而Ⅰ型则完全没有UDPGT活性。由于肝细胞缺乏葡萄糖醛酸转移酶，UCB不能转化为CB，导致血中UCB增多而出现黄疸。UCB为脂溶性可通过血脑屏障，故过高UCB在新生儿可导致核黄疸（kernicterus），预后极差。

3. Dubin-Johnson综合征 是常染色体隐性遗传疾病。肝对胆红素的结合和摄取功能正常，但对CB和其他阴离子的运输和向毛细胆管排泌功能障碍，使CB反流入血，从而导致高结合胆红素血症。肝穿刺所得肝组织呈黑色暗绿或深褐色，对本病诊断的有提示意义。肝病理免疫组化染色可提示多耐药相关蛋白2（MRP2）表达缺失。

4. Roter综合征 常为家族性发病，属常染色体显性遗传，是由肝细胞对摄取UCB和排泄CB存在先天性障碍致血中CB增高而出现黄疸，近来研究已经证明，有机阴离子转送多肽（*OATP*）基因缺陷是导致Roter综合征的分子基础。

综上所述，可根据血生化及尿液常规检查做出初步黄疸分类，再根据临床表现及辅助检查确定病因和性质。3种黄疸的实验室检查的区别见表2-19。

表2-19 3种黄疸实验室检查的区别

项目	溶血性黄疸	肝细胞性黄疸	胆汁淤积性黄疸
TB	增加	增加	增加
CB	正常	增加	明显增加
CB/TB	＜15%～20%	＞30%～40%	＞50%～60%
尿胆红素	—	＋	＋＋

（待 续）

（续 表）

项目	溶血性黄疸	肝细胞性黄疸	胆汁淤积性黄疸
尿胆原	增加	轻度增加	减少或消失
ALT、AST	正常	明显增加	可增高
ALP、GGT	正常	增高	明显增高
PT	正常	延长	延长
对维生素K反应	正常	差	好
胆固醇	正常	轻度增加或降低	明显增加
血浆蛋白	正常	ALB降低	正常

【辅助检查】★△

以下各项检查，对黄疸的病因诊断有较大的帮助。

1. 腹部超声检查 对肝的大小、形态、肝内有无占位性病变、胆囊大小及胆道系统有无结石与扩张，脾有无肿大与胰腺有无病变的诊断有较大的帮助。

2. 计算机断层扫描（CT） 在上腹部扫描，对显示肝、胆、胰等病变及鉴别引起黄疸的疾病较有帮助。

3. 磁共振成像（MRI） MRI对肝的占位性病变良、恶性的鉴别比CT为优，而磁共振胰胆管成像（MRCP）可更直观显示肝内、外胆管，有助于判断梗阻部位。

4. 经十二指肠镜逆行胰胆管造影（ERCP） 可通过内镜观察壶腹区与乳头部有无病变，可经造影区别肝外或肝内胆管阻塞的部位，有利于明确梗阻的病因诊断。也可了解胰腺有无病变。其优点是可取组织活检，并能进行胆管取石等治疗操作。

5. 肝活检组织学 对疑难黄疸病例的诊断有重要的帮助，但在肝外胆汁淤积性黄疸时，经皮肝穿刺有可能诱发胆汁外溢而造成腹膜炎。伴有肝功能不良所致因凝血机制障碍或血小板过低者，经皮肝穿刺可有诱发出血，此时可考虑经静脉肝活检。

【诊断及鉴别诊断】★★★△△△

首先要确立是否有黄疸，注意排除假性黄疸。后者见于服用米帕林，进食过多胡萝卜、南瓜、西红柿及柑橘等食物，可使胡萝卜素在血中的含量增加（>2.5 g/L）而导致皮肤黄染，但发黄的部位多位于手掌、足底、前额及鼻部皮肤，一般不发生于巩膜和口腔黏膜。假性黄疸时，血清胆红素正常。

确定黄疸后，应进一步明确黄疸的类型并探寻黄疸的病因，这对于指导治疗及判断预后有重要意义。以非结合胆红素升高为主的黄疸，主要见于溶血及Gilbert综合征或Crigler-Najiar综合征（主要见于新生儿及婴幼儿），诊断比较容易。孤立性结合性胆红素升高为主的黄疸，主要见于Dubin-Johnson综合征及Roter综合征；肝细胞性黄疸及胆汁淤积性黄疸病因较多，两者鉴别有时比较困难，应细致收集必要的资料，认真加以鉴别。

（赵新颜　贾继东）

第10节　腹　　水

正常人腹腔内仅有少量体液起润滑作用，通常不超过200 ml，并保持动态平衡。腹水是由多种病因导致体液进入腹腔的速度超过腹膜的吸收能力，从而引起腹腔内游离液体的聚积。在临床上有腹水的患者中，75%为肝硬化所致，其他原因包括恶性肿瘤（10%）、心力衰竭（3%）、结核（2%）、胰腺炎（1%）以及其他少见疾病；部分腹水患者有两个或以上的病因。少量的腹水体格检查不易发现，中量的腹水达1500 ml以上可出现移动性浊音。

【分类和病因】★★★△△△

目前多依据血清-腹水白蛋白梯度（SAAG）将腹水分为门静脉高压性腹水和非门静脉高压性腹水。SAAG即血清白蛋白与同日内测得的腹水白蛋白之间的差值（SAAG=血清白蛋白－腹水白蛋白），以g/L表示。SAAG与门静脉压力呈正相关，SAAG越高，门静脉压力就越高。这种分类的优点是便于识别门静脉高压性腹水，而且不受其他因素的影响，例如肝硬化腹水即使合并感染，利用SAAG仍然可判断为门静脉高压性腹水。

（一）门静脉高压性腹水（SAAG≥11 g/L）

最常见者为肝硬化引起的门静脉高压。其他可能的原因包括酒精性肝炎、急性肝衰竭、门静脉血栓形成、巴德-基亚利综合征、大块肝转移瘤，以及右心衰或缩窄性心包炎所致心源性腹水。

（二）非门静脉高压性腹水（SAAG＜11 g/L）

多见于腹腔恶性肿瘤、结核性腹膜炎、胰源性腹水、胆源性腹水和肾病综合征等。

【肝性腹水的发生机制】★★△△

（一）门静脉高压

腹腔脏器的静脉血汇集后主要由门静脉进入肝，经肝血窦后再由肝静脉流入下腔静脉，最后流至右心房。如果发生门静脉或肝静脉及分支阻塞或肝静脉流出道受阻，则导致门静脉高压，使门静脉系统毛细血管及肝窦内静脉压升高，从而引起腹水。当门静脉压力＜12 mmHg时，很少形成腹水。仅有肝（窦）前性门静脉高压而没有肝硬化的患者，也很少出现腹水。

（二）血浆胶体渗透压降低

血浆胶体渗透压与腹水静水压是使体液留存于毛细血管内的力量，门静脉压和腹水胶体渗透压是形成腹水的力量；正常情况下，两种力量处于平衡状态。由于肝细胞受损、白蛋白合成障碍、血浆胶体渗透压下降，同时门静脉压力增加，因此血管内外静水压和渗透压之间的平衡被打破，从而促使血浆从血管内进入腹腔，致使体液聚积于腹腔，形成腹水。

（三）肝淋巴液循环障碍

胸导管内的淋巴液50%来自肝，另一半则来自门静脉系统。肝硬化时肝内血管阻力增加，血浆自肝窦渗透到周围的组织间隙，使肝淋巴液生成过多，当回流的淋巴液超过了胸导管的引流能力时，导致肝淋巴漏，通过肝表面外溢，形成腹水。

（四）肾与水钠潴留

肝硬化门静脉高压时，由于一氧化氮等扩血管物质的活性增加，全身小动脉扩张导致血管内容量相对不足，通过复杂的神经内分泌机制激活肾素-血管紧张素-醛固酮系统，以对抗内脏小动脉的扩张并恢复有效血管内容量；结果是醛固酮活性增高、血管升压素分泌增加，最终导致钠水潴留，从而促进和加重腹水的形成。另一方面，由于内皮素等缩血管物质活性增加和肾局部的一氧化氮活性相对不足，导致肾动脉收缩、有效肾血量和肾小球滤过率下降，肾功能受损，加重钠水潴留。

【诊断】★★★△△△

（一）病史和体格检查

1. 仔细地询问病史 详细的病史有助于初步判断腹水的病因，如是否有慢性肝炎的病史，是否长期大量饮酒等。同时，还应注意询问有无引起腹水的其他疾病，如心力衰竭（心瓣膜病或心肌病）、限制性心包炎、肾病综合征、肿瘤、结核等。

2. 全面的体格检查 腹水的常见体征包括视诊可见患者腹部膨隆，叩诊移动性浊音阳性。如果移动性浊音阳性，说明腹腔内至少有1000 ml的腹水。如果是移动性浊音阴性，则只有不到10%的患者存在腹水。但对于体型肥胖的患者来说，体格检查确诊腹水有一定困难，需要依靠腹部超声检查来确认是否存在腹水。腹水伴有颈静脉怒张或肝静脉回流征者高度提示存在心脏疾病。

（二）腹腔穿刺

腹腔穿刺抽取腹水进行相应的检查是鉴别腹水性质最有效、最经济的方法，它可以很快地鉴别门静脉高压性腹水和其他病因所致的腹水，同时它也可以发现是否存在腹水感染。

腹腔穿刺术的可能并发症包括腹壁血肿、穿刺点液体漏出、肠穿孔等。尽管肝硬化腹水的患者多数存在凝血机制障碍，但只有不到1%的患者因腹水穿刺导致腹壁血管出血，严重的并发症则更少出现。对有明显腹水体征的患者，均建议进行腹腔穿刺和腹水的化验检查。

（三）腹水的实验室检查

腹水实验室检查内容见表2-20。腹水外观可无色透明、浑浊、脓性、血性、乳糜样等。腹水实验室常规检查包括腹水细胞计数、分类、白蛋白、总蛋白定量等。

表 2-20　腹水实验室检查内容

常规检查	选择性检查（怀疑腹腔感染时）	偶尔检查
细胞计数及分类	细菌培养（需氧菌+厌氧菌）	结核菌抗酸染色及培养
白蛋白	葡萄糖	脱落细胞学
总蛋白	乳酸脱氢酶	胆红素
	淀粉酶	三酰甘油
	革兰染色	

1. 腹水细胞计数　腹水细胞计数及分类，是腹水检测的首要指标，有助于判断是否存在自发性腹膜炎。无并发症的肝硬化腹水细胞计数<500/mm^3。如腹水中性粒细胞计数>250/mm^3（0.25×10^9/L），即使患者无任何症状，也应考虑诊断自发性腹膜炎；此时，中性粒细胞计数>腹水白细胞计数的 50%。并发结核性腹膜炎或肿瘤时，则以淋巴细胞增高为主。肝硬化腹水中的红细胞计数一般<1000/mm^3，而血性腹水（红细胞>50 000/mm^3）多见于腹膜肿瘤和结核性腹膜炎所致的腹水，或肝癌破裂出血。只有 2% 左右的肝硬化患者出现血性腹水，而这些血性腹水的患者中，有约 30% 有可能存在肝细胞癌。

2. 腹水培养　如果考虑患者存在腹水感染，如有发热、腹痛或不能解释的肝性脑病等症状，则需要行腹水细胞培养检查。多项前瞻性研究表明，在腹水 PMN 计数≥250/mm^3（0.25×10^9/L）的患者中，应用旧的细菌培养方法的阳性率仅为 50%，而使用在抽出腹水后立即在床旁将腹水（10～20 ml）注入培养瓶，其阳性率可提高到 80%。故在临床怀疑腹腔感染时，应使用血培养瓶在床旁行腹水需氧菌和厌氧菌培养，并尽可能在使用抗菌药物治疗之前留取标本，立刻送检，严格无菌操作，以免污染。

3. 腹水蛋白　过去通常将腹水分为漏出液和渗出液两种，其蛋白浓度分别是<25 g/L 和>25 g/L。一般认为肿瘤和感染所致的腹水是渗出液，而肝硬化腹水多为漏出液。但是在临床中经常会遇到与此分类不符的情况。现在认为，应用血清 - 腹水白蛋白梯度（SAAG）对腹水进行分类更为准确。在穿刺抽腹水的同一天抽血进行白蛋白的检测，血清白蛋白浓度减去腹水白蛋白浓度的差值即为 SAAG。如果 SAAG≥11 g/L，则患者的腹水为门静脉高压所致。应用这一指标判断是否为门静脉高压性腹水的准确率高达 97%。如果患者在门静脉高压的基础上还合并有其他引起腹水的病因（如合并细菌感染），SAAG 仍≥11 g/L。以腹水为主要表现就诊时可利用 SAAG 结合腹水总蛋白判断常见的主要原因（表 2-21）。

表 2-21　腹水的原因与 SAAG、腹水总蛋白的相关性

原因	SAAG（g/L）	腹水总蛋白浓度（g/L）
肝硬化	≥11	<25
心力衰竭	≥11	≥25
感染或炎性腹水	<11	≥25
腹腔恶性肿瘤	<11	≥25

4. 腹水细胞学检查　如果怀疑患者存在腹膜肿瘤，可以行腹水细胞学检查。腹水细胞学检查的阳性率很低（7%），对诊断癌性腹水的准确性为 60%～90%。但一般不用来诊断原发性肝细胞癌。

5. 腹水淀粉酶和脂肪酶　腹水中淀粉酶和脂肪酶升高是诊断胰性腹水的重要依据，常见于各种胰腺炎、胰腺假性囊肿、结石或胰头癌。

其他的腹水化验需根据患者的具体情况而定。腹水腺苷脱氨酶（ADA）对结核性腹水的诊断具有较高的特异性，腹水检测甲胎蛋白和癌胚抗原对诊断癌性腹水有一定帮助。应注意任何原因的腹水均可导致血清 CA-125 升高。

（四）其他辅助检查

在病史、体格检查及腹水的生化检查基础上，可行腹部超声显像检查，必要时还可进行腹部计算机断层扫描（CT）及磁共振成像（MRI）等检查。最常用的是腹部超声检查，无创、简单、价廉。影像学检查可以确定有无腹水，估计腹水的量、测量门静脉的宽度及血流流速，判断是否存在门静脉高压，脾是否增大，同时还可以诊断是否存在肝细胞癌、门静脉栓子及肝静脉栓塞。心脏超声检查有助于判断有无心肌、心包或心瓣膜疾患。

【分级】★△

临床上根据腹水的量可分为 3 级。1 级或少量腹水：只有通过超声检查才能发现的腹水，患者一般无腹胀的表现，查体移动性浊音阴性；超声下腹水位于各个间隙，深度<3 cm。2 级或中量腹水：患者常有中度腹胀和对称性腹部隆起，查体移动性浊音阴性或阳性；超声下腹水淹没肠管，但尚未跨过中腹，深度为 3～10 cm。3 级或大量腹水：患者腹胀明显，查体移动性浊音阳性，可有腹部膨隆甚至脐疝形成；超声下腹水占据全腹腔，中腹部被腹水填满，深度>10 cm。

（王　宇　贾继东）

第 11 节　肝功能试验异常及其检查程序

肝功能试验是指检测肝相关血液指标的生化实验室检查指标，起源于 20 世纪 50 年代，价格低廉、简便易行，通过检测这些指标，可大致反映肝损伤、胆汁淤积及合成功能等方面的信息。

一、常用肝功能检测指标★★★△△△

1. 氨基转移酶（简称为转氨酶） 血清转氨酶包括丙氨酸氨基转移酶（ALT）和天冬氨酸氨基转移酶（AST），其升高是反映肝细胞损伤（炎症坏死）的标志。正常情况下，它们存在于肝细胞内，肝细胞膜发生损伤后，转氨酶“漏”出肝细胞，在随后的几个小时内，血清转氨酶出现升高。ALT 是反映肝细胞损伤相对特异的指标，而 AST 不仅存在于肝细胞内，也存在于骨骼肌和心肌中，因此肌炎、心肌梗死患者也可出现升高。

2. γ- 谷氨酰转移酶（GGT）和碱性磷酸酶（ALP） GGT 主要存在于肝内毛细胆管，其升高提示胆管损伤，最常见于长期大量饮酒者、非酒精性脂肪性肝病及服用某些药物者。其“肝特异性”较好，但由于很多药物可诱导 GGT 升高，故“肝特异性”相对较低。

ALP 主要来自于胆管上皮，ALP 升高可见于胆汁淤积性疾病，主要包括原发性胆汁性胆管炎、原发性硬化性胆管炎、药物性胆汁淤积、肝内外胆管梗阻及右侧心力衰竭引起的肝瘀血。ALP 也存在于骨骼和胎盘中，因此尚需除外正常骨骼生长（少年）、骨病或过期妊娠；亦可检测 ALP 同工酶的浓度，以明确其升高是来源于肝损伤还是其他组织。

GGT 可以辅助提示 ALP 是否为肝来源。GGT 水平正常，而 ALP 单独明显升高时，提示其来源不是肝；这两个酶同时明显升高时，则主要见于肝内、外胆汁淤积，亦可见于肝占位性病变。

3. 胆红素 血清胆红素分为结合（直接）胆红素和非结合（间接）胆红素。溶血、血肿再吸收等情况下，胆红素水平升高以非结合胆红素升高为主，结合胆红素仅占 20% 以下；而肝细胞损伤、胆管损伤或胆道系统阻塞时，血清胆红素升高以结合胆红素为主，结合胆红素占 50% 以上。由于结合胆红素溶于水，可通过尿排泌，所以高结合胆红素血症时可出现尿色加深；而胆道系统梗阻时由于粪便缺少胆红素而颜色变浅。

4. 血清白蛋白和凝血酶原时间 白蛋白和凝血酶原时间是反映肝合成功能的重要指标，它们的明显异常提示可能存在严重的肝病，应及时进行其他相关检查。

血清白蛋白仅在肝中产生，半衰期为 21 d，因而在肝功能不良时，其血清水平不会立即下降，故白蛋白降低主要见于慢性肝功能障碍。而严重全身性疾病如菌血症患者，血清白蛋白浓度相对快速下降，这是因为炎性细胞因子的释放和白蛋白代谢加快所致。如果没有明显肝损伤而出现低白蛋白血症，应考虑有肾脏或胃肠道丢失白蛋白的可能。

凝血酶原时间（PT）反映肝合成的凝血因子Ⅱ、Ⅴ、Ⅶ、Ⅹ的活动度，由于半衰期相对较短，比白蛋白更敏感。严重的肝损伤（合成功能损伤＞70%）才会导致凝血因子产生的异常，导致 PT 延长。凝血因子的合成需要维生素 K，因此脂溶性维生素吸收障碍如严重胆汁淤积、小肠黏膜病变、脂肪吸收不良、长时间禁食、应用抗生素等情况也可以引起 PT 延长。所以，补充维生素 K 后 2 d 内若 PT 延长得以纠正，则可以判断 PT 延长是由于维生素 K 缺乏所致；反之，是肝细胞损伤引起肝合成功能障碍所致。

此外，凝血酶原活动度（PTA）和国际标准化比值（INR）也是表示凝血酶原活力的另外两种方式。

二、肝功能异常的常见模式和相关肝病★★△△

1. 以肝细胞损伤为主的肝病 主要影响肝细胞的疾病可称为“肝细胞损伤性疾病”，它们主要表现为转氨酶水平升高。引起急性肝炎的常见病因见表 2-22。

表 2-22　急性肝炎的常见病因

疾病	提示诊断	诊断检查
甲型病毒性肝炎	输血史或静脉注射毒品史	抗 -HAV IgM
乙型病毒性肝炎	危险因素	HBs Ag，抗 -HBc IgM
药物性肝炎	药物应用史	停药后症状改善
酒精性肝炎	饮酒史，AST：ALT＞2，AST＜400 U/L	肝活检，戒酒后症状改善
缺血性肝炎	严重低血压或低氧血症史	转氨酶迅速改善

病毒和药物引起的急性肝炎，转氨酶显著升高超过 1000 U/L，ALT 升高大于 AST 升高。对乙酰氨基酚所致肝细胞损伤、缺血性肝炎、疱疹病毒引起的肝炎，转氨酶升高常超过 3000 U/L。转氨酶暂时性升高可见于结石引起的一过性胆管阻塞，转氨酶水平可升高达 1000 U/L，但是在 24～48 h 可显著下降。胰腺炎伴 AST 或 ALT 暂时性升高者，提示可能是胆结石造成的胆源性胰腺炎。酒精性肝炎患者转氨酶呈中度升高，一般不超过 400 U/L，且 AST：ALT＞2：1；其胆红素升高更明显，与转氨酶升高水平并不成比例。非酒精性脂肪性肝炎（NASH）所导致的肝功能异常表现为 ALT 和 AST 多为轻度到中度升高，可伴有 GGT 的轻度升高，而 ALP 基本正常，患者多有身体超重，肥胖，血脂、血糖、糖耐量异常和（或）胰岛素敏感性下降。

一般转氨酶水平持续升高超过 6 个月，称为“慢性肝炎”。与急性肝炎相比，慢性肝炎患者转氨酶多呈中度增加（2～5 倍正常上限）。慢性肝炎患者可能没有明显症状，也可能有时会出现乏力和右上腹痛。导致慢性肝炎的病因相对较多，最重要和最常见者见表 2-23。

表 2-23　慢性肝炎的常见病因

疾病	提示诊断	诊断检查
乙型病毒性肝炎	家族史、性接触史等危险因素	HBsAg
丙型病毒性肝炎	输血史或静脉注射毒品	抗 HCV、HCV RNA
非酒精性脂肪性肝病	肥胖，2 型糖尿病，高脂血症	超声检查、肝活检
酒精性肝病	饮酒史，AST：ALT＞2	肝活检、戒酒后改善
自身免疫性肝炎	ALT 200～1500 U/L，女性，其他自身免疫性疾病	抗核抗体或抗平滑肌抗体，肝活检

2. 孤立性胆红素升高　孤立性胆红素升高最常见于 Gilbert 综合征，这是一种常染色体隐性遗传的先天性高非结合胆红素血症，影响 5%～8% 的人群，肝酶学检查正常，一般总胆红素＜51 mmol/L，而结合胆红素＜5 mmol/L，禁食或合并其他疾病时，胆红素水平可进一步升高。如果患者合并贫血，则需要通过检查来排除溶血。如果成年人非结合胆红素升高超过 40 mmol/ L，则应怀疑 Crigler-Najiar 综合征 Ⅱ 型等罕见疾病并进行基因检测。

结合胆红素升高的病因复杂，应首先区分是胆管阻塞性和非胆管阻塞性疾病所致。Dubin-Johnson 综合征和 Roter 综合征为常染色体隐性遗传的先天性高结合胆红素血症，其特点是结合胆红素孤立性升高，肝酶学检查正常，肝活检有助于确定诊断。

3. 胆汁淤积性疾病　胆汁淤积性疾病可影响中小胆管（如原发性胆汁性胆管炎）、大胆管（结石、狭窄、肿瘤所致的胆管阻塞）或两者兼而有之（如原发性硬化性胆管炎），一般均有 ALP 和 GGT 升高。虽然某些疾病引起胆红素升高也被称作“胆汁淤积”，但有些胆红素升高是由严重的肝细胞损伤（如急性肝炎）所引起的，不是经典意义上的胆汁淤积。引起胆汁淤积症的常见病因见表 2-24。

表 2-24　胆汁淤积症的常见病因

疾病	提示诊断	诊断检查
原发性胆汁性胆管炎	中年女性	抗线粒体抗体（M2 亚型）
原发性硬化性胆管炎	与溃疡性结肠炎有关	ERCP，MRCP，ANCA
大胆管性阻塞	常有黄疸和疼痛	超声检查，MRCP，ERCP
药物性肝病	用药史	停药后改善
浸润性疾病	恶性肿瘤史，淀粉样变，结节病	超声检查，CT，肝活检
炎症性疾病	有炎症性疾病的症状	血培养，相关抗体检查

三、肝功能异常的检查程序和时机★△

对肝功能异常的患者，首先应尽量获得全面的临床病史，尽可能明确造成肝功能异常的病因。同一患者有可能存在多种造成肝功能异常的疾病，在诊断时需全面考虑。第一次出现肝酶学检查异常的患者大多无明显症状，而且其肝功能异常也是偶然被发现的。如果患者无肝病的危险因素，肝酶小于正常值的

2倍，肝合成功能较好，无不适主诉，可先观察几周至几个月后复查肝功能。如果复查结果仍为异常，则应考虑慢性肝炎或胆汁淤积的可能，启动相应的检查程序（图2-5～图2-7）。

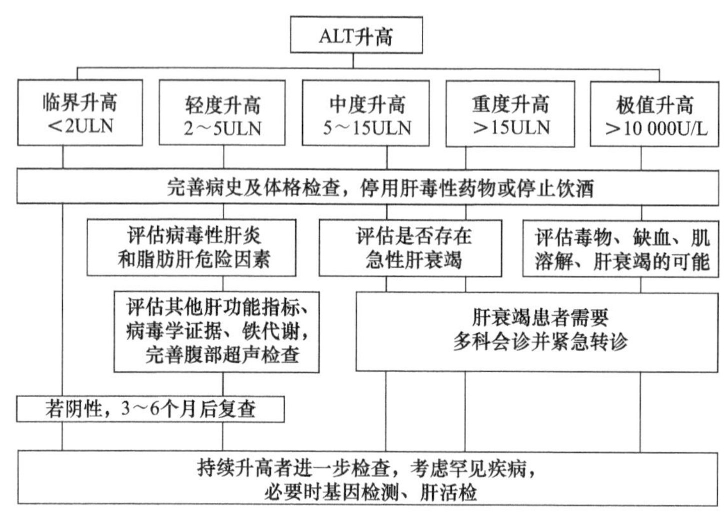

图2-5　ALT异常的处理

ULN．正常上限

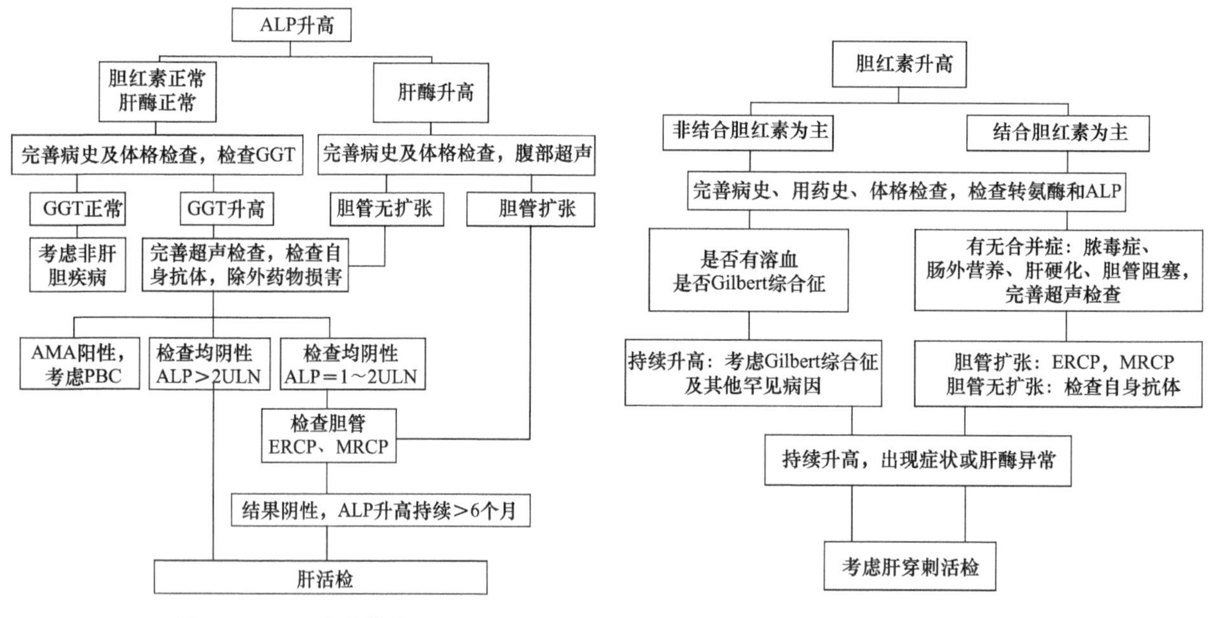

图2-6　ALP异常的处理

ULN．正常上限

图2-7　胆红素升高的处理

慢性肝病大多数没有明显症状或体征，但炎症性肝病如自身免疫性肝病和病毒性肝炎可能出现疲劳、恶心、厌食等非特异性症状，提示需进一步进行肝功能检测。自身免疫性疾病患者是自身免疫性肝病的高危患者，例如溃疡性结肠炎、克罗恩病，此类人群进行肝功能检测是有必要的。有肝病家族史的患者是另一类高风险人群。有血色病或Wilson病家族史的患者应进行铁蛋白、转铁蛋白饱和度、铜蓝蛋白和尿铜等相关检测。对于长期饮酒患者，GGT是病死率的最佳预测指标，进行定期检测有助于了解患者行为改变的情况。

多种药物与肝病有关，最常涉及的药物包括卡马西平、甲基多巴、米诺环素、大环内酯类抗生素、呋喃妥因、他汀类药物、磺胺类、特比萘芬、氯丙嗪和甲氨蝶呤等。当药物与可能伴随的肝病之间的关系不明确时，需要通过肝功能检测、用药时间、临床状况等共同进行临床判断。已经确诊肝病或患有肝硬化、门静脉高压或肝衰竭（包括腹水，周围性水肿，蜘蛛痣、肝脾大等）的患者需要定期行肝功能检测，并且需要行凝血相关检查行综合评价。

最后还应注意，巨酶血症（macroenzyme）亦可导致孤立性 GGT 或 AST 升高，其机制尚不十分清楚，可能是与免疫球蛋白等大分子物质形成复合物，导致其半衰期延长，因而在血液中被检测到的活性升高。可通过将血样冷藏过夜或经聚乙二醇沉淀后再复测，如果检测值恢复正常或明显降低，有助于诊断本症。

肝功能检测虽不是特异性的诊断工具或排除工具，但联合其他检查，将更有效地用于肝病的诊断、评估。

（马　红）

参考文献

[1] Mark F, Lawrence SF，Lawrence JB. Sleisenger and Fordtran's Gastrointestinal and Liver Disease. 10 th ed. Elsevier Inc, 2014.

[2] 郑芝田. 胃肠病学. 北京：人民卫生出版社，2000.

[3] 潘国宗，曹世植. 现代胃肠病学. 北京：科学出版社，2001.

[4] 吴在德，吴肇汉. 外科学. 7 版. 北京：人民卫生出版社，2010.

[5] 林三仁. 消化内科学高级教程. 北京：人民军医出版社，2009.

[6] Douglas AD, Senior Editor. ROME Ⅳ: Functional gastrointestinal disorders. Disorders of Gut-Brain Interaction. 4th ed, 2016.

[7] Talley NJ, Ford AC. Functional dyspepsia. N Engl J Med, 2015, 373(19): 1853-1863.

[8] Stanghellini V, Chan FK, Hasler WL, et al. Gastroduodenal disorders. Gastroenterology, 2016, 150(6): 1380-1392.

[9] Yamada'sTextbook of Gastroenterology. 6 th ed Wiley, 2015.

[10] Principles of clinical gastroenterology. Wiley, 2008: 304-372.

[11] Azpiroz F, Malagelada JR. Abdo-minal bloating. Gastroenterology, 2005, 129: 1060-1078.

[12] Textbook of gastroenterology. 4th ed. Philadelphia: Lippincott willams & wilkins, 2003: 367-385.

[13] Azpiroz F. Abdominal distention: old hypotheses and new concepts. Gastroenterology, 2006, 131: 1337-1346.

[14] Agrawal A, Houghton L, Morris RJ, et al. Bloating and distention in irritable bowel syndrome: the role ofvisceral sensation. Gastroenterology, 2008, 134: 1882-1889.

[15] Hasler WL. Irritable bowel syndrome and bloating. Best Practice & Research Clinical Gastroenterology, 2007, 21: 689-707.

[16] Dainese F, Serra J, Azpiroz F, et al. Effects of physical activity on intestinal gastransit and evacuation in healthy subjects. The American Journalof Medicine, 2004, 116: 536-539.

[17] Snelling N. Do any treatments work for irritable bowel syndrome? International Journal of Osteopathic Medicine, 2006, 9: 137-142.

[18] Whorwell PJ. Hypnotherapy for irritable bowel syndrome: The response of colonic and noncolonic symptoms. Journal of Psychosomatic Research, 2008, 64: 621-623.

[19] Henningsen P, Herzog W. Irritable bowel syndrome and somatoform disorders. Journal of Psychosomatic Research, 2008, 64：625-629.

[20] Camilleri M. Is there a role for probiotics in irritable bowel syndrome? Digestive and Liver Disease, 2006, 38 Suppl 2: 266-269.

[21] Paola I, Cristina B, Fabrizio T, et al. Bloating and functional gastro-intestinal disorders: here are we and where are we going? World Jounal of Gastroenterology, 2014, 39: 14407-14418

[22] 中华医学会消化病学分会. 慢性便秘的诊治指南. 中华内科杂志，2013，33（5）：291-297.

[23] 陈文斌，潘祥林. 诊断学. 7 版. 北京：人民卫生出版社，2007.

[24] Longstreth GF, Thompson WG, Chey WD, et al. Functional bowel disorders. Gastroenterology 2006; 130: 1480-1491.

[25] 葛均波，徐永健. 内科学. 8 版. 北京：人民卫生出版社，2013.

[26] 复旦大学上海医学院. 实用内科学. 12 版. 北京：人民卫生出版社，2006.

[27] 陈其奎，何兴祥，朱兆华. 消化疾病诊断学. 北京：人民卫生出版社，2006.

[28] 钟英强，黄华荣，陈其奎，等. 肠道溃疡性疾病. 北京：人民卫生出版社，2009.

[29] 中华医学会肝病学分会，中华医学会消化病学分会，中华医学会内镜学分会. 肝硬化门静脉高压食管胃静脉曲张出血的防治指南. 临床肝胆病杂志，2016，32（2）：203-219.

[30] 中华内科杂志，中华医学杂志，中华消化杂志，等. 急性非静脉曲张性上消化道出血诊治指南（2015 年，南昌）. 中华消化杂志，2015, 35（12）：793-798.

[31] Alan NB, Marc B, Ernst JK, et al. International consensus recom-mendations on the management of patients with nonvariceal upper gastrointestinal bleeding. Annals of Internal Medicine, 2010, 152(2): 101-113.

[32] 抗血小板药物消化道损伤的预防和治疗中国专家共识组. 抗血小板药物消化道损伤的预防和治疗中国专家共识(2012更新版). 中华内科杂志, 2012, 52 (3): 264-270.

[33] Loren L, Dennis MJ. Management of patients with ulcer bleeding. Am J Gastroenterol advance online publication, 2012, 107(3): 345-360.

[34] Lauren BG, Jeff LF, David RC, et al. ACG clinical guideline: diagnosis and management of small bowel bleeding. Am J Gastroenterol advance online publication, 2015, 110(9): 1265-1287.

[35] 中华消化杂志编辑委员会. 不明原因消化道出血诊治推荐流程(修改稿, 2012年3月, 上海). 中华消化杂志, 2012, 32 (6): 361-364.

[36] Lisa LS , Ian MG . ACG clinical guideline: management of patients with acute lower gastrointestinal bleeding. Am J Gastroenterol advance online publication, 2016, 111(4): 459-474.

[37] 王宝恩. 黄疸//王宝恩, 张定凤. 现代肝脏病学. 北京: 科学出版社, 2003.

[38] 向理科, 罗子国, 李圆圆, 等. Dubin-Johnson 综合征的病理学特征. 中华肝脏病杂志, 2000, 8: 45-47.

[39] Thomas EA, Charles JC, John CB et al. Anderoli and carpenter' s cecil essentials of medicne. 7th ed. Beijing: Peking University Medical Press, 2007.

[40] Rodrigues CMP, Sola S, Brites D. Bilirubin induces apoptosis via the mitochondrial pathway in developing rat brain neurons. Hepatology, 2002, 6: 1186-1195.

[41] Ostrow JD, Pascolo L, Tiribelli C. Mechanisms of bilirubin neurotoxicity. Hepatololgy, 2002, 5: 1277-1278.

[42] Newsome PN, Cramb R, Davison SM, et al. Guidelines on the management of abnormal liver blood tests. Gut, 2018, 67(1): 6-19.

[43] Moore K, Aithal GP. Guidelines on the management of ascites in cirrhosis. Gut, 2006, 55: 1-12.

[44] Runyon BA. Introduction to the revised American Association for the Study of Liver Diseases Practice Guideline management of adult patients with ascites due to cirrhosis 2012. Hepatology, 2013, 57(4): 1651-1653.

[45] European association for the study of the liver. EASL clinical practice guidelines on the management of ascites, spontaneous bacterial peritonitis, and hepatorenal syndrome in cirrhosis. J Hepatol, 2010, 53: 397-417.

[46] 中华医学会肝病学分会. 肝硬化腹水及相关并发症的诊疗指南. 临床肝胆病杂志, 2017, 33 (10): 1847-1863.

[47] Kwo PY, Cohen SM, Lim JK, et al. ACG clinical guideline: evaluation of abnormal liver chemistries. Am J Gastroenterol, 2017, 112: 18-35.

[48] Lilford RJ, Bentham L, Girling A, et al. Birmingham and lambeth liver evaluation testing strategies (ballets): a prospective cohort study. Health Technol Assess, 2013, 17: 1-307.

[49] Brouwers MC, Kho ME, Browman GP, et al. AGREE II: advancing guideline development, reporting and evaluation in health care. CMAJ , 2010, 182: E839-E842.

[50] McLernon DJ, Donnan PT, Sullivan FM, et al. Prediction of liver disease in patients whose liver function tests have been checked in primary care: model development and validation using population-based observational cohorts. BMJ Open, 2014, 4: e004837.

[51] Erlinger S, Arias IM, Dhumeaux D. Inherited disorders of bilirubin transport and conjugation: new insights into molecular mechanisms and consequences. Gastroenterology, 2014, 146: 1625-1638.

[52] Chatwin T. Diagnosing liver disease in asymptomatic patients. JAAPA, 2001, 14: 39-47.

[53] Chalasani NP, Hayashi PH, Bonkovsky HL, et al. ACG clinical guideline: the diagnosis and management of idiosyncratic drug-induced liver injury. Am J Gastroenterol, 2014, 109: 950-966.

[54] Yu Z, Wang Y, Feng L, et al. Macro-aspartate aminotransferase: two-year follow-up of three patients in China. Dig Dis Sci, 2014, 59:224-226.

第3章　消化系统疾病患者的临床营养

第1节　营养评价

营养筛查、营养评价与营养干预是营养诊疗的3个关键步骤，营养筛查为判断个体是否已有营养不良或有营养不良的风险，以决定是否需要进行详细的营养评价。其中营养评价是通过病史、营养史、用药史、人体组成测定、人体测量、生化检查、临床检查及多项综合性营养评价指标等方法，判定人体营养状况。由负责营养支持的临床医师进行的营养评价是一个严谨的过程，需确定营养不良的类型及程度，估计患者营养需求，在通常情况下选择相应的治疗方案，同时监测营养支持的疗效。营养评价是临床营养支持的基础，是能够合理地、有效地、及时地对患者进行临床营养支持的保障。

一、营养筛查 ★△

营养筛查包括营养风险筛查及营养不良筛查，营养风险是指现存的或潜在的与营养因素相关的导致患者出现不利临床结局的风险，包括住院时间，生活质量，感染并发症发生、成本-效应比等。筛查营养风险为对消化系统疾病患者实施营养诊疗的第一步。

二、营养评价 ★△

复合型营养评价是由接受过培训的营养师、护师及临床医师对患者的临床病史、营养摄入史、营养代谢情况、机体各类功能等进行的全面评价。主要包括反映患者脏器功能及各种营养素指标的血液生化检查、人体测量和人体组成测定（脂肪、瘦体组织及其他组成的测定）、复合型营养评定工具（如主观全面评定、患者参与的主观全面评定、微型营养评定）等。基于评价结果制订营养支持计划，进一步研讨营养支持的适应证和营养支持可能的不良反应。

三、营养筛查与营养评价在临床上的主要区别 ★△

首先，应用目的不同。营养筛查的目标是为了明确患者是否存在营养风险，而营养评价有助于制订针对性的营养支持计划，其包括患者脏器功能检查、血液生化检查、人体组成测定、复合型营养评价工具等资料，也有助于对患者的营养支持效果进行监测，探讨可能导致的不良反应或临床并发症的产生。其次，应用顺序不同。营养风险筛查为第一步，营养评定则是在营养风险筛查完成后进行，脏器功能检查一般对有营养风险的患者都是需要的，这是营养评定的组成部分。再次，两者对象不同。营养风险筛查的对象是所有住院患者，营养评价的实施对象是营养筛查后明确有营养风险的患者。最后，两者内容不同，营养筛查主要包括营养状况受损评分、疾病的严重程度评分、年龄评分，营养评价内容更复杂，包含了患者脏器功能检查（生化实验室检查）、人体组成测定、特定营养素代谢测定以及复合型营养评定工具等多个内容。

四、营养风险 ★△

营养风险是指现存的或潜在的与营养因素相关的导致患者出现不利临床结局的风险。营养风险与临床结局相对应，与感染性并发症发生率、住院时间（实际住院时间及理想住院时间）、生活质量、成本-效果比等结局指标相关。不是指发生营养不良的风险。应用营养风险筛查工具来判断。对有营养风险患者（或已经有营养不足的患者），应进行营养评价，并结合临床，制订适宜的营养支持方案。

五、营养不良★△

营养不良是指一种急性、亚急性或慢性营养状况，患者表现为伴有或不伴有炎性反应、不同程度营养不足或营养过剩，其导致的后果是机体组成的改变和器官功能的降低。

【病因】

1. 摄入不足 食物缺乏，食欲下降，长期低蛋白质、低能量膳食（偏食、素食、减肥）。

2. 丢失增加 各种胃肠道疾病所致丢失过多，如吸收不良、腹泻、呕吐、消化道出血、肠瘘、开放性创伤等。

3. 消耗增加 急性发热性疾病、糖尿病、甲状腺功能亢进、恶性肿瘤等。

4. 需要量增多 生长发育快速阶段和急、慢性传染病的恢复期。

5. 先天因素 畸形、早产、多胎、孕母疾病。

【分型】

1. 根据营养素摄入情况分型

（1）消瘦型：热量缺乏为主，临床表现为皮下脂肪、骨骼肌显著消耗和内脏器官萎缩，又称 marasmus 综合征。严重体重下降是一个主要特征，体重下降的主要原因是脂肪储备丢失。

（2）低蛋白血症型：常见于长期蛋白质摄入不足或应激状态下。又称为水肿型营养不良、Kwashiorkor 综合征、恶性（蛋白质）营养不良。外周组织水肿及腹水是主要特征。

（3）混合型：是临床上最常见的营养不良类型，是由于蛋白质和热量的摄入均不足所致。常见于晚期恶性肿瘤、消化道疾病等患者，其能量储备少，在应激状态下，机体蛋白急剧消耗，易发生感染、伤口不易愈合等并发症，病死率较高。

2. 根据炎症分型

（1）饥饿相关性营养不良：一种没有炎症反应的慢性饥饿，如神经性厌食，该型的病理生理特征是合成代谢及分解代谢均下降，以脂肪丢失为主。增加营养摄入即可完全逆转脂肪及瘦体组织减少，改善不良临床结局。

（2）急性疾病或创伤相关性营养不良：伴有严重的急性炎症反应，如严重感染、烧伤、创伤及闭合性颅脑损伤。其病理生理特征为静息能量消耗升高、分解代谢加速、瘦体组织（氮）丢失增加。单独的营养支持只能部分逆转或预防肌肉蛋白质丢失，因此需要抑制炎症、调节代谢。

（3）慢性疾病相关性营养不良：伴有轻度、中度慢性炎症，如慢性器官功能不全、恶性肿瘤、风湿性关节炎、肌肉减少性肥胖。其病理生理特征介于饥饿相关性营养不良和急性疾病或创伤相关性营养不良之间。营养支持是整个治疗计划中的重要部分，可增加药物的治疗效果。

3. 根据机体状况分型 指对营养不良进行四维度分析。从能量消耗、应激、炎症及代谢 4 个维度，将营养不良分为高能耗型营养不良及低能耗型营养不良，有应激的营养不良与无应激的营养不良，有炎症反应的营养不良及无炎症反应的营养不良，有代谢紊乱的营养不良及无代谢紊乱的营养不良。

【诊断标准】

2015 年欧洲肠外肠内营养学会（ESPEN）专家共识提出营养不良的诊断标准。通过营养筛查（NRS-2002、MNA-SF 或 MUST 均可用）发现营养不良风险的患者，符合下述 3 条中的任何一条，均可以诊断为营养不良：BMI＜18.5 kg/m^2；体重下降（与平时体重相比，任何时间的体重下降＞10%；或 3 个月内体重下降＞5%）及年龄特异性 BMI 下降（青年人＜20 kg/m^2，70 岁以上老人＜22 kg/m^2）；体重下降（与平时体重相比，任何时间的体重下降＞10%；或 3 个月内体重下降＞5%）及无脂肪体重指数降低（女性＜15 kg/m^2，男性＜17 kg/m^2）。该共识强调营养不良诊断的前提条件是具有营养不良风险，即：有营养不良风险的患者符合上述标准时才可以诊断为营养不良；没有营养不良风险的患者，即使具备上述诊断标准，也不能诊断为营养不良。ESPEN 共识声明提供了一个新的、综合性、简单的营养不良诊断形式。

（张澍田）

第 2 节 临床营养支持

一、概念★★△△

临床营养支持是指包括经口营养补充、管饲和肠外营养。目的是增加患者大分子和小分子营养素的摄入，纠正疾病或治疗所造成的营养代谢障碍，维持和增加机体的组织储存和体重，改善生理功能和精神状况，改善患者的临床预后，加快机体康复，缩短住院时间，提高患者生活质量。主要分为肠内营养和肠外营养两大类。营养支持成为临床治疗的一部分，甚至成为某些疾病的有效治疗方法。2016 年 3 月美国胃肠病学会（ACG）在美国胃肠病学杂志上发布了最新的住院成年患者营养支持指南，指南对患者的营养支持方式选择、营养支持途径的建立以及营养制剂的选择等方面做了进一步的更新与推荐。在推荐意见中，对于临床医师最关心的问题，包括肠内营养和肠外营养的应用指征、营养风险和营养状态的评估、能量需求与代谢监测等多个方面进行了系统的回顾。

二、营养支持治疗的指征 ★★△△

在进行营养风险评估后，对于有高营养风险以及口服饮食无法满足正常需求的住院患者，应当尽早开始实施肠内营养支持治疗；对于自主进食显著减少并且没有肠内营养禁忌证的住院患者，肠内营养支持优于肠外营养支持；对于营养风险低、营养状况好及预期在入院 5～7 d 能够恢复正常饮食的患者，无须进行特殊的营养治疗；对于肠内营养无法实施或难以满足热量与蛋白质需求的住院患者，应当考虑进行肠外营养支持。

三、肠内营养 ★★△△

1. 定义　肠内营养是指经口摄入或管饲途径补充各种营养素，以满足患者代谢需要，使用前应进行专业评估。临床上应用较多的评估工具主要有 4 种，即营养风险筛查 2002（NRS 2002）、主观全面营养评估（SGA）、营养不良通用筛查工具（MUST）和微观营养评定（MNA）。

2. 目的　使细胞获得所需的营养底物进行正常或近似正常的代谢，以维持其基本功能，从而保持或改善组织、器官的功能及结构，改善各种生理功能，有利于患者康复。有助于改善肠黏膜的结构和功能，并且对机体的免疫功能进行维护。强化的肠内营养剂可以改善肠黏膜通透性、提高体液免疫、细胞免疫能力，特别是危重患者，肠内营养支持有助于维持肠黏膜屏障功能的完整性，减少细菌易位及肠源性感染发生。同时，肠内营养可刺激人体各种激素的分泌，促进胃肠蠕动，从而减少各种并发症的发生。早期的肠内营养支持可减轻营养底物不足，防止细胞代谢紊乱，支持器官、组织的结构与功能，参与机体调控免疫与生理功能，减少器官功能障碍的发生，后期的肠内营养支持可进一步加速组织修复，促进患者康复。

3. 制剂种类　根据其剂型不同可分为乳剂、混悬液和粉剂，按其用途又分为标准型和疾病特异型，根据其组成成分的不同可以分为要素型、非要素型、组件型、特殊应用型，按氮源分为氨基酸型、短肽型、整蛋白型。

4. 途径　肠内营养的输入途径决定于疾病本身，喂养时间长短，精神状态及胃肠道功能，意识障碍、口咽和食管梗阻、容易误吸的患者不宜选用口服途径。有口服或管喂途径两种途径，管喂途径可通过鼻胃管、鼻十二指肠管、鼻空肠管、胃造口术、空肠造口术等给予。通常短期管喂多采用经鼻至胃、十二指肠或空肠置管；长期管喂（超过 4 周）可采用空肠造口、胃造口和颈部经皮咽部胃内置管。经皮胃造口术应优先考虑在胃窦部放置，便于经胃喂养不耐受患者转换到胃空肠喂养管。目前，经鼻胃管和经空肠营养管及空肠造口途径进行肠内营养支持应用较为广泛，鼻胃管喂养，由于胃的容量大，对营养制剂的渗透浓度敏感性低，但有反流、误吸入气管风险，可更换鼻肠管喂或空肠造口以减少反流。空肠造口途径，其喂养管可长期放置、患者可同时经口进食，具有机体及心理负担较小、活动方便等特点。对于有营养管移位高风险的患者，应主动采取措施确保放管时营养管的安全。

5. 肠内营养喂养方式

（1）一次投给：将配制好的肠内营养液置于注射器或蠕动泵，缓缓地注入胃内，也可经口吸饮，每日 6～8 次，每次 200～400 ml。这种方式不受连续输注的约束，类似于正常膳食的间隔。

（2）间歇性重力滴注：将配制的营养液置于管喂容器内，经输注管与肠内营养管相连，缓缓滴注，每次持续 30～60 min 或更长时间。每次 250～500 ml。这种方式比连续输注有更多的活动时间，类似于正常膳食的间隔时间，较为常用。

（3）连续性经泵滴注：装置与间歇滴注相同，使用输注泵，持续 12～24 h 输注，适用于危重和十二指肠、空肠近端或空肠造口行肠内营养的患者。胃内连续输注时，用量、浓度与输注速度必须从低逐渐升高至为患者所能耐受；逐渐增加速度或浓度，但不要二者同时增加，如小肠内连续输注时，浓度不宜过高，速度由 40～60 ml/h 开始，逐渐增至 80 ml/h，3～5 d 后可达 100～125 ml/h 再逐渐增加浓度。

6. 优点　肠内营养是一种比较符合生理的营养方式，具有下述优点。

（1）营养物质经过肠道黏膜吸收进入门静脉系统，

输送至肝内，有利于内脏蛋白质合成和代谢调节，并可以加速门静脉系统的血液循环，促使胃肠道激素的分泌。

（2）肠内营养可以维持和改善肠道黏膜结构和功能的完整性，有效地防止肠道细菌易位及肠源性感染发生。

（3）可以促进肠蠕动功能的恢复。

（4）肠内营养技术和设备要求低、操作方便、安全有效、费用和并发症相对较低。

7. 适应证 临床上，凡是因为各种原因在较长时间（如>1周）不能正常进食或饮水，在入院24～48 h应启动肠内营养支持，尤其是消化系统疾病患者多见，尽管早期EN应该在入院24～48 h开始，但达到目标剂量的时机仍不确定。当患者耐受时，喂养量应该在48～72 h达到目标量。当患者耐受性较差时，喂养量应该在5～7 d谨慎地达到目标剂量。肠内营养支持常见适应证包括以下几种。

（1）因意识障碍或精神异常所致的不能正常进食者。

（2）吞咽困难、上消化道梗阻以及手术后的患者。

（3）严重的创伤、烧伤等高代谢状态、慢性营养不良等患者，而日常口服进食不能满足营养的需求。

（4）营养不良患者的术前准备。

（5）常见的需要营养支持的消化系统疾病，如炎症性肠病、短肠综合征、胰腺炎（重症急性胰腺炎或严重的慢性胰腺炎）、消化道瘘、肝衰竭、消化系统恶性肿瘤等。

（6）肠外营养的补充或过渡治疗。

8. 禁忌证 肠内营养不宜或慎用于以下情况。

（1）完全性机械性肠梗阻、消化道出血、严重腹腔感染等。

（2）严重应激状态早期、休克状态、持续麻痹性肠梗阻等。

（3）缺乏足够小肠吸收面积的患者，如短肠综合征早期、空肠瘘，严重吸收不良、长期少食衰弱等。

（4）持续严重呕吐、急性期及顽固性腹泻、严重肠道炎症等。

（5）急性胰腺炎早期。

（6）不能耐受肠内营养高糖负荷的状况，如糖尿病酮症酸中毒。

（7）无法建立肠内营养途径者。

9. 并发症及其防治 总的来说，肠内营养是一种简便、安全、有效的营养支持方法，但使用不当也会引起一些并发症，增加患者的不适，而且影响疗效。首先为鼻、咽、食管损伤，喂养管周围瘘或感染，喂养管堵塞等机械性和感染性并发症。需定期观察鼻腔黏膜的完整性，每日清洁鼻腔、口腔。由于禁食和鼻腔置管，患者口、鼻腔黏膜干燥，为避免发生口腔溃疡、感染等，给予定期口腔护理。经皮的肠内置管需每日用温和的肥皂和水清洗穿刺口，保持皮肤外部的肠内营养管的正确位置。造口者，注意观察瘘口周围皮肤有无发红、糜烂、感染，导管周围有无胃液、肠液溢出，可涂少量氧化锌软膏保护瘘口周围皮肤。预防堵管对顺利实施肠内营养非常重要，在每次移动肠内营养管与每次给予肠内营养时，均应使用水频繁冲管。当遇到堵管或用水冲管不成功时，可将非肠溶胰酶片溶解于碳酸氢钠溶液后再用于冲管来解决堵管问题。其次，可引起误吸、恶心、呕吐、腹泻、便秘等胃肠道并发症，临床上最为常见。需尽量抬高床头，如病情允许可取半卧位。尽可能使用输入泵连续滴注，并定时检查胃充盈程度及胃内残留量，如胃内残留量>100～150 ml，应减慢或停止滴注。配制及输注营养液的过程中要注意无菌操作，避免污染。合理使用抗生素，防止肠道菌群失调。需严格控制肠内营养液的温度、浓度、速度。严重腹泻者且控制不理想时，应停止肠内营养，建议改用肠外营养。注意维持水、电解质平衡，需监测血糖，警惕代谢性并发症发生，长期肠内营养患者可出现凝血酶原时间延长等并发症，需监测凝血指标变化，必要时可给予维生素K治疗。此外，可能会出现应激性溃疡和吻合口瘘等并发症，注意胃液颜色变化，定期复查粪便隐血试验，警惕应激性溃疡出血，同时严密观察心率、血压变化。胃肠减压是减少吻合口瘘的有效措施。

四、肠外营养★★△△

1. 定义 经静脉为无法经胃肠道摄取或摄取营养物不能满足自身代谢需要的患者提供包括氨基酸、脂肪、糖类、维生素及矿物质在内的营养素，以抑制分解代谢，促进合成代谢并维持结构蛋白的功能，所有营养素完全经肠外获得的营养支持方式称为全肠外营养。全肠外营养又称肠道休息疗法，可减轻食物对病变黏膜的损伤和刺激作用，有利于黏膜愈合和再生，同时停止摄食还可减少胃肠道和胰腺分泌，减少肠道细菌数量。

2. 制剂种类 肠外营养液基本成分包括氨基酸、脂肪乳剂、糖类、维生素、电解质、微量元素和水。能量一般按20～30 kcal/（kg·d），特殊情况下可根据病情增加。围术期允许性低能量［15～20 kcal/（kg·d）］利于减少感染并发症与费用支出，缩短住院时间。根据患者的营养需求及代谢能力，配制营养制剂。制剂种类主要包括以下几种。

（1）糖类制剂：包括可溶性单糖和大分子多聚糖，其主要生理功能为提供能量。

（2）氨基酸制剂：氨基酸是肠外营养中的氮源物质，输注氨基酸是为了提供机体合成蛋白质所需的底物，输注氨基酸时热 / 氮比应该配比合理，才能适合蛋白质的正常合成。

（3）脂肪乳剂：脂肪乳剂是肠外营养中主要提供能量、碳原子和必需脂肪酸的静脉制剂，与葡萄糖合用起到节氮效应。脂肪乳剂可分为以下类型。

1）长链脂肪乳剂：含有 12～18 个碳原子的长链脂肪酸，主要由大豆油、红花油制成，临床上使用最为广泛。不仅为机体提供能量，还可以提供大量必需脂肪酸。但长链脂肪酸在高代谢患者中有时会产生不利影响，如损害机体的免疫功能、促进脂质过氧化等。

2）中链脂肪乳剂：含有 6～8 个碳原子的中链脂肪酸，主要是辛酸、癸酸等，存在于可可油、椰子油等。中链脂肪酸分子量小、水溶性好、水解速度快，与白蛋白结合少，半衰期短，不在脂肪组织中蓄积，也较少发生肝脂肪浸润，穿过线粒体膜时较少依赖肉毒碱转移酶系统。但中链脂肪酸中不含必需脂肪酸，纯的中链脂肪酸具有一定的神经毒性，因此目前临床上以中链脂肪酸和长链脂肪酸的混合形式存在，互为补充，更好地发挥作用。

3）其他类型：如含有橄榄油、鱼油的脂肪乳剂，内含有 α- 生育酚、ω- 脂肪酸等，对调节免疫应答、减轻炎症反应、改善微循环等起到一定的调节作用。

（4）电解质制剂：电解质是体液和组织的重要组成部分，对保持机体内环境稳定、维护各种酶的活性、正常的肌肉神经活动等均具有重要的作用。以钾、钠、钙、磷等最为主要。现有的电解质一般为单一制剂，如氯化钠、氯化钾、碳酸氢钠、葡萄糖酸钙等。有机磷制剂，如格利福斯，主要含有甘油磷酸钠。

（5）维生素制剂：维生素制剂是维持机体正常代谢和生理功能不可缺少的营养素，疾病状态时需要量明显增加。长期肠外营养的患者如果不注意补充，则 2～3 周后即可出现维生素缺乏。维生素制剂包括脂溶性维生素和水溶性维生素两种，常用的分别为维他利匹特和水乐维他。

（6）微量元素制剂：微量元素也是维持机体正常生理代谢的重要营养素，尤其是在酶促反应中具有重要的作用。目前常用的复方制剂为安达美，内含铬、铜、锰、钼、硒、锌、氟、铁和碘 9 种微量元素。

（7）特殊营养制剂

1）谷氨酰胺制剂：谷氨酰胺是肠黏膜细胞和各种快速生长分化细胞的主要能源，可以保护肠道黏膜屏障，防止黏膜萎缩和细菌毒素的易位等。常用制剂为力肽，每 100 ml 中含有谷氨酰胺 20 g，每日需要量为 1.5～2.0 ml/kg。

2）精氨酸制剂：可以改善蛋白质合成和氮平衡，调节多种内分泌激素，增强机体免疫能力等。

3）生长激素制剂：可以促进蛋白质合成，提高肠外营养的疗效，改善机体的氮平衡。

3. 肠外营养输注系统 可分为以下几种。

（1）多瓶串输：多瓶营养液可通过“三通”或 Y 形输液接管混合串输，虽简便易行，但弊端多，不宜提倡。

（2）全营养混合液（TNA）：将所有肠外营养日需成分，包括葡萄糖、脂肪乳剂、氨基酸、电解质、维生素及微量元素等混合在一个袋内，然后输注，聚乙烯醋酸酯（EVA）已作为目前肠外营养袋的主要原料。为保证各种成分的稳定性，配制时应按规定的顺序进行。

（3）隔膜袋：新型全营养液产品，如两腔袋、三腔袋等可在常温下保存 24 个月，避免了医院内配制营养液的污染问题，能够更安全、便捷用于不同营养需求患者经中心静脉或经周围静脉的肠外营养液输注。

4. 途径 选择合适的输注途径，取决于患者的血管穿刺史、静脉解剖条件、凝血状态、预期使用肠外营养时间、护理环境、原发疾病等因素，住院患者静脉输注途径主要有中心静脉和外周静脉。中心静脉是指上腔静脉途径或下腔静脉途径，中心静脉置管可分为经外周静脉穿刺置入中心静脉导管（PICC）、直接经皮穿刺中心静脉置管、隧道式中心静脉导管（CVTC）、输液港（port），中心静脉输注具有对渗透压的耐受性较好，对血管壁刺激性较小，输注的速度可调性较大，可以长期使用，避免了反复建立外周静脉通路所带来的痛苦等优点。而外周静脉是指浅表静脉，应用方便，安全性好，并发症相对较少，因此较适合于短期肠外营养或接受部分肠外营养的患者。

5. 穿刺部位选择 成年患者外周静脉穿刺常规首选上肢远端部位，为避免静脉栓塞和血栓性静脉炎的危险，一般不选择下肢静脉穿刺。PICC 穿刺常规首选肘窝区，如患者曾接受乳房切除术、腋窝淋巴结清扫、放射治疗等，不选择其患侧上肢。中心静脉穿刺部位的选择，需考虑减少血栓性静脉炎、机械性并发症、导管感染发生的可能性，颈内静脉置管与锁骨下静脉置管相比较，前者局部血肿、动脉损伤、导管相关性感染的发生率更高，后者并发气胸的发生率较高，在临床上，锁骨下静脉穿刺更为普遍。

6. 优点 肠外营养能很好地改善患者的营养状况，比肠内营养应用范围更广，有特别的优势，可改善机体营养不良，促进新陈代谢，通过调节补液配方，纠正体液丢失、电解质紊乱等，能很快达到所需的热量、蛋白质量和合适的热氮比，可短时间纠正营养不良的状况，相对方便，患者容易接受。

7. 适应证 凡是长时间（>7 d）不能进食或不能经肠内途径摄取营养的患者，由于严重胃肠道功能障碍或不能耐受肠内喂养而需营养支持者均需要考虑肠外营养。

（1）按输注途径的适应证

1）外周静脉肠外营养途径：短期肠外营养（<2周）、营养液渗透压<1200 mOsm/（L·H_2O）、中心静脉置管禁忌或不可行者、发生导管相关感染或有脓毒症者。

2）中心静脉肠外营养途径：肠外营养超过2周、营养液渗透压>1200 mOsm/（L·H_2O）者。

（2）按疾病情况的适应证

1）强适应证：胃肠道梗阻，胃肠道吸收功能障碍（短肠综合征，广泛小肠切除>70%～80%；小肠疾病，如免疫相关性肠病、肠缺血、多发肠瘘，放射性肠炎；严重腹泻、顽固性呕吐>7 d），大剂量放化疗后或接受骨髓移植患者，中度重症或重症急性胰腺炎，严重营养不良伴胃肠功能障碍，高分解代谢状态。

2）中适应证：大手术创伤和复合性外伤，中度应激状态，肠瘘，肠道炎性疾病，妊娠剧吐或神经性拒食，需接受大手术或强烈化疗的中度营养不良患者，入院后不能建立充足的肠内营养患者，炎性粘连性肠梗阻患者。

3）弱适应证：营养良好的患者于轻度应激或创伤情况下，消化道功能10 d内可恢复，肝、小肠等脏器移植后功能尚未恢复期间。

8. 禁忌证

（1）胃肠道功能正常，适应肠内营养或5 d内可恢复胃肠功能者。

（2）心血管功能紊乱或严重代谢紊乱尚未控制者。

（3）需急诊手术的患者，术前不必强求肠外营养。

（4）临终或不可逆昏迷状态患者可不再考虑肠外营养。

（5）不可治愈、无存活希望的患者。

9. 并发症及其防治

（1）气胸及血管损伤：中心静脉穿刺成功后，应常规接受胸部X线片检查，排除气胸。

（2）血糖代谢异常：易致高血糖，而糖尿病、糖耐量异常、激素治疗、脓毒症、多器官功能衰竭的患者在接受肠外营养时，高血糖的发生率更高。严重时可致高渗性非酮症昏迷。通常低血糖是由于持续应用营养支持时，血中胰岛素浓度较高，突然停用时，易发生反跳性低血糖，应在停用肠外营养前4 h，将输入速度减少50%，并改用等渗糖溶液。

（3）水钠潴留：体内胰岛素浓度的升高可影响尿钠排泄而导致水钠潴留，危重患者可致心脏功能失代偿。

（4）代谢性酸中毒：静脉应用含盐酸盐的氨基酸溶液可引起该并发症。

（5）高三酰甘油血症：可能发生于某些接受静脉输入脂肪乳剂的患者。若不注意及时处理，可能会导致胰腺炎的发生及肺功能的紊乱。

（6）胆汁淤积症：典型的胆汁淤积症发生于应用肠外营养数月或数年后，停用后，可能逆转。但长期应用时，可致不可逆的胆汁淤积性肝病，甚至导致肝衰竭。需严密监测肝功能变化，有助于早期发现，对有异常患者应及时改善配方或尽早改用肠内营养支持。

（7）代谢性骨病：临床表现为骨痛和骨折。可通过骨密度测量进行早期发现。

（8）导管相关性感染：是常见并发症。需严密观察症状和实验室检查变化。

（9）导管栓塞：是较为常见的CVC和PICC并发症。置管前预充小剂量肝素或肝素涂层导管能够有效预防导管内血栓形成。需要特别强调的是，良好的护理具有重要作用。

（张澍田）

第3节 消化系统疾病特异性临床营养支持 ★★★△△

一、短肠综合征

正常成年人的小肠长3～8 m，在广泛小肠切除术后或旷置后，可出现短肠综合征（short bowel syndrome，SBS），主要由于肠道有效吸收面积显著减少，残存的功能性肠管不能维持患者的营养需求，出现以腹泻，酸碱失衡和水、电解质紊乱，以及各种营养物质吸收及代谢障碍为主的症候群。疾病的轻重程度及预后取决于原发病、残留小肠的长度及部位、是否保留回盲瓣与结肠，以及肠适应过程是否良好等。由于近端小肠承担着主要的吸收作用，大多数营养物质在近端小肠吸收，短肠综合征患者由于小肠吸收面积减少，食物在小肠内停留时间缩短，导致营养素、液体摄入不足。远端小肠吸收维生素 B_{12} 和胆盐，切除过多，导致维生素 B_{12} 缺乏、脂溶性维生素吸收不良、脂肪泻和胆石症等。

短肠综合征患者根据剩余肠管部位、功能与距肠切除手术时间长短的不同，可出现不同程度的营养不良表现，均需要给予不同形式的营养支持治疗。根据剩余肠管部位分型，可分为 3 型 5 类。Ⅰ型：空肠造口型；Ⅱ型：小肠结肠吻合型，其中ⅡA 型为空肠为主型，ⅡB 型为回肠为主型；Ⅲ型：小肠小肠吻合型，其中ⅢA 型为空肠为主型，ⅢB 型为回肠为主型。根据剩余肠管长度分型，可分为短肠综合征与超短肠综合征。由于各型 SBS 患者肠道吸收功能不同，营养支持的方式也不尽相同，根据最新指南，各型 SBS 选择营养支持推荐方案如表 3-1 所示。临床实际应用中还需根据 SBS 患者的自身特点制订个体化营养支持方案。

表 3-1　不同类型的短肠综合征患者营养支持推荐方案

剩余空肠长度（cm）	Ⅰ型	Ⅱ型
0～50	肠外营养支持	肠外营养支持
51～100	肠外营养支持	肠内营养支持
101～150	肠内营养支持＋口服补液盐溶液	无须营养支持
150～200	口服补液盐溶液	无须营养支持

二、胰腺炎

按照最新的急性胰腺炎分类标准，可将急性胰腺炎分为轻症（mild acute pancreatitis，MAP）、中度重症（moderately severe acute pancreatitis，MSAP）和重症（severe acute pancreatitis，SAP）三大类。多数急性胰腺炎（pancreatitis）患者的病情较轻，呈自限性过程，支持治疗数天后病情即可缓解，一般不存在营养不良，无须常规进行营养支持，但如果进行营养支持，可能会缩短病程。当急性胰腺炎患者预计在 5～7 d 经口摄入热量不足时，应实施营养支持以预防和纠正营养不良。少数急性重症胰腺炎的代谢改变可以引起体重迅速下降，病死率增高。正确评估胰腺炎的严重程度对决定是否实施营养支持十分重要。可以避免营养缺乏，从而保留机体瘦肉体和重要脏器功能。

MSAP 建议尽早启动肠内营养支持，早期肠内营养对于维护重症患者的肠道功能、预防感染等并发症有重要作用。肠内营养是一种更为合理的营养支持方式，为首选途径。不仅价廉，还可以维护肠道结构和肠黏膜屏障的完整性，从而降低肠源性感染并发症的发生率。如果患者的胃肠道功能尚可，肠内营养多可良好耐受，效果较好，可以使用标准的含有脂肪的多聚体配方饮食。肠内营养对胰腺分泌的刺激强度取决于喂养管的位置和营养制剂的组成。肠内营养制剂输入处越远离十二指肠、配方制剂中的脂肪和蛋白的含量越低，对胰腺分泌的刺激作用越小。而且与肠外营养相比其感染率、并发症发病率均显著降低，住院时间更短，医疗花费更少。肠内营养应该在患者能够耐受的情况下逐渐加量，同时相应地将肠外营养的量逐渐减少，两者相互补充，逐渐过渡。肠内营养的途径建议通过内镜引导或 X 线引导下放置鼻空肠管，但近期也有经鼻胃内营养和经鼻空肠内营养的疗效和安全性类似的报道。因部分患者存在胃流出道梗阻的情况，因此鼻空肠管仍为首选途径。肠内营养剂型可先采用短肽类制剂，再过渡到整蛋白类制剂，可根据患者血脂、血糖的情况调整剂型。肠内营养的实施时间需要根据胰周积液的范围和包裹情况来定，通常 2～3 周甚至更久。

胰腺假性囊肿、肠瘘、胰瘘、胰腺脓肿、胰性腹水是重症胰腺炎的常见并发症，这类并发症并非肠内营养的绝对禁忌，倘若妨碍肠内营养的顺利进行，则需选用肠外营养。大多数患者对葡萄糖 - 脂肪乳剂耐受良好。一般认为，血清三酰甘油＜11.3 mmol/L（1000 mg/dl）时并不会诱发胰腺炎，在 4.5 mmol/L（400 mg/dl）以下时更为安全，因此在输入脂肪乳剂时应注意控制血清三酰甘油在 4.5 mmol/L（400 mg/dl）以下。不含脂肪乳剂的肠外营养不应超过 2 周，否则可能造成必需脂肪酸的缺乏。

反复发作的慢性胰腺炎可以引起营养不良。通常建议在有脂肪泻时给予限制脂肪含量的膳食，并补充胰酶，应戒酒。目前已证实慢性胰腺炎时常伴有维生素A、维生素C、维生素B_1、维生素B_2和烟酸等的缺乏。脂肪泻可导致体内钙、镁和锌的不足。维生素B_{12}吸收障碍也很常见，应注意补充。并发糖尿病者应良好控制血糖。镇痛有助于改善食欲。慢性胰腺炎患者进行空肠营养可以增加患者的体重，减少进食相关的腹痛。

三、炎症性肠病

炎症性肠病（inflammatory bowel disease，IBD）患者由于食物摄入不足、消化吸收不良、营养丢失过多、高分解代谢状态等原因，普遍存在营养不良，且多为蛋白质-热量缺乏性营养不良，表现为体重下降、低蛋白血症、贫血、电解质及酸碱平衡紊乱、维生素缺乏等。应对IBD患者进行营养风险筛查，对有营养风险者需进行营养状况评定，营养支持治疗期间进行疗效评价，满足机体生长代谢的需要，同时可以缓解肠道炎症反应。我国2013年共识指出，IBD患者营养状况可根据患者整体营养状况评估表PG-SGA进行主观评定，分为重度营养不良（≥9分）、中度营养不良（4～8分）及营养正常（0～3分）。

轻、中度营养不良的IBD患者首选肠内营养，选择高蛋白、高维生素、低膳食纤维、少渣易消化食物，避免奶制品和刺激性食物，多主张给予要素饮食。病变累及回肠或已行回肠切除时应限制脂肪摄入量，并补充维生素B_{12}。如果不能耐受肠内营养，则可以部分或全部进行肠外营养。口服补充肠内营养超过600 kcal/d时，建议管饲。管饲方法包括鼻胃管、鼻肠管、经皮内镜下胃造口和手术胃造口等。除非十分必要，不推荐克罗恩病患者做手术空肠插管造口。喂养从较低速度开始（25 ml/h），并根据患者耐受程度在48～72 h逐渐增加至目标量。管饲期间应监测胃排空情况，避免呕吐和误吸。预计管饲时间在4周内时，建议使用鼻饲管；如超过4周或患者不耐受，可选择经皮内镜下胃造口术。建议采取持续泵注的方法进行管饲。

治疗早期，IBD患者可以短暂禁食，采用肠外营养以促进患者症状的缓解，病情好转后再过渡到肠内营养。有肠梗阻或需外科手术治疗的患者必须给予肠外营养，以改善患者的营养状况、缓解临床症状，利于手术的实施，降低手术死亡率和术后并发症。肠外营养还常用于对肠内营养和药物治疗无反应以及无法进行肠内营养的患者。IBD患者常有贫血现象，应及时纠正，注意补充铁剂、叶酸和维生素B_{12}等。IBD患者常有吸收不良，易发生维生素、微量元素等缺乏，特别是脂溶性维生素的缺乏，应及时补充。腹泻可引起水、电解质和酸碱平衡的紊乱，应及时纠正，防止低钾血症、低钙血症、低镁血症等的发生。在IBD患者中，常用到某些特殊的营养物质，如ω-脂肪酸，具有抗炎症、清除自由基等作用，有利于改善肠道的炎症损害，能够降低活动期溃疡性结肠炎的内镜和组织学评分，具有激素节省效应，并可提高临床缓解率；谷氨酰胺，可以促进肠黏膜上皮细胞的生长，改善胃肠道黏膜屏障的完整性，但不改善临床结局；生长激素，可以促进蛋白质合成，减轻炎症反应，促进损伤的肠黏膜细胞修复，维护肠黏膜屏障功能。益生菌诱导和维持储袋炎缓解的效果确切，但治疗IBD的证据仍不充分，联合应用益生菌和益生元可能对IBD有益。

IBD患者选择肠外营养适应证包括：克罗恩病继发短肠综合征早期或伴严重腹泻，高流量小肠瘘（≥500 ml/d）无法实施肠内营养，低位肠梗阻无法实施肠内营养或高位肠梗阻无法将肠内营养管放过梗阻部位，高位内瘘（胃-结肠内瘘或十二指肠结肠内瘘）无法实施肠内营养，肠瘘造成的腹腔感染未得到控制，不耐受肠内营养的其他情形，如重症溃疡性结肠炎或其他原因造成的严重腹胀或腹泻，严重的肠动力障碍或由于其他原因无法建立肠内营养途径。推荐采用单腔静脉导管输注。建议按非蛋白热量：氮量=（100～150）kcal：1 g的比例提供氮量。

四、消化道瘘

消化道瘘（gastrointestinal fistula，GIF）是一种少见的严重并发症，病因复杂，外伤、炎症感染、手术及肿瘤等均是其相关因素。可导致大量液体和营养物质从胃肠道丢失，进而引起脱水、酸碱失衡、电解质紊乱、营养不良等。禁食和感染导致的高分解代谢状态使营养不良进一步加重，甚至出现多器官功能障碍。营养不良主要表现为内脏蛋白质减少，体重减轻，皮下脂肪与骨骼肌明显减少，主要属于蛋白质-热量不足型营养不良，既影响组织愈合和器官功能，又不利于感染的控制。消化道瘘早期发现时，需处理相关并发症如胸腹腔感染、脏器衰竭等，之后采取营养支持等非手术治疗方案以促进瘘口愈合，最后对难以自行愈合的消化道瘘，在营养状况改善的条件下行外科手术治疗。

消化道瘘发生的早期，宜采用肠外营养支持，病情平稳后应尽可能实施肠内营养，这对患者的长期预后很有帮助。肠内营养可以克服肠外营养继发的感染、肝功能损害等并发症。肠内营养制剂应首选乳剂，而非混悬剂型。如单纯使用肠内营养时营养物质摄入不足，可采用肠内营养联合肠外营养的营养支持模式。

根据消化功能丧失的程度选择肠内营养制剂，如消化功能完全丧失，可使用要素饮食；如消化功能仅小部分丧失，则可以使用非要素饮食。此外，应充分考虑黏膜营养或微生态营养，首选含膳食纤维的肠内营养液，并注意补充谷氨酰胺等可以促进肠黏膜生长的制剂，尽可能恢复肠道的完整性。尽量从最近端的肠道给予肠内营养，根据有无梗阻决定肠内营养给予途径，对于高位肠瘘患者，可以将喂养管越过瘘口进行肠内营养。对高位的、两端完全离断的小肠瘘，可收集近端肠液，将其与营养液混合后经远端瘘口回输。

五、肝硬化

约 80.3% 的肝硬化（liver cirrhosis）晚期患者存在不同程度的营养不良，Child-Pugh 分级为 A 级的患者，营养不良率也高达 25.4%。营养不良通常与疾病的严重程度密切相关。肝硬化时糖原合成及储存减少，糖异生增加，机体对葡萄糖的耐受性降低，并伴有胰岛素抵抗。脂肪分解增强，肝内的三酰甘油合成与分泌之间的平衡被打破，血浆游离脂肪酸及三酰甘油增高，酮体生成也增加。氨基酸代谢异常，主要表现为血浆芳香族氨基酸水平升高。能量代谢的异常主要表现为以葡萄糖为主转变为以脂肪为主。营养不良主要表现为低蛋白血症、腹水、水和电解质及酸碱平衡失常、血浆氨基酸发生紊乱、血氨升高，严重者合并肝性脑病及肝肾综合征，伴有微量元素缺乏。肝硬化营养状况的精确评估非常困难，影响因素众多，营养评估技术尚不理想。对于能量需求方面，迄今还没有专门的研究来定义肝硬化合并肝性脑病患者的能量需求。

肝病患者存在营养不良危险，因此应接受营养监测并形成一套营养监控计划。营养评价应包括微量元素成分是否缺乏，包括维生素 A、维生素 D、维生素 E、维生素 K 等。肝硬化患者肝糖原的合成和储存减少，葡萄糖分解途径受体后损伤，使肝硬化大分子营养素的利用受到影响，导致静息能量消耗增加。

肝硬化患者应避免膳食蛋白限制，除非在消化道出血恢复期的较短时间内。理想的蛋白质摄入为 1.2～1.5 g/kg。对合并急、慢性肝性脑病的患者，应控制蛋白质的摄入量，但有证据显示，肝性脑病患者能耐受正常蛋白质饮食并从中受益。慢性肝性脑病患者药物治疗不敏感时，应提倡应用富含支链氨基酸的营养饮食。

围术期肠外营养支持时应首选中 - 长链脂肪乳剂。应避免坚硬食物，以免诱发消化道出血。应减少食盐的摄入，以免加重水肿。如果口服营养不能满足需要，建议应用鼻饲或经造口管喂养。中链或长链脂肪乳剂对肝硬化患者更为理想，并且要求均匀输入，过多会导致脂肪肝。应给予富含支链氨基酸的营养，但只能短期应用，长期应用仍需补充平衡氨基酸。酒精性肝硬化患者一般应给予平衡型的食物或标准型的氨基酸混合食物，注意补充钾、磷、镁和 B 族维生素等。同时补充乳果糖以酸化肠道和锌亦非常重要。

六、消化道恶性肿瘤

消化道恶性肿瘤患者多伴有营养不良。其原因为多方面，包括异常高代谢，即基础代谢率增高，耗能增加，导致营养物质消耗较快；消化道梗阻引起吞咽困难摄食减少，营养物质吸收障碍，消化道动力功能受损，消化液分泌障碍等，从而影响机体的营养吸收，患者可有食欲减退、恶心、呕吐、吞咽困难、腹痛、腹胀、腹泻等各种消化道症状；激素水平异常也可导致营养不良；肿瘤化疗引起各种消化道症状，如恶心、呕吐、腹泻等进一步影响营养摄入及吸收。较多患者在诊断时已出现体质量下降，尤其是上消化道恶性肿瘤，需及时进行营养支持。

消化道肿瘤患者主要表现为蛋白质 - 能量缺乏型营养不良。正在接受积极有效的抗肿瘤治疗而又长期不能摄入并吸收足够营养素的癌症患者有指征接受营养支持治疗。对于可进行手术患者，术前营养支持治疗的目的是使患者能适应手术创伤，顺利度过围术期。如果有严重的营养不良，需要术前行≥10 d 的营养支持治疗；对于非严重营养的患者，术前使用口服营养支持治疗会降低≥50% 术后并发症发生率。对于肠内营养不耐受的患者可选用肠外营养支持，营养治疗可以改善大范围腹部手术后低蛋白血症的风险。围术期行肠外营养治疗会降低患者术后并发症发生率和死亡率。如预计需要肠外营养 2 周以内，可选择经外周静脉置管，如预计需要 2 周以上，可选择中心静脉置管。

营养支持不应常规用于接受化疗和（或）放疗的消化道肿瘤患者。对预计生存期超过 40～60 d 的消化道肿瘤患者，家庭肠外营养或肠内营养有望延长其生存时间和改善生活质量。但对预期生存期＜40 d 者，意义不大。

实施食管、贲门、胃等部位的肿瘤手术时，应预计恢复正常饮食所需的天数及胃肠道的可利用性。若预计术后7～14 d或以上才能恢复正常饮食者，应考虑于手术前或手术时放置肠内营养喂养管或营养用胃（或空肠）造口管。腹部或盆腔放疗者可能产生放射性肠炎，若有症状并影响摄入、消化及吸收时可考虑采用肠外营养方式。含有精氨酸、核苷酸和ω-脂肪酸的免疫增强配方的肠内营养制剂可能有益于患者免疫状态和氮平衡的改善，但对临床结局的影响尚不确定。严重低蛋白血症者，在应用肠内营养支持的同时注意补充人体白蛋白以提高血浆渗透压，可减少与肠黏膜水肿相关的腹泻。含谷氨酰胺的制剂可能有助于减轻或防治患者的口腔黏膜炎症。

七、慢性放射性肠炎

慢性放射性肠炎是指腹腔、盆腔或腹膜后恶性肿瘤经过放疗后引起的肠道并发症，可以累及小肠、结肠和直肠，是由于放疗后引起的肠道闭塞性动脉内膜炎和表面上皮细胞广泛减少，疾病发展往往需数月甚至数年。由于患者有不同程度的慢性腹泻，甚至伴有消化道出血，易发生营养不良，对患者的生活质量产生中至重度影响。营养支持治疗在慢性放射性肠炎中具有重要作用，对出现营养不良但尚无手术指征的患者可给予肠内营养支持治疗，肠外营养则被建议用于不能单用口服营养控制的患者。严重慢性放射性肠炎患者，应选择肠外营养支持治疗，可在供给充分能量的同时，使胃肠道得到充分休息，以促进肠道损伤黏膜愈合，在部分患者中还可促进内瘘闭合，但长期禁食给予肠外营养，可引起肠黏膜萎缩，肠壁通透性增高，当患者症状得到控制后，需向肠内营养支持治疗方式过渡，最终以肠内营养形式供给患者能量。此外，肠梗阻也是慢性放射性肠炎常见的表现形式，手术为首选方法，围术期营养支持治疗应以迅速改善营养状况为目的。全肠外营养改善营养不良的效果不如肠内营养或联合营养支持（肠内营养及肠外营养），应尽可能利用患者的肠道，将肠内营养作为主要途径，在术前和术后均给予肠内营养支持治疗，可有效降低围术期并发症和造口瘘发生率。对慢性放射性肠炎合并不全性肠梗阻者，可用鼻肠管或经皮内镜下胃（空肠）造口进行肠内营养支持，其目的除了作为肠内营养通路，同时鼻肠管可用于小肠造影，明确梗阻部位和病变范围。肠内营养的量应以患者耐受为佳，但应注意避免过度输注诱发新的梗阻。对于慢性放射性肠炎合并完全梗阻者，可通过有效的胃肠减压降低肠腔内压力，改善血供，减轻肠壁水肿，从而为进行手术操作创造条件，可应用肠梗阻导管进行减压，是由于慢性放射性肠炎梗阻多位于末端回肠，常用的鼻胃管或鼻肠管减压效果欠满意，而肠梗阻导管可直达梗阻部位，起到更好的减压效果。慢性放射性肠炎合并完全性肠梗阻，术前选择全肠外营养支持，可在10～14 d后施行限期手术，因更长时间的肠外营养无法进一步改善患者的营养状况，且增加治疗费用和并发症风险。

（张澍田）

参 考 文 献

［1］Mueller c, Compher c, Ellen DM. American society for parenteral and enleral nutrition (a.s.p.e.n.) board of directors. ASPEN clinical guideline8: Nutrition screening, assessment, and intervention in adults. JPEN J Parenter Enteral Nutr, 2011, 35(1): 16-24.

［2］KONDRUP J, RASMUSSEN HH, HAMBERG O, et al. Nutritional risk screening (NRS 2002): a new method based on an analysis of controlled clinical trials. Clinical nutrition, 2003: 321-336.

［3］KONDRUP J, ALLISON SP, ELIA M, et al. ESPEN guidelines for nutrition screening 2002. Clinical nutrition, 2003: 415-421.

［4］Gomes F, Schuetz P.ESPEN guidelines on nutritional support for polymorbid internal medicine patients. Clin Nutr, 2018, 37(1): 336-353.

［5］许静涌，杨剑，康维明，等．营养风险及营养风险筛查工具营养风险筛查2002临床应用专家共识（2018版）．中华临床营养杂志，2018，26（3）：131-135.

［6］McClave SA, Taylor BE, Martindale RG, et al.Guidelines for the provision and assessment of nutrition suppon therapy in the adult critically III patient: Sociely of Critical Care Medicine(SCCM) and American Socielv for Parenteral and EnIeraI Nutrition(ASPEN).JPEN J Parenter Enteral Nutr, 2016, 40(2): 159-211.

［7］于康，蒋朱明，毛一雷，等．中华人民共和国卫生行业标准（ws/T427-2013）：临床营养风险筛查．北京：中华人民共和国国家卫生和计划生育委员会，2013.

第 4 章　消化内镜的临床应用

第 1 节　消化内镜诊断应用进展

一、消化道早期癌内镜诊断技术的回顾和展望 ★★△△

消化内镜经历了硬式半曲式内镜、纤维内镜、电子内镜的发展历程，1869 年，德国医师 Kussmaul 制成了第一台硬式胃镜，1932 年 Wolf Schindler 合作研制成功半曲式胃镜，1958 年美国医师 Hirschawitz 首先研制使用光学纤维胃镜，使消化内镜提高到一个新的水平，1983 年美国雅伦公司研制成功电子内镜，以微型电荷耦合器件代替光导纤维，其更高的分辨率及数字化为消化内镜开辟了一个崭新的纪元，近 30 年来，超声内镜、胶囊内镜、双气囊小肠镜、细径内镜以及一些新型光学染色（放大）内镜等相继问世，可对全消化道及其邻近器官进行检查治疗，成为一门独立的学科——消化内镜学。

消化道早期癌和癌前病变的诊断一直是内镜诊断的最大挑战和推动内镜诊断技术进步的主要动力，图像强化技术、染色内镜、放大内镜等技术的出现，使内镜诊断功能达到前所未有的水平，1966 年 Yamakawa 首先临床应用内镜染色技术，应用染料对胃肠道黏膜进行染色，使黏膜结构更加清晰，使病变与周围正常黏膜对比增强，提高了病变检出率；新的染料不断出现，内镜染色技术的应用范围也不断拓展。常规内镜检查易漏诊的黏膜微小病变，染色内镜可使病变更明显，内镜下染色后进行放大观察，可清晰显示腺管开口及黏膜下微血管形态，可以判断病变性质，染色内镜和放大内镜在我国已逐渐普及推广，已有较多的相关研究报道。

近年来，随着内镜诊断技术的发展，国外学者提出了生物内镜和光学活检的概念。生物内镜（bioendoscopy）是指除常规内镜做出形态诊断外，新的内镜诊断技术还可在细胞分子水平做出诊断；除组织学诊断外，还可进行功能诊断，揭示疾病的病理生理机制。光学活检（opticalbiopsy）指无须进行组织活检，通过内镜检查即可得到组织学诊断类似的结果的诊断技术。近年来，一些具有发展前途的新一代的内镜诊断技术陆续涌现，如窄带成像、红外内镜、激光诱导荧光光谱技术、光动力诊断技术、散射分光镜技术、免疫荧光内镜、内镜光相干成像技术、共聚焦激光内镜等。

（一）光谱色彩增强技术

窄带成像技术（narrow-band imaging，NBI）是将传统的宽光谱光通过滤镜转换成窄光谱光，对黏膜微细血管显示得更清楚。传统的电子内镜使用氙灯作为照明光，这种被称为“白光”的宽带光谱实际上是由红、绿、蓝 3 种光组成的。在 NBI 系统中通过滤光器将红、绿、蓝 3 色光谱中的宽带光波进行过滤，仅留下 415 nm、540 nm 和 600 nm 波长的窄带光波。由于黏膜内血液对窄带光波吸收较强，因此能够增加黏膜上皮和黏膜下血管模式的对比度和清晰度，更好地勾勒出病灶边缘，血管结构显示清晰，便于对黏膜凹窝与绒毛的观察，与色素内镜效果近似，便于操作，无须染料，称为“电子染色”，更为安全可靠；与放大内镜结合，增加了微小病变的检出率。目前 NBI 已用于中下咽部早期癌、食管上皮内癌、Barrett 食管、胃结肠早期癌等的诊断。NBI 加放大内镜是临床上广泛使用的、主要的消化道早期癌的诊断工具。对于食管早癌，不仅可判断食管病变的肿瘤特性，还可判断食管早癌的浸润深度。但在胃及结肠病变中，只能判断其是否具有肿瘤特性，要较准确判断肿瘤性病变浸润的深度，还需进一步研究总结。I-Scan：是新开发的内镜图像增强技术，该图像增强包括表面增强（SE）、对比度增强（CE）和色调增强（TE）。SE 模式主要用于观察黏膜表面的细微结构变化；CE 模式可以近距离观察黏膜微细结构的边界变化和周边血管形态；SE 和 CE 模式合用可早期识别消化道肿瘤。人工智能电子染色（FICE）：为白光内镜图像经后处理得到的，即光谱分析技术，将普通的内镜图像经处理、分析产生一幅特定波长的分光图像，主要观察消化道黏膜表面的微细腺管形态及微血管形态，从而发现和鉴别一些在普通内镜下难以发现的病灶，可以更加精确地诊断消化道黏膜的组织学改变，如异型增生及早期癌等；应用其联合放大内镜根据腺管开口分型，对肿瘤性病变的诊断与组织病理学诊断的一致性很高。

（二）散射分光镜技术

散射分光镜技术（light scattering spectroscopy，LSS）是一种检测组织对紫外线、可见光及接近红外线波长的光线的散射强度的技术。通过分析光线通过组织时的散射效应，就可以了解细胞核形态的变化，可以从细胞水平明确病变的性质，提高诊断的敏感性和特异性。光导纤维由内镜活检孔道插入，通过收集的散射光线信息，可定量分析出上皮细胞中细胞核大小、异型程度的变化、着色变化及染色质浓度变化等指标。该方法主要用于 Barrett 食管的诊断和指导活检。

（三）内镜光相干成像技术

内镜光相干成像技术（optical coherence tomography，OCT）成像原理与超声类似，不同的是发射所采用的为光波而非声波。通过发射并收集反射回的光线，测量其延迟时间成像。OCT 分辨率极高，接近光学显微镜的分辨率。Sivak 等成功设计可通过标准内镜活检孔道的 OCT 探针，但成像范围很小。当组织表面存在变化时，光波照射到组织表面并反射回来所经距离即会产生变化，此时通过发射并收集反射回的光波，测量其延迟时间，即可成像。研究证实 OCT 显示黏膜层病变的清晰度是超声内镜的 10 倍，但由于组织对光具有散射和吸收作用，限制了 OCT 成像的可视深度，因此 OCT 只能观察到消化道的黏膜层或黏膜下层；OCT 每次成像的范围很小，不利于大范围的检查。因此，OCT 主要用于黏膜层或黏膜下层病变的检测，如癌前病变或早期癌症等。目前有关 OCT 成像技术的临床应用主要集中在 Barrett 食管和早期食管癌方面。

（四）荧光内镜及免疫荧光内镜

1924 年 Poiicard 首先观察到肿瘤组织的自体荧光，认为这是由于肿瘤组织能集聚内源性卟啉化合物所致，作为诊断早期肿瘤的方法，最早应用于气管黏膜和泌尿系统。1994 年 Glasgold 等报道了应用自体荧光检测食管癌前病变动物实验结果，国内也陆续开展了这方面的工作。根据正常组织与病变、特别是癌和癌前病变的荧光特性的差异，对胃肠道黏膜、胃液等进行的荧光光谱检查，对于检测胃肠道肿瘤或癌前病变有一定的意义。随着多种荧光内镜系统的开发，荧光实时成像技术已经接近或已经在临床应用，目前免疫荧光内镜研究报道较多，抗 CEA 抗体和抗 MUCI 抗体荧光标记后，与肿瘤细胞结合，在荧光内镜下可显示微小肿瘤。新的高特异和高亮度的自发荧光对比剂有望将内镜诊断带入新的时代。

（五）共聚焦激光内镜

共聚焦激光内镜被认为是最有发展前途的生物内镜技术，共聚集激光内镜将共聚焦激光显微镜整合于电子内镜上，利用激光扫描技术，照明光由光源经光源孔再聚集，在被聚集的物体表面中的某一深度形成一个光点，其反射光经聚焦后通过反射针孔到达成像面成像，其分辨率超过常规光学显微镜的极限。

进行共聚焦显微内镜检查时，需使用荧光对比剂，以使成像对比鲜明。目前在人体组织内可用的荧光对比剂有荧光素钠、盐酸吖啶黄、四环素和甲酚紫。对比剂可全身应用（荧光素钠或四环素），也可黏膜局部应用（盐酸吖啶黄或甲酚紫）。其中最常用的有 10% 荧光素钠和 0.05% 盐酸吖啶黄。共聚焦内镜可在内镜检查的同时进行实时模拟组织学检查，可对黏膜粗糙部位进行检查并靶向活检，更易于检出黏膜内早期癌变。

共聚焦内镜在食管疾病应用最早的是诊断 Barrett 食管及其相关腺癌。由于杯状细胞和肿瘤细胞在共聚焦内镜下有突出的特点，共聚焦内镜对 Barrett 食管的诊断有显著的优势，非糜烂性胃食管反流病（non-erosive reflux disease，NERD）在普通电子内镜下无阳性表现，但在病理组织学上有炎细胞浸润、乳头内毛细血管扩张、上皮间隙增宽、基底层增生等改变。目前研究发现，在共聚焦内镜下可以发现 NERD 的微观改变。另外，对共聚焦内镜诊断胃黏膜相关淋巴组织淋巴瘤的研究正在进行中。共聚焦内镜可辨认细胞和微血管结构，分析结肠隐窝的结构和杯状细胞的分布，对结肠早期肿瘤的检出有重要价值。

随着技术的进一步完善，实时的从分子、细胞及功能水平诊断疾病的内镜将会诞生。理想的内镜诊断技术应该是能做出实时诊断，对微小和早期病变有较高的诊断特异度和敏感度，有更高的诊断效能（包括较大的扫查范围、较短的检查时间及较高的成本效益比等）。目前上述的生物内镜技术尽管已显示出其独特的诊断价值，但也存在各自的缺点和局限性，临床应用尚有一定距离，尚不能取代常规内镜检查和活检。内镜在中国已走过了半个多世纪，消化内镜逐渐普及推广。在新技术应用上基本与世界保持同步，但尚需继续改进技术和积累经验，加强大规模多中心临床试验及卫生经济学分析等研究，对新的内镜诊断技术的诊断价值和局限性进行评价。

二、小肠内镜检查技术 ★△

小肠是人体中最长的消化管道，它蜿蜒曲折、互相重叠，小肠的特殊解剖结构给检查和疾病的诊断带来一定的难度。过去小肠疾病的诊断主要依赖影像学检查，如全消化道钡剂、小肠气钡双重造影、核素扫描、选择性动脉造影、B 超、CT、MRI、PET 等，这些方法解决了临床部分问题，但都有其局限性，敏感性和准确性较低，无法满足临床诊断的要求。

1977 年 Tada 等首次报道探条式小肠镜，开始对小肠进行内镜检查，并不断对小肠内镜检查方法进行改进和完善，包括推进式小肠镜检查法、探条式小肠镜检查法、循管插镜式小肠镜检查法、母子式小肠镜检查法等，缺点是观察范围非常有限，绝大部分的小肠仍无法观察。

近年来胶囊内镜和新式小肠镜的开发和临床应用，使全消化道内镜检查成为可能，目前已成为小肠疾病诊断与治疗的重要手段，并越来越呈现出其卓越的功能。

（一）胶囊内镜

小肠疾病传统的检查方法敏感性和特异性较低，无法满足临床诊断的要求，临床上迫切需要较为直观的新型诊断方法。以色列 Given 影像公司于 1999 年 1 月成功推出符合临床应用要求的 M2A。2001 年，胶囊内镜的初步临床试验完成，8 月获得美国 FDA 批准用于小肠疾病的诊断。从此，一种全新、可靠、操作简易的内镜设备在全世界推广使用，而其对小肠全程、实景的观察，使小肠不再是内镜检查的盲区。各国学者的研究结果一致认为，胶囊内镜是诊断小肠疾病的首选检查方法。

1. 胶囊内镜检查系统的基本构造和工作原理 整个胶囊内镜检查系统由 3 个主要部分组成：内镜胶囊、信号记录器和图像处理工作站。胶囊内镜进入人体后依靠消化道蠕动波向前移行，并在移动中以每秒拍摄和传输 2 幅图像的速度向外连续发射，由连接在受检者腰腹间的接收器将信号接收并储存记录。胶囊电池能量耗尽后拍摄和传输过程自然终止。记录仪中的图像信号下载到工作站后可供专职医师分析、解读。胶囊内镜在近 8 h 中可传输图像约 5 万幅，每例完整检查者平均下载时间为 2 h 以上，平均解读时间为 60～90 min，胶囊内镜通常在吞服后 24～48 h 排出体外。

2. 胶囊内镜检查的适应证和禁忌证 目前文献报道中，以不明原因小肠病变（包括出血、疼痛、不完全性梗阻、消化吸收不良等）为胶囊内镜检查的主要适应证；其他怀疑小肠病变而无法完成、耐受或配合常规内镜和其他检查患者也可作为检查对象。鉴于胶囊内镜检查的特殊性，大多数研究者认为，在通常情况下不应将上消化道和结肠疾病患者、消化道体检者列为胶囊内镜检查对象。

胶囊内镜检查的禁忌证包括有明显消化道动力异常者（主要是排空迟缓和无蠕动者）和不完全性及完全性梗阻者、起搏器或除颤器安装者、检查不合作者。使用某些特殊药物者，如解痉药、尼古丁类、降血糖药物等，在检查期间应暂停或调整药物使用时间。

3. 胶囊内镜临床使用评价 胶囊内镜是一种有争议、有潜在价值、有改进和再发展空间的检查手段，大多数研究者对胶囊内镜的表现和前景持肯定态度，但同时也认为在下列方面应做更多的研究和改进。

在临床应用方面，研究者必须更好地把握检查的适应证，这样不但有助于了解检查手段真实的敏感性和特异性，而且可为确定检查手段选择的顺序提供理论依据。检查前肠道的规范化准备方案尚待摸索和确定。

在内镜构造和仪器改进方面，临床医师希望未来的胶囊内镜应该具有更广阔的视野角度、图像分辨率，进一步提高清晰度；电池供能时间的延长可能会使小肠和结肠疾病的检出率同步提高；可以控制内镜移动速度和方向，以及具有活检装置。

在图像分析解读和诊断方面，临床医师希望能将诊断时间缩短、效率提高，除了通过不同检查方法的比较验证，提高诊断成功率和图像辨别能力以外，电脑软件技术的改进和高度智能化是一个不应忽略的领域。

胶囊内镜的问世，充分地拓展了医师的视野，部分解决了多年来对小肠疾病和胃肠道隐血诊断方面的难题，它对消化领域已经产生了不可估量的影响。但传统的胶囊内镜因胃腔大无法完成全胃的检查，控制式胶囊内镜的研究受到关注。磁控胶囊内镜系统能控制胶囊内镜在胃腔内的移动，从而对胃内各个方向进行观察，因其无创、简便等优点而用于上消化疾病的诊断和筛查。研究发现，磁控胶囊内镜与标准内镜比较，两者在胃病变的检出率相似。当然，磁控胶囊内镜对发现的病变不能活检，无法对病变性质进行进一步定性。随着临床研究的深入以及科学技术的进步，未来的胶囊内镜必将向微型化、多功能化、智能化发展。

（二）双气囊小肠镜

2001 年山本博德在世界上率先报道了使用双气囊推进式小肠镜进行全小肠检查，由于该内镜检查为全消化道性，最近更名为双气囊内镜检查。双气囊内镜是在原先的推进式小肠镜外加上一个顶端带气囊的外套管，同时也在小肠镜顶端加装一个气囊。而推进式小肠镜使用外套管后，可避免小肠镜在胃内盘曲，提高小肠镜经屈氏韧带进入空肠的插入性，但是出现并发症的可能性亦增大，并发症包括小肠黏膜撕裂、胰腺炎等。

与普通推进式电子小肠镜相比，双气囊内镜由于进镜原理的创新，在通常情况下可抵达回肠中、下段，部分可达末端回肠，检查范围大大扩展，且具有视野广、图像清晰和充气、吸引、活检等基本功能，并可行内镜下治疗。其上行镜和下行镜相结合的进镜方式能使整个小肠得到全面、彻底的检查。

1. 双气囊小肠镜结构与操作方法 双气囊小肠镜构造上与普通电子小肠镜基本相似，头端较普通内镜多一气孔，镜视角 120°，长度为 2.0 m，外径 8.5 mm，外套管外径 12.2 mm，通过 2.2 mm 的工作钳道，可向肠腔内充气、注水、吸引和钳取活组织行病理学检查，整个内镜操作系统由主机部分、内镜、外套管和气泵四部分组成。内镜和外套管前端各安装一个可充气、放气的气囊，2 个气囊分别连接于可根据气囊压力自动调整充气量的专用气泵。

操作前需先将外套管套在小肠镜身上，当内镜头部进入至十二指肠水平段后，先将小肠镜头部气囊充气，使内镜头部不易滑动，然后将未充气的外套管沿镜身滑插至内镜前部，随后将外套管气囊充气；此时，2 个气囊均已充气，内镜、外套管与肠壁已相对固定，然后缓慢拉直内镜和外套管；接着将内镜头端气囊放气，操作者将内镜缓慢向深部插入，直至无法继续进镜，再依次将镜头部气囊充气，使其与肠壁相对固定，并同时释放外套管气囊，外套管沿镜身前滑。重复上述充气、放气、滑行外套管和钩拉等动作，即可使镜身缓慢、匀速地推进到深部小肠。进镜困难时可试用拉直镜身、变换患者体位、手掌按压腹部、向肠腔内注入温水放松肠道等方法解决。必要时通过活检道注入 30% 泛影葡胺，X 线透视下了解内镜的位置、肠腔狭窄和扩张的情况等。当经口进镜不能完成全小肠检查时，可在镜端所达到的肠道部位注射亚甲蓝或印度墨汁等标记，次日采用小肠镜从肛门进镜经回盲瓣进入回肠到达标注处，通过口、肛两侧进镜的方法可达到全小肠检查的目的。

2. 双气囊内镜诊断应用 对疑有小肠病变的患者行双气囊内镜检查取得了良好的临床效果。在内镜所能到达的区域，大部分病变均能发现。选择适当的筛选性检查，对提高双气囊内镜的操作成功率和阳性率至关重要。而双气囊内镜在小肠疾病诊断中有重要价值，它是除外科手术外的一项金标准。

对于双气囊内镜检查阴性的患者，其结果可能与病变系非小肠源性疾病、检查时机掌握欠佳、内镜未能到达病灶部位、病灶微小，肠管蠕动过快以及退镜过快等多种因素相关。经口腔进镜的双气囊内镜虽然在常规情况下能抵达回肠中下段，部分可深达末端回肠，但对于内镜未能抵达回盲瓣的患者，毕竟仍留有小部分肠段未得到检查。这部分患者可采用双气囊内镜从肛门进镜的方式经回盲瓣进入回肠，并继续上行抵达空回肠交界部，从而完成残留小肠段的检查。因此，以不同方式、在不同时间内对患者的小肠行自上而下和自下而上的双气囊内镜检查，能使整个小肠得到完整、全面的检查。在理论上这样的检查方式将使整个小肠不再有任何盲区。

三、诊断性超声内镜临床应用进展 ★★△△

超声内镜（endoscopic ultrasonography，EUS）指将内镜和超声结合在一起的检查手段，通过内镜将超声探头引入体内进行超声扫描，由于超声探头离病变部位近、无腹壁衰减和消化道气体的影响，可采用较高频率的超声波，从而获得较清晰的图像。内镜超声检查始于 20 世纪 70 年代末，1980 年汉堡欧洲第四次消化内镜学会上，西德的 Strohm 和美国的 Dimagno 等首次报道将超声内镜应用于消化疾病的诊断。几十年来超声内镜有了很大的改进和发展，临床应用日趋扩大。

（一）超声内镜概述

超声内镜频率范围为 7.5～30 MHz。由于其频率较高，故其分辨率较普通体外超声为高，而穿透力则较体外超声弱。目前常用的超声内镜为放射状扇形扫描和线性扫描，并已有了很多种类，除有一般的超声胃镜、超声十二指肠镜、超声大肠镜外，尚有可从一般内镜活检孔道插入的微型超声探头，可用于消化管壁微小病变的诊断，也可通过十二指肠乳头进行胆管内超声检查。还有专用于在超声引导下行穿刺细胞学及组织学检查的超声内镜以及电子超声内镜。

超声内镜的探查方式有以下3种。①直接接触法：将内镜顶端超声探头外水囊的空气抽尽后，直接接触消化管黏膜进行扫描；②水囊法：水囊注水3～5 ml，使其接触消化道管壁，以显示壁的层次及其外侧相应器官；③水囊法＋水充盈法：超声内镜插至检查部位后，先抽尽腔内空气，再注入无气水300～500 ml，使已充水的水囊浸泡在水中。适用于胃底、胃体中上部及周围邻近脏器的检查，持续注水时也可用于食管、十二指肠、大肠病变的检查。

（二）超声内镜诊断主要适应证

1. 消化系统恶性肿瘤术前分期：超声内镜可明确病变侵犯深度、范围、有无周围淋巴结转移及有无周围组织器官的侵犯。对决定是否能手术及选择何种手术方案具有重要的指导意义。

2. 黏膜下肿瘤诊断：超声内镜能显示病变发生层次，对病变定性诊断有帮助，超声内镜还能鉴别黏膜下肿瘤和管壁外压迫。

3. 对常规影像学检查诊断不明确的胆管及胰腺病变进行进一步的诊断，例如早期胰腺癌等。

4. 判断食管静脉曲张内镜治疗效果。

5. 贲门失弛缓症诊断和鉴别诊断。

6. 判断消化性溃疡的愈合质量。

7. 炎症性肠病诊断和鉴别诊断。

8. 纵隔病变诊断。

9. 超声内镜引导下诊断性穿刺。

（三）诊断性超声内镜临床应用进展

1. 更多超声新技术应用于临床　超声内镜过去主要采用机械换能器，而新开发的超声内镜均采用数字化的电子换能器，大大提高了超声影像质量。近年来超声造影技术也逐渐应用于临床，对判断病变性质有较大的帮助。三维内镜超声的应用对于判断消化道肿瘤的来源和浸润深度具有重要意义，能显示进入瘤体内的滋养血管、周围被压迫移位或变窄的血管，准确了解肿瘤的整体形态，有助于制订手术方案。二次谐波成像可清晰显示器官血供状态，对肿瘤性质的鉴别有一定意义；超声弹性成像也将很快应用于EUS，有助于良、恶性病变的鉴别。

2. 胶囊超声内镜和小肠镜超声检查　胶囊内镜成功地应用于临床为消化道内镜超声技术的发展提供了新的途径。新型胶囊超声内镜主要被用于诊断一些位置较深（如空、回肠交界处）的小肠疾病，而且临床应用指征的范围亦在实践中不断扩大（如探查腔外脏器的病变）。小肠镜超声检查也见相关报道。

3. 不断开发内镜超声检查的新领域　随着EUS的适应证经过20多年的研究论证，应用范围也有了很多变化。EUS对许多疾病的诊断价值已得到普遍承认。但也存在不同观点。

内镜超声技术在消化道肿瘤的分期、判断黏膜下肿瘤的起源、确诊浸润型病变、诊断纵隔和胆、胰疾病方面有着独特的优势，目前已成为这些疾病公认的首选或一线检查方法。EUS对肿瘤治疗后的疗效观察、贲门失弛缓症的诊断、良恶性溃疡鉴别等仍存在一定争议。

随着超声内镜技术的完善，新技术、新方法的应用，将会有许多内镜超声检查的新领域出现。

（王拥军　张澍田）

第2节　消化内镜治疗应用进展

随着消化道早期癌内镜诊断技术的不断进步，消化道早期癌的检出率明显提高，外科手术曾被认为是治疗消化道早期癌的标准方法，外科手术虽然可以完全切除病灶，但存在创伤大、恢复慢、并发症发生率高等缺点，而内镜治疗创伤较小，既能保证肿瘤完整切除，又能最大限度地保留正常组织及其功能，并发症发生率低，患者术后生活质量明显提高。由于治疗理念及技术设备条件的差异，目前我国相当多的消化道早期癌仍然是采用外科手术的方法。但总的来看，消化道早期癌选择内镜治疗已为越来越多的医师所接收。

一、消化道早期癌内镜治疗方法 ★★★△△△

消化道早期癌内镜治疗方法包括两大类：病变

毁损方法和病变切除方法。

（一）病变毁损方法

采用各种方法破坏癌肿，但不能得到病理标本，也无法对浸润深度等做出评估。这些方法包括激光、热探头或微波、高频电凝、氩气刀凝固、局部注射抗癌药物等，国内曾有零星报道，临床未广泛应用。目前认为该方法用于不适宜手术或拒绝手术治疗的消化道早期癌而内镜下黏膜切除术（endoscopic mucosal resection，EMR）或内镜黏膜下剥离术（endoscopic submuco-saldissection，ESD）不能切除，或切除不完全时的补充治疗。

（二）病变切除方法

切除病灶，获得病理标本，对浸润深度、切除完整性等做出进一步评估，进而决定是否需要补充治疗。该方法包括内镜下黏膜切除术和内镜黏膜下剥离术。

1．EMR

（1）EMR原理：根据主要是来自日本的一些报道，黏膜内癌和黏膜下癌淋巴结转移的概率分别为3%和20%，如果早期癌尚无淋巴结转移，则局部黏膜切除就可将病变完全切除，而无须开腹手术，由此日本学者借鉴息肉切除的方法开始使用EMR方法治疗消化道早期癌。

（2）EMR适应证：一般来说，无淋巴结转移、浸润深度较浅的早期肿瘤均可为EMR的适应证。目前大多数学者认为EMR治疗早期消化道肿瘤的适应证如下。

1）食管癌：M_1或M_2病变，病变累及<50%的食管壁，通过内镜治疗可以治愈；SM_2、SM_3淋巴结转移概率在40%以上，需手术治疗；M_3及SM_1的处理尚有不同意见。

2）胃癌：隆起型病变直径<20 mm；平坦或凹陷型病变直径<10 mm，无溃疡或瘢痕；局限于黏膜内直径<30 mm的肠型腺癌；无淋巴结转移。对疑有淋巴结转移、拒绝外科手术的黏膜下癌患者或有手术禁忌证者可视为相对指征。

3）大肠癌：黏膜下注射抬举征阳性；M_1或M_2病变。另外，结肠侧向发育型肿瘤病变主要在黏膜层，故也适宜于行EMR，SM_1癌可采用内镜治疗，但要选择那些癌组织分化好、淋巴管或静脉内无癌栓、无淋巴转移和远处转移者。切除标本必须做细微的病理检查，并做密切追踪观察。若为不完全切除或残留切除，原则上追加外科根治术。对于SM_2癌，原则上不应采用内镜治疗，而行外科根治术。但对一些老年人、有手术禁忌证、病变为有蒂型、内镜切除后证实为完全切除者，也可密切追踪观察。

但临床实际应用过程中的具体适应证标准还有争议。而且食管、胃、肠道的解剖结构各有特点，因此各自的适应证也有所不同。随着EMR技术的成熟，特别是分次切除方法、内镜黏膜下剥离技术的出现，EMR的适应证开始逐渐扩大。

（3）EMR步骤

1）切除前评价：包括病变性质、范围、浸润深度等，评价手段包括常规内镜、色素放大内镜、NBI、超声内镜（endoscopic ultrasonography，EUS）等，有无淋巴结转移目前尚无可靠的直接诊断手段。

2）标记：确定病变范围后，多采用氩离子凝固（argon plasma coagulation，APC）或高频电凝方法标记。

3）黏膜下注射：采用甘油果糖加入少量1∶10 000肾上腺素和亚甲蓝（或靛胭脂），1∶10 000肾上腺素使局部血管收缩，预防出血，亚甲蓝可提示有无切除过深，注射甘油果糖造成的局部隆起维持时间较长。亦可注射其他液体，包括生理盐水、高渗糖溶液、透明质酸钠、羟丙基甲基纤维素等，其中透明质酸钠、甘油及羟丙基甲基纤维素持续时间长，效果好。

4）采用各种EMR方法切除病灶。

5）切除边缘评价：采用染色、放大内镜或EUS对切除边缘进行检查。

6）切除标本处理：切除标本轻轻展开，使用大头针平铺固定，分次切除标本应仔细拼排后用大头针固定，病理医师行全黏膜块组织学检查，对分化程度、浸润深度、切除完整性做出判断。

切除完整标准：完全切除，切除标本的癌灶边缘与切除断端最短距离≥2 mm；不完全切除，切除标本的癌灶边缘与切除断端最短距离<2 mm；残留切除，切除断端有癌细胞残留。EMR切除标本，黏膜下层只是部分被切除，评价黏膜下层浸润深度应做定量测量。

7）EMR后补充治疗：补充治疗包括手术治疗、再次内镜切除治疗及其他方法等，目前补充治疗的争议主要集中在SM_1的处理。

8）随访：EMR后1个月复查内镜，如正常则3个月后复查，6个月后再次复查，以后5年中每年复查1次。

（4）EMR方法

1）剥离活检法：先在病变黏膜下层注射使病变隆起，随后使用高频圈套器切除的方法。

2）双管道内镜法：通过黏膜下层注射使病变隆

起，应用双管道内镜将抓取钳和圈套器分别插入 2 个活检孔，并将抓取钳伸入圈套器内，用抓取钳抓起病灶黏膜后再用高频圈套器切除。

3）透明帽法：将透明帽安装在内镜前端，在黏膜下层注射使病变隆起后，圈套器安装在透明帽凹槽内，通过负压吸引将病变吸入透明帽套内，用圈套器切除。

4）套扎器法：将套扎器套在内镜前端，高频圈套器安装在套扎器内，在黏膜下层注射使病变隆起后通过负压吸引将病变吸入套扎器内，将橡胶圈套扎在病灶处，再用圈套器在橡胶圈下方切除。

5）分次切除：较大病灶不能一次切除者、凹陷性病变注射隆起不明显者，可以通过分次切除病灶。

2. ESD EMR 难以切除较大面积的浅表病变，分次切除病变容易残留，且切除标本受电凝破坏大，组织学评价困难，20 世纪 90 年代末在日本首先开发了 ESD 技术，通过内镜，选择适宜的电刀，通过高频电的作用将消化管病变部位的黏膜整片地从黏膜下层剥离下来的方法。该方法可一次性完整切除较大面积的表浅病变，是内镜技术发展的又一里程碑。

（1）ESD 原理：原理与 EMR 相同，在临床实践中很多学者尝试通过 EMR 切除直径>2 cm 或有溃疡形成的病变，但由于技术条件的限制往往不能一次完全切除，分次切除往往切除不完整或标本拼排影响组织学检查，无法确定是否根治。与 EMR 不同，ESD 用各种切割器械，如针状电切刀、IT 刀、Hook 刀等沿标记部位环形切割黏膜，使黏膜层与黏膜下层分离，能够一次性完全切除直径>2 cm，甚至达到近 10 cm 的病变。

（2）ESD 方法

1）色素内镜确定切除病变范围，在病变边缘外 5 mm 处标记。

2）黏膜下注射使被剥离部位的病变黏膜充分隆起，注射液包括肾上腺素溶液、高渗性葡萄糖溶液或透明质酸盐溶液，可加入少量亚甲蓝，防止分离过深，根据需要随时补充。

3）在标记的外缘开始剥离病变。剥离时不要过深，保证不要发生穿孔，要时刻保持被剥离处黏膜处于隆起状态。

4）检查创面并进行止血等处置。

5）切除标本的回收和处理，与 EMR 法相同。

（3）消化道早期癌内镜治疗存在的问题及展望

1）我国消化道早期癌的内镜治疗率仍较低，相当多的患者接受了不必要的外科手术。

2）既往东、西方学者对消化道早期癌病理诊断标准存在较大的差异，2000 年维也纳分类东、西方学者取得了共识，我国学者也普遍接受并在临床工作中使用维也纳分类；2002 年 11 月 30 日至 12 月 1 日来自日本、欧洲、美国的内镜、外科和病理学家在巴黎对日本提出的“胃肠道表浅瘤变”进行了详尽的讨论，东、西方的认识逐渐靠近，尤其对内镜切除标本的包埋、切片及病理诊断方法取得了一致意见，但国内内镜切除标本的处理方法尚需近一步推广。

（4）ESD 技术尚在不断完善成熟中，在国内也刚刚起步，须进一步总结经验，进行多中心前瞻性随访研究，对 ESD 技术做出全面评价。

二、治疗性超声内镜 ★★★△△

与体表超声的发展里程类似，超声内镜也走过了从诊断到治疗的道路，内镜超声临床应用已有 20 多年的历史，但内镜超声引导下的介入技术只是在近几年才逐渐发展起来，尤其是近年来涌现的各种介入用线阵探头超声内镜，与传统的超声内镜不同，其超声扫描平面与内镜的长轴一致，在进行内镜下穿刺时，穿刺针始终在超声的监视之下，不仅在超声影像上可以精确引导穿刺针进行穿刺，同时也配备了超大工作管道，大大提高了进行内镜超声引导下介入诊疗的范围，使内镜超声由单纯检查方法成为集诊断和治疗于一身的临床手段。内镜超声引导下的细针吸取细胞学检查和内镜超声引导下的各种穿刺治疗赋予了内镜超声学新的生命力，并且介入内镜超声学已逐渐成为一个新的分支学科。

内镜超声引导下的三大介入技术，即内镜超声引导下的细针穿刺吸取细胞学检查、内镜超声引导下的引流技术、内镜超声引导下的细针注射技术已逐渐成为临床上的常规诊疗方法。

（一）内镜超声引导下细针吸取细胞学检查、内镜超声引导下切割针活检

内镜超声引导下的细针吸取细胞学检查（endosonography guided fine needle aspiration，EUS-FNA）或内镜超声引导下切割针活检（endosonography guided trucut needle biopsy，EUS-TNB），是在内镜超声的引导下将穿刺细针或切割针通过内镜管道穿刺入目标组织，以获取目标的细胞和组织用于病理学诊断。不同于体表超声引导下和 CT 引导下的穿刺，EUS 大大缩短了超声探头与病灶的距离。EUS-FNA 不仅可以穿刺体表超声不能显示的病灶，而且

穿刺针穿过的正常组织和器官少，大大减少了副损伤，所以 EUS-FNA 造成的并发症很少。此外，由于 EUS 较高的超声频率，其纵向分辨率和横向分辨率明显优于体表超声，拥有熟练的操作技术就可以对直径<5 mm 的病变进行 EUS-FNA，这是目前其他影像技术指导下经皮穿刺难以做到的。目前 EUS-FNA 的应用范围包括胰腺病变、左肾上腺病变、纵隔及肺部病变、直肠和前列腺病变、上消化道邻近的肿块等。

对于 EUS-FNA 能否引起肿瘤播散问题一直是人们所关注的，目前普遍认为这种风险很小，长期前瞻性研究表明，接受 FNA 和未接受 FNA 的患者的生存时间并无显著差异，证明 FNA 及其并发症并未影响患者的生存期，是安全且有价值的方法。

EUS-FNA 是否需要现场细胞学医师是近来一直争议的问题。如果条件允许，有现场病理医师的支持，无疑对内镜超声医师是有帮助的，但也并非必需的。

近年来，出现了超声内镜下使用的切割针，切割针可以获取质量更好的组织，但往往取材量较少，而细针穿刺吸取物的量较多，但取材大多混有较多的血液，质量相对较差，两者如何选择是值得进一步探讨的问题。另外，由于切割针外径粗，穿刺损伤大，而且针体较硬，使得操控性较细针差，所以切割针目前还不能取代细针。

（二）超声内镜引导下注射治疗

1. 超声内镜引导下腹腔神经丛阻滞 在 EUS 引导下将神经毁损药物注射于腹腔神经丛区域，用于治疗由肿瘤、慢性胰腺炎等引起的剧烈腹痛。对胰腺癌等恶性肿瘤镇痛效果显著，而且持续时间长。对慢性胰腺炎的镇痛作用仍需要研究探讨。

2. 超声内镜引导下肉毒毒素注射 应用 EUS 引导准确地对食管括约肌注射肉毒杆菌毒素，最大限度地阻断神经肌肉接头，来达到治疗贲门失弛缓症的目的，曾经是贲门失弛缓症治疗方法之一，可作为扩张治疗的补充（但近年来，由于肉毒毒素注射治疗效果不佳，而一种新的经口内镜下黏膜下隧道内肌束切断术——POEM 手术的开展，目前超声引导下肉毒毒素注射治疗贲门失弛缓症已逐渐被摒弃）。此外，还可以应用 EUS 引导下注射肉毒杆菌毒素，用于 Oddi 括约肌功能失调的试验性治疗，对诊断该病有重要意义。

3. 超声内镜引导下注射治疗反流性食管炎 在 EUS 引导下于贲门部黏膜下层注射胶体，加强抗反流屏障，减少食管反流，国外研究较多，国内尚无报道，临床疗效有待进一步验证。

4. 超声内镜引导下注射肿瘤治疗 将 EUS 引导下穿刺注射应用于晚期肿瘤的姑息治疗，无疑为肿瘤的治疗又提供了一种崭新的手段。EUS 引导下注射化疗药物、免疫细胞，进行基因治疗，病灶内置入放射性质子进行内照射放疗。近年来国内外也有 EUS 引导下胰腺肿瘤的光动力治疗和射频消融治疗的研究报道，但效果尚须进一步评价。

（三）内镜超声引导下胰腺假性囊肿引流技术

胰腺假性囊肿是常见的胰腺囊性损害，可由急性胰腺炎、慢性胰腺炎、胰腺创伤、胰管阻塞等引起。可位于胰腺内或胰腺邻近，为局限化的富含胰酶的液体集聚，由非上皮性的囊壁包裹。超声内镜在假性囊肿引流治疗前评估及引流中的应用，扩大了治疗的适应证范围，并通过合理选择患者，降低了内镜下治疗的危险性。

胰腺假性囊肿往往会影响门静脉系统的血液回流，在囊肿和胃壁间形成曲张静脉，而且假性囊肿壁为肉芽组织，血供极为丰富，盲目穿刺一旦损伤血管会引发致命的大出血。应用彩色多普勒 EUS 对胰腺假性囊肿进行穿刺操作时，误伤血管的可能性大为减少。另外，对消化道未形成外压性隆起的假性囊肿也可在 EUS 下进行穿刺引流。假性囊肿穿刺引流的另一个并发症是感染，防治方法是保证引流的通畅，操作时要对瘘道进行充分的扩张。近年来，具有大工作管道的超声内镜和管型的囊肿切开刀在临床上得到应用，使切开的瘘道更加宽敞，减少了并发症的发生。

从 Creme 等于 1989 年行第 1 例内镜下借助超声胰腺假性囊肿穿刺引流，到 Wiersema 等 1996 年报道第 1 例完全借助于 EUS 的引流，EUS 引导下胰腺假性囊肿引流术正逐步取代传统引流术及外科手术。

（四）内镜超声引导下胰胆管引流技术

EUS 引导下的穿刺引流也不仅限于治疗胰腺假性囊肿，已有较多专家尝试胰胆管的引流治疗。超声内镜引导的胆管造影已逐步取代经皮肝穿刺胆管造影术作为 ERCP 失败的胆管梗阻患者的治疗方法，针对 ERCP 失败病例，在 EUS 引导下进行胰胆管的穿刺造影，在穿刺造影基础上扩张穿刺针道为瘘管，置入引流管，实现胰胆管的引流，相关技术的安全性和临床价值尚在探讨之中。

三、治疗性 ERCP ★★△

内镜下逆行胰胆管造影术（endoscopic retrograde cholangio-pancreatography，ERCP）诞生于 20 世纪 60 年代后期，1968 年首次报道了经口内镜逆行胰胆管造影术（ERCP），1974 年，Kawai、Classen 等相继报道了经内镜十二指肠乳头括约肌切开术（EST）治疗胆总管残余结石和复发结石，1975 年，川井和永井首先经内镜下十二指肠鼻胆引流（endoscopic nasobiliary drainage，ENBD）获得成功，内镜下胆管塑料支架引流术（endoscopic retrograde biliary-drainage，ERBD）首先由德国 Soehendra 于 1979 年报道，并很快为世界各地的医师所采纳。国内开展 ERCP 始于 20 世纪 70 年代初，内镜下乳头括约肌切开术开展于 20 世纪 70 年代末，20 世纪 80 年代起内镜下胆管引流技术也开始用于临床，目前国内大的内镜中心 ERCP 的插管成功率、并发症发生率等主要技术指标及所开展的技术种类和数量并不逊于国际水平，国内大多数三级医院及部分二级医院都可进行 ERCP 操作，越来越多的医师掌握了 ERCP 技术，国内定期举办大型国际和全国消化内镜学术会议，在这些舞台上，国内外的 ERCP 专家进行 Live Demo ERCP 操作，展示 ERCP 最新的治疗技术，巡回操作演示、手把手学习班及 ERCP 沙龙等更是如火如荼，培养了一大批 ERCP 技术骨干，推动 ERCP 的进一步普及推广。随着影像技术的进步，MRCP 因其无创、无 X 线照射、不需要造影剂等优点已逐步取代诊断性 ERCP，成为胰胆疾病首选的诊断方法，ERCP 逐渐转向胰胆疾病的治疗，在短短几十年中 ERCP 取得了巨大的成就，成为当今胰胆疾病重要的治疗手段。

（一）治疗性 ERCP 在胆道疾病中的临床应用

1. 胆总管结石　胆总管结石是胆道梗阻最常见的原因，临床表现为胆绞痛、梗阻性黄疸、胆管炎或胰腺炎。ERCP 诊断胆总管结石的敏感度及特异度超过 95%，小结石有时会漏掉，缓慢注入造影剂及时摄片，可避免过度充盈胆管及将胆总管结石冲入肝内胆管，偶尔注入造影剂时混入的气泡会误为结石。腹腔镜胆囊切除时发现胆总管结石，无法处理，可术后行 ERCP 取石，如术前存在持续性黄疸、肝酶异常、胰腺炎或胆管炎，应术前行 ERCP。急性胆管炎也是 ERCP 胆道引流的适应证，严重胆源性胰腺炎及怀疑肝门梗阻者，应急症 ERCP 胆道引流。

目前在专家手中，ERCP 乳头括约肌切开取石成功率＞90%，总的并发症发生率为 5%，病死率＜1%，均优于手术治疗。在选择性胆管插管失败时，可行预切开或会师术，但其并发症的发生率要高于常规方法。除乳头括约肌切开外，另外可选择胆道括约肌气囊扩张。一些特殊病例，如凝血异常、ERCP 术后胰腺炎高危人群等，可选择气囊扩张。取出结石通常选择气囊或网篮，大结石或嵌顿结石，取石较困难。大的结石或网篮取石时嵌顿可以选择机械碎石。取石不成功者，应置入胆道支架或鼻胆引流管引流。

如存在基础疾病、手术危险性大者，推荐只行内镜下乳头括约肌切开取石而不做胆囊切除，但目前尚存在不同意见。

2. 良、恶性胆道狭窄　ERCP 已用于恶性胆道梗阻的诊断和治疗，胆管造影显示横断型梗阻或狭窄改变通常提示胆道恶性狭窄（尽管正常的 Oddi 括约肌也可出现横断型改变），活检、刷检和 FNA 均可提供组织学诊断，但总的敏感度＜62%。ERCP 也用于胆道良性梗阻、胆道先天性异常及手术后并发症的诊断治疗，包括肝移植后胆系并发症。内镜下括约肌切开可成功治疗胆总管囊肿、胆总管扩张及胆肠吻合后 Sump 综合征引起的胰腺炎。

（1）狭窄扩张：通常在导丝引导下采用扩张气囊或扩张探条，适应证包括术后狭窄、硬化性胆管炎造成的重度狭窄、慢性胰腺炎及胆肠吻合术后吻合口狭窄。扩张后置入胆道支架可有助于维持扩张效果，内镜下多次扩张及支架置入可使慢性胰腺炎继发的胆道狭窄及术后胆道狭窄较长时间保持通畅。

尽管慢性胰腺炎继发胆道狭窄扩张治疗的近期效果令人满意，但远期效果并不理想，成功率报道不一，有的甚至为 10%。而且，慢性胰腺炎胰头钙化者，在一大样本研究中 1 年有效率仅为 7.7%。

单独气囊扩张或扩张＋支架治疗原发性硬化性胆管炎造成的胆道狭窄均有满意的治疗效果。有限的资料表明单独的气囊扩张已足以治疗这种狭窄，扩张后置入胆道支架反而增加发生并发症的危险。内镜治疗原发性硬化性胆管炎胆道狭窄已显示其有效作用，一项研究证明内镜治疗能改善原发性硬化性胆管炎的预后。尽管并未证明内镜治疗延缓肝移植的时间及早期发现胆管癌的作用，但 ERCP 胆管造影结合其他资料有一定的诊断价值。原发性硬化性胆管炎重度胆道狭窄 ERCP 需行刷检或活检以除外恶变。

据报道，术后胆管狭窄气囊扩张或支架治疗的有效率在 55%～88%。肝移植术后胆系并发症的内镜治疗效果也是报道不一。

（2）胆道支架：胆道支架治疗良恶性胆道狭窄、

术后胆道损伤及胆瘘有重要作用。置入胆道支架可为良恶性胆道梗阻提供有效引流，无论术前减黄或姑息治疗，有时恶性狭窄置入支架前需扩张。

胰腺癌胆道梗阻术前减黄仅限于发生急性胰腺炎、严重瘙痒及近期不能手术的患者，大口径的塑料支架使用较普遍。在专家手中，胰腺癌、壶腹癌及胆总管下端癌造成的远端胆道梗阻支架引流有效率为90%。近端恶性梗阻（Klastin 肿瘤）有效率较低，引流常不充分，早期胆管炎发生率高。肝门部恶性梗阻左、右肝管均需置入支架引流才能获得满意的效果，少注入造影剂及术前影像学检查指导的单侧引流可减少胆管炎的发生。在随机临床试验中，金属支架畅通时间是塑料支架的 2 倍，而且成本效益比更好。金属支架适用于预期生存时间较长、无远处转移及塑料支架开通时间短的患者。胆道支架也有助于术后胆道狭窄及胆瘘的治疗。对于继发于慢性胰腺炎及硬化性胆管炎的胆道狭窄，有选择地应用于其中一些病例。扩张＋支架治疗术后胆道狭窄有效率为 80%～90%。

胆囊管、胆总管或副胆管发生胆瘘，胆道支架或鼻胆引流管引流括约肌切开或不切开均可获得满意效果。支架通常放置 4～6 周，大管道损伤须放置更长时间，肝移植后胆瘘也是如此。困难病例可考虑经皮穿刺引流。内镜治疗胆瘘闭合率取决于胆瘘的位置、大小，闭合率为 80%～100%。

3. Oddi 括约肌功能障碍 Oddi 括约肌功能障碍的表现与胆道疾病或胰腺疾病类似。Ⅰ型（Hogan/Geenen 标准）表现为胆管扩张、肝酶异常、典型胆绞痛，应行括约肌切开，无须测压。90% 以上的患者将括约肌切开后疼痛消失；括约肌切开后大部分有测压异常的Ⅱ型患者（胆管扩张 /LFTs 异常）疼痛减轻；Ⅲ型（胆绞痛、影像学检查及生化检查正常），一些研究认为将括约肌切开有益，但尚未得到公认，应进一步研究。SOD 患者 ERCP 后并发症发生率高。

（二）治疗性 ERCP 在胰腺疾病中的临床应用

尽管缺乏随机对照试验的证实，ERCP 已用于许多胰腺疾病的诊断及治疗。

1. 复发性急性胰腺炎 理想的情况应是 ERCP 用于治疗，而创伤更小的影像学手段用于疾病的诊断，EUS 和 MRCP 可清楚地显示胰胆结构，而没有胰腺炎及放射线暴露的危险，可以诊断微结石、胆总管结石、慢性胰腺炎及胰腺分裂、环状胰腺等先天性异常。但在胆道测压、副胰管插管、胰管括约肌切开及胰管支架置入前，仍需行 ERCP 以获得管道结构确实的影像资料。

ERCP 获得的胆汁可用来化验，以检出胆道微结石。在一些特定的病例，推荐胆道括约肌切开不做胆囊切除预防胆道微结石引起的复发性急性胰腺炎。但目前国内此方法临床应用较少。

胰腺分离人群发生率约为 7%，尽管 NIH 认为内镜治疗是有根据的治疗方法，但胰腺分离是否是复发性急性胰腺炎的病因尚有不同意见。在一些适当选择的病例，副胰管括约肌切开可预防复发性急性胰腺炎。一例回顾性研究，包括 53 例行副胰管括约肌切开的患者，60% 的患者术后症状缓解，但 50% 的患者平均 6 个月后再次出现急性胰腺炎发作。最近发表的一篇综述综合了一些大样本、回顾性研究的结果，评价胰腺分离患者副胰管支架、副胰管切开及两者联合治疗的结果，显示的趋势是，和胰腺分离造成的慢性胰腺炎及胰腺型腹痛相比，胰腺分离急性胰腺炎患者内镜治疗总的效果是好的（疼痛减轻、住院时间缩短、接受急诊治疗的次数减少）。有限的资料显示延长支架置入时间而不做副胰管切开可获得与括约肌切开同样的效果。副胰管内镜治疗术后胰腺炎发生率增加。

Oddi 括约肌基础压增高的复发性急性胰腺炎患者应接受适当的内镜治疗（括约肌切开或支架置入），据报道有效率为 28%～90%。Oddi 括约肌测压术后胰腺炎发生危险性较高，应由经验丰富的医师操作，病例应谨慎选择。

单独一次病因不清的急性胰腺炎不需要 ERCP 检查；自身免疫性胰腺炎 ERCP 有特殊表现，免疫球蛋白 G4 水平增高，激素治疗效果好。

2. 慢性胰腺炎 ERCP 时，可以直接进入胰管，对有症状的胰管结石、胰管狭窄和假性囊肿诊断治疗。胰管狭窄通过扩张和支架治疗可得到有效的治疗，胰管支架治疗疼痛缓解率报道差别很大，在一项比较内镜治疗和手术治疗效果的随机对照试验中，慢性阻塞性胰腺炎腹痛手术治疗长期疼痛缓解率优于内镜治疗。然而，由于内镜治疗的微创性，仍首选内镜治疗，只有内镜治疗无效或复发的病例采用手术治疗。

慢性胰腺炎患者嵌顿的胰管结石可诱发腹痛和急性胰腺炎，因为胰管狭窄，胰管括约肌切开取石较困难，因此需 ESWL 碎石后取石，而一些病例，内镜下取石甚至是不可能的。胰管结石内镜治疗减轻腹痛的报道相当复杂，一些报道短期有效率为 77%～100%，长期有效率为 54%～886%；另一些大样本试验结果则令人沮丧，包括 1000 例慢性胰腺炎患者的长期随访的研究表明，65% 有狭窄、结石或两者均有的患者，内镜治疗疼痛有所减轻，但胰腺功能并未改善；另外，在这项研究中，24% 的患者最后接受了手术治疗。胰管结石 ESWL 碎石是很困难的技术，即使熟练的内镜医师，也有相当大的风险，而且患者需接受多次治疗（多超过 10 次），已有的报道也存在不同的结果，在胰管重度狭窄远端的结石，必须手术治疗。

3. 胰瘘　胰管破裂或胰瘘多由急性胰腺炎、慢性胰腺炎、胰腺外伤及手术损伤造成。胰瘘可出现胰源性腹水、假性囊肿形成或两者同时存在。胰管支架已成为胰瘘常用的治疗方法。大部分严重的胰管损伤可置入桥样支架以重建正常的胰管引流。在 42 例胰管破裂患者中，置入桥样支架，25 例破裂闭合，相关因素包括架桥成功及支架置入时间较长（>6 周）。尚无 RCT 比较内镜治疗和手术治疗胰腺损伤的效果。

4. 胰腺液体积聚　ERCP 可用于诊断治疗胰腺液体积聚，包括急性假性囊肿、慢性假性囊肿及胰腺坏死。与胰管相通的液体积聚可经乳头治疗，不通者可经胃或十二指肠引流。EUS 可用来穿刺前定位，以避开血管。

与胰管相通的液体积聚包括胰尾部的囊肿，可由经乳头途径处理。胰管支架、胰管括约肌切开或两者联合治疗可成功地使积聚的液体消失。大样本研究中，经乳头途径假性囊肿引流有效率>90%。经胃或十二指肠假性囊肿引流，虽然技术要求较高，但技术熟练的医师成功率仍>80%。假性囊肿引流的并发症包括胰腺炎、出血、穿孔及感染。

5. 胰腺癌及其他胰腺恶性肿瘤　胰腺恶性肿瘤通常造成胰管和胆管的梗阻（双管征），高分辨强化 CT、MRCP 及 EUS 常用于胰腺肿瘤的诊断。组织学诊断可由 ERCP 活检或细胞刷刷检获得，阳性率在 30%～50%。提高刷检细胞学检查阳性率的方法如数字图像分析等，尚未广泛应用，另外的一些方法，如胰液分子生物学检查，尚在实验阶段。

6. 腔内超声和胰管镜　IDUS 多用于鉴别良、恶性狭窄，胰管镜可直接观察管壁结构，有助于胰腺癌和腔内产黏液乳头状肿瘤、其他囊性肿瘤的鉴别。胰管镜与 IDUS、活检或刷检联合检测诊断准确率高于单独检查。

（三）ERCP 现状与展望

近年来国内外 ERCP 的发展进入了平台期，表现在以下方面：①与 10 年前相比，ERCP 技术并没有突破性进展，甚至有一些学者提出 ERCP 过时理论；②分布不均衡，ERCP 集中在一些大的内镜中心，大部分单位例数较少，县级以上的医院虽然配备了十二指肠镜等 ERCP 所需设备，但设备的利用率较低，治疗性 FRCP 的开展更不普遍。许多基层医师辗转国内许多内镜中心进修学习，仍不能掌握 ERCP 操作真谛；③ ERCP 规范标准化尚有很长的路要走，即使在 ERCP 专家中，操作方法、治疗理念亦存在较大分歧；④缺乏 ERCP 认证准入制度，ERCP 是高技术含量高风险操作，有必要实行认证准入制度，对合理配置医学资源，降低 ERCP 并发症发生率有重大意义，如何进行认证准入尚有许多工作去做；⑤ ERCP 研究中病例报道较多，而基础研究及设计规范、大样本多中心符合循证医学要求的临床研究较少。

ERCP 并没有过时，而是进入了新的成熟发展时期。①寻找 ERCP 新的生长点：加强与外科医师、放射科医师的协作，在解决临床难题的过程中，发挥内镜医师创新思维的优势，挖掘新的治疗理念、方法；加强多种微创方法的联合应用，如十二指肠镜与超声内镜、腹腔镜联合应用等。②改进插管技术和器械：针对 ERCP 操作难点展开多中心协作项目，使 ERCP 由少数人掌握的技术变成真正的临床适用技术；治疗器械的国产化问题，老一辈学者早就提出，降低费用也是普及工作的重要一环。③深入开展 ERCP 基础和应用研究：设计合理，对临床工作有较强的指导价值，利用循证医学证据指导 ERCP 工作，实现由经验医学向循证医学的转变。④建立合理高效的 ERCP 医师教育及操作规范化、认证准入制度三者是系统工程的组成部分，互相联系，是 ERCP 进一步发展的战略工程，在借鉴国外经验的基础上，结合我国的实际，是 ERCP 研究的重要课题。

四、NOTES——内镜治疗的新纪元 ★△

经自然孔道壁外内镜手术（natural orifice translumenal endoscopic surgery，NOTES），是指不经皮肤切口而经人体自然的管壁造口进行的腹部内镜外科手术。NOTES 是指无须开腹，通过自然孔道包括胃、结肠等，通过内镜进行消化道壁外的手术治疗。它和腹腔镜手术相比腹壁无瘢痕，避免了切口感染和切口疝，疼痛和粘连轻，生理应激反应更轻，恢复更快，且不影响肌肉活动，尤其对于肥胖者。成本效益比是否优于腹腔镜手术尚待临床研究。

腹腔镜外科的飞速发展使微创治疗理念逐渐被接受，传统外科治疗模式受到冲击，外科传统手术理念被打破，微创外科已成为 21 世纪发展的重要趋势。

而内镜器械和技术的发展，使经自然孔道如胃、结肠等，通过内镜处理消化道壁外即腹膜腔内或腹膜后器官病变成为可能，金属夹、内镜缝扎装置的出现，内镜切除后穿孔原需手术治疗，现已有大量内镜下闭合消化道穿孔的报道。内镜下新的缝合、止血器械和技术不断涌现，已可对消化道管壁进行切开、闭合、止血等操作，超声内镜介导下已对消化道邻近器官进行治疗如胰腺假性囊肿引流等。微创理念的普及、内镜治疗器械和技术的进步等，使通过内镜进行腹腔手术成为可能，有学者相继提出了经胃进行腹腔内手术的理念。

经自然孔道壁外内镜手术始于1998年，美国5所大学的有关专家组成一个名为“Apollo小组”联合进行研究。1999年该小组在约翰·霍普金斯大学医学院开展了活体动物上经胃腹腔镜手术。2005年美国ASGE和SAGES的专家小组正式提出了经自然孔道壁外内镜手术（natural orifice translumenal endoscopic surgery，NOTES）的新概念。NOTES不只是简单的新的内镜技术，而是包括治疗理念、基础理论、相关技术及教育培训等的复杂系统，微创外科即将进入新的时代——NOTES时代。

2005年4月，来自AGE和ASGE的消化内镜专家和外科内镜专家组成的工作组，对NOTES及相关问题进行系统的讨论，发表NOTES白皮书，正式提出了经自然孔道胃肠壁外内镜手术的新概念。白皮书总结了NOTES的研究成就，指出目前NOTES发展须解决的主要问题和未来研究的方向。2006年6月，举办了第一届NOTES国际会议，来自世界各地的200多名代表参加了会议，对NOTES进行了更深入的讨论，组成了8个专门的工作小组解决NOTES技术难题，尤其重要的是成立了NOSCAR对NOTES研究提供帮助，工作进展在发布。2006年消化疾病周上，AGA、ASGE、SAGES举办了NOTES的专题讨论，与会代表交流了有关的研究进展。

NOTES尚有许多关键的问题要解决，如进入腹腔最佳途径、闭合技术、感染预防、缝合和吻合技术及器械、立体定位、并发症控制、全身反应、操作系统、多学科合作等。

内镜进入腹腔内目前已成为可能，但目前尚无理想方法，大部分研究者使用改进的PEG技术，通过胃前壁进入腹腔，使用气囊将穿刺点扩张至18 mm。尽管NOTES实验研究积累了相当多的经验，进行不同的手术胃内穿刺部位是不同的，已有研究认为经结肠途径是NOTES胆囊切除的最佳途径。NOTES最终走进临床，必须有100%可靠的闭合技术。目前已有的闭合技术包括缝合、金属夹和其他更简单的方法等，在动物手术中单个穿刺部位可通过上述任何方法之一关闭。但不同位置的两个或两个以上的穿刺点，是非常困难的。

经胃进入腹腔会增加腹腔内感染的危险，早期的动物实验偶尔会出现腹腔内脓肿，但穿刺前胃内无菌处理及无菌套管的使用可能减少腹腔内脓肿的发生。内镜下缝合是NOTES基本技术，在缝合技术成熟前，NOTES应限于不需要缝合的适应证。倘若机械闭合失败，缝合技术是不可缺少的，目前内镜下缝合器械尚不成熟，仍须进一步研究。目前内镜器械处理腹腔内并发症如出血、肠穿孔、脾损伤等这些并发症则非常困难，并发症的处理需要及时发现和处理。随着内镜缝合装置的改进，器官损伤可通过内镜在腔内处理。

和腹腔镜问世时的情况一样，Kalloo等第一次报道将内镜经胃壁进入腹腔，遭到了许多批评和质疑，和腹腔镜手术相比，NOTES仍是襁褓中的婴儿，还有许多待解决的问题，甚至是关键问题，但它代表着即将到来的微创治疗的新时代，这已为越来越多的消化病医师、外科医师、内镜医师所接受。而且在NOTES发展过程中或许会出现新的内镜治疗理念和治疗器械。

（王拥军　张澍田）

参考文献

[1] 姜泊，刘思德，智发朝，等. 染色内镜和放大内镜诊治大肠侧向发育型肿瘤. 中华消化内镜杂志，2003，20（1）：9-12.

[2] 刘萱，张澍田，于中麟，等. 内镜下碘染对食管非典型增生和早期鳞癌的诊断价值. 中国医刊，2004，39（1）：46-47.

[3] 陈磊，房殿春，李向红，等. 放大色素内镜诊断早期胃癌及其癌前病变. 解放军医学，2005，30（9）：807-809.

[4] Kuznetsov K, lamobert R, Rey JF. Narrow-band imaging: potential and limitations. Endoscoy, 2006, 38 (1): 76-81.

[5] Haringsma J, Poley JW, Kuipers EJ. Third generation autofluorescence endoscopy of the colon [abstract]. Eur J GastroHep, 2005, 17 (1): A54.

[6] 刘红，李延青，赵幼安，等. 共聚

焦内镜诊断 Barrett 食管初步研究．中华消化杂志，2007，27（2）：10.

[7] Iddan G, Meron G, Glukhovsky A, et al. Wireless capsule endoscopy. Nature, 2000, 405: 417-420.

[8] Yu M. M2A capsule endoscopy: A breakthrough diagnostic tool for small intestine imaging. Gastroenterol Nurs, 2000, 25: 24-27.

[9] Yamatoto H, Sekine Y, Sato Y, et al. Total entroscopy with a nonsurgical steerable double-ballon method. Gastrointest Endosc, 2001, 53: 216-220.

[10] Yoshino J, Nakazawa S, Inui K, et al. Volume measurement using tissue characterization of three-dimensional endoscopic ultrasonography. Endoscopy, 2000, 32: 164-167.

[11] 姜泊．早期消化道肿瘤的内镜治疗．继续医学教育，2007，21(3)：13-15.

[12] Yahagi N, Fujishiro M, Iguchi M, et al. Theoretical and technical requirements to expand EMR Indication. Dig Endosc, 2003, 15: S19-S21.

[13] The Paris endoscopic classification of superficial neoplastic lesions esophagus, stomach, and colon: November 30 to December 1, 2002. Gastrointest Endosc, 2003, 58 (6 Suppl): S3-S43.

[14] 孙思予．介入性内镜超声学及发展前景．中国医疗器械信息，2005，11（5）：17-22.

[15] Kahaleh M, Wang P, Shami V, et al. EUS-guided transhepatic cholangiography: Repot of 6 cases. Gastointest Endosc, 2005, 61(2): 307-313.

[16] Jacobson BC, Baron TH, Adler DG, et al. ASGE guideline: the role of endoscopy in the diagnosis and the management of cystic lesions and inflammatory fluid collections of the pancreas. Gastointest Endosc, 2005, 61(3): 363-370.

[17] Kahl S, Zimmermann S, Genz I, et al. Risk factors for failure of endoscopic stenting of biliary strictures in chronic pancreatitis: a prospective follow-up study. Am J Gastroenterol, 2003, 98: 2448-2453.

[18] Kaya M, Petersen BT, Angulo P, et al. Balloon dilation compared to stenting of dominant strictures in primary sclerosing cholangitis. Am J Gastroenterol, 2001, 96: 1059-1066.

[19] Levy MJ, Baron TH, Gostout CJ, et al . Palliation of malignant extrahepatic biliary obstruction with plastic versus expandable metal stents: an evidence-based approach. Clin Gastroenterol Hepatol, 2004, 2: 273-285.

[20] Rosch T, Daniel S, Scholz M, et al. Endoscopic treatment of chronic pancreatitis: a multicenter study of 1000 patients with long-term follow-up. Endoscopy, 2002, 34: 765-771.

[21] Rattner D, Kalloo A. ASGE/SAGES Working Group on Natural Orifice Translumnal Endoscopic Surgery October 2005. Surg Endosc, 2006, 20: 329-333.

[22] Fuente SG, Demaria EJ, Reynolds JD, et al. New development in surgery: nature orifice transluminal endoscopic surgery(NOTES). Arch Surg, 2007, 142: 295-297.

第5章　多器官累及疾病

第1节　嗜酸性粒细胞增多症

一、概述

嗜酸性粒细胞来源于髓系造血干细胞。成熟的嗜酸性粒细胞呈双叶状细胞核，细胞质中充满富含主要碱性蛋白（major basicprotein，MBP）、嗜酸性粒细胞阳离子蛋白（eosinophil cationicprotein，ECP）、嗜酸性粒细胞源神经毒素（eosinophil-derivednenrotoxin，EDN）和嗜酸性粒细胞过氧化物酶（eosinophil peroxidase，EPO）等炎症介质的颗粒。白介素5（interleukin 5）被认为是嗜酸性粒细胞生长和存活最主要的促进因子。主要碱性蛋白、嗜酸性粒细胞阳离子蛋白和嗜酸性粒细胞源神经毒素既是嗜酸性粒细胞防御入侵微生物（主要是寄生虫，亦可见于某些细菌和病毒）的主要介质，也是嗜酸性粒细胞造成人体组织损害（如胃肠炎、心肌炎、肺炎、血管炎等）的主要毒性物质。肺部和胃肠道是嗜酸性粒细胞在外周存在的主要部位。嗜酸性粒细胞主要作用于Ⅰ型变态反应的晚期，约占局部聚集的炎症细胞的30%。嗜酸细胞表达IgG和IgE Fc段的受体并直接与抗体包被的过敏原结合。此结合激活嗜酸性粒细胞，造成其脱颗粒和释放炎症介质。这些介质的释放对于寄生虫的感染有保护作用，同时亦引起组织的广泛损伤。

【定义和分类】★△

正常人外周血嗜酸性粒细胞计数<0.4×10^9/L，如>0.6×10^9/L可诊断为嗜酸性粒细胞增多症。根据外周血嗜酸性粒细胞计数可分为轻度[（0.6～1.5）$\times10^9$/L]、中度[（1.5～5.0）$\times10^9$/L]、重度（>5.0×10^9/L）。靶器官损害在轻度嗜酸性粒细胞增多症中少见。根据病因和发病机制，可将嗜酸性粒细胞增多症做以下分类。

（一）家族性嗜酸性粒细胞增多症

为常染色体显性遗传，大多数病例的染色体5q31-33区带发生变异。患者嗜酸性粒细胞计数稳定，临床表现较轻，嗜酸性粒细胞活化程度低。

（二）获得性嗜酸性粒细胞增多症

1. 继发性嗜酸性粒细胞增多症　最常见的病因是寄生虫，特别是蠕虫如血吸虫、蛔虫和丝虫感染等。局限于肠腔或完整包囊里的蠕虫并不会引起嗜酸性粒细胞增多，但当其侵犯组织或包囊破裂时则导致嗜酸性粒细胞明显增多。另外，某些原虫（如弓形虫）、细菌（如伯氏疏螺旋体）和病毒（如HIV）亦可引起继发性嗜酸性粒细胞增多。

继发性嗜酸性粒细胞增多症的非感染病因包括药物（磺胺、金制剂、卡马西平、粒系生长因子等）、过敏性疾病（如哮喘、过敏性皮炎等）、自身免疫性相关性炎症（炎症性肠病、变态反应性肉芽肿、结节性动脉炎等）、某些恶性肿瘤（淋巴瘤）及内分泌疾病（艾迪生病）等。

诊断时应详细询问病史，特别是接触史和用药史。如无明确药物过敏史，应行粪便检查找虫卵和幼虫。根据病史，可行痰检、胸部影像学、腹部超声或CT、小肠活检或肌肉活检等检查明确诊断。另外，应行相关检查明确组织损害程度。明确诊断后可根据不同病因，给予相应的对症治疗。

2. 原发性嗜酸性粒细胞增多症

（1）克隆性嗜酸性粒细胞增多症：主要见于男性患者，根据白血病或慢性髓系病变的细胞基因学或骨髓形态学检查提示诊断。常伴有急性或慢性粒系白血病、骨髓增生异常综合征等。伴发的血液系统恶性疾病决定本病的治疗方案。酪氨酸激酶抑制药伊马替尼能够竞争性抑制激酶催化区的腺苷三磷酸结合位点，因而可有效地阻断克隆性嗜酸性粒细胞增多症的进展机制和组织器官的损害。

（2）特发性嗜酸性粒细胞增多症：无继发性因

素和克隆性证据的嗜酸性粒细胞增多可考虑特发性嗜酸性粒细胞增多症的诊断。最常见的是高嗜酸细胞综合征。男性多见，周围血嗜酸性粒细胞绝对计数多于 1.5×10^9/L，并且持续 6 个月以上。文献表明部分病例进展为急性白血病或骨髓增生异常综合征，提示其可能为一种克隆性血液系统疾病。大多数高嗜酸细胞综合征患者激素或激素联合羟基脲治疗效果良好。激素治疗效果不佳者，可考虑应用干扰素或长春新碱、鬼臼毒素等化疗药物。目前认为伊马替尼是激素疗效不佳者的二线药物选择，需要注意的是此类患者需要较大剂量（400 mg/d）。干细胞移植治疗高嗜酸细胞综合征亦有成功病例报道。

二、嗜酸细胞性胃肠炎

【流行病学】★△

嗜酸细胞性胃肠炎（eosinophilic gastroenteritis，EG）是一种较少见的，可累及消化道多层组织的胃肠道嗜酸性粒细胞增多性疾病。本病最早于 1937 年由 Kaijser 首次报道，目前世界各国的患病率为每 100 000 人口中有 1～20 例。但是，由于本病为良性自限性疾病，部分患者可自愈或经对症治疗缓解，真实发病率可能被低估。本病可发生于任何年龄，但通常见于 20～50 岁，发病高峰是 20～30 岁；多见于 20～50 岁，男性稍多于女性。

【病因及病理生理】★★△

嗜酸细胞性胃肠炎的病因尚不清楚。嗜酸性粒细胞局部浸润及脱颗粒和 Th2 反应是发病基础。60%～80% 的患者外周血嗜酸性粒细胞增多，血清 IgE 水平增高，50% 的患者有个人或家族哮喘、过敏性鼻炎及对食物过敏等变态反应病史，故多认为系对外源性或内源性过敏源的全身或局部变态反应。目前认为，嗜酸细胞性胃肠炎主要涉及两种变态反应，即 IgE 介导的Ⅰ型变态反应和 Th2 介导的Ⅳ型变态反应。嗜酸性粒细胞的致病作用主要是通过其由组胺、IgE 和细胞介质诱导后的活化和脱颗粒实现的。其他与嗜酸性粒细胞相关的炎症介质包括白三烯和前列腺素族以及血小板活性因子等。另外，嗜酸性粒细胞的活化亦与介导耐受的白介素 10 和生长转换因子 b（growth transfor mation factor b）的下调有关。嗜酸性粒细胞释放的多种炎症因子以及溶酶、溶血性磷脂酶等对脏器的损害亦相当严重。嗜酸性粒细胞的活性与组织损伤的程度密切相关。

食物过敏只是嗜酸细胞性胃肠炎的病因之一，可能存在多种病因，最终均通过嗜酸性粒细胞浸润及释放炎症介质这一共同途径造成相同的组织病理学损害。一旦嗜酸性粒细胞被募集进入胃肠道，嗜酸性粒细胞就能通过释放嗜酸性粒细胞活化细胞因子［如 IL-3、IL-5 和粒 - 巨噬细胞集落刺激因子（GM-CSF）］而持续存在。IL-3 和 GM-CSF 可进一步促进嗜酸性粒细胞和中性粒细胞的增殖。嗜酸性粒细胞还能通过释放 MBP 而引起局部炎症，包括黏膜充血水肿、炎性细胞活化、纤维组织增生及肉芽肿形成。MBP 在嗜酸细胞性胃肠炎的致病过程中起主要作用。MBP 对哺乳动物细胞有直接的毒性作用，并可引起肥大细胞脱颗粒释放组胺，加剧炎性反应，组胺还能刺激胃酸分泌，进一步引起胃肠道黏膜损伤。嗜酸性粒细胞释放的另一炎症介质 ECP 也是嗜酸细胞性胃肠炎的重要炎症介质之一。

本病可累及从食管到直肠各段，但以小肠（十二指肠、末端回肠）和胃受累最为常见。组织学特点为水肿和几乎全部为嗜酸性粒细胞的炎性细胞浸润，可以聚集成堆。其他病理改变包括小肠绒毛萎缩、黏膜及腺上皮细胞坏死和再生。嗜酸性粒细胞浸润可以累及胃肠壁全层，也可以某一层受累为主。Klein 根据病变主要累及的部位将嗜酸细胞性胃肠炎分为 3 型：①黏膜病变型，最为常见，病变主要累及黏膜层和黏膜下层，胃肠黏膜充血水肿、糜烂和嗜酸性粒细胞浸润；②肌层病变型，较少见，胃肠壁增厚、僵硬、呈结节状，常为局部病变，但有时也可弥漫累及胃和小肠；③浆膜病变型，罕见，通常全层均累及，浆膜增厚并累及肠系膜淋巴结，引起腹膜炎和腹水，腹水中有大量嗜酸性粒细胞。

【临床表现】★★★△△△

嗜酸细胞性胃肠炎典型的临床病程常为长期存在和间断发作。食物过敏（尤其是乳品）多见于儿童，仅有约 20% 的成年患者有食物过敏因素，部分患者有个人或家族变态反应性疾病如哮喘或过敏性鼻炎等病史。

本病的临床表现根据嗜酸性粒细胞浸润消化道管壁的深度、部位及范围临床表现多样，缺乏特异性。并且在不同年龄组的主要临床表现也不同。最常见的临床表现为腹痛（70%～100%）和腹泻（45%～70%），其次为恶心和呕吐（30%～50%），以及腹水（10%～20%）等。

黏膜病变型患者的典型症状为脐周痛或肠痉挛、恶心、呕吐、腹泻和体重减轻。儿童多为此型，可有过敏因素，因此又称为“过敏性胃肠病”。病变广泛时可出现小肠吸收不良、蛋白丢失性肠病和缺铁性贫血等全身表现。青少年患者可表现为生长发育迟缓，青春期延迟和闭经，体格检查可发现营养不良。过敏性皮炎或荨麻疹并不多见。

肌层病变型的典型临床表现为肠梗阻或幽门梗阻，胃肠蠕动减弱或消失，出现相应的症状和体征，较为常见的是腹部绞痛伴恶心、呕吐。黏膜层或浆膜层受累亦不少见。病变常局限，但有时也可弥漫累及胃和小肠。嗜酸性粒细胞浸润食管肌层，引起贲门失弛缓症。此型患者食物过敏和变态反应病史较少见。

浆膜病变型较罕见，典型表现为腹膜炎和腹水，腹水中有大量的嗜酸性粒细胞。此型患者往往消化道全层均已累及。此型患者常伴有过敏和变态反应性疾病史。

嗜酸细胞性胃肠炎的临床表现与嗜酸性粒细胞浸润的部位亦密切相关。食管累及通常表现为胃食管反流和食管狭窄；胃部病变常表现为溃疡或幽门梗阻；小肠累及则可引起腹水或肠绞痛；结肠受累表现为结肠炎、阑尾炎、肠梗阻或穿孔。左半结肠受累时引起的肠套叠的梗阻表现不易与结肠肿瘤鉴别。肝、脾、胰和胆囊亦可因嗜酸性粒细胞浸润而引起相应的临床表现。文献中亦有胆管或胰胆管梗阻，以及引起急性胰腺炎的报道。

【辅助检查】★★★△△△

（一）实验室检查

80% 的患者有外周血嗜酸性粒细胞百分比和绝对值明显增高，同时白细胞计数也增高。嗜酸性粒细胞增高程度与症状的严重程度、靶器官的损伤程度相关。嗜酸性粒细胞绝对计数在病变的不同时期波动范围较大。患者骨髓涂片检查表现为成熟的分叶核为主的嗜酸性粒细胞增多的骨髓象。黏膜层病变型常因失血引起缺铁性贫血，其他异常有血浆白蛋白和球蛋白降低、血 IgE 增高（儿童患者尤为多见）、红细胞沉降率中度增快。嗜酸细胞性胃肠炎的患者均应行粪便检查，主要在于除外肠道寄生虫感染。粪便检查还可见到夏科 - 莱登结晶（Charcot-Leyden crystal），一种嗜酸性粒细胞释放的质膜溶血磷脂酶的结晶，常见于严重黏膜层病变。部分患者粪便隐血试验和苏丹Ⅲ染色阳性，但对诊断和鉴别诊断价值有限。

（二）影像学检查

嗜酸性胃肠炎的 X 线表现缺乏特异性，60% 的患者 X 线表现可完全正常。胃黏膜受累时可表现为黏膜皱襞增宽和结节样充盈缺损，类似的 X 线表现还可见于肉芽肿性胃炎、胃酸高分泌状态、淋巴瘤和胃癌。小肠黏膜受累时，胃肠造影可显示黏膜皱襞增宽，伴或不伴结节样充盈缺损，可见小肠扩张。类似的表现也可见于惠普尔病、淀粉样变性、蓝氏贾第鞭毛虫病和小肠淋巴管扩张。病变累及肌层时，可出现胃窦及幽门狭窄，有时可见胃潴留。食管受累有时可见食管狭窄或类似于贲门失弛缓症的 X 线表现。CT 检查可能发现肠壁和浆膜层增厚，局部肠系膜淋巴结肿大或腹水。

超声检查是提示肌层病变型和浆膜病变型诊断的有效手段。肌层病变型的超声表现为胃肠壁增厚并呈多层回声；浆膜病变型超声可发现浆膜层增厚和腹水。治疗后异常的超声表现消失，并与外周血嗜酸性粒细胞水平恢复正常同步，可进一步证实嗜酸细胞性胃肠炎的诊断。

（三）内镜及活检

内镜下多点活检对嗜酸细胞性胃肠炎的诊断具有重要意义。尤其是对于黏膜层病变型患者，几乎均通过内镜检查确诊。内镜可选用胃镜、小肠镜或结肠镜。近年来推广使用的胶囊内镜有助于小肠病变部位的发现，但其缺点是不能适时进行活检，因而不能确诊。内镜下可见到黏膜皱襞粗大、充血、溃疡或形成结节；同时在病变部位行黏膜活检证实有无嗜酸性粒细胞浸润可明确诊断。目前还没有用于诊断嗜酸性粒细胞个数 / 高倍镜视野的临界值，一般认为嗜酸性粒细胞浸润的程度应达到每高倍视野 10～50 个细胞以上。由于病变可能为片状分布且累及不同层，内镜活检的漏诊率在 10% 左右。为提高诊断准确性，对于拟诊病例应在胃和小肠的可疑部位的正常和非正常黏膜处多点活检，每个部位至少 6 个活检样本。如果一次内镜下活检未能证实嗜酸细胞性胃肠炎的存在，而患者有慢性消化系统症状，同时伴有外周血嗜酸性粒细胞增多，应再次行内镜下深层活检。肌层病变型和浆膜病变型患者有时需通过手术全层活检病理证实。对本病要掌握手术适应证，怀疑嗜酸细胞性胃肠炎一般不行剖腹探查术来证实，只有发生肠梗阻或幽门梗阻，或怀疑肿瘤存在时才进行手术治疗。

（四）腹腔穿刺和腹腔镜

腹水患者必须行诊断性腹腔穿刺，腹水多为非感染性和渗出性，含大量嗜酸性粒细胞（95% 左右）。同时应行腹水涂片染色，以区别嗜酸性粒细胞和中性粒细胞。除浆膜病变型外，腹水中嗜酸性粒细胞增多也可见于肝硬化伴自发性腹膜炎、血管炎、恶性肿瘤（特别是腹腔淋巴瘤）、包虫囊破裂以及长期腹膜透析的患者。腹膜透析患者腹水中嗜酸性粒细胞增多常发生于透析的开始，可持续7周。患者可有腹痛或无症状。其原因可能为透析管中的聚酯纤维和硅橡胶复合物及术后血液的缓慢渗出引起，或插管过程中对游离空气的反应所致。

本病在腹腔镜下缺乏特异性表现，轻者仅有腹膜充血，重者可类似于腹膜转移癌。行腹腔镜的意义在于针对肌层和浆膜下层的病变可进行全层活检，以期得到病理诊断。

【诊断】★★★△△

目前关于嗜酸细胞性胃肠炎的诊断尚无统一标准。并且由于本病缺乏特异性，需要同时鉴别的胃肠道疾病较多，诊断较为困难。

典型的嗜酸细胞性胃肠炎应符合以下标准：①有消化系统症状；②病理检查证实胃肠道一处或多处组织中嗜酸性粒细胞浸润；③无胃肠道以外多器官的嗜酸性粒细胞浸润；④除外其他引起嗜酸性粒细胞浸润的疾病，如肠道寄生虫感染、肿瘤、嗜酸性肉芽肿以及血管炎（如变态反应性肉芽肿病）等。其中，第③④条标准在诊断中并非必要条件。需要指出的是，嗜酸性粒细胞浸润是几乎所有炎症过程的重要表现，因此如同时其他炎性细胞也明显增加，则不支持嗜酸细胞性胃肠炎的诊断。外周血嗜酸性粒细胞增多支持嗜酸细胞性胃肠炎的诊断，但不作为本病的诊断标准，因为20%～40%的患者外周血嗜酸性粒细胞可不增多。同样，食物不耐受或食物过敏，以及IgE水平的升高均不作为本病的诊断标准。

【鉴别诊断】★★★△△

根据累及不同部位的临床表现、实验室检查及胃肠道活检结构，胃肠道症状与外周嗜酸性粒细胞增多相关的其他疾病可与嗜酸细胞性胃肠炎相鉴别。

1. 高嗜酸细胞综合征　高嗜酸细胞综合征是以周围血及骨髓中嗜酸性粒细胞增高，多系统嗜酸性粒细胞浸润为特征的血液系统疾病。诊断标准为：①周围血嗜酸性粒细胞计数＞1.5×10^9/L，且持续6个月以上；②出现多系统脏器损伤或功能障碍；③无寄生虫感染、过敏、血管炎及肿瘤等引起嗜酸性粒细胞增多的证据。高嗜酸细胞综合征可累及全身各个系统，包括胃肠道，但心脏和中枢神经系统损害是区别于其他嗜酸性粒细胞增多症的重要临床特征，而且对于判断病情和预后尤为重要。

高嗜酸细胞综合征侵及胃肠道时与嗜酸细胞性胃肠炎的胃肠道损害机制基本相同，但与嗜酸细胞性胃肠炎相比，高嗜酸细胞综合征的预后较差。因此，嗜酸细胞性胃肠炎和以胃肠道损害为首发或主要表现的高嗜酸细胞综合征的鉴别诊断比较困难。诊断嗜酸细胞性胃肠炎前要先排除高嗜酸细胞综合征，对于无明显食物诱因的嗜酸细胞性胃肠炎诊断更应慎重，且应全面检查和定期随访以除外其他器官的损害，以避免漏诊高嗜酸细胞综合征，以免延误其治疗。对不能除外高嗜酸细胞综合征诊断的患者应适当放宽激素应用指征，必要时可加用免疫抑制药如硫唑嘌呤等。

2. 肠道寄生虫感染　肠道蠕虫病可以引起各种非特异性消化系统症状，同时由于蠕虫在组织中移行引起外周血嗜酸性粒细胞增多，其程度与虫体，特别是幼虫侵入组织的数量和范围相平行。有些蠕虫如钩虫等，还可引起肠道组织嗜酸性粒细胞增多，易与嗜酸细胞性胃肠炎混淆。常见的包括钩虫、蛔虫、血吸虫、粪类圆线虫、旋毛虫等，通过反复检查粪便虫卵一般不难鉴别。当蠕虫移行停止后，外周血嗜酸性粒细胞增多症多消失亦可有助于鉴别。单细胞原虫感染、寄生在胆管系统的蓝氏贾第鞭毛虫一般不引起外周血嗜酸性粒细胞增多。

3. 嗜酸性肉芽肿　嗜酸性肉芽肿为良性的局灶病变，应注意不要与嗜酸细胞性胃肠炎相混淆。嗜酸性肉芽肿多见于50～60岁的患者，最常累及胃窦（70%）和小肠（20%），以幽门梗阻或肠套叠为主要临床表现。外周血嗜酸性粒细胞不增多，患者多无过敏史。病理上表现为来自黏膜下层的结节或息肉；沿毛细血管有大量成纤维细胞向心性增生，伴有不同程度的嗜酸性粒细胞浸润。嗜酸性肉芽肿可以通过手术治愈，未有复发病例报道。本病的治疗不需要皮质激素。

4. 炎症性肠病　克罗恩病和溃疡性结肠炎的黏膜中可有大量嗜酸性粒细胞浸润，并且嗜酸性粒细胞有一定程度的活化，而且炎症性肠病对激素治疗亦有反应，与嗜酸性粒细胞鉴别有一定困难。但是细胞免疫组化方面的证据表明，炎症性肠病虽然有一定程度的嗜酸性粒细胞活化，但是嗜酸性粒细胞的聚集程度明显低于嗜酸细胞性胃肠炎，表现为多种炎性细胞的浸润，而嗜酸细胞性胃肠炎几乎全部为嗜酸性粒细胞浸润。

5. 胃食管反流性疾病　近来对嗜酸细胞性食管炎与胃食管反流的鉴别逐渐引起关注，并且2013年美国发布了嗜酸细胞性食管炎的诊治指南。嗜酸细胞性食管炎与嗜酸细胞性胃肠炎一样，诊断时必须经食管活检，同时结合临床表现。经验性质子泵抑制药治疗、食管24 h pH检测、食管压力测定或阻抗监测有助于鉴别。

6. 结缔组织病 各种血管炎如变态反应性肉芽肿病和结节性多动脉炎，其他如硬皮病、皮肌炎和多发性肌炎等结缔组织病均可累及胃肠道而出现腹痛、消化不良等症状，同时出现不同程度的外周血嗜酸性粒细胞增多。结缔组织病多有全身多系统表现(如肺、肾和神经系统等)，而嗜酸细胞性胃肠炎病变多局限于胃肠道，小肠黏膜活检有助于鉴别。

7. 药物过敏 多种药物过敏时可引起不同程度的外周血嗜酸性粒细胞增多，可能伴有胃肠道反应。根据用药史、其他过敏表现（如皮疹）及停药后血嗜酸性粒细胞恢复正常，常常可以予以鉴别。

8. 慢性胰腺炎 慢性胰腺炎患者多有腹痛，同时伴有外周血嗜酸细胞增多（约占 17.2%）而且血清淀粉酶与嗜酸性粒细胞的变化相平行，有时与嗜酸细胞性胃肠炎较难鉴别。这些患者多伴有胰腺假性囊肿、腹水及肺渗出，血淀粉酶增高，有助于鉴别。

9. 恶性肿瘤 各种胃肠道恶性肿瘤和发生在胃肠道的恶性淋巴瘤常伴有外周血嗜酸性粒细胞增多。在实体肿瘤间质中可有嗜酸性粒细胞浸润，它与肿瘤的细胞类型、分化级别等有关。胃癌的分化度越低，癌组织中嗜酸性粒细胞浸润的机会越多。组织活检时仔细观察，在嗜酸性粒细胞中发现癌细胞等有助于鉴别诊断。

【治疗】★★★△△

由于病因和发病机制的不确定，目前对 EG 尚无特效治疗。对于有食物过敏因素的患者，可考虑从饮食中剔除过敏食物的饮食疗法。饮食治疗对儿童效果较好，尤其是黏膜层病变型患者，而在成年患者常不理想。对进行饮食疗法的患者应避免摄入最常引起人群产生Ⅰ型超敏反应的食物，去除所有潜在的食物变应原。饮食疗法的主要局限是患者依从性，经验性饮食疗法可应用于激素治疗效果不好或有应用激素禁忌证的患者。要素饮食尤其适用于 EG 引起的生长发育迟缓，必要时可用胃肠外营养。

目前，糖皮质激素是嗜酸细胞性胃肠炎的标准药物治疗。标准治疗方案为泼尼松 20～40 mg/d（可分次服用)，连续服用 7～10 d，之后的 2～3 个月逐渐减量，90% 的患者症状明显缓解，同时外周血嗜酸性粒细胞水平在 2 周内恢复正常。因本病的复发率约为 50%，对于在泼尼松逐渐减量期间或减量后立即出现复发性症状的 EG 患者，需要使用长期、低剂量的泼尼松（每日 5～10 mg）维持是必要的。局部作用激素布地奈德具有同泼尼松相同的疗效，其优点是首关代谢降低了药物的不良反应。激素治疗效果不佳时，可考虑加用其他免疫抑制药，如硫唑嘌呤每日 50～150 mg，但需注意药物的不良反应。

有报道口服肥大细胞膜稳定药色甘酸二钠能取得一定的疗效，推荐剂量为 200 mg，每日 4 次。抗组胺及肥大细胞稳定药酮替酚及白三烯受体拮抗药孟鲁司特亦能缓解临床症状，使外周血嗜酸性粒细胞水平恢复正常和胃肠道嗜酸性粒细胞浸润消失。但是上述药物的疗效均缺乏大规模的临床试验验证。

嗜酸细胞性胃肠炎一旦确诊，一般不采取手术治疗，即使出现胃幽门梗阻或肠梗阻，也应先采取非手术治疗，内科治疗无效时才考虑手术治疗。一般术后易复发，仍需用激素治疗。

【预后】★△

嗜酸细胞性胃肠炎为自限性变态反应性良性疾病，预后良好。临床病程具有缓解和复发交替的特点，需要重新应用初始剂量的激素。因此，饮食调节和监测激素不良反应很重要。严重患者可能出现急性肠梗阻或慢性营养不良。小规模随诊研究表明本病无恶变的倾向。

（李景南）

第 2 节 蛋白丢失性胃肠病

【定义】★△

蛋白丢失性胃肠病（protein-losing gastroenteropathies, PLG）是消化道或消化道外病变导致蛋白从胃肠道丢失的病理状态，可引起低蛋白血症、水肿、浆膜腔积液等临床表现。该病本身不是一个独立的原发疾病，而是多种其他疾病的临床表现。因此，在蛋白丢失性胃肠病诊断的背后必有一原发病的诊断。

本病可以是某些疾病最突出的临床表现，例如小肠淋巴管扩张症、Menetrier 病等，此时应当同时做出蛋白丢失性胃肠病的诊断。但是，临床上蛋白质经胃肠道丢失的情况非常常见，一般如果原发病诊断明确且蛋白丢失不严重或同时存在消化道出血的情况下，并不要求必须同时做出蛋白丢失性胃肠病的诊断，例如克罗恩病、溃疡性结肠炎等。

【病因和发病机制】★△

如上所述，蛋白丢失性胃肠病继发于其他基础疾病，这些基础疾病本身的病因各不相同。据文献报道，可以引起蛋白丢失性胃肠病的基础疾病包括多种消化道本身的疾病以及众多的其他系统疾病（表 5-1）。其中有些疾病以胃肠道蛋白质丢失为突出表现，有些疾病仅在文献中有少数合并蛋白丢失性胃肠病的报道，而有些疾病本身就是少见病。

造成蛋白质从胃肠道丢失的机制为：①胃肠道黏膜破损，如糜烂、溃疡，血浆蛋白直接漏入胃肠道；②胃肠道黏膜完整，但对蛋白质的通透性增加；③胃肠道淋巴管阻塞或静脉回流障碍，间接造成胃肠道淋巴管内的压力增高。亦可根据发病机制对蛋白丢失性胃肠病进行分类（表 5-2）。从表 5-2 可以看出，有些疾病可以通过上述一种以上的机制导致胃肠道蛋白质丢失，例如克罗恩病、小肠淋巴瘤、腹部结核等既可以破坏胃肠道黏膜的完整性，也可以造成胃肠道淋巴管的阻塞。另外，某些疾病引起蛋白丢失性胃肠病的机制尚不完全清楚。

蛋白丢失性胃肠病时各种血浆蛋白均可从胃肠道丢失，包括白蛋白、球蛋白、补体、凝血因子、转铁蛋白、铜蓝蛋白等，与蛋白质的分子大小无关，这与蛋白质经肾丢失以小分子蛋白为主明显不同。虽然血浆蛋白从胃肠道的丢失没有选择性，但各种蛋白的血浆浓度并不是平行的降低，而是以血浆白蛋白降低最明显。这一方面是由于白蛋白是血浆中浓度最高的蛋白质，另一方面也与各种蛋白质的代谢速率有关，代谢慢的蛋白，如白蛋白和某些免疫球蛋白（IgA、IgG 和 IgM）下降明显，而代谢快的蛋白质（如 IgE 和胰岛素）其血清浓度则降低不明显。若胃肠道的蛋白质净丢失程度超过肝合成特定蛋白质的能力，则会发生低蛋白血症，进而发生与之相关的其他表现。

除蛋白质外，蛋白丢失性胃肠病时其他血浆成分也可以从胃肠道丢失，例如脂类、铁以及其他微量元素。因此，蛋白丢失性胃肠病常伴有骨质疏松、维生素缺乏导致的相关疾病，甚至诱发心脑血管疾病。另外，在淋巴管阻塞引起的蛋白丢失性胃肠病时淋巴细胞可以从胃肠道大量丢失，血淋巴细胞计数明显减少。

表 5-1　引起蛋白丢失性胃肠病的基础疾病

消化系统疾病	累及消化道的其他系统疾病	消化系统疾病	累及消化道的其他系统疾病
小肠淋巴管扩张症	系统性红斑狼疮	显微镜下结肠炎	腹部放疗后
Menetrier 病	缩窄性心包炎	胶原性结肠炎	Waldenstrom 巨球蛋白血症
小肠淋巴瘤	充血性心力衰竭	肠道寄生虫感染	α 重链病
克罗恩病	过敏性疾病	肥厚性分泌性胃病	冷球蛋白血症
肠结核及肠系膜淋巴结结核	类癌综合征	糜烂性胃炎	子宫内膜异位
消化道息肉病	艾滋病	腹膜后肿瘤	IPEX 综合征
消化道恶性肿瘤	干燥综合征	腹膜后纤维化	心脏 Fontan 手术后
溃疡性结肠炎	混合结缔组织病	NSAID 肠病	婴幼儿全身透明变性
嗜酸性胃肠炎	淀粉样变	淋巴 - 肠瘘	
病毒性胃肠炎	大面积烧伤	硬化性肠系膜炎	
小肠细菌过度生长	移植物抗宿主反应	乳糜泻	
假膜性肠炎	腹部外伤后	惠普尔病	

表 5-2　蛋白丢失性胃肠病的发病机制及相关疾病

黏膜破损	黏膜通透性增加	淋巴管阻塞
克罗恩病	Menetrier 病	小肠淋巴管扩张症
小肠淋巴瘤	系统性红斑狼疮	肠系膜淋巴结结核
肠结核	过敏性疾病	腹膜后纤维化
消化道恶性肿瘤	病毒性胃肠炎	腹膜后肿瘤
溃疡性结肠炎	嗜酸性胃肠炎	小肠淋巴瘤
假膜性肠炎	小肠细菌过度生长	克罗恩病
消化道息肉病	肠道寄生虫感染	肠结核
嗜酸性胃肠炎	艾滋病	缩窄性心包炎

（待　续）

（续 表）

黏膜破损	黏膜通透性增加	淋巴管阻塞
小肠细菌过度生长	肥厚性分泌性胃病	充血性心力衰竭
肠道寄生虫感染	显微镜下结肠炎	淋巴 - 肠瘘
糜烂性胃炎	胶原性结肠炎	心脏 Fontan 手术后
类癌综合征	乳糜泻	子宫内膜异位
NSAID 肠病	惠普尔病	硬化性肠系膜炎
α 重链病		惠普尔病
淀粉样变		
移植物抗宿主反应		
Waldenstrom 巨球蛋白血症		

【临床表现】★△

蛋白丢失性胃肠病多继发于各种其他疾病，这些基础疾病各有其临床特点，可参阅其他章节及相应专著。而蛋白丢失性胃肠病本身的共同临床表现主要因低蛋白血症所致，这些临床表现也不具备特异性，因为低蛋白血症亦可由其他疾病引起。

（一）症状

1. 腹泻 程度不等，可能主要与原发的胃肠道基础疾病有关，如伴随脂肪和（或）糖类的吸收不良则更易出现，有时表现为脂肪泻。腹泻并不是蛋白丢失性胃肠病必然出现的症状。

2. 腹胀 发生机制为消化吸收不良、腹水或基础疾病本身造成的。

3. 腹痛 与基础疾病有关，不是蛋白丢失性胃肠病的主要症状。

4. 脂溶性维生素缺乏的表现 在伴随脂肪吸收不良时出现，根据不同种类的维生素缺乏程度，表现有所不同。

5. 乏力 多由营养不良引起。

6. 并发感染 免疫球蛋白降低、补体降低、淋巴细胞减少、白蛋白降低以及营养不良均为易感因素，但反复严重感染在蛋白丢失性胃肠病的患者并不常见。然而，对于淋巴管阻塞患者，可引起显著的淋巴细胞减少，细胞免疫发生改变而易于并发感染。

7. 出血倾向 与多种凝血因子丢失及维生素 K 缺乏相关，但出血倾向并不常见。

（二）体征

1. 水肿 是蛋白丢失性胃肠病最突出的共同临床表现，主要为双下肢可凹性水肿，也可以有上肢、面部、腹壁甚至全身水肿，但有少数患者可能不出现水肿。肢体不对称水肿可见于淋巴管疾病。

2. 体重减轻及其他营养不良体征 水肿可部分抵消体重减轻，应注意识别。各种脂溶性维生素缺乏可出现相应体征。

3. 浆膜腔积液 通常为漏出性，由白蛋白降低引起。由淋巴管阻塞引起者可为乳糜性。有心包积液时应注意其可能为胃肠道蛋白丢失的病因而非后果。

【辅助检查】★

（一）血液学检查

1. 血常规 由淋巴管阻塞引起的蛋白丢失性胃肠病，会出现淋巴细胞比例和绝对计数的明显降低。

2. 粪便常规 随基础疾病而不同，在存在胃肠道黏膜损伤的疾病可出现红细胞、白细胞或粪便隐血试验阳性，伴有脂肪吸收不良时可见脂肪滴或苏丹Ⅲ染色阳性。

3. 血清白蛋白 是反映蛋白丢失的重要指标，通常明显降低，有时比肝病和肾源性蛋白丢失下降更为显著。

4. 血清免疫球蛋白 可有 IgG、IgM、IgA 降低，程度不等。IgE 通常不降低。

5. 其他血液成分 补体、凝血因子、转铁蛋白、铜蓝蛋白等均可能出现不同程度的降低。

（二）影像学检查

超声、X 线、内镜包括胶囊内镜等，对蛋白丢失性胃肠病没有特异性，但有助于基础疾病的诊断。内镜下可直观观察消化道病变，明确有无常见引起蛋白丢失的疾病，并可行活检进行病理检查，有助于相关疾病如小肠淋巴管扩张症等的确诊。

（三）证实蛋白质从胃肠道丢失的检查

目前临床应用的用于证实蛋白质从胃肠道丢失的检查分为两类：一是通过静脉注入放射性核素标记

蛋白质或其他物质，通过检测粪便中的核素活性证实蛋白从胃肠道的丢失；或者行腹部核素显像，证实存在胃肠道蛋白丢失的同时还可对丢失部位进行定位。二是直接测定粪便中的内源性蛋白质。选择其中一种检查证实蛋白质从胃肠道丢失即可确诊。

临床常用的检查如下。

1. 粪便 ^{51}Cr 白蛋白测定　自 1961 年开始使用，是第一个公认可以准确诊断蛋白从胃肠道丢失的经典方法。之后由其衍生出粪便 ^{111}In 转铁蛋白测定、粪便 ^{67}Cu 铜蓝蛋白测定等。这种方法的缺点是需要连续收集 48～72 h 无尿液粪便，并且核素的使用容易造成污染，限制了其在临床上的普遍应用。另外，由于新方法的不断出现，这种方法目前已极少使用。

2. 粪便 α1 抗胰蛋白酶测定　α1 抗胰蛋白酶是一种内源性血清蛋白质，分子量与白蛋白近似，不主动向胃肠道分泌和重吸收，在肠道中不被蛋白水解酶降解而以原型从粪便排出。因此，分别测定血清和粪便 α1 抗胰蛋白酶含量并计算其清除率，可以反映是否存在肠道蛋白丢失并对其定量。α1 抗胰蛋白酶清除率在无腹泻患者超过 24 ml/d；腹泻患者超过 56 ml/d（腹泻本身可增加清除率值）则提示肠道蛋白质丢失。本方法的最大优点是不应用核素，是目前临床上常用的诊断蛋白丢失性肠病的方法之一。该检查的缺点是不能区分蛋白质的丢失部位来自胃还是小肠，而且 α1 抗胰蛋白酶可被酸性胃液降解。

3. ^{99m}Tc 标记人血清白蛋白核素显像　通过静脉注射新鲜标记的 ^{99m}Tc 人血清白蛋白，按一定时间间隔行腹盆腔核素显像，如果出现早期核素胃肠道显影，可以确定有胃肠道蛋白丢失，本法的敏感性和特异性均较高。优点是不需要收集粪便，相对方便，并可对蛋白丢失部位粗略定位。缺点是不能定量，且涉及核素的应用。本方法也是目前临床上比较常用的诊断蛋白丢失性胃肠病的方法。

【诊断及鉴别诊断】★△

在水肿、低白蛋白血症患者，诊断应当从白蛋白生成不足和丢失过多两个方面考虑。前者包括摄食和吸收障碍引起的营养不良以及肝硬化时的白蛋白合成能力降低，后者包括从肾、胃肠道以及少数情况下经皮肤或向组织间隙的丢失。在排除上述除胃肠道以外的其他因素，尤其是存在消化系统临床表现时，应考虑存在蛋白丢失性胃肠病。

对蛋白丢失性胃肠病的诊断包括两个方面，即证实蛋白从胃肠道丢失和基础疾病的诊断。上述的 3 种证实蛋白质从胃肠道丢失的检查之一阳性即可确诊蛋白丢失性胃肠病，但存在明显消化道出血时则不能依此做出诊断。关于基础疾病的诊断，由于涉及疾病众多，可参阅相关章节和专著，需要特别注意的是不要忽略很多其他系统的疾病，如免疫系统疾病等也可以引起蛋白丢失性胃肠病。

从鉴别诊断的角度，亦应考虑两个方面。首先应当与其他能够引起水肿和低白蛋白血症的疾病鉴别，主要包括肝病和肾病，通过各自疾病的典型临床表现以及证实蛋白质从胃肠道丢失的检查，可以进行鉴别。其次，应当在引起蛋白丢失性胃肠病的基础疾病之间进行鉴别，因为基础疾病的诊断与治疗方法的选择密切相关。以下简介两种典型的蛋白丢失性胃肠病的基础疾病。

1. 小肠淋巴管扩张症　是蛋白丢失性胃肠病的代表性疾病，早期关于蛋白丢失性胃肠病的研究就是通过本病进行的。本病分为原发性小肠淋巴管扩张症和继发性小肠淋巴管扩张症，原发性小肠淋巴管扩张症属先天性淋巴管发育异常性疾病，而继发性小肠淋巴管扩张症是由于腹腔结核、充血性心力衰竭、缩窄性心包炎、腹膜后肿瘤、系统性硬化、腹膜后纤维化、腹部或胸部手术及外伤后、腹腔炎症等直接或间接阻塞淋巴管所致。由于小肠黏膜乳糜管的扩张、破裂导致大量淋巴液从肠道丢失，使本病具备独特的临床特征，即同时存在明显的低蛋白血症和外周血淋巴细胞减少。本病除可有蛋白丢失性胃肠病的一般临床表现外，根据淋巴管阻塞的部位不同，可以出现乳糜性腹水或乳糜性胸腔积液。对小肠淋巴管扩张症，除上述辅助检查外，还应行有关淋巴管疾病方面的检查，包括淋巴管造影和核素淋巴管显像，淋巴管造影结合 CT 检查可使诊断准确率明显提高。内镜检查是诊断小肠淋巴管扩张症的重要手段，小肠淋巴管扩张时多累及十二指肠至回肠末端，怀疑本病首先应做胃镜，典型的内镜表现有黏膜肿胀，表面附着雪片状突起，若情况允许，可进一步行胶囊内镜、小肠镜检查，便于了解病变分布情况。近年来，胶囊内镜和小肠镜的广泛应用使本病的诊断率大大提高，黏膜活检病理发现小肠绒毛内有扩张的淋巴管可以确诊本病。

2. 系统性红斑狼疮　是一种常见的自身免疫病，可以累及全身各个系统和器官，尤其是肾、肺和中枢神经系统，消化道也是常见累及部位。系统性红斑狼疮是一种典型的可以引起蛋白丢失性胃肠病的非消化系统疾病，临床上并不少见，但容易被忽视。一个可能的原因是本病更常累及肾，而蛋白尿的出现可以解释低蛋白血症，从而忽略了同时存在的蛋白丢失性胃肠病。但是，经胃肠道的蛋白丢失与分子大小无关，而经肾漏出的主要是小分子蛋白。因此，在系统性红斑狼疮患者出现胃肠道症状并有明显低蛋白血症时，需做有关胃肠道蛋白丢失方面的检查，以做出全面的诊断。

【治疗】★

1. 基础疾病的治疗 针对基础疾病的治疗是对蛋白丢失性胃肠病的最根本治疗，包括肿瘤的切除、炎症的控制、心力衰竭的纠正等。

2. 对症治疗

（1）静脉输注人血白蛋白：主要用于有明显水肿和浆膜腔积液的患者，剂量根据具体情况掌握。在基础疾病未去除的情况下，其疗效有限且不持久，尤其是在病史较长的患者。因此，对一般患者不要求积极静脉补充白蛋白来纠正低蛋白血症。

（2）营养支持：提高饮食营养质量，特别应当注意蛋白质及各种脂溶性维生素的补充。在某些情况下，患者暂时不能经胃肠道进食，需进行肠外营养，一旦情况允许，尽早过渡至肠内营养。

（3）中链三酰甘油（medium-chain triglyceride，MCT）饮食：主要用于肠道淋巴管扩张引起的蛋白丢失性肠病，其作用机制是长链三酰甘油主要经淋巴管吸收，而MCT在肠细胞内不会被再酯化，可绕过淋巴管，主要经门静脉系统吸收。故应用MCT饮食可以降低肠道淋巴管内压力，减轻其扩张程度，减少蛋白质经肠道的丢失。有效者需要长期应用。

（4）其他治疗：奥曲肽可以降低淋巴管压力、减少淋巴液分泌，抗纤溶酶可改善淋巴管通透性、减少淋巴液外渗，均可用于改善临床症状。

3. 手术治疗 淋巴-静脉分流术主要用于小肠淋巴管扩张症，有时可完全缓解病情。对病变局限者（包括肿瘤和其他良性疾病）可以行局部肠道切除，部分患者可以得到根治效果。缩窄性心包炎也可以进行手术治疗。

（李景南）

第3节 胃肠道淋巴瘤

恶性淋巴瘤（malignant lymphoma，以下简称为淋巴瘤）是原发于淋巴结和（或）淋巴结外组织、器官的恶性肿瘤。根据组织病理学特征，淋巴瘤分为霍奇金淋巴瘤（Hodgkin lymphoma，HL）和非霍奇金淋巴瘤（non-Hodgkin lymphoma，NHL）两大类。其中，霍奇金淋巴瘤约占10%，源于B淋巴细胞，组织病理学上有特征性的Reed-Sternberg细胞（RS细胞）。NHL可来源于不同发育或分化阶段的淋巴细胞，包括B淋巴细胞、T淋巴细胞和NK细胞。

20%～30%的淋巴瘤发生于淋巴结以外的组织、器官，以NHL为常见，胃肠道是结外淋巴瘤受累的主要部位。胃肠道淋巴瘤可原发于胃肠道的淋巴滤泡，也可以是其他部位淋巴瘤侵犯至胃肠道。原发性胃肠道淋巴瘤很罕见，而继发性胃肠道受累相对常见。尽管原发性胃肠道淋巴瘤十分罕见，但由于其诊断、治疗和预后与其他部位的淋巴瘤以及胃肠道的其他肿瘤截然不同，因此正确认识十分重要。

原发性胃肠道淋巴瘤通常指累及口咽部到直肠的任一节段胃肠道的淋巴瘤。该病通常累及单一原发部位，但也可累及胃肠道内多个部位，并可累及局部和远处淋巴结。绝大多数是NHL，但HL也有报道。胃肠道淋巴瘤多为非特异性的症状和体征，取决于受累部位。

【流行病学】★△

我国淋巴瘤的发病率和病死率一直处于恶性肿瘤的前10位，占全部恶性肿瘤发病的2.34%。近来淋巴瘤的发病率有逐年上升的趋势，其中，非霍奇金淋巴瘤的发病率每年增长约3%。

消化道淋巴瘤占结外淋巴瘤的30%～40%，占全部非霍奇金淋巴瘤的4%～20%。原发性胃肠道淋巴瘤占全部胃肠道恶性肿瘤的1%～4%。相比之下，继发性胃肠道受累相对常见，在诊断时为局限期NHL的患者中约占10%，在那些死于进展期NHL的患者中所占比例高达60%。

胃肠道淋巴瘤可发生于消化道的任何部位，食管淋巴瘤罕见，胃淋巴瘤占全部胃肿瘤的3%～6%，小肠淋巴瘤占小肠肿瘤的32%，其在小肠恶性肿瘤的鉴别诊断中占有重要地位，其中以回肠受侵为常见，与回肠壁淋巴组织丰富有关。

【病因】★★△

淋巴瘤的病因至今尚未完全阐明。推测可能是在内因和外因的共同作用下，处于不同阶段的免疫活性细胞被转化或机体的调控机制被扰乱而导致淋巴细胞的异常分化和增殖。已经发现的病因包括以下几个方面。

（一）染色体异常

90% 以上的淋巴瘤可出现染色体异常，包括染色体易位、倒位、插入、缺失、突变和染色体数目的异常。在伯基特淋巴瘤患者中，t（8；14）（q24；q32）的发生率高达 90% 以上；大部分（75%～90%）滤泡性淋巴瘤患者有 t（14；18）（q32；q21）易位。这些染色体易位已经被证实为这两种淋巴瘤的特征性改变。染色体的易位或癌基因的激活可以是原发性的，也可以因获得性病毒感染所致，导致淋巴瘤的发生。

（二）病毒感染

病毒感染，特别是在机体免疫力低下的情况下，可引起宿主细胞分化和凋亡的改变，产生异常增生的克隆，引发淋巴瘤。已经证实，人类 T 淋巴细胞白血病病毒（HTLA）与成人 T 细胞性白血病 / 淋巴瘤有一定的关系；EB 病毒与鼻咽癌和伯基特淋巴瘤有关。HIV 感染引起艾滋病，导致患者免疫功能极度低下，与小肠淋巴瘤的发生有关。5%～10% 的艾滋病患者可出现淋巴瘤，且随着 HIV 感染时间延长，淋巴瘤的发病率增加。

（三）细菌感染

已经证实，黏膜相关组织（mucosa-associated-lymphoidtissue，MALT）淋巴瘤的发生和 *Hp* 感染有关。MALT 淋巴瘤最常发生于胃。正常的胃黏膜无淋巴组织，*Hp* 感染可导致淋巴样组织在胃黏膜内累积，黏膜内出现 B 淋巴滤泡，并常有淋巴上皮灶形成。胃黏膜内出现淋巴样滤泡被认为是 *Hp* 感染的特征。获得性胃淋巴样组织往往伴有淋巴上皮，据此可将其判定为黏膜相关组织，即 MALT。在 90% 以上的胃 MALT 淋巴瘤患者的胃黏膜中发现了 *Hp*；在原发性胃淋巴瘤的高发区，*Hp* 感染率高；NHL 患者 *Hp* 抗体阳性率高；*Hp* 感染人群的淋巴瘤发病率明显高于正常人群；约 2/3 局限性胃 MALT 淋巴瘤患者在根除 *Hp* 感染后，达到肿瘤完全缓解。这些证据充分表明了 *Hp* 感染与胃 MALT 淋巴瘤的关系。

试验研究表明，*Hp* 并不直接刺激肿瘤性 B 细胞，而是通过刺激肿瘤内的 T 细胞，进一步促进肿瘤细胞的增生。*Hp* 感染引起胃 MALT 淋巴瘤还可能与 *Hp* 菌株是否产生 CagA 抗原、MALT 淋巴瘤的基因不稳定性及细胞异常的生物学特征等有关。

约 10% 伴有 *Hp* 感染的胃 MALT 淋巴瘤对 *Hp* 根除治疗无效，发生在身体其他部位的 MALT 淋巴瘤常不伴有 *Hp* 感染，提示 MALT 淋巴瘤的病因和发病机制还有待进一步研究阐明。

（四）物理、化学因素

长期或大剂量接受电离辐射、紫外线能增加胃肠道淋巴瘤的发病率。接触烷化剂、多环芳羟类化合物、芳香胺类化合物等也与淋巴瘤的发生有关。

（五）免疫抑制和免疫缺陷

当机体的免疫系统存在先天缺陷或受到损伤时，肿瘤的发生率明显升高。免疫缺陷分为先天性和获得性，前者包括严重联合免疫缺陷症、X 连锁淋巴增殖性疾病等，后者包括人类免疫缺陷病毒（human immunodeficiency virus，HIV）感染、器官移植、自身免疫性疾病应用免疫抑制治疗等。在原发性免疫缺陷患者和移植后发生肿瘤的患者中，NHL 均占全部肿瘤的 1/3。在美国，NHL 的发病率上升可部分归咎于 HIV 感染流行和获得性免疫缺陷综合征相关淋巴瘤的增多有关。多种自身免疫性疾病，包括类风湿关节炎、干燥综合征、系统性红斑狼疮和坏死性肉芽肿性血管炎（以前称韦格纳肉芽肿），均与淋巴瘤风险增加相关，目前多认为免疫抑制治疗是风险增加的原因。

（六）其他因素

乳糜泻患者发生肠病相关 T 细胞淋巴瘤（enteropathy-associated T cell lymphoma，EATL）的风险增加。溃疡性结肠炎是长期乳糜泻的另一个并发症，其可能是 EATL 的一种变异型。大量吸烟者发生滤泡性淋巴瘤的风险增加。

【分类】★△

表 5-3 是 2008 年世界卫生组织（WHO）更新的淋巴瘤的分类，该分类结合了淋巴瘤的病理形态、免疫表型、遗传学特征、临床特点，将具有独特临床表现、病理形态、免疫表型和遗传学特征的疾病归为一种亚型，并建议采用不同的治疗策略。该分类已在国际上得到广泛接受。

表 5-3 2008 年 WHO 的淋巴造血系统恶性肿瘤分类

前体淋巴组织肿瘤
B 淋巴母细胞性白血病 / 淋巴瘤，非特指性
B 淋巴母细胞性白血病 / 淋巴瘤，伴频发性遗传学异常
B 淋巴母细胞性白血病 / 淋巴瘤，伴 t（9；22）（q34；q11.2）；BCR-ABL1
B 淋巴母细胞性白血病 / 淋巴瘤，伴（v；11q23），MLL 重排
B 淋巴母细胞性白血病 / 淋巴瘤，伴 t（12；21）（p13；q22）；TEL-AML1（ETV6-RUNX1）

（待　续）

（续 表）

B 淋巴母细胞性白血病 / 淋巴瘤，伴超二倍体
B 淋巴母细胞性白血病 / 淋巴瘤，伴低二倍体（低二倍体 ALL）
B 淋巴母细胞性白血病 / 淋巴瘤，伴 t（5；14）（q31；q32）；IL3-IGH
B 淋巴母细胞性白血病 / 淋巴瘤，伴 t（1；19）（q23；p13.3）；E2A-PBX1（TCF3-PBX1）
T 淋巴母细胞性白血病 / 淋巴瘤
成熟 B 细胞肿瘤
慢性淋巴细胞性白血病 / 小淋巴细胞性淋巴瘤
B 细胞幼淋巴细胞性白血病
脾 B 细胞边缘区淋巴瘤
毛细胞白血病
脾 B 细胞淋巴瘤 / 白血病，不能分类
脾弥漫性红髓小 B 细胞淋巴瘤
毛细胞白血病 - 变型
淋巴浆细胞性淋巴瘤
Waldenstrom 巨球蛋白血症
重链病
α 重链病
γ 重链病
μ 重链病
浆细胞骨髓瘤
骨的孤立性浆细胞瘤
骨外浆细胞瘤
结外黏膜相关组织边缘区淋巴瘤（MALT 淋巴瘤）
淋巴结边缘区淋巴瘤
儿童淋巴结边缘区淋巴瘤
滤泡性淋巴瘤
儿童滤泡性淋巴瘤
原发性皮肤滤泡中心淋巴瘤
套细胞淋巴瘤
弥漫性大 B 细胞淋巴瘤（DLBCL），非特指性
富于 T 细胞 / 组织细胞大 B 细胞淋巴瘤
原发性中枢神经系统（CNS）DLBCL
原发性皮肤 DLBCL，腿型
老年人 EBV 阳性 DLBCL
DLBCL 伴慢性炎症
淋巴瘤样肉芽肿病
B 细胞淋巴瘤，不能分类，具有 DLBCL 和 Burkitt 淋巴瘤中间特点
B 细胞淋巴瘤，不能分类，具有 DLBCL 和经典型霍奇金淋巴瘤中间特点
成熟 T 细胞和 NK 细胞肿瘤
T 细胞幼淋巴细胞性白血病
T 细胞大颗粒淋巴细胞性白血病
慢性 NK 细胞淋巴组织增生性疾病
侵袭性 NK 细胞白血病
儿童系统性 EBV 阳性 T 细胞淋巴组织增生性疾病
水疱痘疮样淋巴瘤
成人 T 细胞白血病 / 淋巴瘤
结外 NK/T 细胞淋巴瘤，鼻型
肠病相关性 T 细胞淋巴瘤
肝脾 T 细胞淋巴瘤
皮肤脂膜炎样 T 细胞淋巴瘤
蕈样肉芽肿
Sézary 综合征
原发性皮肤 CD30 阳性 T 细胞淋巴组织增生性疾病
淋巴瘤样丘疹病
原发性皮肤间变性大细胞淋巴瘤
原发性皮肤 γδT 细胞淋巴瘤

（待 续）

（续 表）

原发性皮肤 CD8 阳性侵袭性亲表皮细胞毒性 T 细胞淋巴瘤
原发性皮肤 CD4 阳性小 / 中 T 细胞淋巴瘤
周围 T 细胞淋巴瘤，非特指性
血管免疫母细胞性 T 细胞淋巴瘤
间变性大细胞淋巴瘤（ALCL），ALK 阳性
间变性大细胞淋巴瘤（ALCL），ALK 阴性
霍奇金淋巴瘤
结节性淋巴细胞为主性霍奇金淋巴瘤
经典型霍奇金淋巴瘤
结节硬化经典型霍奇金淋巴瘤
富于淋巴细胞经典型霍奇金淋巴瘤
混合细胞经典型霍奇金淋巴瘤
淋巴细胞消减经典型霍奇金淋巴瘤
组织细胞和树突细胞肿瘤
组织细胞肉瘤
朗格汉斯组织细胞增生症
朗格汉斯细胞肉瘤
胶质树突细胞肉瘤
滤泡树突细胞肉瘤
成纤维细胞性网状细胞肿瘤
未确定树突细胞肿瘤
播散性幼年性黄色肉芽肿
移植后淋巴组织增生性疾病（PTLD）
早期病变
浆细胞增生
传染性单核细胞增多症样 PTLD
多形性 PTLD
单形性 PTLD（B 和 T/NK 细胞型）
经典型霍奇金淋巴瘤型 PTLD

病理形态是分类的基础，免疫表型和遗传学特征是确定每一种淋巴瘤的重要指标，是达成诊断共识的客观依据，对提高诊断的可重复性、鉴别诊断、判断预后有重要意义，但并非淋巴瘤诊断中的必需条件。淋巴瘤的临床特点，特别是肿瘤原发部位，如淋巴结内或结外（胃肠道、皮肤、中枢神经、纵隔、鼻腔）是确定某些淋巴瘤的重要指标。

在欧美国家，B 细胞来源的淋巴瘤占所有 NHL 的 85%～90%，最常见的是弥漫性大 B 细胞淋巴瘤，占 NHL 的 31%，滤泡性淋巴瘤占 22%，其余 5%～10% 为结外边缘区 /MALT 淋巴瘤、慢性淋巴细胞白血病 / 小淋巴细胞淋巴瘤、套细胞淋巴瘤、外周 T 细胞淋巴瘤。

WHO 分类没有根据淋巴瘤的侵袭性进行分类，美国国家综合癌症网（NCCN）在 NHL 临床实践指南中（www.nccn.org）根据疾病的侵袭性将 NHL 最常见的亚型分为 3 类，即惰性淋巴瘤、侵袭性淋巴瘤和高度侵袭性淋巴瘤。①惰性淋巴瘤：未经治疗的惰性淋巴组织肿瘤的生存期通常以年为单位进行衡量，占 NHL 的 35%～40%，最常见的组织学亚型包括滤泡性淋巴瘤、慢性淋巴细胞白血病 / 小淋巴细胞淋巴瘤、部分套细胞淋巴瘤、边缘区淋巴瘤、淋巴浆细胞性淋巴瘤、蕈样肉芽肿和脾边缘区淋巴瘤。②侵袭性淋巴瘤：未经治疗的侵袭性淋巴组织肿瘤的生存期通常以月为单位进行衡量。约有 50% 的 NHL 是侵袭性的。最常见的亚型包括弥漫性大 B 细胞淋巴瘤、外周 T 细胞淋巴瘤和间变性大细胞淋巴瘤。③高度侵袭性淋巴瘤：未经治疗的高度侵袭性淋巴组织肿瘤的生存期通常以周为单位进行衡量，占 NHL 的 5% 左右。高度侵袭性淋巴瘤可起源于 B 细胞或 T 细胞，均不常见，如 Burkitt 淋巴瘤、淋巴母细胞淋巴瘤等。此外，霍奇金淋巴瘤尽管是一种淋巴恶性肿瘤，但在病理学上和临床上不同于其他淋巴组织肿瘤，并且被认为是一种预后普遍极好的独立疾病。

【病理生理】★★△

胃肠道最常见的淋巴瘤病理类型是 B 细胞来源的弥漫性大细胞淋巴瘤（DLBLC），其次为 MALT 淋巴瘤，少见类型有肠病型 T 细胞淋巴瘤、滤泡性淋巴瘤、套细胞淋巴瘤，以及高度侵袭性的 Burkitt 淋巴瘤、淋巴母细胞淋巴瘤等。

胃肠道不同部位的淋巴瘤病理类型有所差异。在胃的原发性淋巴瘤中，绝大多数（超过 90%）为两种组织学亚型：侵袭性的弥漫大 B 细胞淋巴瘤约占 55%，惰性的 MALT 淋巴瘤约占 40%。余下的胃淋巴瘤病例可能为任何组织学类型，但最常见的是套细胞淋巴瘤（1%）、滤泡淋巴瘤（0.5%～2%）、外周 T 细胞淋巴瘤（1.5%～4%）。在小肠和大肠，侵袭性弥漫性大 B 细胞淋巴瘤占 67%～69%，MALT 淋巴瘤比率较低。小肠淋巴瘤可大致分为 3 种主要类型：α 重链病，也称为免疫增生性小肠病淋巴瘤（immunoproliferative small intestinal disease，IPSID）、地中海淋巴瘤、Seligmann 病，是分泌 α 重链的 MALT 结外边缘区淋巴瘤的一种变异型，在中东和地中海盆地多见；肠病相关性 T 细胞淋巴瘤（EATL），是一种与谷蛋白敏感性肠病密切相关的肿瘤；其他西方型非 IPSID 淋巴瘤（如 DLBCL、套细胞淋巴瘤、Burkitt 淋巴瘤、滤泡淋巴瘤），多见于工业化国家。结直肠淋巴瘤最常见的组织学类型包括弥漫性大 B 细胞淋巴瘤、套细胞淋巴瘤、Burkitt 淋巴瘤、滤泡淋巴瘤。

发生在胃肠道的弥漫性大 B 细胞淋巴瘤的形态学和分子生物学与发生在淋巴结内的淋巴瘤相似，为弥漫增生的大淋巴细胞，呈中度或高度增生，呈弥漫性生长，湮没正常的淋巴结或结外结构，间质明显纤维化。DLBLC 可表达各种成熟 B 细胞的免疫标志物。

MALT 淋巴瘤是低度恶性的结外淋巴瘤中的一种独特类型，其细胞起源是 B 细胞。MALT 在组织学上包括 Peyer 淋巴小结、固有层、上皮内淋巴细胞和系膜淋巴结 4 个部分，其组织结构具有一定的特征，在胃 MALT 淋巴瘤中能见到这 4 种经典的结构。胃 MALT 淋巴瘤可发生在胃的任何部位，以胃窦最为常见。大体上为较浅的浸润性病变，可见一个或多个溃疡。低度恶性的胃 MALT 淋巴瘤在 Peyer 淋巴小结边缘带区域可以看到淋巴瘤浸润的反应滤泡，弥漫地播散到周围的黏膜中；低度恶性 MALT 淋巴瘤的一个重要特征是出现淋巴上皮细胞损伤，表现为淋巴瘤细胞聚集，侵犯每一个腺体；部分（1/3）胃 MALT 淋巴瘤在诊断时存在着向高度恶性的转化，p53 突变和 Bcl-2 重排与恶性转化有关。在高度恶性胃淋巴瘤中仔细检查可以发现典型的孤立的低度恶性胃 MALT 淋巴瘤病灶。MALT 淋巴瘤的 B 细胞可表达表面和胞质免疫球蛋白，通常为 IgM 型。细胞通常是 CD5 和 CD10，常表达 CD21 和 CD35。60% 的低度恶性胃 MALT 淋巴瘤的 3 号染色体呈现三倍体，t（11；18）是胃 MALT 淋巴瘤患者中最常见的遗传学异常，它与胃 MALT 淋巴瘤患者的播散性疾病和抗生素耐药有关。

除 MALT 淋巴瘤外，胃肠道另一种较为特殊的淋巴瘤类型是肠病型 T 细胞淋巴瘤（ITCL），发病不足 NHL 的 1%。疾病呈侵袭性，表现为顽固性多发小肠溃疡，容易引起小肠穿孔。

【临床表现】★★★△△△

原发性胃肠道淋巴瘤早期多无明显的症状，随着疾病的进展，患者可出现发热等全身症状，消化系统症状多无特异性，难以与消化道其他疾病或肿瘤鉴别。

（一）一般临床表现

1. 腹痛　是胃肠道淋巴瘤的常见症状，胃淋巴瘤患者腹痛可能与进食有关，症状多呈逐渐加重。

2. 腹部包块　部分患者因发现腹部包块或出现肠梗阻就诊，常伴有腹痛。

3. 腹泻与营养不良　大多数胃肠道淋巴瘤患者可出现不同程度的腹泻，小肠受累时吸收不良尤为明显，可为脂肪泻，部分患者可以吸收不良为首发和主要表现。很少出现黏液脓血便。

4. 出血、肠穿孔　消化道出血可表现为粪便隐血或显性出血，大出血多发生于疾病迅速进展的患者，非手术治疗效果差。穿孔是淋巴瘤患者危重并发症之一。

（二）发生在不同部位淋巴瘤的疾病特点及临床表现

1. 胃淋巴瘤　胃是最常发生淋巴瘤的结外部

位，胃淋巴瘤占胃肠道淋巴瘤的68%～75%。原发性胃淋巴瘤占胃肿瘤的3%，占淋巴瘤的10%。胃淋巴瘤的发病高峰出现在50～60岁，男性稍多。患者常因上腹疼痛、消化不良、恶心、呕吐、贫血等症状就诊，但这些症状并无特异性。12%的患者可见系统性B症状（发热、盗汗）。体重减轻常常是胃肠道结构局部受损所致，在这种情况下并非都是B症状。体格检查通常正常，但当疾病处于进展期时，可能触及上腹部包块和（或）外周淋巴结肿大。

2. 小肠淋巴瘤 约30%的胃肠道淋巴瘤发生在小肠。小肠淋巴瘤患者的临床表现根据肿瘤的组织学类型而不同。腹痛是所有类型小肠淋巴瘤的常见症状，可见于约2/3的患者中。IPSID患者通常表现为腹痛、慢性腹泻、吸收不良、体重显著减轻、杵状指和踝部水肿。不常见的表现包括乳糖不耐受、小肠瘘、腹水、发热、低钙血症、脂肪泻和器官巨大症。EATL患者常表现为急性出血、梗阻或穿孔。乳糜泻患者发生临床恶化时都应怀疑淋巴瘤的可能。相反，由于肠淋巴瘤就诊时乳糜泻可能还未得到诊断，所以T细胞淋巴瘤和（或）淋巴瘤主要位于肠道的患者应检查是否存在基础乳糜泻。其他非IPSID淋巴瘤患者临床表现更缺乏特异性，包括腹痛、消化道出血、肠梗阻或穿孔、梗阻性黄疸、可触及的腹部肿块。

3. 结直肠淋巴瘤 结直肠淋巴瘤较为少见，在胃肠道淋巴瘤中约占3%，在大肠恶性肿瘤中占0.3%。男性多于女性。好发于右半结肠，临床表现为腹痛、腹胀、肠套叠、腹泻、显性或隐性出血以及体重下降，肠梗阻罕见。症状与结肠癌难以区别。

4. 食管淋巴瘤 原发性食管淋巴瘤非常罕见，在原发性胃肠道淋巴瘤中所占比例不到1%，患者多较年轻，进展快。大多数患者无症状或诉吞咽困难或吞咽痛。可表现为进行性吞咽困难，症状与食管癌患者难以鉴别。

【辅助检查】★★★△△△

（一）内镜检查

胃镜检查是诊断胃淋巴瘤最常用的方法，肿瘤常发生在胃窦部。胃镜下常为弥漫浸润型病变，胃壁增厚，胃腔狭窄，皱襞粗大，充气胃壁扩张性差，病变组织脆，易出血，胃镜下所见与进展期胃癌（Bomnann Ⅳ型）类似。胃淋巴瘤也可为结节型病变或较浅的浸润性病变，多发或单发，表面可见一个或多个溃疡，溃疡大而深。对内镜下怀疑淋巴瘤的病灶，建议多点深取活检，甚至取大块活检，以提高活检阳性率。大块活检、圈套活检、隧道式活检和细针抽吸活检都可提高检出率。EUS引导下的细针抽吸活检（fine needle aspiration biopsy，FNA）或内镜黏膜下切除术可提高诊断率。超声内镜可以了解胃壁侵袭的深度和周围淋巴结情况，可作为常规内镜检查的补充。

结肠镜检查和活检对结直肠淋巴瘤的诊断有重要意义。结肠镜下可发现包括弥漫性黏膜结节、伴硬结和溃疡的结肠炎样改变，或者伴或不伴溃疡的肿块。应使用标准方法进行所有病灶的多点活检。套细胞淋巴瘤患者结肠镜或小肠镜检查可见典型小结节或息肉样肿瘤（大小从2 mm到>2 cm），肿瘤间可有或没有正常黏膜。诊断时常常可见局部区域肠系膜淋巴结肿大，肝、脾、骨髓和外周淋巴结受累在病程早期可能明显。

对高度怀疑小肠淋巴瘤的患者情况允许，可争取小肠镜检查、活检，小肠淋巴瘤可为弥漫型或局灶型，表现为肠壁增厚变硬，黏膜多发结节隆起或形成肿块，肿块表面伴溃疡或造成肠腔狭窄。淋巴瘤也可表现为单一或多发溃疡，溃疡底部硬，边缘隆起，有浸润感。小肠镜下活检阳性率不高，特别是对浸润性病变。

（二）X线检查

气钡双重对比造影可以为胃淋巴瘤的诊断提供参考价值，作为肠道淋巴瘤的初筛性检查。胃淋巴瘤在X线上表现有：胃黏膜不规则增粗，但无明显破坏；单发或多发的结节、肿块，表面可有溃疡形成，溃疡周围围堤常较光整；浸润性病变，类似“皮革胃”，但仍有一定的扩张度。在部分患者，通过钡剂造影鉴别胃淋巴瘤和胃癌很困难。

在气钡双重造影中小肠淋巴瘤表现为局限性或广泛性病变，呈单发或多发结节充盈缺损、浸润性改变、息肉样型病变、腔内外肿块形成或肠系膜受侵犯等类型，也可表现吸收不良的X线征象或出现肠套叠。

超声检查、腹部和盆腔CT扫描、MRI可发现胃壁和肠壁的异常，了解腹腔淋巴结、网膜淋巴结和腹膜后淋巴结以及邻近器官受累情况，为胃肠道淋巴瘤患者的诊断和分期提供帮助。CT小肠重建技术可能对肠道淋巴瘤的鉴别诊断有所帮助。

（三）幽门螺杆菌检查

对怀疑胃MALT淋巴瘤的患者应常规进行*Hp*检测。

（四）骨髓检查

骨髓是否受累与预后相关，特别是在中度或高度恶性淋巴瘤中，骨髓受累患者生存期显著缩短。因此，NCCN 临床实践指南指出，在 NHL 患者的检查中应包括骨髓检查。

【诊断及鉴别诊断】★★★△△

胃肠道淋巴瘤的诊断与分型必须依靠病理学检查，采用形态学结合临床、免疫表型、遗传学与分子生物学方法综合分析。淋巴瘤是全身性疾病，即使是在明确了病理诊断的基础上，也应进行全面的分期检查，包括全面了解患者的临床表现、详细的体格检查、生化指标检查、骨髓检查、内镜检查、影像学检查等。

由于内镜检查和活检技术的发展，对胃肠道淋巴瘤而言，内镜所能达到部位外生型淋巴瘤的确诊变得较为容易；对浸润型病变，可结合超声内镜和（或）气钡双重造影结果，建议采用内镜下多点反复取材以及同一部位深挖取材或大块活检，直到明确诊断。病理科反复切片、仔细阅片、专家会诊也是提高诊断阳性率的可取举措。新的检测技术如免疫表型、基因重排等可以帮助诊断、判断预后。借助以上措施，食管、胃淋巴瘤与相应部位癌的鉴别诊断并不困难。

肠道淋巴瘤，特别是小肠淋巴瘤的诊断较为困难，主要是难以取得满意的组织学标本，其临床表现、X 线所见以及内镜下表现与克罗恩病、肠结核、白塞病以及嗜酸细胞性胃肠炎相似，在鉴别诊断困难、不能排除淋巴瘤的诊断、且患者有手术指征的情况下，需进行剖腹探查以确诊。

由于胃肠道淋巴瘤患者年龄相对较轻、起病相对缓慢、症状不具有特异性，在内镜下表现不明显，特别是活检阴性时，容易诊断为胃炎等一般性胃肠道疾病。因此，要特别注意对患者病情加重的倾向的追随，及时安排必要的检查，特别是重复内镜检查与活检，避免漏诊。

【临床分期】★

目前对原发胃肠道淋巴瘤尚缺乏理想的分期方法，用于大多数淋巴瘤的 Ann Arbor-Cotswolds 分期系统被认为不适用于胃肠道淋巴瘤的分期，因为它未包括已知的影响预后的肿瘤侵袭深度的信息。改良的 TNM 分期系统，为仿照胃腺癌分期系统，不常使用。其他一些分期系统也已被提出，但达成的共识有限。接受度最广的分期系统是 Lugano 分期系统。Lugano 分期系统纳入了远处淋巴结受累的测定。早期（Ⅰ/Ⅱ期）疾病包括局限于胃肠道的单一原发性病变或多处非连续性病变，可能有淋巴结受累。Lugano 分期系统中无Ⅲ期。晚期(Ⅳ期)疾病表现为播散性淋巴结外受累或同时有膈上淋巴结受累。

【治疗】★★★△△

（一）治疗前评估

在胃肠道淋巴瘤确诊后，需进行治疗前评估，确定病变程度。需完善包括 HIV 血清学、LDH 在内的基本实验室检查。应进行胸腹和盆腔 CT 以评估远处病变。除了弥漫性大 B 细胞淋巴瘤患者外，正电子发射断层扫描（positron emission tomography，PET）的应用存在争议。进行相应部位的消化内镜检查以评估病变部位。胃淋巴瘤患者应进行 *Hp* 检查，绝大多数（90%）胃 MALT 淋巴瘤可通过组织学标本、活检尿素酶试验、尿素呼气试验、粪便抗原检测或血清学试验检测出 *Hp*。此外，应进行检测 t（11；18）的荧光原位杂交（fluorescence in situ hybridization，FISH）或聚合酶链反应（polymerase chain reaction，PCR）。所有患者均应进行单侧骨髓活检和穿刺检查。

（二）治疗原则

胃肠道原发淋巴瘤的治疗尚无共识性指导意见，各种病理类型的治疗原则与发生于其他部位的相应类型的淋巴瘤基本相同。国内孙燕等建议采取综合治疗，合理利用多种治疗手段的治疗原则（表 5-4）。

表 5-4 胃肠道淋巴瘤建议的治疗原则

1. 惰性淋巴瘤
   - Ⅰ、Ⅱ期：手术，或放疗＋化疗，或化疗＋局部放疗（某些胃 MALT 淋巴瘤可首选抗 *Hp*）
   - Ⅲ、Ⅳ期：无治疗指征，观察与等待；有治疗指征，化疗 ± 局部放疗
2. 侵袭性淋巴瘤
   - Ⅰ、Ⅱ期：手术后化疗 ± 美罗华 ± 放疗，或化疗 ± 美罗华 ± 放疗
   - Ⅲ、Ⅳ期：化疗 ± 美罗华 ± 局部放疗
3. 高度侵袭性淋巴瘤：各期均以化疗 ± 美罗华为主

（三）胃 MALT 淋巴瘤的抗幽门螺杆菌治疗

对于伴 *Hp* 感染的胃 MALT 淋巴瘤患者，应进行抗 *Hp* 治疗。*Hp* 根除治疗后，肿瘤的缓解可能是

缓慢的，如果患者未出现临床表现的恶化，可在治疗后3个月复查内镜加活检，再次进行分期。对*Hp*感染根除、仍存在淋巴瘤者，如有症状或疾病明显进展，则行放疗；如无症状，可观察3个月，最早在观察3个月后考虑局部放疗，最长观察时间可至18个月。对*Hp*未根除者，如淋巴瘤消退或稳定，可考虑二线抗*Hp*治疗。对存在t（11；18）、t（1；14）、t（14；18）（q32；q21）的患者，抗*Hp*治疗可能无效，应首先考虑其他治疗。10%～40%胃MALT淋巴瘤不伴有*Hp*感染，对病变侵及肌层或累及邻近器官者，首选局部放疗。

（四）手术治疗

手术在胃肠道淋巴瘤治疗中具有重要地位。手术治疗指征包括：①病变局限，先切除病变肠段，可提高对后续放化疗的耐受性；②出现出血、穿孔、肠梗阻等需要手术处理的并发症；③怀疑肠道淋巴瘤，难以取得病理诊断证据，可通过剖腹探查，切除病变同时取得病理确诊。

胃肠道淋巴瘤单纯手术治疗效果差，需根据患者的具体情况在术后进一步安排化疗、放疗和其他治疗。

（五）化疗

淋巴瘤属于对化疗敏感的肿瘤，对早期病例，可采取术后化疗，以减少远处复发，延长生存期；对部分早期病例，化疗结合放疗有可能替代手术，起到保留器官的作用。对晚期淋巴瘤或生长迅速的高度侵袭性淋巴瘤，应首选化疗，控制病情后再考虑放疗或手术。

胃肠道淋巴瘤的化疗方案可参考孙燕等提供的资料（萧树东，许国铭．中华胃肠病学．北京：人民卫生出版社，2008.）。

胃肠道出血、穿孔是化疗常见的并发症，发病率约为5%，主要是肿瘤组织对化疗敏感，治疗中瘤体消退太快，正常组织来不及修复所致。

（六）放疗

放疗是淋巴瘤重要的局部治疗手段，适用于各期惰性淋巴瘤的治疗，也可作为化疗失败的补救治疗。放疗与全身化疗配合，可使部分胃肠道淋巴瘤的患者获得根治。照射技术的选择有助于减少放疗反应，包括急性胃肠道反应、出血、穿孔等。

（七）其他治疗

包括生物治疗、单抗治疗（如应用特异性单抗美罗华）、中医中药治疗等。其中美罗华或抗CD20单抗已作为和化疗联合应用的一线治疗。对于一般状况和日常生活活动能力良好、且病变对化疗敏感的EATL患者，建议采用加强化疗，并随后进行自体造血细胞移植（HCT），而不是单纯化疗。

惰性淋巴瘤的治疗指征：胃肠道出血、肿瘤负荷高、有症状、疾病持续进展、危及各脏器功能、患者有治疗意愿。

【预后】★△

近年来有关淋巴瘤的基础研究不断取得进展，为淋巴瘤的病理分类、诊断和治疗提供了依据，人们对淋巴瘤的生物学行为和本质的认识逐步加深，对淋巴瘤的总体治疗效果进一步提高，目前60%～80%的HL能得到治愈，NHL中惰性淋巴瘤、侵袭性淋巴瘤、高侵袭性淋巴瘤的5年存活率分别约为70%、50%、30%。

胃MALT淋巴瘤的患者接受各种治疗或综合治疗后，5年总存活率为80%～95%。越来越多的证据表明，胃MALT淋巴瘤在抗*Hp*治疗后出现远期复发，对这类患者应加强远期随访。

（李景南）

第4节　妊娠期胃肠道疾病

美国食品与药品管理局（FDA）关于孕妇药物安全等级划分。

A级：在有对照组的研究中，未见到对胎儿危害的迹象，可能对胎儿的影响甚微。

B级：在动物研究中，未见到对胎儿的影响。在动物研究中表现有不良反应，这些不良反应并未在妊娠3个月的妇女得到证实。

C级：动物实验显示药物能造成胎仔畸形或死亡，但无妇女对照研究，使用时必须谨慎权衡药物对胎儿的潜在风险。

D级：药物对人类胎儿危险的证据确凿，孕妇使用必须权衡利害，仅在妇女生命受到威胁或有严重疾病非用不可时方可使用。

X级：在动物或人类中的研究已表明，药物可导致胎儿异常，已妊娠或可能妊娠的妇女禁用。

一、消化性溃疡

消化性溃疡（pepticulcer）是一种常见的胃肠道疾病，通常指发生在胃、十二指肠球部的溃疡。消化性溃疡的发生与胃酸、蛋白酶和幽门螺杆菌感染有非常密切的关系。

【流行病学】★★△

妊娠期间，胃酸分泌减低，胃、十二指肠运动下降，而黏液分泌增加，这些特点导致妊娠期患消化性溃疡的概率降低。

【病因及发病机制】★★△

一般来说，消化性溃疡是由于对胃和十二指肠黏膜有损害作用的侵袭因素与黏膜自身防御因素之间失去平衡的结果。

1. 胃、十二指肠黏膜的侵袭因素 胃酸和胃蛋白酶。

2. 黏膜屏障受损

3. 幽门螺杆菌感染 幽门螺杆菌感染与溃疡病发病关系密切，十二指肠球部溃疡患者的幽门螺杆菌检出率为70%～100%，胃溃疡患者的检出率为60%～75%，妊娠期妇女患十二指肠球部溃疡多是由于感染幽门螺杆菌，引起慢性炎症浸润、表面上皮变形和胃黏膜萎缩等病理改变导致消化性溃疡。

4. 胃、十二指肠运动功能异常

【临床表现】★★△

1. 上腹痛 90%的消化性溃疡患者有上腹部疼痛症状，部位为上腹中部、偏左或右侧，表现为隐痛、钝痛、烧灼样痛或胀痛；疼痛特点为节律性、周期性发作。十二指肠球部溃疡疼痛常在两餐之间和夜间出现，进食后可减轻。胃溃疡疼痛多出现在餐后1 h左右。溃疡病一年四季均可复发，但以秋末至春初气温较冷的季节为常见。

2. 其他症状 上腹饱胀、嗳气、反酸、胃灼热、恶心、呕吐等消化不良的症状。

3. 体征 溃疡活动时上腹部有局限性轻压痛，缓解期无明显体征。

4. 妊娠期消化性溃疡临床特点 ①妊娠期妇女患十二指肠球部溃疡的概率高于胃溃疡；②妊娠期不易出现活动性消化性溃疡，罕见穿孔、出血等并发症；③具有消化性溃疡症状的妇女，妊娠后大多数症状明显好转甚至消失，但50%的妇女在产后3个月重新出现溃疡症状。

【辅助检查】★★△

1. 胃镜检查及胃黏膜组织活检 是确诊消化性溃疡首选的检查方法。消化内镜已用于许多消化系统疾病的诊断和治疗。胃镜可帮助诊断食管、胃、十二指肠疾病。较其他诊断手段对胎儿影响较小。1993年Cappell等入组20例妊娠期妇女，行上消化道内镜检查，结果显示7例患有食管炎，2例患十二指肠球部溃疡，3例胃炎，2例患Mallory-Weiss综合征，无1例出现并发症。

2. X线钡剂检查 帮助诊断消化性溃疡的较好检查手段，但由于使孕妇处于放射性暴露，慎用。

3. 幽门螺杆菌检测 包括快速尿素酶试验、组织学检查幽门螺杆菌培养、^{13}C或^{14}C尿素呼气试验、粪便幽门螺杆菌抗原检测和血清学检查。

【诊断】★★△

诊断标准：典型的节律性和周期性上腹部疼痛是诊断溃疡病的重要依据，倘若既往确诊过溃疡病或曾有上消化道出血史者更应高度怀疑溃疡病的可能。确诊要依靠胃镜检查。对于妊娠期妇女来说，X线钡剂上消化道造影有放射线暴露，要谨慎应用。

【鉴别诊断】★★△

消化性溃疡需要与胃癌、胃泌素瘤相鉴别。

胃癌所引起的恶性溃疡内镜多表现为：①溃疡形状不规则，较大；②底凹凸不平、苔污秽；③边缘呈结节状隆起；④周围皱襞中断；⑤胃壁僵硬。活检可以确诊。

胃泌素瘤引起的溃疡多发生在不典型部位，如十二指肠降段、横段或空肠近端，同时常伴有腹泻等其他症状。

妊娠期消化性溃疡需要与Mallory-Weiss综合征相鉴别。因为剧烈干呕、呕吐和致腹内压骤然增加的其他情况，造成胃的贲门、食管远端的黏膜和黏膜下层撕裂，并发大量出血，称为食管贲门黏膜撕裂综合征（Mallory-Weiss综合征）。妊娠期间尤其在早孕阶段，出现恶心、呕吐及上消化道出血，会误诊为消化性溃疡。明确诊断要依靠胃镜检查。

【治疗】★★△

抗溃疡病的治疗药物包括三大类：一类为抗胃酸药物，包括碱性抗酸药、抗胆碱能药、H_2受体拮抗药和质子泵抑制药；二类为增强黏膜防御能力的药物，包括胶体铋剂、硫糖铝和前列腺素；三类为抗 *Hp* 治疗，在妊娠期不用，故主要介绍前两类。

妊娠期溃疡病治疗原则：①抗酸药为一线药物；②抗酸药治疗无效时考虑给予 H_2 受体拮抗药；③质子泵抑制药不常规推荐使用；④硫糖铝可以在溃疡面形成保护层，仅 10% 的口服铝盐能被吸收，这类药物对妊娠期妇女被认为是安全的。

1. 抗酸药 大多数抗酸药在妊娠期是安全的，因为吸收很少，如氢氧化铝、铝碳酸镁等，注意避免便秘。

2. 抑酸药

（1）H_2 受体拮抗药：西咪替丁、雷尼替丁都能通过胎盘屏障，并能进入乳汁，故孕妇及哺乳期妇女慎服。美国 FDA 关于法莫替丁（高舒达）对妊娠的安全性分级为 B 级。

（2）质子泵抑制药：目前研究证据及荟萃分析表明，奥美拉唑、泮托拉唑等传统 PPI 并未有引起妊娠期明显不良反应如出生缺陷、流产、早产等，妊娠早期接触 PPI 并未增加出生缺陷，但尚缺乏新型 PPI 制剂如埃索美拉唑、雷贝拉唑等的相关安全证据。FDA 划分奥美拉唑为 C 类药物。

3. 胃黏膜保护药 硫糖铝 FDA 划分为 B 类。基本作用是与胃蛋白酶结合，抑制该酶分解蛋白质，在胃酸的作用下分解出氢氧化铝和硫酸蔗糖复合物，可聚合成不溶性带负电的胶体，在胃黏膜上形成保护膜，有利于黏膜的再生和溃疡的愈合。

4. 其他 如果同时合并 *Hp* 感染，建议推迟到分娩后开始 *Hp* 根除治疗，部分患者因 *Hp* 感染引起妊娠期严重恶心、呕吐，甚至妊娠剧吐者，必要时需考虑根除 *Hp* 治疗。

二、急性脂肪肝

妊娠急性脂肪肝（acute fatty liver of pregnancy，AFLP）是一种少见的、原因未明的急性肝脂肪变性，妊娠期特发，多出现于妊娠晚期，常伴有肾等多脏器损害。

【流行病学】★

国外报道妊娠期脂肪肝发病率较低，1/（7000～15 000），更常见于多胎妊娠妇女，也更常见于体重低下妇女。

【病因及发病机制】★

AFLP 病例可能与线粒体脂肪酸β氧化遗传性缺陷之一，即长链 3- 羟酰基辅酶 A 脱氢酶（long-chain 3-hydroxyacyl CoA dehydrogenase deficiency，LCHAD）缺乏有关，一些受累女性及其胎儿可能存在遗传性β氧化酶缺乏，使得该妊娠妇女易患 AFLP。而肝内脂肪代谢障碍引起的多脏器损害，肾、胰腺、心脏等均有微血管脂肪变性。

【临床表现】★△

1. 多发生在妊娠晚期（平均孕周 37.5 周）。

2. 患者常表现为恶心、呕吐、上腹痛、全身乏力、厌食和进展性黄疸，其中呕吐多见。

3. 50% 的孕妇出现高血压、蛋白尿和水肿 - 先兆子痫的症状。

4. 显著出血倾向，出现皮肤瘀点、瘀斑、消化道出血、齿龈出血等症状时已属病程晚期。

5. 个别患者会出现肝外并发症，如感染、腹腔内大出血、胰腺炎、中枢性尿崩，具体机制不明。

6. 体征：查体常表现肝大。

【辅助检查】★

1. 实验室检查

（1）血常规检查：白细胞计数明显增高，以中性粒细胞为主，出现幼红细胞、血小板下降。

（2）血生化检查

1）血清胆红素增高，以直接胆红素为主，总胆红素很少超过 200 μmol/L，尿胆红素阴性。

2）血清谷丙转氨酶轻、中度增高，一般在 300 U/L 以下。

3）出现持续性重度低血糖是本病的显著特征。

4）血清碱性磷酸酶升高，可高达正常孕妇的 10 倍。

5）凝血因子异常：凝血酶原时间和部分凝血活酶时间延长，抗凝血酶Ⅲ下降，纤维蛋白原显著减少。

6）3P 试验可阳性。

7）可出现急性肾衰竭和高尿酸血症。

2. 影像学检查 肝 B 型超声显示为脂肪肝回声特点。CT 敏感性不如超声，表现为不同程度的肝密度降低。

3. 肝活组织检查 具有诊断性，可显示特征性表现，即肝细胞的小泡性脂肪浸润。脂肪滴围绕着位于中央的细胞核，使细胞质呈现泡沫状外观。脂肪浸润在肝小叶中央和中间带突出，并且通常不累及汇管区周围边界清楚的细胞环带。由于肝活组织检查属侵袭性操作，妊娠期行肝活组织检查需非常谨慎，仅用于诊断不清且诊断结果可能影响治疗或分娩时机的妊娠妇女。

【诊断】★

诊断标准：妊娠晚期孕妇突发无原因的恶心、呕吐，继而出现黄疸，常无瘙痒，B超显示脂肪肝的回声特点，排除其他疾病考虑急性脂肪肝。

【鉴别诊断】★

本病需要与急性重型肝炎和妊娠肝内胆汁淤积症相鉴别。

1. 急性重型肝炎　临床表现与急性脂肪肝酷似，但病毒性肝炎指标阳性，血清转氨酶显著升高（≥1000 U/L），肾衰竭出现得较晚，结合腹部B型超声检查结果基本可排除本病，确诊需依赖肝穿刺、组织活检，乙型肝炎患者肝活检可发现肝细胞广泛坏死。有报道在急性脂肪肝发病53 d，肝细胞内仍可见到脂肪浸润。

2. 妊娠肝内胆汁淤积症　是妊娠期黄疸的最常见原因。皮肤瘙痒是本病的首发症状及主要症状，一般健康情况良好，无明显呕吐及其他疾病症状。血清胆红素和转氨酶仅轻度增高，分娩后瘙痒及黄疸消退，肝功能迅速恢复正常。

3. HELLP综合征　该病以溶血、肝酶升高及血小板计数低为特征，AFLP与HELLP综合征的临床特征有许多相似之处，肝功能不全的证据如低血糖或脑病则提示AFLP。

【治疗】★

尚无特效药物，一般按急性肝衰竭处理，尽快终止妊娠。

1. 一般治疗　卧床休息，低脂肪、低蛋白、高糖类饮食。

2. 营养支持治疗　给予积极支持疗法，低血糖较常见，补充高渗葡萄糖液，监测血糖直至肝功能恢复正常。

3. 补充凝血因子　给予大量含凝血因子的新鲜冷冻血浆，纠正凝血因子消耗。

4. 纠正低蛋白血症　给予人血白蛋白20～40 g/d静脉滴注，有助于减轻黄疸、降低脑水肿的发生率。

5. 给予保肝药物　维生素C、维生素K_1加入5%葡萄糖液中静脉滴注，改善肝功能及促进凝血酶原、纤维蛋白原和某些凝血因子的合成。葡醛内酯（肝泰乐）0.1～0.2 g/d静脉滴注，有护肝、解毒作用。非妊娠期脂肪肝患者给予甘利欣和易善复降酶保肝治疗，这两种药说明书未提及孕妇禁用，甘利欣可以降低转氨酶，易善复具有使受损的肝功能和酶活力恢复正常，调节肝能量平衡，促进肝组织再生等生理功能，但检索文献未找到相应的FDA妊娠药物分类等级，也未检索到相应的孕妇用药的临床研究。因此，医师可根据情况酌情应用。

6. 及时终止妊娠　一旦临床诊断妊娠期急性脂肪肝，不管胎儿是否成熟，能否存活，均应及早终止妊娠。如能在轻症病例中早期诊断，在肝外并发症发生以前终止妊娠可以大大改善预后。

7. 其他　推荐AFLP妇女及其孩子都应接受LCHAD分子学检测，至少进行最常见的*G1528 C*基因突变检测，以助于发现新生儿LCHAD缺乏，避免LCHAD婴儿发生致死性非酮症性低血糖风险。即使妇女LCHAD检测结果为阴性，AFLP也可在再次妊娠时复发。

三、病毒性肝炎

病毒性肝炎是肝炎病毒引起的全身性传染病，主要累及肝。妊娠通常不影响甲型肝炎、乙型肝炎或丙型肝炎的病程，而患戊型肝炎的女性晚期妊娠时更易发生严重的临床疾病。妊娠合并病毒性肝炎的病死率在我国为5.4%～6.6%，为非孕妇的5.9倍。

【流行病学】★

目前致病的肝炎病毒至少分为5类：甲型肝炎、乙型肝炎、丙型肝炎、丁型肝炎、戊型肝炎，其中甲型肝炎和戊型肝炎主要经粪-口途径传播，有季节性，可引起暴发流行，孕妇患甲型肝炎病死率不高，但患戊型肝炎的病死率则很高，为10%～20%。而乙型肝炎、丙型肝炎和丁型肝炎主要经血液通过输血、注射、皮肤破损、性接触等途径传播，无明显季节性，多为散发，较易演变为慢性。甲型肝炎的平均潜伏期为30 d（15～49 d），乙型肝炎为70～80 d（28～160 d），丙型肝炎为7.4周（2～26周），丁型肝炎为4～20周，戊型肝炎为36 d（15～75 d）。

【临床表现】★★△

妊娠中、晚期的发病率明显高于妊娠早期，且病情多较重，重症肝炎的发病率较非孕期高数十倍，预后不佳。

1. 妊娠期甲型肝炎　可发生在妊娠各期，起病急，前驱期症状如厌食、腹部不适、腹痛、呕吐、头痛、肌肉痛、腹泻等，可出现黄疸及皮肤瘙痒，一般认为病情轻，病程短，但可演变为重型肝炎，存在随患者年龄增加而加重趋势，晚期妊娠时严重疾病可能增加早产风险。

2. 妊娠期乙型肝炎 发病率为非妊娠期的65.5倍，发生于妊娠早期者较轻，晚期症状较重。妊娠期乙型肝炎急性感染不增加孕妇死亡率，对胎儿无明确致畸作用。妊娠晚期发病者消化道症状较明显，起病急剧，中毒症状明显，黄疸急骤升高，凝血异常，出现不同程度的肝性脑病，死亡率较高。

3. 妊娠期丙型肝炎 与乙型肝炎相似，发病更为严重，尤其在妊娠的最后3个月；急性重型肝炎的发病率明显高于非孕妇，病死率为10%～20%。

4. 妊娠期丁型肝炎 乙型肝炎感染的人群对丁型肝炎的易感性强，易发生HDV/HBV重叠感染而加重病情，但这方面报道较少。

5. 妊娠期戊型肝炎 临床型戊型肝炎可表现为急性黄疸型肝炎、急性无黄疸型肝炎或重症肝炎。6～9个月孕妇更容易出现重症肝炎，临床表现与甲型肝炎很难区别，孕妇患病后病死率为10%～20%，明显高于非孕妇。

【病毒性肝炎对妊娠的影响】★★△

1. 妊娠并发症增多，围生儿死亡率增高，尤以戊型肝炎患者为著。

2. 母婴垂直传播：包括产时传播、宫内传播和母乳传播。

（1）产时传播包括甲型肝炎和乙型肝炎传播。

（2）宫内传播：甲型肝炎不能通过胎盘屏障，不会发生宫内传播。一部分乙型肝炎可出现宫内感染，这与孕妇血清中HBsAg高滴度、HBeAg阳性及HBV-DNA阳性有关。

（3）母乳传播：乙型肝炎孕妇存在通过哺乳发生母婴垂直传播的危险性。

HCV是否存在垂直传播尚不明确，垂直传播不是HDV主要传播方式。HEV可引起新生儿急性肝炎，并可能在宫内传染给胎儿。

【辅助检查】★△

与非妊娠期病毒性肝炎相似，实验室检查主要为血清病毒性肝炎标志物。

【诊断及鉴别诊断】★△

诊断与非妊娠期病毒性肝炎相同，根据病史、临床表现和实验室检查中病毒标记物的检测来明确诊断。需要与妊娠期急性脂肪肝、妊娠期肝内胆汁淤积症及妊娠高血压综合征引起的肝损害相鉴别。

1. 妊娠期急性脂肪肝 起病急，突发上腹部疼痛，无有恶心、呕吐，迅速出现严重黄疸、神志障碍，很快出现肝性脑病、严重出血倾向。实验室检查，血清肝炎病毒标志物均为阴性，血谷丙转氨酶、胆红素升高，持续性低血糖。发病后很快发生胎死宫内。

2. 妊娠期肝内胆汁淤积症 全身瘙痒明显，轻度黄疸，一般情况良好，ALT、AST、TBIL轻度升高，产后黄疸迅速消退，预后良好。

3. 妊娠高血压综合征引起的肝损害 妊娠高血压综合征的严重并发症会出现溶血、肝转氨酶升高和血小板减少，可出现黄疸、右上腹疼痛，但在此前，已出现高血压、水肿、蛋白尿等妊娠高血压综合征特征，易于鉴别。

【治疗】★★△

1. 一般治疗 注意休息及适当营养，给予低脂肪、低蛋白、高糖类、清淡饮食。

2. 护肝药物 给予维生素C、维生素K_1加入5%葡萄糖液静脉滴注，改善肝功能及促进凝血酶原、纤维蛋白原和某些凝血因子的合成。葡醛内酯（肝泰乐）0.1～0.2 g/d，静脉滴注，有护肝、解毒作用。给予甘利欣150 mg/d，加入葡萄糖液中静脉滴注降酶保肝治疗，甘利欣药品说明书中未提及孕妇禁用，但检索文献未找到相应的FDA妊娠药物分类等级，也未检索到相应的孕妇用药的临床研究。因此，医师可根据情况酌情应用。

3. 抗病毒治疗 慢性乙型肝炎给予抗病毒治疗，但抗病毒治疗前，必须明确HBV在体内呈活跃复制状态，检测患者HBV-DNA阳性说明HBV呈复制状态，给予抗病毒治疗。

（1）拉米夫定：一种合成的二脱氧胞嘧啶核苷类药物。口服拉米夫定100 mg/d，2～4周，血清HBV-DNA水平可明显下降，但该药FDA孕妇用药等级属于C级。

（2）泛昔洛韦：一种鸟苷类似物。可以抑制HBV-DNA复制。剂量为500 mg，每日3次。该药FDA孕妇用药等级属于B级，可以酌情应用。

（3）阿地福韦：一种腺苷核苷酸类似物，可显著降低血清HBV-DNA水平，增加HBeAg血清转换率，对野生株及拉米夫定抵抗的变异株均有效，常用剂量为10 mg/d。FDA孕妇用药等级属于C级。

（4）干扰素：干扰素可抑制HBV的复制，也是慢性丙型肝炎的首选药物，但FDA孕妇用药等级属于C级，医师要酌情应用。

（5）中药：可以改善症状及对肝功能有较好疗效，对病毒也可能存在一定的作用，但对孕妇及胎儿的影响还需做大规模的临床研究。

四、妊娠期急性胰腺炎

急性胰腺炎指胰腺消化酶被激活，对胰腺组织自身消化所致的急性化学性炎症反应。妊娠并发胰腺炎的发病率为1/12 000～1/1000，可发生在妊娠的任何时期，以妊娠晚期及产褥期较多，妊娠晚期并发重症急性胰腺炎的概率高。

【病因及发病机制】★△

与非妊娠期急性胰腺炎相似，胆道疾病仍然是妊娠期急性胰腺炎发病的第一位诱发因素，不同于非妊娠期急性胰腺炎的是，高脂血症在妊娠期急性胰腺炎发病中所占的比率高于饮食因素，成为发病第二位的诱发因素。

其他原因如肿瘤、胰管结石、α1抗胰蛋白酶缺乏症、高钙血症。壶腹乳头括约肌功能不良、药物和毒物、ERCP术后、十二指肠乳头旁憩室、外伤性、腹部手术后、胰腺分裂、壶腹周围癌、胰腺癌、血管炎、感染性、自身免疫性（系统性红斑狼疮、干燥综合征）等原因少见。

妊娠对急性胰腺炎有以下几个方面的影响。

1. 妊娠期胆囊增大，张力减弱，胆汁浓缩，子宫增大，对胰管有机械性压迫作用。高脂、高蛋白饮食后，胆汁及胰液排出受阻，引起急性胰腺炎。

2. 妊娠期体内胎盘促乳素（催乳素）等内分泌因子浓度剧增，促使血清中三酰甘油降解，释放大量的游离脂肪酸，引起胰腺坏死。

3. 妊娠期各系统适应性生理变化使病情加重，易发生休克等严重并发症。

4. 受妊娠状态的影响，临床表现往往不典型，诊断易被延误。

【临床表现】★★△

腹痛是急性胰腺炎最常见的症状，腹痛多与体位有关，仰卧位时腹痛会加剧，而屈髋侧卧位或弯腰前倾坐位腹痛常会缓解。80%的患者会出现恶心和呕吐，呕吐物常为所进食物，呕吐后腹痛不减轻。少数患者出现皮肤、巩膜黄染，腹胀、腹泻等症状。

体征：上腹压痛伴肌紧张和反跳痛，肠鸣音减弱，发热、皮下瘀斑、皮下结节、腹水。然而与非妊娠期急性胰腺炎比较，妊娠期急性胰腺炎腹部体征与其所致剧烈腹痛相比相对较轻。有症状重、体征轻的特点。

【辅助检查】★★△

1. 实验室检查

（1）血淀粉酶、脂肪酶：血淀粉酶在起病后6～12 h开始升高，持续3～5 d，一般高于正常值的3倍或以上，结合其他检查可诊断为急性胰腺炎；血脂肪酶常在发病后24 h开始上升，特异性较高，对急性胰腺炎诊断的价值高；血清淀粉酶和脂肪酶活性与疾病严重程度没有相关关系。

（2）血常规：急性胰腺炎患者早期可有血常规中白细胞计数增高。

（3）血钙、血糖：持续性低钙（<2 mmol/L）及持续性空腹血糖增高（>10 mmol/L）常提示重症急性胰腺炎。

（4）文献报道急性胰腺炎发病时，若三酰甘油>11 mmol/L（1000 mg/dl）可考虑发病诱因为高脂血症。

（5）C反应蛋白（CRP）：如48 h后C反应蛋白值超过150 mg/L则提示预后差。

2. 影像学检查

（1）腹部B型超声：中国急性胰腺炎指南提出在发病初期24～48 h行B超检查，可以初步判断胰腺组织形态学变化，同时有助于判断有无胆道疾病。

（2）腹部CT：中国急性胰腺炎指南推荐CT扫描作为诊断急性胰腺炎的标准影像学方法。必要时可以进行增强CT（CE-CT）或动态增强CT检查。但建议在72 h后进行CT评价急性胰腺炎的严重程度。

（3）磁共振胰胆管造影（MRCP）：怀疑胆道疾病的患者可做MRCP以明确诊断。

【诊断】★★★△△

诊断标准：临床上表现为急性、持续性腹痛（偶无腹痛），血清淀粉酶活性增高大于或等于正常值上限的3倍，影像学检查提示胰腺有（无）形态改变，并排除其他疾病者。可有（无）其他器官功能障碍。少数患者血清淀粉酶活性正常或轻度增高。

【鉴别诊断】★★△

妊娠合并急性胰腺炎的临床表现不典型，误诊率较高。

1. 严重的早孕反应可与急性胰腺炎的早期表现混淆。

2. 妊娠中、晚期由于增大的子宫使大网膜不能对炎症形成包裹局限，使炎性渗出物流至下腹部引起疼痛或腹泻，可被误诊为阑尾炎或急性胃肠炎。

妊娠中、晚期急性胰腺炎发生的腹痛症状还可与流产、早产及正常分娩时的宫缩痛相混淆。重症胰腺炎的腹膜炎体征可被误认为胎盘早剥。

3. 合并妊娠高血压综合征者易和胎盘早剥、HELLP综合征相混淆。产后子宫回缩至盆腔内，腹壁更加松弛，炎性渗出物易积聚在盆腔使腹痛症状不典型，并被产后宫缩痛所掩盖。出现胰腺炎腹部不适自认为是与妊娠有关，这类患者大多就诊于产科。

【治疗】★★★△△

轻症急性胰腺炎一般有自限性，大多数患者可以在密切监测下顺利度过。重症急性胰腺炎的治疗如下。

1. 监测病情变化 监测血压、心率、尿量、体温等，监测生化指标变化如血常规、血淀粉酶和脂肪酶、血钙、血糖、血电解质、肌酐、尿素氮和血气分析等，密切监测心、肺、肾功能，以及产科胎心、胎动和宫缩等。

2. 维持生命体征、水电解质平衡及营养支持 目的是纠正水、电解质紊乱，急性胰腺炎时机体处于高分解代谢状态，应给予足够的能量供应，防止局部及全身并发症。治疗过程中要充分考虑到胎儿生长对营养的要求，尽早给予静脉营养支持。

3. 给予抑制胰液分泌生长抑素及其类似物（奥曲肽） 可以通过直接抑制胰腺外分泌而发挥作用，中国急性胰腺炎指南主张在重症急性胰腺炎治疗中应用。奥曲肽用法：首次剂量为静脉注射0.1 mg，继以25～50 μg/h维持治疗。对于妊娠期妇女应用生长抑素是否安全，美国FDA关于生长抑素动物实验对妊娠的安全性分级为B级，对于人类妊娠的安全性，国内外见少量个案报道显示应用生长抑素未发现新生儿畸形及发育障碍。

4. 针对病因治疗 应尽可能明确急性胰腺炎的病因，并努力去除病因，以防复发。如胆管结石患者，医师要考虑是否需要做逆行胰胆管造影（ERCP）及内镜下Oddi括约肌切除术。胆源性急性胰腺炎合并胆道梗阻经内科支持治疗未缓解者，首选经十二指肠镜下行Oddi括约肌切开取石及鼻胆管引流，已被证实对母亲和胎儿相对安全。

5. 抗生素的应用 轻症非胆源性急性胰腺炎不推荐常规使用抗生素。中国急性胰腺炎指南对抗生素的应用原则：对于胆源性轻症急性胰腺炎或重症急性胰腺炎应常规使用抗生素。由于存在血胰屏障，选用的药物要求在胰腺组织中有较高的浓度并对坏死胰腺组织中的常见病原菌有良好的抗菌活性。

抗生素应用方案：非妊娠期推荐甲硝唑联合喹诺酮类药物为一线用药，但喹诺酮类药物属于孕妇慎用的C类药物，因此最好选用亚胺培南（泰能，妊娠B类药物）或根据药敏试验结果调整药物，疗程为7～14 d，特殊情况下可延长应用。

6. 血液滤过治疗 高血脂是妊娠期急性胰腺炎的主要诱因，国外推荐发病时血脂增高达2000 mg/dl给予血液滤过治疗。近年研究显示炎性细胞因子释放紊乱是重症急性胰腺炎发病的重要因素，采用血液滤过治疗调控细胞因子释放，可终止过度的炎症反应。中华医学会消化病分会最新修订的重症急性胰腺炎指南中推荐对于伴有器官衰竭的患者给予血液滤过治疗。

7. 及时终止妊娠 急性胰腺炎虽非终止妊娠的适应证，早期、准确的诊断，正确、适当有效的治疗措施，以及产科严密的监测可很好地保护胎儿。但有以下情况时应终止妊娠。①明显的流产或早产征象；②胎儿宫内窘迫；③严重感染或MODS；④已到临产期，应以最快、对母体影响最小的方式终止妊娠，以保证母亲的安全。在终止妊娠的决策过程中应以保全孕妇的生命为首要目标，不应为了胎儿而过分延误，也不能因为治疗胰腺炎的需要而盲目伤害胎儿，导致最佳治疗时机的丧失。

（谭　蓓　钱家鸣）

第5节　放射性胃肠道损伤

【定义】★

放射性胃肠道损伤（gastrointestinal radiation injury）是指因放射线照射引起的胃肠道损伤，是放射治疗（radiation therapy，RT）常见的并发症之一。损伤早期胃肠上皮细胞更新受抑制，随后黏膜下小动脉受损，引起胃肠壁缺血；晚期肠壁组织受累，可能出现狭窄、穿孔、腹腔脓肿、瘘管形成和肠粘连等。临床主要表现为恶心、呕吐、胸痛、腹痛、腹泻、排便次数增多、黏液脓血便甚至鲜血便等，治疗非常困难。

放射性胃肠道损伤有多种不同分类。根据放射性胃肠道损伤累及的部位不同，又分别称为放射性食管炎、放射性胃炎、放射性肠炎（包括放射性小肠炎、放射性结肠炎和放射性直肠炎）。根据放射性胃肠道损伤与放射治疗的时间关系，可分为两种：发生在放疗期间或治疗以后最初几天或几周内的损伤称为早期放射性胃肠道损伤；放疗后延迟数月甚至数年才表现出来的反应称为晚期放射性胃肠道损伤。根据反应的持续时间，又可分为急性反应及慢性反应。其中，慢性反应症状需持续 3 个月或以上。

【流行病学】★

放射性胃肠道损伤最早由 Walsh 于 1897 年首次报道。20 世纪 70 年代，放射性胃肠道损伤的发病率为 2.5%～25%，以放射性肠炎居多。国内报道放射性肠炎的发病率为 2.7%～20.1%，特别是在接受过盆腔肿瘤放疗的患者中，发生率可高达 20%。近年来，随着放疗技术的提高，已经由原来的常规放疗进入适形放疗（conformal radiation therapy，CRT）、调强放疗（intensity modulated radiation therapy，IMRT）时代，使不良反应发生率明显降低。多项 RCT 研究表明，调强放疗可以显著降低放射性肠炎的发病率及严重程度。

【病因】★

胃肠道放射性损伤的发生与以下因素有关。

1. 放疗剂量与照射时间：总 RT 剂量、分次剂量、治疗持续时间均可影响发生胃肠道损伤的可能性。研究显示，常规分次剂量下，总剂量 40 Gy 以下很少发生放射性损伤，42～45 Gy 时发病率逐步上升，超过 50 Gy 时，发生率会迅速升高。而单次照射剂量增加，也会增加胃肠道损伤的发生率。

2. 不同部位对放射线的耐受剂量不一：胃肠道的不同部位对辐射耐受性强度依次为直肠、乙状结肠、横结肠、回肠、空肠、十二指肠和胃。一般而言，食管耐受剂量为 60～75 Gy；胃为 45～50 Gy；小肠为 45～55 Gy；结肠为 45～60 Gy；直肠为 55～80 Gy。但放射性损伤的发生与耐受剂量并不完全一致，例如，因为淋巴组织对放射极度敏感，而末端回肠含有丰富的淋巴结，所以其放射性肠炎的发病率也高；小肠比结、直肠对放射的耐受性差，但由于肠蠕动使小肠不断改变位置，不至于接受连续照射，故小肠损伤反而较少；直、结肠位置相对固定，且在大多数常见妇科恶性肿瘤治疗中，多采用腔内照射，结、直肠受照剂量高，故更易发生放射性结肠炎和放射性直肠炎，有报道发生率可高达 80% 以上。

3. 有腹部手术或盆腔炎史及局部肠粘连固定者易发生放射性肠炎。

4. 年龄与放射性胃肠损伤的发生有关，40 岁以下患者更易发生。

5. 个体差异对胃肠道放射性损伤的发生有一定影响：消瘦（可能有更多的小肠位于直肠子宫陷凹内）、化疗、体弱、贫血、炎症性肠病、糖尿病、高血压、血管硬化性疾病和憩室病等可增加放射性胃肠道损伤的发生风险。

【发病机制】★

胃肠道上皮的增生速率很快，易受到照射的伤害。其损伤的发病机制很复杂，尚未完全明确。其中，利氏肠腺窝内的黏膜干细胞可能起着重要作用。通过电离辐射的直接损伤和进行性血管炎所导致的慢性间接损伤，使黏膜干细胞增殖受到抑制，导致肠绒毛细胞储备减少，进而导致黏膜剥落、吸收面积减少，伴肠道炎症和水肿的发生。放射线对胃肠道的损伤，可以从轻度的可逆性黏膜结构改变直至一种慢性纤维增厚并伴有溃疡形成的肠炎。

1. 上皮细胞增生受抑制　胃肠黏膜的更新是通过干细胞增殖而完成的。放射线抑制干细胞的增殖，干扰黏膜的更新，发生黏膜病变。如果放射剂量不太大，在照射停止后 1～2 周上皮细胞的分裂可迅速恢复，黏膜病变亦可修复。

2. 肠黏膜下小动脉受损　肠黏膜下小动脉内皮细胞对放射线极为敏感，常在黏膜急性损伤后数周出现细胞肿胀、增生、纤维样变，形成闭塞性血管炎，最后导致肠壁缺血、黏膜糜烂、溃疡。炎症细胞、促炎因子、炎症信号等分子间不断相互作用，形成复杂的网络，导致炎症反应放大，如有肠道细菌的入侵可使肠道损伤进一步加重。

3. 肠壁组织受损　经广泛照射后肠壁呈现水肿，多种生长因子与成纤维细胞、表皮细胞相互作用，各层成纤维细胞增生，结缔组织和平滑肌呈透明样变，最后致纤维化、肠管狭窄。并且由于胶原再合成受抑制，肠壁易发生穿孔。

【病理生理】★

放射性胃肠道损伤的病理分为以下几期。

1. 急性病变期　指在照射中或照射后即发生的病变。包括有异常的上皮细胞增殖和成熟；隐窝细胞有丝分裂减少；黏膜变薄，绒毛缩短；毛细血管扩张；黏膜充血、水肿、广泛的炎细胞浸润和隐窝脓肿。如果照射量大而持久，黏膜可发生局部或弥漫性糜烂和溃疡。

2. 亚急性病变期　指照射后 2～12 个月发生的病变。黏膜有反复、不同程度的损伤、再生和愈合。血管损伤最为突出。肠黏膜下小动脉的内皮细胞肿胀，与基底膜分离，最后发生变性，使管腔闭塞。黏膜下层纤维增生，出现大量异形的放射性成纤维细胞。血管内膜下出现大的“泡沫”细胞，这对人类放射性血管损害有诊断意义。缺血严重可引起溃疡、穿孔、脓肿、肠瘘。

3. 慢性病变期 指照射12个月后发生的病变。是隐伏的血管闭塞引起的病损，慢性病变因血管病损发展缓慢，肠壁缺血程度不重而迁延不愈，症状多在放射后1～5年出现，受累的部位有糜烂、深溃疡、肠壁增厚、瘢痕、狭窄和瘘管形成，可进一步发生为肠梗阻、腹膜炎、腹腔脓肿等。小肠病变严重时，黏膜绒毛萎缩及黏膜下微淋巴管阻塞造成吸收不良。直肠的慢性病变除溃疡与糜烂外，残存腺体增生，杯体细胞大而增多可引起黏液便及血便。晚期可发生癌变，但不多见，在临床上很难与原有癌肿复发相鉴别。

【临床表现】★★

临床表现主要有恶心、呕吐、胸痛、腹痛、腹泻、排便次数增多、里急后重、血便、瘘管形成、吸收障碍、贫血等。一般早期、晚期临床表现不尽相同。

1. 早期表现 可在放疗后数小时发生，多数出现在放疗开始后1～2周。常表现为恶心、呕吐、食欲缺乏、腹痛、腹泻、排便次数增多、脓血便和里急后重。严重时，由于血液和淋巴液不断从损伤的小血管和淋巴管外流，加之频繁的呕吐及腹泻导致大量液体丢失而造成水、电解质紊乱和循环衰竭。若肠腔内毒素及细菌直接进入血液引起中毒和感染可加重症状，这是急性放射性肠炎患者死亡的主要原因。急性肠梗阻、肠穿孔则罕见。

2. 晚期表现 复杂多样，与受损部位、肠壁血管炎以及持续病变密切相关。症状多在放疗后6～18个月出现，晚的可在10年后甚至30年后才发生。因受损部位不同，表现亦各异。

（1）放射性食管炎：由于食管肌肉系统的炎症和瘢痕形成所致，表现为吞咽痛、胸骨后痛、胸骨后烧灼感、呕吐、呕血等，罕见瘘管形成。

（2）放射性胃炎：主要为慢性胃炎、消化不良、反复溃疡形成，表现为上腹痛、呕吐、呕血等，可发生穿孔和幽门梗阻。

（3）放射性小肠炎：小肠炎在晚期以吸收不良为主要表现，伴有间歇性剧烈腹痛、恶心呕吐、腹胀、血样腹泻、脂肪泻、消瘦、乏力、贫血、梗阻等。发生狭窄时肠内容物滞留所致大量细菌繁殖、小肠结肠瘘及小肠胆盐吸收不良又可加重腹泻。可发生贫血和低蛋白血症等慢性营养不良。重症患者可能发生间歇性、不完全性或完全性小肠梗阻。

（4）放射性结肠、直肠炎：症状主要为腹泻、腹痛、便血、黏液便及里急后重，出血往往比早期患者更严重。并发狭窄时出现完全或不完全肠梗阻表现。严重病损可并发瘘管形成、腹腔或盆腔脓肿及腹膜炎。粪形变细、排便困难提示直肠受累严重。患者多有吸收不良和营养不良。晚期可发生癌变。

【辅助检查】★★

（一）实验室检查

患者可有外周血白细胞计数明显减少。晚期患者可有血红蛋白和白蛋白下降，合并感染可有白细胞计数增多。部分患者粪便隐血试验和苏丹Ⅲ染色阳性。但均对诊断和鉴别诊断没有价值。

（二）影像学检查

放射性胃肠道损伤的X线表现缺乏特异性。X线钡剂和钡剂灌肠检查有助于病变范围及性质的确定。钡剂造影时可见胃肠黏膜局限性增厚、皱襞不规则、管壁僵硬、肠管狭窄及扩张、溃疡和瘘管形成等。一些征象酷似癌，鉴别很困难。CT扫描可有助于缩小鉴别诊断的范围，尤其是鉴别狭窄是来自放射性肠炎还是来自腹部转移灶或局部复发，CT小肠双对比造影效果更好，敏感性与特异性均比普通CT好。如果怀疑有放疗诱发的瘘管，应进行MRI检查。

（三）内镜检查

急性期可见胃肠道黏膜充血、水肿、颗粒样改变，黏膜脆性增加，接触易出血。重者可见糜烂溃疡。慢性期可见黏膜增厚、变硬及特征性的毛细血管扩张、溃疡和肠腔狭窄。严重者肠壁坏死穿孔形成瘘管，如直肠-阴道瘘、直肠-膀胱瘘等。尽管黏膜活检不能确诊，但可以排除引起胃肠道炎症的感染性疾病、炎症性肠病等其他病因。同时，也可明确有无恶性病变。

按Sherman评分标准，将放射性肠炎内镜下表现按严重程度分为4级。

Ⅰ级：黏膜局限或慢性充血、血管扩张、组织变脆，容易出血及触之易出血，可伴糜烂，无溃疡形成。

Ⅱ级：溃疡形成，圆形或不规则形，表面附灰白苔样坏死物，边缘平坦，如个别边缘隆起，有周堤形成者应疑有癌变发生。

Ⅲ级：除溃疡外有各种程度的直肠炎，同时伴肠腔狭窄。

Ⅳ级：除溃疡、直肠炎外，伴瘘管形成，常见阴道直肠瘘。

放射性肠炎者行结肠镜检查时应注意并发症，晚期腹腔有广泛粘连形成时易穿孔。疑有穿孔和肠瘘形成者，应属于相对禁忌范围。对于强烈怀疑放射性肠炎的患者，因为胶囊可能会嵌顿于狭窄肠段，故行胶囊内镜检查需谨慎。

（四）小肠吸收功能检查

包括粪便脂肪测定、维生素 B_{12} 及 D- 木糖吸收试验。有助于了解小肠的吸收功能和诊断。

（五）血管造影

肠系膜血管造影有助于发现小血管病变，对放射性肠炎的早期诊断与鉴别诊断有一定价值。

（六）一氧化氮测定

一氧化氮作为一种新的免疫分子和炎症介质，近年来被发现在急性放射性肠炎的肠组织匀浆中含量明显高于正常，提示其在放射性肠炎的早期诊断中有一定的应用价值。

（七）直肠指检

在放射性直肠炎时可有直肠前壁水肿、增厚、变硬、指套染血，有时触及溃疡及瘘管。

【诊断及鉴别诊断】★

临床诊断并不困难，有明确的射线接触史，并超过剂量阈值，结合临床表现和相关检查，可以确定病变部位及性质，明确诊断。诊断过程中应回顾患者既往的放射治疗记录，以确定放射总剂量、分割模式和放射野的分布，有助于明确可能受到过量放射暴露的具体肠段，以便于临床表现与影像学结果相关联。但一些晚期病变同肿瘤复发和转移在临床上鉴别非常困难，特别是在放疗后数年才出现症状，临床医师可能将症状解释为恶性疾病复发，常常需要依靠内镜活检病理来鉴别诊断。

获取病史时，应寻找胃肠道损伤其他病因的危险因素，如有无寄生虫疫区旅游史、既往有无缺血性发作等。在鉴别诊断时还要注意鉴别反流性食管炎、真菌性食管炎、胃溃疡、溃疡性结肠炎、克罗恩病、肠结核、淋巴瘤、细菌和阿米巴痢疾、小肠吸收不良综合征等。

【治疗】★

治疗较为困难。主要采取对症治疗和支持疗法。

（一）一般治疗

1. 急性放射性肠炎一般无须终止放疗，可以通过调整饮食减轻症状，如避免刺激性食物、粗纤维食物、牛奶和乳制品饮食及乳糖等食物的摄取。

2. 温水坐浴：可缓解腹泻及直肠疼痛。

3. 肠外营养与肠内营养支持：严重腹泻、吸收不良和营养不良者可给予肠外营养支持治疗，尽管肠外营养支持治疗可以维持患者的营养状况，但长期直接向循环系统注入营养素能引发严重的并发症，如导管脓毒血症、中心静脉血栓形成和肝功能异常等，并影响患者生活质量，故当腹泻和出血得到控制后，营养方式应向肠内过渡。

（二）药物治疗

1. 上消化道病变可试用黏膜保护药和抑酸药。

2. 结直肠炎症可以使用柳氮磺吡啶栓、莎尔福、激素等置肛或灌肠局部治疗，缓解炎症反应。

3. 腹泻及肠痉挛可采用收敛解痉药，但应用时要谨慎，需防止不良反应。

4. 抗氧化剂可通过减轻射线引起的氧化应激损伤，进而保护肠黏膜。

5. 可以使用促进肠黏膜代偿增生药物谷氨酰胺，其为胃肠道上皮细胞生长、增殖、分化不可缺少的能源物质，对维持正常结构功能及黏膜损伤修复有重要作用。

6. 胃肠动力药：可缓解患者恶心、呕吐。

7. 益生菌：放射性肠炎时损伤了宿主的肠上皮细胞，使肠道益生菌不能附着于细胞表面或黏蛋白层上，可适当补充益生菌。

8. 生长抑素：可减少消化液的分泌和丢失，对放射性肠炎引起的肠瘘、腹泻及肠梗阻有一定效果。

9. 抗生素：有感染者可应用抗生素抗感染治疗。

10. 激素：必要时可局部或全身应用激素治疗。

11. 前列腺素和 COX：其对胃肠道有积极的保护作用，有报道认为服用阿司匹林或吲哚美辛（消炎痛），可减轻放射线对黏膜的损伤，但尚无大规模临床试验验证。

（三）手术治疗

一般不采用手术治疗，只有在狭窄、梗阻、穿孔、肠瘘及腹腔脓肿时，经内科治疗无效才考虑外科手术。对于外科手术术式目前尚存在争议，有学者主张保留肠管的术式（包括短路吻合术、粘连松解术），有学者则认为需将病变的肠管全部切除，再行吻合手术。

（四）其他治疗

胃肠出血者可在内镜直视下止血或使用止血药，常用药物有4%甲醛、云南白药。近年来内镜下氩激光电灼止血也用于治疗出血性放射性肠炎，但有可能并发肠穿孔。如出血仍不能控制时，可以动脉栓塞治疗或手术治疗。

有食管狭窄时可行扩张及内支架置入。

近年来有学者认为高压氧可增加损伤胃肠道供氧，促进损伤恢复。

【预后】★

由于该病为进行性发展，且不同患者病变程度、后续治疗方案存在差异，故预后不一。轻症患者可以在4～18个月好转或痊愈。病变范围广泛并伴有溃疡、狭窄和瘘管者预后较差。严重的胃肠道损伤的病死率为22%。

【预防】★

最主要的方法是减少正常组织受照剂量及范围。随着调强放疗的广泛运用，图像引导放疗、适应放疗等技术的进步，可在提高肿瘤局部控制率同时降低正常组织并发症。另外，分次小剂量放射治疗有助于正常细胞群的再生及修复，不建议单次剂量过高。还有学者认为放疗时的体位改变能直接影响受辐射肠道体积的大小，进而有可能影响肠道急、慢性损伤的发生率。此外，人们已为减少照射诱发的正常组织毒性而研究了多种化学防护药物，其中研究得较为充分的是一种自由基清除剂——氨磷汀，可以尝试应用。我们还应该通过积极有效的随访，早期发现和治疗并发症；通过对慢性放射性胃肠道损伤的发病机制、诊断和治疗进行进一步的研究，以寻找出更好的诊断、治疗办法。

（李景南）

第6节　肠白塞病

白塞病（贝赫切特综合征）是一组以复发性口腔溃疡、外生殖器溃疡及眼色素膜炎为特点累及多系统的自身免疫性疾病。可以累及全身多个器官，包括皮肤黏膜、关节、眼、血管、神经、消化道、肺、肾等。消化道是白塞病常见受累部位，其发生率为0.7%～60%，现多将有消化道症状的白塞病称为肠白塞病。

【流行病学】★△

白塞病分布具有一定地域性，主要集中在地中海、中东及东亚地区，又称丝绸之路病。将1994—2004年进行的46项研究中1996例白塞病患者临床资料进行荟萃分析显示，其中男、女比例为1.34∶1，发病年龄为（33.8±12.2）岁，平均病程（8.9±5.2）年。而男性较女性多系统损害更明显，疾病严重程度更剧，预后不佳是我国患者的一个特征。

【病因及病理生理】★★△

本病的发病机制至今尚未明确，可能是在遗传背景下，感染、免疫及环境等综合因素作用的结果，其分子发病机制有待更深入研究。国内外研究比较一致地认为本病与*HLA-B51*基因相关。除此之外，主要组织相容性复合体（major histocompatibility complex，MHC）-Ⅰ类抗原、白介素10及白介素19等遗传基因多态性与本病相关。与Th2相关疾病相比，肠白塞病患者病变部位可见淋巴细胞聚集并表达高水平$T_{\gamma\delta}$，因此细胞表达$T_{\gamma\delta}$及Th1相关细胞因子可能在白塞病患者肠道损害发生中起决定作用。此外，肠白塞病患者外周血及组织样本中较健康人群及IBD患者Th1相关细胞趋化因子（cell chemokine receptor，CCR）5、CXCR3及热休克蛋白（heat shock proteins，HSP）表达更多，提示Th1主导的免疫反应及HSP60表达与本病发生有关。另有研究表明8号染色体3体与肠白塞病相关，具体机制不详。

【临床表现】★★★△△△

由于白塞病可累及全身各系统，但病程迁延，多种临床表现常需经历数年甚至更长的时间才相继发生。有研究发现肠白塞病患者消化道症状一般在首发症状出现后4（1～7）年左右出现，且并不特异。以腹痛最为常见（约92%），然后依次为腹泻、消化道出血、腹部包块、不全肠梗阻等，并有以穿孔或肛周病变首发者。本病自食管至直肠的消化道任何部位均可受累，由以回盲部多见。依病变部位不同可有相应表现，如累及食管多有胸骨后疼痛及吞咽困难，而回盲部病变则表现为右下腹痛，因此需注意与相似症状的其他消化系统疾病鉴别。

此外，应充分重视白塞病的系统表现，如复发性口腔溃疡、眼炎、生殖器溃疡、特征性皮肤损害以及神经系统、心血管系统等其他脏器受累表现。

【辅助检查】★★★△△

1. 实验室检查　本病活动期可见白细胞计数升高、C 反应蛋白阳性及红细胞沉降率加快等非特异性炎症表现，并可有 α_2 球蛋白、γ 球蛋白、IgG 和 IgA 增高。HLA-B51 阳性率为 57%～88%，但由于方法尚未普及，临床开展存在一定困难。近来部分对照研究发现在肠白塞病患者 ASCA 阳性率高于正常对照及无胃肠道受累的白塞病患者。但此抗体对克罗恩病的诊断特异性更高，因此，对于白塞病尤其是在胃肠受累者的意义尚待进一步研究。也有学者报道内镜检查阴性的白塞病患者胃肠黏膜渗透性较正常对照明显增加，并与活动与否有关。

2. 影像学检查　常用消化道影像学检查包括消化道造影、腹部 CT、超声及 MRI。以回盲部为中心的回肠末端、盲肠及升结肠的单发或多发溃疡龛影为肠白塞病常见 X 线表现，并可见黏膜皱襞粗大、肠腔狭窄及瘘道形成、肠管运动障碍、气体潴留等。但无明显特异性，不能作为诊断依据。

3. 内镜检查及组织病理学检查　消化内镜下肠白塞病病变最经典表现是回盲部孤立的深大溃疡，火山口样或呈环形。也可表现为回肠、结肠节段性分布的多发溃疡，往往溃疡边界比较清晰。肠壁可呈纤维性肥厚，并有黏膜粗糙、结节不平、肠腔狭窄变形、息肉样增生、瘘道形成等表现，上述内镜下表现与克罗恩病的表现有诸多相似之处，存在一定的鉴别诊断难度。本病基本病变为血管炎，可累及各级血管，其中以小血管和静脉为主，可以有"血管炎"或"血管病"。镜下表现为血管腔充血、血栓形成、嗜中性粒细胞浸润及红细胞外渗，小血管内膜增生肥厚、纤维素渗出和坏死，并有炎性肉芽组织形成等非特异性改变。

【诊断及鉴别诊断】★★★△△△

由于肠白塞病常导致严重并发症，故早期诊断尤为重要。但本病尚无明确的实验室诊断标准及病理依据，因此诊断主要依靠典型的临床特征和对各种临床表现的综合分析，误诊、漏诊率较高。一般白塞病肠道受累出现在病程 4 年左右，但也有以消化道症状起病者，因此各科医师均应提高对本病的认识，通过详细询问病史及仔细体格检查，把握其特征性表现，如针刺反应阳性、反复发作性口腔溃疡及外生殖器溃疡等，以助鉴别。临床中若青壮年患者反复发作性腹痛、腹泻、便血应警惕该病的可能，特别是发现食管、胃、肠道溃疡同时合并口腔溃疡时要高度警惕肠白塞病。

因白塞病胃肠道病变多位于回盲部，故该病多表现为右下腹痛或右下腹包块，易误诊为肠结核、阑尾炎或结肠癌，特别是克罗恩病也有腹痛、腹泻、便血等消化道症状，也可出现口腔溃疡、结节红斑、眼色素膜炎及关节炎等相似的肠外表现，且肠镜下表现、病理改变均与本病相似，因此很难区分。除问诊、查体时留意白塞病的特征性表现，尚需一些可行性客观检查手段帮助我们诊断。除 HLA 分型检查外，在土耳其进行的一项研究发现 85 例白塞病患者体内均无克罗恩病易感基因 *CARD15* 中 3 个常见片段 *R702 W*、*G908 R* 及 *L1007*。若今后在不同种族人群中进行相关研究均得出同样结论，那么鉴别两者可能有明确的客观依据。

【治疗】★★★△△

本病目前尚无公认的有效根治办法。多种药物均有效，但停药后大多易复发。治疗的目的在于控制现有症状，防治重要脏器损害，减缓疾病进展。激素仍是治疗的首选药物。常规以口服给药为主，严重者可静脉应用或联合应用免疫抑制药。国外学者研究发现肠白塞病患者疗效与消化道病变形态有关，火山口样溃疡较之地图样溃疡与阿弗他溃疡药物治疗疗效差且易复发。近年来报道静脉内给予激素对严重的、常规治疗无效的肠白塞病疗效较好。有研究发现曾经过药物治疗好转、无肠穿孔病史患者，术后应用硫唑嘌呤治疗的临床转归较好。最新临床研究表明肿瘤坏死因子 α（TNF-α）拮抗药如英夫利昔单抗，被用来治疗传统免疫抑制药无效的白塞病患者。韩国的一项多中心回顾性研究纳入 28 例肠白塞患者，应用英夫利昔单抗治疗 4 周、30 周后的临床有效率分别为 64.3% 和 50%，临床缓解率分别为 28.6% 和 46.2%，且比较安全。因此，TNF-α 拮抗药为难治性肠白塞病的治疗提供了新的选择。

由于本病术后并发症多、复发率较高，一般不提倡常规手术。有报道 37.5% 的患者因吻合口溃疡导致肠梗阻需二次手术，其原因可能由于外科手术等侵入性操作常导致操作部位炎症细胞过多渗出，因而继发吻合口溃疡或吻合口瘘。但 2006 年在日本进行的一项回顾性研究分析发现，如果肠白塞病患者口服激素用量在＜40 mg/d 无法控制症状时需考虑手术治疗。回盲部或右半结肠切除术是常用术式，切除范围应包括病变周围较大范围正常组织。由于病灶可呈跳跃性，术中全面探查是必需的，特别是术中肠镜可全面观察肠道并完整切除病变故可有效预防复发。

【并发症】★★★△△△

消化道出血、穿孔、腹膜炎、瘘管形成、肠梗阻为肠白塞病常见并发症，可引起严重后果。

【预后】★★△

本病病程迁延，预后相对较好。若发生消化道出血、穿孔、瘘等严重并发症者可能危及生命。有报道出现穿孔、瘘道的患者术后复发率高，但手术方式、病变位置及数量与是否复发无明显相关。特别是累及眼部及回肠病变广泛的患者突发外科急症的风险大，而外周血 $CD8^+$、HLA-DR^+ 淋巴细胞计数增多亦可能为疾病复发的危险因素。

（李　骥　钱家鸣）

第7节　结缔组织疾病的消化系统表现

结缔组织病是以结缔组织（疏松结缔组织）黏液水肿、纤维蛋白变性及坏死性血管炎为基本病变的一组疾病，常见的疾病有红斑狼疮、皮肌炎、硬皮病、类风湿关节炎、结节性多动脉炎、贝赫切特综合征（又称白塞综合征）等。因全身的结缔组织均可受累，故本组疾病有消化系统受累的临床表现。

一、硬皮病★

【流行病学】

硬皮病（scleroderma）是一种临床上以局限性或弥漫性皮肤增厚或纤维化为特征，并影响心、肺、肾和消化道等多器官的全身性自身免疫性疾病。发病年龄以20～60岁多见，女性多于男性，男、女比例为1∶8。

【病因及发病机制】

尚不清楚。

【临床表现】

硬皮病分为局限性硬皮病和系统性硬皮病两种类型，前者主要表现为局限性皮肤硬化，后者有多系统受累，因闭塞性小血管炎和结缔组织增生造成多器官硬化。

系统性硬化病（systemic sclerosis，SSc）的临床表现包括以下几个方面。

1. 雷诺现象　SSc发病常隐袭，90%的患者以雷诺现象（Raynand phenomenon）为首发症状，可伴有双手麻木，对称性手指肿胀或僵硬，指腹变薄或凹陷，甚至引起溃疡。

2. 皮肤病变　一般先从手指及面部出现，然后向躯干蔓延。典型的皮肤病变一般要经过3个时期：水肿期、硬化期、萎缩期。面颈部皮肤受累时，可形成面具脸，其特征为鼻尖似鹰嘴、口唇变薄并收缩呈放射状伴有张口困难，晚期皮肤可以逐渐变软如正常皮肤。

3. 消化系统

（1）口腔：常见口唇变薄，黏膜萎缩。口周皮肤萎缩纤维化使口变小，并限制下颌运动。舌乳头萎缩，味觉丧失。舌肌和口周肌变短。30%以上的患者有牙周黏膜增厚、牙龈炎，造成牙龈板的脱落，以至牙齿的脱落。在CREST综合征中，可见多处唇黏膜、口腔黏膜毛细血管扩张。

（2）食管：在内脏受累中食管最常见。系统性硬皮病和局限性硬皮病皆相同。90%的患者有食管功能障碍，表现有吞咽固体食物时需要用水送下。饭量常减小，造成体重下降。常有轻度胸骨后灼痛、饭后饱胀反胃。在有些病例中，食管病变远远出现在皮肤病变之前。食管运动障碍的程度可从食管远端蠕动幅度减小到消失，或由偶尔不协调的收缩到完全麻痹。系统性硬化中可有横纹肌受损造成上部（咽食管）吞咽困难。下端括约肌松弛，引起反流。食管溃疡可引起出血或少见的食管-心房瘘。食管下端由于反流，常扩张、松弛。局限性硬皮病患者中，慢性消化性食管炎导致食管下端缩窄。这些患者易患Barrett化生，理论上容易发生食管腺癌，但尽管38%的患者已有Barrett化生，食管腺癌的发病率并不比对照组高。食管X线和食管压力测定是检查食管功能敏感的技术，但并不特异。

食管下2/3段的组织学改变明显：黏膜变薄，固有层和黏膜下层有胶原沉积，肌肉有不同程度的萎缩，甚至完全被纤维组织代替；小动脉壁变厚，常被沉积的胶原所包围；黏膜下层有细胞浸润，肌层的神经丛可缺乏节细胞。

（3）胃：胃的受累远比其他消化道部位的受累少见。由于反流使胃排空时间延长，可发生胃扩张、弛缓。大多数患者胃酸分泌不降低，而胃酸浓度增加，基础的和（或）刺激后的胃酸分泌增加。个别病例，尤其在局限性硬皮病中，毛细血管扩张可造成远端食管、胃或其他消化道部位的严重出血。

（4）小肠：少数患者的肠道症状突出，包括严重腹胀、痛性痉挛和周期性腹泻。可有吸收不良，出现严重消瘦。不少患者有小肠运动减低，早期可为神经源性，晚期可有肌源性损害和纤维化。小肠运动严重减低，可造成肠道细菌过度生长，D-木糖吸收障碍；由于细菌消耗大量B族维生素，并降解胆盐，还可造成脂肪吸收障碍。小肠气钡造影可见第2、第3段十二指肠扩张、松弛。在小肠的其他部分，可见不规则的絮状影，分节及钡剂在局部扩张肠段的聚集。空肠黏膜有明显的横皱褶，肠腔扩大，可能由于黏膜下层过度纤维化造成。回肠也有类似改变。严重的肠道弛缓可造成假性肠梗阻有类似机械性肠梗阻的表现。积气性肠炎亦有报道，气体从肠腔经破损的黏膜肌层，造影表现为肠壁中很多低密度的囊和线性条纹。如破溃气体进入腹腔，可造成气腹，偶尔伴有类似部分小肠梗阻或内脏穿孔的症状。

肠道的病理改变与食管相似，黏膜正常或有轻度绒毛萎缩，固有层有淋巴细胞、浆细胞浸润，黏膜下层纤维增厚，平滑肌萎缩代之以胶原，小动脉壁增厚，浆膜纤维化，十二指肠活检表明十二指肠腺被胶原包围，并浸润。食管、小唾液腺、鼻黏膜和甲状腺也有腺周的纤维化。

（5）胰腺：61%的患者有胰腺外分泌功能下降。胰腺炎少见。曾有原发性钙化胰腺炎和血管炎造成胰腺坏死的报道。

（6）结肠：表现为便秘或便秘与腹泻交替出现。平滑肌功能障碍引起结肠蠕动减弱，直肠、肛门运动障碍。一个很特异的改变为肌层斑片状萎缩形成宽口憩室，常发生在横结肠的系膜对侧。通常不造成损害，但少数可穿孔或被粪便填塞造成肠梗阻，肛门括约肌松弛，但大便失禁和肛门脱垂少见。

4. 肺 肺部病变是SSc最常见的表现之一，主要是肺间质纤维化、肺动脉高压导致通气功能和换气功能障碍，它是SSc患者死亡的重要原因之一。

5. 心脏 心脏纤维化是引起心脏受累的主要原因，也是SSc患者死亡的重要原因之一。

6. 肾 一般表现为轻度或间歇性蛋白尿，较少伴有红细胞或白细胞，70%的蛋白尿患者最终发展成高血压、肾衰竭。部分患者肾损害发展急剧，突然出现急性高血压，治疗不及时则迅速演变为肾衰竭，此时又称SSc“肾危象”，常见于弥漫性SSc，也是SSc重要的死亡原因之一。

7. 神经系统 神经系统病变少见。

8. 肌肉 横纹肌常受侵犯，多见于四肢及肩胛肌肉，表现为肌痛、肌无力及肌萎缩，部分合并多发性肌炎，称为硬化症-多发性肌炎重叠综合征。

9. 骨、关节 SSc患者的关节症状较多见，早期多为对称性关节痛，无畸形。

10. 其他 可合并干燥综合征、甲状腺炎、胆性肝硬化和脑神经病等。

11. Crest综合征 Crest综合征是SSc的一个亚型，主要表现为钙质沉淀（calcinosis，C）、雷诺现象、食管功能障碍、指（趾）硬化及毛细血管扩张。常伴有抗着丝点抗体阳性。内脏受累少，病情轻，进展慢，病程长，预后好。

【辅助检查】★

1. 抗核抗体（ANA） 采用敏感方法检测几乎100%的患者呈阳性，而免疫荧光法50%～90%为阳性，多为斑点型或核仁型，后者更具诊断意义。

2. 抗Scl-70抗体 是与SSc相关性较强的抗体，约30%的阳性率。

3. 抗着丝点抗体 是与SSc相关的另一抗体，80%的GREST综合征患者阳性，此抗体曾被认为是GREST的标记抗体。但近年来发现此抗体常与皮肤硬化雷诺现象有关，某些肝病患者、原发性干燥综合征患者亦可阳性。

4. 其他 高球蛋白血症及类风湿因子阳性，合并肌炎时肌酶谱异常，肾损害时有BUN和Cr异常。

另外，双手X线片、胸部X线片、食管钡剂检查、心脏超声、肌电图、肾及肌肉活检等可了解各系统损害情况。

【诊断】★

1980年美国ARA分类标准中，凡具备以下1个主要标准或2个次要标准即可诊断为SSc。

1. 主要标准 近端皮肤硬化：手指及掌指关节或跖趾关节近端皮肤对称性增厚、变紧和硬化，皮肤改变可累及全部肢体、面部、颈部和躯干（胸部和腹部）。

2. 次要标准 硬指：皮肤改变局限于手指。指尖凹陷性瘢痕或指腹消失（缺血所致指端凹陷区或指垫组织的萎缩）。双侧肺基底纤维化：胸部X线片示双肺呈线性网状纹理或线性结节密度增高影，以肺基底部最为明显，可呈弥漫性斑点样表现，称为“蜂窝”肺。肺部改变应除外其他肺部疾病所致。

【治疗】★

尚无特效的药物，治疗措施主要为抗纤维化、扩血管、免疫调节和免疫抑制及对症处理。

1. 保暖是针对雷诺现象的重要措施。如果患者出现蛋白尿、高血压、肺动脉高压，则需服血管扩张药，有助于改善血液循环。常用的药物有硝苯地平（心痛定）、卡托普利、依那普利等。还可辅助服用复方丹参片、肠溶阿司匹林。

2. 对于有内脏损害的弥漫型 SSc 患者，可服用泼尼松 30～40 mg，连用 3～4 周后逐渐减量，以<15 mg 维持，糖皮质激素通常对患者的炎症性病变如肌炎、间质性肺炎、心肌病变、心包积液有一定疗效，但不能阻止本病的进展。对弥漫型 SSc 尤其是伴有肾、肺等内脏损害的患者，在给予泼尼松的同时需联合使用免疫抑制药，常用的有环磷酰胺、硫唑嘌呤及雷公藤等。

3. 抗纤维化常用的药物有青霉胺和秋水仙碱，连用数月到数年，对皮肤硬化、雷诺现象和食管病变尚有一定效果，但对晚期患者不能阻止皮肤、肌肉病变进展及肺功能恶化。

4. 近年来，国外有用干扰素治疗 SSc 的报道，该药可以使皮肤软化，具有免疫调节作用。

二、类风湿关节炎

类风湿关节炎（rheumatoidarthritis，RA）是一种以关节滑膜为主要靶组织的慢性全身性自身免疫性疾病，可有消化系统表现。

【流行病学】★

RA 的患者数约占全世界人口的 1%。RA 可发生于任何年龄，但更多见于 30 岁以后，女性高发年龄为 45～54 岁，男性随年龄增长而逐渐增加。男、女比例为 1 : 3。

【病因及发病机制】★

尚未完全阐明。目前认为遗传、性激素、感染等因素与 RA 发病相关。

【消化系统临床表现】★

1. 口腔 在慢性 RA 中，常见颞下颌关节炎。表现为疼痛、肿胀、骨擦音和咀嚼障碍。

2. 食管 食管运动障碍表现为中、下段蠕动波幅减小和下食管括约肌压力降低，其程度与病程长短和病期无关。胸骨后灼痛和吞咽困难少见。

3. 胃肠 1% 的 RA 患者出现严重的并发症——血管炎，其中 10% 的患者有胃肠道受累，当有严重的关节炎，并有类风湿结节和高滴度的类风湿因子时，易发生血管炎。有皮肤血管炎和周围神经炎时，肠道可以受累，临床表现为缺血性胆囊炎或阑尾炎、肠道溃疡、全结肠炎和肠梗阻。RA 的其他一些胃肠并发症包括淀粉样变性和吸收不良。FELTY 综合征（RA，脾大和白细胞减少）可有严重感染、门静脉高压和因静脉曲张引起出血。大剂量的皮质激素对血管炎只有中等程度的作用，细胞毒性药物可能更为有效。

RA 患者最常见的胃肠道症状与治疗有关，而非与疾病本身相关。长期使用大剂量的非甾体抗炎药（NSAID）造成 75% 以上的患者胃糜烂和胃溃疡及 10% 以上的患者可有十二指肠溃疡。尽管在 RA 患者中有高胃泌素血症的报道（空腹胃泌素平均值比对照高 3 倍），但其基础和最大胃酸分泌量降低，因 RA 本身不是消化性溃疡的危险因素。RA 中的消化性溃疡并不比骨性关节炎为多。

服用 NSAID 的同时服用米索前列醇可减少关节炎患者胃糜烂和溃疡的发生。H_2 受体拮抗药和米索前列醇可有效预防十二指肠溃疡。尽管所需时间长一些。如溃疡已出现，在不停用 NSAID 的同时用 H_2 受体拮抗药或奥美拉唑可有效地使溃疡愈合。

金制剂治疗引起的腹泻通常较轻微，很少需停药。胃肠给药或口服金制剂可引起少见但较严重的结肠炎，常在治疗开始后几周出现，表现为恶心、呕吐、腹泻和发热。偶尔进展为毒性巨结肠并死亡。尽管金制剂引起结肠受累最多，但亦可累及食管、胃和小肠。0.5% 的患者有外周嗜酸细胞增多症。病因尚不明，可能是金的载体对黏膜直接毒性作用或免疫介导的超敏反应。治疗包括停药、使用糖皮质激素、色甘酸钠盐或金属螯合剂二巯丙醇。

4. 肝 反映血浆蛋白合成的试验表明肝有轻到中度的损害。25%～50% 的患者肝功能生化试验不正常。15% 的患者血浆鸟氨酸甲酰胺转移酶升高。能灵敏反映肝损害的谷胺酰转肽酶水平在 RA 中比骨性关节炎中高约 1 倍，经青霉胺治疗后，随病情的好转而下降。73%～90% 的患者磺溴肽钠的分泌下降。与骨性关节炎对照，血浆磷酸酶增高，磺溴肽钠的分泌下降，肝、脾大和抗不滑肌抗体多见。1.5% 的患者有抗线粒体抗体。同时有抗线粒体抗体和抗平滑肌抗体的患者，肝、脾增大，肝功能异常的概率高。同时有临床症状和生化异常的患者不到 1%。有类风湿性血管炎造成肝破裂的报道。

肝、脾和肾的细针穿刺活检没有发现特异的病理学改变。25%以上有轻度的肝活检异常，包括轻到中度的脂肪浸润、轻度纤维化，库普弗细胞的增生和肝门周围区域单核细胞的浸润，汇管区单核细胞浸润少见。

5. 胰腺 不合并干燥综合征的RA中，少有胰腺受累的报道。Bywater报道1例RA发生胰腺闭塞性末梢动脉炎合并中型动脉受累。Sash报道1例服用皮质激素的1岁的RA患者发生急性胰腺炎和糖尿病性休克。促胰腺素和BT-PABA试验发现35%以上的RA患者有亚临床型胰腺外分泌功能障碍。血浆胰酶水平正常。抗胰腺导管细胞的抗体比对照组多见。

【辅助检查】★

常有贫血、红细胞沉降率及C反应蛋白增高，特征性的关节X线改变，类风湿因子升高等。

类风湿因子是诊断RA的标准之一，不是唯一标准，并非RA特有。多种结缔组织病（SLE、SD、SS、PM/DM）、感染疾病（SBE、TB、肝炎）、肝硬化、弥漫性肺纤维化及结节病等均可阳性；2%的正常人RF阳性，老年人可达5%阳性。RF在发病后6个月才产生，RA有关节外表现者，RF滴度高；持续高滴度RF预示疾病严重，预后差。

【诊断】★

类风湿关节炎的诊断主要依靠临床表现、自身抗体及X线改变。而符合RA诊断标准的患者如果出现关节外症状，应该考虑到RA的系统损害（表5-5）。

表5-5 1987年美国风湿病学学会（ARA）类风湿关节炎分类标准

定义	注释
1. 晨僵	关节及其周围僵硬感至少持续1 h（病程≥6周）
2. 3个或3个区域以上关节部位的关节炎	医师观察到下列14个区域（左侧或右侧的近端指间关节、掌指关节、腕关节、肘关节、膝关节、踝关节及跖趾关节）中累及3个，且同时软组织肿胀或积液（不是单纯骨隆起）（病程≥6周）
3. 手关节炎	腕关节、掌指关节或近端指间关节炎中，至少有一个关节肿胀（病程≥6周）
4. 对称性关节炎	两侧关节同时受累（双侧近端指间关节、掌指关节及跖趾关节受累时，不一定绝对对称（病程≥6周）
5. 类风湿结节	医师观察到在骨突部位，伸肌表面或关节周围有皮下结节
6. 类风湿因子阳性	任何检测方法证明血清类风湿因子含量异常，而该方法在正常人群中的阳性率< 5%
7. 放射学改变	在手和腕的后前位像上有典型的类风湿关节炎放射学改变：必须包括骨质侵蚀或受累关节及其邻近部位有明确的骨质脱钙

以上7条满足4条或4条以上并排除其他关节炎即可诊断类风湿关节炎

【治疗】

当前国内外应用的药物，包括植物药制剂均不能完全控制关节破坏，而只能缓解疼痛、减轻或延缓炎症的发展。治疗RA的常用药物分为四大类，即非甾体抗炎药（NSAIDs）、改善病情的抗风湿药（DMARDs）、糖皮质激素和植物药制剂。

三、系统性红斑狼疮

【病因及发病机制】★

系统性红斑狼疮是以免疫功能异常，产生自身抗体造成多系统、器官、组织损伤为特征的自身免疫性疾病。

【流行病学】★

SLE好发于生育年龄女性，多见于15～45岁年龄段，女：男为（7～9）：1。胃肠道症状常见于SLE活动期。北京协和医院对137例SLE患者中58例有消化系统症状表现者进行分析：食欲缺乏占32.0%，恶心、呕吐占31.4%，腹痛占10.2%，黑粪为19.0%，肝大占14.6%，未发现因单纯消化系统受累而死亡者。

【消化系统受累临床表现】★★

1. 食管 50%以上的患者由于食管运动障碍有胃灼热和吞咽困难。对于吞咽困难，有学者认为是食管肌层及纵隔的结缔组织受累所致。

2. 胃、肠 50%的患者有恶心、食欲缺乏或呕吐。1/5的患者有腹痛，占主诉的9%。5%～25%的患者有腹泻。小肠吸收不良、脂肪泻和蛋白丢失性肠病也有报道。SLE 可出现腹水，可能系腹膜炎或肠系膜血管炎、胰腺炎、肾病综合征、浆膜炎或心力衰竭所造成。患者服用糖皮质激素可发生自发的细菌性腹膜炎，在排除其他可能病因后，活动期 SLE 患者腹膜炎可诊断为狼疮性腹膜炎。气囊性肠炎可以是一个单独的症状或伴随有狼疮性血管炎或坏死性小肠（结肠）炎。

约 2% 的 SLE 患者发生胃肠道血管炎。通常表现为溃疡出血、穿孔和梗阻。胰腺炎、胃炎、出血性回肠炎或出血性结肠炎（与炎性肠病相似）和肠套叠也有报道。最典型的病理改变在肠壁小血管，而很少累及中等大小的系膜血管，尽管内脏动脉造影偶尔可发现多动脉炎改变，但经常很难做出血管炎的诊断。有胃肠道血管炎的 SLE 患者中，45% 的患者消化道造影不正常。但目前诊断仍主要依赖临床上的判断和非特异性检查的线索，偶尔要靠急腹症时的剖腹探查。单独用糖皮质激素治疗胃肠道血管炎的效果很不满意，死亡率很高，静脉注射环磷酰胺有显著疗效。

3. 肝 肝病的表现少见，但亚临床的肝受累常见，50% 的患者转氨酶升高，30% 的患者肝大，小儿更多见。

最常见的组织学改变是肝脂肪变，可能与使用糖皮质激素有关。其他一些非特异性的改变有炎性细胞对门静脉管的浸润、肉芽肿性肝炎、慢性活动性肝炎、急性肝炎、胆汁梗阻，甚至肝硬化。

4. 脾 20% 的患者有轻到中度的脾大，儿童多见，与溶血性贫血不相关。向心性动脉周围纤维化造成 15% 的患者脾动脉葱皮样变，这被认为是局灶性动脉炎的晚期阶段。

5. 胰腺 单独合并胰腺炎并不常见，而常在急性期且有多系统受累时出现。5%～10% 的患者有胰腺炎，急性胰腺炎少见。急性胰腺炎与狼疮的活动度相关。Reynold 的研究表明，急性胰腺炎时的平均受累器官为 6.2 个。

【辅助检查】★

主要体现在抗核抗体谱（ANAs）方面。免疫荧光抗核抗体（IFANA）是 SLE 的筛选检查。对 SLE 的诊断敏感性为 95%，特异性相对较低为 65%。除 SLE 之外，其他结缔组织病的血清中也常存在 ANA，一些慢性感染也可出现低滴度的 ANA。

ANAs 包括一系列针对细胞核中抗原成分的自身抗体。其中，抗双链 DNA（ds-DNA）抗体对 SLE 的特异性为 95%，敏感性为 70%，它与疾病活动性及预后有关；抗 Sm 抗体的特异性高达 99%，但敏感性仅为 25%，该抗体的存在与疾病活动性无明显关系；抗核糖体 P 蛋白抗体与 SLE 的精神症状有关；抗单链 DNA、抗组蛋白、抗 uIRNP、抗 SSA 和抗 SSB 等抗体也可出现于 SLE 的血清中，但其诊断特异性低，因为这些抗体也见于其他自身免疫性疾病。抗 SSB 与继发干燥综合征有关。

其他自身抗体还有与抗磷脂抗体综合征有关的抗磷脂抗体（包括抗心磷脂抗体和狼疮抗凝物）；与溶血性贫血有关的抗红细胞抗体；与血小板减少有关的抗血小板抗体；与神经精神性狼疮有关的抗神经元抗体。另外，SLE 患者还常出现血清类风湿因子阳性、高球蛋白血症和低补体血症。SLE 的免疫病理学检查包括皮肤狼疮带试验，表现为皮肤的表、真皮交界处有免疫球蛋白（IgG、IgM、IgA 等）和补体（C3c、Ciq 等）沉积，对 SLE 具有一定的特异性。LN 的肾免疫荧光多呈现多种免疫球蛋白和补体成分沉积，被称为“满堂亮”。

【诊断】★★

1. 有多系统受累表现（具备上述 2 个以上系统的症状）和有自身免疫的证据，应警惕狼疮。早期不典型 SLE 可表现为：原因不明的反复发热，抗炎退热治疗往往无效；多发和反复发作的关节痛和关节炎，往往持续多年而不产生畸形；持续性或反复发作的胸膜炎、心包炎；抗生素或抗结核治疗不能治愈的肺炎；不能用其他原因解释的皮疹、网状发绀、雷诺现象；肾疾病或持续不明原因的蛋白尿；血小板减少性紫癜或溶血性贫血；不明原因的肝炎；反复自然流产或深静脉血栓形成或脑卒中发作等。对这些可能为早期不典型 SLE 的表现，需要提高警惕，避免诊断和治疗的延误。

2. 诊断标准。目前普遍采用美国风湿病学会（ACR）1997 年推荐的 SLE 分类标准（表 5-6）。该分类标准的 11 项中符合 4 项或 4 项以上者，在除外感染、肿瘤和其他结缔组织病后，可诊断为 SLE。其敏感性和特异性分别为 95% 和 85%。需强调指出的是，患者病情的初始或许不具备分类标准中的 4 条，随着病情的进展方出现其他项目的表现。11 条分类标准中，免疫学异常和高滴度抗核抗体更具有诊断意义。一旦患者免疫学异常，即使临床诊断不够条件，也应密切随访，以便尽早做出诊断和及时治疗。

表5-6 美国风湿病学会（ACR）1997年推荐的SLE分类标准

1. 颊部红斑	固定红斑，扁平或高起，在两颧突出部位
2. 盘状红斑	片状高起于皮肤的红斑，黏附有角质脱屑和毛囊栓；陈旧病变可发生萎缩性瘢痕
3. 光过敏	对日光有明显的反应，引起皮疹，从病史中得知或医师观察到
4. 口腔溃疡	经医师观察到的口腔或鼻咽部溃疡，一般为无痛性
5. 关节炎	非侵蚀性关节炎，累及2个或更多的外周关节，有压痛、肿胀或积液
6. 浆膜炎	胸膜炎或心包炎
7. 肾病变	尿蛋白＞0.5 g/24 h或（+++），或管型（红细胞、血红蛋白、颗粒或混合管型）
8. 神经病变	癫痫发作或精神病，除外药物或已知的代谢紊乱
9. 血液学疾病	溶血性贫血或白细胞减少，或淋巴细胞减少，或血小板减少
10. 免疫学异常	抗ds-DNA抗体阳性，或抗Sm抗体阳性，或抗磷脂抗体阳性（包括抗心磷脂抗体、或狼疮抗凝物、或至少持续6个月的梅毒血清试验假阳性，三者中具备1项阳性）
11. 抗核抗体	在任何时候和未用药物诱发“药物性狼疮”的情况下，抗核抗体滴度异常

【治疗】★

1. 一般治疗 ①患者宣教；②对症治疗和去除各种影响疾病预后的因素，如注意控制高血压，防治各种感染。

2. 药物治疗 目前还没有根治的办法，但恰当的治疗可以使大多数患者达到病情的完全缓解。强调早期诊断和早期治疗，以避免或延缓组织脏器的病理损害。

重型SLE的治疗主要分为两个阶段，即诱导缓解和巩固治疗。诱导缓解目的在于迅速控制病情，阻止或逆转内脏损害，力求疾病完全缓解（包括血清学指标、症状和受损器官的功能恢复）。但应注意过分免疫抑制诱发的并发症，尤其是感染、性腺抑制等。目前，大多数患者的诱导缓解期需要超过6个月至1年才能达到缓解，不可急于求成。

四、干燥综合征

干燥综合征（Sjögren syndrome，SS）是一个主要累及外分泌腺体的慢性炎症性自身免疫病。由于其免疫性炎症反应主要表现在外分泌腺体的上皮细胞，故又名自身免疫性外分泌腺体上皮细胞炎或自身免疫性外分泌病。临床除有唾液腺和泪腺受损功能下降而出现口干、眼干外，尚有其他外分泌腺及腺体外其他器官的受累而出现多系统损害的症状。其血清中则有多种自身抗体和高免疫球蛋白血症。

本病分为原发性干燥综合征和继发性干燥综合征两类，前者指不具另一诊断明确的结缔组织病（CTD）的干燥综合征。后者是指发生于另一诊断明确的CTD如系统性红斑狼疮（systemic lupuseryth ematosus，SLE）、类风湿关节炎（rheumatoid arthritis，RA）等的干燥综合征。

【流行病学】★

原发性干燥综合征属全球性疾病，在我国人群的患病率为0.3%～0.7%，在老年人群中患病率为3%～4%。本病女性多见，男、女比为1：（9～20）。发病年龄多在40～50岁。也见于儿童。

【消化系统临床表现】

1. 口腔 口腔和咽部的过度干燥导致口唇和口腔黏膜的开裂和溃疡。由于缺乏唾液出现猖獗龋，也由于唾液的缺乏和食管结缔组织的异常，75%以上的患者有不同程度的吞咽困难。

2. 食管和胃 10%以上的患者钡剂造影有上部食管环表现，36%的患者有食管运动异常。慢性黏膜炎性浸润造成的萎缩性胃炎，通常在钡剂造影上显示出胃癌的特征。

3. 肝、胆、胰腺 8%～23%的SS患者有肝大，肝有淋巴细胞浸润及酶学改变。抗线粒体抗体常作为自身免疫性肝病的标志。在老年SS患者中，该抗体阳性率为10%。在合并RA的SS患者中，其阳性率为4.2%。血清中抗线粒体抗体阳性仅表明肝淋巴细胞浸润，且其组织学改变难以与原发性胆汁性肝硬化相鉴别。35%的SS患者可有慢性活动性肝炎的表现。

大多数的原发性SS患者有胰腺分泌功能下降，部分患者对促胰液素的反应下降。BT-PABA试验表明，无临床胰腺炎表现的患者大多有胰腺功能下降。肾功能正常时，血浆胰蛋白酶、淀粉酶和脂肪酶水平升高提示胰腺有严重损害。不正常的高或低的胰酶水平在SS中要比正常对照多，高胰蛋白酶和淀粉酶在原发性干燥综合征中比继发性干燥综合征和患干燥综合征10年以上者多见。

尸检发现病理类型有典型的结节性多动脉炎，小区域的实质组织脂肪化而没有胰岛损害，实质组织的萎缩和结构破坏，腺泡组织被血管化的结缔组织代替。继发于SLE的SS患者可有重度细胞浸润和腺泡"瘤样变"，腺泡中有嗜酸的PAS阳性物。

继发于RA的SS患者有胰腺钙化。有些患者有慢性胰腺炎和硬化性胆管炎。

总之，SS中有临床表现的胰腺损害不常见，并多与RA或PSC相关。胰腺功能试验证明50%以上的SS患者有亚临床的功能异常。

【诊断】★

2002年干燥综合征国际分类（诊断）标准如下（表5-7）。

表5-7 干燥综合征分类标准的项目

Ⅰ. 口腔症状：3项中有1项或1项以上
1. 每日感口干持续3个月以上
2. 成年后腮腺反复或持续肿大
3. 吞咽干性食物时需用水帮助
Ⅱ. 眼部症状：3项中有1项或1项以上
1. 每日感到不能忍受的眼干持续3个月以上
2. 有反复的砂子进眼或砂磨感觉
3. 每日需用人工泪液3次或3次以上
Ⅲ. 眼部体征：下述检查任1项或1项以上阳性
1. Schirmer I试验（+）（≤5 mm/5 min）
2. 角膜染色（+）（≥4 van Bijsterveld计分法）
Ⅳ. 组织学检查：下唇腺病理示淋巴细胞灶≥1（指4 mm^2组织内至少有50个淋巴细胞聚集于唇腺间质者为一灶）
Ⅴ. 唾液腺受损：下述检查任1项或1项以上阳性
1. 唾液流率（+）（≤1.5 m/15 min）
2. 腮腺造影（+）
3. 唾液腺核素检查（+）
Ⅵ. 自身抗体：抗SSA或抗SSB（+）（双扩散法）

上述项目的具体分类如下。

1. 原发性干燥综合征 无任何潜在疾病的情况下，有下述2条则可诊断。

（1）符合表5-7中4条或4条以上，但必须含有条目Ⅳ（组织学检查）和（或）条目Ⅵ（自身抗体）。

（2）条目Ⅲ、Ⅳ、Ⅴ、Ⅵ4条中任3条阳性。

2. 继发性干燥综合征 患者有潜在的疾病（如任一结缔组织病），而符合表5-7的Ⅰ和Ⅱ中任1条，同时符合条目Ⅲ、Ⅳ、Ⅴ中任2条。

必须除外颈、头面部放疗史，丙肝病毒感染，AIDS，淋巴瘤，结节病，GVH病，抗乙酰胆碱药的应用（如阿托品、莨菪碱、溴丙胺太林、颠茄等）。

【治疗】

本病目前尚无根治方法。主要是采取措施改善症状，控制和延缓因免疫反应而引起的组织器官损害的进展以及继发性感染。系统损害应以受损器官及严重度而进行相应治疗。对合并有神经系统、肾小球肾炎、肺间质性病变、肝损害、血细胞低下尤其是血小板低、肌炎等则要给予肾上腺皮质激素，剂量与其他结缔组织病治疗用法相同。对于病情进展迅速者可合用免疫抑制药如环磷酰胺、硫唑嘌呤等。

五、多发性肌炎

多发性肌炎（polymyositis，PM）和皮肌炎（dermatomyositis，DM）是横纹肌非化脓性炎性肌病。其临床特点是以肢带肌、颈肌及咽肌等肌组织出现炎症、变性改变，导致对称性肌无力和一定程度的肌萎缩，并可累及多个系统和器官，亦可伴发肿瘤。PM指无皮肤损害的肌炎，伴皮疹的肌炎称DM。

【流行病学】★

我国PM/DM并不少见，但发病率不清楚。美国发病率为5/100万人，女性多见，男、女比为1：2。本病可发生在任何年龄，呈双峰型，在儿童5～14岁和成人45～60岁各出现一个高峰。

【病因及发病机制】★

该病属自身免疫性疾病，发病与病毒感染、免疫异常、遗传及肿瘤等因素有关。

【临床表现】★

多发性肌炎是以肌无力和肌萎缩、血清横纹肌酶水平升高（肌酸激酶、醛缩酶）肌电图或肌活检发现炎性肌病为特征的自身免疫性疾病。当伴有特征性的手的伸侧和眶周紫红色皮疹时，称皮肌炎。

1. 咽、食管 环咽组织的受累可出现鼻分泌液反流，气管分泌物排出困难和吞咽困难。上段食管运动紊乱可伴有胸骨后灼烧感。

2. 胃、肠 由于受累的不仅只有骨骼肌，还包括平滑肌，临床表现有胃排空障碍、小肠运动不协调。常见腹胀、便秘和消化道出血。也可见慢性气腹、肠道积气、结肠扩张和假憩室。食管穿孔和十二指肠憩室少见。本病的一个特殊表现是易合并内脏肿瘤。消化道的任何部分都可有病理改变，包括肠壁水肿、肌肉萎缩、纤维化，以及由血管炎引起的黏膜溃疡或穿孔。

【诊断】★

Bohan和Peter（1975）提出的PM和DM的诊断标准：①对称性近端肌无力，伴或不伴吞咽困难和呼吸肌无力；②血清肌酶升高，特别是CK升高；③肌电图异常；④肌活检异常；⑤特征性的皮肤损害。

具备上述①②③④者可确诊PM，具备上述①～④项中的3项可能为PM，只具备2项为疑诊PM。具备第⑤条，再加3项或4项可确诊为DM；第⑤条，加上2项可能为DM；第⑤条，加上1项为可疑DM。

【治疗】★

1. 一般治疗 急性期卧床休息，并适当进行肢体被动运动，以防肌肉萎缩，症状控制后适当锻炼。给予高热量、高蛋白饮食，避免感染。

2. 药物治疗

（1）糖皮质激素：是本病的首选药物，通常剂量为泼尼松1.5～2 mg/（kg•d），晨起1次口服，重症者可分次口服，大多数患者于治疗后6～12周肌酶下降，接近正常。待肌力明显恢复，肌酶趋于正常则开始减量，减量应缓慢（一般1年左右），减至维持量5～10 mg/d后继续用药2年以上，在减量过程中如病情反复应及时加用免疫抑制药，对病情发展迅速或有呼吸肌无力、呼吸困难、吞咽困难者，可用甲泼尼龙0.5～1 g/d静脉冲击治疗，连用3 d，之后改为60 mg/d口服，再根据症状及肌酶水平逐渐减量。应该指出，在服用激素过程中应严密观察感染情况，必要时加用抗感染药物。

（2）免疫抑制药：对病情反复及重症患者应及时加用免疫抑制药。激素与免疫抑制药联合应用可提高疗效、减少激素用量，及时避免不良反应。

3. 其他 合并恶性肿瘤的患者，在切除肿瘤后，肌炎症状可自然缓解。

六、混合性结缔组织病

混合性结缔组织病（mixed connective tissue disease，MCTD）是一种血清中有极高滴度的斑点型抗核抗体（ANA）和抗U1RNP（nRNP）抗体，临床上有系统性红斑狼疮（SLE）、系统性硬化（SSc）、多发性肌炎/皮肌炎（PM/DM）及类风湿关节炎（RA）等疾病特征的临床综合征。

【流行病学】

MCTD发病年龄为4～80岁，大多数患者在30～40岁出现症状，平均年龄37岁。女性多见，约占80%。我国患病率不明，但并非少见。

【病因及发病机制】

该病病因及发病机制尚不明确。MCTD是一种免疫功能紊乱的疾病，如抑制性T细胞缺陷，有自身抗体、高球蛋白血症、循环免疫复合物存在和组织中有淋巴细胞和浆细胞浸润等（放在鉴别诊断中，见下文）。

【临床表现】★

混合性结缔组织病可同时有SS、PM和SLE等疾病的临床表现，血清中有高滴度的抗核糖核蛋白抗体，被认为是一种独立的结缔组织病。也发现在诊断MCTD多年后，演变为SD或RA或SLE或其他结缔组织病。

1. 食管 食管受累可出现吞咽困难和胃灼热等症状。80%的患者有食管功能障碍，表现为远端2/3蠕动幅度下降，上、下括约肌压力下降，严重程度与病程相关，糖皮质激素可以改善食管运动紊乱，6%的患者有食管狭窄。

2. 胃、肠 表现为消化不良。胃排空障碍和胃内粪石分别占6%和2%，小肠和结肠受累包括近端肠道的扩张、食物通过减慢、肠道假梗阻、憩室病及少见的肠道血管炎。

【诊断及鉴别诊断】★

对有雷诺现象、关节痛或关节炎、肌痛、手肿胀的患者，如果有高滴度斑点型ANA和高滴度抗U1RNP抗体阳性，而抗Sm抗体阴性者，要考虑MCTD的可能，高滴度抗U1 RNP抗体是诊断MCTD必不可少的条件。如果抗Sm抗体阳性，应首先考虑SLE。

【治疗】★

本病的治疗以SLE、PM/DM、RA和SSc的治疗原则为基础。食管功能障碍、轻度吞咽困难者应用泼尼松15～30 mg/d和消化道促动力药。胃、食管病变治疗方案参考SSc为减少激素不良反应，应加用免疫抑制药如抗疟药、甲氨蝶呤和环磷酰胺等。在使用上述药物时应定期复查血常规、尿常规、肝功能、肾功能，以避免不良反应。

七、血清阴性脊柱关节病

血清阴性脊柱关节病指一组类风湿因子阴性的脊柱、关节炎性疾病，包括强直性脊柱炎、Reiter 病和溃疡性结肠炎相关的肠病性关节炎。

【临床表现】

综合征表现为不对称的关节病伴尿道炎或宫颈炎、痢疾或炎性眼病。因为大多数症状出现在衣原体感染的尿道炎或感染性腹泻之后，所以又称为反应性关节炎。腹泻通常出现在关节症状开始之前，偶有慢性的非血性腹泻，研究发现无肠道表现的反应性关节炎中，2/3 的患者有回结肠炎症，提示亚临床的肠道炎是这个综合征的一部分。强直性脊柱炎也有与之相似的表现。银屑病关节炎中偶尔可并发明显的肠道症状，但因为大多数这样的患者都服用 NSAIDs，胃肠道并发症也可由药物引起。

八、血管炎在消化系统的表现

血管炎是以血管炎症造成血管管腔的狭窄或闭塞，导致以供血组织缺血和坏死为特征的独立性疾病。原发的血管炎包括韦格纳肉芽肿和结节性多动脉炎等；继发于其他基础病如 RA、SLE 等的血管炎，称之为继发性血管炎。

【病因及发病机制】

血管受损害的机制：①免疫复合物和激活的补体在血管壁和受损害组织的沉积；②细胞介导的免疫反应；③抗管壁细胞的抗体反应；④抗体依赖的细胞毒性反应。

【临床表现】★

50% 的胃肠道受累是由于内脏动脉的损害。症状包括恶心、呕吐、腹泻、肠梗阻、腹痛、溃疡引起的出血、腹腔脏器的梗阻或穿孔。血管受累程度不同，临床表现不同。肠系膜上动脉及其分支的部分梗阻可表现为腹痛、脂肪泻，急性肠系膜上动脉梗阻可造成大段肠梗阻、肠穿孔，且病死率高。腹部受累的临床表现常因服用糖皮质激素部分或全部掩盖，以至直到发生急性肠穿孔，才发现有肠段缺血。具体各类血管炎的消化系统受累情况如下。

（一）结节性多动脉炎

结节性多动脉炎是一种中、小动脉受累的坏死性血管炎，常有内脏血管受累。临床表现复杂、多样，可有发热、高血压、蛋白尿、关节痛和关节炎、外周神经的功能障碍等。

1. 胃肠道 常有胃肠道受累。80% 以上的患者肠系膜动脉有改变，其特征的改变是直径>1 cm 的血管瘤样扩张。40% 左右的患者有腹部症状，大部分患者有腹痛、厌食和消瘦。腹胀、呕血和黑粪也相当常见。肠道受累的程度取决于血管损害的部位和时期，较大的肠系膜动脉分支受累可引起大片肠坏死，而较小的末端动脉受累可导致继发性肠壁小片状坏疽。黏膜下动脉炎可产生黏膜溃疡。临床和 X 线表现偶可酷似伴有肠段狭窄的局限性肠炎。肠道缺血性损害造成消化道出血，5% 的患者有肠穿孔，1.4% 的患者有肠梗阻。对有腹痛者，要考虑动脉血栓或肠系膜栓塞。另外，血管炎可最先表现为一种慢性消耗性综合征。可类似肠结核或新生物，肠系膜动脉造影可确诊，环磷酰胺可能挽救患者的生命。

病理检查可见肠系膜中、小动脉及黏膜下层和肌层小动脉的动脉周围炎，其次为小静脉炎。损害呈节段性分布，管壁各层均可累及。

2. 肝、胆 肝受累在尸检材料中多见，而很少有临床表现。除外病毒性肝炎后，碱性磷酸酶和转氨酶升高反映本病的肝受累。肝活检有助于诊断。Mowrey 和 Lundberg 报道的 30 例患者中，肝受累 96 例（占 42%）、胆囊受累 36 例（占 16%）。在 26 例患者中有原发性肝病的临床表现，基本病变为动脉周围炎。直接的胆囊血管受累造成非结石性胆囊炎。胰腺炎、阑尾炎和孤立的胆道狭窄也有报道。

（二）韦格纳肉芽肿 ★

韦格纳肉芽肿是一种全身性灶性坏死性血管炎，以肺、鼻窦和肾受累为特征，较少影响胃肠道。

口腔常出现损害如黏膜溃疡、齿龈发炎和坏死。有炎性回结肠炎伴出血、胆囊炎和肠梗阻的报道。严重的血管炎造成程度不同的肠缺血，也可有肝、脾大和末端回肠淋巴组织增生。

（三）变应性肉芽肿性脉管炎 ★

变应性肉芽肿性脉管炎是一组内脏动脉炎。以哮喘、高嗜酸细胞血症、坏死性动脉炎和血管外肉芽肿为特点。

42% 的患者有消化道症状，包括腹痛、血便和腹泻。嗜酸性粒细胞浸润与嗜酸细胞性胃肠炎相似，还可有多发性胃、小肠和结肠溃疡。尽管腹腔血管造影可有阳性发现，但许多病例直到手术活检或死后尸检才能诊断。

（四）过敏性紫癜综合征 ★★

过敏性紫癜综合征临床上以非血小板减少性皮肤损害和关节、肾受累及腹部绞痛为主。尽管常见于儿童，但可发生在任何年龄的成人。

腹部症状通常由血管炎造成，包括腹痛、恶心和呕吐。40% 的患者有呕血、黑粪或便血。胃镜和结肠镜检查发现出血的患者中有侵蚀性十二指肠炎、小 的口腔溃疡和结肠瘀斑，不常见但严重的腹部并发症包括黏膜内血肿、肠套叠、肠梗阻、穿孔、阑尾炎和胆囊炎。

（五）Ehlers-Danlos 综合征

由于胶原合成的障碍，患者可以发生皮肤变脆、巨食管、小肠运动减弱、巨回肠憩室、细菌过度生长和巨结肠。肠系膜动脉破裂和肠道穿孔也有报道。

九、IgG4 相关疾病

【流行病学】★

IgG4 相关疾病（IgG4-related disease，IgG4-RD）是一类原因不明的慢性、进行性自身免疫病，患者血清 IgG4 细胞水平显著增高，受累组织和器官由于大量淋巴细胞和 IgG4 阳性浆细胞浸润，同时伴有组织纤维化而发生肿大或结节性（或增生性）病变。该病可导致多种脏器同时或相继受累，也可只累及一种脏器。受累器官非常广泛，包括泪腺、唾液腺、胰腺、胆管、纵隔、中枢神经系统、甲状腺、肺、肝、胃肠道、肾、前列腺、腹膜后组织、大动脉、淋巴结、皮肤和乳腺等。

其流行病学尚不清楚，据国外报道，年发病率为 0.28/10 万～1.08/10 万。

【病因及发病机制】★

该病发病机制具体尚不清楚，考虑与多种免疫细胞、免疫途径失调相关，包括 Th1 细胞和 Th2 细胞免疫应答、调节性 T 细胞作用等。

【临床表现】★★

临床症状因受累器官不同而各异，可出现阻塞、压迫症状或器官萎缩，也可因细胞浸润或纤维化而导致器官功能衰竭。

1. 胰腺 对 IgG4-RD 最早的认识源自自身免疫性胰腺炎（autoimmune pancreatitis，AIP），AIP 分两型：Ⅰ型淋巴浆细胞性硬化性胰腺炎（lymphoplasmacytic sclerosing pancreatitis，LPSP），Ⅱ型是特发性导管中心性胰腺炎（IDCP），Ⅰ型 AIP 临床表现为反复发作的梗阻性黄疸、腹痛、体重下降、脂肪泻及 2 型糖尿病等。

2. 胆管 胆管也是 IgG-RD 常见累及器官，单独受累可称为 IgG4 相关性硬化性胆管炎（IAC），临床表现主要为腹部不适、梗阻性黄疸、体重减轻等，常合并 AIP。

3. 肝 临床表现为发热、黄疸、轻度上腹部疼痛、体重减轻等，严重病例可快速发展为肝硬化，甚至肝衰竭。2010 年提出 IgG4 相关性自身免疫性肝炎（IgG4-associated autoimmune hepatitis，IgG4-AIH）概念，其临床特点不十分清楚，研究显示其血清 IgG 水平和 AIH 评分显著高于非 IgG4 相关的 AIH 患者。

4. 其他 唾液腺、泪腺受累可出现腺体无痛性肿大、口眼干燥。腹膜后纤维化患者可出现腰背痛，因输尿管受压可出现肾功能不全表现。IgG4 相关性小管间质性肾炎（IgG4-TIN）表现为血尿、蛋白尿甚至肾功能异常等。IgG4 相关肺疾病表现为干咳、气短等呼吸系统症状。

【辅助检查】★★

1. IgG4 血清 IgG4 升高是诊断 IgG4-RD 的重要指标。研究显示血清 IgG4 升高与受累器官数量呈正相关，但其特异性不高。

2. 其他血液学指标 IgG-RD 患者外周血浆母细胞可显著升高，并与疾病活动性相关，可出现补体降低等。

IgG4 相关疾病影像学特征根据受累器官不同而表现不同，胰腺受累 CT 常表现为胰腺弥漫性或局限性肿大伴胰腺周围晕征及弥漫性胰胆管狭窄。硬化性胆管炎导管内超声可显示胆管壁增厚等。

【诊断】★★

2011 年制定了 IgG4-RD 综合诊断标准，具体如下。

1. 临床检查显示 1 个或多个器官特征性的弥漫性或局限性肿大或肿块形成。

2. 血液学检查血清 IgG4 升高（＞1350 mg/L）。

3. 组织学检查显示：①大量淋巴细胞和浆细胞浸润，伴纤维化；②组织中浸润的 IgG 阳性浆细胞与浆细胞的比值＞40%。且每高倍镜视野下 IgG4 阳性浆细胞＞10 个。满足第 1、第 2、第 3 条为确诊；满足第 1、第 3 条为可能；满足第 1、第 2 条为可疑。如果患者以单一脏器表现为主，不能满足综合诊断标准时也可根据脏器特异性诊断标准进行诊断。

【治疗】★★

IgG4-RD尚无统一治疗方案，2015年国际共识指南提出，有症状、病情活动的IgG4-RD患者均需治疗，病情严重者需积极治疗。部分无症状的IgG4-RD患者但经辅助检查发现重要脏器受累，也需要治疗。

1. 糖皮质激素 是目前治疗的首选药物，推荐剂量为起始量30～40 mg/d[或0.5～0.6 mg/(kg·d)]，病情改善后逐渐减量。

2. 免疫抑制药 一些研究建议免疫抑制药与糖皮质激素联合应用，如硫唑嘌呤、环磷酰胺、甲氨蝶呤、马替麦考酚酯等。

3. 其他 抗CD20单抗等。

（杨 红 钱家鸣）

参考文献

[1] Talley NJ, Shorter RG, Phillips SF,et al. Eosinophilic gastroenteritis: a clinicopathological study of patients with disease of the mucosa, muscle layer, and subserosal tissues. Gut, 1990, 31:54.

[2] Rothenberg ME. Eosinophilic gastrointestinal disorders (EGID). J Allergy Clin Immunol, 2004, 113:11.

[3] Min KU, Metcalf DD. Eosinophilic gastroenteritis. Immunol Allergy Clin North Am, 1991, 11:799.

[4] 孙钢，潘国宗. 嗜酸性胃肠炎//潘国宗，曹世植. 现代胃肠病学. 北京：科学出版社，1994.

[5] Lee CM, Changchien CS, Chen PC, et al. Eosinophilic gastroenteritis: 10 years experience. Am J Gastroenterol, 1993, 88: 70.

[6] Chang JY, Choung RS, Lee RM, et al. A shift in the clinical spectrum of eosinophilic gastroenteritis toward the mucosal disease type. Clin Gastroenterol Hepatol, 2010, 8: 669.

[7] Prussin C, Lee J, Foster B. Eosinophilic gastrointestinal disease and peanut allergy are alternatively associated with IL-5+ and IL-5(-) T(H)2 responses. J Allergy Clin Immunol, 2009, 124:1326.

[8] Cianferoni A, Spergel JM. Eosinophilic esophagitis and gastroenteritis. Curr Allergy Asthma Rep, 2015, 15(9): 58.

[9] Uppal V, Kreiger P, Kutsch E. Eosinophilic gastroenteritis and colitis: acomprehensive review. Clin Rev Immunol, 2016, 50(2): 175.

[10] 朱丽明，孙钢，钱家鸣，等. 蛋白丢失性肠病61例临床分析. 中华内科杂志，2011，50（3）：209-211.

[11] Waldmann TA. Gastrointestinal protein loss demonstrated by Cr-51 labeled albumin. Lancet，1961，2（7194）：121-123.

[12] Aoyagi K，Lida M，Matsumoto T，et al. Enteral nutrition as a primary therapy for intestinal lymphangiectasia: value of elemental diet and polymeric diet compared with total parenteral nutrition. Dig Dis Sci，2005，50: 1467-1470.

[13] Zheng WJ，Tian XP，Li L，et al. Protein-losing enteropathy in systemic lupus erythematosus: analysis of the clinical features of fifteen patients. J Clin Rheumatol，2007，13: 313-316.

[14] Vignes S，Bellanger J. Primary intestinal lymphangiectasis（Waldmann' s disease）. Orphanet J Rare Dis，2008，3: 5-13.

[15] Umar SB，DiBaise JK. Protein-losing enteropathy: case illustrations and clinical review. Am J Gastroenterol，2010，105:43-49.

[16] Siegel RL，Miller KD，Jemal A. Cancer statistics, 2015. CA Cancer J Clin, 2015, 65(1): 5-29.

[17] 沈志祥，朱雄增. 恶性淋巴瘤. 北京：人民卫生出版社，2003.

[18] Swerdlow SH，Campo E，Hanis NL, et al. Eds. World Health Organization classification of tumors of haematopoietic and lymphoid tissues. Lyon: IARC, 2008.

[19] Armitage JO, Weisenburger DD. New approach to classifying non-Hodgkin's lymphomas: clinical features of the major histologic subtypes. Non-Hodgkin's Lymphoma Classification Project. J Clin Oncol, 1998, 16:2780.

[20] Mori M, Kobayashi Y, Maeshima AM, et al. The indolent course and high incidence of t(14;18) in primary duodenal follicular lymphoma. Ann Oncol, 2010, 21:1500.

[21] Rohatiner A, d'Amore F, Coiffier B, et al. Report on a workshop convened to discuss the pathological and staging classifications of gastrointestinal tract lymphoma. Ann Oncol, 1994, 5:397.

[22] 萧树东，许国铭. 中华胃肠病学. 北京：人民卫生出版社，2008：532-545.

[23] Jantunen E, Juvonen E, Wiklund T, et al. High-dose therapy supported by autologous stem cell transplantation in patients with enteropathy-associated T-cell lymphoma. Leuk Lymphoma, 2003, 44: 2163.

[24] Marks G, Mohiudden M. The surgical management of the radiation-injured intestine. Surg Clin North Am, 1983, 63(1): 81-96.

[25] Emami B, Lyman J, Brown A, et al. Tolerance of normal tissue to therapeutic irradiation. Int J Radiat Oncol Biol Phys, 1991, 21(1): 109-122.

[26] Coia LR, Myerson RJ, Tepper JE. Late effects of radiation therapy on the gastrointestinal tract. Int J Radiat Oncol Biol Phys, 1995, 31(5): 1213-1236.

[27] Henriksson R, Bergstrom P, Franzen L, et al. Aspects on reducing gastrointestinal adverse effects associated with radiotherapy. Acta Oncol, 1999, 38(2): 159-164.

[28] Turina M, Mulhall AM, Mahid SS, et al. Frequency and surgical management of chronic complications related to pelvic radiation. Arch Surg, 2008, 143(1): 46-52.

[29] Boland E, Thompson J, Rochling F, et al. A 25-year experience with postresection short-bowel syndrome secondary to radiation therapy. Am J Surg, 2010, 200(6): 690-693.

[30] Hanson B, MacDonald R, Shaukat A. Endoscopic and medical therapy for chronic radiation proctopathy: a systematic review. Dis Colon Rectum, 2012, 55(10): 1081-1095.

[31] 王礼建，朱峰，钱家鸣. 嗜酸细胞性胃肠炎与高嗜酸粒细胞综合征. 中华消化杂志，2003，23: 455-457.

[32] 王礼建，乔秀丽，朱峰，等. 高嗜酸粒细胞综合征的临床特征. 中华内科杂志，2003，42：331-333.

[33] 段丽萍，吕愈敏，胡传松，等. 嗜酸细胞性胃肠炎的临床多样性. 中华消化杂志，2001，21(1)：32-34.

[34] Bischoff SC, Mayer J, Nguyen QT, et al.Immunnohistol ogica I assessment of intestinal eosinophil activation in patients with eosinophilic gastroenteritis and inflammatory bowel disease. Am J Gastroenterol , 1999, 94: 3521-3529.

[35] Desreumaux P, Bloget F, SeguyD, et al. IL-3 , GM-CSF and IL-5 in eosinophilic gastroenteritis. Gastroenterology , 1996, 110: 768-774.

[36] Fenoglio LM , Benedetti V , Rossi C , et al. Eosinophilic gastroenteritis with ascites: a case report and review of the literature. Dig Dis Sci, 2003, 48: 1013-1020.

[37] Kelly KJ. Eosinophilic gastroenteritis. Pediatr Gastroenterol Nutr , 2000 , 30 (Suppl): S28-S35.

[38] Koga M, Fujiwara M, Hotta N, et al.MBP deposition in eosinophilic gastro enteritis. Allergy, 2000, 55 (10): 985-986.

[39] Jimenez-Saenz M , Villar-Rodriguez JL , Torres Y, et al.Biliary tract disease: a rare manifestation of eosinophilic gastroenteritis. Dig Dis Sci , 2003, 48: 624-627.

[40] Liacouras CA , Markowitz JE. Eosinophilixesophagitis: a subsetof eosinophilic gastroenteritis. Curr Gastroenterol Reports , 1999, 1: 253-258.

[41] Mahajan L, Wyllie R, Petras R, et al. Idiopathic eosinophilic esophagitis with stricture formation in a patient with ong-standing eosinophilic gastroenteritis. Gastrointest Endosc , 1997, 46(6): 557-560.

[42] Maroy B.Nonmucosal eosinophilic gastroenteritis: sonographic appearance at presentation and during follow-up of response to prednisone therapy. J Clin Ultrasound, 1998, 26: 483-486.

[43] MasuoT, Hisao O, Shigeyuki K, et al. Eosinophilia associated with chronic pancreatitis: an analysis of 122 patients with definite chronic panreatitis. Am J Gastroenterol, 1992, 87: 455.

[44] Mendez-Sanchez N, Chavez-Tapia NC, Vazquez-Eizondo G , et al. Eosinophilic gastroenteritis: a review. Dig Dis Sci, 2007, 52: 2904-2911.

[45] Ngo P, Furuta G, Burks W. The pathobiology of eosinophilic gastroenteritis of childhood: isit really the eosinophil, allergic mediated, or something else? Curr Gastroenterol Rep, 2004, 6: 436-440.

[46] Perez-Millan A, Martin-Lorente JL, Lopez-Morante A, et al. Subserosal eosinophilic gastroenteritis treated efticaciously with sodium cromoglycate. Dig Dis Sci, 1997 , 42: 342-344.

[47] Redondo-Cerezo E, Cabello MJ, Gonzalez Y, et al. Eosinophilic gastro enteritis: our recent experience: one year experience of atypical onset of an uncommon disease. Scand J Gastroenterol , 2001, 36(12): 1358-1360.

[48] Rothenberg ME. Eosinophilia. N Engl J Med, 1998, 338: 1592-1600.

[49] Rothenberg ME. Eosinophilic gastrointestinal disorders (EGID). J Allergy Clin Immunol, 2004, 113: 11-29.

[50] Straumann A, Spichtin HP, Grize L, et al. Natural history of primary eosinophilic esophagitis: a follow-up of 30 adult patients for up to 11.5 years. Gastroenterology, 2003, 125: 1660-1669.

[51] Tefferl A. Blood Eosinophilia: a new paradigm in disease classification, diagnosis, and treatment. Mayo Clin Proc, 2005: 75-83.

[52] Weller PF, Bubley GO. The idiopathic hypereosinophilic syndrome. Blood, 1994, 83: 2759-2779.

[53] Waldmann TA, Steinfeld JL, Dutcher TF, et al. The role of the gastrointestinal system in idiopathic hypoproteinemia. Gastroenterology, 1961, 41: 197-207.

[54] Rajendran B, Duerksen DR. Retractile mesenteritis presenting as protein-losing gastroenteropathy. CanJ Gastroenterol, 2006, 20: 787-789.

[55] Yazici Y, Erkan D, Levine DM, et al. Protein-losing enteropathy in systemic lupus erythematosus: report of a severe, persistent case and review of pathophysiology. Lupus, 2002, 11: 119-123.

[56] Lima MSM, Bomfim VS, Zeinad A, et al.Association of protein-losing enteropathy caused by eosinophilic gastroenteritis with essential thrombocytosis: case report. Clinics, 2006, 61: 271-274.

[57] Powell AJ, Gauvreau K, Jenkins KJ, et al. Perioperative risk factors for development of protein-losing enteropathy following a Fontan procedure. Am J Cardiol, 2001 , 88: 1206-1209.

[58] Yagi K, Nakamura A, Sekine A, et al. Nonsteroidal anti-inflammatory drug- associated colitis with a histology of collagenous colitis. Endoscopy, 2001 , 33: 629-632.

[59] Samarkos M, Vaiopoulos G, Andreo- poulos A, et al. Association of proteinlosing enteropathy and cryoglobul- naemia. Scand J Gastroenterol, 2003, 38: 334-336.

[60] TakedaH, lshihama K, Fukul T, et al. Significance of rapid turnover proteins in protein-losing gastroenteropathy. Hepatogastroenterology, 2003, 50: 1963-1965.

[61] Florent C, L' Hirondel C, Desmazures C, et al. Intestinal clearance of alpha 1-antitrypsin. A sensitive method for the detection of protein-losing enteropathy. Gastroenterology, 1981 , 81: 777-780.

[62] Benner KG, Montanaro A. Protein-losing enteropathy in systemic lupus erythematosus. Diagnosisand monitoring immunosuppressive therapy by alpha- 1-antitrypsin clearance in stool. Dig Dis Sci, 1989, 34: 132-135.

[63] Hung JC, Gadient KR, Mahoney DW , et al. In-house preparation of technetium 99m-labeled human serum albumin for evaluation of protein-losing gastroenteropathy. J Am Pharm Assoc & Wash , 2002 , 42: 57-62.

[64] Chiu NT, Lee BF, Hwang SJ, et al. Protein-losing enteropathy: Diagnosiswith 99mTc-labeled human serum albumin scintigraphy. Radiology, 2001 , 219: 86-90.

[65] Sivaratnam DA, PitmanAG, Giles E, et al.The utility of Tc-99mdextran in the diagnosis and identification of melanoma metastases responsible for protein-losing enteropathy. Clin Nucl Med, 2002, 27: 243-245.

[66] Jeffries GH, Chapman A, Sleisenger MH. Low-fat diet n intestinal lymphan giectasia: its effect on albumin metabolism. N Engl J Med.1964, 270: 761- 764.

[67] Biselli M, Andreone P, Gramenzi A, et al. Acquired intestinal lymphangiectasia successfully treated with a low-fat and medium-chain triacylglycerol-enriched diet in a patient with liver transplantation. Eur J Gastroenterol Hepatol , 2006, 18: 561-564.

[68] Cohen SM, Petryk M, Varma M, et al. Non-Hodgkin's lymphoma of mucosa- associated lymphoid tissue. Oncologist, 2006, 11: 1100-1117.

[69] Ye H, Liu H, Raderer M , et al. High incidence of t(11; 18) (q21; 21) in helicobacter pylorinegative gastric MALT lymphoma. Blood, 2003, 101: 2547-2550.

[70] Wundisch T, Thiede C, Morgner A, et al. Long term follow-up of gastric MALT lymphoma after helicobacter pylori eradication. Clin Oncol, 2005, 23: 8018-8024.

[71] 林三仁. 实用临床消化病学. 北京：科学技术文献出版社，2007.

[72] 潘秀珍，蔡立勉.放射性肠炎.中国实用内科杂志,1995,15(7):396-397.

[73] 刘来时，史继学，冯培勤. 急性消化系统疾病病诊断治疗学. 北京：中国医学科技出版社，1996.

[74] 吴锡琛. 消化道内镜术. 南京：江苏科学技术出版社，1995.

[75] 李宁. 放射性肠炎. 中国实用外科杂志，2001，21（12）：712-714.

[76] Andreyev HJN. Gastrointestinal problems after pelvic radiotherapy: The past, the present and the future Clin Oncol, 2007, 19(10): 743-806.

[77] Andreyev HJN. Amin Z, Blake P, Gl systems developing after pelvicradio- therapy require gastroenterological review but is that happening in the UK? ClinOncol, 2003, 15(2): S12.

[78] Hackett C. Pelvic adiotherapu and Gl side effects: Hobson,choice? Gastrontest Nus, 2005, 3: 18-24.

[79] Perez CA. Grigsby PW, Lockett MA, et al. Radiation therapy morbidity in ca cinoma of the uterine cervix. Dosimeric and clinical correlation. Lnt J Radat Oncol BiolPhys, 1999, 44 (4): 747-969.

[80] Mitchell PA, Waggoner S, Rotmensch J, et al. Cervical cancer in the elderly treated with radiation theraspy. Gynecol Oncol, 1998, 71: 291-298.

[81] Kasibhatla M, Clough RW, Montana GS, et al. Redictors of severe gastrointestinal toxicity after extemal beam radiotherapy and interstitial brachy- therapy for advanced or tecrttent gynecologic malignancies. Lnt J Radiat Oncol Biol Phys, 2006, 65(2): 317-636.

[82] Willett CG, Ooi CJ, Zlerman AL, et al. Acute and late toxicity of patients withinflammatory bowel disease undergoing irradiation for abdominal and pelvicneoplasms Int Jradiat OncolBiol Phys, 2000, 46: 995-998.

[83] Mundt AJ, Lujan AE, Rotmensch J, et al. Intensitymodulated whole pelvic radiotherapy in women with gynecologic malignancies. Lnt J Radiat Oncol Biol Phys,2002, 52(5): 1330-1337.

[84] Robert MA, Travers JM, AlbertMS, et al. DVH analysis of image-based brachytherapy in cervical cancer. Point A versus GTV prescription. Brachytherapy,2005, 4 (2):31.

[85] Khosroshahi A, Wallace ZS, Crowe JL, et al. International consensus guidance statement on the management and treatment of IgG4-related disease. Arthritis Rheumatol, 2015,67:1688-1699.

第6章 食管疾病

第1节 食管的解剖和功能 ★★★△△△

食管是连接咽喉至胃部之间的肌性管道，长25～30 cm，其功能是输送食物。解剖上一般将其分为上、中、下3段。

食管不是直上直下的，而是从上向下、自后向前、并稍向前斜倾。食管也并非上下一样粗，而是有3个狭窄处：第一个狭窄是食管的起始部，距门齿15 cm；第二狭窄在与气管交叉处；第三狭窄位于食管与膈肌交界处——即膈肌食管裂口处。这三处狭窄是异物最容易滞留和卡住的地方，第二、第三狭窄处也是肿瘤好发部位。

食管没有分泌和消化的功能，它主要的功能是通过蠕动把食团输送到胃里。在正常情况下，食物从咽部到达胃的贲门所需时间是：液体约4 s，固体食物6～9 s。

食管是输送饮食的管道。通过食管壁的平滑肌有节律地收缩，将食团从食管上部向胃部推进。在食管蠕动过程中，食管下端的括约肌松弛，使食团得以进入胃，随之，该括约肌关闭以防胃内容物反流至食管。食管除运送食物外，在其下段，即距胃贲门4～6 cm长的食管，还有防止胃内食物反流到食管的作用。这是因为，这一段食管内的压力一般比胃内压力高，起到了天然"阀门"的作用。当某些原因使抵抗反流的功能下降或消失时，胃内的胃酸就很容易反流到食管，重者可引起食管炎症、食管糜烂甚至食管溃疡。

食管由黏膜、黏膜下层、肌层和外膜构成。食管无浆膜层，是术后易发生吻合口瘘的因素之一。食管的血液供应来自不同的动脉，尽管这些动脉间有交通支，但不丰富，特别是主动脉弓以上的部位血液供应尤差，故食管手术后愈合能力较差。

（李　鹏　张澍田）

第2节 胃食管反流病

胃食管反流病（gastroesophageal reflux disease，GERD）是胃内容物反流入食管引起的症状和（或）并发症，常见的典型症状包括胃灼热和反流，亦可引起包括耳、鼻、喉等的相关症状，称为食管外症状。尽管GERD的患病率在西方人群中较高，但近年来中国人群的患病率逐渐增高。GERD根据内镜下的表现，GERD可分为Barrett食管（BE）、糜烂性食管炎（EE）和非糜烂性反流病（NERD）3个类型。有学者认为这三者是GERD的不同发展阶段，其严重程度从NERD→EE→BE发展。但也有学者认为这三者为独立的类型，彼此不存在相互转化。

【流行病学】

GERD为一种多发病，欧美国家患病率较高，占社区人口的10%～20%，亚洲国家GERD患病率约为5%。我国学者对北京和上海城乡5000例问卷调查显示，伴有反流性症状者分别为10.19%和7.76%，推测GERD的患病率为5.77%。在广东省社区人群中调查发现，社区人群中GERD的患病率为2.3%，而每周至少有1次胃灼热和(或)反酸症状者占6.2%。患者发病随年龄增长而增加，40～60岁为高峰发病年龄，男、女发病率无差异，但反流性食管炎患者中，男性多于女性。从目前看，无论西方还是亚洲，本病的发病率呈上升趋势，GERD的危险因素包括吸烟、肥胖、年龄、饮酒、非甾体抗炎药、阿司匹林、抗胆碱能药物、社会因素、心身疾病、遗传因素等。

【病因及发病机制】★△

GERD是由多种因素造成的消化道动力障碍性疾病。主要发病机制是抗反流防御机制减弱和反流物对食管黏膜攻击作用的结果。

（一）抗反流屏障

抗反流屏障指食管和胃交接的解剖结构，包括食管下括约肌（lower esophageal sphincter，LES）、膈肌脚、膈食管韧带、食管与胃底间的锐角（His 角）等，其中最主要的是 LES 的功能状态。抗反流屏障的损伤是 GERD 病理生理学最重要的方面。食管裂孔疝的大小、食管下端括约肌（LES）压力、食管酸暴露，以及反流发作持续＞5 min 的次数均与食管炎的严重程度显著相关。与有持续膈压力峰和 LES 压力峰组相比，表现为平缓食管裂孔疝压力峰值的患者更易发生反流性疾病。

1. LES 压力低下 LES 压力降低是引起胃食管反流的主要原因。在生理情况下，正常人静息状态下的 LES 保持张力性收缩（高于胃内压，是 10～30 mmHg），当有吞咽动作时，LES 反射性松弛，压力下降，通过正常的食管蠕动推动食物进入胃内，然后又恢复到正常水平，并出现一个反应性的压力增高以防止食物反流；当胃内压和腹内压升高时，LES 会发生反应性主动收缩使其压力超过增高的胃内压，起到抗反流作用。如 LES 压力降低（＜6 mmHg），就会造成胃内容物自由反流至食管。GERD 患者 LES 压力降低的因素有食物（高脂肪、巧克力、咖啡等）、药物（钙离子拮抗药、地西泮、茶碱等）、某些激素（胆囊收缩素、促胰液素、胰高血糖素、血管活性肠肽等）。如因某种因素使这种正常的功能发生紊乱时即可引起胃内容物反流入食管。

2. LES 周围组织作用减弱 如缺少腹腔段食管，致使腹内压增高时不能传导腹内压至 LES 使之收缩达到抗反流的作用；小婴儿食管角（由食管和胃贲门形成的夹角、His 角）较大（正常为 30°～50°）；横膈脚钳夹作用减弱；膈食管韧带和食管下端黏膜解剖结构发生器质性或功能性病变时等，均可破坏其正常的抗反流功能。最常见的异常为食管裂孔疝，它是指部分胃经过膈肌的食管裂孔进入胸腔，相当多的食管裂孔疝患者有 GERD。裂孔疝并不总是伴有 GERD，反之亦然。

3. 一过性食管下括约肌松弛（transient lower esophageal sphincter relaxation，TLESR） TLESR 是与吞咽无关的 LES 松弛，这类 GERD 患者 LES 无解剖学异常。过去的研究认为 GERD 患者较正常人有更多的短暂 LES 松弛。但更多的近期研究发现 GERD 患者短暂 LES 松弛次数并没有增加，但短暂 LES 松弛与 GERD 患者的酸反流和志愿者的非酸反流或气反流更为相关。而且，在胃食管交界处有或无肠上皮化生的患者总短暂 LES 松弛频率是相似的，肠上皮化生的患者与酸反流有关的短暂 LES 松弛百分率较高。另一方面，有非典型 GERD 症状的患者由于存在其他有别于短暂 LES 松弛的机制，常有反流至更为近端食管的反流发作。

（二）食管廓清能力降低

正常情况下，食管廓清能力是依靠食管的推动性蠕动、唾液的中和作用、食团的重力和食管黏膜下分泌的碳酸氢盐等多种因素发挥其对反流物的清除作用以缩短反流物和食管黏膜的接触时间。其中推进性蠕动最为重要，当食管蠕动振幅减少或消失、或出现病理性蠕动时，食管通过蠕动清除反流物的能力下降，同时也延长了反流的有害物质在食管内的停留时间，增加了对黏膜的损伤；当蠕动强度降低 30 mmHg 以下时反流物无法被排空。食管裂孔疝患者因 LES 位于膈上，膈肌松弛时发生反流，而收缩时反流物又不易排空，不可复性裂孔疝尤为明显。

（三）食管黏膜的屏障功能破坏

食管黏膜防御屏障包括①上皮前因素：黏液层、黏膜表面的 HCO_3^- 浓度；②上皮因素：上皮细胞间连接结构和上皮运输、细胞内缓冲系统、细胞代谢功能等；③上皮后因素：组织的基础酸状态和血液供应情况。任何导致食管黏膜屏障作用下降的因素（长期吸烟、饮酒及抑郁等），将使食管黏膜不能抵御反流物的损伤；当黏膜防御屏障受损时，即使正常反流也可导致 GERD。因此，食管黏膜屏障作用下降在反流性食管炎发病中起着重要作用。反流物中的某些物质（主要是胃酸、胃蛋白酶，次为十二指肠反流入胃的胆盐和胰酶）使食管黏膜的屏障功能受损，黏膜抵抗力减弱，引起食管黏膜炎症。

（四）反流物对食管黏膜攻击作用

在食管抗反流防御机制下降的基础上，反流物刺激和损害食管黏膜，其受损程度与反流物的质和量有关，也与反流物与黏膜接触的时间、部位有关。胃酸与胃蛋白酶是反流物中损害食管黏膜的主要成分。典型的 GERD 症状更多地与胃酸反流有关。健康人和 GERD 患者反流发作总数相似。但是，GERD 患者胃酸反流发作次数较多，而健康人非胃酸反流较多。近年对胃食管反流病监测证明存在胆汁反流，其中的非结合胆盐和胰酶成为主要的攻击因子，损害食管黏膜。十二指肠胃食管反流在 GERD 的发病中不仅起协同作用，而且可能起着独立和重要的作用，尤其是在 Barrett 食管中。

（五）胃、十二指肠功能失常

胃排空功能低下使胃内容物和压力增加，当胃内压增高超过 LES 压力时可诱发 LES 开放；胃容量增加又导致胃扩张，致使贲门食管段收缩，使抗反流屏障功能降低。缓慢的近端（而非全胃）排空与反流发病次数增加和餐后酸暴露之间显著相关。十二指肠病变时，十二指肠胃反流可增加胃容量，贲门括约肌关闭不全导致十二指肠胃反流。

（六）食管感觉异常

研究发现 GERD 患者有食管感觉过敏，特别是 NERD 患者食管对球囊扩张感知阈和痛阈降低、酸敏感增加，抗酸治疗后食管对酸的敏感性恢复。新发布的罗马标准中将既往属于 NERD 分类中存在生理性反流，但反流相关程度阳性的患者重新定义为反流高敏感。

（七）其他因素

婴儿、妊娠、肥胖者易发生胃食管反流，硬皮病、糖尿病、腹水、高胃酸分泌状态也常有胃食管反流。对只有胃灼热症状患者的问卷调查表明，60% 的患者认为应激是致病的主要因素，因此推测心理因素在本病中起着一定的作用。对胃食管反流病的患者进行放松训练，不但反酸的症状明显减少，而且食管酸暴露的时间也缩短；而患者的焦虑、抑郁、强迫症等发病率，与健康对照组比较显著升高。目前推测本病和心理因素之间的关系可能存在两种机制，即内源性心身因素的影响，心理因素导致胃肠道的敏感性增加，食管内感觉神经末梢对酸的敏感性增加；以及免疫和内分泌系统异常激活的机制。

【病理生理】

GERD 的组织学异常包括一系列提示上皮损害和修复的特征。这些改变进行过广泛的研究，虽然不具有特异性，但足以表现出 GERD 的特征。上皮增生表现为基底层增厚超过整个上皮厚度的 15%（增生超过 3 层）和固有膜乳头状隆起延长大于上皮厚度的 2/3。这些改变提示上皮增生和更新加快。这种改变可见于正常个体食管远端 2～3 cm，可以是健康人所患的短暂反流的表现。上皮损害的另一个指征是气球状细胞，即肿胀的胞质浅染的圆形鳞状细胞的存在。GERD 黏膜固有膜的反应包括毛细血管的明显扩张和充血，在浅表乳头处形成血管湖或出血。上皮内嗜酸性粒细胞是 GERD 的另一个指征，但仅见于 30%～50% 的 GERD 患者。上皮内淋巴细胞是食管黏膜的一个正常指征，但作为 GERD 炎症反应的一个部分，淋巴细胞数量可能增加，有时显著增加。通常，正常标本每高倍视野约少于 10 个淋巴细胞，而 GERD 可以超过 20 个。中性粒细胞浸润是一个不敏感的诊断指标，仅见于 15%～30% 的病例。黏膜糜烂和溃疡是食管黏膜有破损的表现。

研究表明，NERD 虽然在内镜下食管黏膜未见损伤，但可能存在超微结构方面的变化。食管细胞间隙扩大很可能是食管内酸、胆汁、胃蛋白酶损伤，造成细胞的钠泵功能障碍，通透性降低，水钠潴留所导致。细胞间隙增宽（DIS）是反流病发生的形态学上的早期表现。具有反流症状的患者较无反流症状的正常人，其鳞状细胞间隙扩大 2～3 倍，并且差异极其显著。这种改变在 NERD 患者中也有表现，但其程度与 RE 无差异。经 PPI 治疗 3 个月后 DIS 可以明显减小，它与反流症状的改善相关。PPI 治疗延长到 6 个月，患者症状完全缓解，DIS 可恢复正常。这表明食管黏膜在酸和胃蛋白酶暴露下，黏膜屏障受到损害，细胞间隙扩大，H^+可以渗透到上皮内及上皮下，从而刺激黏膜感觉神经末梢，产生症状。而且这一改变在黏膜产生破损前已经出现。随着酸刺激的减少和控制，这种改变逐渐减轻，症状消失，细胞间隙恢复正常。

【临床表现】★★△△

胃食管反流病的临床表现多样，包括食管症状及食管外症状。

（一）食管症状

胃灼热和反酸是 GERD 最常见的典型症状，胃灼热是指胸骨后烧灼感，可从胸骨下段向上延伸。此外，胸痛、反食等也是 GERD 的常见症状。部分患者反流症状不典型，可表现为上腹痛、上腹烧灼感、反食、反胃、嗳气、吞咽困难等。

（二）食管外症状

如咽喉不适、咽部异物感、咳嗽、哮喘和龋齿等。少部分患者以咳嗽与哮喘为首发或主要表现，反流引起的哮喘无季节性，常有阵发性、夜间咳嗽与气喘的特点。个别患者可发生吸入性肺炎，甚至出现肺间质纤维化。这是由于反流物吸入气道，刺激支气管黏膜引起炎症和痉挛所致。反流物刺激咽喉部可引起咽喉炎、声嘶。反流物侵蚀牙齿可引起龋齿。反流还可能导致鼻窦炎和反复发作的中耳炎，并引起相关症状。

（三）并发症

GERD 可导致许多严重的并发症，胃肠道的并发症主要包括溃疡、出血、狭窄、Barrett 食管及食管腺癌（EAC）。

1. 上消化道出血 反流性食管炎患者，因食管黏膜炎症、糜烂及溃疡可以导致上消化道出血，临床表现可有呕血和黑粪以及不同程度的缺铁性贫血。

2. 食管狭窄 食管炎反复发作致使纤维组织增生，最终导致瘢痕狭窄，这是严重食管炎表现。

3. Barrett 食管 在食管黏膜的修复过程中，食管贲门交界处的齿状线以上的食管鳞状上皮被特殊的柱状上皮取代，称为 Barrett 食管。Barrett 食管尤其伴有特殊肠上皮化生者是食管腺癌的主要癌前病变。

【辅助检查】★△

（一）钡剂检查

食管吞钡检查能发现部分食管病变，如食管溃疡或狭窄，但亦可能会遗漏一些浅表溃疡或糜烂。气钡双重造影对反流性食管炎的诊断特异性很高，但敏感性较差，但因其方法简单易行，设备及技术要求均不高，很多基层医院仍在广泛开展。钡剂检查还可以排除食管恶性疾病。

（二）内镜检查

内镜可对食管黏膜进行直视检查，是判断酸产生的食管黏膜损伤及其并发症的有效方法，并可评估疗效及预后。因此，内镜加活检是评判反流形成食管损伤类型及程度的“金标准”。反流性食管炎内镜下表现为非特异性的，如弥漫性黏膜红斑、水肿、脆性增加、糜烂、溃疡、狭窄及 Barrett 上皮。GERD 患者的内镜下表现可分为内镜阴性 GERD（非糜烂性 GERD）及内镜阳性 GERD（糜烂性 GERD）两大类。反流性食管炎内镜分型采用洛杉矶标准。A 级：食管可见一个或一个以上黏膜破损，长度<5 mm（局限于一个黏膜皱襞内）；B 级：食管可见一个或一个以上黏膜破损，长度>5 mm（局限于一个黏膜皱襞内），且病变没有融合；C 级：食管黏膜破损病变有融合，但是小于食管管周的 75%；D 级：食管黏膜破损病变有融合，且大于食管管周的 75%。

（三）功能检查

1. 食管 24 h pH 监测及 pH 阻抗监测 食管 24 h pH 监测可为反流提供客观证据，可用于监测食管是否存在酸反流、酸反流的程度（频率及时间）及反流症状与酸反流之间的关系。食管 24 h pH 阻抗监测不仅可以检测酸反流，还可检测非酸反流；此外，还可鉴别反流的内容物，如液体反流、气体反流或混合反流等。进行 24 h 反流监测时，还可分析患者的症状与客观反流之间的关系，应用症状指数（SI）、症状敏感指数（SSI）和症状相关概率（SAP）等参数。此外，在治疗无效的患者中行客观反流监测，还有利于寻找患者治疗失败的原因。24 h 反流监测根据其导管放置位置的不同，尚可用来进行咽喉反流的检测。

2. 食管无线 pH 监测 食管无线 pH 监测的功能与食管 pH 监测类似，但其无须将监测导管从鼻腔插入食管，只需在内镜下将无线胶囊固定在食管下段，且其监测时间可延长至 96 h，可避免监测过程中可能出现的日间变异等对结果的影响。

3. 食管胆汁动态监测 监测食管内胆汁含量可得到十二指肠胃食管反流（DGER）的频率和量。现有的 24 h 胆汁监测仪可得到胆汁反流次数、长时间反流次数、最长反流时间和吸收值≥0.14 的总时间及其百分比，从而对胃食管反流病做出正确的评价。

4. 食管测压 食管测压对 GERD 并无诊断意义，但可用于下食管括约肌（LES）定位。此外，GERD 患者手术前需进行食管测压排除食管动力障碍性疾病引起的反流症状如贲门失迟缓等，术后进行食管测压则对患者的疗效和预后有指导意义。

5. 核素胃食管反流测定 放射性核素显像能对反流发作次数定量并计算 LES 以上放射性的百分比。利用特殊示踪剂还可用来观察胆汁反流；如乙氨基乙酊乙酸（IDA）示踪扫描可发现十二指肠内容物的反流。目前双核实法已成为测定胃排空的最佳方法，对疑有胃排空障碍者，用该法明确其部分反流机制，指导治疗。但因反流症状常间歇发作，短时间的扫描难以了解全面的反流情况，从而限制了胃食管闪烁扫描检查的价值。

6. 激发试验 最常用的食管激发试验为 Bernstein 试验（酸灌注试验），对于确定食管反流与非典型胸痛之间的关系具有一定价值。但是，检查阴性不能排除反流的存在，亦不能区别不同程度的反流。由于其观察时间较短，故敏感性较低；且该检查操作难度大，目前仅用于科研。

7. 质子泵抑制药（PPI）试验 在缺乏诊断

GERD 的客观检查手段时，临床常采用 PPI 试验确定患者是否存在 GERD。一般采用大剂量、短疗程，其敏感性可达到 70% 以上，特异性在 50% 左右，是临床尤其是初级医疗机构常采用的方法。

8. 唾液蛋白酶检测 胃蛋白酶是由胃主细胞分泌的胃蛋白酶原转变而来，其在食管或更近端部位如咽喉、气道的出现提示胃食管反流的存在。Sifrim 等通过检测 100 例无症状志愿者及 111 例以胃灼热为主诉的患者的唾液蛋白酶，建立唾液蛋白酶在志愿者中的正常值，并且借助 MII-pH 监测，发现 GERD 和食管高敏感患者的唾液蛋白酶的浓度明显高于功能性胃灼热患者，其阳性结果诊断 GERD 和食管高敏感的敏感性和特异性分别为 78.6% 和 64.9%。该方法简便、快捷、无创，是 GERD 诊断中的一项非常有前景的方法。

9. 食管黏膜阻抗 食管黏膜阻抗值是一个反映长期慢性反流的客观指标，其检测方法具有微创、廉价、方便的优势。Fehmi Ates 等纳入食管炎、NERD 等患者，检测他们的食管不同部位黏膜阻抗值，发现 GERD 患者的食管黏膜阻抗值明显低于非 GERD 患者，食管黏膜阻抗值随着检测部位的升高而增加，且食管黏膜阻抗值对于诊断食管炎具有较高的特异性及阳性预测价值。

10. 咽喉反流检测技术——Restech 传统咽喉反流监测技术具有局限性，比如导管 pH 电极定位不准确、咽喉酸反流 pH 尚未有统一标准等。为了克服传统咽喉反流检测的局限性，DeMeester TR 团队研发了一项新型咽喉反流检测技术——Restech，它是一个含微型 pH 电极及参考电极的直径为 1 mm 的水滴状 pH 检测仪，定位于腭垂下 5～10 mm 处可同时检测液状及气雾状成分反流物。

【诊断及鉴别诊断】★★△△

GERD 为症状性诊断，临床上具有典型的反流症状就可拟诊 GERD。但亚洲地区尤其是我国上消化道肿瘤的发生率高，提倡早期进行内镜检查排除相关肿瘤。缺乏 GERD 客观检查手段的机构可采用 PPI 试验明确诊断。食管外症状患者往往诊断存在一定困难，若合并典型反流症状，其诊断 GERD 的可能性大。

虽然胃食管反流病的症状有其特点，临床上仍应与其他病因的食管炎、消化性溃疡、各种原因的消化不良、胆道疾病以及食管动力疾病等相鉴别。胸痛为主时，应与心源性胸痛、非心源性胸痛的各种病因进行鉴别，如怀疑心绞痛，应做心电图和运动试验，在除外心源性胸痛后，再行有关食管性胸痛的检查。两种疾病的鉴别要点是：食管炎性胸痛表现为胸骨后或胸骨下烧灼痛、刺痛，也可以为钝痛；其发作与进食、体力劳动、体位如卧位和弯腰等有关，进食牛乳、饮水、制酸药可缓解。而心绞痛多在夜间发病，劳累后加重，进食后不能缓解，体位对病情影响小，服用扩血管药物，如硝酸异山梨醇、硝酸甘油等明显有效。对有吞咽困难者，应与食管癌和食管贲门失迟缓症相鉴别。对有吞咽疼痛，同时内镜显示有食管炎的患者，应与感染性食管炎（如真菌性食管炎）、药物性食管炎等鉴别。

【治疗】★★★△△△

GERD 的治疗主要针对其发病机制，包括减少胃酸分泌的质子泵抑制药（pump proton inhibitor，PPI）、促胃肠动力药物及抗反流手术等。GERD 的治疗分为以下几大部分：一般治疗包括生活方式的改变、药物治疗、内镜下治疗及手术治疗等。

（一）改变生活方式

一些日常生活习惯可能是引起 GERD 症状的诱发因素，如咖啡、乙醇、碳酸饮料，吸烟及睡眠体位等。GERD 患者应注意避免诱发症状发作的不良生活方式。

1. 避免摄入可引起下食管括约肌松弛而造成反流的食物，如咖啡、乙醇、巧克力、高脂食物等。

2. 避免服用酸性食物，如柑橘、碳酸饮料、酸辣食物，这些食物可通过直接刺激食管黏膜而加重胃灼热症状。

3. 控制体重，养成良好的生活习惯，如戒烟、睡眠时抬高床头和避免餐后 2～3 h 睡卧等，这些措施有助于减少反流、加强食管酸清除，从而减少食管酸暴露。

（二）药物治疗

1. 抑酸药物 抑制胃酸分泌的抑酸药是 GERD 治疗史上的里程碑，其中质子泵抑制药（proton pump inhibitors，PPIs）的疗效最为显著。PPI 通过与 H^+/K^+-ATP 酶共价结合而阻断胃酸分泌的最后共同途径。H_2 受体阻滞药（histamine-2 receptor antagonists，H_2RA）竞争性地阻断组胺刺激引起的胃酸分泌，血浆半衰期短，抑酸强度不如 PPIs。抗酸药仅起到中和胃酸或酸性食物的作用，对胃酸分泌无影响。

PPI 是 GERD 治疗的首选药物。多个荟萃分析显示，在食管炎愈合率、愈合速度和反流症状缓解率方面，PPI 均优于 H_2 受体拮抗药，是治疗 GERD 的首选药物。对于标准剂量PPI治疗未完全缓解的患者，两项随机对照研究发现换用另一种PPI或将原有PPI剂量加倍均可改善症状。在使用双倍剂量PPI时，应分两次分别在早餐前和晚餐前服用。研究显示这种给药方式比早餐前1次服用双倍剂量PPI能更好地控制胃内pH。因此，单剂量PPI治疗无效可改用双倍剂量，一种PPI无效可尝试换用另一种PPI。另外，为了达到更理想的症状控制和食管炎愈合状态，PPI治疗的疗程至少应为8周。发表于2006年的一篇荟萃分析比较埃索美拉唑与奥美拉唑、泮托拉唑、兰索拉唑治疗反流性食管炎的效果，研究显示，无论使用哪一种PPI，治疗8周的食管炎愈合率（77.5%～94.1%）均高于治疗4周（47.5%～81.7%）。

对GERD非典型症状或食管外症状的抑酸治疗仍存在争议。支持PPI用于这些症状治疗的研究大多数为小样本非对照研究。以慢性咳嗽为例，近期一个荟萃分析纳入9个对比PPI与安慰剂治疗慢性咳嗽的研究，结果显示尽管患者的咳嗽评分在PPI治疗2～3个月后有所下降，但两者间治疗慢性咳嗽的缓解率无明显统计学意义（OR=0.46，95%CI为0.19～1.15）。

GERD往往需要维持治疗。研究显示，NERD及轻度食管炎（LA-A和LA-B级）患者可采用按需治疗或间歇治疗。按需治疗指患者根据自身症状出现的情况自行服用药物，以症状的满意控制为目的。间歇治疗指当患者症状出现时给予规律服药一段时间，通常为2周，以达到症状的缓解。PPI为首选药物，抗酸药也是可选药物。对于停用PPI后症状持续存在的GERD患者，以及重度食管炎（LA-C和LA-D级）和Barrett食管患者需要PPI长期维持治疗。最近日本的前瞻性随机研究比较PPI长期维持治疗与按需治疗在EE中的疗效，发现维持治疗EE患者，8周症状缓解率为76.3%，明显高于按需治疗的51.3%，24周的黏膜愈合率为85.0%，明显高于按需治疗的44.4%。

长期使用PPI可产生潜在不良反应。关于其不良反应，我国2014年胃食管反流病专家共识及2013年美国胃肠病学院的指南均做了详细的阐述。PPI的潜在不良事件包括头痛、腹泻和消化不良等，发生率<2%。虽无临床资料支持，但出现这些不良事件时，可尝试更换另一种PPI。已知有骨质疏松的患者仍可应用PPI。对髋骨骨折和骨质疏松的担忧应不影响长期使用PPI的决定，除非有其他髋骨骨折的危险因素。PPI治疗是难辨梭状芽孢杆菌感染的危险因素，在易感患者中应用需谨慎。胃酸有杀灭或抑制细菌的作用，长期应用PPI通过提高胃内pH值，可能促进肠道菌群增生，从而增加难辨梭状芽孢杆菌感染的概率。有研究提示短期应用PPI者，社区获得性肺炎的风险增加。但未发现长期应用PPI者社区获得性肺炎的风险增加的证据。因此，如果需要长期使用PPI治疗，不必考虑社区获得性肺炎风险增加这个因素。在同时应用氯吡格雷的患者中，不需要改变PPI治疗，因不增加心血管不良事件的风险。早期PPI与抗血小板药物联用对心血管事件发生率的影响有争议，西方国家早期研究认为两者合用会增加心血管事件的发生率，近期前瞻性对比研究认为两药合用对心血管事件发生率的影响无显著性差异，我国尚无高质量的大宗随机对照研究。

H_2受体拮抗药治疗GERD的疗效显著不如PPI，目前仅推荐用于下列情况：①NERD患者症状缓解后的维持治疗；②PPI治疗期间存在夜间反流客观证据者。夜间酸突破的定义是PPI每日2次饭前服用，夜间（22：00—06：00）胃内pH<4.0的连续时间>60 min。超过75%双倍剂量PPI治疗患者存在夜间酸突破，临睡前加用H_2受体拮抗药可减少其夜间酸突破，改善症状。一项回顾性非对照临床试验提示双倍剂量PPI睡前加用H_2受体拮抗药后，72%患者症状改善。有研究提示长期使用H_2受体拮抗药易发生耐药，建议间歇性使用或按需睡前加用。

抗酸药起效快，作用时间短，常用于NERD及轻度食管炎缓解症状的按需治疗。有研究比较埃索美拉唑与铝碳酸镁按需维持治疗NERD的疗效，结果显示铝碳酸镁与埃索美拉唑疗效相似，提示抗酸药在NERD及轻度食管炎症状的控制有一定的作用。

2. 抗反流药物 研究表明一过性下食管括约肌松弛（TLESRs）是GERD患者发生反流的主要机制。GERD患者中往往可见食管胃交界（EGJ）的顺应性提高，LES一过性松弛增加，从而使近端反流更易发生。因此，使用药物抑制TLESRs是一个具有前景的GERD治疗方法。

巴氯芬（baclofen）是一种$GABA_B$激动药，可在中枢和外周抑制控制TLESRs的迷走神经通路。不仅可以减少TLESRs和反流事件，还可以降低餐后酸性和非酸性反流时间、夜间反流和嗳气。目前仍没有关于GERD患者长期使用巴氯芬的疗效及安全性的临床研究。由于巴氯芬可通过血脑屏障，产生困倦、头晕、嗜睡、恶心、呕吐等神经系统不良反应（目前国际、国内药监部门没有批准该药在GERD使用的适应证）。

3. 促动力药 GERD患者的胃食管反流量增

多、食管酸清除时间延长，可能与食管蠕动功能减弱或食管裂孔疝等因素引起的下食管括约肌功能障碍有关。通过缩短反流物与食管黏膜的接触时间可能可以减少症状的发生。除了避免饱餐后平卧、睡眠时抬高床头等改变生活方式外，促胃肠动力药理论上可以增强食管蠕动而加强食管酸清除作用。在 PPI 治疗基础上加用促动力药可以加强胃排空，减少 TLESRs 的发生从而减少食管酸暴露。研究显示，甲氧氯普胺可提高下食管括约肌静息压力，加强食管蠕动和改善胃排空，因此可以用于伴有胃排空延迟的 GERD 患者中。但目前仍无高质量证据支持甲氧氯普胺单独或联合用药治疗 GERD 的有效性。

甲氧氯普胺的中枢神经系统不良反应表现为困倦、躁动、易激动、抑郁、肌张力障碍和迟发性不自主运动等，虽然发生率<1%，但由于疗效不确切，用于 GERD 治疗时可能弊大于利，目前不建议其用于 GERD 治疗。

多潘立酮是外周多巴胺受体激动药，可促进胃排空，但未有明确证据证实其在治疗 GERD 的疗效。近期有报道多潘立酮有使心脏 QT 间期延长的不良反应，女性长期使用有泌乳的不良反应，使用时应加以注意。

目前临床使用的促动力药还有莫沙必利及伊托必利。前者为选择性 5- 羟色胺 4 受体激动药，能促进乙酰胆碱的释放，刺激胃肠道而发挥促动力作用，从而改善功能性消化不良患者的胃肠道症状。后者具有多巴胺 D_2 受体阻滞和乙酰胆碱酯酶抑制的双重作用，通过刺激内源性乙酰胆碱释放并抑制其水解而增强胃与十二指肠运动，促进胃排空。目前国内一些小样本的研究提示这两种促动力药有利于增强质子泵抑制药对 GERD 的症状缓解作用，但缺乏高质量的对照研究证实其疗效。

4. 黏膜保护药 通过降低食管黏膜对腔内物质的通透性可减少胃反流物对食管黏膜的毒性作用。瑞巴匹特可以提高胃黏膜上皮屏障作用，可能对食管黏膜起一定的保护作用。有研究显示联合使用瑞巴匹特和兰索拉唑 15 mg 比单用兰索拉唑 15 mg 能更好地使 LA-A 级和 B 级 EE 患者维持症状的长期缓解。铝碳酸镁具有黏膜保护和中和胃酸的作用，在 GERD 患者中可快速改善其症状，但其作用时间短，且无胃酸分泌的抑制作用，仅用于轻度反流病患者。

5. 低剂量抗抑郁药 一些 GERD，尤其是 NERD 患者存在对食管刺激的高敏感性。食管球囊扩张试验或食管酸灌注试验（Bernstein test）已经证实部分 GERD 患者存在食管高敏感现象。相对于正常志愿者，食管高敏感患者对刺激的感受阈值减低，对疼痛的感知阈值也降低。相对于症状与酸反流事件密切相关者，症状与酸反流事件不相关的患者更容易发生焦虑症和癔症。人群调查也显示焦虑症和抑郁症均可提高反流症状的发生率。由此可见 PPI 治疗效果欠佳者有可能合并精神心理障碍。Nojkov 等学者的研究也证实 PPI 疗效欠佳者同时合并抑郁症的可能性大。

GERD 患者常诉生活不良事件会诱发或加重其胃灼热症状。精神心理应激与食管对刺激的感知提高密切相关，可能是通过周围神经系统和中枢神经系统的机制加重食管痛觉高敏感性。最近一个研究显示机体处于焦虑状态后，酸诱导的食管高敏感性会增加。因此，精神心理应激可导致食管高敏感状态，这种改变可能通过中枢神经系统介导或同时受到应激所致的食管黏膜完整性受损的影响。

抗抑郁药物可从中枢神经系统和（或）感觉传入神经调控食管敏感性，可能对这些患者有效。既往研究显示低剂量三环类抗抑郁药物对 PPI 治疗反应差的胸痛患者治疗有效。曲唑酮，一种 5- 羟色胺再摄取抑制药（selective serotonin reuptake inhibitors，SSRIs），与安慰剂比较能更有效治疗与食管收缩异常相关的食管症状，如胸痛、吞咽困难、胃灼热和（或）反流等。西酞普兰为选择性的 SSRIs，可明显提高正常志愿者的食管球囊扩张的感知阈值和痛觉阈值，还可以延长食管酸暴露引起胃灼热不适所需的时间。一个随机对照试验显示西酞普兰 20 mg（每天 1 次）使用 6 个月后食管酸敏感患者的难治性反流症状得到明显改善。综上所述，抗抑郁药可能能有效地缓解具有食管高敏感 GERD 患者的食管不适和胃灼热症状。

6. 复方海藻酸钠 胃内酸袋（gastric acid pocket，GAP）是指食管下括约肌下方胃食管连接部一段很短的特殊区域，GAP 的存在被视为导致 GERD 发生的机制之一。GAP 常出现于餐后 15 min，持续至餐后约 90 min，平均 pH 为 1.6，明显低于餐后胃内缓冲区平均 pH。GAP 的形成因素与胃液逃逸食物缓冲作用、食管裂孔疝以及所进食的食物种类有关。健康人中也可存在 GAP，但 GERD 患者的 GAP 更长。除 PPIs 外，还可以使用海藻酸盐、胃底折叠术等针对酸袋进行 GERD 治疗。海藻酸可在近端胃内形成物理屏障，可有效减少远端食管的餐后酸暴露时间，提高反流物的 pH。小样本的临床研究提示，尽管该药不能减少反流事件数量，但能置换或中和餐后酸袋。

（三）针灸治疗

中国传统医药对 GERD 亦有治疗作用，如针灸治疗。有研究以30例单剂量PPI治疗无效的GERD患者为研究对象，显示加用针灸治疗比PPI加量至双倍剂量能更有效地控制酸反流和胃灼热。目前尚缺乏大样本对照研究证实针灸可作为PPI治疗无效患者的替代治疗方法。

（四）催眠疗法

患者的心理状态可影响其对PPI治疗的反应。对PPI治疗效果不佳的患者，减轻其心理负担可能有利于提高疗效。催眠疗法可用于对此类患者的辅助治疗，尤其对于GERD不典型症状可能有效。一个纳入28名非心源性胸痛患者的随机临床试验，结果显示相对于对照组，催眠疗法组患者对疼痛的感受明显改善。另一个以癔球症患者为研究对象的研究也发现催眠疗法是一种有效的治疗方法。催眠疗法对GERD辅助治疗的确切疗效仍有待于在更大规模的临床研究中验证。

（五）抗反流外科手术治疗

腹腔镜下胃底折叠术可有效控制与酸反流相关的GERD。当PPI治疗有效且需要维持治疗而患者不愿长期服药时，可以考虑外科手术治疗。也有研究认为非酸反流相关的GERD症状能够在抗反流手术后得到改善。不建议对与症状无关的非酸反流者、PPI治疗无效的食管外症状者行手术治疗。目前最常用的抗反流手术术式是腹腔镜下胃底折叠术（Nissen fundoplication）。2010年发表的一篇荟萃分析比较外科治疗与药物治疗的疗效，结果显示，在随访3个月和1年时，外科治疗组的健康相关生活质量评分和反流相关生活质量评分均优于药物治疗组，术后并发症的发生率为0.9%～14%，包括腹胀（14.0%）、食管狭窄（0.9%）和呼吸道感染（1.8%），均未发生与手术相关的死亡。关于抗反流手术的长期疗效，有4项随机临床对照研究分别对EE患者术后随访5～12年，均显示外科治疗组疗效优于药物治疗组。

此外，PPI治疗失败也是抗反流手术的适应证之一。有研究表明腹腔镜下胃底折叠术能有效改善酸和弱酸反流，术后有较高的症状缓解率。通常认为，PPI疗效欠佳的GERD患者手术治疗效果不如PPI治疗有效者。但也有小样本的研究显示难治性GERD患者抗反流手术后随访3年，症状缓解率及停药后食管pH阻抗监测结果仍较为理想。

不建议对与症状无关的非酸反流者行手术治疗。小样本研究发现弱碱反流在术后反而有所增加。GERD相关的食管外症状的外科手术疗效尚未明了，有研究发现PPI治疗无效的慢性咽部症状患者并不能从胃底折叠术中获益，因此也不建议对PPI治疗无效的食管外症状者行手术治疗。2013年美国胃肠病学院颁布的GERD指南指出需谨慎选择抗反流手术患者，且手术前需进行评估如食管测压等排除动力障碍性疾病。

（六）内镜治疗

目前用于GERD的内镜治疗方法主要有射频治疗（Stretta procedure）、注射或置入技术和内镜腔内胃食管成形术3类。其中射频治疗和经口内镜下胃底折叠术（transoral incisionless fundoplication，TIF）是近年来研究的热点。

Stretta射频治疗是一种针对胃食管反流病的内镜下微创治疗方法，在胃镜的引导下将一根射频治疗导管插入食管，将射频治疗仪电极刺入食管下括约肌和贲门肌层，多层面多点对胃食管结合部位进行烧灼。通过热能引起组织破坏、再生，诱导胶原组织收缩、重构，并阻断神经通路，从而增加食管下括约肌厚度和压力，减少一过性下食管括约肌松弛，以达到改善反流症状的目的。目前已有4篇关于射频治疗的随机临床对照研究发表，其中3项随机临床对照研究与假手术组对照，随访3～6个月，结果显示手术组症状改善及生活质量评分均优于假手术组。另一项随机临床对照研究比较射频治疗与PPI治疗的疗效，发现射频治疗可减少PPI的用量。但上述研究均缺乏长期随访的结果。此外，大部分患者术后虽然症状改善，但仍有反流症状，仍需使用PPI治疗，而pH监测参数和食管炎愈合率等客观指标改善不明显。因此，射频治疗的长期有效性仍需进一步的研究证实。

TIF是近年来新兴的内镜下抗反流手术，该术在内镜下将齿状线附近胃食管交接处的全层组织通过牵引器旋转下牵拉4～5 cm并加固固定，形成一个胃腔内全层抗反流阀瓣，达到治疗食管裂孔疝、增加下食管括约肌压力（LESP）的目的。相对于腹腔镜下胃底折叠术，创伤更小。近期发表的一篇随机、多中心、交叉对照研究纳入63例GERD患者，结果显示在术后6个月，手术组症状缓解率和食管炎愈合率均优于高剂量PPI组。TIF术可在短期内改善患者症状，减少PPI使用，目前已成为治疗GERD的热门技术，但其远期疗效尚需验证。

内镜下注射治疗是在内镜下用注射针于食管下段-贲门局部黏膜下注射生物相容性物质或硬化剂，以增加LES压力，达到抗反流的目的。根据不同注射材料，包括Enteryx法、Gatekeeper法、Durasphere法。前两者由于安全性问题已被停用。Durasphere是由悬浮于含3% β-葡聚糖水基载体凝胶热解碳衣锆珠组成的生物相容可注射的填充无菌新型材料。该疗法在内镜下于食管齿状线附近4个象限黏膜下层注射Durasphere材料，以增加LES压力。美国一项单中心研究对10例GERD患者行Durasphere注射，随访12个月显示，7例患者完全停用PPI，9例患者PPI用量减少50%以上。DeMeester评分由治疗前的44.5降至26.5，4例患者食管pH检测恢复正常。全部患者耐受良好；除少数患者有不适感外，无不良事件发生。无糜烂、溃疡等食管炎发生，注射部位亦未出现材料脱落或迁移，说明Durasphere法可有效改善GERD症状，减少PPI用量，且不良反应小。尽管Durasphere法已获得FDA批准，但目前治疗GERD的研究较少，多为小样本、短期试验。有待进一步行大样本对照研究及长期随访，观察其确切疗效及安全性。

（七）LinX抗反流磁环

LinX抗反流磁环是由一串含磁力的钛珠构成的圆环，可经腹腔镜置于患者胃食管交界的LES处。静息状态下，该系统主要靠钛珠间的弱磁力吸引关闭LES，增强抗反流屏障。当患者正常吞咽时，食团可撑开钛珠环使其吸引力减小，类似于LES舒张，允许食团进入胃内。Bonavina等对LinX抗反流磁环治疗GERD进行多中心、前瞻性临床研究，纳入44例以胃灼热为主要症状、PPI疗效欠佳的GERD患者，给予腹腔镜下置入LinX抗反流磁环，术后随访第3年，80%的患者食管内pH仍然正常，88%的患者对症状控制满意。术后第4年，80%的患者停用PPI治疗。4年中，44%的患者有轻微吞咽困难，3个月内可自行恢复。有2例发生不良反应，1例为难治性吞咽困难，在置入术后第226天取出LinX磁环，另一例于置入术后第22天出现胸痛。整个随访中，无钛珠环移位和钛珠腐蚀发生。研究结果提示LinX抗反流磁环能长期改善GERD症状，降低患者对PPI的依赖性，提高生存质量，且LinX抗反流磁环置入操作简单、不改变正常胃食管解剖结构，可重复性强，是一种值得进一步研究的抗反流治疗手段。

（八）LES电刺激

Endostim（LES-EST）是一种通过电刺激LES治疗CERD的方法，作用原理是经腹腔镜将双电极脉冲式刺激器置于患者LES处，通过间歇电脉冲刺激方式使LES收缩，增强LES压力，维持正常的LES功能，但不影响松弛。

智利一项单中心研究对25例GERD患者进行LES-EST治疗，其中23例患者完成6个月的疗程，结果显示91%的患者停用PPI，pH<4的中位时间百分比从较治疗前的10.1%降至5.1%，随访中无相关不良反应。Rinsma等的研究也显示LES-EST能显著减少食管酸暴露、改善GERD症状。因此，LES-EST治疗GERD的短期疗效显著，但远期疗效仍需进一步验证。

（肖英莲　陈旻湖）

第3节　食　管　癌

食管癌（carcinoma of esophagus）是原发于食管的恶性肿瘤，以鳞状上皮癌多见。临床上最典型的症状是进行性吞咽困难。食管癌是世界一些国家和地区常见的恶性肿瘤。中国是世界上食管癌的高发国家，也是世界上食管癌高死亡率的国家之一。本病具有地区性分布、男性高于女性以及中、老年人群易患的流行病学特点。

【病因】★★△△

食管癌的确切病因目前尚不清楚。食管癌的发生与该地区的生活条件、饮食习惯、存在强致癌物、缺乏一些抗癌因素以及有遗传易感性有关。

【病理】★★△△

食管癌的病变部位以中段居多，下段次之，上段最少。部分胃贲门癌延伸至食管下段，常与食管下段癌在临床上不易区别，故又称为食管贲门癌。

1. 临床病理分期

（1）早期食管癌的分期：早期食管癌是指癌变局限于黏膜层内，而没有突破黏膜肌层，不论有无淋巴结转移及远处转移。理论上可以分为M_1（局限于上皮层内）、M_2（突破上皮层，而未累及黏膜肌层）、M_3（未突破黏膜肌层），而依靠内镜检查很难分清楚。

2002年消化道肿瘤巴黎分型中指出根据肿瘤浸润深度可将浅表食管鳞癌进行如下分期：肿瘤局限于黏膜层者称为M期癌，浸润至黏膜下层未达固有肌层者称为SM期癌；M期癌及SM期癌又应细分，病变局限于黏膜上皮表层者为M_1期癌，浸润至黏膜固有层者为M_2期癌，浸润至黏膜肌层但未突破黏膜肌层者为M_3期癌，肿瘤浸润至黏膜下层的上、中、下1/3者分别称为SM_1期癌、SM_2期癌及SM_3期癌；其中将病变浸润至黏膜下层但距黏膜肌层200 μm以内者称为SM_1期癌。

（2）1976年全国食管癌工作会议制定的临床病理分期标准见表6-1。

表6-1 1976年全国食管癌工作会议制定的临床病理分期标准

分期		病变长度	病变范围	转移情况
早期	0	不规则	限于黏膜（原位癌）	（－）
	Ⅰ	＜3 cm	侵及黏膜下层（早期浸润）	（－）
中期	Ⅱ	3～5 cm	侵犯部分肌层	（－）
	Ⅲ	＞5 cm	侵透肌层或外侵	局部淋巴结（＋）
晚期	Ⅳ	＞5 cm	明显外侵	局部淋巴结或器官转移（＋）

（3）食管癌的TNM分类系统（表6-2）

肿瘤浸润（T）——原发肿瘤浸润的深度

T_0　没有原发肿瘤的证据

T_{is}　原位癌，上皮内肿瘤

T_1　肿瘤只侵犯黏膜或黏膜下层

T_2　肿瘤侵犯固有肌层

T_3　肿瘤侵犯外膜

T_4　肿瘤侵犯邻近脏器

区域性淋巴结受累（N）——恶性播散到局部或区域的淋巴结

N_0　没有局部或区域淋巴结的转移

N_1　发现1个或更多恶性淋巴结受累

N_x　不能评价淋巴结浸润

远隔转移（M）

M_0　没有远隔转移（腹腔轴线的淋巴结被认为是近端和中段食管癌的转移）

M_1　有远隔转移

M_x　不能评价转移（例如因为食管阻塞）以及甚至不能评价胃

表6-2 基于TNM标准的食管癌分期

分期	肿瘤浸润深度	淋巴结侵犯	转移性疾病
0期	T_{is}	N_0	M_0
Ⅰ期	T_1	N_0	M_0
Ⅱa期	T_2/T_3	N_0	M_0
Ⅱb期	T_1/T_2	N_1	M_0
Ⅲ期	T_3	N_1	M_0
	T_4	任何N期	M_0
Ⅳ期	任何T期	任何N期	M_1

2. 病理形态分型　①早期食管癌的病理形态分型：隐伏型、糜烂型、斑块型和乳头型；②中、晚期食管癌的病理形态分型：髓质型、蕈伞型、溃疡型、缩窄型和未定型。

3. 组织学分类　我国约90%为鳞状细胞癌，少数为腺癌，另有少数为恶性程度高的未分化癌。

4. 食管癌的扩散和转移　①直接转移：早、中期食管癌主要为壁内扩散，因食管无浆膜层，容易直接侵犯邻近器官；②淋巴转移：食管癌的主要转移方式；③血行转移：晚期可以转移到肝、肺、骨、肾、肾上腺、脑等处。

【临床表现】★★★△△

1. 早期症状　吞咽时胸骨后有烧灼感或针刺样轻微疼痛，尤以进粗糙、过热或过刺激性食物时尤为显著。食物通过缓慢或有滞留感。上述症状时轻时重，持续时间长短不一，甚至可无症状。

2. 中、晚期症状　进行性吞咽困难是最常见的主诉。狭窄的食管腔最初导致固体食物的吞咽困难，随着疾病的进展管腔进一步阻塞，导致液体食物吞咽困难。吞咽困难常常在管腔明显狭窄（>50%）时才表现出来，并导致营养物质摄入的减少和体重下降。中、晚期食管癌出现的症状可能与食管肿瘤的位置有关。疼痛可能与吞咽困难或肿瘤扩展到纵隔有关；梗阻部位以上的食物或肿瘤侵入气道可以引起反流、咳嗽和误吸；声嘶或声音改变可能由于喉返神经受侵和（或）反复的反流引起。有长期反流症状的患者，如最近出现进行性吞咽困难，同时反流的症状减轻，则很有可能在他们Barrett食管的部位发生了腺癌。显性胃肠道出血如呕血或黑粪并不常见。贫血常常出现，且慢性的、亚临床的出血正是贫血的原因。大出血很罕见，且一旦发生而内镜下治疗失败就需要外科急诊手术。

【诊断】★★★△△△

1. 实验室检查 食管癌患者没有特异的实验室改变。疾病的隐匿发展可能以贫血和低血清白蛋白为特征。贫血可能是由于出血或营养不良，或继发于慢性疾病。血清白蛋白的降低可以反映营养不良的程度。肝功能检查的异常可能提示肿瘤的肝转移。

对于食管癌的诊断来讲，胃镜检查结合活检病理诊断是食管癌诊断最好的方法，敏感性及特异性均优于上消化道造影，诊断的准确率>95%。但对于早期食管癌，需要与色素内镜、放大内镜、窄带内镜以及超声内镜相结合，以提高诊断的准确率。

2. 上消化道造影 早期食管癌X线钡剂造影的征象有：①黏膜皱襞增粗，纡曲及中断；②食管边缘毛刺状；③小充盈缺损与小龛影；④局限性管壁僵硬或有钡剂滞留。上消化道气钡双重造影对早期食管癌诊断的准确率最高只有70%，特异性很低。

中、晚期病例可见病变处管腔不规则狭窄、充盈缺损、管壁蠕动消失、黏膜紊乱、软组织影以及腔内型的巨大充盈缺损。如果造影表现为典型的“鸟嘴征”提示贲门失弛缓的诊断，而患者吞咽困难病史较短、年龄>55岁、食管狭窄段>3.5 cm而又缺乏近端扩张的表现，应当考虑食管下段癌或贲门癌的诊断。

在内镜检查前或食管扩张治疗后怀疑食管穿孔时，应该考虑上消化道造影检查。如果食管近乎完全梗阻、食管狭窄扭曲，内镜难以完成时应该考虑上消化道造影检查。另外，食管气管瘘以及食管动力受损也是上消化道造影检查的指征。

3. 内镜检查 是发现和诊断食管癌的首选方法。可直接观察病灶的形态，并可在直视下做活组织病理检查，以确定诊断。内镜下食管黏膜染色法有助于提高早期食管癌的检出率。用甲苯胺蓝染色，食管黏膜不着色，但癌组织可染成蓝色。用卢戈碘液，正常鳞状细胞因含糖原而着棕褐色，癌变黏膜则不着色。

早期食管癌内镜下表现为轻度的异常，如局部发红、凹陷、隆起或溃疡改变，有时普通内镜甚至不能发现明确的异常，而是通过色素内镜偶然发现的。而中、晚期食管癌内镜下诊断多无困难。

早期食管鳞癌内镜下可分为3种类型，即0-Ⅰ型（隆起型），0-Ⅱ型（平坦型），0-Ⅲ型（凹陷型）。0-Ⅱ型又可分为0-Ⅱa型（浅表隆起型）、0-Ⅱb（完全平坦型）型和0-Ⅱc型（浅表凹陷型）。对于0-Ⅰ型、0-Ⅲ型病变白光内镜下仔细观察多不会漏诊，0-Ⅱ型病变较为平坦，容易漏诊，尤其0-Ⅱb型病变。此时则需要色素内镜或电子染色内镜检查，对于可疑病变行靶向活检。

在内镜诊断食管癌时，应描述病变近端以及远端到门齿的距离；如果存在Barrett食管，应描述其范围。

（1）色素内镜：由于食管早癌普通内镜不易发现，于是色素内镜应运而生，利用某些色素染料，使病变部位与正常部位的区别更为明显，达到早期发现病变的目的。在食管早癌的检查中，最常用的是卢戈碘液。卢戈碘液是一种以碘为基础的可吸收染剂，对非角化的鳞状上皮中的糖原有亲和力，而癌变和不典型增生的鳞状上皮细胞内糖原含量减少甚至消失，对碘溶液反应不着色或淡染色，故两者对比反差大，可指导活检的准确性，提高早期食管癌检出率。甲苯胺蓝染色有时也被采用，它使细胞核染色，由于癌细胞内DNA含量明显高于正常细胞核的含量，所以甲苯胺蓝染色后癌上皮与正常鳞状上皮的界线十分清楚。Dawsey研究显示卢戈碘液染色发现的中、重度不典型增生，分别有55%和22%常规内镜不能发现。而王贵齐等研究发现，在食管癌高发区应用直接内镜下碘染进行普查，对早期食管癌及癌前病变有较高的检出率，其中早期食管癌的检出率可达到1.6%～4.59%。笔者研究也发现，内镜下碘染可大大提高食管非典型增生和早期鳞癌的检出率。

卢戈碘液喷洒方法为：首先活检孔道内用清水冲洗食管中、下段，尽量去除黏膜表面的黏液及血液等可能影响染色的附着物，然后用喷洒管（环喷者最好）从齿状线开始，从食管下段向上进行卢戈碘液喷洒，卢戈碘液用量约为10 ml，喷洒后等待2 min，再用清水冲洗食管中、下段，然后进行内镜观察，对浅染或不染区域可以再次进行卢戈碘液染色，浅染或不染区域用侧向活检钳取活检，活检标本用福尔马林液固定后送病理检查。吸净黏液池内残存的碘液，对于活检部位出血者用凝血酶局部喷洒，或者采用其他止血方法止血后方可结束检查。胸痛明显者给予硫代硫酸钠对症镇痛治疗。

（2）超声内镜：超声内镜食管检查可以显示食管壁各层次的结构，可以帮助判断肿瘤的浸润深度和有无淋巴结肿大。早期食管癌的内镜超声表现为管壁增厚、层次紊乱、中断及分界消失的不规则低回声。Shen 等检查 44 例可疑黏膜下损害患者，结果发现（Shen，2002）超声内镜有助于确定可疑黏膜内肿瘤的组织学特性。

（3）电子染色内镜：电子染色内镜包括窄带内镜（narrow band imaging，NBI）、内镜智能分光比色技术（flexile spectral imaging color enchancement，FICE）、高清智能电子染色内镜（i-scan）等，在不延长内镜检查时间的前提下对病变诊断的敏感性要明显优于白光内镜。其中，窄带成像技术是通过滤光片将红、绿、蓝光波长降低，结果蓝光占主导地位，可以提高黏膜血管与周围组织的对比。窄带成像技术与放大内镜相结合，通过观察乳头内毛细血管袢的形态，可以提高肿瘤浸润深度的识别，与病理诊断相比，对黏膜内癌和黏膜下癌的诊断正确率可达到 85%。

（4）放大内镜：Kumagai 等结合对手术标本的实体显微镜观察和对应的病理结果，对放大内镜下食管黏膜表面的微小血管形态进行分类研究，提出乳头内毛细血管环的形态变化对区分正常、异常黏膜以及判断癌肿的浸润深度具有重要意义。乳头内毛细血管环由黏膜下引流静脉分出的树状血管发出，正常为环形。多形的乳头内毛细血管环有助于食管癌的诊断。

当食管鳞状上皮放大到 100 倍时，则可见到食管鳞状上皮内微血管袢（intra-epithelial papillary capillary loop，IPCL）。IPCL 垂直起源于分支状血管网，使用放大内镜观察时正常食管黏膜的 IPCL 可表现为红色逗点状。NBI 结合放大内镜观察时，位于深部的分支状血管为绿色，表浅的 IPCL 呈棕色点状。而当发生浅表食管鳞癌时肿瘤部分扩张的异常血管密集增生，此时可通过 NBI 加放大内镜观察 IPCL 状态诊断食管鳞状上皮病变，包括上皮异型增生及浅表癌，并可反映肿瘤的浸润深度。IPCL 可分为 5 型，其变化包括扩张、弯曲、不均匀、管径变化等特征，据此可初步诊断病变的性质，从正常食管黏膜、炎症、异型增生到癌。不同的 IPCL 代表不同的病变和浸润深度，IPCL Ⅰ 型见于正常食管黏膜，IPCL Ⅱ 型见于炎性病变，IPCL Ⅲ 型见于慢性食管炎等，IPCL Ⅳ 型见于高级别异型增生，IPCL Ⅴ-1 型及 Ⅴ-2 型分别见于 M_1 期癌和 M_2 期癌，IPCL Ⅴ-3 型主要见于 M_3 期癌、SM_1 期癌或浸润更深的癌，IPCL ⅤN 主要见于 SM_2 期癌或浸润更深的癌。

近年来，激光共聚焦内镜、激光激发自体荧光色谱内镜等新技术开始出现并应用于临床，初步研究发现这些技术能够提高食管癌的诊断率，但由于检查需要特殊的设备，技术较为复杂，其具体效果也有待于进一步检验。

4. 食管 CT 扫描检查 可清晰显示食管与邻近纵隔器官的关系。如食管壁厚度＞5 cm，与周围器官分界模糊，表示有食管病变存在。CT 有助于制订外科手术方式、放疗的靶区及放疗计划。但 CT 扫描难以发现早期食管癌。

【鉴别诊断】★★△△

1. 食管结核 较少见的临床表现有进食发噎史。X 线所见病变部位缩窄发僵，有较大溃疡，周围的充盈缺损及黏膜破坏不如食管癌明显。胃镜检查可确定诊断。

2. 胃食管反流病 是指胃、十二指肠内容物异常反流至食管而引起慢性症状和（或）组织损伤。临床症状主要表现为反酸、胃灼热、吞咽疼痛或吞咽困难。内镜检查可以有黏膜炎症、糜烂或溃疡，有并发症时可以出现食管狭窄，但没有肿瘤证据。

3. 贲门失弛缓症 是一种原因不明的以下食管括约肌松弛障碍和食管体部无蠕动为主要特征的原发性食管动力紊乱性疾病。临床常见症状为吞咽困难、食物反流以及下段胸骨后不适或疼痛。X 线诊断最重要的特征是：下食管括约肌（LES）不随吞咽出现松弛，而呈间歇性开放。远端食管光滑变细如鸟嘴状。狭窄部边缘是对称的、光滑的，食管壁柔软、绝无僵硬感。吸入亚硝酸异戊酯或口服、舌下含服硝酸异山梨酯 5～10 mg 可使贲门弛缓，钡剂随即通过。

4. 食管良性狭窄 一般由腐蚀性或反流性食管炎所致，也可因长期留置胃管、食管手术或食管胃手术引起。X 线可见食管狭窄、黏膜消失、管壁僵硬、狭窄与正常食管黏膜过渡边缘整齐、无钡影残缺征。内镜检查可确定诊断。

5. 其他 尚需与肺纵隔淋巴结转移、纵隔肿瘤、纵隔淋巴结炎、食管裂孔疝、左心房明显增大、主动脉瘤等食管外压改变，以及食管平滑肌瘤、食管静脉曲张等疾病相鉴别。癔球症患者多为女性，间有咽部球样异物感，进食时消失，常由精神因素诱发，无器质性食管疾病。

【食管其他恶性肿瘤】★△

1. 食管腺癌 占食管恶性肿瘤的0.46%～1.5%，85%的食管腺癌来自Barrett食管。主要症状如吞咽困难等与食管鳞癌相似，预后不良。

2. 食管肉瘤 占食管恶性肿瘤的0.1%～0.5%，多发生于老年人，男性多于女性，好发于食管下段。其来源均始于间叶组织，来自纤维细胞的纤维肉瘤最多见，占肉瘤的50%；来自于平滑肌细胞的平滑肌肉瘤少见；来自横纹肌细胞的横纹肌肉瘤最罕见。肉瘤的瘤体多较大，带蒂呈息肉样圆形、卵圆形或结节状。平滑肌肉瘤质地较实，而横纹肌肉瘤和纤维肉瘤较软，表面可有假包膜。一般认为食管肉瘤发生转移晚，对放射线敏感，手术切除率高，目前趋向于综合治疗。

3. 食管恶性黑色素瘤 原发性恶性黑色素瘤起源于食管内的黑色素母细胞。肿瘤绝大部分为有蒂的息肉状、结节状或分叶状，女性较多，多在50岁以上。病变一般局限于黏膜下层以上，少数病例肿瘤已侵犯肌层，肿瘤邻近上皮多有增生，基底细胞有黑色素母细胞或黑色素。临床症状主要是吞咽困难和胸骨后疼痛。X线检查可见较大的充盈缺损，肿瘤突入到食管腔内，可发生于食管各段，但多见于食管中段。内镜下肿瘤呈黑色、棕色或灰白色。组织学检查可见瘤细胞内含特殊染色证实的黑色素颗粒；肿瘤来自于相连的鳞状上皮。典型的显微镜下所见为黏膜与黏膜下层之间有不同程度活性的黑色素细胞。黑色素瘤对^{60}Co和β射线的放射治疗有一定的敏感性，手术较易切除，但多数病例手术后1年内死亡，平均存活7.4个月，个别经术前放疗加手术综合治疗可存活3年多，总的预后不佳。

【治疗】★★★△△△

食管癌的治疗有手术、放疗、化疗、内镜下治疗和综合治疗。使用哪种治疗方法应根据病史、病变部位、肿瘤扩展的范围以及患者的全身情况来决定。而本病的根治关键在于对食管癌的早期诊断。

1. 手术治疗 我国食管外科手术切除率已达80%～90%，早期切除常可达到根治效果。

2. 放射治疗 鳞癌和未分化癌对放疗有效，而腺癌相对不敏感。放疗主要适用于手术难度大的上段食管癌和不能切除的中、下段食管癌。上段食管癌的放疗效果不亚于手术，故放疗作为首选。手术前放疗可使肿瘤体积缩小，提高切除率和存活率。手术中未能完全清除的病灶或病灶附近有残余未清除的淋巴结行术后放疗有益。

3. 化疗 食管癌的化疗敏感性较低，主要是因为食管增殖细胞较少，生长比例小的原因。单独应用化疗效果很差。联合化疗比单药疗效有所提高，但总的化疗现状令人不满意。

4. 综合治疗 通常是放疗加化疗，两者可以同时进行或序贯应用，能提高食管癌的局部控制率，减少远处转移，延长生存期。化疗可加强放疗的作用，但严重不良反应发生率较高。

5. 内镜介入治疗

（1）食管早癌的内镜治疗

1）内镜下黏膜切除（endoscopic mucosal resection，EMR）

适应证：对于可一次性完全切除的食管高级别上皮内瘤变、M_1期癌、M_2期癌以及术前评估无可疑淋巴结转移的M_3、SM_1期癌可使用EMR治疗。

对于可一次性完全切除的食管鳞癌癌前病变以及M_1、M_2期癌，EMR治疗是安全有效的。目前采用的EMR技术已日趋多样化，如标准EMR（黏膜下注射法黏膜切除术）、透明帽辅助法黏膜切除术（EMR with a cap，EMRC）、结扎式EMR术（EMR with ligation，EMR-L）、分块黏膜切除术（EPMR）等。

禁忌证：①患者不同意；②患者不能配合；③有严重出血倾向者；④严重心肺功能不能耐受内镜治疗者；⑤生命体征不平稳者；⑥有食管静脉曲张或静脉瘤不能进行有效的出血预防对策者；⑦病变位于食管憩室内或波及憩室者；⑧有可靠证据提示肿瘤达SM_2期及更深层者以及术前评估有淋巴结转移的M_3及SM_1期癌；⑨低分化食管鳞癌及未分化食管鳞癌为内镜下治疗的禁忌证。

2）内镜黏膜下剥离术（endoscopic submucosal dissection，ESD）

适应证：推荐对于食管高级别上皮内瘤变、M_1期癌、M_2期癌以及术前评估无可疑淋巴结转移的M_3、SM_1期癌首选ESD治疗。

对于早期食管鳞癌及癌前病变采用ESD治疗可获得完整切除，有利于术后的病理评估，更好地确定治疗疗效，以及是否需要进一步治疗。食管病变ESD治疗基本流程包括标记—黏膜下注射—黏膜切开—黏膜下剥离—创面处理。提醒术者操作时需考虑食管管壁结构的特殊性，调整诸如黏膜下注射的深度、标记时电凝的功率等技术参数以减少出血、穿孔等并发症的发生。

隧道式黏膜剥离术是在经典的ESD基础上的改

进，其提出主要是针对环周型病变。在环形切开上、下缘后，从上缘向下进行隧道式剥离，即先从黏膜下剥离使内镜直接从远端环切口穿出，再沿隧道两侧剥离黏膜，直至完全剥离病变。该方法克服了食管环周病变经典ESD切除后无法对切缘进行精确评估的缺点。但术后容易出现食管狭窄，术前应与患者和（或）家属讲明情况。

禁忌证：同EMR。

方法：主要为EMR和内镜下黏膜剥脱术（ESD）（见第4章消化内镜临床应用）。

（2）进展期食管癌内镜下治疗

1）单纯扩张：方法简单，但作用时间短且需要反复扩张；对病变广泛者常无法应用。在内支架术出现后，已经很少单独应用。

2）食管内支架置放术：是治疗食管癌性狭窄的一种姑息治疗，可以较长时间地缓解梗阻，改善患者的生活质量。目前，已经出现覆膜内支架和防反流支架，可以使用在胃食管连接处肿瘤所致狭窄。

适应证：①食管的恶性梗阻，患者已无手术机会；②食管气管瘘是应用带膜支架的适应证；③放疗引起的食管狭窄以及食管肿瘤复发。

禁忌证：①穿孔引起的腹膜炎或张力性气腹；②多发的食管狭窄，1～2枚支架不能完全覆盖的；③腹膜肿物是相对禁忌证。

放置技术措施如下。

位置：食管中段狭窄对于支架放置来说最为适合，由于抗反流支架的出现，在胃食管结合部的狭窄部位放置支架逐渐增多。食管上段狭窄放置支架比较困难。

长度：支架的上下端应该超出病变各2.5 cm，以防止肿瘤长入引起支架再狭窄。

放置前食管扩张：如果管腔严重狭窄，有必要在支架放置前进行扩张治疗，并标记病变的范围。

放置安全导丝：应该在X线监视下进行，导丝远端应该至少在狭窄远端20 cm处。

支架选择及释放：支架长度应长于病变长度至少3～4 cm，支架放置前撤出内镜，将支架释放装置沿导丝推进并释放支架。支架释放完后应常规摄X线胸片以了解支架位置、展开程度以及有无相应的并发症。

3）内镜下消融术：最常用的是Nd-YAG激光。适用于外生型或息肉型肿瘤，并且病灶位于食管中段和下段的直线段，最好是直径＜5 cm的肿瘤。多次内镜激光治疗可以减小腔内肿瘤的大小而改善吞咽困难。

4）光动力治疗：是一种新的试验性治疗，用于治疗局部食管癌的闭塞。给患者注射一种光敏感化学物，它可以被良好地存留在肿瘤组织内。在内镜的引导下，与可调的氩-汞染料激光相连的分散纤维被置于邻近肿瘤的部位。激光激活放射出有合适波长的冷光，可以造成敏感肿瘤的选择性坏死。

【预后】★△

食管癌总的预后不佳。分期越早的肿瘤患者生存期越长，T_1期或T_2期的患者和没有淋巴结侵犯的患者，5年生存率＞40%。T_3、T_4期的患者，5年生存率＜15%。因此，术前分期对于指导治疗是必要的，并可以提示预后。0期、Ⅰ期和Ⅱ期的肿瘤被认为是可切除治愈的，5年生存率分别可以达到或超过85%、50%、40%。Ⅲ期肿瘤很少可以切除治愈，而大多数医师认为Ⅳ期肿瘤是不可切除和治疗的。有无淋巴结侵犯对预后也有显著的影响：N_0期患者的5年生存率可以＞70%，而N_1期患者的5年生存率则接近40%，与T分期无关。一般说来，食管癌位于食管上段、病变长度＞5 cm、已经侵犯食管肌层、癌细胞分化程度差及已有转移者，预后不良。

【预防】★★△△

食管癌一旦诊断，除早期癌外，预后很差，所以预防食管癌的发生非常关键，应从以下几个方面着手。①研究食管癌的诱发因素，并尽最大努力剔除，比如提高高发区群众生活，减少腌渍品的摄入，开展大规模的戒烟运动、戒酒等；②在高发区进行食管癌的普查，在普通人群中进行高危个体的筛查，积极推广色素内镜技术，提高早癌以及癌前疾病的发现率，并尽早治疗，减少癌的发病；③研究并开展食管癌的化学预防，试验性应用COX-2抑制药、营养干预、中药等，减少食管癌的发病。

（李 鹏 张澍田）

第4节 腐蚀性食管炎

腐蚀性食管炎（corrosive esophagitis）为摄入化学腐蚀剂而引起的食管损伤，早期发生管壁组织水肿、溃疡、坏死甚至穿孔，晚期可形成管腔狭窄。致病的化学腐蚀剂品种繁多，一般可分为碱和酸两大类。腐蚀性食管炎多为意外事故，常发生于3岁以下小儿，各种化学腐蚀剂易被小儿误服。在成年人多为企图自杀，往往吞服强酸或强碱等化学腐蚀剂而造成食管严重损伤而引起，用盛饮料或酒类的容器存放强酸、强碱而不慎被误服的病例也屡见不鲜。另外，临床药物所引起的食管炎亦越来越受到关注。常见的引起腐蚀性食管炎的药物有四环素及其衍生物、抗胆碱能药、氯化钾、奎尼丁、阿司匹林及NSAID等，其发病机制各异。四环素及其衍生物的水溶液可直接损伤黏膜；氯化钾具有高渗性，可使与之接触的黏膜脱水；抗胆碱能药可加重胃-食管的反流；阿司匹林和NSAID破坏黏膜屏障及内源性黏膜保护机制。

腐蚀性食管炎的严重程度与腐蚀剂的种类、浓度和数量等密切相关。强碱能与脂肪起皂化作用并使蛋白质溶解，引起黏膜肿胀、坏死和溃疡，导致食管壁深层甚至食管周围组织和器官的损害。强酸引起食管黏膜的凝固性坏死，即刻在黏膜浅表发生凝固坏死并形成焦痂，限制了病损向深层进展，故不易损害食管壁的深层，但较易引起胃、十二指肠的损害。另外，化学腐蚀剂与食管壁接触的时间及患者的年龄、食管的功能状态也影响病变的程度。

【临床表现】★★△△

服入化学腐蚀剂后会立即出现口腔、咽喉及胸骨后、上腹剧烈烧灼痛，可伴吞咽疼痛、吞咽困难、流涎、恶心、呕吐等，如发生剧烈胸痛、皮下气肿、感染症状或休克，提示食管穿孔；出现上腹痛、呕血表明胃可能被涉及；剧烈腹痛可能因胃穿孔所致。损伤呼吸道者可有呼吸困难、咳嗽。严重者还可有高热、大量呕血、休克、昏迷等表现。生存者1周后临床症状可渐缓解。起病后4～6周，因食管瘢痕形成而致吞咽困难常持续或更趋明显，也有部分患者延迟至数月后才出现吞咽困难。

急性期口咽部黏膜损伤的体征，可因吞服的腐蚀剂不同而有差别，如吞服硫酸可见黑色痂，硝酸为黄色痂，盐酸为灰棕色痂，醋酸呈白色痂，强碱造成黏膜明显水肿，呈红色或棕色并有溃疡。但口腔的烧伤程度与食管损失程度不一定平行。

药物引起的食管炎也可有急性症状，如胃灼热、吞咽困难和吞咽痛等。停药或换用剂型，经一般处理后症状可在1周内缓解。少数患者发生呕血、黑粪。

【实验室检查】★★△

当腐蚀性食管炎合并食管穿孔、出血或呼吸道感染时可见血白细胞计数升高，血红蛋白降低。

【辅助检查】

1. 放射学检查 X线检查应在急性炎症消退后，能吞服流食后方可行食管造影检查，急性期不宜做X线钡剂检查，此时食管壁水肿、痉挛，难以判断结果。如有食管瘘或穿孔，造影剂可流入呼吸道，必要时采用碘油造影。如怀疑食管穿孔，应摄立位X线胸、腹片。依据病变发展的不同阶段及损伤程度不同，X线检查可分为：①轻度，早期为食管下段继发性痉挛，黏膜纹理尚正常，也可轻度增粗、扭曲、后期瘢痕、狭窄不明显；②中度，食管受累长度增加，继发性痉挛显著，黏膜纹理不规则，呈锯齿状或串珠状；③重症，管腔明显缩小，甚至呈鼠尾状。CT对估计灼伤程度及深度的价值尚待评价。

2. 内镜检查 内镜检查是评估食管壁损伤范围及严重程度的最准确、可靠的方法，除休克或穿孔者外，应争取在发病后24 h内尽早施行，以判断病变范围，防止因狭窄而形成梗阻。但操作需倍加小心。应注意下列事项：①临床表现提示已经发生或可能发生穿孔者应禁忌检查；②检查过程中应尽量少注气；③在条件许可下，力争检查到十二指肠；④如黏膜有明显黑色、棕色、灰色溃疡，且视野不清时，避免勉强通过；⑤尽量避免翻转镜身；⑥检查过程中保证气道通畅。

根据内镜所见，可对腐蚀性食管炎的严重程度进行分级：①0级，黏膜外观正常；②1级，黏膜充血，血管扩张，上皮脱落，轻度水肿，可形成小溃疡；③2a级，黏膜发白，脆性增加，出血、糜烂、渗出、水疱，可见浅表溃疡形成；④2b级，2a所见伴散在或环壁深溃疡；⑤3级，外观呈棕黑色或灰色，多发性深溃疡和坏死组织。0级、1级和2a级黏膜可完全无痂愈合，炎症消散后不留任何后遗症。2b级和3级的患者中，约3/4因管壁很快形成肉芽组织、纤维细胞浸润、新生血管生成，在3周内即可有胶原纤维形成，收缩后引起食管狭窄。6周内重新生成上皮，长出致密纤维膜，导致管腔进一步狭窄，甚至完全阻塞或形成瘘管。3级损伤常为穿壁性，内镜下难以估计其深度，管壁发黑提示组织坏疽、即将穿孔，患者有死亡的危险，这些重度患者应在6周时复查内镜。以后则根据需要，继续定期复查，直至病变完全愈合或证实狭窄已形成为止。

药物所致食管炎在内镜下偶见特征性的不连续的黏膜溃疡，有时位于相对的管壁上，形成“对吻”溃疡，以食管生理狭窄处最为好发。

由于食管癌的发生率比正常食管要高，尤其是强碱所致而形成的食管狭窄，内镜定期的复查很有必要，并能定期扩张狭窄的食管。

【诊断及鉴别诊断】★★△

腐蚀性食管炎一般根据其病史、症状及体征不难诊断，且常与腐蚀性胃炎并存。但在临床中应注意是否合并有食管的其他病变。对于中、老年男性患者而言，还需注意与食管癌的鉴别，食管癌以吞咽困难、消瘦等为主要表现，病情呈进行性加重，X 线及胃镜结合活组织检查可明确诊断。

【治疗】★★△△

1. 早期处理 立即终止与致病物质接触，停用可疑药物，并促进已吸收的毒物排出。根据毒物的性质，可考虑选择应用相应的解毒药，如强酸中毒时可采用弱碱、肥皂水、氢氧化铝凝胶、蛋清及牛奶等中和。强碱可用弱酸中和，常用稀醋、果汁等。但也有研究结果表明，采用中和疗法其疗效并不可靠，因为腐蚀性食管炎常发生于食管壁与强酸、强碱接触之瞬间，使用中和或解毒药多已为时过晚。除以上治疗外，补充血容量、预防感染及其他支持疗法亦很有必要。另外，要注意避免洗胃或催吐，以防已进入胃内的化学腐蚀物再次与食管、气管接触而加重损伤。抗酸药、H_2受体阻滞药、硫糖铝、质子泵抑制药等可能有助于控制化学品引起的食管炎，但确切效果有待进一步研究证实。亦有学者主张在急性期置入鼻胃管，既可以给予鼻饲营养支持，并为日后的扩张食管起到引导作用。

2. 晚期食管狭窄的治疗 多采用内镜下探条或球囊扩张，其目的是防治食管腔狭窄，一般在 4～6 周进行扩张。亦可采用激光、微波等方法。如若上述治疗仍不满意，则应行外科手术治疗，行食管切除和食管胃吻合，或用结肠代食管以恢复消化道的功能。

【并发症】

吞服腐蚀剂后的并发症可以分为局部并发症和全身并发症两类。

1. 全身并发症 服毒量较多，则有全身中毒现象，重者在数小时内或 1～2 d 死亡。

2. 局部并发症

（1）出血：在服毒后数天内可出现少量呕血，但大量出血则多为坏死组织脱落所致，常出现于 1～2 周，严重者可致死亡。

（2）食管穿孔：一般碱性腐蚀剂较酸性者更易发生食管穿孔，多在食管下端破裂至左侧胸腔，有时穿至气管，形成气管食管瘘。

（3）腐蚀性胃炎、胃穿孔和腹膜炎：以酸性腐蚀剂者为多，可呈急腹症表现，病情危重。

（4）呼吸系统并发症：喉水肿、吸入性肺炎、肺脓肿等可以并发于腐蚀性食管炎急性期和瘢痕狭窄时期，尤易发生于儿童患者。

（5）食管瘢痕狭窄：常为难以避免的晚期并发症，胃瘢痕狭窄也常并发于吞咽酸性腐蚀剂的患者中。

【预后】

轻度腐蚀性食管炎损伤的患者可无并发症。重度患者易出现食管穿孔、出血、气管食管瘘等急性并发症，病死率高。70% 以上的 2b 级或 3 级腐蚀性食管炎患者可发生食管狭窄。碱类腐蚀损伤所致食管狭窄患者发生食管鳞癌的危险性是对照人群的 1000 倍，所以先前有腐蚀性食管炎病史的患者其症状发生变化时，应注意合并食管癌的可能。

（吕富靖　张澍田）

第 5 节　真菌性食管炎

真菌性食管炎，即真菌侵入食管黏膜造成的食管感染。病原菌以念珠菌最为多见，其中最常见的是白色念珠菌，其次是热带念珠菌和克鲁斯念珠菌。其他少见的有放线菌、毛霉菌、组织胞浆菌、曲霉菌、隐球菌、芽生菌以及一些植物真菌等，这些菌是从外环境中获得的，而不是内生菌丛，其所引起的原发性食管感染仅见于严重免疫低下的患者。主要症状为咽痛、吞咽痛和咽下困难。其症状的轻重与炎症发生的缓急和程度有关。可有厌食、呕血甚至出血。婴儿常伴发口腔鹅口疮，成年念珠菌性食管炎可以在没有口腔念珠菌性病的情况下发生。

【流行病学】★★△△

真菌在自然界中广泛分布，在已经发现的几千种真菌中可对人类致病的不到 100 种，而感染食管者只占其中极少数。真菌作为条件致病菌常存在于人体皮肤、黏膜。35%～50% 的正常人及 70% 的住院患者口咽部可培养出白色念珠菌，当机体抵抗力减弱或正常机体微生物丛间的拮抗作用失衡时便乘虚侵犯多系统引起深部真菌感染。食管是较常侵犯的器官，自 1956 年 Amdren 报道以来国内外文献均有不少报道，近年来由于抗生素、激素、免疫抑制药、抗肿瘤药物的广泛应用以及器官移植和慢性衰竭患者日益增多，同时也由于内镜检查的应用诊断水平的提高，因此食管真菌感染屡有报道，尤其是艾滋病、食管癌合并真菌性食管炎颇为常见，但本病的发病率尚不明了，因为许多感染而无症状的患者未做内镜检查。有症状的真菌性食管炎发病率在艾滋病、白血病、淋巴瘤（特别是化疗后）以及一些先天性免疫缺陷综合征的患者中很高（艾滋病约占50%），而在一般的以胃肠病为主诉就诊的患者中发病率＜5%。在器官移植的患者中有症状的真菌性食管炎发病率相对较低，这可能是由于这些患者进行免疫抑制治疗的同时又采取了有效的措施预防真菌感染，比如念珠菌性食管炎发病率在肾移植患者中为2.2%，心脏移植为0，骨髓移植为10.9%。

【病因】

念珠菌存在于正常人体的皮肤和黏膜，当机体全身和局部抵抗力降低或大量使用广谱抗生素，使其他微生物的生长受到抑制时，念珠菌便会大量生长而致病。因此，念珠菌食管炎多见于：①肿瘤患者，尤其是晚期肿瘤，并接受放射治疗或抗肿瘤药物治疗者；②长期接受抗生素或类固醇激素治疗者；③某些慢性病，如糖尿病或再生障碍性贫血患者；④反流性食管炎，食管黏膜有明显糜烂或溃疡者；⑤艾滋病或艾滋病病毒携带者等免疫缺陷性疾病患者。

【发病机制】★★△△

真菌是常存于人体皮肤、黏膜的条件致病菌，是否造成感染与其侵袭力和机体防御力有关。免疫功能低下或缺陷状态、激素或免疫抑药药治疗、长期使用广谱抗生素、慢性衰竭、糖尿病及一些内分泌疾病、肿瘤等均可增加机体对真菌的易感性，致真菌过度生长并侵犯食管等器官引起感染。食管梗阻或运动功能减弱及年老亦可能与真菌性食管炎的发病有关。真菌性食管炎的病原菌以白色念珠菌最为常见，多来自口腔。此病确切发病率尚不明了，Kodsi等发现其内镜检出率为7%。有报道食管癌旁增生上皮中真菌侵犯率高达50%，而真菌性食管炎患者食管癌发生率（17.3%）亦较正常人明显增高。

【临床表现】★★△△

真菌性食管炎临床表现轻重差别很大，与发病缓急及炎症范围有关。常见症状为吞咽疼痛，吞咽不畅感或吞咽困难以及胸骨后疼痛或烧灼感，多呈慢性经过，也可呈急性发作或亚急性表现。较少见症状有厌食、恶心、呕吐、出血或高热，严重者甚至可出现穿孔或播散性念珠菌病等，病程较长者可出现营养不良。轻者可无任何症状。真菌性食管炎可伴口腔念珠菌病（即鹅口疮，婴儿多见），口腔及咽部见白色或黄色斑片附着，但并不完全一致。

【并发症】★△

并发症有食管狭窄、真菌团引起梗阻、上消化道出血、食管穿孔、食管-气管瘘、真菌扩散以及继发性细菌感染所致的败血症。

【辅助检查】★△

1. 血常规 常可发现中性粒细胞减少。

2. 血清学试验 测定已感染患者血清凝集滴度，有2/3患者高于1∶160；用放免法和酶联法检测血清中甘露聚糖抗原（念珠菌细胞壁上的多糖）；用琼脂凝胶扩散和反向免疫电泳检测念珠菌抗体；在已感染者血清中抗原及其抗体滴度有1/3迅速升高。

3. X线检查 食管X线钡剂造影较常用，可见食管运动紊乱，黏膜弥漫性不规则、毛糙或溃疡，因征象多种多样，无明显特异性，诊断价值相对较低。

4. 内镜检查 内镜检查是目前唯一具有确诊价值的方法，敏感性和特异性均高。内镜下典型征象为食管黏膜弥漫性充血、水肿，表面有散在的白色或黄色厚假膜附着，不易剥脱，大小及程度不等，其下黏膜糜烂、质脆、易出血。严重者黏膜见大片豆腐渣样污秽斑块、广泛出血、变脆、糜烂溃疡或息肉样增生，完全剥脱则呈光滑、灰色、质脆，偶见真菌性肉芽肿。Kodsi等把内镜下真菌性食管炎表现分为四级：1级，少数隆起白斑，直径＜2 mm，伴充血，无水肿或溃疡；2级，多个隆起白斑，直径＞2 mm，伴充血，无水肿或溃疡；3级，融合的线状或结节样隆起斑块，伴充血和溃疡；4级，3级表现加黏膜易脆，有时伴管腔狭窄。

内镜下见食管黏膜附着白色斑块还可能是反流性食管炎、疱疹性食管炎、细菌性食管炎或服用硫糖铝等药物所致，需注意鉴别。真菌性食管炎的白斑附着以食管中、下段较严重，但较少累及齿状线，此表现不同于反流性食管炎或其他原因所致食管炎，倘若真菌性食管炎与其他食管病变合并存在时，内镜下表现可能不典型。诊断时还应注意除外与真菌性食管炎合并存在的恶性肿瘤。

5. 病原菌检查 多需在内镜下取材进行。真菌性食管炎确诊需内镜下刷检涂片见有真菌菌丝和芽孢，或活检组织病理学检查见组织有菌丝侵入。刷检阳性率显著高于活检，在溃疡底部取活检，用乌洛托品银染法查菌丝阳性率较高。内镜检查时进行真菌培养主要用于鉴定致病菌株及药敏试验以指导治疗，培养阳性不能单独作为确诊依据。另外，血清凝集素试验>1：160对确定念珠菌是否为侵入性感染有一定的诊断价值。

【诊断与鉴别诊断】★★△△

真菌性食管炎的诊断常需根据病史、临床症状及辅助检查综合得出。有上述严重的原发病、长期接受抗生素或类固醇激素治疗者及免疫缺陷患者，出现不同程度的吞咽疼痛和吞咽困难等症状，应及早行内镜检查。本病须与下列疾病相鉴别。

1. 食管静脉曲张 本病大多有肝病史，查体可见门静脉高压体征，如脾大、腹水、腹壁静脉曲张等。无吞咽疼痛，也极少发生吞咽困难。胃镜检查可见食管黏膜呈灰蓝色串珠状、蚯蚓状或团块状曲张静脉。

2. 食管癌 本病多发于中、老年人。临床主要表现有进行性吞咽困难、消瘦、贫血等。通过纤维胃镜检查及病理活检可确诊，可合并真菌性食管炎。

3. 其他类型食管炎 ①化脓性食管炎；②疱疹性食管；③食管结核：多数食管结核患者年龄轻，造影所见食管扩张性好，即使有狭窄通过亦较顺利，纤维内镜下食管黏膜本身为炎症浸润和溃疡，活检病理检查可发现干酪样肉芽肿，抗酸染色可找到抗酸杆菌。

【治疗】★★△△

抗真菌药物治疗是真菌性食管炎治疗的核心。目前临床上使用的抗真菌药物主要有氟康唑、酮康唑、制霉菌素、两性霉素B、伊曲康唑等，国内仍以制霉菌素应用最广。治疗期间应密切注意药物不良反应，特别是肝功能损害。氟康唑疗效最好，不良反应较少。还有氟胞嘧啶（5-氟胞嘧啶）和咪唑衍生物如克霉唑也可治疗念珠菌感染。前者脱氨后渗入RNA，破坏菌体蛋白质合成，肠道吸收，不良反应小。后者使真菌细胞质溶解，抑制其生长。常规治疗，一般持续10 d，若症状未完全消失尚可延长，通常治疗后症状可迅速改善，X线及内镜下改变1周左右即可完全恢复，不留后遗症。如有全身性真菌感染，可选用两性霉素B静脉注射，其不良反应大，小心慎用，注意毒性反应。在治疗上尚应积极设法消除诱因，特别是合理应用抗生素和皮质激素。白色念珠菌以外的其他真菌感染或伴长期发热者应使用或加用两性霉素B静脉给药。另外，尽可能去除易感因素、消除诱因也很重要，如纠正营养不良、停用或改用部分药物以减少医源性因素、增强免疫力等，有助于增加疗效、防止感染扩散和复发。

真菌性食管炎后期并发食管狭窄者可试行内镜下扩张治疗，扩张无效或不宜扩张以及狭窄范围广泛者需手术治疗。

【预防及预后】★★△△

正规抗真菌治疗常可取得良好效果，但对抗生素治疗原发感染的同时继发的真菌感染，临床颇难处理，治疗效果也常不佳。故应合理地应用抗生素和皮质激素治疗。因真菌感染所致的食管严重狭窄，外科处理时需慎重考虑。食管真菌的医源性感染在临床上并不罕见，广谱抗生素、H_2受体拮抗药、质子泵抑制药均可破坏人体正常菌群间的生物平衡，导致真菌的过度增生及上皮感染。皮质激素以及其他免疫抑制药可引起机体免疫功能低下，导致食管和内脏的真菌感染。此外，硬皮病、贲门失弛缓症、食管癌也可因食管淤滞导致真菌的移生和感染。因此正确使用抗生素等药物是预防真菌性食管炎最有效的方法。

（李 巍 张澍田）

第6节 贲门失弛缓症

贲门失弛缓症是一种原因不明的以下食管括约肌（lower esophageal sphincter，LES）松弛障碍和食管体部无蠕动为主要特征的原发性食管动力紊乱性疾病。临床常见症状主要有吞咽困难、食物反流以及下段胸骨后疼痛或不适，可伴有体重减轻，甚至营养不良，严重影响患者的生活质量。在我国尚缺乏本病的大样本流行病学资料，在欧美等西方国家，该病的发生率有逐渐上升趋势，约在1/10万，本病多见于30～40岁的成年人，男、女发病比例大致相同，但其他年龄段也可发病，有5%的患者在成年前即已发病。

【病因及发病机制】★△

发病原因尚不十分清楚。发病机制有先天性、肌源性及神经源性 3 种学说。目前人们广泛接受的是神经源性学说，即贲门失弛缓症患者的病理改变主要在神经而不在肌肉。食管的正常运动和 LES 的正常舒缩功能受中枢迷走神经、颈交感神经、胸交感神经和食管壁内神经丛共同精细调节。食管远端包括 LES 壁内神经系统有两种重要神经元：一种为胆碱能神经元，释放乙酰胆碱兴奋食管平滑肌引起收缩；另一种是抑制环形肌层的非肾上腺能非胆碱能（NANC）神经元。NACA 神经元主要由氮能和肽能神经释放的血管活性肠肽（VIP）及降钙素相关肽（CGRP）等调节 LES 的松弛。研究发现，贲门失弛缓症患者食管及胃底部 NO 神经元明显减少，NO 神经元减少进一步使 VIP 减少，从而导致 LES 压力升高。徐恩斌等研究表明，贲门失弛缓症肌间神经丛的乙酰胆碱酯酶（AChE）阳性神经减少，同时伴有 LES 乙酰胆碱酯酶活力的降低，LES 细胞膜上的乙酰胆碱酯酶数量减少，进而降低乙酰胆碱的水解速度，使最终作用于平滑肌的乙酰胆碱量增加，平滑肌收缩能力升高，从而导致贲门失弛缓症的发病。神经源性学说认为贲门失弛缓症的病变不在 LES 的神经减少或缺乏引起。

继发性贲门失弛缓症是其他不同疾病所引起的与贲门失弛缓症有相似的疾病，包括感染性疾病（如 Chagas 病）、神经肌肉变性（继发性假性小肠梗阻）及创伤性（胃底折叠术）等。其中 Chagas 病（南美洲锥虫病）为寄生虫感染破坏肌间神经丛的节细胞导致食管体部扩张及贲门部失弛缓。另外，有一些贲门失弛缓症病例可继发于胃食管反流病。

1. 病毒感染 部分患者的咽下困难突然发生，且具有食管壁肌层神经和迷走神经的退行性变，故有学者认为本病可能与神经毒性病毒感染有关。也有报道用补体结合试验在部分患者血清中检测到水痘 - 带状疱疹病毒。但目前的研究资料并未发现神经组织内有病毒颗粒，流行病学亦无支持病毒感染的依据，最近报道认为贲门失弛缓症与病毒感染并不相关。

2. 基因遗传因素 有研究认为某些患者的发病可能与基因遗传有关，与贲门失弛缓症相关的三 A 综合征患者存在染色体上 12q13 特定基因的点突变，导致相应无功能蛋白的表达。而 HLA-DQ1 等位基因亦发现与贲门失弛缓症发病显著相关。目前流行病学调查并未发现贲门失弛缓症患者有明显家族史。

3. 自身免疫因素 有学者认为贲门失弛缓症的发病与位于环肌层和纵肌层之间的神经丛慢性非特异性炎症有关，研究表明肌间神经丛炎性浸润可能由血清中的抗神经元抗体引起。最近研究表明，贲门失弛缓症患者血清中存在抗肠肌丛抗体，且有补体参与贲门失弛缓症自身免疫的发病过程，但目前补体激发机制尚未完全明了。自身免疫原因作为贲门失弛缓症的重要病因之一也越来越受到学者的重视。

【临床表现】★★△△

大多数患者起病缓慢，起病时症状不明显，呈间歇性发作症状。

1. 吞咽困难 吞咽困难是本病最常见、最突出的表现，占 80%～95%。吞咽困难的特点是时轻时重，多不进行性发展，而呈间歇性发作，常因情绪因素及进食刺激性食物诱发，有时患者自己会采取伸脖子、挺胸、双手过头、突然站起等方法来减轻吞咽困难，当疾病发展至食管明显扩张时，吞咽困难反而减轻。后期症状可为持续性，普食或流食都可出现梗阻，但很少有食管癌的从固体到流食到液体的规律性吞咽困难的发病过程。

2. 反食 发生率可达 90%，反流物为潴留在食管内的食物，体位改变即可反流出来。常在进餐或餐后发生反食，因反流物未与胃酸接触，故多不呈酸性反应。患者常主诉仰卧位睡眠时床上有反流物。由于食管所在位置及其气道的密切关系，反食可造成误吸，部分患者可出现咳嗽、咳痰、发生呼吸道反复感染乃至吸入性肺炎。极度扩张的食管压迫邻近组织器官可发生发绀及声嘶等。

3. 疼痛 占 40%～90%，多位于胸骨后，常在进食后发生，并时常迫使患者停止进食。疼痛性质不一，可以是闷痛或刺痛，类似心绞痛的胸痛，单纯根据临床表现很难区分，甚至可用硝酸盐类缓解，但与快速进餐关系密切，有热饮缓解、冷饮加重的特点。

4. 体重减轻 重症、病程较长时，可出现体重减轻，但营养不良一般不重。小儿则影响生长发育。

【辅助检查】★★△△

1. 胸部 X 线片 贲门失弛缓症早期，X 线胸片多无异常表现。典型的贲门失弛缓症晚期，X 线胸片可发现纵隔旁阴影，食管内可见液平面，胃泡区无气体等。

2. 食管钡剂造影 食管吞钡摄片为本症的首选诊断方法，有确诊价值。动态造影可见食管的推进性收缩蠕动消失，食管上段有蠕动收缩，卧位时不能再被推进，立位时钡剂充盈食管，食管体部远段明显扩张，与近端形成鲜明对照。LES 不随吞咽出现松弛，而呈间歇性开放，远段食管光滑变细如鸟嘴状。X 线诊断重要特征是：狭窄部边缘对称、光滑，食管壁柔软、绝无僵硬感，应仔细观察。日本学者把食管扩张分为 3 度：Ⅰ度，扩张直径＜3.5 cm，病变范围仅位于食管下端；Ⅱ度，扩张直径为 3.5～6.0 cm，病变范围波及食管下 1/3 段；Ⅲ度，扩张直径＞6.0 cm，部位已达食管下 2/3 段。

3. 上消化道内镜检查 为本症必不可少的鉴别诊断方法。镜检时可见食管体部管腔扩张或弯曲变形，可伴憩室样膨出，并可见到腔内存留有未消化食物和液体，常影响细微观察。有时可见到体部食管出口关闭，但给胃镜稍稍柔和加力，镜端尚可进入胃腔内，此点与肿瘤等所致的狭窄难以推进感有所不同。内镜检查还可观察到食管壁的一些继发性改变，诸如溃疡、糜烂、炎症等。内镜检查最重要的作用在于，通过细微观察与活检，除外贲门部恶性肿瘤的可能，此点对老年患者尤为重要。胃镜进入胃腔后，对胃底、穹隆部反转观察不应省略。食管贲门癌可继发于贲门失弛缓症，甚至可发生在食管中、上部。内镜超声检查可见食管层次清楚，食管壁可有不同程度的增厚，尤其以肌层最为显著。若为肿瘤所致，超声内镜可发现异常低回声区。

4. 食管测压 能从病理生理角度反映本症特征，是早期诊断本症或鉴别有疑问病例的有效手段。其特征性改变可出现在 X 线、内镜等改变之前。其检测方法有传统的水灌注测压及现有的高分辨率食管测压。传统测压中表现为：体部食管缺乏蠕动；吞咽时 LES 松弛不完全，LES 呈现高压状态（＞30 mmHg）。高分辨率食管压力检测面世后通过其清晰的压力地形图，将贲门失弛缓症患者食管动力障碍的特点直观地表现出来。Pandolfino 等将高精度食管压力检测中贲门失弛缓症的特点进行总结，分为 3 个类型：①Ⅰ型，经典贲门失弛缓症，完整松弛压力（IRP）平均值高于正常上限，食管蠕动消失；②Ⅱ型，贲门失弛缓伴全食管压力形成，无正常食管蠕动，全食管压力形成超过 20%；③Ⅲ型，IRP 平均值大于正常上限，无正常食管蠕动，食管局限性远端蠕动或食管痉挛性收缩超过 20%。笔者将不同类型的贲门失弛缓症患者临床预后进行分析后发现，Ⅱ型患者食管扩张程度较其他两型轻，对扩张、手术及肉毒杆菌毒素注射治疗等疗效优于其他两型；目前该分型正广泛用于预测手术治疗疗效。

5. 食管通过时间测定 常用方法有吞咽食管通过时间、放射性核素食管通过时间和钡剂食管排空指数测定，上述几种检查方法可以判断食管运动是否正常，了解食管运动功能的治疗后效果。

6. 内镜下功能性腔内成像探条（Endoflip） Endoflip 通过在胃食管交界处放置腔内成像探条，测量该处的扩张性情况，通过扩张参数评估贲门失弛缓症患者的病情，并预测术后疗效。

【诊断】★★△△

具有典型的临床症状，X 线片有食管下端“鸟嘴样”样改变的典型征象或经食管测压均可确诊本病。对于老年患者或症状不典型者，须行其他检查排除继发性因素。

【鉴别诊断】★★△△

1. 伴食管狭窄的反流性食管炎 本病患者反流的内容物与食管贲门失弛缓症不同，其反流物多呈酸臭味，有时含有胆汁。X 线检查时食管下端无典型的鸟嘴样改变，食管测压时 LES 的压力下降且压力带较短。患者多有反酸、胃灼热的慢性病史，内镜示食管的 pH 监测可显示黏膜炎症及反流现象。

2. 冠状动脉粥样硬化性心脏病 胸痛明显的患者应和冠状动脉粥样硬化性心脏病相鉴别。冠状动脉粥样硬化性心脏病发作时有典型的心电图改变，且疼痛多因劳累而诱发，而本病多为吞咽诱发，常伴有吞咽困难。

3. 弥漫性食管痉挛 本病也是一种原发性食管动力性障碍疾病，X 线钡剂检查时有开塞钻样表现，与贲门失弛缓症不同，食管测压亦能做出鉴别。

4. 结缔组织病 不少结缔组织病，如硬皮病、红斑狼疮、皮肌炎、淀粉样变及混合型结缔组织病，都可出现不同程度的吞咽困难、胸痛、反流等症状，甚至 X 线检查时还可发现食管蠕动缓慢、不规则乃至食管扩张，但是无远端食管固定性狭窄。此类疾病共同的临床特征有长期不规则发热、关节痛，不同程度的皮肤及内脏损害，病程缓解和加剧交替，免疫球蛋白增高，狼疮细胞阳性等。细心的医师应当发现这些结缔组织病的诊断线索。食管测压十分有助于两者的鉴别诊断。

5. 假性贲门失弛缓症 易发生于年龄较大的患

者，症状发生突然，早期即可出现消瘦，主要是由于肿瘤浸润造成的功能损害。这种损害可以和真正的贲门失弛缓症完全一样，甚至占到食管测压术诊断为“贲门失弛缓症”病例的5%，文献报道此类肿瘤中胃癌（特别是贲门胃底癌）最为常见，其他包括胰腺癌、前列腺癌、支气管源性癌及淋巴瘤。严重的反流性食管炎或食管消化性溃疡造成的纤维化亦包括在内。因此，细致的内镜检查必不可少（包括高质量与足够数量的活检标本），此类情况下，胃镜前段通过结合部时阻力较大，甚至无法进入（切忌强进）。临床医师在做出贲门失弛缓症的诊断时，要警惕假性贲门失弛缓症存在的可能性。

【并发症】

1．反流所致的食管外并发症 食管反流物被吸入气道时可引起支气管和肺部感染，尤其在熟睡时更易发生。约1/3患者可出现夜间阵发性呛咳或反复呼吸道感染。反流物刺激还可诱发咽炎、哮喘等疾病。

2．食管本身的并发症 本病可继发食管炎，食管黏膜糜烂、溃疡和出血，压出型憩室，食管-气管瘘，自发性食管破裂和食管癌等。本病食管癌的并发率为0.3%～20%，当贲门失弛缓症并发癌变时，症状极不典型，应定期行内镜检查。

【治疗】★★△△

1．药物治疗 许多药物可减少食管下括约肌的压力，但临床治疗效果欠佳。抗胆碱类药物如阿托品、颠茄等多无作用。到目前报道最多的是应用硝酸酯类和钙离子拮抗药。硝苯地平，每次10 mg，每天3次，口服；异山梨酯，每次5 mg，每天3次，可在餐前15 min舌下含服。药物治疗的短期有效率可达50%～70%，但长期疗效（1年后）差。因此，口服药物仅用于临时缓解吞咽困难或用于术前准备。

2．肉毒毒素注射治疗 肉毒毒素（botulinumtoxin，BTX）是梭状芽孢杆菌属肉毒梭状菌产生的外毒素，分子量约为15 000的蛋白质，以其抗原性不同分为A～G 7型，目前只有A型用于临床，它作用于神经肌肉接头处，抑制乙酰胆碱的释放，导致肌肉松弛和麻痹。目前，肉毒毒素被广泛用于临床治疗不同类型的神经系统和眼科疾病。肉毒毒素的不良反应较少，且持续时间短暂，大多能耐受。肉毒毒素注射治疗贲门失弛缓症时，在内镜下将食管下括约肌分成4个象限，予硬化药注射针沿LES周径（一般4个点）分别注入1 ml（20 U/ml或25 U/ml）肉毒毒素注射液，总量80～100 U。超声内镜引导下的注射治疗是近年发展起来的一种新的肉毒毒素注射治疗方法。超声内镜为区分消化道和周围结构提供了准确可靠的方法，它可以鉴别食管下段括约肌，并确保将肉毒毒素注入其中，从而最大限度地发挥效果，减少复发的机会。与气囊扩张或肌层切开术相比，肉毒毒素注射治疗的不良反应少，少数患者有胸部疼痛症状但能很快缓解。肉毒毒素注射治疗总有效率为85%，但持续时间短，50%的患者6个月后复发。而第2次治疗时仅76%的患者有效，而且在以后的治疗中有效率会越来越低。此外，尚有25%的患者表现为原发耐药。且反复注射肉毒杆菌毒素使以后的手术和扩张更为困难，且术后疗效不好。因此，本法适用于药物治疗失败、食管下括约肌的扩张和外科手术治疗风险大的老年患者或拒绝创伤性治疗的患者。

3．扩张治疗 扩张治疗是目前治疗贲门失弛缓症首选的非手术治疗方法。可采用常规探条扩张器和气囊扩张器。常规探条扩张器对食管良性消化性狭窄很有效，但对贲门失弛缓症仅能暂时缓解吞咽困难症状，疗效仅数天，且可并发穿孔，故一般不用于治疗贲门失弛缓症。目前大多采用气囊扩张，使食管下括约肌发生部分撕裂，解除食管远端梗阻，缓解症状。气囊扩张术的方法有透视下或非透视下胃镜直视下进行。扩张治疗的关键在于贲门狭窄区能否充分扩张，一般扩张压力为300 mmHg，时间为10～180 s，疗效满意者占69.2%。据国外文献报道，75%的患者一次扩张的疗效可维持5年以上。多数学者主张一次扩张，也有学者主张逐渐加压，多次扩张。目前倾向于采用逐步增加气囊直径的方法，可降低食管穿孔的发病率。扩张治疗的主要并发症有食管穿孔、吸入性肺炎、食管撕裂、消化道出血等，其中最严重的是食管穿孔，发病率为1%～5%。如果患者术后出现疼痛、皮下气肿，均应想到食管穿孔的可能，可行水溶性造影确诊，及早进行手术修补，因此仅宜在能开展胸外科手术的医院内完成。

4．支架治疗 食管支架是治疗食管狭窄的方法之一，对行腔内支架的患者进行回顾性分析发现，行腔内支架式治疗贲门失弛缓症能疏通患者进食通道，改善患者进食能力。在食管支架置放术中及术后可出现胸痛、异物感、胃食管反流、出血、穿孔、支架阻塞及移位等并发症。

5．经口内镜下肌切开术（POEM） POEM是近年来兴起的治疗贲门失弛缓症的新方法。该技术应用内镜从食管近端或中段开始进行建立食管黏膜下隧道，经过该隧道进入贲门附近后分离食管环形肌并切开。该方法简便易行，创伤小，患者恢复快，且术后反流的发生率低，有代替腹腔镜下肌切开术的趋势。

6. 手术治疗 Heller于1913年首先报道食管贲门肌层纵行切开术。经胸的Heller肌层切开术是开放性手术的标准方法，近年来此手术可经胸、腹用腹腔镜或胸镜进行。Malthaner等报道单纯Heller肌层切开术后20年胃食管反流的发病率可达到78%。抗反流手术可有效降低手术后胃食管反流率。因此，目前有单位在肌切开术的同时行抗反流手术。近十余年来，经腔镜改良Heller手术在西方国家广泛开展，与传统的开放式手术相比，具有操作简单、手术创面小、术后疼痛小、住院时间短、康复快、手术瘢痕小、疗效佳等优点，已经成为手术治疗的首选。

（肖英莲　陈旻湖）

第7节　食管贲门黏膜撕裂综合征

食管贲门黏膜撕裂综合征，是指因频繁的剧烈呕吐，或因腹内压骤然增加的其他情况（如剧烈咳嗽、举重、用力排便等）导致食管下部和（或）食管胃贲门连接处或胃黏膜撕裂而引起以上消化道出血为主的综合征。本病是消化系统的常见急症，具有起病急、症状重，但一般预后良好的特点。

1929年，两位美国学者Mallory和Weiss最先对本病进行了描述，他们在对因酗酒所致上消化道出血死亡的4例患者进行尸体解剖时发现有胃黏膜纵向撕裂，故本病又称为Mallory-Weiss综合征（MWS）。

食管贲门黏膜撕裂症的主要临床表现为上消化道出血。随着20世纪70年代后内镜的广泛应用，发现率逐渐增多。

【病因及发病机制】★★△△

本病多发生在反复剧烈呕吐和酗酒的患者，由于反射性幽门括约肌收缩和胃窦剧烈痉挛，导致幽门闭锁。经试验测量，当幽门闭锁，胃内压升高到160 mmHg时，下段食管黏膜和黏膜下层即可发生破裂，甚至发生食管肌层破裂。Atkinson等测定的干呕健康人胃内压为120～160 mmHg，最高可达200 mmHg，而作为衡量胸膜腔内压的食管内压仅为50 mmHg，胃和胸腔之间产生瞬间的巨大压力梯度，这可解释为什么呕吐所致的黏膜撕裂在胸腔而不在腹腔，而且撕裂多在压力阶差最大的胃贲门附近。因压力梯度最大在胃食管连接处，且压力的大小与空腔脏器的直径成反比，所以90%的病例发生在此，仅约10%的患者发生在食管下段。因黏膜纵向撕裂所需张力是水平的一半，故撕裂呈纵向。

临床上凡可引起剧烈恶心、呕吐或其他致腹内压增加的情况，均可导致食管贲门黏膜撕裂，其中较常见原因有大量饮酒、剧烈咳嗽、顽固性便秘、顽固性呃逆、妊娠反应、抬举重物、幽门梗阻、肿瘤患者应用化疗后剧烈呕吐、胃镜检查中U形反转观察贲门时手法过猛、观察时间过长等。

【临床表现】★★△△

本病可发生于任何年龄，但临床以40～50岁的男性患者多见。典型表现为突发急性上消化道出血，且出血前有反复干呕或呕吐，继之呕血，多为新鲜血液。但也有部分患者出血前无恶心、呕吐，且有5%～10%的患者仅表现为黑粪或便血。由于是动脉出血，少数患者特别是有多处裂伤的患者，因出血量大可导致失血性休克而死亡。

【辅助检查】★★△△

1. 急诊胃镜检查 为诊断本病最有效的方法。内镜表现为贲门部或胃食管连接处黏膜呈纵行撕裂，80%的患者为一处撕裂，一般长度为3～50 mm，宽度为2～3 mm，也可为多处。伤口呈红色，病变处可有鲜血流出。陈旧性撕裂伤可见裂隙状肿胀、糜烂，有白色苔状物附着，周围黏膜充血、水肿。愈合期呈溃疡样改变，周边黏膜略红。内镜不但可明确病因，还可进行治疗，但最好在24 h内急诊胃镜检查，因本病在发病72 h后撕裂即可自愈。胃镜操作时U形反转检查可能使裂伤加重，应注意操作手法轻柔。

2. 双重对比钡剂造影 多于入院24 h内或出血停止后进行检查，出血部位的小动脉可表现为一小的圆形透明影；钡剂不能顺利流过黏膜面，而是受阻出现异向流动，在出血灶附近形成一个钡剂充盈缺损区，钡剂不能涂布于活动性出血部位，严重出血时，可被血流截断或冲走形成特征性表现。然而因滞留于胃内的钡剂可妨碍内镜观察或选择性腹腔动脉造影检查，所以双重造影应安排在这些检查之后进行。

3. 选择性腹腔动脉造影 对无法耐受或有其他严重疾病而不能做急诊胃镜检查的患者，以及内镜或钡剂检查未发现病变者，可行血管造影。可检出速度为每分钟 0.5 ml 的出血。有出血的患者，血管造影可见造影剂自食管和胃交界处外溢，虽然造影可对本病做出诊断，但毕竟是有创检查，所以如患者情况允许，应尽量行胃镜检查。

【诊断】★★△△

根据病史，临床表现，特别是结合内镜检查，对本病做出正确诊断并不难，关键是要及时进行胃镜检查。

【鉴别诊断】★★△△

MWS 需与下列疾病进行鉴别。

1. 糜烂出血性胃炎 可表现为呕咖啡样物，部分患者可呕鲜血。但一般伴有无规律的上腹部疼痛，发病前多有服用非甾体抗炎药或大量饮酒病史。另外，一些急、危、重症或严重感染的患者在晚期可出现因糜烂出血性胃炎所致的上消化道出血，胃镜检查见胃黏膜呈多处糜烂出血，可予鉴别。

2. 消化性溃疡合并出血 以呕咖啡样物和排黑粪多见，既往多有慢性上腹部疼痛，秋、冬季发作，空腹痛及夜间痛多见，并伴有反酸、胃灼热等症状，出血后疼痛反而减轻，胃镜检查见胃或十二指肠溃疡形成，可确诊。

3. 食管胃底静脉曲张破裂出血 可表现为呕鲜血，但呕血量大，常合并失血性休克，既往多有慢性肝病史，查体可见蜘蛛痣、肝掌、脾大和腹水等肝硬化或门静脉高压表现，胃镜检查见食管静脉和（或）胃底静脉曲张，可以鉴别。

4. 食管癌合并出血 可表现为呕血，但既往有进行性吞咽困难、消瘦、贫血等表现，胃镜检查可见食管腔内肿物，并通过活检病理检查证实。

5. 食管自发性破裂 表现为剧烈呕吐后出现突发胸痛、呼吸困难、纵隔或皮下气肿，也可有呕血，因为是食管全层破裂，不同于食管贲门黏膜撕裂综合征，后者是食管 - 胃黏膜的不完全撕裂。

【治疗】★★△

因为 75%～90% 的患者出血可自行停止，且很少会发生再出血，所以治疗只需支持疗法和对症处理。

1. 一般治疗 对剧烈呕吐者给予镇吐药。如肌内注射异丙嗪或甲氧氯普胺，静脉滴注维生素 B_6。疼痛、烦躁者可给予镇静镇痛药如苯巴比妥和地西泮。对失血较多的患者，可给予静脉滴注血浆代用品如羟乙基淀粉和血定安等，达到输血指征者可输血。大多数患者经治疗症状可得到缓解。

2. 药物治疗 这是治疗本病的关键，可静脉滴注 H_2 受体拮抗药（如西咪替丁、雷尼替丁和法莫替丁等）和质子泵抑制药（如奥美拉唑、兰索拉唑、泮托拉唑、雷贝拉唑、埃索美拉唑等），以减少胃液分泌，中和胃酸。防止反流入食管的胃酸继续损伤撕裂的局部黏膜，以免引起再出血。除此之外，静脉滴注垂体后叶素可收缩小血管以促进止血，但对患有高血压、冠状动脉粥样硬化性心脏病者要慎用或禁用。另外，还可用一些一般止血药如酚磺乙胺和巴曲酶等。

3. 内镜下治疗 内镜下局部止血为本病的主要治疗手段，而且有效、及时、安全。

（1）局部喷洒法：常用巴曲酶、凝血酶或去甲肾上腺素喷洒在出血处，收缩血管，减少出血。还可喷洒中药如云南白药等。

（2）电凝或激光治疗：通过高频热效应或使光能转化为热能，使组织蛋白变性达到止血目的，尤其激光止血迅速、安全，成功率可达 94%。

（3）局部注射：对出血的小动脉还可选用局部注射硬化药如鱼肝油酸钠或乙氧硬化醇，还可注射 1∶10 000 肾上腺素止血。

（4）血管夹：一般来说，用血管夹止血效果好，通过对病变部位及附近组织的紧箍，阻断血流，达到止血目的。

总之，内镜下治疗可以达到立竿见影的效果，尤其适用于有活动性出血的患者。

4. 血管造影后栓塞治疗 如患者出血不止，胃镜检查又未能发现出血灶，则可选择血管造影栓塞治疗，可将血管造影导管尽量接近动脉，多为胃左动脉，然后从导管注入明胶海绵和硅胶小球等，20 min 后重复造影以了解出血情况，若仍有造影剂外溢，可重复注入栓塞剂。

5. 手术治疗 有 5%～10% 的患者因大出血或持续性出血经内科治疗无效，最终需采取手术治疗，多采用撕裂黏膜叠层缝合术。

（王青缸　张澍田）

第8节 Barrett食管

Barrett食管（Barrett's esophagus，BE）最早是由英国的心胸外科医师Norman Barrett于1950年报道。Barrett从解剖的食管溃疡上证实食管黏膜鳞状上皮内有柱状上皮的存在，但他认为这些有溃疡的柱状上皮也许并不属于食管，而是“被先天性缩短、鳞状上皮覆盖的食管拴在胸腔的一段管状胃”，认为这些改变由食管裂孔疝（hiatal hernia，HH）所致，将其命名为BE。自此，Barrett食管的定义几经变迁，最近2015年美国胃肠病学会提出，将胃食管连接处以上的管状食管壁肉眼可见橘红色黏膜灶，病灶长度≥1 cm，经活检证实有肠上皮化生定义为BE。但是2016年亚太共识意见提出定义为食管下段的食管鳞状上皮为柱状上皮替代，长度超过1 cm，内镜清晰可见并为组织学所证实即可诊断为BE；而肠上皮化生（intestinal metaplasia，IM）不是诊断Barrett食管的必备条件。关于BE的定义在不同国家和地区一直存在争议，尤其是近年来欧美国家食管腺癌（esophageal adenocarcinoma，EAC）发病率迅速上升，对EAC的癌前病变BE越来越重视。

【流行病学】

BE发病率因采用的定义及国家不同有很大差别。在西方国家，内镜下BE的检出率在1.6%～10.3%，而在亚太地区，其检出率在0.168%～3.7%。BE的危险因素主要包括GERD、年龄＞50岁、男性、白种人、肥胖、吸烟、水果及蔬菜摄入量低等。

【病因】

因BE是GERD的一个亚型，所有导致GERD的原因均可能是BE的病因，包括食管抗反流屏障减弱及攻击因素增强等（详见本章第2节）。此外，人种、男性、肥胖、吸烟以及年龄同样与Barrett食管密切相关。

【病理及分型】★★△△

组织形态上，BE黏膜与胃黏膜结构相似，包括表面上皮及上皮下被称为隐窝的管状结构。化生上皮主要由黏液柱状细胞构成，并含有散在的杯状细胞、肠上皮细胞、Paneth细胞，以及形态上缺乏明显来源特征、介于胃黏膜与肠黏膜或肠黏膜与食管鳞状上皮细胞之间的中间细胞。BE组织学分型包括：①胃底型，可见主细胞和壁细胞；②贲门型，有胃小凹和黏液腺，但无主细胞和壁细胞；③特殊肠上皮化生型，不完全小肠或结肠表型，表面有微绒毛和隐窝，杯状细胞是其特征性细胞。

各国对BE的定义不同，病理诊断标准也不同，主要区别点在于诊断BE是否需病理确认存在IM。AGA认为目前研究表明只有IM才具有癌变性，因此必须有病理检查证实IM才能诊断BE。英国胃肠病学会定义BE为食管下段柱状上皮化生，长度≥1 cm，内镜下清晰可见，食管黏膜活检提示是柱状上皮，强调IM不是诊断BE的必需条件，但在制订诊治和随访方案时需考虑是否存在IM。我国BE诊治共识中推荐把内镜检查发现食管下段有柱状上皮称为“内镜下可疑BE”，经病理学检查证实有柱状细胞存在时诊断为BE，病理检查发现IM更支持BE诊断。

根据其在内镜下的形态可以分为3型。①全周型：病变红色黏膜向食管延伸，累及全周，与胃黏膜无明显界限，其游离缘距食管下括约肌在3 cm以上；②岛型：齿状线处1 cm以上出现斑片状红色黏膜或红色黏膜内残留岛状灰白色黏膜；③舌型：与齿状线相连，伸向食管呈舌形。在我国，全周型发病率为22.58%，岛型为56.81%，舌型为21.08%。

Barrett食管根据其内镜下长度分为长段BE（long segment Barrett esophagus，LSBE）、短段BE（short segment Barrett esophagus，SSBE）及超短段BE（ultra short Barrett esophagus，USBE）两种类型。长段BE指粉红色病变累及全周并且长度≥3 cm，未累及全周或虽累及全周但长度＜3 cm的为短段BE。超短段BE（USBE）尚没有明确的定义，普遍认为当食管末端鳞状上皮被柱状上皮替代长度＜1 cm时可称为USBE，但有些专家并不相信存在USBE。LSBE发病率为21.81%，SSBE为78.19%。LSBE比SSBE食管下括约肌压力低，食管下端蠕动功能低，食管下端pH更低、反酸强度更强、合并症要多，肠上皮化生及异型增生的检出率也多。

布拉格C&M“Prague C（Circumferential）and M（Maximum）length”系统将胃皱襞最近端的点作为胃食管连接处的界标，测量从胃食管连接处覆盖食管的全周型柱状上皮的长度C和柱状上皮纵向最大长度 M。

【临床表现】

BE 本身通常不引起症状，它的形成是 GERD 长期作用的结果。其症状包括食管相关症状，如胃灼热、反流、胸痛、上腹部疼痛、吞咽困难等。部分 BE 患者还会出现嗳气、呛咳、咽部异物感等不适，严重时可引起出血。

除反酸、胃灼热、胸痛等典型的消化道症状外，临床上越来越多的 BE 患者是以咽喉炎、咳嗽、哮喘、声嘶、鼻窦炎、中耳炎、牙侵蚀症，甚至睡眠呼吸暂停综合征等作为首发症状就诊。

【实验室检查】

1. 上消化道内镜，目前国际上认可的最常用、最可靠的手段仍是一般内镜检查结合病理组织学检查。消化内镜检查具有直观、准确、可靠的优点。行内镜检查时，仍需明确几个重要的解剖标志。①鳞柱交界（squamous columnal junction, SCJ）内镜检查标志：食管鳞状上皮表现为淡粉色，胃柱状上皮为橘红色，鳞柱状上皮交界处构成的齿状 Z 线，也称为齿状线，即为 SCJ；②胃食管结合部（gastroesophageal junction, GEJ）内镜检查标志：为管状食管与囊状胃的交界，其内镜下定位的标志为食管最小充气状态下胃黏膜皱襞的近侧缘，即为 GEJ，食管胃连接处正常时就在膈肌裂孔（第 3 个生理狭窄区）处或其水平下。生理状态下，SCJ 与 GEJ 处于同一水平，BE 时会有 SCJ 上移情况的存在。明确以上解剖标志，有助于准确地识别出 BE 患者并进行有效的活检。当内镜检查发现食管远端有明显柱状上皮化生并得到病理检查证实存在杯状细胞时即可诊断。

2. 内镜超声检查（endoscopic ultrasonography, EUS）是在内镜的引导下，用超声探头从消化道腔内对消化道壁和消化道周围的脏器与病灶进行超声扫描的检查方法。EUS 对于 BE 癌变，尤其是早癌患者可进行定性、定位诊断，对于病灶的 T 分期和 N 分期明显优于 CT 检查，EUS 可以应用于 BE 早期癌变的 TNM 分期，以更好地用于临床治疗方案的选择与预后的分析。并且随着研究的进展，EUS 对于 BE 及其并发症的诊断，尤其是合并异型增生的高癌变率 BE 可以进行早期诊断。然而，EUS 在 BE 或 BE 伴有癌变的诊断与分期中的准确性仍需要进一步证实。

3. 共聚焦激光显微内镜（confocal laser endomicroscopy, CLE）技术是一种新型内镜检查设备，可以在内镜检查的同时提供胃肠道上皮细胞和亚细胞结构的横断面图像，不需要活检或组织病理学检查而获得所观察部位的组织学诊断，被称为光学活检。目前，国内外研究已将 CLE 应用于 BE 及其瘤变、食管鳞癌、胃癌、胃和结直肠息肉以及溃疡性结肠炎等多种消化道疾病的诊断。

4. 色素内镜（chromoendoscopy）是应用对比、吸收、反应、荧光等染色原理，在常规内镜检查的过程中，将色素喷洒到食管、胃肠道黏膜，使病变部位与周围结构对比增强，清晰显示病变的形状、边缘和浸润部位，易于观察病灶特点并进行靶向活检的一项新技术。黏膜染色后可以显示普通内镜检查时不易发现的病灶，从而提高消化道疾病的诊断准确率。色素内镜包括普通色素内镜和放大色素内镜。

5. 高分辨率 / 放大内镜（high-resolution/magnification endoscopy, HRE/ME）具有高像素和高分辨率的特点以及变焦放大的功能，有利于观察微细结构的变化，以判断病变的良恶性、区分组织学类型以及判断病变的深度和范围，提高早期肿瘤的镜下检出率，使得镜下诊断出现新的标准。

6. 放大内镜与色素染色技术结合使用称为色素放大内镜，这项技术已广泛应用于临床，研究的重点在于发现早期肿瘤、消化道微小病变、BE、肠上皮化生及 *Hp* 感染等。常用于 BE 研究的染色剂包括卢戈碘液、亚甲蓝、靛蓝胭脂红、乙酸。放大内镜有助于观察 BE 黏膜表面形态（有的称黏膜小凹或腺管开口，即 Pit pattern）的改变，指导靶向活检，提高肠上皮化生、异型增生和早癌的检出率。

7. 放大内镜与乙酸结合称为增强放大内镜。使用增强放大内镜可以准确识别高度异型增生，不规则的腺管开口或腺管结构被破坏的黏膜形态，对食管远端进行详细黏膜像观察与病理检查结果有较高符合率，有助于对 Barrett 食管肠上皮化生和异型增生的诊断。

8. 内镜窄带成像技术（narrow band imaging, NBI）的基本原理是利用滤光器过滤掉内镜光源所发出的红蓝绿光波中的宽带光谱，仅留下窄带光谱用于诊断消化道各种疾病。目前随着放大内镜在临床上的广泛应用，NBI 常与放大内镜结合使用，称为 NBI-ME。与传统分辨率的白光内镜相比，利用

NBI-ME观察BE上皮，能够更加清楚地显示胃食管连接处、齿状线、食管下段柱状上皮等结构，有助于提高肠上皮化生和异型增生的检出率，提高对BE的诊断准确率。NBI更加精确地引导活检，与传统内镜下的四象限活检相比可以显著减少活检组织块数。目前认为NBI可以在较大程度上替代内镜下染色技术，改善染色技术的不足。NBI与染色相比，其最大的优势在于可清晰地观察到黏膜微血管形态，而早期肿瘤或异型增生的发生往往伴有黏膜表浅血管结构的改变，如新生血管形成及血管异常增生等。因此，NBI是目前诊断BE最有效、最有前景的技术之一。

9. 其他内镜技术，包括激光诱导荧光光谱技术（laser induced fluorescence，LIF）、光学相干断层扫描技术（optical coherence tomography，OCT）、散射分光镜技术（light scattering spectroscopy，LSS）及细胞内镜系统（endocytoscopy system，ECS）等，均有报道用于BE的诊断。

【诊断及鉴别诊断】

Barrett食管的诊断主要依靠胃镜检查及病理检查来进行诊断。需进行鉴别的疾病包括食管裂孔疝，胃黏膜异位及食管癌等。BE的并发症包括食管狭窄及食管癌等。

【治疗】★★△△

BE的治疗主要从改变生活方式、药物控制胃食管反流症状、抗感染治疗与内镜下消除BE上皮等方面进行，必要时行抗反流手术、食管切除术等外科治疗。BE的治疗应遵循个体化原则，合理选择治疗方案。BE的治疗目标主要是促进胃排空、控制及缓解胃食管反流症状、预防腺上皮的异型增生和癌变等。

1. 改变生活方式 改变生活方式对许多胃食管反流患者包括BE患者是有益的，包括抬高床头、睡前2 h不再进食、减轻体重、戒烟酒、避免摄入高脂饮食和可以降低LES压力的食物（如巧克力、薄荷、咖啡、洋葱、大蒜等），避免使用降低LES压力、影响胃排空的药物（如抗胆碱能药、钙离子拮抗药、茶碱、β肾上腺素受体激动药等）。

2. 药物控制反流症状 对于BE患者，抑酸药物是最主要的治疗药物，包括H_2受体拮抗药（西咪替丁、雷尼替丁、法莫替丁等）和质子泵抑制药（proton pump inhibitors，PPIs，奥美拉唑、兰索拉唑、雷贝拉唑、泮托拉唑和艾司奥美拉唑等）。部分患者尚可使用促动力药如多潘立酮、莫沙必利、伊托必利等，其主要作用是促进胃排空，防止胃及十二指肠内容物反流到食管，从而减轻食管炎症，缩小病灶范围，降低异型增生及癌变的发生率。

3. 内镜下消除BE上皮 大多数国家指南推荐内镜下治疗伴异型增生BE或局限于黏膜层的癌变。对于伴异型增生的BE患者，根据病灶类型可以选择黏膜剥离术和消融治疗术。BE的主要内镜治疗包括内镜下消融治疗术、黏膜切除术（endoscopic mucosal recection，EMR）和黏膜剥离术（endoscopic submucosal dissection，ESD）三大类，其中内镜下消融治疗术包括光动力疗法（photodynamic therapy，PDT）、氩离子凝固疗法（argon plasma coagulation，APC）、冷冻疗法、多极电凝（multipolar electrocoagulation，MPEC）术和射频消融术等。理想的治疗是彻底破坏化生上皮、异型增生上皮，但不损伤深层组织，以免发生狭窄和穿孔等严重并发症。

4. 抗反流手术 Barrett食管的外科治疗有Nissen手术（360°全周胃底折叠术）、Hill手术（经腹胃后固定术）、Dor手术（贲门前胃底固定术）、腹腔镜抗反流术等，主要针对抗反流治疗。

【监测和随访】★△

BE是目前公认的食管腺癌的危险因素，因此需重视BE的诊断。对于内镜下多点组织活检未发现异型增生的患者，可进行内镜下监测，每3年1次。若内镜下多点组织活检提示存在轻度异型增生，则需要缩短监测间隔，每6个月1次。若存在重度异型增生，则需要根据具体病情进行内镜下或外科手术处理。

（肖英莲　陈旻湖）

第9节　食管裂孔疝

食管裂孔疝是指胃底部通过增宽的膈食管裂孔进入胸腔，在某些患者，腹腔内的其他脏器也可以随同疝入胸腔。食管裂孔疝的发病率因为所应用的诊断技术和诊断标准的不同而有所差别。

【病因】★△

食管裂孔疝可分为先天性食管裂孔疝（少见）和后天性食管裂孔疝（多见），先天性者因膈食管裂孔发育不全，比正常人的宽大松弛所致。后天性者可有以下几种原因：①随年龄增长而出现食管裂孔周围支持组织松弛和长期慢性疾病削弱了膈肌张力而使食管裂孔扩大；②腹内压增高（如肥胖、腹水、妊娠、便秘等）；③可继发于长期反流性食管炎，是由于食管纤维化而缩短以及炎症引起继发性食管痉挛导致部分胃囊拉向胸腔而引起。

【分类】★★△△

食管裂孔疝又可分为滑动型食管裂孔疝（齿状线上移，此型最常见）、食管旁疝和混合型食管裂孔疝（均少见）、先天性短食管裂孔疝4种。

1. 滑动型食管裂孔疝 又称可回复性裂孔疝，最常见，占食管裂孔疝的90%以上。此型食管裂孔疝表现为食管胃连接部和一部分胃经增宽的食管裂孔向上移位至纵隔，裂孔较大时部分结肠、大网膜亦可凸入胸腔，多在平卧时出现，立位时消失。因是沿食管纵轴方向向上滑动，也称为轴性食管裂孔疝。由于食管胃连接部移位入胸腔，故使得下食管-胃的夹角（His角）由正常的锐角变为钝角，且食管下括约肌（LES）的功能也受到影响，食管正常的抗反流机制遭到破坏，可出现病理性胃食管反流。

2. 食管旁疝 此型食管裂孔疝是食管胃连接部仍固定在腹膜后原来的位置上，一部分胃从增宽的食管裂孔经食管旁进入胸腔，有完整的腹膜作为疝囊。此型少见，有时可伴有结肠、大网膜的疝入。因为食管胃连接部仍然位于膈下并保持锐角，所以很少发生胃食管反流。此型可以发生胃腔阻塞，疝囊内食物和胃酸因排空障碍而淤滞，由此而导致血流障碍、黏膜瘀血，可以发生溃疡、出血、嵌顿、绞窄和穿孔等并发症。

3. 混合型食管裂孔疝 少见，是指滑动型食管裂孔疝和食管旁疝同时存在。食管胃连接部和一部分胃都疝入胸腔，常出现胃扭转，脾、结肠脾曲和小肠也可随同疝入胸腔。此型食管裂孔疝常为膈食管裂孔过大的结果，通常由食管旁疝发展而来。

4. 先天性短食管裂孔疝 少见，因先天性原因导致食管缩短。贲门固定于膈上。

【临床表现】★★△△

食管裂孔疝的临床症状轻重与食管裂孔增宽程度不一定平行，食管裂孔疝易并发反流性食管炎。致使食管裂孔疝容易出现症状的诱因有过量进食、便秘、肥胖、平卧、弯腰、皮带过紧、妊娠、剧咳、猛抬重物、吸烟及饮酒等。食管裂孔疝的临床症状有：①不同部位、不同性质的腹痛，多因胃底疝入膈上裂孔及反流性食管炎所致，主要为隐痛、胀痛、顶痛或牵拉痛，多在餐后0.5 h发生。②烧灼感及反流症状，系因裂孔疝破坏了正常食管抗反流机制，贲门口松弛，食管下括约肌功能障碍引起。③出血、贫血。④梗阻感和吞咽困难，多因饱餐后胃内压力增高，胃底疝入裂孔后引起梗阻感。吞咽困难是由于食管疝太大而压迫食管或食管炎晚期引起食管狭窄所致。⑤其他，如咽部异物感、胸闷、心悸、气短等。

【诊断】★★△△

1. 胃肠X线钡剂造影 食管裂孔疝主要依靠特殊手法进行胃肠X线钡剂造影检查确诊。滑动型食管裂孔疝的X线征象是：直接征象包括膈上显示疝囊及胃黏膜皱襞，膈上出现Schatski环（即B环，正常人无此环）。间接征象包括His角增大（正常为锐角，常<30°）；食管裂孔增宽；胃食管反流。具备直接征象其中一项者诊断即可成立，或同时具备间接征象中两项者诊断亦成立。

2. 内镜检查 可见：①齿状线上移2 cm或更多；②贲门口松弛；③胃体口移向食管纵轴线；④食管下段有炎症表现时食管裂孔疝的诊断可以成立。

【鉴别诊断】★★△△

下段食管癌：食管下段发生肿瘤，使管腔呈囊性扩张，腔内黏膜中断、破坏，肿瘤下缘食管括约肌无明显收缩环，管壁僵硬，扩张的膈上食管无蠕动，固定不变。内镜下活检有确诊价值。

另外，还需要与慢性胃炎、胆石症、溃疡病、冠状动脉粥样硬化性心脏病等进行鉴别，应该无困难。

【治疗】★★△△

1. 内科治疗 目的在于减少和防止胃食管反流、尽量避免胃底疝入胸腔，治疗主要靠生活调理。医师应向患者介绍有关裂孔疝的科普知识，让患者在生活中主动地避开一些诱因。

（1）一般治疗：①慢进食；②不饱食；③少吃油腻、太黏、麻辣、太甜、太稀及较难消化的食物；

④不吸烟、不饮酒；⑤午饭后不宜上床平卧；⑥夜间若仍有症状出现时，可将床头抬高；⑦保持大便通畅，每日 1 次；⑧不用力猛抬重物；⑨腹部避免挤压。

（2）药物治疗：可用抗酸药（硫糖铝 1 g，每日 3 次，口服），抑酸药（西咪替丁 80 mg，每日 1 次，口服；法莫替丁 20 mg，每日 2 次，口服）及促胃肠动力药（多潘立酮 10 mg，每日 3 次，口服）。

2. 外科治疗 手术治疗没有绝对的适应证，如反流症状明显，并经消化内科正规治疗 1 年，疗效不明显或停药后短期复发者，有重度反流性食管炎、食管狭窄、上消化道大出血、食管癌应考虑手术治疗，特别是微创内镜手术治疗，如胸腔镜及腹腔镜完成。

（李 鹏 张澍田）

参考文献

[1] 中国癌症预防与控制规划纲要(2004-2010). 中国肿瘤，2004,（2）: 65-68.

[2] 中华医学会消化内镜分会消化系早癌内镜诊断与治疗协作组，中华医学会消化病学分会消化道肿瘤协作组，中华医学会消化病学分会消化病理学组。中国早期食管鳞状细胞癌及癌前病变筛查与诊治共识（2015年，北京）. 中华消化内镜杂志，2016, 33(1):3-18.

[3] 中华医学会消化内镜学分会病理学协作组. 中国消化内镜活检与病理学检查规范专家共识. 胃肠病学，2014,（9）: 549-553.

[4] Schlemper RJ, Riddell RH, Kato Y, et al. The Vienna claasification of gastrointestinal epithelial neoplasia. Gut, 2000, 47: 251-255.

[5] Participants in the Paris Workshop. The Paris endoscopic classification of superficial neoplastic lesions: esophagus, stomach, and colon. Gastrointestinal Endoscopy, 2003, 58: 3-43.

[6] Armold, Melina, et al. Global incidence of oesophageal cancer by histological subtype in 2012. Gut: Journal of the British Society of Gastroenterology, 2015, 3 (3): 381-387.

[7] Zhang Y. Epidemiology of esophageal cancer. World J Gastroenterol, 2013, 19 (34): 5598-5606.

[8] ASGE guideline: The role of endoscopy in the assessment and treatment of esophageal cancer. Gastrointestinal Endoscopy, 2013, 77 (3): 328-334.

[9] Montgomery EA. Oesophageal cancer// Stewart BW. CP. Wild World Cancer Report 2014. Lyon: IARC Press, 2014: 374-382.

[10] Kuwano, Hiroyuki, Nishimura, et al. Guidelines for diagnosis and treatment of carcinoma of the esophagus April 2012 edited by the Japan Esophageal Society. Esophagus, 2015, 1 (1): 1-30.

[11] Zografos GN, Georgiadou D, Thomas D, et al. Drug-induced esophagitis. Dis Esophagus, 2009, 22 (8): 633-637.

[12] Chirica M, Bonavina L, Kelly MD, et al. Caustic ingestion. Lancet, 2017,389: 2041-2052.

[13] Millar AJ, Cox SG. Caustic injury of the oesophagus. Pediatr Surg Int, 2015, 31 (2):111-121.

[14] Underwood JA, Williams JW, Keate RF. Clinical findings and risk factors for Candida esophagus in outpatients. Dis Esophagus, 2003, 16: 66-69.

[15] Kondo T, Terada K. Candida Esophagitis. N Engl J Med, 2017, 376 (16): 1574.

[16] Cherednikov EF, Kunin AA, Cherednikov EE, et al. The role of etiopathogenetic aspects in prediction and prevention of discontinuous-hemorrhagic (Mallory-Weiss) syndrome. EPMA J, 2016, 7:7.

[17] Llach J, Elizalde JI, Guevara MC, et al. Endoscopic injection therapy in bleeding Mallory-Weiss syndrome: a randomized controlled trial. Gastrointest. Endosc, 2001, 54 (6): 679-681.

[18] Kortas DY, Haas LS, Simpson WG, et al. Mallory-Weiss tear: predisposing factors and predictors of a complicated course. Am J Gastroenterol, 2001, 96 (10): 2863-2865.

[19] Sugawa C, Benishek D, Walt AJ. Mallory-Weiss syndrome. A study of 224 patients. Am J Surg, 1983, 145 (1): 30-33.

[20] Landreneau R. et al. Clinical spectrum of paraesophageal herniation. Dig Dis Sci, 1992, 37 (4): 537-544.

[21] Kahrilas PJ, Kim HC, Pandolfino JE. Approaches to the diagnosis and grading of hiatal hernia. Best Pract Res Clin Gastroenterol, 2008, 22 (4): 601-616.

[22] Peters JH. SAGES guidelines for the management of hiatal hernia. Surg Endosc, 2013, 27 (12): 4407-4408.

[23] Siegal SR, Dolan JP, Hunter JG. Modern diagnosis and treatment of hiatal hernias. Langenbecks Arch Surg, 2017, 402 (8): 1145-1151.

[24] Duranceau A. Massive hiatal hernia: a review. Dis Esophagus, 2016, 29 (4): 350-366.

[25] 池肇春. 实用临床胃肠病学. 北京：中国医药科技出版社. 2001.

[26] Tiryaki TR. Early bougienage for relief of stricture formation following caustic esophageal burns. Pediatric Surgery International, 2005, 21:78-80.

第7章 胃、十二指肠疾病

第1节 胃、十二指肠的解剖与功能

一、胃的解剖

胃是消化系统的重要器官，上连食管，下续十二指肠，有收纳食物、分泌胃液消化食物的作用，而且还具备分泌功能。胃的大小、形态、位置可因其充盈程度、体位、年龄和体型等状况而有不同，成人胃的容量为1000～3000 ml，在中等度充盈时，平均长度为25～30 cm。胃大部分位于左季肋区，小部分位于腹上区。胃的位置常因体型、体位、胃内容物的多少及呼吸而改变，有时胃大弯可达脐下甚至盆腔。

胃有上、下二口，大、小二弯，前、后二壁，并分为四部。胃的上口称贲门，即胃的入口，上接食管。下口称幽门，即胃的出口，与十二指肠相接。胃小弯相当于胃的右上缘，凹向右后上方，胃小弯在近幽门处有一凹陷，称角切迹，此角在钡剂造影时为胃小弯的最底处，是胃体与幽门部在胃小弯的分界。胃大弯起始于贲门切迹，此切迹为食管左缘与胃大弯起始处所构成的夹角。胃大弯从起始处呈弧形凸向左上方，形成胃底的上界，其后胃大弯凸向左前下方，形成胃的下缘。胃在空虚时有明确的前后壁，充盈时胃就不存在明显的前后壁。

（一）胃的分区★★△△

一般将胃分成5个区域（图7-1）。

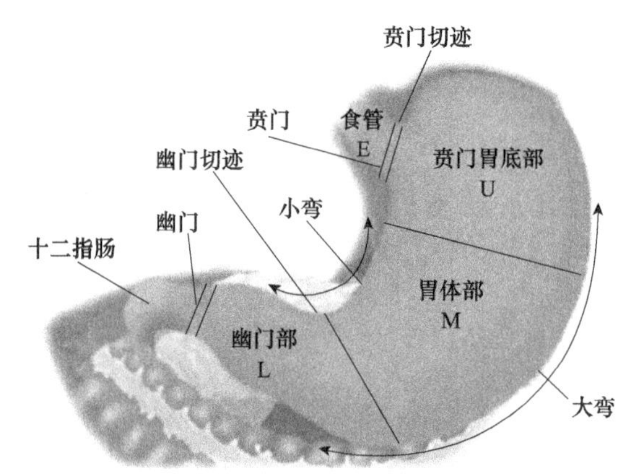

图7-1 胃的分部图

1. 贲门 食管与胃交界处，在第11胸椎左侧，其近端为食管下端括约肌，位于膈食管裂孔下2～3 cm，与第7肋软骨胸骨关节处于同一平面。食管腹段与胃大弯的交角叫贲门切迹，该切迹的胃黏膜面有贲门皱襞，具有防止胃内容物向食管反流的作用。贲门部为贲门周围的部分，与胃的其他部分无明显的分界线。

2. 胃底 胃的上部分，位于贲门至胃大弯水平连线之上。胃底上界为横膈，其外侧为脾，食管与胃底的左侧为His角。胃底指贲门切迹平面以上膨出的部分，其中含有空气，于X线片上可见此气泡，在放射学中称胃泡。

3. 胃体 胃底以下部分为胃体，其左界为胃大弯，右界为胃小弯；胃小弯垂直向下突然转向右，其交界处为胃角切迹，胃角切迹到对应的胃大弯连线为其下界。胃体所占面积最大，含大多数壁细胞。

4. 胃窦 胃角切迹向右至幽门的部分称为胃窦部，主要为G细胞。

5. 幽门 位于第1腰椎右侧，幽门括约肌连接胃窦和十二指肠。幽门为胃的出口，连接十二指肠，相连接处的浆膜表面见一环形浅沟，幽门前静脉沿此沟的腹侧面下行，该静脉是术中区分胃幽门与十二指肠的解剖标志。幽门部又可分为左侧部较膨大的幽门窦，临床上称此处为胃窦；右侧部近幽门处呈管状的幽门管，幽门管长2～3 cm。胃溃疡和胃癌易发生于幽门窦近胃小弯处。

（二）胃的毗邻与韧带★△

胃前壁左侧与左半肝邻近，右侧与膈邻近，其后壁膈网膜囊与胰腺、左肾上腺、左肾、脾、横结肠及其系膜相邻，胃的前后壁均有腹膜覆盖，腹膜自胃大、小弯移行到附近器官、即为韧带和网膜（图 7-2）。

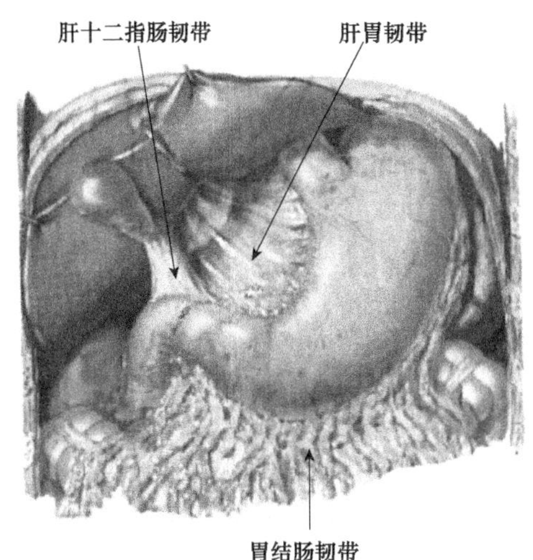

图 7-2 胃的毗邻与韧带

1. 肝胃韧带与肝十二指肠韧带 肝胃韧带连接肝左叶下横沟和胃小弯，肝十二指肠韧带连接肝门与十二指肠，共同构成小网膜，为双层腹膜结构。肝十二指肠韧带中含胆总管、肝动脉和门静脉。

2. 胃结肠韧带 连接胃和横结肠，向下延伸为大网膜，为 4 层腹膜结构。大网膜后层与横结肠系膜的上层相连，在横结肠肝区与脾区处，两者之间相连较松，容易解剖分离；而在中间，两者相连较紧，解剖胃结肠韧带时，注意避免伤及横结肠系膜中的结肠中动脉。

3. 胃脾韧带 连接脾门与胃大弯左侧，内有胃短血管。

4. 胃膈韧带 由胃大弯上部胃底连接膈肌，全胃切除术时，游离胃贲门及食管下段需切断此韧带。

5. 胃胰韧带 胃窦部后壁连接胰头颈部的腹膜皱襞，此外，胃小弯贲门处及胰腺的腹膜皱襞，其内有胃左静脉。在门静脉高压时，血液可经胃左静脉至食管静脉、奇静脉流入上腔静脉，可发生食管胃底静脉曲张。胃的韧带有肝胃韧带、胃膈韧带、胃脾韧带、胃结肠韧带和胃胰韧带。胃胰韧带位于胃后方、小网膜囊的后壁上，循胃左动脉的走行而形成一个半月形的皱襞，从腹腔动脉起始处向上至胃、贲门，是手术时显露胃左动脉和腹腔动脉的标志。

（三）胃的血管★△

1. 胃的动脉 胃是胃肠道中血供最丰富的器官，来自腹腔动脉及其分支。沿胃大、小弯形成两个动脉弓，再发出许多分支到胃前后壁（图 7-3）。

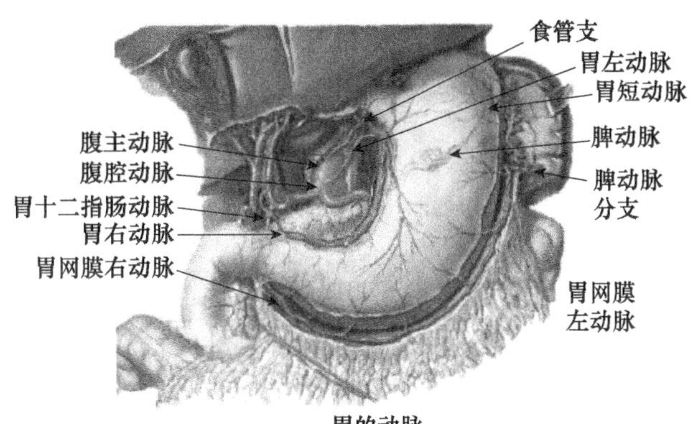

图 7-3 胃的动脉

（1）胃左动脉：起于腹腔动脉，是腹腔动脉的最小分支，而是胃的最大动脉。左上方经胃胰腹膜皱襞达贲门，向上发出食管支与贲门支，然后向下沿胃小弯在肝胃韧带中分支到胃前、后壁，在胃角切迹处与胃右动脉相吻合，形成胃小弯动脉弓。15%～20% 的左肝动脉可起自胃左动脉，与左迷走神经肝支一起，到达肝，偶尔这是左肝叶唯一动脉血流。于根部结扎胃左动脉，可导致急性左肝坏死，手术时应注意。

（2）胃右动脉：起源自肝固有动脉或胃十二指肠动脉，走行至幽门上缘，转向左，在肝胃韧带中沿胃小弯，从左向右，沿途分支至胃前、后壁，到胃角切迹处与胃左动脉吻合。

（3）胃网膜左动脉：起于脾动脉末端，从脾门经脾胃韧带进入大网膜前叶两层腹膜间，沿胃大弯左行，有分支到胃前、后壁及大网膜，分布于胃体部大弯侧左下部，与胃网膜右动脉吻合，形成胃大弯动脉弓。胃大部切除术常从第一支胃短动脉处在胃大弯侧切断胃壁。

（4）胃网膜右动脉：起自胃十二指肠动脉，在大网膜前叶两层腹膜间沿胃大弯由右向左，沿途分支到胃前、后壁及大网膜，与胃网膜左动脉相吻合，分布至胃大弯左半部分。

（5）胃短动脉：脾动脉末端的分支，一般 4～5 支，经胃脾韧带至胃底前、后壁。

（6）胃后动脉：系脾动脉分支，一般 1～2 支，自胰腺上缘经胃膈韧带，到达胃底部后壁。

（7）左膈下动脉：由腹主动脉分出，沿胃膈韧带，分布于胃底上部和贲门。胃大部切除术后膈下动脉对残胃血供有一定作用。胃的动脉间有广泛吻合支，如结扎胃左动脉、胃右动脉、胃网膜左动脉及胃网膜右动脉 4 根动脉中的任何 3 条，只要胃大弯动脉弓、胃小弯动脉弓未受损，胃仍能得到良好血供。

2. 胃的静脉 胃的静脉与各同名动脉伴行，均汇入门静脉系统。冠状静脉（即胃左静脉）的血液可直接或经过脾静脉汇入门静脉；胃右静脉直接注入门静脉。胃短静脉、胃网膜左静脉均回流入脾静脉；胃网膜右静脉则回流入肠系膜上静脉。远端脾静脉吻合术能有效地为胃食管静脉曲张减压，足以证明胃内广泛的静脉吻合网络。

（1）胃左静脉：即胃冠状静脉，汇入门静脉。

（2）胃右静脉：途中收纳幽门前静脉，位于幽门与十二指肠交界处前面上行进入门静脉，幽门前静脉是辨认幽门的标志。

（3）胃网膜左静脉：注入脾静脉。

（4）胃网膜右静脉：注入肠系膜上静脉，也是有用的解剖标志。

（5）胃短静脉：经胃脾韧带入脾静脉。

（6）胃后静脉：经胃膈韧带，注入脾静脉。胃的动脉来源于腹腔动脉干。沿胃大弯有发自脾大弯的动脉弓。沿胃短动脉发自脾动脉并走行到胃底。胃后动脉可以是一支或两支，发自脾动脉主干或其分支，于小网膜囊后壁的腹膜后面伴同名静脉上行，经胃膈韧带分布于胃体后壁的上部。稍偏胃小弯侧的胃膈韧带，在向腹后壁延续处的腹膜常形成一腹膜皱襞，该皱襞是手术中寻找胃后动脉的标志。

（四）胃的淋巴引流★△

胃壁各层具有丰富的毛细淋巴管，起始于胃黏膜的固有层。在黏膜下层、肌层和浆膜下层内交织成网，分别流入各胃周淋巴结，最后均纳入腹腔淋巴结而达胸导管。淋巴引流一般伴随血管而行，汇入相应的胃周4个淋巴结区（图7-4）。

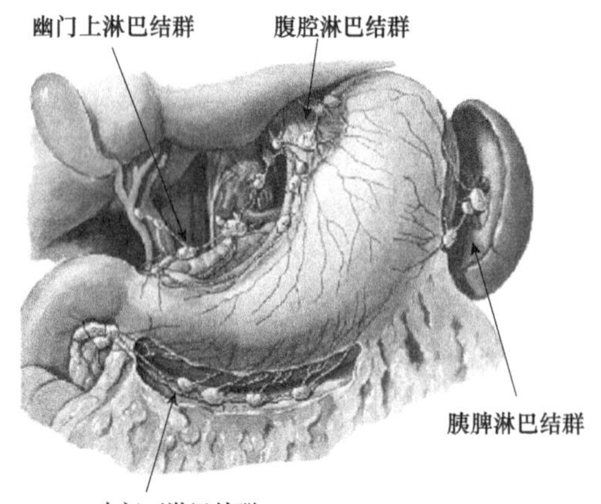

图7-4 胃的淋巴引流

1. 胃左淋巴结区 贲门部、胃小弯左半和胃底的右半侧前后壁，分别注入贲门旁淋巴结、胃上淋巴结，最后至腹腔淋巴结。

2. 胃右淋巴结区 胃幽门部、胃小弯右半的前后壁，引流入幽门上淋巴结，由此经肝总动脉淋巴结，最后流入腹腔淋巴结。

3. 胃网膜左淋巴结区 胃底左半侧和胃大弯左半分别流入胃左下淋巴结，然后进入腹腔淋巴结。

4. 胃网膜右淋巴结区 胃大弯右半及幽门部，引流入胃幽门下淋巴结，然后沿肝总动脉淋巴结，进入腹腔淋巴结。

（五）胃的神经★△

支配胃的神经有副交感神经和交感神经。

1. 副交感神经 胃的副交感神经来自迷走神经，迷走神经核位于第四脑室基底经颈部颈动脉鞘进入纵隔障，形成几个分支围绕食管，到膈食管裂孔上方融合成左、右迷走神经，于贲门处左迷走神经位前，约在食管中线附近浆膜深面，手术时需切开此处浆膜，方可显露。右迷走神经位后，于食管右后方下行。前干在贲门前分为肝支和胃前支（前Latarget神经），肝支在小网膜内右行入肝，胃前支伴胃左动脉在小网膜内距胃小弯约1 cm处右行，一般发出4～6支到胃前壁，于角切迹处形成终末支称为鸦爪支，分布于幽门窦及幽门管前壁。后干在贲门背侧分为腹腔支和胃后支。腹腔支随胃左动脉起始段进入腹腔神经丛。胃后支（后Latarget神经）沿胃小弯走行，分支分布于胃后壁，其终末支也呈鸦爪状分布于幽门窦和幽门后管后壁。后迷走神经有分支分布于胃底大弯侧称为Grassi神经或罪恶神经，壁细胞迷走神经切断术时，应予切断，以减少复发。迷走神经大部分纤维为传入型，将刺激由肠传入脑，胃的牵拉感和饥饿感冲动，则由迷走神经传入延髓，手术过度牵拉，强烈刺激迷走神经可致心搏骤停。迷走神经在胃壁神经丛内换发节后纤维，支配胃腺和肌层，通过乙酰胆碱作为传递增强胃运动和促进胃酸和胃蛋白酶分泌。选择性迷走神经切断术是保留肝支和腹腔支的迷走神经切断术，壁细胞迷走神经切断术是保留肝支、腹腔支和前后鸦爪支，仅切断支配壁细胞的胃前支和胃后支及其全部胃壁分支。减少胃酸分泌，达到治疗溃疡的目的，又可保留胃的排空功能及避免肝、胆、胰肠功能障碍。

2. 交感神经 胃交感神经节前纤维起自脊髓T_5～T_{10}，经交感神经至腹腔神经丛内腹腔神经节，节后神经纤维沿腹腔动脉系统分布于胃壁，其作用为抑制胃的分泌和蠕动，增强幽门括约肌的张力，并使胃的血管收缩。胃的痛感冲动随交感神经，通过腹腔丛交感神经干进入脊髓T_5～T_{10}，封闭腹腔丛可阻断痛觉传入。包括运动神经、感觉神经以及由它们发出的神经纤维和神经细胞共同构成肌间丛、黏膜下神经丛。胃的运动神经包括交感神经与副交感神经，前者的作用是抑制胃的分泌和运动功能，后者是促进胃的分泌和运动功能。交感神经纤维与副交感神经纤维共同在肌层间和黏膜下层组成神经网，以协调胃的分泌和运动功能。胃的交感神经来自腹腔神经丛。胃的副交感神经来自左、右迷走神经。迷走神经的胃前、后支都沿胃小弯走行，分别发出分支和胃动、静脉分支伴行，分别进入胃前、后壁。最后的终末支，在距幽门 5～7 cm 处进入胃窦，形似“鸦爪”，可作为高选择性胃迷走神经切断术的标志。

（六）胃壁的细微结构★△

胃壁组织由外而内分为 4 层，即浆膜层、肌层、黏膜下层和黏膜层。

1. 浆膜层 覆盖于胃表面的腹膜，由结缔组织和间皮组成，形成各种胃的韧带，与邻近器官相连接，于胃大弯处形成大网膜。

2. 肌层 浆膜下较厚的固有肌层，由 3 层不同方向的平滑肌组成。外层纵行肌与食管外层纵行平滑肌相连，在胃大、小弯处较厚，中层环形肌，在幽门处增厚形成幽门括约肌。内层斜行肌，胃肌层内有 Auerbach 神经丛。

3. 黏膜下层 肌层与黏膜之间，是胃壁内最富于胶原的结缔组织层，有丰富的血管淋巴网，含有自主神经 Meissner 丛。

4. 黏膜层 胃壁内形成数条较大的皱襞，其表面被浅沟划分成很多形状不规则的黏膜隆起区，称胃小区。胃小区表面分布许多小的凹陷，称胃小凹。整个胃黏膜约有 350 万个胃小凹，每个小凹底部有 3～5 条胃腺开口。黏膜层包括表面上皮、固有层和黏膜肌层。

（1）上皮：黏膜腔面及胃小凹表面均衬以单层柱状上皮，细胞核位于基底部，细胞质染色浅呈透明状。这种细胞分泌特殊的黏液样物质，故又称表面黏液细胞，其分泌的黏液不能被盐酸所溶解。表面黏液细胞不断退化、死亡、脱落，再由小凹深部和胃腺颈部未成熟的表面黏液细胞不断增殖并向上移动加以补充，每 4～5 天更新 1 次。

（2）固有层：由细密的结缔组织组成。含有较多的淋巴细胞、浆细胞及嗜酸性粒细胞。有时可见孤立的淋巴小结。固有层被大量排列紧密的胃腺所占据。根据部位和结构不同，可将胃腺分为胃底腺、贲门腺和幽门腺。

1）胃底腺：分布于胃底和胃体的固有层内，是一种较长的管状腺，故通常把它分为颈部、体部和底部，底部常有 2～3 个分支。胃底腺由壁细胞、主细胞、颈黏液细胞和内分泌细胞组成。①壁细胞，分泌盐酸和内因子，主要在胃底和胃体。少量在幽门窦近侧。②黏液细胞，分泌黏液。③主细胞，分泌胃蛋白酶原，主要在胃底或胃体。④内分泌细胞，G 细胞分泌胃泌素，D 细胞分泌生长抑素，EC 细胞释放 5- 羟色胺呈嗜银或嗜银染色。

2）贲门腺：位于贲门部固有层内的黏液腺。

3）幽门腺：位于幽门部固有层内，亦为黏液腺。幽门腺有较多的分泌细胞。

（3）黏膜肌层：分内环、外纵两层。黏膜肌层的收缩和弛缓可改变黏膜形态，有助于胃腺分泌物排出。

二、十二指肠的解剖

十二指肠是小肠最上段的部分，始于胃幽门，位于第 1 腰椎右侧，呈 C 字形，包绕胰头部，于十二指肠空肠曲处与空肠相接，位第 2 腰椎左侧，长 25～30 cm。与其他小肠不同处：部位较深，紧贴腹后壁第 1～3 腰椎的右前方；较固定，除始末两处外，均在腹后膜；肠腔较大；与胰胆管关系密切。

（一）十二指肠的分部★★△△

根据形态，可将十二指肠分成 4 部分（图 7-5）。

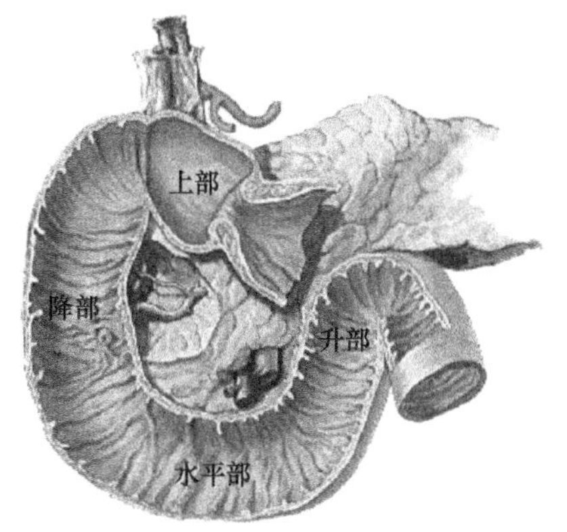

图 7-5 十二指肠的分部

1. 球部 幽门向右并向后上，到肝门下胆囊颈处向下，形成十二指肠上曲，接第二段降部，长 5 cm，近端一半有大、小网膜附着，为十二指肠球部，属腹膜内位，能活动，其余部分在腹膜外，无活动性。此段上方为肝方叶、胆囊及肝十二指肠韧带，其下方为胰头，后方为胆总管、胃十二指肠动脉、门静脉通过，与下腔静脉间仅隔一层疏松结缔组织。球部黏膜面平坦无皱襞，钡剂 X 线检查呈三角形阴影，前壁溃疡易穿孔，涉及结肠上区，后壁溃疡穿孔则累及网膜囊。

2. 降部 始于十二指肠上曲，沿腰椎右侧垂直下降至第3腰椎转向右形成十二指肠下曲，接第三段水平部，长7～8 cm，位于腹膜外，横结肠及系膜于其前跨越，后方为右肾即右输尿管，内侧为胰头，胆总管末端降部黏膜多为环状皱襞，其后内侧壁有纵行皱襞，下端为Vater乳头，位于降部中、下1/3交界处。胆总管、胰管开口于此，其左上方1 cm处另见一小乳头为体胰管（Santorini）开口处，胃十二指肠动脉的分支胰十二指肠上动脉支走行于胰头与十二指肠降部沟内。

3. 水平部 长12～13 cm，自十二指肠下曲开始，于输尿管、下腔静脉、腰椎和主动脉前方，水平方向至第3腰椎左侧，位于腹膜外，上方为胰头，前方右侧为腹膜，左侧为空回肠系膜根部跨越，肠系膜上动脉于水平部前下降进入肠系膜根部。如肠系膜上动脉起点过低，可引起肠系膜上动脉压迫症（Wilkes综合征）。肠系膜上动脉分支胰十二指肠下动脉位于胰腺及水平部上缘沟内。

4. 升部 水平部向左上斜升，到达第2腰椎左侧折转向下前和左侧形成十二指肠空肠曲，与空肠相连，长2～3 cm。十二指肠空肠曲左缘，横结肠系膜下方，为十二指肠悬韧带，即屈氏（Treitz）韧带，韧带较小呈三角形的肌纤维组织带，伸入腹膜后，位于胰腺和脾静脉后，左肾静脉前有左、右膈脚在腹膜后附着于末端十二指肠上缘，有时达附近空肠。小肠梗阻探查时或胃空肠吻合时需以十二指肠空肠曲为标记，由于十二指肠被坚硬的腹膜固定，因此有时在严重的腹部钝性损伤时，易挤压至脊柱而致撕裂。

（二）十二指肠的血管★△

1. 动脉 十二指肠的血供主要来自胰十二指肠上动脉和胰十二指肠下动脉，胰十二指肠上动脉是胃十二指肠的分支，又分为胰十二指肠上前动脉和胰十二指肠上后动脉，分别沿胰头前后与十二指肠降部间沟内下行。胰十二指肠下动脉是肠系膜上动脉分支，也分为前、后两支，沿胰头前后与十二指肠水平部间沟内上行，分别与相应的胰十二指肠上前、后动脉吻合，形成前、后两动脉弓，于腹腔动脉和肠系膜上动脉间形成广泛动脉吻合网。由于胰头和十二指肠均由此二动脉供应，因此不可能单独切除胰头或十二指肠，十二指肠周围丰富的动脉吻合网，要靠外科结扎或动脉栓塞1～2支主要血管，达到控制十二指肠后壁溃疡出血是非常困难的。此外，十二指肠上部尚有来自胃十二指肠动脉的十二指肠上动脉和十二指肠后动脉以及胃网膜右动脉和胃右动脉的小分支供应（图7-6）。

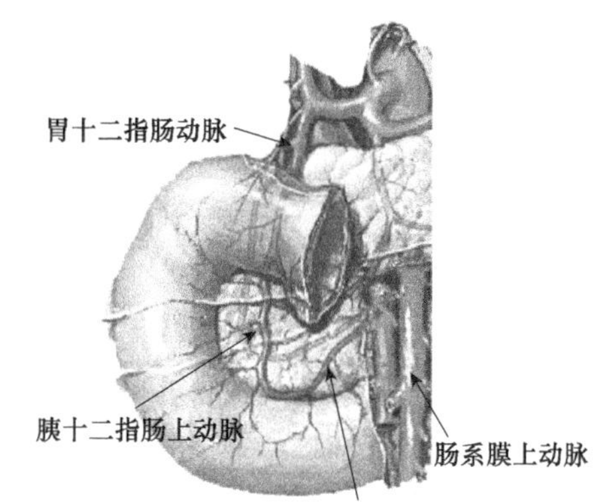

图7-6 十二指肠的动脉

2. 静脉 十二指肠静脉多与相应动脉伴行，除胰十二指肠上后静脉直接汇入门静脉外，其他静脉均汇入肠系膜上静脉。

（三）十二指肠的淋巴引流和神经★△

十二指肠淋巴引流与血管伴行，原发性十二指肠癌可直接侵犯或通过淋巴浸润胰腺，通常首先扩散到十二指肠周围淋巴结和肝，胰腺癌往往转移到十二指肠上曲和十二指肠后淋巴结。

十二指肠内部神经支配源自Auerbach神经丛和Meissner神经丛，副交感神经来自迷走神经的前支和腹腔支。交感神经来自腹腔神经节的内脏神经。

（四）十二指肠的微细结构★△

小肠是消化和吸收的重要部位，绒毛和肠腺是与小肠功能相适应的特殊结构。十二指肠作为小肠的一部分，也具有小肠管壁的典型4层结构，包括黏膜、黏膜下层、肌层和浆膜层。在距幽门2～5 cm处的小肠壁上开始出现环形皱襞，它是黏膜和黏膜下层共同向肠腔突出所形成的，在十二指肠的远侧部及空肠近侧部最发达。黏膜的表面可见许多细小的突起，称肠绒毛，由上皮和固有层共同向肠腔突起而形成。绒毛根部的上皮向固有层内凹陷形成肠腺。绒毛及肠腺的上皮相连续，肠腺直接开口于肠腔。

1. 肠绒毛 肠绒毛长0.5～1.5 mm，形状不一，十二指肠的绒毛呈叶状。上皮覆盖绒毛的表面，为单层柱状上皮，大部分是吸收细胞，少部分是分泌黏液的杯状细胞，作用为分泌黏液，对黏膜有保护和润滑作用。固有层是绒毛的中轴，由细密的结缔组织构成，其中含有较多的淋巴细胞、浆细胞、巨噬细胞、嗜酸性粒细胞等细胞成分，并有丰富的毛细血管，以利于氨基酸和葡萄糖的吸收。在绒毛中央可见中央乳糜管，可收集运送上皮细胞吸收进来的脂肪。

2. 肠腺 肠腺又称肠隐窝，是小肠上皮在绒毛根部下陷至固有层而形成的管状腺，开口于相邻绒毛之间，构成肠腺的细胞有吸收细胞、杯状细胞、未分化细胞、帕内特细胞和内分泌细胞。吸收细胞和杯状细胞与肠绒毛的上皮细胞相同。未分化细胞通过不断分裂增殖，从肠腺下部向绒毛顶端迁移以补充绒毛顶端脱落的吸收细胞和杯状细胞。帕内特细胞则具有合成蛋白质和多糖复合物的功能。十二指肠除含有普通肠腺外，黏膜下层还有分支管泡状的十二指肠腺，又称 Brunner 腺，开口于普通肠腺的底部，它是一种黏液腺，腺细胞可以产生中性糖蛋白及碳酸氢盐，可保护十二指肠黏膜免受胃酸和胰液的侵蚀。十二指肠腺还分泌尿抑胃素，能强烈抑制胃酸分泌并刺激小肠上皮生长转化过程。

三、胃的生理

胃具有运动和分泌两大功能。从生理观点，胃分为近端胃和远端胃，近端胃包括贲门、胃底部和胃体部，有着接纳、储藏食物和分泌胃酸的功能。远端胃相当于胃窦部，分泌碱性胃液，同时将所进食物磨碎，与胃液混合搅拌，达到初步消化的作用，形成食糜，并逐步分次地自幽门排至十二指肠。

（一）胃的运动★△

食物由胃进入十二指肠的过程称为胃排空。食物从胃完全排空需 4～6 h，以往认为幽门及幽门括约肌的自律性是控制胃排空与十二指肠内容物向胃反流的最主要因素，这一传统观点现已被完全更新。试验证明幽门括约肌并不具有充分管制食物通过幽门的作用。幽门窦、幽门括约肌和十二指肠第一段在解剖结构与生理功能上成为一个统一体，三者紧张性改变和对蠕动波到达时产生的反应具有一致性，由于幽门括约肌收缩持续时间比其他两者长，因此可阻止十二指肠内容物的倒流。胃内液体食物的排空取决于幽门两侧的胃和十二指肠内的压力差。固体食物必须先经胃幽门窦研磨至直径在 2 mm 以下，并经胃内的初步消化，固体食物变为液态食糜后方可排空至十二指肠。胃既有收纳和储存食物的动能，又有泵的功能。胃底和胃体的前部（也称头区）运动较好，主要功能为储存食物。胃体的远端和胃窦（称尾区）有较明显的运动，其功能是研磨食物，使食物与胃液充分混合，逐步排入十二指肠。

1. 容受性舒张 咀嚼和吞咽食物时刺激口腔、咽和食管的感受器，通过迷走神经反射地使胃底和胃体的胃壁舒张，准备接纳入胃食物，这种现象称为容受性舒张。胃容量由空腹时 50 ml 进食后增加到 500～5000 ml，而胃腔内的压力变化不大。胃底和胃体的平滑肌纤维具有弹性，其长度较原来增加 2～3 倍，可容纳数十倍原来体积食物。胃的容受性舒张是通过迷走神经的传入和传出通路反射实现的，切断两侧迷走神经后，容受性舒张不再出现。这个反射中，迷走神经的传出通路是抑制性纤维，其末梢释放的递质既非乙酰胆碱，也非去甲肾上腺素，而可能是某种肽类物质。此外，胃头区有持续慢性收缩和胃底波，保持一定压力有利于食物缓慢向尾区移动。

2. 胃的蠕动 食物进入胃后约 5 min，蠕动即开始。蠕动是从胃的中部开始，有节律地向幽门方向进行。胃饱满时，尾区的运动主要是蠕动。胃的基本电节律起源于胃体大弯侧近端 1/3 和远端 2/3 连接处的纵行肌，为起搏点（pacemaker），由此沿胃体和胃窦向幽门方向扩散，节律约 3/min，其速度愈近胃窦愈快，大弯侧略快于小弯侧，这样把胃内容物向前推移，蠕动波到达胃窦时，速度加快。蠕动的生理意义是：一方面是食物与胃液充分混合，以利于胃液发挥消化作用；另一方面，则可搅拌和粉碎食物，并推进胃内容物通过幽门向十二指肠移行。

3. 胃的排空 胃的排空是食物由胃排入十二指肠的过程。胃蠕动将食糜送入终末胃窦时，胃窦内压力升高，超过幽门和十二指肠压力，使一部分食糜送入十二指肠，由于终末胃窦持续收缩，幽门闭合，而终末胃窦处压力持续升高，超过胃窦近侧内压力，食糜（颗粒直径＞1 mm）又被持续收缩送向近侧胃窦，食糜反复推进与后退，食糜与消化液充分混合，反复在胃内研磨，形成很小颗粒，（颗粒直径＜0.5 mm），待幽门开放，十二指肠松弛时，再使一部分食物进入十二指肠，待下一蠕动波传来时再行重复。

胃的排空率受来自胃和十二指肠两方面因素的控制。

（1）胃内因素促进排空

1）胃内食物量对排空率的影响：胃内容物作为扩张胃的机械刺激，通过壁内神经反射或迷走 - 迷走神经反射，引起胃运动的加强。一般，食物由胃排空的速率和留在胃内食物的平方根成正比。食物的渗透压和化学成分也对排空产生影响。糖类的排空时间较蛋白质类为短，脂肪类食物排空时间最长，胃完全排空通常为 4～6 h。

2）胃泌素对胃排空的影响扩张刺激以及食物的某些成分，主要是蛋白质消化产物，可引起胃窦黏膜释放胃泌素。胃泌素除了引起胃酸分泌外，对胃的运动也有中等程度的刺激作用，可提高幽门泵的活动，促使幽门舒张，因而对胃排空有重要的促进作用。

（2）十二指肠因素抑制排空

1）肠 - 胃反射对胃运动的抑制：十二指肠壁上存在多种感受器，酸、脂肪、渗透压及机械扩张，都可刺激这些感受器，反射性地抑制胃运动，引起胃排空减慢，这个反射称为肠 - 胃反射，其传出冲动可通过迷走神经、壁内神经，甚至还可能通过交感神经等几条途径传到胃。肠 - 胃反射对酸的刺激特别敏感，当 pH 降到 3.5～4.5 时，反射即可引起，它抑制幽门泵的活动，从而阻止酸性食糜进入十二指肠。

2）十二指肠产生的激素对胃排空的抑制：当过量的食糜，特别是酸或脂肪由胃进入十二指肠后，可引起小肠黏膜释放几种不同的激素，抑制胃的运动，延缓胃的排空。促胰液素、抑胃肽等都具有这种作用，统称为肠抑胃素。

上述在十二指肠内具有抑制胃运动的各项因素并不是经常存在的，随着盐酸在肠内被中和，食物消化产物的被吸收，它们对胃的抑制性影响便逐渐消失，胃运动便又逐渐增强，因而又推送另一部分食糜进入十二指肠。

胃运动还受神经调节：迷走神经为混合性神经，其内脏运动（副交感）纤维主要通过神经递质如乙酰胆碱刺激平滑肌运动。迷走神经所含的内脏感觉纤维使胃底在进食时产生容受性舒张。交感神经主要是通过胆碱能神经元释放神经递质或直接作用于平滑肌细胞而抑制胃平滑肌运动。

（二）胃的分泌★△

胃液分泌分为基础分泌（或称消化间期分泌）和刺激性分泌（即消化期分泌）。基础分泌是指不受食物刺激时的基础胃液分泌，其量甚小。刺激性分泌则可以分为 3 个时期：①迷走相或称头相；②胃相；③肠相。

1. 胃液的成分

（1）盐酸：胃液中的盐酸称胃酸，为壁细胞分泌，胃分泌盐酸的能力取决于壁细胞的数量和功能状态，胃液中 H^+ 的最大浓度可高至 150～170 mmol/L，比血液 H^+ 浓度高百万倍以上。壁细胞内的 H^+ 由水解离而来，依靠分泌小管侧细胞膜上的离子泵或 H^+-K^+-ATP 酶，将 H^+ 主动转入小管内，同时将小管内的 K^+ 置换进入细胞，血浆 Cl^- 通过壁细胞进入小管内与 H^+ 结合形成 HCl。

壁细胞基底膜上有胆碱能、胃泌素和组胺受体。迷走神经胆碱能兴奋可直接作用于壁细胞胆碱能受体分泌盐酸，也可通过中间神经元刺激胃窦部神经介质胃泌素释放肽（gastrin releasing peptide，GRP）或铃蟾肽（bombesin）分泌胃泌素。胃泌素可通过血液循环直接作用于壁细胞胃泌素受体，促进胃酸分泌。局部刺激胃肥大细胞分泌组胺，直接作用于壁细胞组胺受体分泌胃酸。

盐酸的作用为激活胃蛋白酶原；杀灭胃内细菌，使胃和小肠内呈无菌状态；盐酸到小肠后引起胰泌素释放，促进胰液胆汁和小肠液分泌；盐酸的酸性环境有助于小肠对铁和钙的吸收。

（2）胃蛋白酶原：胃腺的主细胞产生胃蛋白酶原，幽门腺和 Brunner 腺也可分泌胃蛋白酶原，经胃酸的作用，胃腔内 pH 降至 5.0 以下，无活性的胃蛋白酶原能变为活性的胃蛋白酶，pH 为 1.8～3.5 时酶的活性最强，随着 pH 升高，其活性降低，pH＞6 则被灭活。此外，胃蛋白酶原可通过分离出小分子多肽的途径，自我激活胃蛋白酶，分子量由 42 000 降至 35 000。

胃蛋白酶是一种内肽酶，能水解摄入食物中的蛋白质肽键，产生多肽和氨基酸较少，胃泌素、组胺及迷走神经兴奋等刺激胃酸分泌的因素，也能促使胃蛋白酶原分泌，阿托品则抑制其分泌。

（3）内因子：是壁细胞分泌的一种糖蛋白，能与维生素 B_{12} 相结合，在回肠远端黏膜吸收，保护维生素 B_{12} 不被小肠水解酶破坏。缺乏内因子时，维生素 B_{12} 吸收不良，影响红细胞生成，产生巨幼细胞贫血。增加胃酸蛋白酶原分泌的因素，同样能增加内因子分泌。

（4）黏液：胃黏膜上皮细胞、胃腺体黏液颈细胞以及贲门腺和幽门腺均分泌黏液，黏液无色透明为碱性，黏液中主要为糖蛋白，还有黏多糖、黏蛋白等。黏膜上皮分泌的黏液呈胶冻状，黏稠度甚大，覆盖胃黏膜表面，为不溶性黏液。胃腺体分泌的黏液为透明水样液体，为可溶性黏液。

黏液与胃黏膜分泌的 HCO_3^- 组成“黏液碳酸氢盐屏障”保护胃黏膜，胃腔内 H^+ 向胃壁扩散，通过胶冻黏液层的速度很慢，H^+ 和 HCO_3^- 在此层中和，因此黏液层腔侧的 pH 为 2，呈酸性，而上皮细胞侧 pH 为 7，呈中性或偏碱性，使胃蛋白酶丧失分解蛋白质的作用，有效地防止 H^+ 逆向弥散，使胃黏膜免

受 H^+ 侵蚀。

2. 胃液分泌的调节　胃液分泌可分为基础分泌和刺激性分泌。基础分泌的调节因素主要是迷走神经张力和胃泌素释放，胃液呈中性或碱性。刺激性分泌有 3 个时相。

（1）头相：食物的气味、形状和声音对视觉、嗅觉、听觉等刺激通过大脑皮质以条件反射形式引起胃液分泌，食物在口腔咀嚼和吞咽，刺激口腔、咽和食管的感受器，也能引起胃液分泌，由于这些感受器主要集中在头面部位，其传出神经为迷走神经，通过末梢释放乙酰胆碱引起胃酸分泌，称为头相分泌。分泌量大，占餐后泌酸量的 20%～30%，酸度高，胃蛋白酶含量更高，此外，迷走神经兴奋胃窦部释放胃泌素，通过血液循环作用于壁细胞使胃酸分泌增加。引起胃泌素释放的迷走神经纤维非胆碱能，可能是肽类物质，不能被阿托品阻断，胃迷走神经被切断后，头相分泌即消失。

（2）胃相：食物进入胃底和胃体，膨胀对胃壁引起机械性刺激，通过迷走神经兴奋和壁内神经丛的局部反射，增加胃酸分泌，食物特别是蛋白质消化产物，直接作用于胃窦部 G 细胞，大量释放胃泌素特别是肥大细胞释放组胺，促使壁细胞分泌大量增加，这种分泌称为胃相分泌。其特点为胃液量大，酸度高，胃蛋白酶含量低。胃内盐酸的浓度对胃液分泌呈负反馈调节，pH＞3 时分泌增加，pH 1.2～1.5 时，胃液分泌明显抑制，盐酸通过刺激 D 细胞释放生长抑素，抑制胃泌素及胃酸分泌，并能直接抑制 G 细胞，减少胃泌素释放。十二指肠溃疡患者胃酸高于正常人，但其胃相分泌中，胃泌素值并不降低，可能与反馈机制缺陷有关。

（3）肠相：食物进入十二指肠和空肠近端，十二指肠黏膜释放胃泌素，空肠黏膜释放肠泌酸素（entero-oxyntin），氨基酸在小肠吸收后也能引起胃液分泌，称为肠相分泌。但胃液分泌量较小，占餐后胃酸分泌量的 5%～10%。盐酸对十二指肠黏膜刺激，使其释放促胰液素、胆囊收缩素。脂肪消化产物也能刺激十二指肠黏膜释放抑胃肽，这些肠抑胃素均能抑制胃液分泌。另外，这些胃肠激素对胃运动和胃排空也有调节作用，胃排空受神经和体液因素的调控。胃肠激素在这两方面均发挥重要作用，它们对胃排空进行精细调节。

胃的分泌还受一些内源性物质的影响，包括乙酰胆碱、胃泌素及组胺。①乙酰胆碱：大部分支配胃的副交感神经节后纤维末梢释放乙酰胆碱。乙酰胆碱直接作用于壁细胞膜上的胆碱能受体，引起盐酸分泌增加。该作用能被胆碱能受体阻断药（如阿托品）阻断。②胃泌素：主要由胃的 G 细胞分泌，释放后通过血液循环作用于壁细胞，刺激其分泌盐酸。③组胺：产生组胺的细胞是存在于固有膜中的肥大细胞，正常情况下，胃黏膜恒定地释放少量组胺，通过局部弥散到邻近的壁细胞，刺激其分泌。

以上 3 种内源性促分泌物，一方面可通过各自在壁细胞上的特异性受体，独立地发挥刺激胃酸分泌的作用；另一方面，三者又相互影响，具有协同作用。

四、十二指肠的生理

（一）十二指肠的分泌★△

十二指肠黏膜下层中十二指肠腺（Brunner 腺），分泌碱性液，内含黏蛋白，黏稠度很高，保护十二指肠黏膜上皮不被胃酸侵蚀。全部小肠黏膜均有肠腺（又称 Lieberkuhn 腺），分泌小肠液。十二指肠黏膜上皮还有许多不同的内分泌细胞，分泌各种内分泌素调节消化分泌和运动功能。

1. S 细胞　分泌胰液素，使胰腺导管上皮细胞分泌大量水分和碳酸氢盐，胰液分泌量大为增加，酶的含量不高。尚能刺激肝胆汁分泌，胆盐不增加，抑制胃酸分泌和胃的运动。胰泌素分泌受十二指肠腔内 pH 调节，当 pH＜4.5，十二指肠黏膜即分泌，否则即反馈抑制，与胆囊收缩素有协同作用。

2. I 细胞　分泌胆囊收缩素，引起胆囊强烈收缩，Oddi 括约肌松弛，促使胆囊胆汁排放，促进胰酶分泌，促进胰组织蛋白质和核糖核酸合成，对胰腺组织有营养作用，抑制胃酸分泌，延迟胃排空。十二指肠腔内脂肪和蛋白质激起胆囊收缩素分泌。

3. K 细胞　分泌抑酸肽（gastin releasing peptide，GIP），抑制胃酸分泌及胃蠕动，葡萄糖和脂肪可促进其分泌，进食糖类后可加强胰岛素分泌。

4. D 细胞　分泌生长抑素，对胃肠道功能起抑制作用，胃液分泌和动力，胆囊收缩，小肠动力和血流量，胰高血糖素，胰岛素、胰多肽均呈抑制作用，可用以治疗食管静脉曲张出血、肠外瘘及消化性溃疡等。

5. EC 细胞　分泌胃动素，十二指肠及小肠内的肠嗜铬细胞释放胃泌素，可定时调节肠移动性运动综合波（migrating myoelectric complexes，MMC）。

此外，尚有 EC 细胞分泌 5- 羟色胺及血管活性肠肽（vasoactive intestinal peptide，VIP）、P 物质等，十二指肠黏膜腺体分泌的肠液中含有多种消化酶如脂肪酶、蔗糖酶、乳糖酶、蛋白酶等，对消化起补充作用。

（二）十二指肠的运动★△

十二指肠和小肠的运动有紧张性收缩、分节运动和蠕动3种形式，是食糜与消化液充分混合，进行化学性消化，并向远端推进，小肠平滑肌的基本电节律起搏点位于十二指肠近胆管入口处的纵行肌细胞，其频率为每分钟11次，在禁食时或消化间期，小肠的运动形式为移行性运动综合波（MMC），以一定间隔于十二指肠发生，沿着小肠向远端移行，周期性一波又一波进行。

十二指肠运动的调节，除纵行肌和环行肌间内在神经丛起主要作用，一般副交感神经的兴奋加强肠运动，而交感神经兴奋则起抑制作用。但有时要依肠肌当时的状态决定。除神经递质乙酰胆碱和去甲肾上腺素外，肽类激素如脑啡肽、P物质和5-羟色胺均有兴奋作用。

五、常用的胃、十二指肠动力研究方法

（一）胃排空的监测★△

胃排空的监测方法较多，包括核素法、B超、X线及呼气试验等方法。

1. 核素法 核素测定方法是将放射性标记的药物，混匀于标准食物内，口服后用伽马照相机在胃区进行连续照相，不仅可获得胃区的动态图像，同时可经计算机处理获得胃排空时间，因此成为放射性核素闪烁照相法。由于所用的放射性药物的化学性能稳定，不被胃肠道及胃肠道黏膜所吸收，在胃内的运动过程与食物的运动过程完全一致。常见的适应证包括：①具有持续或反复的上腹不适、疼痛、早饱、腹胀、恶心和呕吐等症状，需明确或除外胃动力异常；②为胃轻瘫和功能性消化不良等胃动力异常疾病提供诊断依据，明确严重程度，以及帮助分析病因；③食管或胃疾病需要手术，手术前帮助确立诊断，手术后了解胃排空的变化；④评价胃动力药物的治疗效果，并协助寻找更好的治疗胃动力异常的药物；⑤胃的生理和病理研究。

2. B超 实时超声对胃运动功能的检查包括：①胃窦、幽门的运动频率及强度；②十二指肠胃逆蠕动的观察；③胃内容物的排空等。目前常用的超声波胃排空的检查方法是Bolni法，以胃窦面积和胃窦体积为基础。胃窦面积法是根据患者不同体位时胃窦的面积变化反映胃的排空速度。而胃窦体积法则通过试餐前后胃窦体积的变化反映胃的排空。该方法与核素法有较好的一致性。

超声波检查无创、患者易于接受，可在短期内重复进行。因此，临床上多用于胃肠动力药物的疗效观察。但是，超声波胃排空技术需要经验丰富的操作者且耗时较长，在普通的混合试餐中此技术无法区分液体和固体，仅能用来观察液体和固液体混合食物的排空；另外，超声波图像还受胃肠气体的干扰。

3. ^{13}C呼气试验 放射性核素闪烁照相法无论在基础研究还是临床应用上目前均认为是评估胃排空的金标准，尤其是双重标记核素法的应用不仅能同时观察胃液体及固体的排空状况，还可了解食物在胃内的分布情况。但是该方法的放射性及需要较高的核医学条件而限制了它的应用。^{13}C是一种稳定的核素，具有同碳元素相同的化学特性但无放射性。水溶性的醋酸或辛酸不在胃内分解、吸收而以原形排入十二指肠，在十二指肠近端迅速被吸收并经肝代谢产生CO_2呼出体外，根据呼气中^{13}C丰度变化反映胃对液体食物的排空。因此应用^{13}C标记的试餐可测定胃排空状况。^{13}C呼吸试验胃排空检测法由于其操作简便、无放射性，结果稳定、可靠而适用于基础和临床科研，尤其是用于胃肠动力药物的临床疗效评价。但与闪烁照相法相比，单纯^{13}C呼吸试验不能同时检测胃液相和固相排空、^{13}C呼吸试验无法显示食物在胃内的分布。

4. 不透X线标志物法 用不透X线标志物的测定原理是口服一种或一种以上不透X线标志物后定期摄片，计算在一定时间内不透X线标志物通过胃的情况。不透X线标志物可用硫酸钡做成钡条，长度为10 mm，直径为1 mm。进试餐时，分4～5次吞服不透X线的标志物20个，餐后定期摄腹部X线片，直至标志物从胃内全部排出，或摄片至餐后一段时间，在摄片之前，可口服少许钡剂，使之勾画出胃的轮廓，以便于观察。

该方法操作简单，仪器要求不高，只要能摄腹部X线片，均可进行该检查。而且该方法目前已经简化成餐后5 h摄一张腹部X线片，很容易完成。该方法可用于功能性消化不良、各种病因的胃轻瘫及胃动力紊乱情况的胃排空功能的测定，并用于观察促动力药对胃排空的反应。由于钡条是不消化的标志物，因此从某一种程度上来说，胃钡条排空检查也反映胃消化间期的功能。

（二）胃电图的应用★△

胃电图（EGG）可检测异常胃电节律，该方法利用皮肤电极从人体腹壁体表记录胃电活动，作为胃功能活动的客观生物电指标。根据胃电图波形及参数

的特异性，可对胃的疾病患者做出参考诊断，同时亦可对治疗效果做出判定。该设备包括电极、记录仪及分析软件等。正常胃电主频为2～4周/分，餐后应占75%以上。临床上用来检查胃轻瘫、评估提示有胃动力障碍症状的患者（恶心、呕吐、餐后饱胀、餐后腹痛等）、检测改变胃肌电活动的药物疗效（止呕药、促胃动力药）、检测有胃肠道其他部位症状的患者，是否也存在胃运动功能异常。

该检查的缺点在于检查时间过短，可能会漏诊短暂的胃电节律失常，运动可导致胃电节律失常样误差，记录到结肠电信号，与十二指肠节律重叠（10～12周/min），皮肤准备不足可能会放大运动或其他电波（例如手机）干扰所致的误差。

由于胃电图检查结果与临床实际情况存在较多的不确定性，目前认为胃电图检查只用于临床研究，暂不宜用于临床诊断。

（三）顺应性的检测★△

胃的顺应性与弹性有关，顺应性大小主要由结缔组织和平滑肌决定。胃的顺应性以压力变化和容积变化的比来表示，即在同样的压力状态下容积越大，顺应性越大；同样容积状态下压力越大，顺应性越小。胃顺应性检测与胃内压力、排空及症状发生等均有密切关系，其检测具有重要的临床意义，主要用来检查近端胃压力及容积的关系。

顺应性的检测设备为电子恒压器，由一个应力传感器通过电子转换器连接于一个注气（抽气）系统（气泵）。该检查通过在胃内置入一个双腔气囊，分别外连应力传感器和气泵。电子恒压器通过一个电子反馈机制来改变囊内的气体量以维持气囊内的恒压状态。当囊内压力升高时，气泵开始抽气，当囊内压力降低时，气泵开始注气。因此，在恒压状态下电子恒压器可以根据气囊内体积（缩小或扩大）的变化来测定胃底运动（收缩或舒张）的变化。

（四）胆汁-胃反流的检测★△

利用放射性核素在胆汁内浓聚，而不被胃肠道黏膜所吸收，并经肠道排出的特点来观察有无胆汁-胃反流。所用的核素包括 ^{99m}Tc-二乙基乙酰苯胺基氨二醋酸（^{99m}Tc-EHIDA），患者需空腹12 h，检查时患者仰卧于伽马照相机探头下，视野包括上腹部，自肘静脉注入核素，按胆道显像方法照相，待胆囊显影、肠道内出现放射性，即给患者口服另一种核素，以显示胃的轮廓和位置，若有胆汁-胃反流，即可在胃的区域内出现放射性填充。

（五）胃、十二指肠压力监测★△

消化道的压力测定是指通过压力传感器，将消化道腔内压力变化的机械性信号变为电信号，经多导生理仪记录下来的一种技术。该技术是胃肠动力生理和病理生理及临床诊断的重要研究和检查手段。由于消化道各部分有其运动生理特点，因此各部分的压力测定有所不同。而胃和十二指肠的测压要求观察消化间期和消化期的运动模式。

胃和十二指肠压力监测系统包括微型传感器、监测导管、生理记录仪及灌注系统。压力监测的内容包括移行性复合运动的参数，胃窦、幽门、十二指肠协调收缩的情况，孤立性幽门收缩波及餐后压力形式等。

测压能提供有关消化间期和消化期的动力信息，有助于确定病理生理改变如肌源性还是神经源性；有助于确定病变的部位，还能监测病程和对治疗的反应。测压可避免一些更具侵入性的检查。胃窦、幽门、十二指肠压力测定主要用于排出代谢、黏膜损害和机械性梗阻后可疑有胃动力异常。下列情况可行胃窦、幽门、十二指肠压力测定：①有消化不良症状，经内镜或X线检查排除器质性病变；②有梗阻症状但经内镜或造影排除机械性梗阻；③一些内分泌、代谢、神经性和精神性疾病如有明确胃排空的延缓或小肠通过时间延长。该检查的禁忌证主要与经口插管有关。如有解剖异常、憩室和瘘管、有呼吸道疾病或对窒息反射高敏的患者耐受差。

（肖英莲　陈旻湖）

第2节　幽门螺杆菌感染的诊治

幽门螺杆菌（*Hp*）感染是人类最常见的慢性感染之一，感染后一般难以自发清除而导致终身感染。*Hp*一般定植于胃黏膜上皮表面，是一种微需氧革兰阴性菌，属螺旋杆菌属螺菌科，由活动的螺旋形菌体和数根带鞘鞭毛组成。1982年澳大利亚学者Marshall和Warren首先从人胃黏膜中分离培养出*Hp*，并证明其与胃十二指肠疾病，尤其是慢性胃炎和消化性溃疡的发病相关。此后，全世界范围内大量的研究结

果进一步证明了 *Hp* 对慢性胃炎和消化性溃疡的致病性，而且这种细菌与胃腺癌和胃黏膜相关淋巴组织淋巴瘤（mucosa-associated lymphoid tissue lymphoma，MALT）发病也密切相关。澳大利亚学者 Warren 和 Marshall 因为他们对 *Hp* 的发现，并证明该细菌感染会导致胃炎和消化性溃疡，赢取了 2005 年诺贝尔生理学及医学奖。

【流行病学和自然病史】★△

流行病学资料表明，尽管近年来世界部分地区的 *Hp* 感染率有所下降，但感染率仍为 28%～84%。*Hp* 感染率各地差异甚大，发展中国家 *Hp* 感染率明显高于发达国家。在不同人群中，儿童的 *Hp* 感染率为 10%～80%。10 岁前，超过 50% 的儿童被感染。我国不同地区、不同民族的人群胃内 *Hp* 检出率在 30%～80%。我国成人中 *Hp* 感染率达 40%～60%。年龄、种族、性别、地理位置和社会经济状况都是影响 *Hp* 感染率的因素。其中首要因素为人群之间社会经济状况的差异。基础卫生设施、安全饮用水和基本卫生保健的缺乏及不良饮食习惯和过于拥挤的居住环境均会增加 *Hp* 的感染率。

2015 年发表的 Maastricht Ⅴ共识提出不管有无症状和并发症，*Hp* 胃炎是一种感染（传染）性疾病。它主要通过口 - 口或粪 - 口途径传播。污染的胃镜可造成医源性传播。*Hp* 感染者大多无症状。细菌的自发性清除也很少见。所有 *Hp* 感染者最终均会发展成胃炎；15%～20% 的感染者会发展成消化性溃疡；少于 1% 的感染者会发展成胃癌，但存在地区差异。在慢性胃炎、胃溃疡和十二指肠溃疡患者，*Hp* 的检出率显著超过对照组的自然人群，分别为 50%～70%、70%～80% 及 90%。

【发病机制】★△

感染 *Hp* 后，机体难以自身清除，往往造成终身感染。*Hp* 通过其独特的螺旋形带鞭毛的形态结构及产生的适应性酶和蛋白，可以在胃腔酸性环境定植和生存。定植后的 *Hp* 可产生多种毒素和有毒性作用的酶破坏胃十二指肠黏膜屏障，它的存在还使机体产生炎症和免疫反应，进一步损伤黏膜屏障，最终导致一系列疾病的形成。需要指出的是，虽然人群感染 *Hp* 相当普遍，但感染后的结局却大相径庭：所有 *Hp* 感染者最终均会发展成胃炎，但仅少部分发展为消化性溃疡，极少数发展为胃癌或 MALT 淋巴瘤。目前认为引起这种临床结局巨大差异的原因包括：①宿主因素如年龄、遗传背景、炎症和免疫反应的个体差异等；②环境因素如亚硝胺、高胃酸分泌、高盐饮食、吸烟和非甾体抗炎药（non-steroidal anti-inflammatory drug，NSAID）等与 *Hp* 感染的协同作用；③ *Hp* 本身的因素，包括不同菌株的毒力、感染的不同阶段对感染者出现何种临床表现均有影响。

【与疾病的相关性】★★△△

（一）慢性胃炎

Hp 感染是慢性胃炎的最常见病因。这一结论基于以下事实：①临床上大多数慢性胃炎患者的胃黏膜可检出 *Hp*；② *Hp* 在胃内的定植与胃炎分布基本一致；③健康志愿者的研究发现服 *Hp* 菌液后出现上腹不适和胃黏膜急性炎症过程，动物实验进一步证实灌胃幽门螺杆菌后实验动物出现胃黏膜急性炎症到慢性活动性炎症的动态变化；急性炎症以中性粒细胞浸润为主，慢性炎症以淋巴细胞、浆细胞为主，也见散在的单核细胞和嗜酸性粒细胞，淋巴滤泡常见；④根除 *Hp* 可使胃黏膜炎症消退。

Hp 感染与胃黏膜活动性炎症密切相关，长期感染所致的炎症免疫反应可使部分患者发生胃黏膜萎缩和肠上皮化生，而萎缩和肠上皮化生是从非萎缩性胃炎向胃癌演变的重要病变阶段。*Hp* 相关慢性胃炎有两种主要类型：全胃炎胃窦为主和全胃炎胃体为主。前者常有高胃酸分泌，发生十二指肠溃疡的危险性增加；后者胃酸分泌常减少，胃溃疡和胃癌发生的危险性增加。宿主、环境和细菌因素的协同作用决定 *Hp* 相关慢性胃炎的类型和胃黏膜萎缩及肠上皮化生的发生和发展。

（二）消化不良

消化不良主要指上腹部疼痛、餐后饱胀、早饱、上腹烧灼感、嗳气、恶心和呕吐等，是一组临床上很常见的症候群，人群中 10%～20% 的个体存在消化不良。我国因消化不良就诊的患者占普通内科门诊就诊者的 10%，占消化科门诊就诊者的 50%。*Hp* 胃炎是部分消化不良患者症状的原因，患者根除 *Hp* 后基于症状变化情况可分为 3 类：①消化不良症状得到长期缓解；②症状无改善；③症状短时间改善后又复发。目前认为第一类患者属于 *Hp* 阳性的非溃疡性消化不良（non-ulcer dyspepsia，NUD），这部分患者的 *Hp* 胃炎可以解释其消化不良症状，因此不应再属于罗马Ⅳ标准定义的功能性消化不良（functional dyspepsia，FD）。因此，NUD 被认为是一种独立的疾病实体。2015幽门螺杆菌胃炎京都全球共识建议，根除*Hp*应作为消化不良处理的一线治疗。

（三）消化性溃疡

确定*Hp*感染是消化性溃疡的主要病因无疑是消化性溃疡病因学和治疗学上的一场重大革命。*Hp*感染是消化性溃疡主要病因的依据包括：①大多数消化性溃疡患者都存在*Hp*感染，特别在十二指肠溃疡患者中*Hp*感染率甚至可高达90%以上；②根除*Hp*可显著降低消化性溃疡的复发率。

*Hp*感染和服用非甾体抗炎药（NSAID）包括阿司匹林是消化性溃疡发病的两个独立危险因素。*Hp*感染、服用NSAIDs和（或）低剂量阿司匹林者发生胃十二指肠溃疡的风险增加；在长期服用NSAIDs和（或）低剂量阿司匹林前根除*Hp*可降低服用这些药物者发生胃十二指肠溃疡的风险。然而，仅根除*Hp*不能降低已接受长期NSAIDs治疗患者胃十二指肠溃疡的发生率，此类患者除根除*Hp*外，还需要持续质子泵抑制药（proton pump inhibitor，PPI）维持。

（四）胃癌

胃癌的发生是一个多步骤过程，经典的模式是从慢性胃炎经过胃黏膜萎缩、肠上皮化生和不典型增生，最后到胃癌。除少数（1%～3%）遗传性弥漫性胃癌外，绝大多数胃癌的发生是Hp感染、环境因素和遗传因素共同作用的结果。据报道，Hp感染者中最终有＜1%的人发生肠型胃癌。现有研究结果表明：①*Hp*可增加胃癌发生的危险性；②*Hp*根除后可消除炎症反应，使萎缩发展减慢或停止，甚至使部分萎缩得到逆转，但肠上皮化生难以逆转；③根除*Hp*可显著降低早期胃癌术后的复发率；④目前尚未发现明确与胃癌发生相关的幽门螺杆菌毒力基因。

（五）MALT淋巴瘤

*Hp*与MALT淋巴瘤发生密切相关，表现在：①*Hp*感染是MALT淋巴瘤发生的重要危险因素。*Hp*感染后，胃黏膜出现淋巴细胞浸润乃至淋巴滤泡，这种获得性的黏膜相关性淋巴样组织的出现，为淋巴瘤发生提供了活跃的组织学背景。*Hp*感染对局部炎症系统的持续刺激作用，增加了淋巴细胞恶性转化的可能性。②胃MALT淋巴瘤在*Hp*高发区常见、多发。③根除*Hp*可以治愈早期的低度恶性的胃MALT淋巴瘤。

（六）胃食管反流病

*Hp*与胃食管反流病（gastroesophageal reflux disease，GERD）的关系仍存在一定争议。临床流行病学资料表明*Hp*感染与GERD的发生存在某些负相关性，但其本质尚不明确。GERD患者的*Hp*感染率低于非反流病患者；*Hp*感染率高的国家和地区GERD的发病率低，在东方国家（中国、日本、韩国等），根除*Hp*可能会增加GERD发生的危险性；但在西方国家，根除*Hp*增加GERD发生的危险性，亦不加重已存在的GERD。推测其原因可能是：这些东方国家胃癌发病率高，因此胃体为主胃炎的发病率亦较西方国家人群高，胃体胃炎患者根除*Hp*后，胃酸分泌从低酸恢复至正常（增加），从而增加GERD发生的危险性。胃体为主胃炎患者根除*Hp*可能会增加GERD发生的危险性，不根除*Hp*长期PPI治疗会影响*Hp*在胃内的定植范围，由胃窦向胃体扩散，引起全胃炎，并进一步造成胃腺体的萎缩，增加胃癌发生的风险性。因此，长期服用PPI者应该根除*Hp*。

（七）胃肠外疾病

流行病学资料表明，定植于胃黏膜的*Hp*可能与某些胃肠外疾病的发生发展有关。这些报道多数是对相关疾病的人群进行*Hp*感染情况的分析，且从目前为数不多的研究结果来看，对某些疾病患者根除*Hp*后，能不同程度地缓解症状或改善临床指标。目前报道可能与*Hp*感染有关的疾病包括粥样硬化相关血管疾病、某些血液系统疾病如缺铁性贫血和特发性血小板减少性紫癜，以及皮肤病如慢性荨麻疹等。但*Hp*感染在这些疾病发生中的机制和地位尚无定论。欧洲的共识意见倾向于认为*Hp*感染可能与部分不明原因的缺铁性贫血及特发性血小板减少性紫癜有关；可能的机制涉及细菌感染所导致的交叉免疫反应、所引发的炎症因子激活与释放等。

【诊断】★★★△△

（一）诊断方法

*Hp*感染的诊断方法包括侵入性和非侵入性两类。侵入性方法依赖胃镜活检，包括快速尿素酶试验（rapid urease test，RUT）、胃黏膜直接涂片染色镜检、胃黏膜组织切片染色镜检（如HE染色、Warthin-Starry银染、改良Giemsa染色、甲苯胺蓝染色、吖

啶橙染色、免疫组化染色等）、细菌培养、基因检测方法（如聚合酶链反应、寡核苷酸探针杂交、基因芯片等）。而非侵入性检测方法不依赖内镜检查，包括 ^{13}C 或 ^{14}C 尿素呼气试验（^{13}C 或 ^{14}C-urea breath test，UBT）、粪便 *Hp* 抗原检测（HpSA）（依检测抗体可分为单抗和多抗两类）、血清和分泌物（唾液、尿液等）抗体检测等。各种诊断方法均有其应用条件，同时存在各自的局限性，因此在实际应用时应该根据不同的条件和目的，对上述方法做出适当选择。表 7-1 归纳了常用的 *Hp* 检测方法特点及其应用。

表 7-1 常用的 *Hp* 检测方法特点及其应用

检测方法	特点	应用	敏感性（%）	特异性（%）
侵入性方法				
快速尿素酶试验	简便、快速、价廉、准确	侵入性检查的首选方法，用于现症感染的诊断	88～98	88～98
病理组织学检查	准确，可直接观察细菌和胃黏膜病变	用于现症感染的诊断	93～99	95～99
细菌培养	准确，但对培养技术要求高	可用于现症感染的诊断和耐药性分析，但主要用于科研	70～92	100
非侵入性方法				
^{13}C 或 ^{14}C- 尿素呼气试验	简便、快速、准确	非侵入性检查的首选方法，用于现症感染的诊断及根除治疗后复查	90～99	89～99
粪便 *Hp* 抗原检测	简便、准确、价廉	用于现症感染的诊断，准确性与呼气试验相近	89～96	87～94
血清学 *Hp* 抗体检测	简便、准确	不能判断是现症还是过去感染，多用于人群感染情况的流行病学调查	88～99	86～99

Hp 感染诊断方法的使用说明。

1. 快速尿素酶试验和 ^{13}C 或 ^{14}C- 尿素呼气试验均属于尿素酶依赖性实验，其主要原理都是利用 *Hp* 尿素酶对尿素的分解来检测细菌的存在。前者是通过尿素被分解后试剂的 pH 变化引起颜色变化来判断细菌的感染状态；后者则通过让受试者口服被 ^{13}C 或 ^{14}C 标记的尿素，标记的尿素被其胃内的 *Hp* 尿素酶分解为 ^{13}C 或 ^{14}C 标记的二氧化碳后从肺呼出，检测呼出气体中 ^{13}C 或 ^{14}C 标记的二氧化碳含量即可诊断 *Hp* 感染。

2. 近期应用抗生素、铋剂等具有抗菌作用的药物者，会使除血清抗体检测以外的检查出现假阴性，应在至少停药 4 周后进行检测；应用抑酸药者应在至少 2 周后进行检测。根除 *Hp* 治疗者应在治疗结束至少 4 周后再进行复查。

3. 不同疾病状态对检测结果会产生影响。消化性溃疡合并出血、胃 MALT 淋巴瘤、严重萎缩性胃炎可能会导致尿素酶依赖的试验呈假阴性。推荐血清学试验或不同时间、采用多种方法检测来确认现症感染。残胃者用 UBT 检测 *Hp* 结果不可靠，推荐使用 RUT、组织切片或 HpSA 法。

（二）诊断标准

Hp 感染诊断标准原则上要求可靠、简单，以便于实施和推广。根据我国 2012 年发布的第四次全国 *Hp* 感染处理共识报告，符合下述四项之一者可判断为 *Hp* 现症感染：①胃黏膜组织 RUT、组织切片染色、*Hp* 培养三项中任一项阳性；② ^{13}C-UBT 或 ^{14}C-UBT 阳性；③ HpSA 检测阳性（经临床验证的单克隆抗体法）；④血清 *Hp* 抗体检测阳性提示曾经感染（*Hp* 根除后，抗体滴度在 5～6 个月后降至正常），从未治疗者可视为现症感染。

感染根除治疗后的判断标准：应在根除治疗结束至少 4 周后进行，首选 UBT。符合下述三项之一者可判断为 *Hp* 根除：① ^{13}C-UBT 或 ^{14}C-UBT 阴性；② HpSA 检测阴性；③基于胃窦、胃体两个部位取材的 RUT 均阴性（Maastricht Ⅴ共识不再推荐 RUT 作为根除治疗后复查的评估试验）。

【治疗】★★★△△△

（一）治疗的适应证

世界上超过 50% 的人口感染 *Hp*，但感染后的结局却大相径庭，仅有少部分发展为消化性溃疡，极少数发展为胃癌或 MALT 淋巴瘤。考虑到治疗药物的不良反应、滥用抗生素可能引起的细菌耐药以及经济 - 效益比率，对 *Hp* 感染的治疗首先需确定适应证。关于 *Hp* 根除治疗的适应证，国内外都有大致相似的共识意见。我国 2012 年 *Hp* 根除适应证的共识意见见表 7-2。

表 7-2　推荐的根除 *Hp* 适应证和推荐强度

Hp 阳性疾病	强烈推荐	强烈推荐
消化性溃疡（不论是否活动和有无并发症史）	√	
胃 MALT 淋巴瘤	√	
慢性胃炎伴消化不良		√
慢性胃炎伴胃黏膜萎缩、糜烂		√
早期胃肿瘤已行内镜下切除或手术胃次全切除		√
长期服用 PPI		√
胃癌家族史		√
计划长期使用 NSAIDs（包括低剂量阿司匹林）		√
不明原因缺铁性贫血		√
特发性血小板减少性紫癜		√
其他 *Hp* 相关性疾病（如淋巴细胞性胃炎、胃增生性息肉、Ménétrier 病）		√
证实有 *Hp* 感染，个人要求治疗		√

对于无抗衡因素个体，根除 *Hp* 治疗的利远远大于弊。以下列出的为根除 *Hp* 的益处。

1. 消化性溃疡　是根除 *Hp* 最重要的适应证，根除 *Hp* 可促进溃疡愈合，显著降低溃疡复发率和并发症发生率。根除 *Hp* 使绝大多数消化性溃疡不再是一种慢性、复发性疾病，而是可彻底治愈。

2. 胃 MALT 淋巴瘤　是一种少见的胃恶性肿瘤，80% 以上 *Hp* 阳性的早期（病变局限于黏膜和黏膜下层）、低级别胃 MALT 淋巴瘤根除 *Hp* 后可获得完全应答，但病灶深度超过黏膜下层者疗效降低。根除 *Hp* 已成为 *Hp* 阳性低级别胃 MALT 淋巴瘤的一线治疗方法。

3. *Hp* 阳性慢性胃炎伴消化不良　消化不良患者可伴或不伴有慢性胃炎，Maastricht Ⅴ 共识指出在做出可靠的功能性消化不良诊断前，必须排除 *Hp* 胃炎。随机对照研究的荟萃分析表明，根除 *Hp* 后消化不良症状长期缓解较安慰剂高约 10%，也高于其他消化不良治疗策略。在 *Hp* 阳性消化不良的治疗策略中，根除治疗前应对患者说明根除治疗的益处、可能的不良反应及费用，若患者理解及同意，建议给予根除治疗。

4. 慢性胃炎伴胃黏膜萎缩、糜烂和胃癌　*Hp* 感染者中最终有<1% 的患者发生肠型胃癌，萎缩和肠上皮化生是由非萎缩性胃炎向胃癌演变过程中重要的病变阶段。目前普遍认为肠型胃癌的发生是 *Hp* 感染、遗传因素和环境因素共同作用的结果。根除 Hp，尤其在胃黏膜萎缩和（或）肠上皮化生发生前，可降低胃癌发生风险。根除 *Hp* 可消除炎症反应，使萎缩发展减慢或停止，并有可能使部分萎缩得到逆转，但不能改善肠上皮化生。国内外共识意见均认为根除 *Hp* 已成为胃癌的一级预防措施，有胃黏膜萎缩和（或）肠上皮化生者根除 *Hp* 后进行随访是胃癌的二级预防措施。

5. 早期胃肿瘤已行内镜下切除或手术胃次全切除　早期胃癌手术或内镜下切除后 5 年乃至 10 年生存率很高，因此仍存在再次发生胃癌的风险，根除 *Hp* 可显著降低这一风险。不仅胃癌，高级别上皮内瘤变内镜下切除者根除 *Hp* 对预防胃癌也是有益的。

6. 长期服用 PPI　*Hp* 感染者长期服用 PPI 可使胃炎类型发生改变，从胃窦为主胃炎发展为胃体为主胃炎。这是因为服用 PPI 后胃内 pH 上升，有利于 *Hp* 由胃窦向胃体位移，胃体炎症和萎缩进一步降低胃酸分泌。胃体萎缩为主的低胃酸或无酸型胃炎发生胃癌的危险性显著升高。*Hp* 感染蒙古沙鼠模型研究显示，PPI 可加速或增加胃癌的发生。因此，这类患者如不根除 *Hp*，发生胃癌的风险很高。

7. 胃癌家族史　绝大多数胃癌的发生是 *Hp* 感染、环境因素和遗传因素共同作用的结果。胃癌患者一级亲属的遗传易感性较高，遗传易感性虽难以改变，但根除 *Hp* 可消除胃癌发病的重要因素，从而提高预防效果。我国共识意见推荐在胃癌高发区进行人群筛查和根除 *Hp*，对胃癌发生高风险个体（胃癌家族史、胃黏膜萎缩或肠上皮化生等）进行筛查和根除 *Hp*。

8. 计划长期服用 NSAIDs（包括低剂量阿司匹林）　*Hp* 感染和服用 NSAIDs 是消化性溃疡发病的两个独立危险因素。在长期服用 NSAIDs 和（或）低剂量阿司匹林前根除 *Hp* 可降低服用这些药物者发生胃十二指肠溃疡的风险。然而，仅根除 *Hp* 不能降低正在接受长期 NSAIDs 治疗者的胃十二指肠溃疡发生率，此类患者除需根除 *Hp* 外，还需持续 PPI 维持治疗。

9. 其他 许多证据表明，*Hp* 感染与成人和儿童不明原因的缺铁性贫血相关，根除 *Hp* 可升高血红蛋白水平。根除 *Hp* 可使 50% 以上特发性血小板减少性紫癜患者的血小板计数上升。不明原因的缺铁性贫血、特发性血小板减少性紫癜和维生素 B_{12} 缺乏症已作为欧洲 Maastricht Ⅴ共识推荐的 *Hp* 根除适应证。研究证实，根除 *Hp* 对淋巴细胞性胃炎、胃增生性息肉和 Ménétrier 病的治疗有效。鉴于这些疾病临床上少见或缺乏其他有效的治疗方法，且根除 *Hp* 治疗已显示有效，因此推荐作为 *Hp* 根除的适应证。

10. 个人要求治疗 “检测和治疗”策略也应经过医师严格评估。年龄<45 岁且无报警症状者，支持根除 *Hp*；但年龄≥45 岁或有报警症状者则不主张先行根除 *Hp* 治疗，而建议先行内镜检查。在治疗前需向受治者解释清楚这一处理策略潜在的风险（漏检胃癌、掩盖病情、药物不良反应等）。

（二）常用治疗幽门螺杆菌感染的药物

多种抗生素，抑酸药和铋剂均用于 *Hp* 感染的治疗。现将常用的抗 *Hp* 药物介绍如下。

1. 抗生素

（1）阿莫西林（amoxicillin，A），为 β- 内酰胺类杀菌性抗生素。在酸性环境中较稳定，但抗菌活性明显降低，当胃内 pH 升至 7.0 时杀菌活性明显增强。药物不良反应主要为胃肠道不适如恶心、呕吐和腹泻等，其次为皮疹。*Hp* 对阿莫西林的耐药仍较低（1%～5%）。

（2）克拉霉素（clarithromycin，C），为抑菌性大环内酯类抗生素。在胃酸中较稳定，但抗菌活性也会降低。该药有恶心、腹泻、腹痛或消化不良等不良反应。根除治疗方案中凡加用克拉霉素者可使根除率提高 10% 以上。但我国克拉霉素耐药率已达 20%～40%。

（3）甲硝唑（metronidazole，M），为硝基咪唑类药物。在胃酸性环境下可维持高稳定性和高活性。甲硝唑的不良反应有口腔异味、恶心、腹痛、头痛、一过性白细胞降低和神经毒性反应等。由于使用广泛，甲硝唑耐药率较高，，我国大部分地区耐药率超过 40%，部分地区已高达 80% 以上。

（4）四环素（tetracycline，T）属广谱抗生素，抗 *Hp* 效果较好。在补救治疗措施中，四环素是常被选用的抗生素之一。目前 *Hp* 对四环素耐药率仍很低，尽管近年来对四环素耐药的幽门螺杆菌株也已经开始出现。

（5）呋喃唑酮（furazolidone，F）属硝基呋喃类广谱抗生素，已确认其对 *Hp* 有抗菌作用，且不易产生耐药性。目前我国 *Hp* 对呋喃唑酮的耐药率仍很低。但此药长期使用可致末梢神经炎。

（6）左氧氟沙星（levofloxacin，L）或莫西沙星（moxifloxacin）属喹诺酮类抗生素，具有广谱抗菌作用，对 *Hp* 具有较高的抗菌活性（最小抑菌浓度为 1.0 mg/L）、良好的黏膜弥散能力和接近 10% 的生物利用度，可用性强，给药便利，且有抗生素后效应。常见的不良反应包括胃肠道反应（腹部不适或疼痛、腹泻、恶心或呕吐）和中枢神经系统反应（头晕、头痛、嗜睡或失眠）。然而因其在呼吸、泌尿生殖等系统的广泛应用，*Hp* 对其原发耐药率较高（30%～40%），因此常作为 *Hp* 的二线治疗。

（7）其他抗生素：在目前 *Hp* 对克拉霉素、甲硝唑等常用抗生素耐药率越来越高的情况下，其他抗生素如大环内酯类抗生素阿奇霉素（azithromycin）、喹诺酮类抗生素如莫西沙星（moxifloxacin）等也开始用于 *Hp* 感染的治疗。

2. 铋剂 铋剂（bismuth，B）如果胶铋、枸橼酸铋钾等，在保护胃黏膜的同时有明显抑制 *Hp* 的作用，且不受胃内 pH 影响，不产生耐药性，可额外提高耐药菌株根除率，不会抑制正常肠道菌群，因此常与抗生素合用。荟萃分析表明短期（1～2 周）应用铋剂安全性良好。但临床应用时仍需注意铋剂剂量、疗程和禁忌证。

3. PPI 的选择 抗菌药物在酸性环境中难以充分发挥作用，因此所有根除 Hp 方案中均含有抑制胃酸分泌的 PPI。但参与 PPI 代谢的 CYP2C19 酶存在基因多态性，可分成快代谢个体、中速代谢个体和慢代谢个体。快代谢个体中 PPI 抑酸作用较弱，Hp 根除率较低。在 PPI 中，埃索美拉唑和雷贝拉唑受 CYP2C19 酶基因多态性影响小，可提高快代谢个体的根除率。

（三）常用治疗方案

由于大多数抗生素在胃内酸性环境中活性降低和不能穿透黏液层直接杀灭细菌，因此难以根除 *HP*。迄今尚无单一药物能有效根除 *Hp*。目前根除方案仍推荐在抑酸药和（或）铋剂的基础上加 2 种抗生素的联合治疗方案。一个理想的治疗方案应该满足如下条件：①根除率≥90%；②病变愈合迅速，症状消失快；③患者依从性好；④不产生耐药性；⑤疗程短，治疗简便；⑥价格便宜。实际上，目前任何一个治疗方案都很难同时达到以上标准。

随着 *Hp* 耐药率的上升，*Hp* 根除率呈逐年下降趋势。在高耐药地区，经验治疗时应放弃传统三联疗法（PPI＋克拉霉素＋阿莫西林、PPI＋阿莫西林＋甲硝唑或 PPI＋阿莫西林＋左氧氟沙星）。尽管标准三联疗法的疗程从 7 d 延长至 10 d 或 14 d，根除率也仅能提高约 5%。为了提高 *Hp* 根除率，近年来国际上还推荐一些其他方案，包括序贯疗法（前 5 天或 7 天 PPI＋阿莫西林，后 5 天或 7 天 PPI＋克拉霉素＋甲硝唑，共 10 d）、伴同疗法（同时服用 PPI＋克拉霉素＋阿莫西林＋甲硝唑）和混合疗法（前 5 天或 7 天采用序贯疗法，后 5 天或 7 天采用伴同疗法）。我国克拉霉素和甲硝唑双重耐药率高（15%～35%），上述非铋剂四联疗法均未能达到可接受的根除率（＞80%）。因此，上述疗法在我国并未显示优势。所以，在 *Hp* 高耐药率背景下，铋剂四联方案再次受到重视。我国 2012 年的共识意见推荐了 5 种铋剂四联方案（铋剂＋PPI＋2 种抗菌药物），基于近年研究结果拓展 2 种方案（PPI＋铋剂＋阿莫西林＋甲硝唑，PPI＋铋剂＋阿莫西林＋四环素）（表 7-3）。在克拉霉素、左氧氟沙星和甲硝唑高耐药率情况下，14 d 三联疗法（PPI＋阿莫西林＋克拉霉素、PPI＋阿莫西林＋左氧氟沙星、PPI＋阿莫西林＋甲硝唑）加入铋剂仍能提高根除率。且与非铋剂四联方案中的伴同疗法相比，铋剂四联方案有相似的根除率，而铋剂不耐药，短期应用安全，治疗失败后抗生素选择余地大。因此，除非有应用铋剂禁忌或已知属于低耐药率地区，经验治疗根除 *Hp* 应尽可能应用铋剂四联方案。

青霉素过敏者推荐的抗菌药物组成方案为：①四环素＋甲硝唑；②四环素＋呋喃唑酮；③四环素＋左氧氟沙星；④克拉霉素＋呋喃唑酮；⑤克拉霉素＋甲硝唑；⑥克拉霉素＋左氧氟沙星。方案中抗菌药物的剂量和用法同含有阿莫西林的方案（表 7-3）。需注意的是，青霉素过敏者初次治疗失败后，抗菌药物选择余地小，应尽可能提高初次治疗根除率。

表 7-3　推荐的四联方案中抗菌药物的剂量和用法

方案	抗菌药物 1	抗菌药物 2
1	阿莫西林，每次 1000 mg，每天 2 次	克拉霉素，每次 500 mg，每天 2 次
2	阿莫西林，每次 1000 mg，每天 2 次	左氧氟沙星，每次 500 mg，每天 1 次或 200 mg，每天 2 次
3	阿莫西林，每次 1000 mg，每天 2 次	呋喃唑酮，每次 100 mg，每天 2 次
4	四环素，每次 500 mg，每天 3 次或每天 4 次	甲硝唑，每次 400 mg，每天 2 次、每天 3 次或每天 4 次
5	四环素，每次 500 mg，每天 3 次或每天 4 次	呋喃唑酮，每次 100 mg，每天 2 次
6	阿莫西林，每次 1000 mg，每天 2 次	甲硝唑，每次 400 mg，每天 3 次或每天 4 次
7	阿莫西林，每次 1000 mg，每天 2 次	四环素，每次 500 mg，每天 3 次或每天 4 次

推荐的四联方案为：标准剂量 PPI＋标准剂量铋剂（均为每天 2 次，餐前 30 min 服）＋2 种抗菌药物（餐后即服）；增加甲硝唑剂量至 1.6 g/d 或增加呋喃唑酮剂量至 0.3 g/d，可提高疗效，但不良反应率相应增加；标准剂量 PPI：艾司奥美拉唑 20 mg、雷贝拉唑 10 mg（或 20 mg）、奥美拉唑 20 mg、兰索拉唑 30 mg、泮托拉唑 40 mg，每天 2 次；标准剂量铋剂：枸橼酸铋钾，每次 220 mg，每天 2 次。

对铋剂有禁忌者或证实 *Hp* 耐药率仍较低的地区，也可选用非铋剂方案，包括标准三联方案、序贯疗法或伴同疗法。

（四）初次治疗和补救治疗

根除治疗的方案不分一线、二线。方案选择应参考当地抗生素耐药率和患者抗生素应用史，兼顾疗效、药物安全性、费用和可获得性，尽可能将疗效高的方案用于初次治疗。在推荐的 6 种方案（含左氧氟沙星方案仅作为补救治疗备选）中，基于上述原则选择 1 种方案作为初次治疗；如初次治疗失败，在剩余方案中再选择 1 种方案进行补救治疗。原则上不重复原方案，如克拉霉素和左氧氟沙星不能重复应用；重复应用甲硝唑需优化剂量（最大增加至 1.6 g/d），已用过优化剂量者则不应再用。

（五）根除治疗的疗程

鉴于铋剂四联疗法延长疗程可在一定程度上提高疗效，故推荐的疗程为 10 d 或 14 d，放弃 7 d 方案。除非 Hp 不耐药，目前推荐的经验治疗方案 10 d 疗程的根除率已难以达到 90%，因此，尽可能将疗程延长至 14 d。

（六）根除治疗中需注意的问题

1．强调个体化治疗。方案、疗程和药物的选择需考虑既往抗菌药物应用史（克拉霉素、左氧氟沙星、甲硝唑易产生耐药）、吸烟（降低疗效）、药物过敏史（阿莫西林等）和潜在不良反应、根除适应证（不同适应证获益大小存在差异）、伴随疾病（影响药物代谢、排泄，增加不良反应）和年龄（高龄患者药物不良反应发生率增加，而某些根除适应证的获益降低）等。

2. 根除治疗前停服PPI不少于2周，停服抗菌药物、铋剂等不少于4周。如为补救治疗，建议间隔2～3个月。

3. 告知根除方案潜在的不良反应和服药依从性的重要性。

4. 根除*Hp*是选择经验治疗还是基于药敏试验治疗主要取决于经验治疗的根除率。经验治疗根除率下降，药敏试验势必受到重视。当地区克拉霉素、甲硝唑或左氧氟沙星的耐药率＞15%时，如不进行药敏试验，应放弃含克拉霉素、甲硝唑或左氧氟沙星的三联疗法；二线治疗失败后，可行药敏试验。但药物敏感试验的准确性和可获得性影响其推广应用，其成本-效益比尚需进一步评估。

5. *Hp*“检测和治疗”策略对未经调查消化不良处理是适当的。它的实施应取决于当地的上消化道肿瘤发病率、成本-效益比和患者意愿等因素。它不适用于年龄＞35岁、有报警症状、胃癌家族史或胃癌高发区的患者。

【预防/公共卫生】★△

*Hp*胃炎作为一种感染性疾病，目前临床上广为使用的以质子泵抑制药和铋剂与抗生素联用的药物疗法虽然可以获得较好疗效，但存在药物不良反应较多、患者的依从性下降、耐药菌株的不断增多及治疗费用较高等问题，用疫苗预防感染无疑是最佳选择。从20世纪90年代初开始，各国研究人员就开始了对*Hp*疫苗及其相关免疫机制的研究，目前已经取得了不少令人鼓舞的成果。然而，距离找到一种能够有效应用于人体的预防或治疗*Hp*感染的疫苗还有很长的路要走。筛选最佳抗原或抗原组合及无毒高效的佐剂，发展无须佐剂的疫苗如活载体疫苗或核酸疫苗，联合不同类型疫苗进行免疫，确定最佳免疫剂量、时间及接种年龄，确定简便有效的免疫途径；疫苗和药物联合使用治疗*Hp*感染等都还有大量工作需要去做。*Hp*与宿主之间复杂的相互作用，免疫接种后的保护性反应机制及所涉及的不同免疫细胞的功能等都还需要深入探讨。此外，我国关于*Hp*处理的第五次共识草案（待发表）提出应提高公众预防胃癌的知晓度。我国是胃癌高发国家，我国发现的胃癌多数是晚期，预后差，早期发现、治疗预后好；目前认为*Hp*感染是胃癌预防最重要的可控危险因素。胃黏膜萎缩或肠上皮化生前实施*Hp*根除可更有效降低胃癌发生风险。推荐在胃癌高发区人群中使用“筛查和治疗”策略；在胃癌高风险个体筛查和根除*Hp*；根除*Hp*后有胃黏膜萎缩或肠上皮化生者需随访。

（曾志荣）

第3节 胃 炎

胃炎是各种病因导致的胃黏膜急性或慢性炎症，常伴有上皮损伤和细胞再生。*Hp*的发现，使胃炎的病因学、病理生理学和治疗学发生革命性的转折。平时，我们所谈的胃病不一定是真正意义上的胃炎。因为某些患者的胃黏膜炎症细胞浸润非常轻微，却有明显的柱状上皮和血管的变化，该种情况可称为“胃病”而并非属胃炎的范畴。按临床发病的缓急和病程的长短，一般将胃炎分为急性胃炎和慢性胃炎。

一、急性胃炎

【概述】★△

急性胃炎（acute gastritis）是由多种不同的病因引起的急性胃黏膜炎症，包括急性单纯性胃炎、急性糜烂出血性胃炎（acute erosive and hemorrhagic gastritis）、吞服腐蚀剂引起的急性腐蚀性胃炎（acute corrosive gastritis）和胃壁细菌感染所致的急性化脓性胃炎（acute phlegmonous gastritis）。其中，临床意义最大和发病率最高的是以胃黏膜糜烂、出血为主要表现的急性糜烂出血性胃炎。

【流行病学】

迄今为止，目前国内外尚缺乏有关急性胃炎的流行病学调查。

【病因】★★△△

急性胃炎的病因众多，大致有外源因素和内源因素两大类，包括急性应激、化学性损伤（如药物、乙醇、胆汁、胰液）和急性细菌感染等。

（一）外源因素

1. 药物 各种非甾体抗炎药（$NSAID_S$），包括阿司匹林、吲哚美辛、吡罗昔康和多种含有该类成分的复方药物。另外，常见的有糖皮质激素和某些抗生素、抗肿瘤药物及氯化钾等均可导致胃黏膜损伤。

2. 乙醇 主要是大量酗酒可致急性胃黏膜糜烂甚或出血。

3. 生物性因素 沙门菌、嗜盐菌和葡萄球菌等细菌或其毒素可使胃黏膜充血、水肿和糜烂。*Hp* 感染可引起急、慢性胃炎，致病机制类似，将在慢性胃炎节中叙述。

4. 其他 某些机械性损伤（包括胃内异物或胃柿石等）可损伤胃黏膜。放射疗法可致胃黏膜受损。偶可见因吞服腐蚀性化学物质（强酸或强碱或甲酚皂及氯化汞、砷、磷等）引起的腐蚀性胃炎。

（二）内源因素

1. 应激因素 多种严重疾病如严重创伤、烧伤或大手术及颅脑病变和重要脏器功能衰竭等可导致胃黏膜缺血缺氧而损伤。通常称为应激性胃炎（stress-induced gastritis），如果系脑血管病变、头颅部外伤和脑手术后引起的胃、十二指肠急性溃疡，称为 Cushing 溃疡，而大面积烧灼伤所致溃疡称为 Curling 溃疡。

2. 局部血供缺乏 主要是腹腔动脉栓塞治疗后或少数因动脉硬化致胃动脉的血栓形成或栓塞引起供血不足。另外，还可见于肝硬化门静脉高压并发上消化道出血者。

3. 急性蜂窝织炎或化脓性胃炎 甚少见。

【病理生理学和病理组织学】★△

（一）病理生理学

胃黏膜防御机制包括黏膜屏障、黏液屏障、黏膜上皮修复、黏膜和黏膜下层丰富的血流、前列腺素和肽类物质（表皮生长因子等）及自由基清除系统。上述结果破坏或保护因素减少，使胃腔中的 H^+ 逆弥散至胃壁，肥大细胞释放组胺，则血管充血甚或出血、黏膜水肿及间质液渗出，同时可刺激壁细胞分泌盐酸、主细胞分泌胃蛋白酶原。若致病因子损及腺颈部细胞，则胃黏膜修复延迟、更新受阻而出现糜烂。

严重创伤、大手术、大面积烧伤、脑血管意外和严重脏器功能衰竭及其休克或败血症等所致的急性应激的发生机制为：急性应激→皮质 - 垂体前叶 - 肾上腺皮质轴活动亢进→交感 - 副交感神经系统失衡→机体的代偿功能不足→不能维持胃黏膜微循环的正常运行→黏膜缺血、缺氧→黏液和碳酸氢盐分泌减少以及内源性前列腺素合成不足→黏膜屏障破坏和氢离子反弥散→降低黏膜内 pH→进一步损伤血管与黏膜→糜烂和出血。

NSAID 所引起者则为抑制环氧合酶（cyclooxygenase, COX）致使前列腺素产生减少，黏膜缺血、缺氧。氯化钾和某些抗生素或抗肿瘤药等则可直接刺激胃黏膜引起浅表损伤。

乙醇（酒精）可致上皮细胞损伤和破坏，黏膜水肿、糜烂和出血。另外，幽门关闭不全、胃切除（主要是 Billroth Ⅱ式）术后可引起十二指肠 - 胃反流，则此时由胆汁和胰液等组成的碱性肠液中的胆盐、溶血卵磷脂、磷脂酶 A 和其他胰酶可破坏胃黏膜屏障，引起急性炎症。

门静脉高压可致胃黏膜毛细血管和小静脉扩张及黏膜水肿，组织学表现为只有轻度或无炎症细胞浸润，可有显性或非显性出血。

（二）病理学改变

急性胃炎主要病理和组织学表现以胃黏膜充血、水肿，表面有片状渗出物或黏液覆盖为主。黏膜皱襞上可见局限性或弥漫性陈旧性或新鲜出血与糜烂，糜烂加深可累及胃腺体。

显微镜下则可见黏膜固有层多少不等的中性粒细胞、淋巴细胞、浆细胞和少量嗜酸性细胞浸润，可有水肿。表面的单层柱状上皮细胞和固有腺体细胞出现变性与坏死。重者黏膜下层亦有水肿和充血。

对于腐蚀性胃炎，若是接触了高浓度的腐蚀剂且长时间，则胃黏膜出现凝固性坏死、糜烂和溃疡，重者穿孔或出血甚至腹膜炎。

另外，少见的化脓性胃炎可表现为整个胃壁（主要是黏膜下层）炎性增厚，大量中性粒细胞浸润，黏膜坏死。可有胃壁脓性蜂窝织炎或胃壁脓肿。

【临床表现】★★★△△△

（一）症状

部分患者可有上腹痛、腹胀、恶心、呕吐和嗳气及食欲缺乏等。如伴胃黏膜糜烂出血，则有呕血和（或）黑粪，大量出血可引起出血性休克。有时上腹胀气明显。细菌感染致者可出现腹泻等，并有疼痛、吞咽困难和呼吸困难（由于喉头水肿）。腐蚀性胃炎可吐出血性黏液，严重者可发生食管或胃穿孔，引起胸膜炎或弥漫性腹膜炎。化脓性胃炎起病常较急，有上腹剧痛、恶心和呕吐、寒战和高热，血压可下降，出现中毒性休克。

（二）体征

上腹部压痛是常见体征，尤其多见于严重疾病引起的急性胃炎出血者。腐蚀性胃炎因口腔黏膜、食管黏膜和胃黏膜都有损害，口腔、咽喉黏膜充血、水肿和糜烂。化脓性胃炎有时体格检查则酷似急腹症。

【辅助检查】★★△△

急性糜烂出血性胃炎的确诊有赖于急诊胃镜检查，一般应在出血后24～48 h内进行，可见到以多发性糜烂、浅表溃疡和出血灶为特征的急性胃黏膜病损。黏液湖或可有新鲜或陈旧血液。一般急性应激所致的胃黏膜病损以胃体、胃底部为主，而NSAID或酒精所致的则以胃窦部为主。注意，X线钡剂检查并无诊断价值。出血者做呕吐物或粪便隐血试验、红细胞计数和血红蛋白测定。感染因素引起者，行白细胞计数和分类检查，粪便常规和培养。

【诊断和鉴别诊断】★★△△

主要由病史和症状做出拟诊，而经胃镜检查得以确诊。但吞服腐蚀剂者禁忌胃镜检查。有长期服NSAID、酗酒以及临床重危患者，均应想到急性胃炎的可能。对于鉴别诊断，腹痛为主者，应通过反复询问病史而与急性胰腺炎、胆囊炎和急性阑尾炎等急腹症甚至急性心肌梗死相鉴别。

【治疗】★★★△△△

（一）基础治疗

包括给予安静、禁食、补液、解痉、镇吐等对症支持治疗。此后给予流质或半流质饮食。

（二）针对病因治疗

包括根除*Hp*、去除NSAID或酒精等诱因。

（三）对症处理

表现为反酸、上腹隐痛、烧灼感和嘈杂者，给予H_2受体拮抗药或质子泵抑制药。以恶心、呕吐或上腹胀闷为主者可选用甲氧氯普胺、多潘立酮或莫沙必利等促动力药。以痉挛性疼痛为主者，可以莨菪碱等药物进行对症处理。

有胃黏膜糜烂、出血者，除可用抑制胃酸分泌的H_2受体拮抗药或质子泵抑制药外，还可同时应用胃黏膜保护药如硫糖铝或铝碳酸镁等。对于较大量的出血则应采取综合措施进行抢救。当并发大量出血时，可以冰水洗胃或在冰水中加去甲肾上腺素（每200 ml冰水中加8 ml），或胃管内滴入碳酸氢钠，浓度为1000 mmol/L，24 h滴1 L，使胃内pH保持在5以上。凝血酶是有效的局部止血药，并有促进创面愈合作用，大剂量时止血作用显著。常规的止血药，如卡巴克洛、氨甲苯酸和酚磺乙胺等可静脉应用，但效果一般。内镜下止血往往可收到较好效果。

其他具体的药物请参照慢性胃炎一节和消化性溃疡章节。

【并发症的诊断、预防和治疗】★△

急性胃炎的并发症包括穿孔、腹膜炎、水和电解质紊乱和酸碱失衡等。为预防之，细菌感染者选用抗生素治疗，因过度呕吐致脱水者应及时补充水和电解质，并适时检测血气分析，必要时纠正紊乱。对于穿孔或腹膜炎者，则必要时外科治疗。

【预后】★△

病因去除后，急性胃炎多在短期内恢复正常。相反，病因若长期持续存在，则可转为慢性胃炎。由于绝大多数慢性胃炎的发生与*Hp*感染有关，而*Hp*自发清除少见，故慢性胃炎可持续存在，但大多数患者无症状。流行病学研究显示，部分*Hp*相关性胃窦炎（<20%）可发生十二指肠溃疡。

二、慢性胃炎

【概述】★△

慢性胃炎（chronic gastritis）是由各种病因引起的胃黏膜慢性炎症。根据新悉尼胃炎系统和我国2012年颁布的《中国慢性胃炎共识意见》标准，由内镜及病理组织学变化，将慢性胃炎分为慢性非萎缩性胃炎（即旧称的慢性浅表性胃炎）及慢性萎缩性胃炎两大基本类型和一些特殊类型胃炎。

【流行病学】★△

由于大多数慢性胃炎患者无任何症状，因此难以获得确切的患病率。因为*Hp*感染为慢性胃炎的主要病因，一般来说，估计的慢性胃炎患病率大致与当地人群中*Hp*感染情况相平行，可能高于或略高于*Hp*感染率。慢性胃炎人群中，慢性萎缩性胃炎的患病率一般随年龄的增加而上升，而且因不同国家、不同地区之间存在较大差异。此差异不但与各地区*Hp*感染率差异有关，也与感染的*Hp*毒力基因差异、环境因素不同和遗传背景差异有关。调查研究显示胃癌高发区的慢性萎缩性胃炎的患病率高于胃癌低发区。

【病因】★★△△

（一）慢性非萎缩性胃炎的常见病因

1. *Hp* 感染　*Hp* 感染是慢性非萎缩性胃炎最主要的病因，两者的关系符合 Koch 提出的确定病原体为感染性疾病病因的 4 项基本要求（Koch's postulates），即该病原体存在于该病的患者中，病原体的分布与体内病变分布一致，清除病原体后疾病可好转，在动物模型中该病原体可诱发与人相似的疾病。研究表明，80%～95% 的慢性活动性胃炎患者胃黏膜中有 *Hp* 感染，5%～20% 的 *Hp* 阴性率反映了慢性胃炎病因的多样性；对于 *Hp* 相关胃炎者，*Hp* 胃内分布与炎症分布一致；根除 *Hp* 可使胃黏膜炎症消退，一般中性粒细胞消退较快，但淋巴细胞、浆细胞消退需要较长时间；志愿者和动物模型中已证实 *Hp* 感染可引起胃炎。

Hp 一般生物学特性和致病性详见本章第 2 节。其感染引起的慢性非萎缩性胃炎中胃窦为主全胃炎患者胃酸分泌可增加，十二指肠溃疡发生的危险度较高；而胃体为主全胃炎患者胃溃疡和胃癌发生的危险性增加。

2. 胆汁和其他碱性肠液反流　幽门括约肌功能不全时含胆汁和胰液的十二指肠液反流入胃，可削弱胃黏膜屏障功能，使胃黏膜遭到消化液作用，产生炎症、糜烂、出血和上皮化生等病变。

3. 其他外源因素　酗酒、服用 NSAID 等药物、某些刺激性食物等均可反复损伤胃黏膜。这类因素均可各自或与 *Hp* 感染协同作用而引起或加重胃黏膜慢性炎症。

（二）慢性萎缩性胃炎的主要病因

1973 年 Strickland 将慢性萎缩性胃炎分为 A、B 两型，A 型是胃体弥漫萎缩，导致胃酸分泌下降，影响维生素 B_{12} 及内因子的吸收，因此常合并恶性贫血，与自身免疫有关；B 型在胃窦部，少数人可发展成胃癌，与幽门螺杆菌、化学损伤（胆汁反流、非皮质激素消炎药、吸烟、酗酒等）有关，我国 80% 以上的属于第二类。

胃内攻击因子与防御修复因子失衡是慢性萎缩性胃炎发生的根本原因。具体病因与慢性非萎缩性胃炎相似。包括 *Hp* 感染；长期饮浓茶、烈酒、咖啡，进食过热、过冷、过于粗糙的食物，可导致胃黏膜的反复损伤；长期大量服用非甾体抗炎药如阿司匹林、吲哚美辛等可抑制胃黏膜前列腺素的合成，破坏黏膜屏障；烟草中的尼古丁不仅影响胃黏膜的血液循环，还可导致幽门括约肌功能紊乱，造成胆汁反流；各种原因的胆汁反流均可破坏黏膜屏障造成胃黏膜慢性炎症改变。比较特殊的是壁细胞抗原和抗体结合形成免疫复合体在补体参与下，破坏壁细胞；胃黏膜营养因子（如胃泌素、表皮生长因子等）缺乏；心力衰竭、动脉硬化、肝硬化合并门静脉高压、糖尿病、甲状腺病、慢性肾上腺皮质功能减退、尿毒症、干燥综合征、胃血流量不足及精神因素等均可导致胃黏膜萎缩。

【病理生理学和病理学】★★△△

（一）病理生理学

1. *Hp* 感染　*Hp* 感染途径为粪 - 口或口 - 口途径，其外壁靠黏附素而紧贴胃上皮细胞。其主要的生物学特性见本章第 2 节。

Hp 感染的持续存在，致使腺体破坏，最终发展成为萎缩性胃炎。而感染 *Hp* 后胃炎的严重程度则除了与细菌本身有关外，还取决于患者机体情况和外界环境。如带有空泡毒素（VacA）和细胞毒相关基因（CagA）者，胃黏膜损伤明显较重。患者的免疫应答反应强弱、其胃酸的分泌情况、血型、民族和年龄差异等也影响胃黏膜炎症程度。此外，患者饮食情况也有一定作用。

2. 自身免疫机制　研究早已证明，以胃体萎缩为主的 A 型萎缩性胃炎患者血清中，存在壁细胞抗体（parietal cell anti-body，PCA）和内因子抗体（intrinsic factor antibody，IFA）。前者的抗原是壁细胞分泌小管微绒毛膜上的质子泵 H^+-K^+-ATP 酶，它破坏壁细胞而使胃酸分泌减少。而 IFA 则对抗内因子（壁细胞分泌的一种糖蛋白），使食物中的维生素 B_{12} 无法与后者结合被末端回肠吸收，最后引起维生素 B_{12} 吸收不良，甚至导致恶性贫血。IFA 具有特异性，几乎仅见于胃萎缩伴恶性贫血者。

PCA 和 IFA 造成胃酸和内因子分泌减少或丧失，恶性贫血是 A 型萎缩性胃炎的终末阶段，是自身免疫性胃炎最严重的标志。当泌酸腺完全萎缩时称为胃萎缩。

另外，近年发现 *Hp* 感染者中也存在着自身免疫反应，其血清抗体能与宿主胃黏膜上皮及黏液起交叉反应，如菌体 Lewis X 抗原和 Lewis Y 抗原。

3. 外源损伤因素破坏胃黏膜屏障　碱性十二指

肠液反流等，可减弱胃黏膜屏障功能。致使胃腔内H^+通过损害的屏障，反弥散入胃黏膜内，使炎症不易消散。长期慢性炎症，又加重屏障功能的减退，如此恶性循环使慢性胃炎久治不愈。

4. 生理因素和胃黏膜营养因子缺乏 萎缩性变化和肠上皮化生等皆与衰老相关，而炎症细胞浸润程度与年龄关系不大。这主要是老龄者的退行性变——胃黏膜小血管扭曲，小动脉壁玻璃样变性，管腔狭窄导致黏膜营养不良、分泌功能下降。

新近研究证明，某些胃黏膜营养因子（胃泌素、表皮生长因子等）缺乏或胃黏膜感觉神经终器（end-organ）对这些因子不敏感可引起胃黏膜萎缩。如手术后残胃炎原因之一是G细胞数量减少，从而引起胃泌素营养作用减弱。

5. 遗传因素 萎缩性胃炎、低酸或无酸、维生素B_{12}吸收不良的患病率和PCA、IFA的阳性率很高，提示可能有遗传因素的影响。

（二）病理学

慢性胃炎病理变化是由胃黏膜损伤和修复过程所引起。病理组织学的描述包括活动性慢性炎症、萎缩和化生及异型增生等。此外，在慢性炎症过程中，胃黏膜也有反应性增生变化，如胃小凹上皮过形成、黏膜肌增厚、淋巴滤泡形成、纤维组织和腺管增生等。

近几年对于慢性胃炎，尤其是慢性萎缩性胃炎的病理组织学有不少新的进展。以下结合2012年11月中华医学会消化病学分会的《中国慢性胃炎共识意见（上海）》，论述以下关键进展问题。

1. 萎缩的定义 1996年新悉尼系统把萎缩定义为“腺体的丧失”，这是模糊而易歧义的定义，反映了当时肠上皮化生是否属于萎缩，病理学家间有不同认识。其后国际上一个病理学家的自由组织——萎缩联谊会（Atrophy Club，2000）进行了3次研讨会，并在2002年发表了对萎缩的新分类，12位作者中有8位也曾是悉尼系统的执笔者，故此意见可认为是悉尼系统的补充和发展，有很高的权威性。萎缩联谊会把萎缩新定义为“萎缩是胃固有腺体的丧失”，将萎缩分为3种情况：无萎缩、未确定萎缩（indefinite for atrophy）和萎缩，进而将萎缩分两个类型：非化生性萎缩和化生性萎缩。前者特点是腺体丧失伴有黏膜固有层中的纤维化或纤维肌增生；后者是胃黏膜腺体被化生的腺体所替换。这两类萎缩的程度分级仍用最初悉尼系统标准和新悉尼系统的模拟评分图，分为4级，即无萎缩、轻度萎缩、中度萎缩和重度萎缩。

国际的萎缩新定义对我国来说不是新的，我国学者早年就认为“肠上皮化生或假幽门腺化生不是胃固有腺体，因此尽管胃腺体数量未减少，但也属萎缩”，并在全国第一届慢性胃炎共识会议做了说明。2012年的胃炎共识意见明确指出胃黏膜萎缩是指胃固有腺体减少，组织学上分为非化生性和化生性两大类。并在2006年共识意见基础上提出，只要慢性胃炎病理活检显示固有腺体萎缩，即可诊断为慢性萎缩性胃炎，而不管活检标本的萎缩块数和程度，临床医师可根据病理结果并结合内镜所见，最后做出萎缩范围和程度的判断。由于早期或多灶性萎缩性胃炎的胃黏膜萎缩呈灶状分布，需注意取材于糜烂或溃疡边缘的组织常存在腺体破坏，由此产生的腺体数量减少不能简单地视为萎缩性胃炎。此外，活检组织太浅、组织包埋方向不当等因素均可影响萎缩的判断。

“未确定萎缩”是国际新提出的观点，认为黏膜层炎症很明显时，单核细胞密集浸润造成腺体被取代、移置或隐匿，以致难以判断这些“看来似乎丧失”的腺体是否真正丧失，此时暂先诊断为“未确定萎缩”，最后诊断延期到炎症明显消退（大部分在*Hp*根除治疗3～6个月后），再取活检时做出。对萎缩的诊断采取了比较谨慎的态度。

目前，我国共识意见并未采用此概念。因为：①炎症明显时腺体被破坏、数量减少，在这个时点上，病理按照萎缩的定义可以诊断为萎缩，非病理不能。②一般临床希望活检后有病理结论，病理如不做诊断，则会出现临床难出诊断、对治疗效果无法评价的情况。尤其在临床研究上，设立此诊断项会使治疗前或后失去相当一部分统计资料。慢性胃炎是个动态过程，炎症可以有两个结局：完全修复和不完全修复（纤维化和肠上皮化生），炎症明显期病理无责任预言今后趋向哪个结局。可以预料对萎缩采用的诊断标准不一，治疗有效率也不一，采用“未确定萎缩”的研究课题，因为事先去除了一部分可逆的萎缩，萎缩的可逆性就低。

2. 肠上皮化生分型的临床意义与价值 用AB-PAS和HID-AB黏液染色能区分肠上皮化生亚型，然而，肠上皮化生分型的意义并未明了。传统观念认为，肠上皮化生亚型中的小肠型和完全型肠上皮化生无明显癌前病变意义，而大肠型肠上皮化生的胃癌发生危险性增高，从而引起临床的重视。支持肠上皮化生分型有意义的学者认为化生是细胞表型的一种非肿瘤性改变，通常在长期不利环境作用下出现。这种表型改变可以是干细胞内出现体细胞突变的结果，或是表观遗传修饰的变化导致后代细胞向不同方向分化的结果。胃内肠上皮化生部位发现很多遗传改变，这些改变甚至可出现在异型增生前。他们认为肠上皮化生中不完全型结肠型者，具有大多数遗传学改变，有发生胃癌的危险性。但近年越来越多的临床资料显示其预测胃癌价值有限而更强调重视肠上皮化生范围，肠上皮化生分布范围越广，其发生胃癌的危险性越高。十多年来罕有从大肠型肠上皮化生随访发展成癌的报道。另一方面，从病理检测的实际情况看，肠上皮化生以混合型多见，大肠型肠上皮化生的检出率与活检块数有密切关系，即活检块数越多，大肠型肠上皮化生检出率越高。客观地讲，该型肠上皮化生的遗传学改变和胃不典型增生(上皮内瘤)的改变相似。因此，对肠上皮化生分型的临床意义和价值的争议仍未有定论。

3. 关于异型增生　多年来应用“异型增生（dysplasia）”表示胃癌的癌前病变，近年来改为“上皮内瘤变（intraepithelial neoplasia）”。异型增生分为轻度、中度和重度，上皮内瘤变分为低级别和高级别。事实上，异型增生和上皮内瘤变是同义词，后者是 WHO 国际癌症研究协会推荐使用的术语。目前国内对此术语的采用和译法意见并未完全统一。

4. 萎缩和肠上皮化生发生过程是否存在不可逆转点　胃黏膜萎缩的产生主要有两种途径：一是干细胞区室（stem cell compartment）和（或）腺体被破坏；二是选择性破坏特定的上皮细胞而保留干细胞。这两种途径在慢性 *Hp* 感染中均可发生。

萎缩与肠上皮化生的逆转报道已经不在少数，但是否所有患者均有逆转可能？是否在萎缩的发生与发展过程中存在某一不可逆转点（the point of no return）？这一转折点是否可能为肠上皮化生？已明确 *Hp* 感染可诱发慢性胃炎，经历慢性炎症→萎缩→肠上皮化生→异型增生等多个步骤最终发展至胃癌（Correa 模式）。可否通过根除 *Hp* 来降低胃癌发生危险性始终是近年来关注的热点。多数研究表明，根除 *Hp* 可防止胃黏膜萎缩和肠上皮化生的进一步发展，但萎缩、肠上皮化生是否能得到逆转尚待更多研究证实。

Mera 和 Correa 等最新报道了一项长达 12 年的大型前瞻性随机对照研究，纳入 795 例具有胃癌前病变的成人患者，随机给予他们抗 *Hp* 治疗和（或）抗氧化治疗。他们观察到萎缩黏膜在 *Hp* 根除后，持续保持阴性 12 年后可以完全消退，而肠上皮化生黏膜也有逐渐消退的趋势，但可能需要随访更长时间。他们认为通过抗 *Hp* 治疗来进行胃癌的化学预防是可行的策略。

但是，部分学者认为在考虑萎缩的可逆性时，需区分缺失腺体的恢复和腺体内特定细胞的再生。在后一种情况下，干细胞区室被保留，去除有害因素可使壁细胞和主细胞再生，并完全恢复腺体功能。当腺体及干细胞被完全破坏后，腺体的恢复只能由周围未被破坏的腺窝单元（pit gland units）来完成。

当萎缩伴有肠上皮化生时，逆转机会进一步减小。如果肠上皮化生是对不利因素的适应性反应，而且不利因素可以被确定和去除，此时肠上皮化生有可能逆转。但是，肠上皮化生还有很多其他原因，如胆汁反流、高盐饮食、酒精。这意味着即使在 *Hp* 感染个体，感染以外的其他因素亦可以引发或加速化生的发生。如果肠上皮化生是稳定的干细胞内体细胞突变的结果，则改变黏膜的环境也许不能使肠上皮化生逆转。

与国内外多数研究相仿，我国 2012 年共识意见认为，根治 *Hp* 可以产生某些有益效应，如消除 *Hp* 相关性慢性胃炎活动性，使慢性炎症反应程度减轻，防止胃黏膜萎缩和肠上皮化生进一步发展，可使部分患者的萎缩得到逆转。值得注意的是，活检部位的差异、随访时间的长短、*Hp* 感染胃黏膜大量炎性细胞浸润造成的萎缩假象等均可以影响萎缩肠上皮化生逆转的判断。

那么，是否存在不可逆转点（the point of no return）？美国的 Correa 教授并不认同它的存在，而英国 Aberdeen 大学的 Emad Munir El-Omar 教授则强烈认为在异型增生发展至胃癌的过程中有某个节点，越过此则基本处于不可逆转阶段，但至今为止尚未明确此点的确切位置。

5. 关于 OLGA 和 OLGIM 及 ABC 分类法　OLGA（表 7-4）和 OLGIM 胃癌风险分期方法：OLGA（operative link for gastritis assessment，意译为“可操作的与胃癌风险联系的胃炎评估”）和 OLGIM（operative link for gastric intestinal metaplasia assessment，意译为“可操作的与胃癌风险联系的肠上皮化生评估”）是由慢性胃炎分类新悉尼系统发展而来的胃癌风险分期方法。按照慢性胃炎新悉尼系统要求活检，每块活检标本观察 10 个腺体，根据观察腺体中的萎缩（OLGA）或肠上皮化生（OLGIM）腺体个数，计算萎缩（包括肠上皮化生）或肠上皮化生区域（仅肠上皮化生）。OLGA 或 OLGIM 分期Ⅲ期或Ⅳ期者，属于胃癌高风险患者。OLGIM 评估的重复性和与胃癌发生风险的关联性优于 OLGA（萎缩判定有主观性，肠上皮化生易于识别）。这是目前评估胃黏膜萎缩或肠上皮化生准确性相对较高的方法。京都会议共识认为该系统有助于胃炎癌变危险的分层管理，但我国的指南认为这种方法是否适合我国应用目前尚待进一步研究。

表 7-4 慢性胃炎 OLGA 分期

组别	胃体			
	无萎缩（0 分）	轻度萎缩（1 分）	中度萎缩（2 分）	重度萎缩（3 分）
无萎缩（0 分）	0 期	Ⅰ期	Ⅱ期	Ⅱ期
轻度萎缩（1 分）	Ⅰ期	Ⅱ期	Ⅱ期	Ⅲ期
中度萎缩（2 分）	Ⅱ期	Ⅱ期	Ⅲ期	Ⅳ期
重度萎缩（3 分）	Ⅲ期	Ⅲ期	Ⅳ期	Ⅳ期

非侵入性 ABC 法：这是一种非侵入性筛查方法，通过测定血 *Hp* 抗体和血胃蛋白酶原（PG）Ⅰ、PG Ⅱ水平将受检者分成 A、B、C、D 4 组。血 PG Ⅰ和 PG Ⅰ/Ⅱ水平降低的异常改变提示存在胃黏膜萎缩。分组方法和各组胃癌发生风险见表 7-5。如果能以经过当地验证的临界值（cut-off value）作为标准，可以发现胃癌发生风险增加的个体，主要用于筛查。

表 7-5 ABCD 胃癌风险分层

	A 组	B 组	C 组	D 组
萎缩性胃炎	无	轻度	中度	重度
血 *Hp* 抗体	阴性	阳性	阳性	阴性
血 PG 异常	阴性	阴性	阳性	阳性
胃癌风险	无	低	高	最高

6. 关于京都慢性胃炎共识意见 2014 年，来自日本胃肠病学会、欧洲 *Hp* 学组、亚太消化病学会和国际疾病分类（ICD）-11 胃肠病组的专家在日本京都召开共识会议，主要围绕 4 个主题：①慢性胃炎及十二指肠炎的新分类方法；② *Hp* 所致消化不良和功能性消化不良的临床鉴别；③胃炎的合理诊断；④ *Hp* 胃炎的治疗时机、方法和适应人群。有关 *Hp* 的相关内容在本章不予赘述，本节重点谈谈京都共识在胃炎方面中提出的一些新亮点。

京都共识推荐采用 ICD-11 分类法进行慢性胃炎的分类。该分类法是基于病因学进行分类，结合病理生理特点，故用于胃炎和十二指肠炎的分类更完善合理。

由于胃炎的炎症部位、范围，胃黏膜萎缩的严重程度与胃癌风险紧密相关，共识推荐应根据胃炎部位（胃窦或胃体）、组织学变化的严重程度和（或）内镜下改变对胃炎进行分类；胃、十二指肠糜烂的自然病程和临床重要性与病因有关，因此，胃黏膜糜烂应与胃炎分开，在报告中单独描述。共识认为，即使患者没有出现任何症状或并发症(如溃疡或胃癌)，*Hp* 胃炎也应被视为一种感染性疾病。原因在于 *Hp* 感染最终都会发展为慢性胃炎，*Hp* 胃炎是可治愈的，治疗 *Hp* 胃炎可预防严重并发症的发生，但如果患者已发展成为萎缩或肠上皮化生等组织学改变，则需长期随访。

其次，共识明确指出，经过适当培训的医师，可以通过高清内镜（染色内镜、高分辨率的放大内镜等）准确诊断胃黏膜的萎缩和肠上皮化生。这对今后培训内镜医师重视内镜下肠上皮化生和萎缩的识别提出了更高的要求。由于胃内癌前病变可能分布不均匀，因此，准确的组织学诊断依赖于多部位的活检，推荐采用新悉尼标准。萎缩和肠上皮化生的严重程度和范围与胃癌风险有关，共识推荐使用组织学分级方法（如 OLGA 和 OLGIM 分级系统）用于胃癌风险评估。此外，血清学检查（胃蛋白酶原Ⅰ、Ⅱ、Ⅰ/Ⅱ、*Hp* 抗体）对评估胃癌高风险人群也具有一定的临床意义。这些建议虽然还并未完全应用于我国的临床实践，但京都共识对今后我国甚至国际上有关慢性胃炎的诊治流程和规范的影响不容忽视。

【临床表现】★★△△

流行病学研究表明，大多数慢性非萎缩性胃炎患者无任何症状。少数患者可有上腹痛或不适、上腹胀、早饱、嗳气、恶心等非特异性消化不良症状。某些慢性萎缩性胃炎患者可有上腹部灼痛、胀痛、钝痛或胀闷且以餐后为著，食欲缺乏、恶心、嗳气、便秘或腹泻等症状。部分患者可同时存在胃食管反流病和消化道动力障碍。内镜检查和胃黏膜组织学检查结果与慢性胃炎患者症状的相关分析表明，患者的症状缺乏特异性，且症状之有无及严重程度与内镜所见及组织学分级并无明显相关性。

伴有胃黏膜糜烂者，可有少量或大量上消化道出血，长期少量出血可引起缺铁性贫血。胃体萎缩性胃炎可出现恶性贫血，常有全身衰弱、疲软、神情淡漠、隐性黄疸，消化道症状一般较少。

体征多不明显，有时上腹轻压痛，胃体胃炎严重时可有舌炎和贫血。

【辅助检查】★★△△

（一）胃镜及活组织检查

1. 胃镜检查 随着内镜器械的长足发展，内镜观察更加清晰。内镜下慢性非萎缩性胃炎可见红斑（点状、片状、条状）、黏膜粗糙不平、出血点或出血斑、黏膜水肿及渗出等基本表现，尚可见糜烂及胆汁反流。萎缩性胃炎则主要表现为黏膜色泽白，不同程度的皱襞变平或消失。在不过度充气状态下，可透见血管纹，轻度萎缩时见到模糊的血管，重度时看到明显血管分支。内镜下肠上皮化生黏膜呈灰白色颗粒状小隆起，重者贴近观察有绒毛状变化。肠上皮化生也可以呈平坦或凹陷外观的。如果喷洒亚甲蓝色素，肠上皮化生区可能被染上蓝色，非肠上皮化生黏膜不着色。

胃黏膜血管脆性增加可致黏膜下出血，谓之壁内出血，表现为水肿或充血胃黏膜上见点状、斑状或线状出血，可多发、新鲜和陈旧性出血相混杂。如观察到黑色附着物常提示糜烂等致出血。

值得注意的是，少数 *Hp* 感染性胃炎可有胃体部皱襞肥厚，甚至宽度达到 5 mm 以上，且在适当充气后皱襞不能展平，用活检钳将黏膜提起时，可见帐篷征（tent sign），这是和恶性浸润性病变鉴别点之一。

2. 病理组织学检查 萎缩的确诊依赖于病理组织学检查。萎缩的肉眼检查与病理检查之符合率仅为 38%～78%，这与萎缩或肠上皮化生甚至 *Hp* 的分布都是非均匀的，或者说多灶性萎缩性胃炎的胃黏膜萎缩呈灶状分布有关。内镜医师应当向病理医师提供取材部位、内镜所见和简要病史等资料。有条件时，活检可在色素内镜或电子染色放大内镜引导下进行，活检的重点部位应位于胃窦、胃角、胃体小弯侧及可疑病灶处。然而在胃镜活检取材多少问题上，病理学家的要求与内镜医师出现了矛盾。从病理组织学观点来看，5 块或更多则有利于组织学的准确判断；然而，就内镜医师而言，考虑患者的医疗费用，主张活检取材块数和部位由内镜医师根据需要决定。活检组织在取出后尽快固定，包埋应注意方向性，一般取 2～3 块即可。

（二）幽门螺杆菌检测

活组织病理学检查时可同时检测 *Hp*，并可在内镜检查时多取一块组织做快速尿素酶检查以增加诊断的可靠性。其他检查 *Hp* 的方法包括：①胃黏膜直接涂片或组织切片，然后以 Gram 或 Giemsa 或 Warthin-Starry 染色（经典方法），甚至 HE 染色；免疫组化染色则有助于检测球形 *Hp*。②细菌培养，为金标准；需特殊培养剂和微需氧环境，培养时间为 3～7 d，阳性率可能不高但特异性高，且可做药物敏感试验。③血清 *Hp* 抗体测定，多在流行病学调查时用。④尿素呼吸试验，是一种非侵入性诊断法，口服 ^{13}C 或 ^{14}C 标记的尿素后，检测患者呼气中的 $^{13}CO_2$ 或 $^{14}CO_2$ 量，结果准确；⑤多聚酶联反应法（PCR 法），能特异地检出不同来源标本中的 *Hp*。

根除 *Hp* 治疗后，可在胃镜复查时重复上述检查，亦可采用非侵入性检查手段，如 ^{13}C 或 ^{14}C 尿素呼气试验、粪便 *Hp* 抗原检测及血清学检查。应注意，近期使用抗生素、质子泵抑制药、铋剂等药物，因有暂时抑制 *Hp* 作用，会使上述检查（血清学检查除外）结果呈假阴性。

（三）X 线钡剂检查

X 线钡剂检查很好地显示胃黏膜相的气钡双重造影。对于萎缩性胃炎，通常可见胃皱襞相对平坦和减少。但依靠 X 线诊断慢性胃炎价值不如胃镜和病理组织学检查。

（四）实验室检查

1. 胃酸分泌功能测定 非萎缩性胃炎胃酸分泌常正常，有时可以增高。萎缩性胃炎病变局限于胃窦时，胃酸可正常或低酸，低酸是由于泌酸细胞数量减少和 H^+ 向胃壁反弥散所致。测定基础胃液分泌量（BAO）及注射组胺或五肽胃泌素后测定最大泌酸量（MAO）和高峰泌酸量（PAO）以判断胃泌酸功能，有助于萎缩性胃炎的诊断及指导临床治疗。A 型慢性萎缩性胃炎患者多无酸或低酸，B 型慢性萎缩性胃炎患者可正常或低酸，往往在给予酸分泌刺激剂后，亦不见胃液和胃酸分泌。

2. 胃蛋白酶原（pepsinogen，PG）和胃泌素 G-17 测定 在慢性胃炎中，胃体萎缩时，血清 PG Ⅰ水平及 PG Ⅰ/Ⅱ比例下降，严重时可伴餐后血清 G-17 水平升高；胃窦黏膜萎缩时餐后血清 G-17 水平下降，严重时可伴 PGⅠ水平及 PGⅠ/Ⅱ比例下降。全胃萎缩者则两者均降低。因此，这两项指标可有助于判断胃黏膜有无萎缩和萎缩的部位（图 7-7）。

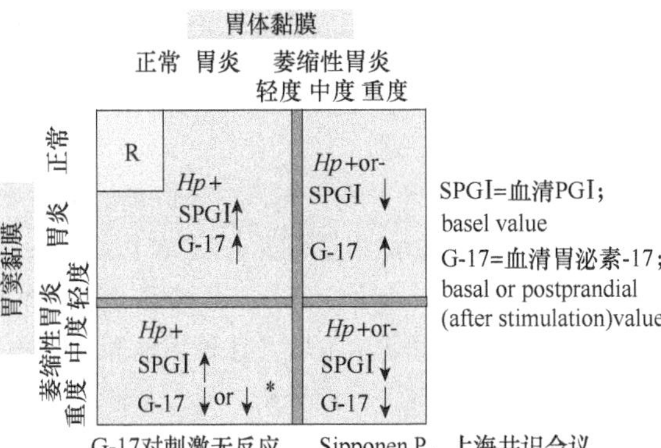

图 7-7 胃蛋白酶原测定

日本学者发现无症状胃癌患者，本法85%阳性，PG Ⅰ或比值降低者，推荐进一步行胃镜检查，以检出伴有萎缩性胃炎的胃癌。该试剂盒用于诊断萎缩性胃炎和判断胃癌倾向，在欧洲国家的应用要多于我国。

3. 血清胃泌素测定 如果以放射免疫法检测血清胃泌素，则正常值应<100 pg/ml。慢性萎缩性胃炎胃体为主者，因壁细胞分泌胃酸缺乏、反馈性的G细胞分泌胃泌素增多，致胃泌素中度升高。特别是当伴有恶性贫血时，该值可达1000 pg/ml或更高。注意此时要与胃泌素瘤相鉴别，后者是高胃酸分泌。慢性萎缩性胃炎以胃窦为主时，空腹血清胃泌素正常或降低。

4. 自身抗体 血清PCA（壁细胞抗体）和IFA（内因子抗体）阳性对诊断慢性胃体萎缩性胃炎有帮助，尽管血清IFA阳性率较低，但胃液中IFA阳性，则十分有助于恶性贫血的诊断。

5. 血清维生素 B_{12} 浓度和维生素 B_{12} 吸收试验 慢性胃体萎缩性胃炎时，维生素 B_{12} 缺乏，常低于200 ng/L。维生素 B_{12} 吸收试验（Schilling试验）能检测维生素 B_{12} 在末端回肠吸收情况且可与回盲部疾病和严重肾功能障碍相鉴别。同时服用 ^{58}Co和 ^{57}Co（加有内因子）标记的氰钴素胶囊，此后收集24 h尿液。如两者排出率均>10%则为正常，若尿中 ^{58}Co排出率<10%，而 ^{57}Co的排出率则常正常，常提示恶性贫血；而两者均降低常常是回盲部疾病或肾衰竭者。

【诊断】★★★△△△

鉴于大多数慢性胃炎患者无任何症状或即使有症状也缺乏特异性，且缺乏特异性体征，因此根据症状和体征难以做出慢性胃炎的正确诊断。慢性胃炎的确诊主要依赖于内镜检查和胃黏膜活检组织学检查，尤其是后者的诊断价值更大。

按照悉尼胃炎标准要求，完整的诊断应包括病因、部位和形态学3个方面。例如诊断为“胃窦为主慢性活动性 *Hp* 胃炎”“NSAIDs相关性胃炎”。当胃窦和胃体炎症程度相差2级或以上时，加上“为主”修饰词，如“慢性（活动性）胃炎，胃窦显著”。当然，这些诊断结论最好是在病理报告后给出，实际的临床工作中，胃镜医师可根据胃镜下表现给予初步诊断。病理诊断则主要根据新悉尼胃炎系统（图7-8）。

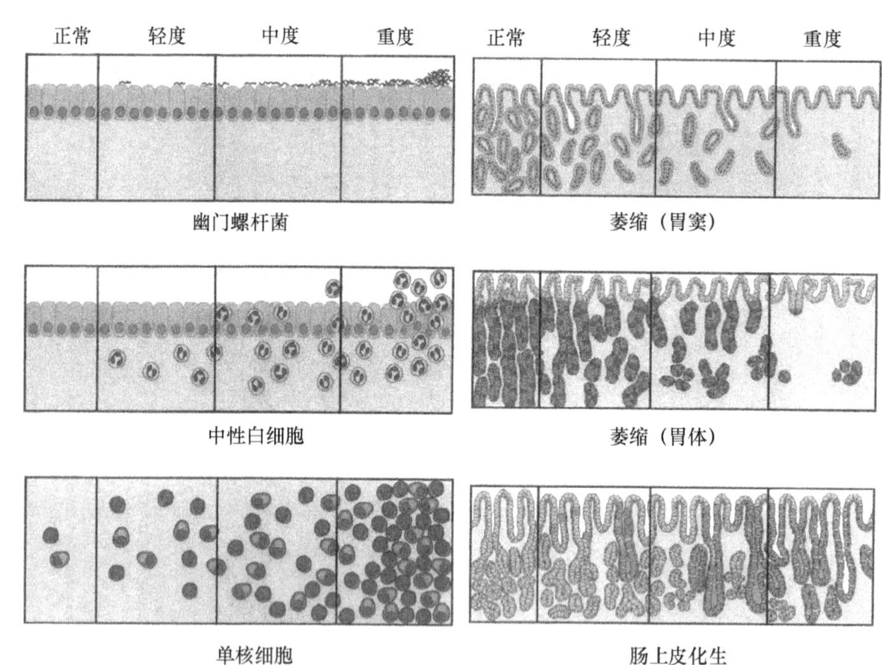

图7-8 新悉尼胃炎系统

对于自身免疫性胃炎诊断，要予以足够的重视。因为胃体活检者甚少或很少开展PCA和IFA的检测，诊断该病者很少。为此，如果遇到以全身衰弱和贫血为主要表现，而上消化道症状往往不明显者，应做血清胃泌素测定和（或）胃液分析，异常者进一步做维生素 B_{12} 吸收试验，血清维生素 B_{12} 浓度测定可获确诊。注意不能仅凭活检组织学检查结果诊断本病，特别是标本数少时，这是因为 *Hp* 感染性胃炎后期，胃窦肠上皮化生，*Hp* 上移，胃体炎症变得显著，可与自身免疫性胃炎表现相重叠，但后者胃窦黏膜的变化很轻微。另外，淋巴细胞性胃炎也可出现类似情况，而其并无泌酸腺萎缩。

A型萎缩性胃炎和B型萎缩性胃炎的特点见表7-6。

表 7-6　A 型萎缩性胃炎和 B 型萎缩性胃炎的特点

特征	A 型	B 型
部位		
胃窦	正常	萎缩
胃体	弥漫性萎缩	多灶性
血清胃泌素	明显升高	不定，可以降低或不变
胃酸分泌	降低	降低或正常
自身免疫抗体（内因子抗体和壁细胞抗体）阳性率	90%	10%
恶性贫血发生率	90%	10%
可能的病因	自身免疫，遗传因素	幽门螺杆菌、化学损伤

【鉴别诊断】★★★△△△

1. 功能性消化不良　2012 年我国《慢性胃炎共识意见》认为，慢性胃炎患者可有消化不良的各种症状，且为非特异性。有消化不良症状的慢性胃炎与功能性消化不良患者在临床表现和精神心理状态上无显著差异。有研究报道 85% 的功能性消化不良患者可同时伴有慢性胃炎。这样在慢性胃炎 - 消化不良症状 - 功能性消化不良之间形成较为错综复杂的关系。但一般来说，消化不良症状的有无和严重程度与慢性胃炎的内镜所见或组织学分级并无明显相关性。

2. 早期胃癌和胃溃疡　几种疾病的症状有重叠或类似，但胃镜及病理检查可鉴别。重要的是，如遇到黏膜糜烂，尤其是隆起性糜烂，要多取活检和及时复查，以排除早期胃癌。这是因为即使是病理组织学诊断，恐也有一定局限性。原因主要是：①胃黏膜组织学变化易受胃镜检查前夜的食物（如某些刺激性食物加重黏膜充血）性质、被检查者近日是否吸烟、胃镜操作者手法的熟练程度、患者恶心反应等诸种因素影响；②活检是点的调查，而慢性胃炎病变程度在整个黏膜面上并非一致，要多点活检才能做出全面估计，判断治疗效果时，尽量在黏膜病变较重的区域或部位活检；如系治疗前后比较，则应在相同或相近部位活检；③病理诊断易受病理医师主观经验的影响。

3. 慢性胆囊炎与胆石症　其与慢性胃炎症状十分相似，同时并存者亦较多。对于中年女性诊断慢性胃炎时，要仔细询问病史，必要时行胆囊 B 超检查，以了解胆囊情况。

4. 其他　慢性肝炎和慢性胰腺疾病等，也可出现与慢性胃炎类似症状，在详询病史后，行必要的影像学检查和特异的实验室检查。

【治疗】★★★△△△

慢性胃炎的治疗目的是缓解症状和改善胃黏膜炎症。治疗应尽可能针对病因，遵循个体化原则。消化不良症状的处理与功能性消化不良相同。无症状、*Hp* 阴性的非萎缩性胃炎无须特殊治疗。

（一）一般治疗

慢性萎缩性胃炎患者，不论其病因如何，均应戒烟、忌酒，避免使用损害胃黏膜的药物如 NSAID 等以及避免对胃黏膜有刺激性的食物和饮品，如过于酸、甜、咸、辛辣和过热、过冷食物和浓茶及咖啡等，饮食宜规律，少吃油炸、烟熏、腌制食物，不食腐烂变质的食物，多吃新鲜蔬菜和水果，所食食品要新鲜并富于营养，保证有足够的蛋白质、维生素（如维生素 C 和叶酸等）及铁质摄入，精神上乐观，生活要规律。

（二）针对病因或发病机制的治疗

1. 根除 *Hp*　具体方法和药物参见本章第 2 节，慢性非萎缩性胃炎的主要症状为消化不良，其症状应归属于功能性消化不良范畴。目前国内外均推荐对 *Hp* 阳性的功能性消化不良行根除 *Hp* 治疗。因此，有消化不良症状的 *Hp* 阳性慢性非萎缩性胃炎患者均应根除 *Hp*。另外，如果伴有胃黏膜糜烂和萎缩，也该根除 *Hp*。大量研究结果表明，根除 *Hp* 可使胃黏膜组织学得到改善；对预防消化性溃疡和胃癌等有重要意义；对改善或消除消化不良症状具有费用 - 疗效比优势。

2. 保护胃黏膜　关于胃黏膜屏障功能的研究由来已久。1964 年美国密歇根大学 Horace Willard Davenport 博士首次提出"胃黏膜具有阻止 H^+ 自胃腔向黏膜内扩散的屏障作用"。1975 年，美国密歇根州 Upjohn 公司的 A. Robert 博士发现前列腺素可明显防止或减轻 NSAID 和应激等对胃黏膜的损伤，其效果呈剂量依赖性。从而提出"细胞保护(cytoprotection)"的概念。1996 年加拿大的 Wallace 教授较全面阐述胃黏膜屏障，根据解剖和功能将胃黏膜的防御修复分为5个层次——黏液-HCO_3^-屏障、单层柱状上皮屏障、胃黏膜血流量、免疫细胞-炎症反应和修复重建因子作用等。至关重要的上皮屏障主要包括胃上皮细胞顶膜能抵御高浓度酸、胃上皮细胞之间紧密连接、胃上皮抗原递呈，免疫探及并限制潜在有害物质，并且它们约每72 h完全更新1次。这说明它起着关键作用。

近年来，有关前列腺素和胃黏膜血流量等成为胃黏膜保护领域的研究热点。这与NSAID药物的广泛应用带来的不良反应日益引起学者的重视有关。美国加州大学戴维斯分校的Tarnawski教授的研究显示，前列腺素保护胃黏膜抵抗致溃疡及致坏死因素损害的机制不仅是抑制胃酸分泌。况且，表皮生长因子（EGF）、成纤维生长因子（bFGF）和血管内皮生长因子（VEGF）及热休克蛋白等都是重要的黏膜保护因子，在抵御黏膜损害中起重要作用。

然而，当机体遇到有害因素强烈攻击时，仅依靠自身的防御修复能力是不够的，强化黏膜防御能力，促进黏膜的修复是治疗胃黏膜损伤的重要环节之一。具有保护和增强胃黏膜防御功能或防止胃黏膜屏障受到损害的一类药物统称为胃黏膜保护药。包括铝碳酸镁、硫糖铝、胶体铋剂、前列腺素E、替普瑞酮、吉法酯、谷氨酰胺类、瑞巴派特等药物。另外，吉法酯能增加胃黏膜更新，提高细胞再生能力，增强胃黏膜对胃酸的抵抗能力，达到保护胃黏膜的作用。

3. 抑制胆汁反流 促动力药如多潘立酮可防止或减少胆汁反流；胃黏膜保护药，特别是有结合胆酸作用的铝碳酸镁制剂，可增强胃黏膜屏障、结合胆酸，从而减轻或消除胆汁反流所致的胃黏膜损害。考来烯胺可结合反流至胃内的胆盐，防止胆汁酸破坏胃黏膜屏障，方法为每次3～4 g，每天3～4次。

（三）对症处理

由于临床症状与慢性非萎缩性胃炎之间并不存在明确关系，因此症状治疗事实上属于功能性消化不良的经验性治疗。慢性胃炎伴胆汁反流者可应用促动力药（如多潘立酮）和（或）有结合胆酸作用的胃黏膜保护药（如铝碳酸镁制剂）。

1. 有胃黏膜糜烂和（或）以反酸、上腹痛等症状为主者，可根据病情或症状严重程度选用抗酸药、H_2受体拮抗药或质子泵抑制药（PPI）。

2. 促动力药如多潘立酮、马来酸曲美布丁、莫沙必利、盐酸伊托必利主要用于上腹饱胀、恶心或呕吐等为主要症状者。

3. 胃黏膜保护药如硫糖铝、瑞巴派特、替普瑞酮、吉法酯、依卡倍特适用于有胆汁反流、胃黏膜损害和（或）症状明显者。

4. 抗抑郁药或抗焦虑治疗，可用于有明显精神因素的慢性胃炎伴消化不良症状患者，同时应给予耐心解释或心理治疗。

5. 助消化治疗：对于伴有腹胀、食欲缺乏等消化不良而无明显上述胃灼热、返酸、上腹饥饿痛症状者，可选用含有胃酶、胰酶和肠酶等复合酶制剂治疗。

6. 其他对症治疗：包括解痉镇痛、镇吐、改善贫血等。

7. 对于贫血，若为缺铁性贫血，应补充铁剂。大细胞贫血者根据维生素B_{12}或叶酸缺乏程度分别给予补充。

（四）中药治疗

可拓宽慢性胃炎的治疗途径。常用的中成药有温胃舒胶囊、阴虚胃痛冲剂、养胃舒胶囊、虚寒胃痛冲剂、三九胃泰、猴菇菌片、胃乃安胶囊、胃康灵胶囊、养胃冲剂、复方胃乐舒口服液。上述药物除具对症治疗作用外，对胃黏膜上皮修复及炎症也可能具有一定作用。

（五）治疗慢性萎缩性胃炎而预防其癌变

诚然，迄今为止尚缺乏公认的、十分有效的逆转萎缩、肠上皮化生和异型增生的药物，但是一些饮食方法或药物已显示具有诱人的前景。

1. 根除*Hp*是否可逆转胃黏膜萎缩和肠上皮化生 根除*Hp*治疗后萎缩可逆性的临床报告结果很不一致，1992—2002年文献34篇，萎缩可逆和无好转的基本各占50%，主要由于萎缩诊断标准、随访时间和间隔长短、活检取材部位和数量不统一所造成。但是，根除*Hp*后炎症的消除、萎缩甚至肠上皮化生的好转却是不争的事实。

2. COX-2抑制药的化学预防 环加氧酶（cyclooxygenase，COX）是前列腺素（PGs）合成过程中的限速酶，它将花生四烯酸代谢成各种前列腺素产物，后者参与维持机体的各种生理和病理功能。COX是膜结合蛋白，存在于核膜和微粒体膜。胃上皮壁细胞、肠黏膜细胞、单核巨噬细胞、平滑肌细胞、血管内皮细胞、滑膜细胞和成纤维细胞可表达COX-2。COX-2与炎症及肿瘤的发生、发展有密切关系，并且可作为预防、治疗炎症和肿瘤的靶分子，因而具有重要的临床意义。

3. 生物活性食物成分　除了满足人体必需的营养成分外，同时具有预防疾病、增强体质或延缓衰老等生理功能的食物与膳食成分称为生物活性食物成分。近年来的研究显示饮食中的一些天然食物成分有一定的预防胃癌作用。

（1）叶酸：一种 B 族维生素。主要存在于蔬菜和水果中，人体自身不能合成叶酸，必须从膳食获取，若蔬菜和水果摄入不足，极易造成叶酸缺乏，而叶酸缺乏将导致 DNA 甲基化紊乱和 DNA 修复机制减弱，并与人类肿瘤的发生有关。具有较高叶酸水平者发生贲门癌和非贲门胃癌的概率是低叶酸含量人群的 27% 和 33%。Mayne 等在美国进行的一项关于饮食营养素摄入与食管癌及胃癌发病风险的研究中发现，叶酸摄入量最低的人群患食管腺癌、食管鳞癌、贲门癌及胃癌的相对危险度比叶酸摄入量最高的人群分别高出 2.08 倍、1.72 倍、1.37 倍和 1.49 倍。萎缩性胃炎和胃癌发生中不仅有叶酸水平的降低，更有总基因组 DNA 和癌基因低甲基化的发生。笔者实施的动物实验表明叶酸可预防犬胃癌的发生率。笔者也曾进行叶酸预防慢性萎缩性胃炎癌变的随机对照的临床研究，显示叶酸具有预防胃癌等消化道肿瘤的作用。也有研究者提出在肿瘤发展的不同阶段，叶酸可能具有双重调节作用：在正常上皮组织，叶酸缺乏可使其向肿瘤发展；适当补充叶酸则抑制其转变为肿瘤；而对进展期的肿瘤，补充叶酸则有可能促进其发展。因此，补充叶酸需严格控制其干预剂量及时间，以便提供安全有效的肿瘤预防而不是盲目补充叶酸。

（2）维生素 C：传统的亚硝胺致癌假说和其他的研究结果提示，维生素 C 具有预防胃癌的作用，机制之一可能与纠正由 *Hp* 引起的高胺环境有关。维生素 C 是一种较好的抗氧化剂，能清除体内的自由基，提高机体的免疫力，对抗多种致癌物质；此外，维生素 C 也具有抗炎和恢复细胞间交通的作用。有学者曾给胃癌高发区居民补充足够的维生素 C，一定时间后发现这些居民体内及尿中致癌物亚硝胺类含量明显降低。胃病患者进行血清学检测和胃液分析，发现萎缩性胃炎和胃癌患者的胃液内维生素 C 水平都普遍低于其他胃病患者，并伴有 pH 和亚硝酸盐水平异常升高。当然，该方面也有一些矛盾之处：对 51 例多病灶萎缩性胃炎患者进行抗 *Hp* 及大剂量维生素 C（1 g/d）治疗 3 个月后，发现鸟氨酸脱羧酶（ODC）和 COX-2 的表达明显减弱，并抑制致炎细胞因子（IL-β、IL-8、TNF-α）的释放，同时增加表皮生长因子和转化生长因子的产物，明显改善胃黏膜内、外分泌活性。该研究显示维生素 C 不具备抗 *Hp* 的作用。但胃液维生素 C 预防胃癌的疗效在 *Hp* 感染时显著降低。如果 *Hp* 感染患者的维生素 C 浓度降低，则对胃癌细胞的抑制作用消失。值得注意的是，维生素 C 对胃癌的保护作用主要发生在肿瘤形成的起始阶段，这种保护作用在吸烟或酗酒者中无效。

（3）维生素 E：预防胃癌的作用目前仍有争议，且多认为无效。

（4）维生素 A 类衍生物：对胃癌可能有一定的预防作用。不同的维生素 A 衍生物对胃癌的影响不同，其最佳剂量与肿瘤抑制的相关性还需进一步实验证明。

（5）茶多酚：富含茶多酚（如表没食子儿茶素没食子酸酯，简称 EGCG）的绿茶有降低萎缩性胃炎发展为胃癌的危险性。饮茶可以减缓胃黏膜炎症的发生，从而降低慢性胃炎的发病。目前认为茶叶对胃癌的保护作用主要发生在那些大量饮茶者中。在一项国内的报道中，每年饮茶 3 kg 以上者的胃癌发病率呈显著下降趋势。绿茶和红茶中的儿茶素可以诱导胃癌细胞凋亡，而对正常细胞影响较小。其中高分子量成分可以引起 G_2/M 期阻滞，并伴随 $p21^{Waf1}$ 的上调。

（6）大蒜素：可减少 *Hp* 引起的萎缩性胃炎的胃癌发生率，可能与其影响代谢酶的活性及抑制肿瘤细胞增殖和诱导凋亡有关。研究显示大蒜素具有极强和广泛的杀菌能力，从而阻止 *Hp* 引起的胃炎，最终降低胃癌的发生。流行病学研究显示种大蒜及素有吃大蒜习惯的地区和人群，胃癌的发病率较低，并且长期吃生大蒜者胃内亚硝酸盐的含量远低于其他人群。最近研究还发现大蒜的主要成分大蒜素可以抑制胃癌细胞 BGC823 的增殖，诱导其发生分化和凋亡。大蒜素可以在胃癌细胞中激发一系列与细胞凋亡通路相关蛋白质的表达响应，进一步抑制胃癌细胞。

（7）微量元素硒：对胃癌的预防有一定的作用，但过量应用（如 3200 μg/d，1 年）却有一定的肝、肾毒性。其合适的剂量与疗程，尚待研究。

一般认为，无机硒（亚硒酸钠）毒性大，其吸收前必须先与肠道中的有机配体结合才能被机体吸收利用，而肠道中存在着多种元素与硒竞争有限配体，从而大大影响无机硒的吸收。有机硒是以主动运输机制通过肠壁被机体吸收利用，其吸收率高于无机硒；被人体吸收后可迅速地被人体利用，且安全性较高。近年，有学者认为纳米硒的生物活性比有机硒、无机硒高且具有更高的安全性。以上问题值得重视和深入研究。

（六）手术问题

中年以上的慢性萎缩性胃炎患者，如在治疗或随访过程中出现溃疡、息肉、出血，或即使未见明显病灶，但胃镜活检病理中出现中、重度异型增生者，结合患者临床情况可以考虑做部分胃切除，从这类患者的胃切除标本中可能检出早期胃癌。但要严格掌握指征，尤其是年轻患者。胃窦部重度萎缩性胃炎和肠上皮化生并不是手术的绝对指征，因为手术后残胃也很容易发生慢性萎缩性胃炎、肠上皮化生和癌变。

【预后】★△

慢性萎缩性胃炎绝大多数病情稳定、预后良好，特别是不伴有 *Hp* 持续感染者。一般认为，中、重度慢性萎缩性胃炎有一定的癌变率，其癌变率为1%～3%。水土中含过多的硝酸盐和亚硝酸盐、微量元素比例失调、吸烟、长期饮酒、缺乏新鲜蔬菜和水果及所含必要营养素，经常食用霉变、腌制、烧烤和油炸食品，有胃癌家族史，均可增加萎缩性胃炎癌变的可能。目前认为慢性萎缩性胃炎若早期发现，及时积极治疗，病变部位萎缩的腺体是可以恢复的，其可转化为非萎缩性胃炎或被治愈，改变了以往人们对慢性萎缩性胃炎不可逆转的认识。根据萎缩性胃炎每年的癌变率（为 0.5%～1%），那么，胃镜和病理检查的随访间期定位多长才既提高早期胃癌的诊断率，又方便患者和符合医药经济学要求？这也一直是不同地区和不同学者分歧较大的问题。在我国，城市和乡村有不同的胃癌发生率和医疗条件差异，如果纯粹从疾病进展和预防角度考虑，一般认为，活检有中-重度萎缩伴有肠上皮化生的萎缩性胃炎 1 年左右随访 1 次。不伴有肠上皮化生和上皮内瘤变的萎缩性胃炎可酌情内镜和病理随访；伴有低级别上皮内瘤变并证明此标本并非来自癌旁者，根据内镜和临床情况缩短至 6 个月左右随访 1 次；而高级别上皮内瘤变者需立即确认，证实后采取内镜下治疗或手术治疗。

三、特殊类型慢性胃炎

（一）疣状胃炎

疣状胃炎（verrucosal gastritis）即痘疮性胃炎（variolifrom gastritis）或慢性糜烂性胃炎。

【流行病学】★△

有关报道较少，为 1.22%～3.3%.

【病因学】★△

至今未明，可能与免疫异常和胃酸分泌过高有关，而与 *Hp* 感染的关系尚无定论。

【病理学和病理生理学】★△

在该病发生中，存在变态反应异常情形。其胃黏膜中有含有 IgE 的免疫细胞浸润（远高于萎缩性胃炎和正常胃黏膜）。另外与高酸分泌和 H^+ 逆弥散有关。

显微镜下可见糜烂中心覆有渗出物，周围的腺管和胃小凹上皮增生，部分再生腺管常有一定程度的异型性。黏膜肌层常增厚。其实，现今不少疣状胃炎同时伴有萎缩性胃炎，或者在萎缩甚至肠上皮化生的基础上有疣状变化。

【临床表现】★△

多见于中壮年，男性较多。临床表现包括腹痛、恶心、呕吐、厌食，少数患者有消化道出血，体重下降，可有贫血、低蛋白血症。症状与糜烂数目多少无关。体征为上腹部压痛，可有贫血和消瘦。

【辅助检查】★△

胃镜下可见特征性的疣状糜烂，多分布于幽门腺区域和移行区，少数患者可见于整个胃，常沿皱襞顶部呈链状排列，圆形或椭圆形，直径大小不一，但多小于 0.5～1.5 cm。其隆起的中央凹陷、糜烂，色淡红或甚或覆有黄色薄膜。有学者根据其隆起之高低和凹陷之深浅分为成熟型和未成熟型。

【治疗】★△

无特效治疗，有症状的可按溃疡病治疗，也有应用激素和抗过敏药治疗的报道。

【预后】★△

自然病程较长，有的几个月消退，有的持续多年。部分学者认为该病亦可成为胃癌的癌前疾病。

（二）淋巴细胞性胃炎

淋巴细胞性胃炎（lymphocytic gastritis）为一原因不明的特殊类型胃炎，其病理特征是表面上皮和胃小凹上皮中有大量上皮内淋巴细胞（intraepithelial lymphocyte，IEL）浸润。

【流行病学】★△

有关报道较少，发病率为 1.22%～3.3%.

【病因学】★△

本病原因不明，可能与*Hp*感染有关。一项多中心研究表明，*Hp*阳性的淋巴细胞性胃炎在根除*Hp*后绝大多数患者（95.8%）的胃炎得到显著改善，而服用奥美拉唑或安慰剂的对照组仅53.8%患者得到改善，未改善者在根除*Hp*后均得到改善。此外，有乳糜泻临床表现和小肠组织学变化患者中，45%的患者胃黏膜活检有本病的组织学变化，提示该病可能与乳糜泻有关。

【病理学和病理生理学】★△

伴有固有膜显著的慢性炎性细胞浸润，有活动性和局灶性糜烂，或者相反只有少量慢性炎细胞浸润。

每100个上皮细胞只有25～40个淋巴细胞。诊断的界限是上皮内淋巴细胞（IEL）数每100个上皮细胞＞25个。IEL几乎都是T淋巴细胞，且90%左右是CD8阳性的T抑制细胞。胃体和胃窦都可累及，但前者明显。

【辅助检查】★△

诊断主要靠胃镜和病理检查。通常胃镜下可有痘疹样胃炎、肥厚性淋巴细胞性胃炎（hypertrophic lymphocytic gastritis，HLG）。后者可表现为胃皱襞肥厚，缺乏Ménétrier病的组织学改变，仅有小凹轻度增生，胃体腺正常。皱襞增厚是由于黏膜下层水肿致使胶质网变形膨胀引起，可见血管充盈扩张。临床有的患者伴有体重减轻和蛋白丢失性肠病表现。少数患者并无异常表现。

（三）巨大胃黏膜肥厚症

巨大胃黏膜肥厚症（giant hypertrophic gastropathy）又称Ménétrier病。以胃体、胃底巨大黏膜皱襞和低蛋白血症、水肿为特征，其病因尚不清楚。

【病因】★△

是否与巨细胞病毒感染尚无定论。另外，已有若干*Hp*阳性的Ménétrier病在根除*Hp*后得到缓解或痊愈的报道，因此对*Hp*阳性的Ménétrier病应给予根除治疗。

【辅助检查】★△

胃镜下常可见胃底胃体部黏膜皱襞巨大、曲折迂回呈脑回状，有的呈结节状或融合性息肉状隆起，大弯侧较显著，皱襞嵴上可有多发性糜烂或溃疡。组织学特征为胃小凹增生、延长，伴明显腺体囊状扩张。黏膜层增厚而炎细胞浸润并不明显。泌酸腺主细胞和壁细胞相对减少，代之以黏液细胞化生。

实验室检查可发现因血浆蛋白经增生的胃黏膜漏入胃腔后造成的低蛋白血症。高峰酸排量（PAO）＜10 mmol/h，但是无酸并不多见。

【临床表现】★△

本病多见于50岁以上的男性。常有上腹痛、体重减轻、水肿和腹泻。体征无特异性，有上腹压痛、水肿、贫血。粪便隐血试验常可阳性。

【诊断和鉴别诊断】★△

根据典型的临床表现和实验室检查可诊断本病，但注意由组织学特征鉴别胃恶性淋巴瘤、弥漫浸润性胃癌、Zollinger-Ellison综合征、Cronkhite-Canada综合征和淀粉样变性。

另外，*Hp*感染也可以引起反应性胃黏膜肥厚，但后者的黏膜增厚和小凹增生较轻，而炎症却很明显，根除*Hp*后粗大黏膜可恢复正常。

【治疗】★△

本病虽预后良好，但目前尚无有效药物，主要是对症治疗。上腹痛或有溃疡者应用H_2受体阻滞药，可改善症状和低蛋白血症。出血者给予黏膜保护药、止血药。必要时可行胃部分切除，可改善低蛋白血症。有术后在切端再发的报道。

（房静远　高琴琰）

第4节　消化性溃疡

消化性溃疡（peptic-ulcer，PU）是最常见的消化疾病之一，泛指消化道黏膜在某种情况下被胃酸或胃蛋白酶消化造成的溃疡，主要包括胃溃疡（gastric ulcer，GU）和十二指肠溃疡（duodenal ulcer，DU）。此外，亦可发生于食管下段、小肠、胃肠吻合口及附近肠袢以及异位胃黏膜。本文中胃溃疡特指胃消化性溃疡，区别于胃溃疡性病灶的总称，后者可包括各种良、恶性病灶。溃疡的黏膜缺损超过黏膜肌层，与糜烂不同。

【流行病学】★△

消化性溃疡是全球性多发性疾病，但在不同国家、地区的患病率可存在不同差异。通常认为约10%的个体一生中曾患消化性溃疡。近年来消化性溃疡发病率有逐渐下降趋势，而随着药物与诊断技术的不断发展，严重并发症的发病率亦有降低。

十二指肠溃疡常较胃溃疡常见，两者之比为（1.5～5.6）: 1。本病好发于男性，国内统计资料显示男、女消化性溃疡发病率之比在十二指肠溃疡为（4.4～6.8）：1，胃溃疡为（3.6～4.7）：1。消化性溃疡可发生于任何年龄，但十二指肠溃疡多见于青壮年，而胃溃疡多见于中、老年人，两者的发病高峰可相差10岁。统计显示，我国消化性溃疡发病率南方高于北方，城市高于农村，可能与饮食习惯、工作精神压力有关。自20世纪80年代以来，随着社会老龄化与期望寿命的不断延长，中、老年溃疡患者的比率呈增高趋势。溃疡病发作有季节性，秋、冬和冬、春之交是高发季节。

【病因及发病机制】★★★△△

正常情况下，胃、十二指肠黏膜能抵御胃酸、胃蛋白酶、微生物、胆盐、乙醇和药物等有害物质的侵袭，这是因为胃、十二指肠黏膜有一系列防御和修复机制，如黏液-碳酸氢盐屏障、黏膜屏障、丰富的血流、上皮细胞更新、前列腺素和表皮生长因子等。消化性溃疡的发生是由于对胃、十二指肠黏膜有损害作用的侵袭因素和黏膜自身防御、修复因素之间失衡的综合结果。具体在某一特例可表现为前者增强或后者减弱，或兼而有之。十二指肠溃疡与胃溃疡在发病机制上存在不同，表现为前者主要是防御、修复因素减弱所致，而后者常为胃酸、药物、*Hp*等侵袭因素增强。所以说，消化性溃疡是由多种病因导致相似结果的一类异质性疾病。

（一）*Hp*感染

大量研究证明*Hp*感染是消化性溃疡的重要病因。Warren和Marshall因成功培养出*Hp*并提出其在消化性溃疡发病中的作用而获得2005年诺贝尔生理学或医学奖。规范化试验证实十二指肠溃疡患者的*Hp*感染率超过90%，而80%～90%的胃溃疡患者亦存在*Hp*感染。因此，对于*Hp*感染阴性的消化性溃疡，应积极寻找原因，其中以*Hp*感染检测手法不当造成假阴性、非甾体抗炎药（NSAIDs）应用史为常见，其他原因尚包括胃泌素瘤、特发性高酸分泌、克罗恩病、心境障碍等。反之，在存在*Hp*感染的个体中亦观察到消化性溃疡发病率的显著上升。*Hp*感染可使消化性溃疡出血的危险性增加1.79倍。若合并NSAIDs应用史，*Hp*感染将使罹患溃疡的风险增加3.53倍。

*Hp*凭借其黏附因子与黏膜表面的黏附因子受体结合，在胃型黏膜（胃黏膜，尤其是幽门腺黏膜和伴有胃上皮化生的十二指肠黏膜）上定植；凭借其毒力因子的作用，诱发局部炎症和免疫反应，损害黏膜的防御修复机制；通过增加胃泌素分泌形成高酸环境，增加侵袭因素，此两者在十二指肠溃疡和胃溃疡的发生中各有侧重。空泡毒素A（vacuo-latingcytotoxinA，VacA）和细胞毒相关基因A（cytotoxin-associatedgeneA，CagA）是*Hp*的主要毒力标志，而其黏液酶、尿素酶、脂多糖、脂酶/磷脂酶A、低分子蛋白及其自身抗原亦在破坏黏膜屏障、介导炎症反应方面各具作用。在*Hp*黏附的上皮细胞可见微绒毛减少、细胞间连接丧失、细胞肿胀、表面不规则、胞内黏液颗粒耗竭、空泡样变、细菌与细胞间形成黏着蒂和浅杯样结构等改变。

*Hp*致胃、十二指肠黏膜损伤有以下两种假说，可相互补充。

1.“漏雨的屋顶”假说 Goodwin把*Hp*感染引起的炎症胃黏膜比喻为“漏雨的屋顶”，无雨（无胃酸）仅是暂时的干燥（无溃疡）。当黏膜受到*Hp*感染时形成“漏屋顶”，就会导致H^+反弥散，造成屋内“泥浆水”形成（黏膜损伤和溃疡）。而根除*Hp*相当于修好屋顶，房屋不易漏雨，则溃疡不易复发。许多研究显示溃疡自然病程复发率超过70%，而*Hp*根除后溃疡的复发率明显降低。

2. 六因素假说 将胃酸/胃蛋白酶、胃化生、十二指肠炎、*Hp*感染、高胃泌素血症和碳酸氢盐分泌减少6个因素综合起来，解释*Hp*在十二指肠溃疡发病中的作用。胃窦部*Hp*感染，遗传因素等引起高胃酸分泌，使十二指肠酸负荷增加。后者一方面使胆盐沉淀，抑制胆盐对*Hp*的抑制作用；另一方面，高酸直接损伤上皮或引起继发炎症，使十二指肠黏膜发生胃化生，为*Hp*定植创造条件。十二指肠*Hp*感染加重局部炎症（十二指肠炎），炎症又促进胃化生。这一恶性循环使十二指肠黏膜持续处于炎症和损伤状态，局部碳酸氢盐分泌减少，削弱十二指肠黏膜因素，而*Hp*感染所致的高胃泌素血刺激胃酸分泌，增强侵袭因素，导致溃疡形成。

根除*Hp*的疗效体现于：*Hp*被根除后，溃疡往往无须抑酸治疗亦可自行愈合；联合使用根除 *Hp* 疗法可有效提高抗溃疡效果，减少溃疡复发；对初次使用 NSAIDs 的患者根除 *Hp* 有助于预防消化性溃疡发生；反复检查已排除恶性肿瘤、NSAIDs 应用史及胃泌素瘤的难治性溃疡往往均伴 *Hp* 感染，有效的除菌治疗可收到意外效果。根除 *Hp* 的长期效果还包括阻断胃黏膜炎症 - 萎缩 - 化生的序贯病变，并最终减少胃癌的发生。

（二）非 *Hp* 感染因素

1. 非甾体抗炎药　一些药物对消化道黏膜具有损伤作用，其中以 NSAIDs 为代表。其他药物包括肾上腺皮质激素、治疗骨质疏松的双膦酸盐、氟尿嘧啶、甲氨蝶呤等均有类似作用。一项大型荟萃分析显示，在服用 NSAIDs 的患者中，*Hp* 感染将使罹患溃疡的风险增加 3.53 倍；反之，在 *Hp* 感染的患者中，服用 NSAIDs 将使罹患溃疡的风险增加 55 倍。*Hp* 感染和 NSAIDs 可相互独立地显著增加消化性溃疡的出血风险（分别增加 1.79 倍和 4.85 倍）。目前 NSAIDs 和 *Hp* 已被公认为互相独立的消化性溃疡危险因素，在无 *Hp* 感染、无 NSAIDs 服用史的个体发生的消化性溃疡很少见。比较公认的 NSAIDs 溃疡风险因素除了与药物的种类、剂量、给药形式和疗程有关外，还与既往溃疡病史、高龄患者、两种以上 NSAIDs 合用、与华法林合用、与糖皮质激素合用、合并 *Hp* 感染、嗜烟酒和 O 型血有关。

NSAIDs 损伤胃肠黏膜的机制包括局部直接作用和系统作用。NSAIDs 药物具有弱酸性的化学性质，其溶解后释放 H^+ 破坏胃黏膜屏障。环加氧酶（cyclooxygenase，COX）和 5- 脂肪加氢酶在花生四烯酸生成前列腺素（PG）和白三烯的过程中起核心催化作用，而 PG 对胃肠道黏膜具有重要的保护作用。传统 NSAIDs 抑制 COX-1 较明显，使内源性前列腺素合成受阻，大量花生四烯酸通过脂肪加氢酶途径合成为白三烯，局部诱导中性粒细胞黏聚和血管收缩。COX-2 选择性或特异性抑制药减轻对 COX-1 的抑制作用，但近来研究发现 COX-2 与内皮生长因子、转化生长因子的生成关系密切，提示其对胃肠道的细胞屏障亦可能存在一定的保护作用。NSAIDs 可促进中性粒细胞释放氧自由基增多，导致胃黏膜微循环障碍，还通过一系列途径引起肠道损伤，导致小肠和结肠的糜烂、溃疡等病变。NSAIDs 溃疡发生于胃窦部、升结肠和乙状结肠，亦可见于小肠，多为单发，溃疡较表浅，边缘清晰。

2. 胃酸和胃蛋白酶　消化性溃疡被定义为由胃液中的胃酸和胃蛋白酶对胃壁的自身消化而引起，这一论点直到今天仍被广泛认同。尽管 *Hp* 和 NSAIDs 在溃疡的发病中非常重要，但其最终仍通过自我消化的途径引起溃疡，只是上游机制在不同个体中不尽相同，即消化性溃疡的异质性。胃蛋白酶原由胃黏膜主细胞分泌，经胃酸激活转变为胃蛋白酶而降解蛋白质分子，对黏膜有侵袭作用。由于胃蛋白酶的生物活性受到胃酸分泌的制约，因为胃蛋白酶原激活需要盐酸，胃蛋白酶活性在 pH＜4 时才能维持。因而探讨消化性溃疡的发病机制时重点讨论胃酸的作用。无酸的情况下罕见溃疡发生；胃泌素瘤患者好发消化性溃疡；抑酸药物促进溃疡愈合；难治性溃疡经抑酸治疗愈合后，一旦停用药物常很快复发，这些事实均提示胃酸的存在是溃疡发生的重要因素。

高酸环境在十二指肠溃疡的发病机制中占据重要地位，而胃溃疡则更多地表现为正常胃酸分泌或相对低酸。十二指肠溃疡患者对五肽胃泌素、胃泌素、组胺、倍他唑、咖啡因等刺激产生的平均最大胃酸分泌量（maximalacidoutput，MAO）高于正常个体，但变异范围较广。约 1/3 的患者平均基础胃酸分泌量（basicacidcmtput，BAO）亦较高。消化间期胃酸分泌量反映基础酸分泌能力，该指标通常用 BAO 和 MAO 的比值来反映。十二指肠溃疡患者具有较高的基础酸分泌能力，其原因可能有以下几点：① 壁细胞总数增多；②壁细胞对刺激物敏感性增强；③胃酸分泌的正常反馈机制发生缺陷；④迷走神经张力增高。

相比之下，胃溃疡患者的 BAO 和 MAO 均与正常人相似，甚至低于正常；一些胃黏膜保护药虽无减少胃酸的作用，却可以促进溃疡的愈合。研究提示，胃溃疡的发生主要起因于胃黏膜的局部。由于胃黏膜保护屏障的破坏，不能有效地对抗胃酸和胃蛋白酶的侵蚀和消化作用，从而导致溃疡发生。

3. 胃十二指肠运动异常　主要包括胃排空过速、排空延缓和十二指肠液反流。前者可使十二指肠球部酸负荷显著增加而促使十二指肠溃疡发生，而后两者可通过胃窦局部张力增加、胃泌素水平升高、反流的胆汁和胰液对胃黏膜产生损伤而在胃溃疡的发病机制中起重要作用。

4. 环境和生活因素　相同药物治疗条件下，长期吸烟者溃疡愈合率较不吸烟者显著降低。吸烟可刺激胃酸分泌增加，引起血管收缩，抑制胰液和胆汁的分泌而减弱其在十二指肠内中和胃酸的能力；烟草中的烟碱可使幽门括约肌张力减低，导致胆汁反流，从而破坏胃黏膜屏障。食物对胃黏膜可引起物理和化学性损害。暴饮暴食或不规则进食可能破坏胃分泌的节律性。咖啡、浓茶、烈酒、高盐饮食、辛辣调料、泡菜等食品，以及偏食、饮食过快、太烫、太凉、不规则等不良饮食习惯，均可能是本病发生的相关因素。而必需脂肪酸摄入增多与消化性溃疡发病率下降相关，因其可通过增加胃、十二指肠黏膜中前列腺素前体成分而促进前列腺素合成。

5. 精神因素 根据现代的心理-社会-生物医学模式观点，消化性溃疡属于典型的心身疾病。心理因素如精神紧张、情绪波动、过分焦虑可直接导致胃酸分泌失调、胃黏膜屏障削弱。消化性溃疡病的人格特征表现为顺从依赖、情绪不稳、过分自我克制、内心矛盾重重等。此类性格特点倾向于使患者在面对外来应激时，情绪得不到宣泄，从而迷走神经张力提高，胃酸和胃蛋白酶原水平上调，促进消化性溃疡的发生。

6. 遗传因素 争论较多，早年的认识受到 *Hp* 感染的巨大挑战而变得缺乏说服力。尽管如此，在同卵双胎同胞中确实发现溃疡发病一致性高于异卵双胎，而消化性溃疡亦为一些遗传性疾病的临床表现之一。

7. 微生物 目前研究发现胃肠道微生物菌群可能参与消化性溃疡的发病过程。很少部分溃疡患者的溃疡边缘可检出Ⅰ型单纯疱疹病毒（HSV-Ⅰ），而离溃疡较远的组织中则阴性，这些患者无全身性HSV-Ⅰ感染或免疫缺陷的证据，提示HSV-Ⅰ局部感染可能与消化性溃疡相关。在肾移植或免疫缺陷患者中，巨细胞病毒感染亦可能参与溃疡的发病。

【病理学】★★★△△△

1. 部位 十二指肠溃疡多发生在球部，前壁比后壁多见，偶尔溃疡位于球部以下，称球后溃疡。胃溃疡可发生于胃内任何部位，但大多发生于胃窦小弯与胃角附近。年长者则多发生于胃体小弯及后壁，而胃大弯和胃底甚少见。组织学上，胃溃疡大多发生在幽门腺区与胃底腺区移行区域靠幽门腺区一侧。该移行带在年轻人的生理位置位于胃窦近幽门4～5 cm。随着患者年龄增长，由于半生理性胃底腺萎缩和幽门腺上移[假幽门腺化生和（或）肠上皮化生]，幽门腺区黏膜逐渐扩大，此移行带位置亦逐渐上移，伴随胃黏膜退行性变增加，黏膜屏障的防御能力减弱，高位溃疡的发生机会随年龄而增加。老年人消化性溃疡常见于胃体后壁及小弯侧。Billroth Ⅱ式胃肠吻合术后发生的吻合口溃疡则多见于吻合口的空肠侧。

2. 数目 消化性溃疡大多为单发，少数可为2个或更多，称多发性溃疡。

3. 大小 十二指肠溃疡的直径一般<1 cm，胃溃疡的直径一般<2.5 cm。巨大溃疡亦非罕见，但需与胃癌相鉴别。

4. 形态 典型的胃溃疡呈类圆形，深而壁硬，于贲门侧较深作潜掘状，在幽门侧较浅呈阶梯状。切面因此呈斜漏斗状。溃疡边缘常有增厚而充血、水肿，溃疡基底光滑、清洁，表面常覆以纤维素膜或纤维脓性膜而呈现灰白或灰黄色。溃疡亦可呈线状或不规则形。

5. 深度 浅者仅超过黏膜肌层，深者可贯穿肌层甚至浆膜层。

6. 并发病变 溃疡穿透浆膜层即引起穿孔。前壁穿孔多引起急性腹膜炎；后壁穿孔若发展较缓慢，往往和邻近器官如肝、胰、横结肠等粘连，称为穿透性溃疡。当溃疡基底的血管特别是动脉受到侵蚀时，可引起大出血。多次复发或肌层破坏过多，愈合后可留有瘢痕，瘢痕组织可深达胃壁各层。瘢痕收缩可成为溃疡病变局部畸形和幽门梗阻的原因。

7. 显微镜下表现 慢性溃疡底部自表层至深层可分为4层。①渗出层：最表层有少量炎性渗出（中性粒细胞、纤维素等）覆盖；②坏死层：主要由坏死的细胞碎片组成；③新鲜的肉芽组织层；④陈旧的肉芽组织——瘢痕层。瘢痕层内的中、小动脉常呈增殖性动脉内膜炎，管壁增厚，管腔狭窄，常有血栓形成，有防止血管溃破的作用，亦可使局部血供不良，不利于组织修复。溃疡边缘可见黏膜和肌层的粘连或愈着，常伴慢性炎症活动。

【临床表现】★★★△△△

本病临床表现不一，部分患者可无症状，或以出血、穿孔为首发症状。

（一）疼痛

慢性、周期性、节律性上腹痛是典型消化性溃疡的主要症状。但无疼痛者亦不在少数，尤其见于老年人溃疡、治疗中溃疡复发以及NSAIDs相关性溃疡。典型的十二指肠溃疡疼痛常呈节律性和周期性疼痛，可被进食或服用相关药物所缓解。胃溃疡的症状相对不典型。疼痛产生机制与下列因素有关：①溃疡及周围组织炎症可提高局部内脏感受器的敏感性，使痛阈降低；②局部肌张力增高或痉挛；③胃酸对溃疡面的刺激。

1. 疼痛部位 十二指肠溃疡位于上腹正中或偏

右，胃溃疡疼痛多位于剑突下正中或偏左，但高位胃溃疡的疼痛可出现在左上腹或胸骨后。疼痛范围一般较局限，局部有压痛。若溃疡深达浆膜层或为穿透性溃疡时，疼痛因穿透出位不同可放射至胸部、左上腹、右上腹或背部。内脏疼痛定位模糊，不应以疼痛部位确定溃疡部位。

2. 疼痛的性质与程度　溃疡疼痛的程度不一，其性质视患者的痛阈和个体差异而定，可描述为饥饿样不适感、隐痛、钝痛、胀痛、烧灼痛等，亦可诉嗳气、压迫感、刺痛等。

3. 节律性　与进食相关的节律性疼痛是消化性溃疡的典型特征，但并非见于每位患者。十二指肠溃疡疼痛多在餐后 2～3 h 出现，持续至下次进餐或服用抗酸药后完全缓解。胃溃疡疼痛多在餐后 30 min 出现，持续 1～2 h 逐渐消失，直至下次进餐后重复上述规律。十二指肠溃疡可出现夜间疼痛，表现为睡眠中痛醒，而胃溃疡少见。胃溃疡位于幽门管处或同时并存十二指肠溃疡时，其疼痛节律可与十二指肠溃疡相同。当疼痛节律性发生变化时，应考虑病情加剧或出现并发症。十二指肠溃疡如失去节律变为恒定而持续，且不能为进食或抗酸药缓解，或开始放射至背部，可能是溃疡发生穿透的预兆。进餐反而使疼痛加剧并且有呕吐时，常提示胃出口梗阻。合并较重的慢性胃炎时，疼痛多无节律性。

4. 周期性　周期性疼痛为消化性溃疡的又一特征，尤以十二指肠溃疡为突出。除少数患者在第一次发作后不再复发外，大多数患者反复发作，持续数天至数月后继以较长时间的缓解，病程中出现发作期与缓解期交替。发作频率及发作 / 缓解期维持时间，因患者个体差异、溃疡发展情况、治疗及巩固效果而异。发作可能与下列诱因有关：季节（尤秋末或冬、春季）、精神紧张、情绪波动、饮食不调或服用与发病有关的药物等。

5. 其他症状　其他胃肠道症状如嗳气、反酸、胸骨后烧灼感、上腹饱胀、恶心、呕吐、便秘等可单独或伴疼痛出现。恶心、呕吐多反映溃疡活动。频繁呕吐宿食，提示幽门梗阻。部分患者有失眠、多汗等自主神经功能紊乱症状。

（二）体征

消化性溃疡缺乏特异性体征。疾病活动期可有上腹部局限性轻压痛，缓解期无明显体征。幽门梗阻时可及振水音、胃型及胃蠕动波等相应体征。少数患者可出现贫血、体重减轻等体质性症状，多为轻度。部分患者的体质较瘦弱。

【特殊类型的消化性溃疡】★★★△△△

（一）巨大溃疡

巨大溃疡是指直径＞2.5 cm 的胃溃疡或＞2 cm 的十二指肠溃疡。症状常难以鉴别，但可伴明显的体重减轻及低蛋白血症，大出血及穿孔较常见。临床上需要同胃癌及恶性淋巴瘤相鉴别。随着内科抗溃疡药物的飞速发展，巨大溃疡的预后已大大好转。

（二）复合性溃疡

复合性溃疡是指胃和十二指肠同时存在溃疡，大多先发生十二指肠溃疡，后发生胃溃疡。男性多见，疼痛多缺乏节律性，出血和幽门梗阻的发生率较高。

（三）对吻溃疡

对吻溃疡是指在球部的前后壁或胃腔相对称部位同时见有溃疡。胃腔内好发于胃体部和幽门部的前、后壁。当消化腔蠕动收缩时，两处溃疡恰相吻合，故名。

（四）多发性溃疡

多发性溃疡是指胃或十二指肠有两个或两个以上的溃疡，疼痛程度较重、无节律性，疼痛部位不典型。

（五）食管溃疡

食管溃疡通常见于食管下段、齿状线附近。多并发于胃食管反流病和食管裂孔疝患者。发生于鳞状上皮的溃疡多同时伴有反流性食管炎表现，亦可发生于化生的柱状上皮（Barrett 食管）。食管 - 胃或食管 - 小肠吻合术后较多见。症状可类似于胃食管反流病或高位胃溃疡。

（六）高位胃溃疡

高位胃溃疡是指胃底、贲门和贲门下区的良性溃疡，疼痛可向背部及剑突下放射，尚可向胸部放射而类似心绞痛。大多数患者有消瘦、贫血等体质症状。值得注意的是在老年人，由于半生理性胃底腺萎缩和幽门腺上移，幽门腺与胃底腺交界亦逐渐上移，伴随胃黏膜退行性变增加，黏膜屏障的防御能力减弱，高位溃疡的发生机会随年龄而增大。老年人消化性溃疡常见于胃体后壁及小弯侧，直径常较大，多并发急、慢性出血。较小的高位溃疡漏诊率高，若同时伴有胃癌，常进展较快。

（七）幽门管溃疡

幽门管溃疡是指溃疡位于胃窦远端、十二指肠球部前端幽门管处的溃疡。症状极似十二指肠溃疡，表现为进餐后出现腹痛，疼痛剧烈，无节律性，大多数患者因进餐后疼痛而畏食，抗酸治疗可缓解症状，但不能彻底，易发生幽门痉挛和幽门梗阻，出现腹胀、恶心、呕吐等症状。疼痛的节律性常不典型，倘若合并十二指肠溃疡，疼痛的节律可较典型。常伴高胃酸分泌。内科治疗效果差。

（八）球后溃疡

球后溃疡是指发生于十二指肠球部环形皱襞远端的消化性溃疡，多发生在十二指肠降部后内侧壁、乳头近端。具有十二指肠溃疡的症状特征，但疼痛较重而持久，向背部放射，夜间疼痛明显，易伴有出血、穿孔等并发症。漏诊率较高。药物疗效欠佳。

（九）吻合口溃疡

吻合口溃疡是指消化腔手术后发生于吻合口或吻合口附近肠黏膜的消化性溃疡。发病率与首次胃切除术式有关，多见于胃空肠吻合术，术后第2～3年为高发期。吻合口溃疡常并发出血，是不明原因消化道出血的重要原因。

（十）无症状性溃疡

无症状性溃疡亦称沉默性溃疡，约占全部消化性溃疡的5%，近年来发病率有所增加。多见于老年人，无任何症状。常在体格检查时甚至尸检时才被发现，或以急性消化道出血、穿孔为首发症状。

（十一）应激性溃疡

应激性溃疡是指由烧伤、严重外伤、心脑血管意外、休克、手术、严重感染等应激因素引起的消化性溃疡。由颅脑外伤、手术、肿瘤、感染及脑血管意外所引起者称Cushing溃疡；由重度烧伤所致者称Curling溃疡。多发生于应激后1～2周，以3～7 d为高峰期。溃疡通常呈多发性、浅表性不规则形，周围水肿不明显。临床表现多变，多数症状不典型或被原发病掩盖。若应激因素不能及时排除则可持续加重。消化道出血常反复发作，部分患者可发生穿孔等严重并发症，预后差，病死率高。若原发病能有效控制，则溃疡可快速愈合，一般不留瘢痕。

（十二）继发于胃泌素瘤的溃疡

继发于胃泌瘤的溃疡主要见于胃泌素瘤（Zollinger-Ellison综合征）。肿瘤分泌大量胃泌素，促使胃酸分泌水平大幅上调，主要表现为顽固性溃疡，以十二指肠溃疡多见，病程长，症状顽固，常伴有腹泻，易出现出血、穿孔等并发症，药物疗效较差。

（十三）Dieulafoy溃疡

Dieulafoy溃疡是指发生于胃恒径动脉基础上的溃疡，是引起上消化道致命性大出血的少见病因。男性常见，好发于各种年龄，部位多见于贲门周围6 cm。病理解剖基础是异常发育的胃小动脉在自浆膜层深入黏膜下层时未能逐渐变细，而始终维持较粗的直径。该动脉易纡曲或瘤样扩张，一旦黏膜受损、浅溃疡形成则容易损伤而形成无先兆的动脉性出血。其溃疡面较小，内镜下常见裸露的动脉喷血。若不能及时有效干预，病死率甚高。

（十四）Meckel憩室溃疡

Meckel憩室是最常见的先天性真性憩室，系胚胎期卵黄管之回肠端闭合不全所致。位于末端回肠，呈指状，长0.5～13 cm，平均距回盲瓣80～85 cm。50%的憩室含有异位组织，大多为胃黏膜，可分泌胃酸引起局部溃疡。大部分患者无症状，可能的症状包括肠套叠、肠梗阻及溃疡所致出血或穿孔，多见于儿童。一旦出现症状，均应接受手术治疗。

【辅助检查】★★★△△△

（一）内镜检查

电子胃镜不仅可直接观察胃、十二指肠黏膜变化和溃疡数量、大小、形态及周围改变，还可直视下刷取细胞或钳取活组织做病理检查，对消化性溃疡做出准确诊断。此外，还能动态观察溃疡的活动期及愈合过程，明确急性出血的部位、出血速度和病因，观察药物治疗效果等。

临床上通常将消化性溃疡的内镜下表现分为3期，每期又可细分为2个阶段。

1. 活动期（activestage，A） 又称厚苔期。溃疡初发，看不到皱襞的集中。① A_1期：溃疡覆污秽厚苔，底部可见血凝块和裸露的血管，边缘不整，周围黏膜肿胀。② A_2期：溃疡覆清洁厚苔，溃疡边缘变得清晰，周边出现少量再生上皮，周围黏膜肿胀消退，出现皱襞向溃疡中心集中的倾向。

2. 愈合期（healingstage，H） 又称薄苔期。此期可见皱襞向溃疡中心集中。① H_1期：溃疡白苔开始缩小，再生上皮明显，并向溃疡内部长入。溃疡边缘界限清晰，至底部的黏膜倾斜度变缓。② H_2期：溃疡苔进一步缩小，几乎全部为再生上皮所覆盖，毛细血管集中的范围较白苔的面积大。

3. 瘢痕期（scarringstage，S） 白苔消失，溃疡表面继续被再生上皮修复，可见皱襞集中至溃疡中心。① S_1 期（红色瘢痕期）：稍有凹陷的溃疡面全部为再生上皮所覆盖，聚集的皱襞集中于一点。当A期溃疡较大时，此期可表现为皱襞集中于一定的瘢痕范围。再生上皮起初为栅栏状，逐渐演变为颗粒状。② S_2 期（白色瘢痕期）：溃疡面平坦，再生上皮与周围黏膜色泽、结构完全相同。皱襞集中不明显。

根据消化性溃疡的出血情况，内镜下又可按照Forrest分级进行判断。Ⅰ级，活动性出血病灶。Ⅰa：喷射状出血（动脉性）；Ⅰb：活动性渗血（静脉性或微小动脉性）。Ⅱ级，近期出血性病灶。Ⅱa：血管显露；Ⅱb：附着血凝块；Ⅱc：黑色基底。Ⅲ级，基底洁净。无近期出血迹象。

（二）上消化道钡剂X线检查

上消化道气钡双重对比造影及十二指肠低张造影术是诊断消化性溃疡的重要方法。溃疡的X线征象有直接和间接两种。龛影为钡剂填充溃疡的凹陷部分所形成，是诊断溃疡的直接征象。胃溃疡多在小弯侧，侧面观位于胃轮廓以外，正面观呈圆形或椭圆形，边缘整齐，周围可见皱襞呈放射状向溃疡集中。胃溃疡对侧常可见痉挛性胃切迹。十二指肠球部前后壁溃疡的龛影常呈圆形密度增加的钡影，周围环绕月晕样浅影或透明区，有时可见皱襞集中征象。间接征象多系溃疡周围的炎症、痉挛或瘢痕引起，钡剂检查时可见局部变形、激惹、痉挛性切迹及局部压痛点。十二指肠球部变形常表现为三叶草形和花瓣样。间接征象特异性有限，需注意鉴别。钡剂检查受钡剂及产气粉质量、体位和时机、是否服用有效祛泡剂、检查者操作水平、读片能力等影响明显，对小病灶辨别能力不理想。

（三）*Hp*感染的检测

*Hp*感染状态对分析消化性溃疡的病因、治疗方案的选择具有重要意义。检查方法可分为侵入性和非侵入性。前者需在内镜下取胃黏膜活组织，包括组织学涂片、组织病理学切片、快速尿素酶试验（rapid urease test，RUT）、细菌培养、聚合酶链反应（polymerase chain reaction，PCR）等；非侵入性检测手段无须借助内镜检查，包括 ^{13}C 或 ^{14}C 标记的尿素呼气试验（urea breath test，UBT）、血清学试验和粪便抗原试验（多克隆抗体、单克隆抗体）等。检查前应停用质子泵抑制药、铋剂、抗生素等药物至少2周，但血清学试验不受此限制。

UBT的诊断准确性>95%，是一项准确、实用且易开展的检测方法。RUT阳性患者足以开始根除治疗，阴性患者存在取样偏倚可能，需在不同部位重复取材。病理切片以Warthin-Starry银染色或改良Giemsa染色效果好，细菌清晰可辨，但菌落密度低、分布不均时易漏诊。粪便抗原试验适合多个标本的成批检测，但对标本保存要求高。血清学试验仅宜用于流行病学调查、评估出血性溃疡、因胃黏膜重度萎缩或黏膜相关淋巴样组织（mucosal-associated lymphoid tissue，MALT）淋巴瘤导致低细菌密度的患者以及近期使用相关药物的患者。确认*Hp*根除的试验应在治疗结束4周后再进行。对于一般的*Hp*感染，根除治疗后复查首选UBT；但当患者有指征复查内镜时，可选择侵入性检查方式。

（四）胃液分析

胃溃疡患者的胃酸分泌正常或稍低于正常；十二指肠溃疡患者则多增高，以夜间及空腹时更明显。一般胃液分析结果不能真正反映胃黏膜泌酸能力，现多用五肽胃泌素或增大组胺胃酸分泌试验，分别测定BAO、MAO和高峰胃酸分泌量（PAO）。胃液分析操作较烦琐，且结果可与正常人群重叠，临床工作中仅用于排除胃泌素瘤所致消化性溃疡。如BAO超过15 mmol/h、MAO超过60 mmol/h或BAO/ MAO比值>60%，提示胃泌素瘤。

（五）血清胃泌素测定

胃溃疡患者胃泌素正常或低于正常，部分十二指肠溃疡患者增多。若疑为胃泌素瘤引起的消化性溃疡，应做此项测定。血清胃泌素水平一般与胃酸分泌成反比，而胃泌素瘤患者常表现为两者同时升高。

（六）粪便隐血试验

溃疡活动期以及伴有活动性出血的患者可呈阳性。经积极治疗多在1～2周阴转。该试验特异性低，且无法与胃癌、结肠癌等疾病鉴别，临床价值有限。

【诊断】★★★△△△

根据患者慢性病程、周期性发作的节律性中、上腹疼痛等症状，可做出本病的初步诊断。上消化道钡剂检查，特别是内镜检查可确诊。内镜检查应进镜至十二指肠降段，并做到完整、细致。

【鉴别诊断】★★★△△△

本病应与以下疾病相鉴别。

（一）胃癌

典型表现者鉴别并不困难。活动期消化性溃疡，尤其是巨大溃疡与胃癌之间有时不易区别。原则上，内镜检查发现胃溃疡均应取活检，X线钡剂检查发现胃溃疡应做内镜检查，胃溃疡应尽可能做内镜复查以证实溃疡愈合。良、恶性胃溃疡的鉴别诊断见表7-7。对于内镜或钡剂下形态可疑、恶性不能除外的病灶，应特别注意病灶部位、边缘有无蚕食改变，周围黏膜皱襞的变细、中断、杵状膨大的现象。内镜下活检部位应选择溃疡边缘、黏膜糜烂表面、皱襞变化移行处。早期胃癌的内镜下表现可酷似良性溃疡或糜烂，蠕动良好不应作为良性病变的依据。活检提示为上皮内瘤变者须警惕，低级别上皮内瘤变可消退或为活检欠理想所致，提示为高级别上皮内瘤变者应警惕，常已同时伴有胃癌，甚至已发展至进展期。对于怀疑恶性溃疡而一次活检阴性者，必须在短期内复查内镜并再次活检；应用抗酸药物治疗后，溃疡缩小或部分不愈合是判断良、恶性溃疡的可靠依据；对治疗后愈合不良的难治性GU，要内镜随访，直至证实溃疡愈合。

表7-7　良、恶性胃溃疡的鉴别诊断

	良性胃溃疡	恶性胃溃疡（胃癌）
临床表现		
年龄	中、青年居多，亦见于老年人	多见于中、老年人
病史	周期性、节律性发作	持续性、进行性发展或原有症状改变、加重
体质症状	轻	可伴明显贫血、体重减轻等
对药物反应	多较好	多不理想
内镜检查		
部位	胃窦或胃角溃疡多见于中年患者，高位溃疡多见于老年患者	可见于任何部位。中青年的高位溃疡、老年患者的远端胃溃疡多恶性
形态	类圆形	不规则形
边缘	较清晰，周围均匀充血	凹凸不平、结节样增生或模糊或断崖状
苔色	较清洁（A_1期可污秽）	污秽，时见残存黏膜岛
周围黏膜	柔软，均匀聚集	浸润、增厚、脆性增加；结节状隆起；皱襞杵状膨大，突然变尖或中断
蠕动	正常，反复发生可蠕动不佳	多僵硬
X线钡剂检查		
龛影直径	多<2.5 cm	多>2.5 cm
形态	类圆形	不规则形
边缘	光整	不整齐、结节状
龛影位置	胃腔外	胃腔内
周围黏膜	纹理规则整齐、柔软，龛影周围可见炎症水肿引起的低密度带，溃疡口部常见宽1～2 mm的透亮细影（Hampton线）	皱襞增粗、僵硬、结节状浸润，皱襞突然变尖、毛糙、中断
蠕动	正常，反复发生可蠕动不佳	多僵硬
其他辅助检查试验		
粪便隐血试验	活动期可阳性，治疗后转阴	可持续阳性
胃液分析	胃酸正常或偏低	缺酸者较多

（二）胃黏膜相关淋巴样组织（MALT）淋巴瘤

症状多非特异性，内镜下形态多样，典型表现为多发性浅表溃疡，与早期胃癌相比，界限不清，黏膜面可见凹凸颗粒状改变，充血明显。溃疡经抗溃疡治疗后可愈合、再发。早期MALT淋巴瘤几乎均伴有*Hp*感染，根除治疗多可有效缓解甚至治愈。进展至晚期可发展为高度恶性淋巴瘤，内镜下表现为多发的巨大溃疡和结节状隆起，缺乏皱襞蚕食状、变尖、中断等癌性所见，但与胃癌相比，胃壁舒展性较好。

（三）胃泌素瘤（Zollinger-Ellison 综合征）

由胰腺非 B 细胞瘤分泌过量胃泌素、导致胃酸过度分泌所致，表现为反复发作的消化性溃疡、腹泻等症状。溃疡大多为单发，多发生于十二指肠或胃窦小弯侧，穿孔、出血等并发症发生率高，按难治性溃疡行手术治疗后易复发。由于胃泌素对胃黏膜具有营养作用，患者胃黏膜过度增生，皱襞肥大。

（四）功能性消化不良

部分患者症状酷似消化性溃疡，但不伴有出血、*Hp* 感染等器质性改变。内镜检查可明确鉴别。

（五）慢性胆囊炎和胆石症

疼痛与进食油腻食物有关，通常位于右上腹，并发射至肩背部，可伴发热及黄疸。可反复发作。对典型表现患者不难鉴别，不典型者需依靠腹部 B 超检查。

【治疗】★★★△△△

消化性溃疡病因复杂，影响因素众多，需要综合性治疗，目的在于缓解临床症状，促进溃疡持久愈合，防止复发和减少并发症，提高生活质量。治疗原则需注意整体治疗与局部治疗、发作期治疗与巩固治疗相结合。

（一）一般治疗

消化性溃疡是临床常见病，普及宣教是治疗本病的重要环节。应让患者了解本病的背景因素、发病诱因及发作规律，帮助患者建立规律的生活制度，增强恢复痊愈的信心，积极配合治疗，从而达到持久愈合的目标。

生活上须避免过度紧张与劳累，缓解精神压力，保持愉快的心态。禁烟戒酒，慎用 NSAIDs、肾上腺皮质激素等易致胃黏膜损伤的药物，必须应用时应尽量选用胃肠黏膜损害较小的制剂或选择性 COX-2 抑制药，或用质子泵抑制药、胃黏膜保护药同服。根除 *Hp* 对预防 NSAIDs 相关溃疡有益。饮食要定时定量，进食不宜太快，避免过饱过饥，避免粗糙、过冷过热和刺激性大的食物如香料、浓茶、咖啡等。急性活动期症状严重的患者可给予流质或软食，进食频数适当增加，症状缓解后可逐步过渡至正常饮食。消化性溃疡属心身疾病，对明显伴有焦虑、抑郁等精神症状的患者，应鉴别疾病的因果关系，并给予针对性治疗。

（二）*Hp* 感染的治疗

根除 *Hp* 可有效治疗消化性溃疡，防止复发，阻遏胃黏膜持续损伤及其引起的一系列萎缩、化生性改变，从而降低胃癌发病的风险。大量证据支持对存在 *Hp* 感染的溃疡患者，预防溃疡复发和并发症的第一步是给予 *Hp* 根除治疗。对有溃疡并发症病史，多次复发或顽固性的溃疡病患者，应该持续治疗至证实 *Hp* 感染确实已被治愈。研究显示，单用 *Hp* 根除疗法可使超过 90% 的十二指肠溃疡愈合。胃食管反流病与根除 *Hp* 不存在冲突。

一种质子泵抑制药＋两种抗生素组成的三联疗法是最常用的 *Hp* 根除方案。质子泵抑制药常用剂量为奥美拉唑 40 mg/d、兰索拉唑 60 mg/d、泮托拉唑 80 mg/d、雷贝拉唑 20 mg/d、埃索美拉唑 40 mg/d，上述剂量分 2 次、餐前服用。质子泵抑制药可替换为铋剂或 H_2 受体拮抗药，但疗效相应削弱。雷尼替丁铋盐复方制剂（RBC）是可选择的另一种药物。常用抗生素及剂量分别为阿莫西林 2000 mg/d、克拉霉素 1000 mg/d、甲硝唑 800～1500 mg/d 或替硝唑 1000 mg/d、呋喃唑酮 400 mg/d（小儿不宜）、左氧氟沙星 400～500 mg/d（未成年患者不宜）、利福布汀 300 mg/d、四环素 1500～2000 mg/d，每日分 2 次服用。常用组合如 PPI＋阿莫西林＋克拉霉素、PPI＋阿莫西林 / 克拉霉素＋甲硝唑、PPI＋克拉霉素＋呋喃唑酮 / 替硝唑、铋剂＋甲硝唑＋四环素等。

由于 *Hp* 耐药性发展很快，导致在很多国家和地区对甲硝唑、克拉霉素、左氧氟沙星等药物的敏感度显著下降。在三联疗法的基础上，加上含有铋剂的四联疗法已成为一线标准方案。胶体次枸橼酸铋常用量为 480 mg/d，每日分 2 次服用。二线、三线抗生素如呋喃唑酮、利福布汀等可根据本地区 *Hp* 耐药率及患者情况决定是否应用。

Hp 根除治疗至少应持续 7 d，亦有推荐 10 d 或 14 d。研究显示 14 d 疗程的疗效较 7 d 高 12%，然而较长的疗程对患者依从性要求更高。若 *Hp* 初治治疗失败，挽救疗法应根据患者的 *Hp* 药敏试验决定；或暂停所有药物 2 个月以上，待 *Hp* 敏感性恢复后再选择复治方案。

近年来有报道认为序贯疗法、伴同疗法也是治疗 *Hp* 感染的一种有效方法。

抗 *Hp* 治疗后，至少 4 周后复查，GU 因需证实溃疡是否愈合，可通过内镜复查。DU 可通过非侵入性方法复查，复查前 2 周应停用质子泵抑制药。

（三）药物治疗

1. 制酸药 为弱碱或强碱弱酸盐，能结合或中和胃酸，减少氢离子的逆向弥散并降低胃蛋白酶的活性，缓解疼痛，促进溃疡愈合。常用药物种类繁多，有可溶性和不可溶性两类。可溶性抗酸药主要为碳酸氢钠，不溶性抗酸药有碳酸钙、氧化镁、氢氧化镁、氢氧化铝及其凝胶剂、碱式碳酸铋等。中药珍珠粉、乌贼骨主要成分也是碳酸钙类。由于铋、铝、钙制剂可致便秘，而镁制剂可致腹泻，故常将上述元素搭配使用，制成复盐或复方制剂，以抵消各自的不良反应。中和作用取决于药物颗粒大小及溶解速度，通常以凝胶最佳，粉剂次之，片剂又次之，后者宜嚼碎服用。

2. H_2 受体拮抗药 选择性阻断胃黏膜壁细胞上的组胺 H_2 受体，抑制胃酸分泌。由于 H_2 受体拮抗药疗效确切、价格低廉，为临床常用药物。

H_2 受体拮抗药口服吸收完全，如与制酸药合用则吸收被轻度抑制。通常认为食物不影响药物吸收。药物半衰期为 1～4 h，在体内广泛分布，可通过血-脑屏障和胎盘屏障，并分泌到乳汁，故此类药物不适合用于正在哺乳中的妇女。妊娠安全分级为 B 级（无证据显示相关风险）的 4 种药物均通过肝代谢、肾小球滤过和肾小管分泌而从体内清除。H_2 受体拮抗药治疗消化性溃疡的效果呈时间依赖性，4 周疗程溃疡愈合率为 70%～80%，疗程延长至 8 周，则愈合率可达 87%～94%。然而，除非维持治疗，H_2 受体拮抗药治愈的溃疡复发率较高，即溃疡愈合质量欠理想。此外，泌酸反跳现象亦是 H_2 受体拮抗药的主要不足。H_2 受体拮抗药是相当安全的药物，其可能的不良反应包括抗雄激素作用、免疫增强效应、焦虑、头痛等神经系统症状、肝毒性及心脏毒性等，发生率低，大多轻微且可耐受。

3. 质子泵抑制药（proton pump inhibitors，PPIs） 作用于壁细胞分泌面的 H^+-K^+-ATP 酶（质子泵）并使其失活，从而显著阻断任何刺激引起的胃酸分泌。仅当新的 H^+-K^+-ATP 酶合成后，壁细胞分泌胃酸的功能才得以恢复，因此质子泵抑制药抑制胃酸分泌的时间较长。质子泵抑制药安全高效，价格亦随着国际专利的到期、国内仿制品的大量推出而明显下调。目前此类药物已成为治疗消化性溃疡和其他一系列酸相关性疾病的首选药物。目前临床上常用的质子泵抑制药包括奥美拉唑、兰索拉唑、雷贝拉唑、泮托拉唑和埃索美拉唑。

奥美拉唑是第一代的质子泵抑制药，于 1987 年在瑞典上市。其本身是一种苯并咪唑硫氧化物。在通常剂量下，可抑制 90% 以上的胃酸分泌。4 周疗程后十二指肠溃疡愈合率为 90%，6～8 周几乎完全愈合，复发风险低。治疗消化性溃疡常用剂量为 20～40 mg/d，餐前服用，DU 和 GU 的疗程分别为 4 周和 6～8 周。

兰索拉唑在其化学结构侧链中导入了氟元素，生物利用度较奥美拉唑提高了 30% 以上，而对幽门螺杆菌的抑菌活性比奥美拉唑提高了 4 倍。十二指肠溃疡患者通常口服 15～30 mg/d，连用 4～6 周；胃溃疡和吻合口溃疡患者通常口服 30 mg/d，疗程同奥美拉唑。维持治疗剂量为 15 mg/d。

泮托拉唑为合成的二烷氧基吡啶化合物，其生物利用度比奥美拉唑提高 7 倍，在弱酸性环境中稳定性较好，对壁细胞的选择性更高。治疗十二指肠溃疡与胃溃疡的常用剂量分别为 40 mg/d 和 80 mg/d，疗程同奥美拉唑。维持剂量为 40 mg/d。

雷贝拉唑与 H^+-K^+-ATP 酶可逆性结合，可通过内源性谷胱甘肽分离。其体外抗分泌活性较奥美拉唑强 2～10 倍。研究显示雷贝拉唑缓解溃疡患者疼痛症状优于奥美拉唑。本品可直接攻击 *Hp*，非竞争性地、不可逆地抑制 *Hp* 的尿素酶。常用剂量为 20 mg/d，疗程同奥美拉唑。维持剂量为 10 mg/d。

埃索美拉唑是奥美拉唑的（S）异构体，而奥美拉唑则是（S）-型和（R）-型的外消旋体。其代谢过程具有立体选择性，较奥美拉唑的生物利用度更高，药动学一致性较强，抑酸作用优于奥美拉唑。常用剂量为 40 mg/d，疗程同奥美拉唑。维持剂量为 20 mg/d。

在药物相互作用方面，研究发现奥美拉唑对细胞色素同工酶 CYP2C19 的亲和力较 CYP3A4 大 10 倍。奥美拉唑对其他药物的代谢影响较大，能降低地西泮、氯胍、苯妥英的血浆清除率，抑制吗氯贝胺的代谢，延缓甲氨蝶呤的清除，提高华法林和苯丙香豆素的抗凝血活性，对环孢素的研究结果不一。埃索美拉唑和外消旋奥美拉唑的生物转化过程相同，总代谢清除率则稍低。大量研究证实泮托拉唑的药物相互作用发生率较低。对兰索拉唑和雷贝拉唑的相关研究不如奥美拉唑和泮托拉唑广泛，但初步研究倾向于此两种药物与临床有关的严重药物相互作用较少。

对于妊娠期间用药，需仔细权衡其治疗益处与可能造成的风险。美国食品和药品管理局将奥美拉唑的妊娠安全分级定为 C 级（风险不能除外），其他的质子泵抑制药均为 B 级（无证据显示相关风险）。由于研究指出动物实验中药品会转移到乳汁中，故本药品不适合用于正在哺乳中的妇女。如不得已需服药时，应避免哺乳。

总的说来，质子泵抑制药是非常安全的临床药物，不良反应少见。部分患者服用后可出现头晕、口干、恶心、腹胀、腹泻、便秘、皮疹等，大多轻微而无须中断治疗。正因如此，使得其在全球范围的过度使用问题变得越来越突出。有证据显示这种长期过度使用可导致接受治疗者胃内菌群过度生长，导致弯曲菌肠炎和假膜性肠炎的感染风险显著上升，肺炎的发病率亦因此上升。长期应用可能导致胃底腺息肉增生，虽然绝大多数情况下这是无害的。急性间质性肾炎和骨质疏松虽不常见，亦需给予警惕。质子泵抑制药引起高胃泌素血症，动物研究发现长期大剂量应用可能导致胃黏膜肠嗜铬样细胞的过度增生并诱发胃神经内分泌瘤。此外，研究已提示接受质子泵抑制药治疗后，患者的 *Hp* 感染部位倾向于由胃窦转移至胃体，由此而致的全胃炎、胃黏膜萎缩是否因此增加，亦已成为临床研究的新热点。

4. 胃黏膜保护药 胃黏膜保护药可保护和增强胃黏膜的防御功能，部分品种尚能促进胃黏膜分泌，促进内源性 PG 合成、增加黏膜血流量等，加速黏膜的自身修复。黏膜保护药一般于餐后 2～3 h 服用。

（1）米索前列醇：是前列腺素 E_1 的衍生物，能抑制胃酸和胃蛋白酶分泌，增加胃十二指肠黏膜分泌功能，增加黏膜血流量。临床研究表明米索前列醇对预防 NSAIDs 引起的胃肠道损伤有效。不良反应主要是痉挛性腹痛和腹泻，可引起子宫收缩，孕妇禁用。常用剂量为 200 mg，每天 1 次，4～8 周为 1 个疗程。

（2）铋剂：为经典的消化不良与消化性溃疡药物，常用剂型包括胶体次枸橼酸铋（CBS，如枸橼酸铋钾）和次水杨酸铋（BSS）。在酸性环境下效果佳，胃内 pH 升高可妨碍铋盐激活。铋剂可能通过螯合溃疡面蛋白质、抑制胃蛋白酶活性、促进 PG 合成、刺激黏膜分泌及血供等作用促进溃疡愈合，其本身尚有抑制 *Hp* 的作用。CBS 常用剂量为 120 mg，每天 1 次；或 240 mg，每天 2 次。主要不良反应为长期应用可能致铋中毒，又以 CBS 较 BSS 为突出，故本药适合间断服用。铋盐与结肠内硫化氢反应生成氢化铋盐，可使粪便变为黑色。

（3）硫糖铝：是硫酸化多糖的氢氧化铝盐，在酸性环境下可覆盖胃黏膜形成保护层，并可吸附胆汁酸和胃蛋白酶，促进 PG 合成，并吸附表皮生长因子使之在溃疡处浓集。硫糖铝亦有部分抗 *Hp* 的作用。常用剂量为 1 g/d（每天 1 次），餐前口服。便秘较常见。主要临床顾虑为慢性铝中毒，应避免与柠檬酸同服，肾功能不全时应慎用。铝剂可妨碍食物中磷的吸收，长期应用有导致骨质疏松、骨软化的风险。

（4）铝碳酸镁：市售品铝碳酸镁为层状网络晶格结构，作用包括迅速中和胃酸、可逆而选择性结合胆汁酸、阻止胃蛋白酶对胃的损伤，上调表皮生长因子及其受体表达、上调成纤维细胞生长因子及其受体的表达、促进前列腺素生成等。常用剂量为 0.5～1.0 g，每天 3 次。常见不良反应为腹泻。由于同为铝制剂，应用注意事项同硫糖铝。

（5）瑞巴派特：可促进胃黏膜 PG 合成、增加胃黏膜血流量、促进胃黏膜分泌功能、清除氧自由基等。临床研究证明瑞巴派特可以使 *Hp* 相关性胃炎和 NSAIDs 引起的胃炎的组织学明显改善。常用剂量为 100 mg，每天 3 次。不良反应轻微，包括皮疹、腹胀、腹痛等，多可耐受。

（6）替普瑞酮：萜类化合物，可增加胃黏膜分泌功能、增加内源性 PG 生成、促进胃黏膜再生、增加胃黏膜血流量等，从而减轻多种因子对胃黏膜的损害作用。国内外临床研究表明替普瑞酮可以促进溃疡愈合，提高溃疡愈合质量，并可防治门静脉高压性胃病。常用剂量为 50 mg，每天 3 次。不良反应轻微。

（7）吉法酯：市售品惠加强 -G 为吉法酯和铝硅酸镁的复方制剂，具有促进溃疡修复愈合、增加胃黏膜前列腺素、促进胃黏膜分泌、增加可视黏液层厚度、促进胃黏膜微循环等作用。常用剂量为 400～800 mg，每天 3 次。偶见口干、恶心、便秘等不良反应。

其他胃黏膜保护药还包括 L- 谷氨酰胺呱仑酸钠、伊索拉定、蒙脱石散剂、表皮生长因子、生长抑素等，对一般患者除后两者外可选择应用。

5. 其他药物 包括促胃肠动力药物和抗胆碱能药物。对于伴有恶心、呕吐、腹胀等症状的患者，排除消化道梗阻后可酌情合用促动力药物，如甲氧氯普胺、多潘立酮、莫沙必利、伊托必利等，宜餐前服用。抗胆碱能药物能抑制胃酸分泌，解除平滑肌和血管痉挛，延缓胃排空作用，可用于十二指肠溃疡，如颠茄、溴丙胺太林等。由于不良反应较大，目前已少用。促胃肠动力药物和抗胆碱能药物药理相悖，不宜合用。

（四）药物治疗的选择

对于 *Hp* 阳性的消化性溃疡患者，应首先根除 *Hp* 感染，必要时（尤其对于胃溃疡）在根除治疗结束后再续用抗溃疡药物治疗。*Hp* 阴性患者直接应用抗溃疡药物治疗，主要药物首选标准剂量质子泵抑制药，次选 H_2 受体拮抗药或铋剂。胃黏膜保护药亦是有效的辅助药物，可选择1～2种合用。促动力药物等可酌情选用。通常治疗十二指肠溃疡和胃溃疡的疗程为4周和6～8周。

对消化性溃疡患者符合下列情况者，宜考虑维持治疗：①不伴有*Hp*感染者；②*Hp*未能成功根除者在再次根除*Hp*间期；③*Hp*已根除但溃疡复发者；④不能避免溃疡诱发因素（如烟酒、生活精神压力、非选择性NSAIDs药物应用）；⑤有严重并发症而不能手术者。维持治疗方案包括：①正规维持治疗，适合于症状持久、反复发作、部分药物依赖者。可选择维持剂量质子泵抑制药、H_2受体拮抗药或胃黏膜保护药。长期治疗需充分考虑药物体内蓄积危险、与其他药物相互作用及其他潜在风险。②间歇治疗，即当症状发作或溃疡复发时，按初发溃疡给予全疗程标准治疗。③按需治疗，即当症状发作时给予标准剂量治疗，症状控制后停药，易导致治疗不彻底，甚至可能贻误病情。

（五）NSAIDs溃疡的治疗和预防

首先应尽可能停用NSAIDs，必须使用时，应选用临床证明对胃肠黏膜损害较小的药物或选择性COX-2抑制药。合理应用外用型NSAIDs可有效减少包括胃肠道症状在内的全身不良反应。对于伴有*Hp*感染、长期服用NSAIDs的患者，应给予根除*Hp*治疗。质子泵抑制药可有效对抗此类溃疡，故为临床首选，H_2受体拮抗药则疗效欠佳。米索前列醇是唯一能减少NSAIDs所致胃肠道并发症的预防性药物，而多种胃黏膜保护药与质子泵抑制药联用均可取得更巩固的疗效。

（六）难治性溃疡的鉴别诊断

随着消化性溃疡的药物治疗的飞速发展，真正的难治性溃疡已罕见。若消化性溃疡经质子泵抑制药正规治疗仍不能痊愈或反复发作者，在排除精神与生活习惯因素、*Hp*感染、服用NSAIDs药物史后，应警惕是否伴有其他基础疾病，如胃泌素瘤、甲状旁腺功能亢进或克罗恩病；亦应高度疑及溃疡本身性质。早期胃癌在抗溃疡药物的作用下可几乎完全愈合（假性愈合），经验丰富的内镜操作者常可辨别。这种情况下极易发生漏诊或误诊。少见但非常严重的情况是Borrmann Ⅳ型胃癌（皮革胃）的原发病灶，胃体或胃底部小0～Ⅱc型凹陷灶，在抗溃疡药物作用下出现假性愈合，当再次被诊断时，肿瘤往往已进展至非常严重的程度。十二指肠反复不愈的溃疡也可能是恶性淋巴瘤或十二指肠腺癌。

（七）内镜下治疗

溃疡的内镜治疗通常仅限于紧急止血术。消化性溃疡出血是上消化道出血的最常见病因，其风险随着患者年龄增大而急剧增加。尤其合并严重基础疾病、手术风险较大时，内镜下紧急止血是最核心的处理措施。较常用的方法包括内镜直视下喷洒去甲肾上腺素、5%～10%孟氏液（碱式硫酸铁溶液）、凝血酶；局部注射肾上腺素、硬化药、黏合剂；使用热探头、热活检钳、氩离子凝固术等电外科设备；使用钛夹钳夹止血等。

（八）手术治疗

外科治疗通常限于：①胃泌素瘤患者；②大量或反复出血，内科治疗无效者；③急性穿孔；④慢性穿透性溃疡；⑤器质性幽门梗阻；⑥癌溃疡或高度疑及恶性肿瘤，或伴有高级别上皮内瘤变；⑦顽固性及难治性溃疡。术中应行冷冻切片查明病变性质，避免遗漏恶性肿瘤。

【并发症】★★★△△△

（一）上消化道出血

消化性溃疡所致消化道出血是其最常见并发症，也是上消化道出血的首要病因。发生率为20%～25%。十二指肠溃疡发生概率多于胃溃疡。部分患者可以消化道出血为首发症状。

溃疡出血的临床表现取决于溃疡深度、出血的部位、速度和出血量。出血量大者同时表现为呕血和黑粪，出血量较少时则仅表现为黑粪或粪便隐血试验阳性。短时间内大量出血可引起头晕、心悸、晕厥、血压下降甚至急性失血性休克。发生出血前可因病灶局部充血致疼痛症状加剧，出血后疼痛反可好转。

根据典型病史和出血的临床表现，诊断不难确立。应争取在出血后24～48 h进行急诊内镜检查，既可进行鉴别诊断，又可明确出血情况，还可进行内镜下治疗，详见上文。急诊出血量大、内科及内镜处理无效者应外科手术治疗。出血容易复发，对于反复出血的患者，按难治性溃疡再次进行鉴别诊断。

（二）穿孔

溃疡穿透胃壁浆膜层达游离腹膜腔即导致急性穿孔，好发于十二指肠和胃的前壁。由于胃和十二指肠球部后壁紧贴脏器和组织，故当溃疡穿孔发生时，胃肠内容物不流入腹膜腔而穿透入邻近器官、组织或在局部形成包裹性积液，称为穿透性溃疡，属于溃疡慢性穿孔。穿透性溃疡以男性患者为多，常见于十二指肠球部后壁溃疡；胃溃疡较少发生，一旦发生则多数穿透至胰腺。较少的情况是溃疡穿透至肠腔形成内瘘，此时患者口中可闻及粪臭。部分情况下后壁亦可发生游离性穿孔，若仅引起局限性腹膜炎，称为亚急性穿孔。穿孔可为溃疡的首发症状。

消化性溃疡急性穿孔为外科急腹症，症状表现为突发剧烈上腹痛，可累及全腹并放射至右肩，亦常伴恶心、呕吐。患者极度痛苦面容，取蜷曲位抵抗运动。体格检查可见腹肌强直如板状、腹部明显压痛及反跳痛等急性腹膜炎体征。实验室检查提示外周血白细胞计数及中性粒细胞计数明显增高，大部分患者腹部 X 线片均可见膈下游离气体。腹膜炎症反应累及胰腺时可出现血清淀粉酶升高。慢性溃疡穿透后原先疼痛性质、频率、对药物的反应出现改变，并出现新的放射痛，疼痛位置可位于左上腹、右上腹或胸、背部。溃疡向胰腺穿透常致放射性腰背痛，重症者伸腰时疼痛加重；溃疡穿透入肝、胆囊时，疼痛放射至右肩背部；穿入脾时疼痛放射至左肩背部；与横结肠粘连时，疼痛放射至下腹部。同时可伴粘连性肠梗阻征象。体检往往可有局部压痛，部分患者尚可触到腹部包块，易误诊为恶性肿瘤。

溃疡穿孔需与急性阑尾炎、急性胰腺炎、急性胆道感染、宫外孕破裂、附件囊肿扭转等外科急腹症鉴别，且需与心肌梗死相鉴别。急性穿孔一般均需急诊外科手术，慢性穿透性溃疡可试行内科治疗，疗效不佳时应选择外科手术。

（三）幽门梗阻

幽门梗阻多由十二指肠球部溃疡引起，幽门管及幽门前区溃疡亦可致。因急性溃疡刺激幽门引起的痉挛性幽门梗阻，或由溃疡组织重度炎症反应引起的炎症水肿性幽门梗阻均属暂时性，胃肠减压、内科抗溃疡治疗常有效。由于溃疡愈合瘢痕挛缩引起的瘢痕性幽门梗阻，以及周围组织形成粘连或牵拉导致的粘连性幽门梗阻均属器质性幽门梗阻，常需内镜下扩张或外科治疗。

幽门梗阻可引起明显的胃排空障碍，表现为上腹饱胀、嗳气、反酸、呕吐等症状。呕吐物为酸臭的宿食，不含胆汁，量大，常发生于下午或晚上，呕吐后自觉舒适。由于患者惧怕进食，体重可迅速减轻，并出现消耗症状及恶病质。反复呕吐可致胃液中 H^+ 和 K^+ 大量丢失，引起低氯低钾性代谢性碱中毒，出现四肢无力、烦躁不安、呼吸短促、手足搐搦等表现。晨起上腹部饱胀、振水音、胃型及胃蠕动波是幽门梗阻的特征性体征。

幽门梗阻应与食管排空障碍及肠梗阻相鉴别，并需排除恶性肿瘤。禁食、胃肠减压后行胃镜检查或口服水溶性造影剂后行 X 线摄片可确诊。器质性幽门梗阻和内科治疗无效的幽门梗阻应行内镜下扩张或外科手术。

（四）癌变

既往认为胃溃疡癌变的发生率为 1%～3%，目前更倾向于认为消化性溃疡与胃癌是两种不同发展的疾病，真正由慢性溃疡在反复发生 - 修复的过程中癌变的病灶罕见。更多见的情况是癌黏膜表面易于受到破坏而反复发生消化性溃疡。早期胃癌的恶性循环理论较好地解释了这一现象。此外，在明显炎症背景上出现的异型腺体经常会给病理诊断带来困难，这也是癌溃疡经常难以诊断的原因。此类癌溃疡时常被延误诊断。

临床内镜操作中不仅应重视溃疡的形态，更应注重溃疡周边组织的色调、脆性、质地等征象，以及是否存在黏膜皱襞走行异常征象，并在这些部位进行追加活检。对于溃疡患者原发症状的改变，出现体质症状如发热、明显消瘦等，或持续粪便隐血试验阳性，均应引起注意。对于病程较长、反复就诊的患者，宜适当选择常规内镜、上消化道钡剂造影、超声内镜、腹部 CT 等检查方法的有机组合，避免检查方式单一造成的漏诊。

【预后】★★★△△△

随着消化性溃疡发病机制的愈加澄清以及治疗药物的不断发展，消化性溃疡已成为一种可治愈的疾病。一部分患者可反复发作，真正的消化性溃疡极少癌变。消化性溃疡病死率已降至 1% 以下，死亡主要原因是大出血和急性穿孔等并发症，尤其是发生于老年和（或）有其他严重伴发疾病的患者。

【病案分析】

主要症状：间歇性上腹部疼痛 2 个月伴乏力，反复便血及黑粪。

病史：患者，男性，48 岁。由于间歇性上腹部疼痛 2 个月就诊我院消化内科。患者 2 个月前因工作压力繁重而出现间歇性上腹部疼痛，为持续性疼痛，性质较剧烈，部分影响正常生活。症状与饮食关系并不密切，进食后疼痛无缓解。较少发生夜间痛。患者有长年痔疮病史，表现为便后带血，血液与粪便不相混合，有时量大。长期接受中医治疗但效果不佳，未接受外科手术。近1个月来诉粪便时有发黑，同时伴有乏力、心悸症状，时有黑矇。

患者3周前在社区医院进行血常规检查，提示为中度贫血。当时的体格检查除贫血貌及混合痔外，未提及其他有价值的诊断线索。粪便隐血试验提示强阳性。在社区医院医师的建议下，患者即于我院门诊进行上消化道内镜检查，提示贲门略松弛，胃窦黏膜粗糙伴红白相间，胃角前壁侧见一溃疡病灶，形态不规则，表面覆不均匀黄白苔，可见明显出血点及裸露血管残端。溃疡边缘形态不一，部分与正常组织界限模糊。周围组织不均匀充血、肿胀，活检钳触之硬而脆，整体大小约2.5 cm×1.8 cm。内镜诊断为胃角大溃疡（A_1期，性质待定），胃窦炎。取5块组织送病理检查，回报胃慢性溃疡，部分黏膜低级别上皮内瘤变。送检组织中未见*Hp*。患者接受了PPI和胃黏膜保护药的治疗，但症状控制不甚满意。

患者既往除痔疮外还有高血压、骨关节炎病史，长期服用NSAIDs药物及口服降压药物控制。无既往手术史。患者长期生活于祖籍地。

临床检查：患者一般情况较虚弱，中度贫血貌，身高177 cm，体重72 kg，包括Virchow淋巴结在内的浅表淋巴结未及肿大，血压136/92 mmHg，体温36.7 ℃，心率76 /min。腹部体检未见异常。肛指检查可及重度混合痔，触之有出血。

实验室检查：血常规示血红蛋白78 g/L，粪便隐血试验强阳性，其余包括血生化、肝功能、肾功能、血电解质、止凝血、尿常规等无特殊异常。

鉴别诊断：患者有长期服用NSAIDs药物史，溃疡经治疗后症状控制不佳，*Hp*感染未获证实，首先应考虑NSAIDs引起的消化性溃疡。由于患者存在长期痔疮病史，难以鉴别粪便隐血强阳性是否仅为痔疮引起或由溃疡出血所致。前次内镜下观察，病灶较大（>2.5 cm），底部苔膜较污秽，形态不规则，边缘部分模糊，活检时硬而脆。尽管患者存在明确的NSAIDs药物史，仍需要与胃癌相鉴别。不支持胃癌诊断的特征包括：周围黏膜水肿程度较均一，无明显皱襞杵状膨大、中断的迹象，溃疡表面无残存黏膜岛，边界虽然不整，但缺乏典型蚕食样改变。低级别上皮内瘤变大多可消退，亦可进一步发展，或为活检取材不当所致诊断偏轻。

进一步检查：患者于门诊接受内镜复查，复查时发现胃角溃疡有轻度缩小，形态仍与前类似，溃疡底部覆清洁白苔，边缘开始变得平坦，并出现红色再生上皮晕圈；周围水肿消退，皱襞开始向溃疡面集中。各条皱襞末端的形态一致。胃窦、贲门与前次相比无明显改变。内镜下诊断为胃角前壁溃疡（H_2期），胃窦炎。再次于病灶边缘取活检5块，病理符合慢性溃疡，*Hp*阴性。

再次鉴别诊断：患者接受PPI和胃黏膜保护药治疗3周后，内镜下显示溃疡开始愈合，但愈合进展缓慢，表现为溃疡面略收敛，但基本形态相似。病灶周围出现均匀的再生上皮晕圈，周围黏膜无糜烂、脆性增加等癌黏膜表现，皱襞头端形态一致，均提示为良性溃疡。患者症状无明显改善，而Hp检测仍为阴性，考虑为诱发因素（NSAIDs）持续刺激所致。鉴于患者长期接受骨关节疾病治疗，应改服选择性COX-2阻断药，同时继续原治疗。

临床随访：患者改服选择性COX-2阻断药、PPI和胃黏膜保护药续治1周后症状消失。继续治疗3周后再次内镜复查，发现原溃疡面已完全被栅栏状新鲜再生上皮覆盖。周围的肉芽组织的鲜红色泽开始褪去，与周围正常组织渐续衔接，衔接部位无明显蚕食像及高低差，皱襞集中已变得模糊。胃窦黏膜变得光滑。内镜下诊断为胃角前壁溃疡（S_1期），活检病理提示为慢性黏膜炎症伴轻度肠上皮化生，*Hp*阴性。原定于1个月后的最后一次随访因患者痔疮失血过度、在前往诊室的半路上突发晕厥而顺延1个月。末次内镜检查示胃角溃疡完全愈合，残留不明显的白色线状瘢痕，病理检查未提示瘤变或*Hp*感染。

最终诊断：胃角前壁NSAIDs相关性溃疡，慢性失血性贫血（中度），混合痔。

最后的思考：本例中患者长期服用NSAIDs药物，但只是最近才因精神因素诱发消化性溃疡，且症状不典型，缺乏节律性特点。患者经多次病理切片证实不伴有*Hp*感染，而低级别上皮内瘤变为一过性，考虑为炎症修复所致。症状在抗溃疡治疗与改用选择性COX-2阻断药后迅速得以控制，胃角A_1期巨大溃疡则在治疗7周后愈合至S_1期，继续随访2个月后显示完全愈合，亦证明患者明显的消化道失血症状是由反复发作的痔疮所致。

（周　洁　钟　捷）

第5节 胃 癌

胃癌（gastric cancer）是指源于胃黏膜上皮细胞的恶性肿瘤，主要是胃腺癌；胃癌占胃部恶性肿瘤的95%。

【流行病学】★△

2000年全世界有88万胃癌新发病例，67万人死亡。近年来我国的胃癌发病率平稳或下降，如上海市区1972年的胃癌发病率男性为62.0/10万，女性为23.9/10万；至2000年，男性为36.8/10万，女性为18.1/10万。但由于人口基数大，胃癌的发病人数仍为数不少。新近发表的官方数据［chen W，et al. Cancer statistics in China，2015. CA Cancer J Clin，2016，66（2）：115-132.］显示，2011年起我国男性胃癌的发病率和病死率均居全部恶性肿瘤的第2位，女性分别为第3位和第2位。大多数国家胃癌死亡率下降40%以上。我国除局部地区近年来有下降迹象外，就总体而言，尚无明显的下降趋势，胃癌的死亡率仍约占全部肿瘤死亡率的20%。我国胃癌高发区比较集中在辽东半岛、华东沿海以及内陆地区宁夏、甘肃、山西和陕西。南方各省为低发区。

【分子生物学】★△

有关胃癌的分子生物学研究非常多，尤其集中在胃癌的发生、发展、浸润和转移以及多药耐药等问题中。

（一）癌基因的异常表达

癌基因并非肿瘤所特有的，这类基因广泛存在于生物界中，从酵母到人的细胞里都存在着原癌基因。在正常细胞中癌基因可以有低水平的表达，是细胞生长、分化和信息传递的正常基因。只有在其发生突变或异常表达时，才会导致肿瘤发生。十多年来的研究表明，胃癌的发生涉及*ras*、*c-myc*、*met*、*c-erb-2*、*bcl-2*、*k-sam*等多种癌基因，而且在不同阶段具有不同基因表达的改变，这些癌基因表达的改变影响着胃癌的生物学和临床特点。

（二）抑癌基因的失活

胃黏膜正常上皮转化成癌是一个多步骤的过程，涉及多种癌基因、抑癌基因、生长因子及其受体、细胞黏附分子及DNA修复基因等的异常和积累。而抑癌基因是与癌基因的作用完全相反的一组基因，由于抑癌基因的失活或缺失，正常细胞就向恶性方向发展。因此，可以说肿瘤的形成和发展总是伴随着癌基因的激活和抑癌基因的失活这两种相关但又截然不同的变化。所以对于抑癌基因的研究，对于探索肿瘤的发病机制，寻找预防肿瘤和治疗肿瘤的新措施都具有重要的意义。胃癌是人类常见的肿瘤之一，研究抑癌基因与胃癌的关系已逐渐引起人们的广泛关注。现已发现与胃癌的发生发展有一定关系的抑癌基因有*p53*、*APC*、*MCC*、*DCC*、$p21^{WAF1}$、$p16^{INK4A}$和$p15^{INK4B}$等。

（三）胃癌相关基因表达的表观遗传修饰异常

表观遗传改变是指在细胞分裂过程中进行、非基因序列改变所致基因表达水平的变化，如DNA甲基化、组蛋白修饰以及染色质重建等，在基因表达调控中起重要作用。DNA甲基化是研究最多、最深入的一种表观遗传机制，不仅在胚胎发育和细胞分化过程中起关键作用，而且在癌变过程中扮演重要角色。DNA甲基化通常发生在胞嘧啶和鸟嘌呤CpG二核苷酸的胞嘧啶残基上，多种基因的启动子区和第一外显子富含CpG，而CpG相对集中的区域称为CpG岛，生理情况下，CpG岛多为非甲基化。DNA甲基化参与细胞基因表达的调控，并与DNA构象的稳定、基因突变或缺失有关。基因组整体低甲基化以及特定区域（如启动子区）过甲基化，都将破坏基因组的正常甲基化模式，从而影响基因正常表达，最终导致癌变发生。

虽然有关癌基因低甲基化的研究开始较早，但近年来有关抑癌基因高甲基化的研究却发展更为迅速。而随着在不同肿瘤中发现更多的沉默基因，已认识到许多基因启动子区的CpG岛存在甲基化，且只有一部分是抑癌基因。较为极端的例子就是一个胃癌细胞系拥有421个沉默基因，其中大多数不是抑癌基因。

1. 癌基因的低甲基化 DNA甲基化是维持细胞遗传稳定性的重要因素之一，某些癌基因的甲基化水平降低或模式改变与癌基因的激活及细胞恶变有关。近年来关于癌基因低甲基化的研究相对较少。*c-myc*是一个多功能的癌基因，有转录因子活性，可启动细胞增殖、抑制细胞分化、调节细胞周期并参与细胞凋亡的调控。笔者就胃癌组织中 *c-myc* 癌基因的甲基化状态进行分析，结果表明 *c-myc* 启动子区低甲基化导致该基因过度表达，从而参与胃癌的发生。

2. 抑癌基因的高甲基化 研究表明，CpG 岛甲基化致抑癌基因失活是细胞恶性转化的重要步骤。其机制可能为：①直接干扰特异转录因子和各种启动子识别位点的结合；②甲基化的 DNA 结合转录抑制因子引起基因沉默；③通过影响核小体的位置或与其染色体蛋白质相互作用而改变染色体的结构，介导转录抑制。已经证明胃癌发生和发展中，以下抑癌基因的失活与其启动子区的高甲基化有关：*p16* 基因、*APC* 基因、*RUNX3* 基因、*E-cadherin* 基因、*hMLH1* 基因，导致微卫星不稳定（MSI）。另外，CpG 岛甲基化表型（CpG island methylator phenotype，CIMP）可能是胃癌发展的早期分子事件之一。

3. 非编码 RNA 异常 近年，有关微小 RNA（miRNA）、长非编码 RNA（lncRNA）的研究层出不穷。如对于胃癌中 lncRNA 的全面发掘显示 GAPLINC 和 GClnc1 的表达在人胃癌组织中显著升高，其高表达与胃癌的发生、转移、肿瘤大小和患者预后不良呈正相关性。GClnc1 lncRNA 能作为脚手架分子结合组蛋白甲基转移酶复合物的重要成员 WDR5 和组蛋白乙酰化酶 KAT2A。

（四）细胞凋亡和胃癌

近年来，随着对胃肠上皮细胞凋亡的深入研究，人们发现细胞凋亡是胃肠道上皮细胞丢失的主要途径。胃肠道上皮细胞凋亡异常，便会导致胃肠疾病的发生。在正常状态下，胃黏膜上皮细胞增殖缓慢，凋亡也缓慢，两者保持着动态平衡。胃黏膜上皮细胞的增殖与凋亡之间的动态平衡，维持着胃黏膜的正常生理功能，两者之间的平衡失调在胃癌的发生中起着重要的作用。因此，在研究胃癌的发生与发展时，应综合考虑细胞凋亡与增殖这一并存的矛盾。

（五）其他

包括自噬等与胃癌发生、发展的关系，也越来越引起学者们的重视。

【病因及发病机制】★★△△

胃癌的病因和发病机制远未明了，但肯定与多种因素相关。

（一）环境因素

不同种族和民族的胃癌发生率、死亡率明显不同。在夏威夷，来自日本等胃癌高发区的第一代移民与其本土居民相近，但第二代即有明显下降，第三代甚至与当地居民相差无几。说明胃癌的发病与环境因素密切相关，且其中重要的是饮食因素。

1. 亚硝胺致病说 胃癌的发病学说中最经典和最传统的是亚硝胺致病说。研究证实，胃液中亚硝胺前体物质亚硝酸盐的含量与胃癌的患病率明显相关。流行病学调查亦提示饮用水中该物质含量高的地区，胃癌发生率显著高于其他地区。天然存在的亚硝基化合物量甚微，腌制的鱼、肉和蔬菜含有大量硝酸盐和亚硝酸盐。但是，在食品加工过程中往往产生的亚硝基化合物，并非人类暴露于亚硝基化合物的主要来源。人类可以在胃内合成内源性亚硝基化合物。当慢性萎缩性胃炎出现胃酸分泌过低时，胃内细菌繁殖，后者加速硝酸盐还原为亚硝酸盐并催化亚硝化反应，生成较多的亚硝基化合物。

2. 多环芳烃化合物 熏鱼、熏肉等食物中含有较严重的包括 3,4- 苯并芘在内的多环芳烃化合物的污染。过去冰岛居民和我国福建沿海一带有食用熏鱼等习惯，其胃癌发病率较高。

3. 其他饮食相关因素 胃癌与高盐饮食、吸烟、低蛋白饮食和较少进食新鲜蔬菜、水果有关。一些抗氧化维生素和叶酸及茶多酚等摄入较少也与胃癌的发生有一定关系。

（二）感染因素

1. 幽门螺杆菌（*Hp*）感染 *Hp* 感染与胃癌发生相关，已经被 WHO 列为 Ⅰ 类致癌物。然而，*Hp* 致癌的机制较复杂，主要是该菌在慢性非萎缩性胃炎向萎缩性胃炎伴肠上皮化生的起始阶段，使胃壁细胞泌酸减少，利于胃内细菌繁殖和亚硝基化合物形成。另外，*Hp* 可释放细胞毒素和各种炎症因子、氧自由基及 NO 等，使 DNA 损伤和基因突变。当然，也有学者认为 *Hp* 可引起胃黏膜上皮细胞凋亡与增殖失衡。$cagA^+$菌属感染可能与胃癌的关系更密切。近年，京都慢性胃炎共识意见的出台，更加确定了 *Hp* 感染与胃癌的因果关系。

2. EB 病毒感染 部分胃癌患者的癌细胞中 EB 病毒感染或在癌旁组织中检出 EB 病毒基因组。

（三）遗传因素

胃癌的发生有一定的家族聚集性。胃癌患者一级亲属中胃癌发生率比对照者高 2.9 倍，尤其是女性亲属竟高达 4 倍，弥漫型胃癌具有更明显的家族聚集性，相对危险度为 7.0，而肠型胃癌仅为 1.4。

种族差异也提示遗传因素在胃癌发生中的重要性。如同是生活在美国洛杉矶地区，1972—1977年，西班牙语系人、黑种人和白种人的胃癌死亡率分别为18.1/10万、16.2/10万和9.5/10万；日本人和中国人的胃癌死亡率分别为38.3/10万和9.0/10万。

关于血型与胃癌的发生率关系，有研究称A型血胃癌危险度高于其他血型20%～30%。

尽管如此，迄今为止尚未发现遗传与胃癌有关的分子学依据。况且，遗传因素与共同生活环境因素相互交错，难以将上述结果完全归咎于遗传因素。

肠型胃癌（病理组织学分类见后述）多伴萎缩性胃炎和肠上皮化生，发病与环境因素及饮食因素等因素关系密切。而弥漫型胃癌发病年龄较轻，女性较多见，癌旁黏膜一般没有萎缩性胃炎和肠上皮化生，或程度很轻，术后预后比肠型胃癌差。与环境因素及饮食因素关系不明显，遗传因素可能起主要作用。

（四）胃癌前变化

胃癌前变化即指某些具有恶变倾向的病变，又分为临床概念癌前期状态（precancerous conditions，又称癌前疾病）和病理学概念癌前病变（precancerous lesions）。

1. 胃癌前疾病

（1）慢性萎缩性胃炎（chronic atrophic gastritis，CAG）：正如在慢性胃炎一节中谈到的那样，该病是最重要的胃癌前疾病。肠型胃癌的发病与CAG进而发展为伴有肠上皮化生和异型增生直至胃癌直接相关。Correa教授在1988年总结胃癌流行病学研究的结果，提出胃癌发病和预防模式并在1992年对这一模式加以完善。

胃黏膜的慢性炎症和固有腺体的萎缩。由于壁细胞萎缩而导致泌酸量减少，患者常有胃酸低下或缺乏，使胃内硝酸盐还原酶阳性菌的检出率较正常人高2倍，促进了胃内亚硝胺类化合物的合成。此外，此类患者的胃排空时间延长，增加了胃黏膜与致癌物质的接触时间。值得注意的是，弥漫型胃癌的发病过程就可能不同于此肠型。从生物学角度上看，这一病变过程也绝非单一方向的循序渐进过程，这取决于致病与拮抗因素的组合以及宿主的易感性。病变可停留在一个阶段甚至逆转，即使出现异型增生也可在5～10年不进展到癌。从上述可以看出，一些胃慢性疾病，如萎缩性胃炎、肠上皮化生和异型增生均与胃癌有发病学的联系。

（2）胃溃疡：迄今多数学者认为胃溃疡有一定的癌变可能性。有趣的是，动物实验和临床随访提示溃疡恶变危险性不在于胃溃疡本身，而在于溃疡周围的慢性萎缩性胃炎、肠上皮化生和异型增生。文献报道胃溃疡癌变率在0.4%～3.2%，一般不超过3.0%。

（3）胃息肉：由病理组织学，胃息肉分为增生性息肉和腺瘤性息肉两类。前者发生在胃黏膜慢性炎症基础上，约占胃良性息肉的80%，癌变率低，约1%。部分增生性息肉逐渐长大，可发生局部异型增生（腺瘤性变）而恶变。后者是真性肿瘤，占10%～25%。根据病理形态，可分为腺瘤性（癌变率约10%）、绒毛状（乳头状）腺瘤性（癌变率可高达50%～70%）和混合型腺瘤性。结合息肉的病理学及形态学表现，一般认为直径>2 cm、多发性、广基者癌变率高。

（4）残胃：残胃癌是指因良性疾病切除后，于残胃上发生的癌。一般认为残胃癌应是前次良性病变切除术后5年以上（有的指10年以上）在残胃所发生的原发性癌肿，但也有学者将胃恶性肿瘤术后20年以上再发生的癌列为残胃癌。残胃癌变的机制尚未完全阐明，目前认为主要与十二指肠液反流、胃内细菌过度生长及N-亚硝基化合物作用有关。残胃癌的发病率一般为0.3%～10%。

（5）巨大胃黏膜肥厚症（Mènètrier病）：是一种罕见病，病理学表现为胃表面和小凹的黏液细胞弥漫增生，以至胃小凹明显伸长和纡曲，使胃黏膜皱襞粗大而隆起呈脑回状。病变主要见于胃体部，也可累及胃窦。临床特征是低胃酸和低蛋白血症。本病癌变率为10%～13%。

（6）疣状胃炎（verrucous gastritis，VG）：与胃癌的发生有一定关系。

2. 胃癌前病变　主要是指异型增生（dysplasia），其也称不典型增生（atypical hyperplasia）或上皮内瘤变（intraepithelial neoplasia），后者是WHO国际癌症研究协会推荐使用的术语。病理表现为胃固有腺或化生的肠上皮在不断衰亡和增殖过程中所出现的不正常分化和增殖。根据胃腺上皮细胞的异型程度和累及范围，可分为轻度和重度。

肠上皮化生（简称肠化生）是指胃固有黏膜上皮，包括幽门、胃底和贲门腺出现类似小肠黏膜上皮的现象。肠化生有相对不成熟性，具有向胃黏膜和肠黏膜双向分化的特点。详细内容可参考慢性胃炎章节。

【病理组织学】★★△△

（一）发生部位

根据国内以往的统计，胃腺癌的好发部位依次为胃窦（58%）、贲门（20%）、胃体（15%）、全胃或大部分胃（7%）。近几年贲门癌发生率有增长趋势。

（二）大体形态

1. 早期胃癌 病变仅限于黏膜和黏膜下层者为早期胃癌，其中黏膜层者为黏膜内癌，包括未突破固有膜的原位癌。包括隆起型（息肉型，Ⅰ型）、表浅型（胃炎型，Ⅱ型）和凹陷型（溃疡型，Ⅲ型），其中Ⅱ型又分为Ⅱa（隆起表浅型）、Ⅱb（平坦表浅型）及Ⅱc（凹陷表浅型）3个亚型。另外，经常存在上述各型的不同组合。

2. 进展期胃癌 胃癌突破黏膜下层累及肌层者即为进展期胃癌，也称为中、晚期胃癌。一般把已侵入肌层者称中期胃癌，侵及浆膜或浆膜外者称晚期胃癌。按照Borrmann分类，其可分为以下4个类型。

Ⅰ型（息肉样型或蕈伞型）：少见。向胃腔内生长形如菜花样隆起，中央可有糜烂与溃疡，呈息肉状，基底较宽，境界较清楚。

Ⅱ型（溃疡型）：较多见，肿瘤有较大溃疡形成，边缘隆起明显而清楚，向周围浸润不明显。

Ⅲ型（溃疡浸润型）：最多见。中心有较大溃疡，其边缘隆起，部分被浸润破坏，境界不清，癌组织在黏膜下的浸润范围超过肉眼所见的肿瘤边界，较早侵及浆膜或淋巴结转移。

Ⅳ型（弥漫浸润型）：约占10%。弥漫性浸润生长，边界模糊。因夹杂纤维组织增生，致胃壁增厚而僵硬，又称“皮革胃”（linitis plastica）。

另外，同时并存2种或以上类型者为混合型。

（三）组织病理学

1. 组织学分类较多，而其中WHO分类方法较为我国采用。

（1）腺癌：包括乳头状腺癌、管状腺癌（由分化程度分为高分化和中分化两亚类）、低分化腺癌（基本无腺管结构，胞质内含有黏液）。

（2）黏液腺癌：瘤组织含大量细胞外黏液，癌细胞“漂浮”在黏液中。

（3）印戒细胞癌：即黏液癌。

（4）特殊类型癌：包括腺鳞癌、鳞癌和类癌等。

2. Lauren分型 根据组织结构、生物学行为及流行病学等特征，胃癌可大致分为肠型胃癌及弥漫型胃癌。

肠型胃癌一般具有明显的腺管结构，类似于肠癌结构。产生的黏液类似于肠型黏液。弥漫型胃癌的癌细胞分化较差，弥漫性生长，缺乏细胞连接，大多数低分化腺癌及印戒细胞癌属于此。其实，还有10%～20%的胃癌兼有肠型和弥漫型的特征，难以归入其中的任何一型。

（四）扩散与转移

1. 直接浸润蔓延 胃窦癌主要是通过浆膜下浸润的癌细胞越过幽门环或黏膜下的癌细胞通过淋巴管蔓延侵及十二指肠。贲门癌等近端癌则可直接扩展侵犯食管下端。胃癌也可直接蔓延至网膜、横结肠及肝和胰腺等。

2. 淋巴结转移 约70%的胃癌转移（尤其是弥漫型胃癌更多）由淋巴结途径进行。癌细胞经过胃黏膜和黏膜下淋巴丛，转移至胃周淋巴结、主动脉旁淋巴结及腹腔动脉旁淋巴结。胃的淋巴系统与锁骨上淋巴结相连接，转移到该处时称为Virchow淋巴结。

3. 血行转移 最常转移到肝，其次是肺、腹膜及肾上腺，也可转移到肾、脑、骨髓等。

4. 种植转移 癌细胞侵及浆膜层脱落入腹腔，种植于肠壁和盆腔，如种植于卵巢，称为Krukenberg瘤；也可在直肠周围形成一明显的结节状板样肿块（Blumer' s shelf）。

（五）临床病理分期

胃癌分期的演变：美国癌症联合委员会（AJCC）于2010年对胃癌TNM分期进行修订，具体标准如下。

T 原发肿瘤

T_X 原发肿瘤不能评估

T_0 没有原发肿瘤证据

T_{is} 原位癌：上皮内肿瘤，未侵及固有层

T_1 肿瘤浸润固有层、黏膜肌层或黏膜下层

T_{1a} 肿瘤浸润固有层或黏膜肌层

T_{1b} 肿瘤浸润黏膜下层

T_2 肿瘤浸润固有肌层 *

T_3 肿瘤穿透浆膜下结缔组织，而尚未浸润脏腹膜，但未累及邻近结构 **

T_4 肿瘤浸润浆膜（脏腹膜）或邻近结构 ***

T_{4a} 肿瘤浸润浆膜（脏腹膜）

T_{4b} 肿瘤浸润邻近结构

N 区域淋巴结

N_X 区域淋巴结不能评估

N_0 无区域淋巴结转移 &

N_1 1～2个区域淋巴结有转移

N_2 3～6个区域淋巴结有转移

N_3 7个及以上区域

N_{3a} 7～15个区域淋巴结有转移

N_{3b} 16个及以上区域淋巴结有转移

M　远处转移状

M_0　无远处转移

M_1　有远处转移

组织学分级（G）

G_X　分级无法评估

G_1　高分化

G_2　中分化

G_3　低分化

G_4　未分化

注：* 肿瘤可以穿透固有肌层达胃结肠韧带或肝胃韧带或大、小网膜，但没有穿透这些结构的脏腹膜。在这种情况下，原发肿瘤的分期为 T_3。如穿透覆盖胃周围韧带或网膜的脏腹膜，则为 T_4。** 胃的邻近结构有脾、横结肠、肝、横膈、胰腺、腹壁、肾上腺、肾、小肠和后腹膜。*** 胃癌如向内扩散至食管或十二指肠，其分期取决于包括胃在内的组织肿瘤最大浸润深度。& pN_0 为所有被送检的淋巴结均为阴性，而不论被切除和送检的淋巴结数目多少。

根据上述的定义，各期的划分如表 7-8 所示。

表 7-8　胃癌的 TMN 分期

0 期	T_{is}	N_0	M_0
I_a 期	T_1	N_0	M_0
I_b 期	T_2	N_0	M_0
	T_1	N_1	M_0
II_a 期	T_3	N_0	M_0
	T_2	N_1	M_0
	T_1	N_2	M_0
Ⅱb 期	T_{4a}	N_0	M_0
	T_3	N_1	M_0
	T_2	N_2	M_0
	T_1	N_3	M_0
Ⅲa 期	T_{4a}	N_1	M_0
	T_3	N_2	M_0
	T_2	N_3	M_0
Ⅲb 期	T_{4b}	N_0	M_0
	T_{4b}	N_1	M_0
	T_{4a}	N_2	M_0
	T_3	N_3	M_0
Ⅲc 期	T_{4b}	N_2	M_0
	T_{4b}	N_3	M_0
	T_{4a}	N_3	M_0
Ⅳ期	任何 T	任何 N	M_1

【临床表现】★★★△△△

（一）症状

胃癌早期多无症状或无特异性症状。甚至发展至一定时期，出现的症状亦无特征性，包括上腹不适、嗳气、吞酸等。

进展期胃癌可出现如下症状。

1. 上腹疼痛　最常见，但因无特异性也常常被忽视。疼痛性质可有隐痛、钝痛。多与饮食关系不定，有的可有类似消化性溃疡症状，应用抗酸或抑酸治疗有效。当肿瘤发生转移时（尤其是侵及胰腺时），则有后背等放射痛。肿瘤穿孔时，则可出现剧烈腹痛等急腹症症状。应当注意，老年人感觉迟钝，不一定出现腹痛，而往往以腹胀为主。

2. 食欲减退、消瘦及乏力　尽管是非特异症状，但出现频率较高且呈进行性加重趋势。可伴有发热、贫血和水肿等全身症状。晚期可出现恶病质。

3. 恶心与呕吐　在较早期即可出现，以餐后饱胀及恶心为主。中、晚期则可因肿瘤致梗阻或胃功能紊乱所致。对于贲门癌，则可较早进食时梗阻感乃至进展成吞咽困难和食物反流，或者有反复打嗝和呃逆。胃远端癌引起幽门梗阻时可致呕吐腐败臭气味的隔夜宿食。

4. 出血和黑粪　约 20% 的早期癌患者有出血或黑粪等上消化道出血征象，中、晚期者则比例更高。即便是粪便隐血试验阳性，也可有较大量呕血及黑粪。老年患者有时甚至出现无明显其他症状的黑粪。

5. 肿瘤转移致症状　包括腹水、肝大、黄疸及其他脏器转移的相应症状。临床上有时遇到首发症状为转移灶的症状，如卵巢肿块、脐部肿块等。

（二）体征

早期胃癌常无明显体征，中、晚期者可出现上腹深压痛或伴轻度肌抵抗感。上腹部肿块约出现在 1/3 进展期胃癌患者，多质地较硬和不规则及压痛。另外，可出现一些肿瘤转移后体征，如肝大、黄疸、腹水、左锁骨上等处淋巴结肿大。其他当有胃癌伴癌综合征时，可有血栓性静脉炎和皮肌炎及黑棘皮病等相应体征。

（三）并发症

胃癌的主要并发症包括出血、穿孔、梗阻、胃肠癌瘘管和周围脓肿及粘连。

（四）伴癌综合征（paraneoplastic syndromes）

某些胃癌可分泌激素和具有一定生理功能的物质，而引起一系列临床表现，包括反复发作的表浅性血栓静脉炎（Trousseau 征）及过度色素沉着；黑棘皮症，皮肤皱褶处有过度色素沉着，尤其是双腋下；皮肌炎、膜性肾病、累及感觉和运动通路的神经肌肉病变等。

【辅助检查】★★△△

（一）内镜检查

内镜检查结合病理检查是最重要的辅助检查。

1. 早期胃癌 癌组织浸润深度限于黏膜层或黏膜下层，且无论淋巴结转移与否，也不论癌灶表面积大小。对于癌灶面积为 5.1～10 mm 者为小胃癌（small gastric carcinoma，SGC），而＜5 mm 者为微小胃癌（micro gastric carcinoma，MGC）。原位癌是指癌灶仅限于腺管内，未突破腺管基底膜者。如内镜活检证实为胃癌无误，但手术切除病理连续切片未发现癌者称为“一点癌”。

Ⅰ型即隆起型（protruded type），表现为局部黏膜隆起呈息肉状，可有蒂或广基，表面粗糙或伴糜烂。

Ⅱ型即表浅型（superficial type），界限不明，可略隆起或略凹陷，表面粗糙。可分为 3 个亚型。Ⅱa 型（浅表隆起型），表面不规则，凹凸不平，伴有出血、糜烂、附有白苔、色泽红或苍白。易与某些局灶性异型增生混淆。Ⅱb 型（浅表平坦型），病灶既无隆起亦无凹陷，仅见黏膜色泽不一或欠光泽，粗糙不平，境界不明。有时与局灶性萎缩或溃疡瘢痕鉴别困难。Ⅱc 型（浅表凹陷型），最常见。黏膜凹陷糜烂，底部细小颗粒，附白苔或发红，可有岛状黏膜残存，边缘不规则。

Ⅲ型即凹陷型（excavated type），病灶明显凹陷或有溃疡，底部可见坏死组织之白苔或污秽苔，间或伴有细小颗粒或小结节，有岛状黏膜残存，易出血。混合型即以上两种形态共存一个癌灶中者。

2. 进展期胃癌 癌组织已侵入胃壁肌层、浆膜层或浆膜外，不论癌灶大小或有无转移均称为进展期胃癌。内镜下分型多沿用 Borrmann 分类方法。

隆起为主的病变较大，不规则可呈菜花或菊花状，表面可有溃疡和出血。凹陷为主的病变则以肿块中间溃疡为突出表现，基地粗糙和渗出与坏死。边缘可呈结节样不规则。

（二）病理组织学检查

详见本章病理组织学部分。活组织检查对于胃癌尤其是早期胃癌的诊断至关重要，其确诊率高达 90%～95%。注意取材部位是凹陷病变边缘的内侧四周以及凹陷的基底，隆起病变应在顶部与基底部取材。

（三）影像学检查

1. X 线检查

（1）早期胃癌：气钡双重对比造影可发现小充盈缺损，提示隆起型早期胃癌的可能，其特点是表面不规整、基底部宽。而对于浅表型者，可发现颗粒状增生或部分见小片钡剂积聚胃壁可较僵硬。凹陷型者可见浅龛影，底部毛糙不平。

（2）进展期胃癌

1）Borrmann Ⅰ型：充盈缺损为主，薄层对比法可观察隆起灶基底部的形态和估计隆起的高度方面有较大的作用。

2）Borrmann Ⅱ型：当癌肿较小时，癌性溃疡与环堤都相对较为规则。随着癌肿的生长，环堤增宽，溃疡加深，环堤的内缘呈结节状，龛影的形态变得不规则，形成所谓的“指压迹”和“裂隙征”。溃疡底多呈不规则的结节状，凹凸不平。环堤的外缘多清晰锐利，与周围胃壁分界清楚。

3）Borrmann Ⅲ型：本型充盈像为主要表现。胃腔狭窄、胃角变形、边缘异常和小弯缩短。胃窦部者显示胃窦僵硬、胃腔狭窄；位于胃体小弯者则表现为大弯侧的切迹、B 字形胃或砂钟胃等；位于贲门部的癌，除贲门狭窄变形外，还可表现为胃底穹隆部的缩窄。当癌肿累及胃角部时，可出现胃角的轻度变形、胃角开大甚或胃角消失，常伴有胃壁边缘的不光滑或充盈缺损。小弯与大弯胃壁边缘的异常，可由癌肿直接侵袭或间接牵拉所致，主要表现为胃壁的僵直、边缘不光滑以及充盈缺损。

4）Borrmann Ⅳ型：胃腔狭窄，胃壁僵硬可呈直线状、阶梯状或不规则状，蠕动消失，黏膜异常。

2. CT 诊断

（1）胃癌的基本征象：主要表现为胃壁增厚（可为局限性或弥漫性）、腔内肿块（可为孤立隆起、溃疡（胃癌形成腔内溃疡）、环堤（外缘可锐利或不清楚）和胃腔狭窄。

（2）胃癌的转移征象：观察胃癌腹腔或肺部转移是 CT 的主要作用之一，可分析淋巴结大小、形态，也可研究浆膜及邻近器官受侵情况。

3. 核磁共振成像检查 部分作用类似 CT。

4. 实验室检查 常规检查可表现为缺铁性贫血和粪便隐血试验阳性甚至伴肝转移时可出现肝功能异常。一些肿瘤标志物包括 CEA、CA19-9、CA72-4、CA125、CA50、AFP、组织多肽抗原（tissue polypeptide antigen，TPA）及涎酸化 Tn 抗原（sialyl Tn antigen，STn）等检查可能对于病情进展、复发监测和预后评估有一定帮助，但它们的灵敏度和特异性均有待于提高。

【诊断】★★△△

主要是如何早期诊断。

（一）普查与高危人群的筛查

日本自 1968 年起在胃癌高发地区开展气钡双重造影和胃镜检查筛查胃癌，能检出早期胃癌病例，对早期胃癌行手术或内镜黏膜切除术（endoscopic mucosal resection，EMR），是早期胃癌的首选治疗方法。尤其是 EMR 术后患者恢复迅速。在日本，早期胃癌占胃癌的 40%～50%，大大改观胃癌患者的预后。但日本的普查经验很难在其他国家推广。我国曾有在胃癌高发地区应用吞服隐血珠做隐血试验的方法，阳性者进一步以胃镜筛查胃癌。此外，亦有应用问卷计分进行胃癌筛查，计分高者做胃镜检查。上述方法均可检出早期胃癌患者。近来还有取胃液做荧光光谱分析以鉴别良、恶性病变。

高危人群的发现至关重要。要提高早期胃癌的诊断率，需对癌前状态，如胃腺瘤、胃溃疡、残胃、萎缩性胃炎和肠化生等进行定期随访和胃镜检查。对中、重度异型增生病变者，更应密切观察，以免遗漏胃癌的诊断。对有胃癌家族史者，亦应警惕胃癌的发病。现已证实有胃癌家族史和幽门螺杆菌（*H. pylori*）阳性者，如伴有白细胞介素 -1（IL-1）基因变异和低胃酸分泌，PG Ⅰ/Ⅱ 试验阳性者，OLGA 或 OLGIM 分期 3 期或 4 期者（详见慢性胃炎章节）则为胃癌易感者，应定期做检查和随访。当然，目前对早期胃癌的诊断仍依靠内镜和组织病理学检查。

（二）特殊内镜检查在早期胃癌诊断中的应用

近年来，内镜技术进展较快，弥补了传统内镜检查的一些不足，提高了早期胃癌的检出率。除放大内镜外，还有色素内镜、荧光光谱成像内镜和超声内镜等。

1. 放大内镜（magnifying endoscopy） 放大内镜能使消化道黏膜图像放大 80 倍以上，主要用于观察黏膜腺管开口或小凹和绒毛的改变；与组织学对比，胃黏膜粗糙、不规整见于隆起型早期胃癌，凹陷型早期胃癌的小凹更细，黏膜微细结构破坏或消失，可出现异常毛细血管。与常规内镜检查相比，放大内镜对小胃癌的诊断率明显为高，敏感性和特异性分别为 96.0% 和 95.5%。

2. 色素内镜（chromoscopy） 自 20 世纪 80 年代以来，色素内镜用以诊断浅表型或胃炎样早期胃癌（$Ⅱ_b$ 型）颇有成效，而常规内镜检查对此常难以确诊。内镜检查的同时在胃肠道黏膜上喷色素或染料，根据正常黏膜与病变黏膜之间的对比来提高早期胃癌的检出率。常用的染料有甲紫、刚果红、亚甲蓝、靛胭脂等。相关荟萃分析证明，相对于普通内镜，色素内镜对早期胃癌的诊断率更高。

3. 荧光光谱成像内镜（fluorescence endoscopy） 近年来，蓝光诱发荧光内镜在胃肠道早期恶性肿瘤和癌前病变的诊断中取得了较高的诊断率。蓝光、紫光或紫外光照射胃肠道黏膜，能激发组织产生较激发光波长更长的荧光，即自体荧光。正常组织的荧光波长与癌肿的荧光波长有所不同，在内镜图像中以假彩色显示自体荧光，可鉴别正常组织、癌肿或异型增生（如红色或暗红色提示癌肿，蓝色提示良性病灶）。荧光光谱成像内镜对早期胃癌的诊断具有重要价值。

4. 超声内镜（endoscopic ultrasonography，EUS） 超声内镜结合了内镜与超声技术，不但可以在镜下直接观察胃黏膜情况，清晰显示各层胃壁，同时也可判断黏膜下胃癌有无转移，发现胃周淋巴结肿大和周围重要脏器受侵情况，以此来为早期胃癌行进一步的分期。超声内镜下早期胃癌的主要表现为不规则的低回声，黏膜、黏膜下层呈中断、增厚等。

5. 窄带成像内镜（NBI） 通过窄谱滤光器留下波长为 605 mm、415 mm、540 mm 的红、蓝、绿 3 种光波，血液可吸收此 3 种光波，使黏膜下血管和黏膜上皮的对比度和清晰度加强，便于观察黏膜表面微血管、微腺管的形态。由于胃腔相对较大，单纯使用 NBI 进行操作时视野较暗，临床上常与放大内镜联合来观察病变。

此外，还有其他特殊内镜检查有助于胃癌的诊断，如共聚焦内镜（confocal endoscopy）、反射与散射分光内镜（reflectance and light-scattering spectroscopy）、三维分光镜（trimodal spectroscopy）、红外分光镜（infrared spectrometry）等，现仍处于临床应用的初步阶段或实验研究阶段。鉴于其有一定的技术要求和费用较昂贵，恐难以很快地在我国临床普及应用。

（三）组织病理学

一些被日本病理学家认为是癌症的黏膜内新生物，在西方国家却被诊断为异型增生。在欧美国家，部分异型增生甚至分化良好的腺瘤被归类为炎症和再生变化。而实际上随访研究证实，75% 的重度异型增生可在 8 个月内演变为癌症。东、西方国家对胃黏膜病变病理学分级标准的差异，部分决定了其对早期胃癌的判断和诊断，同时影响早期治疗。正确地使用 Vienna 胃肠道上皮性肿瘤分类标准，将有助于减少东、西方国家对异型增生和早期胃癌定义的差异。

（四）分子生物学研究

胃癌发生早期的某些分子学事件具有重要意义，如一些生长因子及其受体相关的癌基因的活化或突变（*c-myc*、*c-met*、*K-sam* 和 *cox-2* 过表达）、抑癌基因的失活（如 *p53* 突变，*p16*^{INK4A}、DAP 激酶、THBS1、hMLH1 和 Runx3 以及 VHL 启动子区的高甲基化）、端粒酶的活化和微卫星不稳定等，但大多数均缺乏器官特异性。来自日本的报道认为血清可溶性 IL-2R 水平升高提示早期胃癌患者有淋巴结转移的可能。新近 cDNA 和组织芯片的结合，分别针对肠型和弥漫型胃癌揭示了部分新的分子生物学标志物，但未能分析早期胃癌或癌前病变的相应变化。寻找到血清胃癌生物标志物将有助于早期胃癌的诊断，这是今后肿瘤学家肩负的科研重任。

【鉴别诊断】★△

不同分型的胃癌分别须与胃溃疡、胃息肉、胃的其他恶性肿瘤（淋巴瘤等）、良性肿瘤甚至炎症伴糜烂等相鉴别。这些主要靠胃镜和病理组织学检查。对于胃癌晚期出现其他脏器转移者，则要与该器官其他疾病鉴别。当出现腹水时，则要与常见的肝硬化腹水等鉴别。

内镜下发现广基息肉<0.5 cm、亚蒂息肉<1.0 cm 和有蒂息肉<2 cm 者良性情况多见。注意，某些良性溃疡在强力 PPI 治疗后可能有愈合情况，故一定要反复多次在溃疡边缘或基底部活检较为妥当。

【治疗】★★△△

（一）外科治疗

外科手术是治疗胃癌的主要手段。根据肿瘤是否转移、患者自身体质情况决定手术方式。但无论是根治术还是姑息手术，总的手术原则是尽量切除肿瘤组织和解除肿瘤造成的梗阻症状等。胃切除范围可分为近端胃切除、远端胃切除及全胃切除，切除后分别用 BillrothⅠ、BillrothⅡ及 Roux-en-Y 式重建消化道连续性。目前国内普遍将 D2 手术作为进展期胃癌淋巴结清扫的标准手术。手术效果取决于胃癌的分期、浸润的深度和扩散范围。

（二）非手术治疗

1. 化学疗法　包括外科手术前的新辅助化疗以缩小原发灶增加根治切除的可能性；术后辅助化疗用于清除隐匿性转移灶以防止复发；对于肿瘤已经播散不能手术者，则由此控制症状延长生存期。化疗方案应根据患者的体力状态、合并症、毒性反应进行选择。鉴于两种细胞毒药物联合方案相对较低的毒性，首选于进展期疾病。

可包括围术期化疗、术前化放疗、术后化放疗、术后化疗（进行原发 D2 淋巴结清扫术的患者）、不可切除局部晚期、复发或转移性患者的系统治疗（局部方案不适用时）。

常用的药物和化疗方案（以下列举部分，参照 NCCN2017 版指南）如下。

（1）围手术期

1）1 类推荐：氟尿嘧啶（5-FU）和顺铂（5-FU 800 mg/m^2，静脉滴注，每天持续滴注 24 h，第 1～5 天；顺铂 75～80 mg/m^2，静脉滴注，第 1 天，28 d 为 1 个疗程，术前应用 2～3 个疗程、术后应用 3～4 个疗程，共计 6 个疗程）。

2）其他：① 氟尿嘧啶＋奥沙利铂（奥沙利铂 85 mg/m^2，静脉滴注，第 1 天；四氢叶酸 400 mg/m^2，静脉滴注，第 1 天；5-FU 400 mg/m^2，静脉滴注，第 1 天；5-FU 1200 mg/m^2，每天持续静脉滴注 24 h，第 1～2 天，每 14 天为 1 个疗程）。② ECF（表柔比星、顺铂和 5-FU）（表柔比星 50 mg/m^2 静脉滴注，第 1 天；顺铂 60 mg/m^2 静脉滴注，第 1 天；5-FU 200 mg/m^2，静脉滴注，持续泵入 24 h，每天 1 次。21 d 为 1 个疗程，术前应用 3 个疗程，术后应用 3 个疗程）。

（2）术前放化疗

1）1 类推荐：① 紫杉醇＋卡铂（紫杉醇 50 mg/m^2，静脉滴注，第 1 天；卡铂 AUC 2，静脉滴注，第 1 天，每周 1 次，共 5 周）。②顺铂＋氟尿嘧啶类（顺铂 75～100 mg/m^2，静脉滴注，第 1 天，第 29 天；5-FU 750～1000 mg/m^2，静脉滴注，每天持续泵入 24 h，第 1～4 天、第 29～32 天，35 d 为 1 个疗程）。③奥沙利铂＋氟尿嘧啶类（奥沙利铂 85 mg/m^2，静脉滴注，第 1 天；四氢叶酸 400 mg/m^2，静脉滴注，第 1 天；5-FU 400 mg/m^2，静脉滴注，第 1 天；5-FU 800 mg/m^2，每天持续静脉滴注 24 h，第 1～2 天，14 d 为 1 个疗程，3 个疗程与放疗同步，3 个疗程在放疗后进行）。

2）其他：紫杉烷类＋氟尿嘧啶类（紫杉醇 45 mg/m^2，静脉滴注，第 1 天；5-FU 300 mg/m^2，静脉滴注，第 1～5 天，每周 1 次，共 5 次）。

（3）术后放化疗

1）1 类推荐：5-FU＋四氢叶酸（5-FU 425 mg/m^2，静脉注射，第 1～5 天；四氢叶酸 20 mg/m^2 静脉注射第 1～5 天，28 天为 1 个周期，放疗前第 1 周期，放疗后第 3、第 4 周期。5-FU 400 mg/m^2，静脉注射，第 1～4 天、第 31～33 天；四氢叶酸 20 mg/m^2 静脉注射，第 1～4 天，第 31～33 天，第 2 个疗程，放疗期间，共 35 d）。

2）其他：卡培他滨（卡培他滨 750～1000 mg/m^2，口服，每天 2 次，第 1～14 天，28 d 为 1 个周期，放化疗前 1 个周期，放化疗后 2 个周期）。

（4）术后化疗

1）1 类推荐：卡培他滨＋奥沙利铂（奥沙利铂 130 mg/m^2，静脉注射，第 1 天；卡培他滨 1000 mg/m^2，口服，每天 2 次，第 1～14 天，21 d 为 1 个周期，共 8 个周期）。

2）不可切除局部晚期、复发或晚期肿瘤的化疗。

一线治疗：曲妥珠单抗＋化疗用于 HER2-neu 过表达的腺癌患者（曲妥珠单抗，起始剂量为 8 mg/kg，静脉滴注，第 1 周期的第 1 天；之后曲妥珠单抗 6 mg/kg，静脉滴注，每 21 天 1 次）。

首选方案：顺铂＋5-FU（顺铂 75～100 mg/m^2，静脉滴注，第 1 天；5-FU 750～1000 mg/m^2，静脉滴注，每天持续泵入，第 1～4 天，每 28 天为 1 个周期）。奥沙利铂＋5-FU（奥沙利铂 85 mg/m^2，静脉滴注，第 1 天；四氢叶酸 400 mg/m^2，第 1 天；5-FU 400 mg/m^2，静脉滴注，第 1 天；5-FU 1200 mg/m^2 静脉滴注，每天持续泵入，第 1～2，每 14 天为 1 个周期）。

其他方案：紫杉醇＋顺铂或卡铂（紫杉醇 135～200 mg/m^2，静脉滴注，第 1 天；顺铂 75 mg/m^2，静脉滴注，第 2 天；21 天为 1 个周期）。多西紫杉醇＋顺铂（多西紫杉醇 75～80 mg/m^2，静脉滴注，第 1 天；顺铂 70～75 mg/m^2，静脉滴注，第 2 天；21 d 为 1 个周期）。DCF 改良方案（多西紫杉醇 40 mg/m^2，静脉滴注，第 1 天；四氢叶酸 400 mg/m^2，第 1 天；5-FU 400 mg/m^2，静脉滴注，第 1 天；5-FU 1000 mg/m^2，静脉滴注，每天持续泵入，第 1～2 天，顺铂 50 mg/m^2，静脉滴注，第 3 天；14 d 为 1 个周期）。ECF 改良方案（表柔比星 50 mg/m^2，静脉滴注，第 1 天；奥沙利铂 130 mg/m^2，第 1 天；5-FU 200 mg/m^2，静脉滴注，每天持续泵入，第 1～21 d，21 d 为 1 个周期）

二线治疗首选方案：雷莫芦单抗和紫杉醇（雷莫芦单抗 8mg/kg，静脉滴注，第 1、第 15 天；紫杉醇 80 mg/m^2，静脉滴注，第 1、第 8，第 15 天；28 d 为 1 个周期）。紫杉醇类（多西紫杉醇 75～100 mg/m^2，静脉滴注，第 1 天，21 d 为 1 个周期）。伊立替康（伊立替康 250～350 mg/m^2，静脉滴注，第 1 天，21 d 为 1 个周期）。

其他方案：伊立替康＋顺铂（伊立替康 65 mg/m^2，静脉滴注，第 1、第 8 天；顺铂 25～30 mg/m^2，静脉滴注，第 1 天，第 8 天；21 d 为 1 个周期）。伊立替康＋氟尿嘧啶（伊立替康 250 mg/m^2 静脉滴注，第 1 天；卡培他滨 625 mg/m^2，口服，每天 2 次，第 1～14 天，21 d 为 1 个周期）。

大多数化疗药物有各种不良反应，包括消化道反应、心血管和造血系统及肝肾功能影响、脱发和皮肤反应等。应采取相应的及时检测。

2. 内镜下治疗　胃镜下手术切除早期癌，包括胃黏膜切除术、黏膜下剥离术、激光治疗、光动力治疗、微波治疗等。

（1）黏膜切除术（EMR）：不超过 2 cm 的黏膜内癌可用 EMR 治疗。但在临床实践中胃癌内镜下黏膜切除术存在诸如术前如何区别黏膜内癌或黏膜下癌、原发病灶切除不完全、淋巴结内残余病灶，以及尚缺乏长期随访资料。

（2）黏膜下剥离术（ESD）：是在 EMR 基础上发展而来的新技术，完全切除的标本应每个切片边缘均未见癌细胞；任何一个切片之长度应大于相邻切片中癌肿的长度；癌灶边缘距切除标本断端的水平方向距离，在高分化管状腺癌应＞1.4 mm，中分化管状腺癌则应＞2.0 mm。

（3）Nd：YAG 激光：主要适应证为早期癌直径＜2 cm，局限于黏膜层的边缘清晰之隆起型；另外，局部进展期胃癌及胃 - 食管连接部癌发生梗阻者，可以此缓解梗阻狭窄等，改善症状。

（4）光动力治疗：最普遍使用的光敏剂是 HpD（血卟啉衍生物），早期癌是最佳治疗对象，治疗局部进展期胃癌只要光可以照到的范围内均有治疗作用。

（5）微波凝固治疗：早期可达到根治效果，晚期为姑息治疗。本法操作简便，发生并发症少，较为安全。

3. 放射治疗 总之效果欠佳。未分化癌、低分化癌、管状腺癌、乳头状腺癌均对放疗有一定的敏感性；如癌灶小而浅在，无溃疡者可能效果最好。

4. 免疫治疗

（1）正常情况下，机体的免疫系统可识别、清除肿瘤细胞。T细胞表面有两个免疫抑制信号：CTLA-4和PD-1。免疫治疗主要针对免疫抑制信号、激活自身免疫细胞而杀伤肿瘤细胞。抗CTLA-4单抗temelimumab、抗PD-1的人源化IgG4单抗nivolumab、pembrolizumab尚处于临床研究阶段。

（2）淋巴细胞过继治疗（chimeric antigen receptor-modified T cells immuntherapy，CAR-T）指使T细胞具有特异性结合肿瘤细胞表面抗原而杀伤肿瘤细胞的能力，在实体瘤中的研究尚处于起步阶段。

5. 其他治疗 胃癌的治疗还包括中医中药治疗、营养支持治疗和对症处理等。

【并发症的诊断、治疗及预防】★△

并发症主要包括出血、幽门或贲门梗阻、穿孔。

1. 出血 约5%的患者可发生大出血，表现为呕血和（或）黑粪，偶为首发症状。

2. 幽门或贲门梗阻 病变位于贲门或胃窦近幽门部时常发生。

3. 穿孔 较良性溃疡少见，多见于幽门前区的溃疡型癌。

依靠病史、体格检查和粪便隐血试验和腹部X线片等影像检查可诊断。出血治疗包括内镜下止血、应用补液止血和支持治疗。当系器质性梗阻，必要时可考虑姑息手术治疗。

【预后】★△

未经治疗的进展期胃癌，自出现症状后的平均生存期约为1年，90%的患者在1年内死亡。国内胃癌根治术后的5年生存率一般在20%～30%。而早期胃癌中黏膜内癌的5年生存率为96.4%，10年生存率为94.2%，黏膜下癌的5年生存率为93.9%，10年生存率为87.8%。早期胃癌的平均5年生存率为95.2%，10年生存率为90.9%。

影响胃癌预后的因素中，60岁以上的胃癌患者预后较好，青年患者则因未分化癌多而预后较差。多因素分析证明，肿瘤的浸润深度（*RR* 4.76）对胃癌的预后影响最大，其次为淋巴结转移（*RR* 4.39），后依次为远处转移（*RR* 2.33）、淋巴清除（*RR* 2.06）、年龄（*RR* 1.94）及癌的组织类型（*RR* 1.55）与肿瘤的大小（*RR* 1.40）。

【预防】★★△△

胃癌的预防措施可分为3级（表7-9）。

表7-9 胃癌的预防措施

预防级别	预防名称	预防内容
一级	病因预防	针对致病因子采取的措施，也是预防疾病发生的根本措施。①积极治疗癌前疾病和癌前病变；②饮食预防：不吃或少吃熏制、油炸、烟熏、烘烤、霉变食物，避免吃富含硝酸盐和亚硝酸盐的食物，提倡低盐饮食，多吃新鲜蔬菜、水果和蛋白质丰富的食物，饮食规律、不暴饮暴食，少或不吸烟，不饮烈性酒；③抗*Hp*治疗；④化学预防：目前研究主要针对补充微营养素（如维生素C、叶酸和硒制剂等）对胃癌的预防
二级预防	早诊早治	早发现、早诊断、早治疗。目前进行较多的是高危人群的筛选
三级预防	综合防治	对症治疗、避免复发和防止疾病发展，提高中、晚期胃癌患者的生存率和生活质量

（房静远 高琴琰）

第6节 胃肠间质瘤

胃肠道间质瘤（gastrointestinal stromal tumors，GIST）是胃肠道最常见的间叶源性肿瘤，在生物学行为和临床表现上可以从良性至恶性，免疫组化检测通常表达CD117，显示卡哈尔细胞（Cajal cell）分化，大多数病例具有c-kit或PDGFRA功能获得性突变。GIST不是既往所指的平滑肌肿瘤和神经鞘瘤。

【流行病学】△

GIST好发于50～70岁人群，40岁以下确诊者十分少见，GIST男、女发病率无明显差异。由于既往对该病认识不足，故难有准确的发病率统计，在欧洲发病率为（1～2）/10万人，据估计美国每年新发病例为5000～6000例，但其真实发病率可能被低估。大多数GIST为散发型，偶见家族性GIST报道。GIST多发生于胃（60%～70%），其次为小肠（20%～25%），较少见于结肠、食管及直肠，亦有少部分可发生于胃肠道外，包括网膜、肠系膜和腹膜。

【病因和分子生物学】★

GIST的发病机制多认为是由*c-kit*或*PDGFRA*基因功能获得性突变所引起的，从而组成激活依赖配体的受体并抑制信号通路，导致细胞周期与细胞增殖失控，并抑制细胞凋亡。

1998年，Hirota等首次报道*c-kit*基因的功能获得性突变在GIST发病过程中的重要作用，从而拉开了GIST分子诊断和靶向治疗的序幕。2003年，Heinrich及其同事报道*c-kit*基因野生型GIST患者中存在*PDGFRA*基因突变，使GIST的发病机制更为完善。*c-kit*基因与*PDGFRA*基因都在染色体4q12上，均为编码Ⅲ型酪氨酸激酶家族的跨膜受体，其天然配体为造血干细胞因子（SCF）。正常情况下，c-kit/PDGFRA蛋白酪氨酸激酶激活以及信号转导是在与配体SCF结合后启动的，SCF与c-kit/PDGFRA受体结合导致受体分子二聚化，在信号转导完成后受体发生内在化而降解。但在*c-kit/PDGFRA*基因近膜结构域发生突变后，消除了近膜结构域对激酶活性的抑制作用，c-kit/PDGFRA受体不依赖配体便可结合成二聚体，并导致酪氨酸激酶结构域自身磷酸化最终激活c-kit或PDGFRA的底物，如PI3K/Akt、Ras/MAPK和JAK/STAT，从而促进细胞周期的激活、细胞增殖并抑制其凋亡。GIST分子机制的明确和完善，不仅证实了GIST是一种独立的肿瘤类型，明确了其与平滑肌和神经源性肿瘤的有效鉴别，更重要的是为后续其靶向药物的寻找和开发提供了重要的理论指导。

【病理学】△

（一）大体标本

GIST多于消化道黏膜下、固有肌层或浆膜下呈膨胀性生长，表面光滑，边界清楚，外观呈结节状或多结节状。切面呈灰白色或灰红色，质嫩、细腻，可伴出血、坏死、囊性变等继发性改变。腹腔内GIST可由纤维性假性包膜包绕。

（二）组织学

1. 光镜 根据瘤细胞的形态通常将GIST可分为3类：梭形细胞型（70%）、上皮样细胞型（20%）和梭形细胞-上皮样细胞混合型（10%）。少数病例可含有多形性细胞，常见于上皮样GIST内。上皮样细胞型GIST多发生于胃和大网膜，瘤细胞呈巢状或片状分布，嗜酸性，部分细胞体积较大，核深染，形态多样，可见糖原沉积或核周空泡样改变。梭形细胞为主型GIST中瘤细胞呈梭形或短梭形，胞质红染，核为杆状，两端稍钝圆，呈束状或旋涡状分布。肿瘤的间质内含有纤细的胶原纤维，部分可伴有玻璃样变性，亦可出现炎症性细胞浸润、黏液样变性、出血囊性变及凝固性坏死等。

2. 超微结构特征 电镜下，GIST瘤细胞呈现多向分化或不确定分化特征，主要包括①肌源性分化特征：包括细胞内质膜下细丝、质膜密斑、细胞外基板、不成熟细胞连接等一些平滑肌分化的超微结构；②神经源性分化特征：包括复杂的细胞质延伸和神经样突起、微管、神经轴突样结构以及致密核心的神经内分泌颗粒等；③未分化特征：胞质内没有特定分化结构而类似成纤维细胞或原始间叶细胞，含丰富核糖体、粗面内质网等非特异性结构。

3. 免疫组织化学特征 免疫组化检测CD117阳性率为94%～98%，DOG1阳性率为94%～96%，两者具有高度一致性。大多数梭形细胞GIST（特别是胃GIST）表达CD34，但在上皮样GIST的表达不一致，在小肠GIST中CD34可为阴性。

需要注意的是，少数非GIST肿瘤（如贲门平滑肌瘤、腹膜后平滑肌瘤、直肠肛管恶性黑色素瘤等）亦可表达CD117和（或）DOG1，应联合采用其他标记加以鉴别。

4. 分子病理学特征 绝大多数散发性（非家族性）GIST存在*c-kit*基因或*PDGFRA*基因突变。*c-kit*基因突变率达75%～85%，且以11号外显子和9号外显子突变最常见，分别为65%～70%和10%～13%，13号外显子和17号外显子突变者少见，均不足1%。约有1/3的无*c-kit*基因突变的GIST存在*PDGFRA*基因突变，主要发生于12、14和18号外显子。约10%的患者为无突变野生型GIST。儿童GIST及伴有Carney三联征（包括GIST、肾上腺外副神经节瘤和肺软骨瘤）患者多为野生型。目前认为，基因突变类型与靶向药物治疗疗效有关，但其与GIST预后关系目前尚存争议。

【临床表现】★

GIST可发生于消化道自食管至直肠的任何部位，GIST的临床表现与肿瘤大小、部位、生长方式有关。早期GIST瘤体较小，可无任何症状，多由体检或其他手术中意外发现。当肿瘤较大时，可出现消化道出血、腹痛、腹部包块等症状。

（一）消化道出血

由于肿瘤表面黏膜缺血和溃疡形成，血管破裂所致；其次为肿瘤中心坏死或囊性变向胃或肠腔内破溃的结果。肿瘤多生长在腔内，按肿瘤部位可表现为呕血和（或）便血，出血量不等。少数患者可出现瘤体自发破裂出血，出血量大，可致出血性休克。

（二）腹痛

出现不同部位的腹痛，为胀痛、隐痛或钝痛性质。由于肿瘤向腔内生长形成溃疡或由腔外生长并向周围组织压迫所致，可引起穿孔或破溃而形成急腹症的临床表现，如急性腹膜炎、肠梗阻等，这些并发症的出现往往可表现为本病的首发症状。

（三）腹部包块

以肿瘤向腔外生长多见，亦可见于发生于腹膜、网膜等胃肠道外者及因 GIST 腹腔转移所致。

（四）其他

肿瘤增长迅速因瘤体压迫引起消化道梗阻，包括幽门梗阻或肠梗阻，出现进食困难、体重减轻，并引起恶病质表现。少数患者以肿瘤自发性破裂合并弥漫性腹膜炎为首发表现。部分发生于盆腔组小肠及直肠 GIST 可因肿瘤压迫出现排尿、排便困难等症状。晚期 GIST 较多发生肝转移和腹腔转移，肝转移者可出现肝功能异常，腹腔转移可引起腹水；GIST 极少发生肺转移或骨转移。

【辅助检查】★

（一）内镜检查

随着消化内镜的普及，内镜检查已成为检出 GIST 的主要方法，特别是对于腔内生长型 GIST。内镜下可见胃肠壁黏膜下肿块呈球形或半球形隆起，边界清晰，表面光滑，表面黏膜色泽正常，可有顶部中心呈溃疡样凹陷，覆白苔及血痂，触之易出血，基底宽，部分可形成桥形皱襞。用活检钳推碰提示肿块质硬，可见肿块在黏膜下移动。肿块表面有正常黏膜覆盖时，普通活检常难以获得肿瘤组织，此时需借助穿刺活检。对于肿块表面顶部中心有溃疡样凹陷的肿瘤，在溃疡边缘取活检则 GIST 检出的阳性率高，但易引起出血。对于小肠 GIST，目前主要可运用推进式小肠镜、双气囊小肠镜、胶囊内镜检出。

超声内镜（EUS）有助于鉴别黏膜下病变，包括肠外压迫、血管病变及实质肿瘤等。GIST 在 EUS 镜下主要表现为胃肠壁固有肌层的低回声团块。EUS 对 GIST 敏感，可检测出直径<2 cm 的肿瘤。由于 GIST 为黏膜下肿块，内镜下活检取材不易取到。目前除了通过手术获得标本以外，还可通过超声内镜指导下的细针抽吸活检（EUS-FNA）进行诊断，诊断准确率可达 90% 以上。

（二）放射学检查

1. 钡剂或钡灌肠双重造影 内生长表现为球形或卵圆形、轮廓光滑的局限性充盈缺损，周围黏膜正常，如肿瘤表面有溃疡，可见龛影；腔外生长型 GIST 表现为外压性病变或肿瘤的顶端可见溃疡，并有窦道与肿瘤相通。胃 GIST 表现为局部黏膜皱襞变平或消失，小肠 GIST 有不同程度的肠黏膜局限性消失、破坏，仅累及一侧肠壁，并沿肠腔长轴发展，造成肠腔偏侧性狭窄。

2. CT CT 在检测和描述肿瘤方面较传统的 X 线和钡剂检查更有效。CT 可直接观察肿瘤的大小、形态、密度、内部结构、边界，对邻近脏器的侵犯也能清楚显示，同时还可以观察其他部位的转移灶。CT 检查可以弥补胃肠造影及内镜对部分小肠肿瘤及向腔外生长的肿瘤诊断的不确定性，无论良、恶性均表现为黏膜下、浆膜下或腔内的境界清楚的团块。良性或低度恶性 GIST 主要表现为压迫和推移，偶见钙化，增强扫描为均匀中度或明显强化；恶性或高度恶性 GIST 可表现为浸润和远处转移，可见坏死、囊变形成的多灶性低密度区，与管腔相通后可出现碘水和（或）气体充填影，增强扫描常表现为肿瘤周边实体部分强化明显。

3. MRI MRI 中，GIST 信号表现复杂，良性实体瘤 T_1 加权像的信号与肌肉相似，T_2 加权像呈均匀等信号或稍高信号，这与周围组织分界清晰。恶性者，无论 T_1WI 或 T_2WI 信号表现均不一致，这主要是因瘤体内坏死、囊变和出血。

随着针对 GIST 靶向药物治疗的开展，CT 和 MRI 越来越多地用于观察靶向药物治疗肿瘤的疗效评价。

4. PET PET 检测是运用一种葡萄糖类似物 ^{18}F-FDG 进行显像，可观测到肿瘤的糖代谢功能活动，从而可分辨良性肿瘤还是恶性肿瘤；活动性肿瘤组织还是坏死组织；复发肿瘤还是瘢痕组织。其对 GIST 的敏感性较高，主要用于评价药物治疗的效果。PET 可提高对治疗反应的判断率，并为这种新药的临床随访和治疗措施提供依据。

（三）其他检查方法

腹部超声可描述出原发和转移肿瘤的内部特征，通常显示与胃肠道紧密相连的均匀低回声团块。在大型肿块中不同程度的不均匀密度可能预示着肿块的坏死、囊状改变和出血。但由于 GIST 肿瘤往往较大，超声视野中不能观其全貌，无法获知肿瘤与周围组织的关系。

大多数 GIST 具有较丰富的血管，因此，GIST 的血管造影主要表现为血管异常区小血管增粗、纡曲、紊乱，毛细血管像呈结节状、圆形血管团，血管纡细较均匀，中心可见造影剂外溢的出血灶，周围为充盈缺损。瘤内造影剂池明显者常提示恶性。采用肠系膜上动脉造影有助于确定出血部位和早期诊断，故对原因不明消化道出血的患者，X 线钡剂和内镜检查均为阴性者，是腹腔血管造影的适应证。

【诊断】★

1．临床起病隐匿，早期可无症状，多在体格检查或手术中意外发现。瘤体较大时可形成腹部包块，并压迫邻近器官引起腹痛，瘤体缺血破溃引起消化道出血等，晚期可引起恶病质表现，并可因不同转移部位引起相应症状等。

2．辅助检查：内镜检查和影像学检查是目前检出 GIST 的主要方法，肿瘤位于黏膜下、固有肌层内或浆膜下，内镜下活检如取材表浅，则难以确诊，EUS-FNA 为一种术前提高确诊率的手段，但穿刺的技术水平、组织的多少均影响病理检查结果。

3．GIST 由病理学诊断才能确诊。具体诊断思路和标准为：①对于组织学形态上符合典型 GIST，免疫组化显示 CD117 和 DOG1 弥漫阳性的病例，可以做出 GIST 的诊断。②对于组织学形态考虑为 GIST，但 CD117 与 DOG1 表达不一致者，在排除其他类型肿瘤后可做出 GIST 的诊断，必要时应进一步行分子病理学检测，以确定是否存在 *c-kit* 基因或 *PDGFRA* 基因突变。如经分子病理学检测无 *c-kit* 基因或 *PDGFRA* 基因突变，建议请病理学专家讨论后做出最终诊断，且严密随访观察。③对于组织学形态符合典型 GIST，但 CD117 和 DOG1 均为阴性的病例，需要进行 *c-kit* 基因或 *PDGFRA* 基因的检测，如有 *c-kit* 基因或 *PDGFRA* 基因突变，可诊断为 GIST，如无 *c-kit* 基因或 *PDGFRA* 基因突变，需结合肿瘤原发部位和组织形态学特征，在排除其他类型肿瘤（如平滑肌肿瘤、神经鞘瘤和纤维瘤病等）后，方可慎重做出野生型 GIST 的诊断。

4．GIST 的良、恶性判断和危险度评估：GIST 的生物学行为因患者而异，2013 年版《WHO 软组织肿瘤分类》将其分为良性、恶行潜能未定和恶性 3 种类型。对于局限性 GIST 危险度的评估，应包括原发肿瘤的部位、肿瘤大小（最大径）、核分裂象以及是否发生破裂等。既往采用美国国立卫生署（NIH）的危险度分级，包括肿瘤的大小和核分裂象数。多项回顾性研究业已表明上述两项指标与 GIST 的预后明显相关，但也发现仅依赖上述两项指标去预测 GIST 患者的预后并不充分。2008 年，Joensuu 等对 NIH 危险度分级系统进行修订，在新的危险度分级中，将原发肿瘤部位（非原发于胃的 GIST 较原发胃的 GIST 预后差）和肿瘤破裂也列为预后的基本评估指标，见表 7-10。

表 7-10　原发 GIST 切除术后危险度分级

危险度分级	肿瘤大小（cm）	核分裂象（/50 高倍视野）	肿瘤原发部位
极低	≤2	≤5	任何部位
低	＞2～≤5	≤5	任何部位
中等	≤2	6～10	任何部位
	＞2～≤5	6～10	胃
	＞5～≤10	≤5	胃
	任何	任何	肿瘤破裂
高	＞10	任何	任何部位
	任何	＞10	任何部位
	＞5	＞5	任何部位
	＞2～≤5	＞5	非胃原发
	＞5～≤10	≤5	非胃原发

【鉴别诊断】△

1. 平滑肌瘤与平滑肌肉瘤 平滑肌瘤又分为普通型平滑肌瘤、上皮样型平滑肌瘤、多形性平滑肌瘤、血管型平滑肌瘤、黏液型平滑肌瘤及伴破骨样巨细胞型平滑肌瘤等多个亚型。平滑肌瘤多见于食管、贲门、胃、小肠，结、直肠少见。过去诊断为平滑肌肿瘤的，实质上大多数是GIST。平滑肌瘤组织学形态为瘤细胞稀疏、分散，核小，胞质明显嗜伊红色，细胞边界不清，瘤细胞呈平行的条束状、旋涡状或不规则状排列。平滑肌瘤及平滑肌肉瘤免疫组化绝大多数都为CD117、CD34阴性，SMA、actin、MSA强阳性，表现为胞质阳性。Desmin部分阳性。

2. 胃肠道型神经鞘瘤 是一类发生于胃肠道的神经鞘瘤，组织学上不同于经典型神经鞘瘤，容易误诊为GIST。好发于中、老年人，无性别差异。临床上常表现为消化道出血，也可无症状而意外发现，表现为突起的半圆形肿块，黏膜面完整。最常发生于胃（60%～70%），其次为结肠，少数位于直肠，偶见于食管和胆囊。肿瘤大小一般<5 cm，其镜下特点是肿瘤周围可见淋巴细胞组成的淋巴细胞套，肿瘤由交叉条束状排列的梭形细胞组成，细胞间可见胶原蛋白。免疫组化标记显示瘤细胞弥漫强阳性表达S-100、Leu-7、GFAP等神经标记，部分患者可表达CD34，但不表达CD117。

3. 胃肠道炎性纤维性息肉 多发于成年人，无性别差异，病变多位于胃窦部，少数见于小肠和食管。内镜下常表现为小的息肉状突起，可伴有溃疡形成。镜下病变主要位于黏膜下层，由梭形的间质细胞组成，呈交织的短条束状排列，间质疏松、水肿样，可见较多嗜酸性粒细胞浸润。免疫组化标记显示梭形细胞表达vimentin、CD34和fascin，多数患者可表达α-SMA，不表达CD117。

4. 腹腔内纤维瘤病 该瘤通常发生在肠系膜和腹膜后，偶尔可以从肠壁发生。虽可表现为局部侵袭性，但不发生转移。瘤细胞形态较单一梭形束状排列，不见出血、坏死和黏液样变。免疫表型尽管CD117可为阳性，但表现为胞质阳性、膜阴性。CD34为阴性。

5. 其他 与良性肿瘤、胃肠道癌、淋巴瘤、异位胰腺和消化道外肿瘤压迫管腔相鉴别。

总之，在诊断与鉴别诊断时，应重点观察瘤细胞的形态及丰富程度、胞质的染色和细胞的排列方式等方面，特别是当细胞团巢形成时，应首先考虑GIST，并使用免疫组化试剂证明。CD117、CD34联合使用效果好。

【治疗】★

（一）手术治疗

手术切除是治愈GIST的唯一治疗方法。首次完整彻底地切除肿瘤（R_0切除）是提高疗效的关键。因GIST极少有淋巴结转移，故手术一般不进行淋巴结的清扫。对倾向为良性的GIST，通常的手术切缘距肿瘤边缘2 cm已足够；但对倾向为高度恶性的GIST，应行根治性切除术，为避免术中肿瘤破裂和术中播散，应强调术中无瘤操作的重要性。腹腔镜手术可在有经验的医疗中心开展，术中必须使用“取物袋”，特别注意避免肿瘤破裂播散。

对于不能切除的局限性GIST或临界可切除，但切除风险较大或瘤体较大，切除可能严重影响脏器功能者（如位于胃食管连接部、十二指肠降部、直肠近肛门处等），可考虑术前使用分子靶向药物治疗，待肿瘤缩小后再行手术。

姑息性减瘤手术只限于患者能耐受手术并预计手术能改善患者生活质量的情况；在靶向药物治疗过程中仍然广泛进展的复发转移性GIST，原则上不考虑手术治疗。在GIST引起完全性肠梗阻、消化道穿孔、内科治疗无效的消化道大出血以及瘤体自发破裂引起腹腔大出血时，须行急诊手术。

由于多数GIST起源于固有肌层，生长方式多种多样，瘤体与周围肌层组织界限并不十分清晰，内镜下不易根治性切除，且操作并发症发生率高（主要为出血和穿孔、瘤细胞播散种植等），目前尚缺乏内镜下切除GIST的中、长期安全性对比研究，故不作为常规推荐。

（二）分子靶向药物治疗

完整彻底地切除肿瘤并不能彻底治愈倾向为高度恶性的GIST，因为其复发和转移相当常见。GIST对常规放、化疗不敏感。近年来伊马替尼（商品名：格列卫），已成为治疗不可切除或转移的GIST患者的一线药物。伊马替尼作为酪氨酸激酶的选择性抑制药，能明显抑制c-kit酪氨酸激酶的活性，阻断c-kit下游信号传导，从而抑制GIST细胞增殖、促进细胞凋亡和（或）细胞死亡。

一般主张伊马替尼初始推荐剂量为400 mg/d；而对于*c-kit*基因9号外显子突变患者，国外学者主张使用800 mg/d的初始剂量。鉴于国内临床实践中，大多数患者无法耐受伊马替尼800 mg/d治疗，因此对于*c-kit*基因9号外显子突变的国人推荐使用600 mg/d

的初始治疗。如伊马替尼治疗有效，应持续用药，直至疾病进展或出现不能耐受的毒性。

伊马替尼还可用于中、高风险GIST术后辅助治疗，预防肿瘤复发。但其辅助治疗维持时间尚存争议。伊马替尼的常见不良反应有水肿、胃肠道反应、白细胞计数降低、贫血、皮疹及腹泻等；大多数不良反应为轻至中度，对症支持治疗即可改善或恢复正常。

对伊马替尼产生原发性耐药或继发性耐药的GIST患者，可采用小分子多靶点作用药物舒尼替尼（sunitinib）二线治疗。舒尼替尼治疗采用37.5 mg/d连续服用或50 mg/d 4/2方案（即服用4周，停用2周）。尽管缺乏随机对照研究，但舒尼替尼37.5 mg/d连续治疗可能获得更好的疗效与更好的耐受性。舒尼替尼的常见不良反应为贫血、粒细胞减少、血小板减少、手足综合征、高血压、口腔黏膜炎及甲状腺功能减退等。

瑞格菲尼（regorafenib）用于治疗伊马替尼和舒尼替尼失败的GIST，经国际多中心Ⅲ期临床研究证实可改善GIST无进展生存期，已获得美国FDA批准作为三线治疗药物。

（三）其他治疗

对于部分无法实施手术的GIST肝转移患者，动脉栓塞与射频消融治疗可考虑作为姑息性治疗方式。

【预后】★

GIST生物学行为难以预测。现已知的与预后有关的因素有发病部位（胃GIST预后好于非胃GIST）、肿瘤大小与核分裂象，以及肿瘤是否破裂。

（王正廷　钟　捷）

第7节　胃良性肿瘤

胃良性肿瘤占胃肿瘤的3%～5%，可分为上皮性肿瘤如腺瘤，间叶性肿瘤如平滑肌瘤、脂肪瘤、神经鞘瘤、神经纤维瘤、脉管性肿瘤、纤维瘤、嗜酸细胞性肉芽肿等。胃神经内分泌肿瘤、胃间质瘤因为具有一定的恶性潜能，因此不在此章节中讨论。

一、胃息肉

胃息肉是一种形态学诊断用语。胃腺瘤属于胃良性肿瘤的范畴，而增生性息肉、炎性息肉、错构瘤性息肉、异位性息肉等均为非肿瘤性，只是因为在临床中常见，因而在此一并阐述。胃黏膜上皮内瘤变又称为上皮内肿瘤，在胃癌发生的多阶段理论中位于萎缩化生性病变与浸润性癌之间，可进一步分为低级别上皮内瘤变和高级别上皮内瘤变。由于低级别上皮内瘤变经常和炎症反应性病变难以区分，而高级别上皮内瘤变又有相当高的比例进展为浸润性癌，因此这些情况通常不在胃良性肿瘤的范畴中讨论。

【组织学分类】△

根据胃息肉的组织学可分为肿瘤性及非肿瘤性，前者即胃腺瘤性息肉，后者包括增生性息肉、炎性息肉、错构瘤性息肉、异位性息肉等。

1. 胃腺瘤性息肉　即胃腺瘤，是指发生于胃黏膜上皮细胞，大多由增生的胃黏液腺所组成的良性肿瘤，一般均起始于胃腺体小凹部。在欧美，腺瘤一词意指上皮内肿瘤增生成为一个外观独立、突出生长的病变，而在日本则包括所有的内镜下形态分类，即扁平和凹陷的病变亦可称为腺瘤。腺瘤性息肉约占全部胃息肉的10%，多见于40岁以上的男性患者，好发于胃窦或胃体中下部的肠上皮化生区域。病理学可分为管状腺瘤（最常见）、管状绒毛状腺瘤和绒毛状腺瘤。有些病变可同时伴有低级别或高级别上皮内瘤变，为胃癌发生的癌前期病变。

胃腺瘤在内镜下多呈广基隆起，亦可为有蒂、平坦甚至凹陷型。胃管状腺瘤常单发，直径大多<1 cm，80%的病灶<2 cm；胃绒毛状腺瘤直径较大，多为广基，头端常充血、分叶，可伴有糜烂及浅溃疡等改变，也可表现为浅表凹陷型，其总体恶变率较管状腺瘤为高。管状绒毛状腺瘤大多系管状腺瘤演进而来，多数呈息肉样外观，也可为浅表凹陷型，组织学上呈管状腺瘤与绒毛状腺瘤相混。

2. 增生性息肉　较常见，以胃窦部及胃体下部居多，好发于慢性萎缩性胃炎及Billroth Ⅱ式术后的残胃背景。组织学上由幽门腺及腺窝上皮增生而来，由于富含黏液分泌细胞，表面可覆盖黏液条纹及白苔样黏液而酷似糜烂。多为单发且较小（<1 cm），小者多为广基或半球状，表面多发红而光滑；大者可为亚蒂或有蒂，头端多伴有充血、糜烂，有时可为半球形簇状。增生性息肉不是癌前病变，但发生此类病变的胃黏膜常伴有萎缩、肠上皮化生及上皮内瘤变等，且部分增生性息肉患者可在胃内其他部位同时发生胃

癌，应予以重视。部分浅表凹陷型胃癌的表面可出现类似的小圆增生结节，因此需要认真观察息肉附近的黏膜形态，防止重细节而轻全局的情形。

3. 炎性息肉 胃黏膜炎症可呈结节状改变，凸出胃腔表面而呈现息肉状外观。病理学表现为肉芽组织，而未见腺体成分。胃炎性纤维性息肉是少见的胃息肉类型，好发于胃窦，隆起病灶的顶部缺乏上皮黏膜，其本质为伴有明显炎性细胞浸润的纤维组织增生。炎性息肉不含腺体成分，无癌变风险，临床随诊观察为主。

4. 错构瘤性息肉 临床中错构瘤性息肉可单独存在，也可与黏膜皮肤色素沉着和胃肠道息肉病（Peutz-Jeghers 综合征、Cowden 病）共同存在。单独存在的胃错构瘤性息肉局限于胃底腺区域，无蒂，直径通常<5 mm。在 Peutz-Jeghers 综合征中，息肉较大，而且可带蒂或呈分叶状。组织学上，错构瘤性息肉表现为正常成熟的黏膜成分呈不规则生长，黏液细胞增生，腺窝呈囊性扩张，平滑肌纤维束从黏膜肌层向表层呈放射状分割正常胃腺体。

5. 异位性息肉 主要为异位胰腺及异位 Brunner 腺。异位胰腺最典型的发生部位为胃窦大弯侧，亦可见于胃内其他部位。多为单发，内镜下表现为一孤立的结节，中央时可见脐样凹陷。胃内异位胰腺组织常起源于黏膜下层，有时也可出现在黏膜固有层或固有肌层，如被平滑肌包围时即成为腺肌瘤。Brunner 腺瘤多见于十二指肠球部，亦可见于胃窦，其本质为混合了腺泡、导管、纤维肌束和 Paneth 细胞的增生 Brunner 腺。

【胃肠道息肉病】★

胃肠道息肉病是指胃肠道某一部分或大范围的多发性息肉，常见于结肠。可见于胃的息肉病主要有以下几种。

1. 胃底腺息肉病（fundic gland polyposis，FGP） 较多见，典型者见于接受激素避孕疗法或家族性腺瘤性息肉病（familial adenomatous polyposis，FAP）的患者，非 FAP 患者亦可发生但数量较少，多见于中年女性，与 *Hp* 感染无关。病变由泌酸性黏膜的深层上皮局限性增生形成。内镜下观察，息肉散在发生于胃底腺区域，大小通常为 3～5 mm，呈亚蒂或广基样，色泽与周围黏膜一致。通常认为零星存在的胃底腺息肉没有恶变潜能，大量存在、形态较大、同时伴有家族性腺瘤性息肉病的息肉具备一定的恶变潜能。

2. 家族性腺瘤性息肉病（FAP） 为遗传性疾病，大多于青年期即发生，息肉多见于结、直肠，55% 的患者可见胃 - 十二指肠息肉。90% 的胃息肉发生于胃底，大小为 2～8 mm，组织学上绝大多数均为错构瘤性，少数为腺瘤性，后者癌变率较高。

3. 黑斑息肉病（Peutz-Jeghers syndrome，PJS） 为遗传性消化道多发息肉伴皮肤黏膜沉着病。息肉多见于小肠及直肠，亦可见于胃，为错构瘤性，多有蒂。癌变率较低。

4. Cronkhite-Canada 综合征（CCS） 为弥漫性消化道息肉病伴皮肤色素沉着、指甲萎缩、脱毛、蛋白丢失性肠病及严重体质症状。胃内密集多发直径 0.5～2 cm 的山田Ⅰ型、Ⅱ型无蒂息肉，少数可恶变。激素及营养支持疗法对部分病例有效，但总体临床预后差，患者多死于恶病质及继发感染。

5. 幼年性息肉病（juvenile polyposis，JPS） 为常染色体显性遗传病，多见于儿童，息肉病可见于全消化道，遍布全胃，多有蒂，呈蛹状，大小不等，形态各异，直径为 0.5～5 cm，表面糜烂或浅溃疡，切面呈囊状。镜下特征性表现为囊性扩张的腺体衬有高柱状上皮，黏膜固有层增生伴多种炎性细胞浸润，上皮细胞多发育良好。常合并低蛋白血症。本病可合并多种先天畸形。

6. Cowden 病 为全身多脏器的化生性与错构瘤性病变，部分为常染色体显性遗传。全消化道均可见息肉。胃内表现为弥漫、大小较均一的小息肉，表面色泽正常。诊断主要依靠：全消化道息肉病，皮肤表面丘疹，口腔、牙龈黏膜乳头状增生，面部或四肢的小肿瘤、血管瘤，常同时伴有其他器官的肿瘤。

【临床表现】△

胃息肉可发生于任何年龄，患者大多无明显临床症状，或可表现为上腹饱胀、疼痛、恶心、呕吐、胃灼热等上消化道非特异性症状。较大的息肉表面常伴有糜烂或溃疡，可引起呕血、黑粪及慢性失血性贫血。贲门附近的息肉体积较大时偶尔可产生吞咽困难，而幽门周围较大的息肉可一过性阻塞胃流出道引起幽门梗阻症状。若胃幽门区长蒂息肉脱入十二指肠后充血、水肿而不能自行复位，则可能产生胃壁绞窄甚至穿孔，此情形罕见。体格检查通常无阳性发现或伴有各种息肉病的其他表现。

【诊断与鉴别诊断】△

胃息肉较难通过常规问诊及体格检查所诊断。粪便隐血试验在 20%～25% 的患者可呈阳性结果。上消化道钡剂造影对直径 1 cm 以上的息肉诊断阳性率较高，由于该项检查对操作要求较高，可因钡剂涂布不佳、体位及时机不当、未服祛泡剂引起气泡过多等原因导致漏诊、误诊。内镜与活组织病理学检查相结合是确诊胃息肉最常用的诊断方法。

胃镜直视下可清晰观察息肉的部位、数量、形态、大小、是否带蒂、表面形态及分叶情况、背景黏膜改变等特征。胃镜检查中使用活检钳试探病灶，可感知病变的质地。观察中需注意冲洗去附着的黏液、泡沫等，适当注气，充分暴露病变。判断息肉是否带蒂时，宜更换观察角度、内镜注气舒展胃壁，反复确认。胃镜下可对息肉的形态进行分类，其中最常用的描述性术语是参照结肠息肉，根据是否带蒂分为广基（无蒂）、亚蒂和带蒂 3 类。山田将胃息肉分为 4 型（表 7-11），其中Ⅱ型和Ⅲ型介于广基与带蒂之间。

表 7-11　胃息肉内镜下形态的山田分型

Ⅰ型：息肉的基底部平滑，与周围黏膜无明确分界（即广基息肉）
Ⅱ型：息肉的隆起与基底部呈直角，分界明显
Ⅲ型：息肉的基底部较顶部略小，与周围黏膜分界明显，形成亚蒂
Ⅳ型：息肉的基底部明显小于底部，形成明显的蒂部（即带蒂息肉）

中村结合了形态与组织学改变，将胃息肉分为 3 型（表 7-12）。

表 7-12　胃息肉的中村分型

Ⅰ型：最多见，直径一般<2 cm，多有蒂，亦可无蒂，胃窦多见。表面光滑或呈细颗粒状、乳头状或绒毛状。色泽与周围黏膜相同或呈暗红。此型多为腺瘤性息肉
Ⅱ型：多见于胃窦与胃体交界处。息肉顶部常发红，并有凹陷，由反复的黏膜缺损—修复而形成。合并早期胃癌的概率较高
Ⅲ型：呈盘状隆起，形态类似 0～Ⅱa 型浅表胃肠肿瘤

由于胃息肉大多为良性，各类息肉的形态学特征又相互重叠，限制了以上分类方法的临床应用价值。

巴黎食管、胃、结肠浅表肿瘤分型将日本胃癌学会提出的早期胃癌内镜下形态分型扩展到全消化道的上皮性肿瘤，具备上皮内瘤变的癌前病变同样适用该分型。因此，对于病理学伴有上皮内瘤变的胃息肉，按此可分为 0-Ⅰ型、0-Ⅱa 型、0-Ⅱa+Ⅱc 型、0-Ⅰ+Ⅱa 型等各种类型。

内镜观察后应常规对病灶行组织病理学检查。活检取材部位应选择息肉头端高低不平、色泽改变、糜烂处。若存在溃疡，宜取溃疡边缘。需取得足够组织量以便病理制片，并充分考虑到取材偏倚及病灶内异型腺体不均匀分布。若病灶较大或活检病理与内镜观察有出入，宜内镜完整切除后整体送检。

胃息肉的其他诊断方法包括分光内镜、变焦扩大内镜、激光共聚焦显微内镜、超声内镜及胃增强 CT 等。变焦扩大内镜可将常规内镜图像放大 85～200 倍，可清晰观察腺管开口及黏膜细微血管形态。胃病变的变焦扩大内镜分型有多种，其与病理学的相关性不如结肠黏膜凹窝分型。激光共聚焦显微内镜对了解多发息肉是否同时伴有组织学异型性、指导活检部位很有帮助。超声内镜在鉴别病变在胃壁的层次起源方面具有重要作用，对息肉本身的性质鉴别意义相对有限。增强 CT 检查可发现较大的胃息肉，一定程度上可与胃壁内肿块、腔外压迫及恶性肿瘤相鉴别。

胃息肉的鉴别诊断主要包括以下方面。

1. 与黏膜下肿瘤相鉴别　内镜下观察到广基、境界不甚清晰的隆起灶时，需注意同黏膜下肿瘤相鉴别。表 7-13 列出了一些常用的鉴别要点。桥形皱襞（bridging folds），意指胃黏膜皱襞在胃壁肿瘤顶部与周围正常组织之间的牵引改变，呈放射状，走向肿瘤时变细，是黏膜下肿瘤的典型特征。当鉴别困难时，宜行超声内镜检查。少数情况下，需要同胃腔外压迫相鉴别。

表 7-13　内镜下胃息肉与黏膜下肿瘤的鉴别要点

	胃息肉	胃黏膜下肿瘤		胃息肉	胃黏膜下肿瘤
形态	丘状、半球形、带蒂指状	丘状、半球形居多。几乎不可能为长蒂、指状	基底	有蒂或无蒂，境界通常较清	宽广，境界不甚清
表面	平滑或粗糙	大多较平滑	桥形皱襞	无	较常见

2. 与恶性肿瘤相鉴别　0-Ⅰ型、0-Ⅱa 型早期胃癌可表现为息肉样、扁平隆起型改变，但肠型隆起型早期胃癌通常>1 cm，表面多见凹凸不平、不规则小结节样，糜烂、出血或不规则微血管走行常见，活检钳触碰或内镜注气过程中易出血。0-Ⅱc 型早期胃癌的病灶中央有时可伴有息肉样增生或“圣域黏膜”，酷似胃息肉，需要认真观察。若内镜下观察到病灶周围的蚕食像及皱襞杵状膨大等改变，应高度疑及早期胃癌。全面、准确的活检病理是最佳鉴别方法。胃神经内分泌肿瘤大多为 1 cm 左右的扁平隆起，也有更大者，可多发，深取活检可获阳性结果。

3. 与疣状胃炎相鉴别　疣状胃炎又称隆起糜烂

型胃炎、痘疹样胃炎，是临床常见病，多发于胃窦及胃角，呈中央脐样凹陷的扁平隆起灶，其背景黏膜常呈粗糙、萎缩、绒毛状等炎症化生性改变。较大的疣状灶需要通过活检鉴别。

【治疗与预后】△

采取良好的生活方式、积极治疗原发疾病如慢性萎缩、化生性炎症有助于预防胃息肉的发生。散发的、<5 mm 的胃底腺息肉通常认为是无害的。大多数胃息肉均可通过内镜切除而痊愈，切除方法包括热活检钳摘除、热探头灼除、圈套后电切、氩离子凝固术（APC）、黏膜切除术（EMR）、黏膜下剥离术（ESD）等多种。圈套切除是治疗较大息肉的最常用方法，并可与黏膜下注射、尼龙圈套扎等其他方法合用，切除后创面可用 APC 或热探头修整。EMR 术适用于<2 cm 扁平隆起病灶的完整切除，更大的病变需要行 ESD 术才能完整切除，有多种操作器械可进行 ESD，因不同操作者喜好而定。需要强调的是若病变疑及胃癌，需一次性完整切除，将标本展平后固定于软木板或软泡沫塑料板上，浸于甲醛溶液固定后送病理行规范取材、连续切片，并根据病理类型、水平和垂直切缘情况来制订后续治疗及随访计划。

内镜治疗后可服用胃酸抑制药及胃黏膜保护药以帮助创面修复，疗程通常不超过 8 周，并定期随诊。内镜治疗主要并发症为出血、术后病变残余及穿孔。创面过深、不慎切除肌层、凝固电流过大、时间过长可导致急、慢性穿透性损伤而致穿孔。切除后当即发生的急性穿孔可试行钛夹夹闭、内镜缝合并密切观察，延迟发生的穿孔大多需外科手术治疗。

以下情况需考虑外科手术：①内镜下高度疑及进展期肿瘤；②内镜下无法安全、完整地切除病变；③息肉数量过多，恶变风险较高且无法逆转者；④创面出血不止，内科治疗无效者；⑤创面穿孔者，内镜处理无效者。可根据病变性质、范围以及当地具体医疗条件，外科术式可选择单纯胃部分切除术、胃大部切除术、胃癌根治术、腹腔镜下胃切除术等。

【病例分析】△

主要症状：上腹部间断性疼痛 1 年余，加重 1 个月伴食欲减退；体重下降 5 kg。

病史：患者，男性，77 岁。因上腹部间断性疼痛来诊。患者于 1 年前在一次急性胃肠炎后出现上腹部疼痛，性质为钝痛，发作不规律，持续 30 min 至数小时，近期逐渐加剧，改变体位不能缓解症状，近 3 个月来体重下降 5 kg。

患者 7 个月前在外院进行一般的血常规和血生化检查，除轻度贫血外未显示特殊异常。2 次粪便隐血试验检查中一次显示为阳性。在消化专科医师的建议下患者接受上消化道内镜检查，结果显示胃体小弯侧见一扁平黏膜隆起，表面光滑，大小为 1.0 cm×1.2 cm；胃窦黏膜苍白呈细颗粒状，胃窦后壁另见一亚蒂隆起灶，触之质地软，大小为 0.7 cm×0.8 cm，肉眼判断为山田Ⅲ型息肉。两处病变分别取活检，病理回报胃体病灶为慢性萎缩性胃炎伴中度肠上皮化生，灶性低级别上皮内瘤变；胃窦息肉为管状腺瘤伴低级别上皮内瘤变。另于胃窦小弯侧肉眼观相对正常区域取活检，病理提示慢性萎缩性胃炎伴中度肠上皮化生及灶性低级别上皮内瘤变。于胃窦部取活组织行快速尿素酶检查，结果正常。

患者此后接受了 2 个月的质子泵抑制药及胃黏膜保护药治疗，再次复查胃镜检查，结果显示原胃体隆起灶处未见明显异常，胃窦息肉维持原状，胃窦黏膜充血、水肿伴前壁侧片状糜烂；幽门管后侧壁见一 0.3 cm×0.3 cm 黄斑瘤；胃角前壁见一处直径 2.0 cm 黏膜扁平增生，表面轻度结节状、尚光滑，无糜烂及浅溃疡。上述病灶分别活检的病理学报告如下：胃窦息肉维持原状；胃窦前壁炎症伴糜烂灶为慢性萎缩性胃炎伴重度肠上皮化生；胃角扁平增生灶为低级别上皮内瘤变。此外，于胃窦前壁炎症伴糜烂灶取材行快速尿素酶检查提示为幽门螺杆菌（*Hp*）感染，并已接受除菌治疗。

患者既往有高血压、高脂血症、痛风病史，目前药物控制效果可。无既往手术史。患者长期生活于祖籍地。

临床检查：患者一般情况可，身高 172 cm，体重 58 kg，包括 Virchow 淋巴结在内的浅表淋巴结未及肿大，血压 130/86 mmHg，体温 36.5 ℃，心率 72 次 /min。腹部体检未见异常。肛指检查未触及肿块。

实验室检查：血常规示血红蛋白 95 g/L，粪便隐血试验阳性，其余包括血生化、肝功能、肾功能、血电解质、止凝血、尿常规等均无特殊异常。

鉴别诊断：患者目前为止发现的异常主要为①胃窦后壁山田Ⅲ型息肉，直径 0.7 cm×0.8 cm，2 次内镜活检病理均示管状腺瘤伴低级别上皮内瘤变；②胃体小弯侧 1.2 cm 扁平低级别上皮内瘤变灶，复查时未能辨认；③胃窦前壁炎症改变伴重度肠上皮化生，至少曾伴有 *Hp* 感染；④复查时新发现胃角直径 2 cm 扁平隆起灶，病理示低级别上皮内瘤变。该患者考虑为长期 *Hp* 感染所致慢性胃黏膜炎症伴重度肠上皮化生，在此背景上出现多处腺瘤及增生病灶。胃窦腺瘤诊断较为肯定，PPI治疗无效，应给予完整切除；胃体小弯扁平隆起可为治疗后消退，亦可为观察不细致而漏诊，应重复检查；胃角扁平隆起灶组织学证实为低级别上皮内瘤变，很可能被第一次检查所漏诊。该病灶按巴黎分型为0-Ⅱa型，表面较光滑，但范围达2 cm，不能除外高级别上皮内瘤变或黏膜内癌；胃窦前壁活检示重度肠上皮化生，应警惕发展为上皮内瘤变的可能。

进一步检查：患者入院后接受了内镜复查，术中反复观察胃体小弯侧未见病灶；胃窦黏膜色泽苍白，广泛充血、水肿伴黏膜绒毛状凹凸不平，重复活检；胃窦后壁腺瘤灶形态依旧，内镜下给予圈套切除，创面良好；胃角0-Ⅱa型扁平隆起灶表面光整伴轻度结节改变，境界清晰，质地柔软，蠕动变形佳，黏膜脆性接近正常。内镜下局部喷洒靛胭脂后观察，边界未见蚕食像，周围黏膜皱襞未见侵蚀、变形、纠集等改变。内镜下诊断为上皮内瘤变或黏膜内癌。黏膜下注射后显示抬举良好，行ESD术完整剥离，标本4 cm×3.2 cm送病理检查。手术顺利。术后患者恢复可。最终病理学诊断：胃窦前壁黏膜及胃窦后壁腺瘤组织学同前，胃角0-Ⅱa型扁平隆起灶为胃黏膜高级别上皮内瘤变，垂直切缘及水平切缘均阴性，*Hp*阴性。患者出院后继续接受PPI及黏膜保护药治疗，术后1个月复查内镜显示胃角病灶创面愈合中，周边明显充血、黏膜皱襞均匀聚集；*Hp*阴性。

最终诊断：胃角0-Ⅱa型黏膜高级别上皮内瘤变（完整切除）；胃窦管状腺瘤（完整切除）；慢性萎缩性胃窦炎伴黏膜重度肠上皮化生；慢性失血性贫血（轻度）。

最后的思考：这个病例的病程符合Correa所提出的*Hp*感染→慢性胃炎→萎缩→肠上皮化生→异型增生（上皮内瘤变）的胃癌发生模式。慢性黏膜炎症导致充血、水肿、糜烂等病理改变，在此基础上出现胃窦管状腺瘤、多发的低级别上皮内瘤变和黄斑瘤。直径0.8 cm的管状腺瘤在接受PPI治疗6个月后无回退，而胃体小弯侧的低级别上皮内瘤变灶则出现回退。相比之下，胃角的0-Ⅱa型病灶在PPI治疗后继续进展为高级别上皮内瘤变。此外，须铭记活检病理时常低估病变的严重程度。

本例中，胃窦腺瘤和胃角0-Ⅱa型病灶均通过内镜完整切除，而ESD术后创面较大，需要一定时间愈合。根除*Hp*对早期黏膜炎症的作用已被证实，而对于是否能逆转黏膜萎缩和肠上皮化生尚存争议。该患者已进展至重度肠上皮化生，故根除*Hp*治疗后黏膜炎症得到控制，而胃窦肠上皮化生则很难回退。

二、胃平滑肌瘤

胃平滑肌瘤在过去的大部分时间内均被认为是最常见的胃间叶性肿瘤。随着胃肠间质瘤（GISTs）的发现，绝大多数既往诊断的胃平滑肌瘤均被归入GISTs的范畴，真正的胃平滑肌瘤的发生率不如胃GISTs来的高。

胃平滑肌瘤患者通常一般情况良好，多因胃镜检查偶然发现。内镜下胃平滑肌瘤一般<2 cm，多见于胃底及胃体上部，大多为单发，表面常呈光滑隆起的半球形改变。若病灶体积较大或伴有明显溃疡，应疑及恶性GISTs、平滑肌肉瘤或其他肿瘤。内镜检查的重点在于从多方向观察肿瘤表面的特征、注意有无桥形皱襞、用活检钳试探肿物的软硬程度及有无活动性，与静脉曲张、胃壁外压迫等病变相鉴别。

组织病理学方面，胃平滑肌瘤由少量或中等量的温和梭形细胞构成，可能存在灶状的核异型性，核分裂象较少。细胞质嗜酸，呈纤维状及丛状。

超声内镜因可用于明确肿瘤的组织学起源而在胃平滑肌瘤的诊断中具有重要意义。超声内镜下肿瘤大多起源于胃壁5层结构中的第4层（固有肌层），通常呈均匀低回声类圆形团块，偶然也可起源于黏膜肌层。超声内镜引导下细针抽吸活检术（EUS-FNA）可提供细胞学和组织病理学诊断。肿瘤大小>1 cm时易被增强CT发现。

胃平滑肌瘤的鉴别诊断主要包括：①与胃肠间质瘤（GISTs）及其他间叶性肿瘤相鉴别。GISTs是最常见的胃肠道间叶性肿瘤，其特征为免疫组化KIT阳性（CD117阳性），在70%～80%的患者中可见CD34阳性，而平滑肌瘤仅有结蛋白（desmin）和平滑肌肌动蛋白（smooth muscle actin，SMA）阳性，CD117和CD34均阴性。其他间叶性肿瘤亦可表现为局限性的隆起病变，超声内镜检查可提供有价值的诊断线索，确诊依赖细胞学或组织病理学检查。②与平滑肌肉瘤相鉴别。平滑肌肉瘤多发于老年人，为高度恶性肿瘤，其免疫组化指标同平滑肌瘤，但体积常>2 cm，镜下核分裂象>10个/10HPF，并具备侵犯周围组织、转移等恶性生物学特征。③与胃息肉相鉴别。表面光滑、外形半球状的胃息肉时可表现为形似黏膜下肿瘤，鉴别特征详见表7-13。超声内镜是鉴别此两种疾病最准确的方法。④与胃腔外压迫相鉴别，腔外压迫的原因包括实质性脏器、血管及病变，常规内镜下的鉴别要点详见表7-14，超声内镜和影像学检查均可提供进一步诊断线索。

表 7-14 内镜下胃腔外压迫与黏膜下肿瘤的鉴别

	胃腔外压迫	胃黏膜下肿瘤		胃腔外压迫	胃黏膜下肿瘤
隆起形态	坡度相当缓	缓坡	活检钳探试	实性，可动	实性，有时可动
表面黏膜	正常，一般表面可见正常皱襞	平滑，有时也可伴充血、糜烂、溃疡形成等	边界	不清	一定程度上可以辨认
			桥形皱襞	一般无	常见

胃平滑肌瘤为良性肿瘤，恶变率低。对单发、瘤体直径<2 cm 者一般无须特殊治疗，定期临床观察随访即可。若病灶较大、无法与 GISTs 鉴别、疑及恶性潜能，结合患者主观愿望，可行内镜下挖除或全层切除治疗，但需注意出血、穿孔或病变残留的风险；外科手术是经典的治疗手段，术式包括局部切除、胃楔形切除术、胃大部切除术等，均可在腹腔镜下完成，创伤较传统开腹手术小，疗效相当。

三、其他胃良性肿瘤

（一）胃黄斑瘤

胃黄斑瘤又称黄色素瘤，较多见，通常认为是由于黏膜慢性炎症引起胃黏膜局灶性破坏，残留的含脂碎屑被巨噬细胞吞噬并聚集而成的泡沫细胞巢结构。内镜下表现为微隆起的黄色斑块，表面呈细微颗粒状变化，通常直径<10 mm。临床上以观察随访为主。

（二）胃脂肪瘤

胃脂肪瘤是相对少见的黏膜下肿瘤，多数起源于黏膜下层，呈坡度较缓的隆起性病变，少数可表现为带粗蒂或亚蒂的息肉样病变，头端可伴充血。有时略呈黄色。活检钳触之软，有弹性，即枕垫征（Cushion sign）阳性。超声内镜下一般来源于胃壁 5 层结构中的第 3 层，呈均匀高回声表现。临床随访为主，预后良好。

（三）胃神经鞘瘤

胃神经鞘瘤是一种少见的胃肿瘤，可能来源于神经外胚层的 Schwann 细胞和中胚层的神经内膜细胞，免疫组化标记为 S-100 阳性，结蛋白、肌动蛋白及 KIT 均阴性。组织学上，通常位于胃壁的黏膜肌层或黏膜下层。患者大多为老年人。内镜下观察，肿瘤多发于胃体中部，亦见于胃窦和胃底部，胃小弯侧较大弯侧多见。大多单发，表现为向胃腔内隆起的类圆形黏膜下肿瘤，外形规则，少数以腔外生长为主。肿瘤生长缓慢，平均直径为 3 cm，有完整的包膜。CT 检查呈边缘光整的类圆形低密度影，肿瘤较大、发生出血、坏死时中央可呈不规则低密度灶，增强后无强化或边缘轻度强化。环状强化是神经鞘瘤的重要 MR 征象。该肿瘤无特异性症状，或可因生长较大而产生溃疡、出血、梗阻、腹部包块等症状和体征。由于消化道神经鞘瘤存在一定的恶变概率，宜手术切除，完整切除预后良好。

（四）神经纤维瘤

起源于神经纤维母细胞，组织学上可见 Schwann 细胞、成纤维细胞和黏多糖基质。肿瘤通常为实质性，没有包膜，囊性变和黄色瘤变少见，CT 增强扫描常表现为均匀强化。肿瘤一般无特异性症状，常在上消化道钡剂或胃镜检查时偶尔发现，多位于胃体，胃小弯侧较大胃弯侧多见。由于肿瘤无包膜，故可侵犯周围邻近组织，但恶变率较低，远处播散较少见，外科手术治疗通常预后较好。

（五）胃脉管性肿瘤

胃脉管性肿瘤包括血管球瘤、淋巴管瘤、血管内皮瘤、血管外皮细胞瘤等，以血管球瘤最常见。该肿瘤由人体正常动静脉吻合处的血管球器结构中各种组织成分增生过度所致，好发于皮肤，发生于胃者少见。临床可表现为上腹疼痛不适、黑粪等症状。内镜下多见于胃窦，表现为直径 1～4 cm、小而圆的黏膜下层来源肿瘤，由于含有大量平滑肌成分，故质地坚硬，易被误认为恶性肿瘤。外科切除预后良好。

（王正廷　钟　捷）

参 考 文 献

［1］刘树伟，李瑞锡．局部解剖学．北京：人民卫生出版社，2013.

［2］柏树令，应大君．系统解剖学．北京：人民卫生出版社，2013.

［3］朱大年，王庭槐．生理学．北京：人民卫生出版社，2013.

[4] 王建枝，殷莲华．病理生理学．北京：人民卫生出版社，2013.

[5] 胡伏莲，周殿元．幽门螺杆菌感染的基础与临床．2版．北京：中国科学技术出版社，2002.

[6] Sugano K, Tack J, Kuipers EJ, et al. Kyoto global consensus report on Helicobacter pylori gastritis. Gut, 2015, 64(9): 1353-1367.

[7] 刘文忠．“幽门螺杆菌胃炎京都全球共识”解读．胃肠病学，2015，20（8）：449-455.

[8] 中华医学会消化病学分会，幽门螺杆菌学组/幽门螺杆菌科研协作组．第四次全国幽门螺杆菌感染处理共识报告（2012．中国．江西井冈山）．胃肠病学，2012，17（10）：618-625.

[9] Fallone CA, Chiba N, van Zanten SV, et al. The Toronto Consensus for the Treatment of Helicobacter pylori infection in Adults. Gastroenterology, 2016, 151(1): 51-69.

[10] 中华医学会消化病学分会，房静远，刘文忠，等．中国慢性胃炎共识意见（2012，上海）．胃肠病学，2013，18（1）：24-28.

[11] 刘文忠．《幽门螺杆菌感染的处理：MaastrichtⅤ/Florence共识报告》解读．胃肠病学，2016，21（10）：577-584.

[12] 刘文忠，吕农华．借鉴国际共识，探讨适合我国国情的幽门螺杆菌感染处理共识．中华消化杂志，2017，37（3）：145-147.

[13] 陆红．根除幽门螺杆菌感染的经验性治疗．中华消化杂志，2017，37（3）：152-155.

[14] 谢勇．重视根除幽门螺杆菌预防胃癌．中华消化杂志，2017，37（3）：158-161.

[15] 曾志荣．根除幽门螺杆菌指征仍有必要保留．中华消化杂志，2017，37（3）：148-149.

[16] 曾志荣，刘文忠．幽门螺杆菌阳性者都需要进行根除治疗吗？中华消化杂志，2016，36（1）：15-17.

[17] Malfertheiner P, Megraud F, O' Morain CA, et al.European Helicobacter Study Group. Management of Helicobacter pylori infection-theMaastrichtⅣ/Florence Consensus Report.Gut, 2012, 61(5): 646-664.

[18] 中华医学会消化病学分会．中国慢性胃炎共识意见．中华消化杂志，2013，33：5-16.

[19] Rugge M, Correa P, Dixon MF, et al. Gastric mucosal atrophy: interobserver consistency using new criteria for classification and grading. Aliment Pharmacol Ther, 2002,16: 1249-1259.

[20] Rugge M, Genta RM. Staging and grading of chronic gastritis. Hum Pathol, 2005, 36: 228-233.

[21] Dixon MF. Gastrointestinal epithelial neoplasia: Vienna revisited. Gut, 2002, 51: 130-131.

[22] 萧树东．胃肠病学和肝病学——基础理论与临床进展．上海：上海世界图书出版公司，2004.

[23] Rembiasz K, Budzynski A, Karcz D, et al. Multifocal atrophic gastritis: pathogenesis and therapeutic implications. Eur J Gastroenterol Hepatol, 2005 17(8): 857-863.

[24] Graham DY, Shiotani A. The time to eradicate gastric cancer is now. Gut. 2005,54(6):735-738.

[25] Schuster M. Helicobacter pylori: reasons for eradication. Schweiz Rundsch Med Prax, 2004, 93(51-52): 2135-2141.

[26] 房静远，萧树东．应加强早期胃癌诊断．中华消化杂志，2005，25（10）：577-578.

[27] 张希德，陈世耀．胃炎//陈灏珠．实用内科学．12版．北京：人民卫生出版社，2005.

[28] 施尧，萧树东．胃炎//萧树东，许国铭．中华胃肠病学．北京：人民卫生出版社，2008.

[29] Thomas FM. Gastritis. //Stephen CH. Mayo Clinic Gastroenterology and Hepatology Board Review. 2th ed.Mayo Clinic Scientific Press and Informa Halthcare USA,2006.

[30] Howard SK, Robert MC, Joseph P, et al. Prieto,Stomach and Duodenum. //Anthony JD, Sleisenger,Fordtran. Gastrointestinal and Liver Disease. 8th ed. Saunders Elsevier. USA, 2007.

[31] 中华消化杂志编委会．消化性溃疡病诊断与治疗规范建议（2013，深圳）．中华消化杂志，2014，34（2）：72-76.

[32] 胡伏莲．消化性溃疡发病机制的现代理念．中华消化杂志，2005，25（3）：189-190.

[33] 中华医学会消化病学分会幽门螺杆菌学组/全国幽门螺杆菌研究协作组，刘文忠，谢勇，等．第四次全国幽门螺杆菌感染处理共识报告．中华消化杂志，2012，32（10）：655-661.

[34] Lanza FI，Chan FK，Quigley EM, et a1. Guidelines for prevention of NSAID-related ulcer complications. Am J Gastroenterol, 2009, 104(3): 728-738.

[35] Laine L, Margolis J, Brown K, et a1. Use of GI protective agents and COX-2 selective inhibitors in 14394624 US patients taking NSAIDs. Gastroenterology, 2004, 126(Suppl z): A36-37.

[36] Graham DV, Agrawal NM, Campbell DR, et a1. Ulcer prevention in long-time users of nonsteroidal anti-inflammatory drugs: results of a double-blind, randomized, multicenter, ctive-and placebo-controlled study of misoprostol vs lansoprazole. Arch Intem Med, 2002. 162(19): 169-175.

[37] 刘厚钰．胃癌//陈灏珠．实用内科学．北京：人民卫生出版社．12版，2005：1880-1888.

[38] 徐光纬．胃癌//萧树东，许国铭．中华胃肠病学．北京：人民卫生出版社，2008：382-416.

[39] Mark V Larson.Gastric neoplasms. In Stephen C.Hauser. Mayo Clinic Gastroenterology and Hepatology

Board Review. 2nd Edition..Mayo Clinic Scientific Press and Informa Halthcare USA,Inc,2006: 75-84.

[40] NCCN Clinical Practice Guidelines in Oncology-Gastric Cancer(Version 3.2017).

[41] Bartley AN, Washington MK, Colasacco C, et al. HER2 testing and clinical decision making in gastroesophageal adenocarcinoma: guideline from the college of American pathologists, American Society for Clinical Pathology, and the American Society of Clinical Oncology.J Clin Oncol, 2017, 35(4):446-464.

[42] Bai Y, Cai JT, Chen YX, et al. Chinese Society of Digestive Endoscopy. Expert consensus on perioperative medications during endoscopic submucosal dissection for gastric lesions (2015, Suzhou, China). J Dig Dis, 2016 Dec, 17(12):784-789.

[43] 中国临床肿瘤学会（CSCO）原发性胃癌诊疗指南（2017.V1）.

[44] 中国CSCO胃肠间质瘤专家委员会．中国胃肠间质瘤诊断治疗共识（2013年版）．中华胃肠外科杂志，2014，17（4）：393-398.

[45] 师英强，梁小波．胃肠间质瘤．北京：人民卫生出版社，2011：47-53.

[46] Fletcher CD, Berman JJ, Corless C, et al. Diagnosis of gastrointestinal stromal tumors: A consensus approach. Hum Pathol, 2002, 33(5): 459-465.

[47] Joensuu H. Risk stratification of patients diagnosed with gastrointestinal stromal tumor. Hum Pathol, 2008, 39(10): 1411-1419.

[48] Bianchi LK, Burke CA, Bennett AE, et al. Fundic gland polyp dysplasia is common in familial adenomatous polyposis. Clin Gastroenterol Hepatol, 2008, 6(2): 180-185.

[49] Hamilton SR, Aaltonen LA. World Health Organization Classification of Tumors: Pathology and Genetics of Tumors of Digestive System. Lyon: IARC Press, 2000: 37-52.

[50] 方野纯治，浜田勉，川口实．孙明军，王轶淳，汪旭，译．内镜诊断与鉴别诊断图谱：上消化道．沈阳：辽宁科学技术出版社，2003：96-141.

[51] 胃と腸編集委員會．胃と腸アトラス．东京：医学书院，2001：98-147.

[52] Participants in the Paris Workshop. The Paris endoscopic classification of superficial neoplastic lesions: esophagus, stomach, and colon. Gastrointest Endosc, 2003, 58 (suppl): S3-43

[53] Forbes A，Misiewicz JJ，Compton CC等，著．孙钢，主译．临床胃肠病学图谱．3版．北京：北京大学医学出版社，2006：61-65.

第8章 胰腺疾病

第1节 胰腺的解剖与功能

一、胰腺的解剖★★△△

胰腺狭长、扁平，略呈菱形。成年人的胰腺长12～15 cm，重70～110 g，可分为头、颈、体、尾四部。胰头位于十二指肠的C形弯曲内，紧贴十二指肠。胰颈、胰体、胰尾斜位于腹后部，胰尾一直向左延伸到脾的胃面。

胰腺有丰富的血供，主要来源于腹主动脉和肠系膜上动脉的分支。前、后胰十二指肠上动脉是胃十二指肠动脉和腹主动脉的分支；而前、后胰十二指肠下动脉来自肠系膜上动脉。这些血管通常位于胰头和十二指肠间的沟内，并发出分支供给胰腺和十二指肠。此外，脾动脉也是胰腺血供的另一主要来源。其有大量细小分支，其中较大的3条分支为胰背动脉、胰大动脉和胰尾动脉。

胰静脉引流胰尾的血液进入脾静脉，胰十二指肠静脉与其相应的动脉邻近，汇入脾静脉或直接汇入门静脉。最终，胰腺所有的静脉都汇入门静脉系统。

胰腺的淋巴系统与其伴随的动、静脉相邻。大部分淋巴管将淋巴液引流入胰脾淋巴结，而一些淋巴管汇入胰十二指肠淋巴结，还有一些汇入肠系膜上动脉源头附近的主动脉前淋巴结。

内脏传出神经通过迷走神经、内脏神经形成的肝和腹腔神经丛来支配胰腺。迷走传出神经纤维穿过这些神经丛，不形成突触，最后终止于胰腺小叶间区的副交感神经结。神经节后纤维直接支配腺泡、胰岛和胰管。

二、胰腺的组织学特点★★△△

胰腺集内、外分泌器官为一体。胰腺的内分泌部主要位于胰岛中。其A、B、D和PP细胞分别分泌胰高血糖素、胰岛素、生长抑素和胰多肽。

胰腺外分泌部由腺泡和导管组成。导管上皮由立方形细胞组成，延伸至腺泡腔内。有时可见到突入腺泡腔内的泡心细胞，其位于导管上皮与腺泡之间。泡心细胞与导管上皮细胞功能相似，都可分泌铁离子和水分子。此外，它们还含有碳酸酐酶，而碳酸酐酶能分泌碳酸氢盐。小导管渐汇成小叶间导管，最后汇入主胰管，将胰液排入十二指肠。

腺泡可为球形、管状或其他不规则形状。腺泡细胞具有合成、储存和分泌消化酶的能力。其基底外侧膜上分布着激素或神经递质的受体，可接受激素或神经递质对胰酶分泌的刺激。细胞核及合成蛋白质的粗面内质网也位于细胞基底侧。胰酶颗粒是消化酶的储存形式，位于细胞顶端。腺泡细胞顶部表面还有微绒毛。在微绒毛和细胞质内，顶端质膜以下，有一种丝状肌动蛋白的网状组织。此近顶端区域是腺泡细胞与其他细胞或颗粒的最大区别，可用于鉴别腺泡细胞。细胞分泌物最终排入腺泡腔内。细胞间还有各种连接形式，既可作为物质屏障，又可作为信号通道。其中，紧密连接在细胞顶端形成一条带状物，防止大分子通过。连接复合体也是阻止水分子和铁离子通过的可渗透屏障。

三、胰腺的生理功能★★△△

（一）胰腺外分泌物质的成分

1. 非有机成分 水、钠盐、氯化物和碳酸氢盐的功能是协助将消化酶原颗粒运送到肠腔，并有助于中和十二指肠腔内的胃酸。胰液无色、澄清，呈碱性，与细胞质等渗。基础状态下，胰液流速为0.2～0.3 ml/min；餐后神经、内分泌刺激后，流速可增至4 ml/min，每天的分泌总量为2.5 L。

促胰液素是使胰液分泌总量增加的主要胃肠多

肽，其机制是通过激活腺苷酸环化酶，增加导管细胞内的环磷酸腺苷水平，活化导管上皮腔侧膜上的 Cl^- 通道，促进胰管上皮分泌大量含碳酸氢盐的胰液。Cl^- 通道的活化使 Cl^- 主动分泌入导管腔，腔内氯化物水平增加导致 Cl^-/HCO_3^- 逆向转运，腔内 Cl^- 减少、HCO_3^- 增加。导管细胞基底侧膜有 Na^+-K^+-ATP 酶、H^+-ATP 酶和 K^+ 通道，其协同作用完成导管细胞 Na^+-K^+ 逆向转运功能，环磷酸腺苷对 K^+ 通道也具有调控功能。在多种激素综合调节下，导管上皮细胞顶部的 Cl^-/HCO_3^- 逆向转运和基底外侧的 K^+ 通道活化驱动导管腔碳酸氢盐的分泌，维持细胞内正常 pH。

2. 有机成分 人类胰腺合成蛋白质（大多为消化酶）的能力很强，主要是蛋白水解酶、淀粉水解酶、脂肪水解酶及核酸酶，以阳离子和阴离子胰蛋白酶原等不同形式储存于胰泡细胞中，在消化期以非活化的前体形式分泌入肠腔。小肠上皮刷状缘上的糖蛋白肽酶、肠激酶等通过水解胰腺酶原分子的 N 端片段，活化胰蛋白酶原，活化后的胰蛋白酶进一步催化激活没有活性的其胰酶酶原。

除了上述消化酶，腺泡细胞还分泌含有 56 个氨基酸残基的胰蛋白酶抑制剂，通过在胰蛋白酶催化部位附近与其结合，形成相对稳定的复合物，使其失活。胰蛋白酶抑制剂可灭活胰腺内自动活化的胰蛋白酶，避免胰腺自身消化。

（二）主要消化酶的功能

胰淀粉酶可消化小肠内的淀粉和糖原，主要水解 Cl^- 与氧原子间的 1,4 糖苷键。由于淀粉酶不能水解淀粉中的 1,6 糖苷键，所以其水解产物为麦芽糖、麦芽三糖及含 1,6 糖苷键的 α- 糊精。

胰腺分泌 3 种脂肪酶：脂肪酶（又称三酰甘油脂肪酶）、磷脂酶 A2 和羧酸酯酶。脂肪酶结合于三酰甘油的油 / 水界面，并将三酰甘油水解成 2 个脂肪酸分子和 1 个单酰甘油，脂肪酸又被酯化成甘油。胆盐有助于脂肪酶充分发挥其作用。磷脂酶 A2 催化脂肪酸酯中的磷酸卵磷脂，形成游离脂肪酸及溶血磷脂胆碱。羧酸酯酶可以水解多种脂类物质，如胆固醇酯、脂溶性维生素酯、三酰甘油、二酰甘油及单酰甘油。胆盐对其活力的发挥也有重要的作用。

此外，胰腺分泌各种蛋白酶，它们都在小肠被激活。活化的形式包括胰蛋白酶、胰凝乳蛋白酶和弹性蛋白酶。这些都是内肽酶，分解与特定氨基酸相邻的特定肽键。另外，胰液中还含有羧肽酶。它们都是外肽酶，分解蛋白碳端的肽键。

（三）消化酶的合成、运输及调节

1. 合成 消化酶在腺泡细胞粗面内质网合成、修饰，包括二硫键形成、磷酸化、硫酸化和糖基化，多种构象使酶原蛋白在内质网中形成第三及第四级结构。酶原蛋白被转运到高尔基复合体进行分选，消化酶被转运到酶原颗粒，溶酶体水解酶则被送到溶酶体。这种分选功能是通过将甘露糖 6 磷酸盐加到蛋白质的低聚糖上实现的，因为甘露糖 6 磷酸盐是特定受体的识别部位。溶酶体酶的甘露糖 6 磷酸盐与其受体结合后最终形成囊泡将携带溶酶体酶的复合体转运至溶酶体。在溶酶体中，受体与酶分离后再次回到高尔基复合体重复前面的循环。

2. 分泌 消化酶原颗粒移动到腺泡细胞顶端的表面，与质膜融合，通过出胞作用被泌入腺泡腔，腺泡细胞的细胞骨架系统参与出胞作用。

腺泡细胞的基底外侧质膜上有胆囊收缩素（cholecystokinin，CCK）、乙酰胆碱、促胃泌素释放肽（gastrin-releasing peptide，GRP）、P 物质、血管活性肠肽（vasoactive intestinal peptide，VIP）和促胰液素受体，它们都是 G 蛋白结合受体，有 7 个疏水跨膜片段。根据刺激分泌的方式不同，这些受体分为两大类。VIP 和促胰液素是其中一类。这些激素与腺泡细胞上的受体结合，激活腺苷酸环化酶，增加细胞内的环磷酸腺苷（cyclic adenosinemonophosphate，cAMP）水平，然后通过依赖 cAMP 的蛋白激酶来刺激酶的分泌。CCK、乙酰胆碱、GRP 和 P 物质刺激膜磷酸肌醇的代谢，增加胞质内游离钙离子浓度。这些物质动员钙的能力都源于其对磷酸肌醇的作用。激素对胰酶分泌的持续刺激通常依赖细胞外钙的流入。

（四）胰液分泌的调节

在非消化期，胰液分泌很少。消化期间胰腺的分泌是周期性的，与胃肠移行性肌电复合波（migrating myoelectric complex，MMC）相互配合。胃、十二指肠动力增加时，常出现胰酶分泌高峰。进食开始后，胰液分泌即开始，可分为头期、胃期和肠期。食物是胰液分泌的自然因素，胰液的分泌受神经和激素的双重控制。

1. 胰液分泌的激素调节

（1）促进胰液分泌

1）胰泌素（secretin）：由小肠上皮 S 细胞所分泌的 27 肽，可刺激胰腺分泌水、碳酸氢盐，从而使胰液量增加，胰泌素刺激胰酶分泌的作用较弱。引起胰泌素释放的因素有盐酸、蛋白质分解产物、脂肪酸、迷走神经等。由小肠上皮细胞分泌和存在于胰液中的胰泌素释放肽，可刺激胰泌素释放，在胰腺外分泌的正反馈调节中起重要作用。当肠道 pH＜4.5，胰泌素释放增加。

2）胆囊收缩素（cholecystokinin，CCK）：主要由小肠上皮Ⅰ细胞分泌，人体内主要为含 33 个氨基酸的 CCK。它可刺激胰酶分泌，对水和碳酸氢盐的分泌也有促进作用，但较弱。CCK 受体分为 CCKA 受体和 CCKB 受体。一般认为通过 CCKA 受体介导胰酶的分泌。其激活途径有：①对胰腺腺泡有直接刺激作用，CCK 通过激活腺泡细胞膜上的鸟苷酸环化酶，从而生成 cGMP，作为第二信使起中介作用，钙离子对于 CCK 的刺激也起中介作用；②作用于迷走神经的传入纤维上的 CCKA 受体，增加迷走传入神经的冲动，促进乙酰胆碱的释放，刺激胰酶分泌。此冲动的潜伏期短。阿托品可抑制内源性 CCK 刺激的胰外分泌的 80%。因此在生理条件下，CCK 调节胰酶分泌的靶细胞主要是迷走神经而不是胰腺腺泡细胞。

引起 CCK 释放的因素有蛋白质分解产物、脂酸、脂肪、迷走神经及小肠内酸化。小肠内胰酶如胰蛋白酶、糜蛋白酶、弹性硬蛋白酶等含量增加，CCK 分泌量减少，负反馈调节胰酶分泌。

3）血管活性肠肽（VIP）：胰腺内神经末梢含有 VIP，其具有神经传递功能。盐酸、脂肪、乙醇可促进 VIP 释放。VIP 对胰腺的作用类似胰泌素，VIP 与相应受体结合，可增加腺苷酸环化酶的活性，导致 cAMP 合成增加，促进胰腺碳酸氢盐的分泌。

4）一氧化氮（NO）：NO 是位于中枢和外周神经系统的非胆碱能非肾上腺能（NANC）神经元的神经递质，在胰泌素和 CCK 引起的胰液分泌中，NO 是内皮血管舒张因子。可增加胰腺的血流量。调节胰腺泡 cGMP 形成和 Ca^{2+} 内流。

5）其他：胃泌素释放肽、铃蟾肽等，可通过胰腺腺泡上的特异性受体介导，引起胰酶的分泌。糖皮质激素对胰腺腺泡细胞酶原颗粒形成有促进作用。其他刺激胰酶分泌的激素有甲状旁腺激素，心房利钠因子（ANF）、生长激素释放因子（GRF）、神经降压素（NT）等。

（2）抑制胰液分泌的因素：可分为 4 类。第 1 类包括抑制性神经递质，如 P 物质、CGRP、NPY、甘丙肽及儿茶酚胺。它们通过旁分泌和内分泌起作用。第 2 类为胰腺内分泌细胞释放的抑制性肽，如胰高血糖素、胰多肽、生长抑素、pancreastatin。它们通过抑制激素的释放和胰内神经系统的神经递质和（或）减少胰内血流起作用。第 3 类是“真正抑制性激素”，它们的抑制性作用不受迷走神经和内脏神经所影响，如 PYY。第 4 类是胰腺分泌的潜在抑制剂，为循环中的抑制性制剂如血管加压素、TRH，它们可直接抑制胰腺分泌水和碳酸氢盐。

1）生长抑素（SST）：是 D 细胞合成的 14 肽，抑制胰泌素和 CCK 刺激的胰腺基础分泌，使基础胰液分泌减少，胰液量、碳酸氢盐、胰蛋白排出量明显减少。生长抑素抑制胰酶分泌的作用较其抑制碳酸氢盐的作用更强。生长抑素一方面直接作用于生长抑素受体，减少胰液分泌；另一方面通过抑制 G 蛋白，阻滞 CCKRP 刺激的 CCK 释放。

2）胰多肽（PP）：胰多肽是由 PP 细胞所分泌的 36 肽，进食、低血糖、胃扩张、小肠内酸化等可引起 CCK 的释放及迷走胆碱能神经兴奋，导致血中的胰多肽上升。胆碱能受体阻滞药阿托品可抑制胰多肽的分泌。小剂量胰多肽促进胰酶和电解质的分泌，大剂量胰多肽对于胰泌素、CCK 和迷走神经所刺激的胰腺分泌呈现抑制作用，它通过减少乙酰胆碱的释放和促进生长抑素的释放及减少胰腺血流量实现上述作用。

3）其他：胰高血糖素抑制胰蛋白酶、胰脂肪酶和碳酸氢盐分泌，剂量越大，抑制越明显，其作用机制是通过促进生长抑素释放及降低迷走胆碱能神经的活性而起抑制作用。去甲肾上腺素可导致胰血管收缩，抑制胰外分泌。降钙素、多肽 YY 也可抑制胰酶和碳酸氢盐的分泌。

2. 胰液分泌的神经调节

（1）迷走神经：促进胰酶和碳酸氢盐分泌。以胰酶的分泌为主。胆碱能神经可被中枢的活动（头期）或迷走反射（胃期、肠期）而激活。胰腺内释放的乙酰胆碱可通过以下途径发挥作用：①直接作用在胰腺腺泡（或同时作用在导管细胞）的毒蕈碱受体上，增加三磷酸肌醇和二酰甘油的浓度，导致细胞内钙增加，刺激胰酶及碳酸氢盐的分泌；②促进胃酸分泌和胃排空，使十二指肠酸化，促进小肠内胃肠激素的释放；③扩张血管，强化胰对刺激肽的反应；④促进小肠激素的释放。

（2）肾上腺素能神经：可通过 2 条途径发挥作用：一方面引起胰内血管收缩，减少胰内血流，减少胰分泌；另一方面，胰管收缩，直接抑制腺泡细胞分泌酶原颗粒，减少胰酶的分泌。

（3）局部神经通路：上段小肠内理化因素启动

十二指肠胰反射，促进胰分泌，当迷走神经的传入功能丧失后肠胰反射起代偿作用。在食糜刺激下，黏膜局部释放 5- 羟色胺，通过旁分泌方式直接刺激迷走传入神经末梢，通过迷走胆碱能神经反射促使细胞释放增加，胰腺分泌增加。

（李 静 唐承薇）

第 2 节 急性胰腺炎

急性胰腺炎（acute pancreatitis，AP）是胰酶对胰腺组织自身消化导致的化学性炎症，常呈急性上腹痛，伴血淀粉酶及脂肪酶升高，轻者病程 1 周左右，预后良好；重症患者可发展为多器官功能障碍，病死率高达 15%。

【病因】★★★△△△

（一）胆道疾病

胆石症、胆道感染、胆道蛔虫等胆道疾病至今仍是我国急性胰腺炎的主要促发因素，占 AP 的 40%～70%。当结石、蛔虫嵌顿在壶腹部、胆管炎、胆石移行时损伤 Oddi 括约肌等因素，导致胰液流出道不畅，胰管内高压。胆囊炎时细菌毒素、炎症介质通过胆胰间淋巴管交通支扩散到胰腺，活化核因子 -κB（nuclear factor-κB，NF-κB），引发炎症。

（二）酒精及过度饮食

酒精及过度饮食可促进胰腺分泌，当胰管流出道不能充分引流大量胰液时，胰管内压力升高。此外，过度饮酒还可使大量胰酶在腺泡细胞内提前活化或当其在胰腺内氧化过程中产生大量活性氧（reactive oxygen specles，ROS），继而激活 NF-κB 等炎症介质，引发 AP。

（三）胰管阻塞

胰管结石、蛔虫、狭窄、肿瘤（壶腹周围癌、胰腺癌）可引起胰管阻塞和胰管内压升高。胰腺分裂是胰腺导管的一种常见先天发育异常，即主、副胰管在发育过程中未能融合，当副胰管经狭小的副乳头引流大部分胰腺的胰液，引流不畅可导致胰管内高压。

（四）手术与创伤

腹腔手术、腹部钝挫伤等直接或间接损伤胰腺组织或导致胰腺微循环障碍，可引起 AP。经内镜逆行胰胆管造影（ERCP）插管时导致的十二指肠乳头水肿、注射造影剂压力过高等也可引发本病。

（五）代谢障碍

高脂血症与 AP 有病因学关联，但确切机制尚不清楚。可能与脂球微栓影响胰腺微循环及胰酶分解三酰甘油致毒性脂肪酸损伤细胞有关。Ⅰ型高脂蛋白血症见于小儿或非肥胖非糖尿病青年，因严重高三酰甘油血症而反复发生 AP。当血清三酰甘油 ≥11.3 mmol/L，临床极易发生 AP；而当三酰甘油 <5.65 mmol/L 时，发生 AP 的危险性减少。甲状旁腺肿瘤、维生素 D 过多等所致的高钙血症可促进胰酶提前活化而促发本病。

（六）药物

可促发 AP 的药物有噻嗪类利尿药、硫唑嘌呤、糖皮质激素、磺胺类等，多发生在服药最初的 2 个月，与剂量无明确相关。

（七）感染

可继发于急性流行性腮腺炎、甲型流行性感冒、传染性单核细胞增多症、柯萨奇病毒感染、肺炎衣原体感染等，常随感染痊愈而自行缓解。在全身炎症反应时，作为受损的靶器官之一，胰腺也可有急性炎性损伤。

（八）其他

十二指肠球后穿透溃疡、邻近十二指肠乳头的肠憩室炎等炎症可直接波及胰腺；各种自身免疫性的血管炎、胰腺血管栓塞等血管疾病可影响胰腺血供；内镜逆行胰胆管造影（endoscopic retrogradde cholangio pancreatography，ERCP）诊治后、腹部手术等医源性因素等，均可诱发 AP。

经实验室检测（包括血脂和钙水平）及影像学检查（腹部超声和 CT）后未发现明确病因的 AP，称为特发性胰腺炎（idiopathicacutepancreatitis，IAP）。5%～14% 胰腺良性或恶性肿瘤患者表现为明显 IAP；10%～15% 人群存在胰腺或 Oddi 括约肌的结构或功能异常，如胰腺分裂和 Oddi 括约肌功能障碍；遗传缺陷（如胰蛋白酶原基因突变，SPINK 或 CFTR 突变等）也是 IAP 的原因之一；因此，对于反复发作 IAP 患者，应仔细、深入寻找 AP 的病因。

【发病机制】★★△△

在上述病因作用下，胰管内高压及胰腺微循环障碍都可使胰腺腺泡细胞内的 Ca^{2+} 水平显著上升，一方面使含有溶酶体酶的细胞器质膜脆性升高，增加胞内溶酶体与酶原颗粒融合。另一方面，使消化酶原与溶酶体水解酶进入高尔基器后，出现“分选”错误；溶酶体在腺泡细胞内激活酶原，使大量胰酶提前活化，超过生理性的对抗能力，发生针对胰腺的自身消化。活化的胰酶、自身消化时释放的溶酶体水解酶及细胞内升高的 Ca^{2+} 水平均可激活多条炎症信号通路，导致炎症反应，其中 NF-κB 被认为是炎症反应的枢纽分子，它的下游系列炎症介质如肿瘤坏死因子 -α（tumor necrosis factor-a，TNF-α）、白介素 1（interleukin-l, IL-1）、花生四烯酸代谢产物（前列腺素、血小板活化因子）、活性氧等均可增加血管通透性，导致大量炎性渗出；促进小血管血栓形成，微循环障碍，胰腺出血、坏死。

【病理】★★△△

1. 急性水肿型 此型多见，是所有 AP 的基本病理改变。病变累及部分或整个胰腺，以尾部为多见。胰腺肿大、变硬，组织学检查间质中有充血、水肿和炎细胞浸润，可发生轻微的局部脂肪坏死，但无出血。

2. 急性出血坏死型 在胰腺水肿基础上，部分患者胰腺严重炎性损伤，腺泡、血管及脂肪组织坏死，肉眼可见胰腺内有灰白色或黄色斑块的脂肪组织坏死病变，出血严重者，则胰腺呈棕黑色并伴有新鲜出血。脂肪坏死可累及肠系膜、大网膜后组织等。组织学检查见胰腺坏死病变呈间隔性小叶周围分布，坏死灶外周有炎性细胞包绕。常见静脉炎、淋巴管炎和血栓形成。病程后期，出现胰腺脓肿、假性囊肿等。假性囊肿系胰内或胰周坏死、渗液积聚，包裹而成，由于囊壁缺乏上皮，故称假性囊肿。多在重症急性胰腺炎病程进入 4 周后出现。胰腺假性囊肿通常呈圆形或卵圆形，亦可呈不规则形，大小为 2～30 cm，容量为 10～5000 ml。

重症急性胰腺炎由于炎症易波及全身，故可有其他脏器如小肠、肺、肝、肾等脏器的炎症病理改变；由于胰腺大量炎性渗出，常有腹水、胸腔积液等。

【临床表现】★★★△△△

根据 AP 不同程度，临床表现差别甚大（表 8-1）。

表 8-1 SAP 的症状、体征及相应的病理生理改变

症状及体征	病理生理改变
低血压、休克	大量炎性渗出、严重炎症反应及感染
少尿、无尿	休克、肾功能不全
全腹膨隆、张力高、腹压痛及反跳痛，移动性浊音阳性，肠鸣音减弱或消失	肠功能障碍及腹膜炎
呼吸困难	肺间质水肿，成人呼吸窘迫综合征，胸腔积液
黄疸	胆总管下端梗阻；肝损伤
Grey-Turner 征，Gullen 征	胰腺出血坏死
体温持续升高或不降	严重炎症反应及感染
意识障碍，精神失常	胰性脑病
猝死	严重心律失常

（一）轻症急性胰腺炎（MAP）

腹痛为主要和首发症状，常在饮酒、高脂肪饮食后急性起病，多位于中上腹及左上腹，也可波及全腹，常较剧烈，部分患者腹痛向背部放射。多数患者病初伴有恶心、呕吐。可有轻度发热，中上腹压痛，肠鸣音减少。患者因呕吐、胰腺炎性渗出，可呈轻度脱水貌。

（二）中度重症急性胰腺炎（MSAP）

临床表现介于 MAP 与 SAP 之间。

（三）重症急性胰腺炎（SAP）

腹痛持续不缓解、腹胀逐渐加重，可陆续出现表 8-2 列出的部分症状及体征。

（四）后期并发症

1. 胰腺假性囊肿 小囊肿可无症状，大囊肿可出现相应部位的压迫症状。一般当假性囊肿＜5 cm 时，约 50% 的患者可在 6 周内自行吸收。假性囊肿可以延伸至邻近的腹腔，如横结肠系膜、肾前间隙、肾后间隙及后腹膜。

2. 胰腺脓肿 胰腺内或胰周的脓液积聚，外周为纤维囊壁。患者常有发热、腹痛、消瘦等营养不良症状。增强 CT 提示气泡征，细针穿刺物细菌或真菌培养阳性。

3. 急性胰周液体积聚（acute peripancreatic fluid collection，APFC） 发生于病程早期，表现为胰腺内、

胰周或胰腺远隔间隙液体积聚，并缺乏完整包膜，可单发或多发。

4. 胰腺坏死物积聚（acute necrotic collection，ANC） 发生于病程早期，表现为液体内容物，包含混合的液体坏死组织，坏死物包括胰腺实质或胰周组织的坏死。

5. 包裹性坏死（walled-off necrosis，WON） 是一种成熟的、包含胰腺和（或）胰周坏死组织、具有界限分明炎性包膜的囊实性结构，多发生于 AP 起病 4 周后。

6. 左侧门静脉高压 胰腺假性囊肿压迫脾静脉或脾静脉栓塞导致胃底静脉曲张破裂出血。

7. 其他 胸腔积液、胃流出道梗阻、消化道瘘、腹腔出血、假性囊肿出血、结肠穿孔等。

【辅助检查】★★★△△△

（一）反映炎症及感染

1. 白细胞 白细胞计数增加，以中性粒细胞升高为主，常有核左移现象。

2. C 反应蛋白（C-reactive protein，CRP） 是一种能与肺炎球菌 C 多糖体反应形成复合物的急性时相反应蛋白。在各种急性炎症、组织损伤、细菌感染后数小时迅速升高。CRP 对 AP 诊断不具特异性，正常值＜10 mg/L，＞150 mg/L 时提示炎症严重。

（二）AP 的重要血清标志物

1. 淀粉酶（amylase） 主要由胰腺及唾液腺产生。AP 时，血清淀粉酶于起病后 6～12 h 开始升高，48 h 开始下降，持续 3～5 d。血清淀粉酶超过正常值 3 倍可诊断 AP。胆石症、胆囊炎、消化性溃疡等急腹症时，血清淀粉酶一般不超过正常值的 3 倍。血清淀粉酶高低与病情程度无确切关联，部分 SAP 血清淀粉酶可不升高。正常时约有 3% 的淀粉酶通过肾排泄，AP 时尿淀粉酶也可升高，但轻度的肾功能改变将会影响检测的准确性和特异性，故对临床诊断价值不大。当患者尿淀粉酶升高而血淀粉酶不高时，应考虑其来源于唾液腺。此外，胰源性胸腔积液、腹水、胰腺假性囊肿中的淀粉酶常明显升高。

2. 脂肪酶（lipase） 血清脂肪酶于起病后 24～72 h 开始升高，持续 7～10 d，对就诊较晚的患者有诊断价值，其敏感性和特异性均略优于血淀粉酶。

（三）反映各器官功能或病理生理状况

反映各器官功能或病理生理变化的实验室检测指标见表 8-2。

表 8-2 反映病理生理变化的实验室检测指标

检测指标	病理生理变化
血糖↑	胰岛素释放减少、胰血高糖素释放增加、胰腺坏死
TB、AST、ALT↑	胆道梗阻、肝损伤
白蛋白↓	大量炎性渗出、肝损伤
BUN、肌酐↑	休克、肾功能不全
血氧分压↓	成人呼吸窘迫综合征
血钙↓	胰腺坏死
三酰甘油↑	多因 AP 继发的应激反应，也可能是 AP 的病因
血钠、钾、pH↓	低血钠、低血钾、酸中毒

TB：总胆红素；AST：天冬氨酸氨基转移酶；ALT：丙氨酸氨基转移酶；BUN：尿素氮

（四）了解胰腺等脏器形态改变

腹部超声是 AP 的常规初筛影像学检查，在没有肠胀气的条件下，可探及胰腺肿大及胰内、胰周回声异常。然而 AP 时，因明显胃肠道积气，干扰对胰腺形态的观察；对于 SAP 后期，腹部超声有助于胰腺假性囊肿、脓肿诊断及定位。

腹部增强 CT 被认为是诊断 AP 的标准影像学方法。其主要作用有：①确定有无胰腺炎；②对胰腺炎进行分级（表 8-3）；③诊断、定位胰腺假性囊肿或脓肿。

表 8-3 CT 严重程度指数

积分	未增强 CT	
0	胰腺形态正常	无坏死
1	胰腺局部或弥漫性增大，形态失常	
2	上述改变＋胰周炎症	坏死＜33%
3	胰内及胰周积液	
4	胰腺内及腹膜后积气	坏死 33%～500%
5		
6		坏死≥50%

（五）了解有无胆道疾病作为 AP 的病因

诊断 AP 通常并不困难，但搜寻原因有时却颇费周折。胆道结石是 AP 的首要病因，腹部超声较易发现大的胆石，但对于作为胆源性 AP 第一位原因的小胆石（＜5 mm）、胆泥或微胆石，腹部超声的敏感性较差。临床上对于 AP 胆道疾病病因的搜寻，多以腹部超声为常规初筛检查，若无阳性发现，应选择准确率较高的非侵入性检查——磁共振胰胆管成像（MRCP）。若仍为阴性，而临床高度怀疑胆道疾病，则应继以超声内镜（EUS）或 ERCP。内镜下 Oddi

括约肌切开术（EST）是检出胆泥或微胆石的金标准方法，集诊断与治疗一体。

【诊断】★★★△△△

AP 的诊断内容应包括以下几个方面。

（一）确定 AP

临床上符合以下 3 项特征中任意 2 项，即可诊断为 AP：①急性、持续、剧烈中上腹痛；②血淀粉酶或脂肪酶>3 倍 ULN；③ AP 的典型影像学改变。

（二）病情诊断

以 AP 严重程度的决定因素，如器官衰竭、胰腺坏死及胰腺感染为基础的分类（表 8-4），将 AP 分为下列 4 种程度：①轻症急性胰腺炎（mild acute pancreatitis，MAP）；②中度重症急性胰腺炎（moderately SAP，MSAP）；③ SAP；④危重急性胰腺炎（critical AP，CAP）。

表 8-4 AP 严重程度

	MAP	MSAP	SAP	CAP
器官衰竭	无	<48 h 内恢复	>48h	>48h
	和	和（或）	或	和
胰腺或胰周周坏死	无	无菌性	感染性	感染性

胰腺感染性坏死通常根据：①临床疑诊，在 WON 或胰腺假性囊肿的基础上出现持续发热，病程 4 周左右血白细胞计数持续升高或降而再升、降钙素原（procalcitonin，PCT）>2 ug/L（通常>10 ug/L）；②影像学显示 WON 或胰腺假性囊肿内出现气泡征象，阳性率约为 40%；③高度怀疑胰腺感染而临床证据不足时，可在 CT、超声引导下行胰腺或胰周穿刺，或通过坏死引流和（或）坏死切除术获得的抽取物涂片查细菌或培养阳性。由于穿刺培养阳性率低，不推荐作为常规诊断胰腺感染。

由于 AP 病情变化大，其程度诊断并非在入院初即可确定。病程早期，对于患者全身状态的评估，推荐采用急性生理慢性健康 - Ⅱ评分（acute physiological and chronic health evaluation Ⅱ，APACHE Ⅱ）或 BISAP 等评分系统，量化病情程度。起病初期，包含 12 项指标的 APACHE Ⅱ评分<8 时，死亡率<4%；APACHE Ⅱ评分>8 时，SAP 及 CAP 风险约为 70%，死亡率为 11%~18%。BISAP［blood urea nitrogen（BUN），impaired mental status, SIRS, age, pleural effusion］评分由血尿素氮>8.9mmol/L、意识状态差、SIRS、年龄>60、胸水 5 项指标构成，每项 1 分，0 分的病死率<1%，5 分的病死率升至 22%。胰腺或胰周坏死一般在 72 h 后趋于稳定。因此，病程 3 天后的增强 CT 有助于评估坏死程度。

（三）病因诊断

住院期间应使>80% 患者的病因得以明确，尽早解除病因有助于防止病情向重症发展及避免日后复发。大量进食常作为诱因促发本病，潜在的病因需仔细排查。详细地了解病史对寻找病因甚为重要。胆道结石是 AP 的首要病因，若病史及体征高度提示胆源性 AP，则应逐级采用腹部超声、MRCP、EUS、ERCP 甚至 EST 等使之明确。当 AP 恢复后，血三酰甘油>11 mmol/L，可考虑为 AP 的原发病因；在应激状态下，血三酰甘油常升高，是加重 AP 的因素之一。

（四）并发症诊断

近期并发症列于表 8-2；后期并发症前面已叙述，多在 AP 病程 1 个月甚至更长时间得以诊断。

【鉴别诊断】★★★△△△

作为常见的急腹症之一，AP 须与消化性溃疡、胆石症、急性肠梗阻、心肌梗死等鉴别。鉴别时应抓住各疾病的特点进行甄别，收集相关证据。

【治疗】★★★△△△

AP 的治疗原则在于去除潜在的病因和控制炎症。

MAP 经内科治疗后多在 5～7 d 康复。SAP 则需在药物治疗的基础上根据病情给予器官支持，后期并发症可通过内镜或外科手术治疗。如诊断为胆源性 AP，宜在本次住院期间完成内镜治疗或在康复后择期行胆囊切除术，避免日后复发。

（一）内科治疗

1. 监护 由于 AP 患者病情变化较多，细致的监护对及时了解病情发展很重要。病程初期监测内容除体温、血压、呼吸、心率、意识等生命体征外，腹痛、腹胀、肠蠕动、腹膜炎体征、血氧饱和度、尿量、粪便、胃肠减压引流物、有无黄疸及皮肤瘀斑等均应逐日记录。入院初即应检测前述反映病理生理变化的实验室指标，以后根据病情决定复查的间隔时间。有心律失常者应给予心电监测。

对重症患者应给予肺、肾、循环、肝、肠等器官的功能支持，医院的重症监护室（intensive care unit，ICU）可为此提供良好的条件，由训练有素、多学科参与的 SAP 专门治疗小组为患者选择最佳综合治疗至关重要。

2. 补液 是维持血容量、水和电解质平衡的主要措施，起病后 24 h 内是液体复苏的黄金时期，MSAP 患者在没有大量失血情况下，补液量控制在 3500～4000 ml/d。在大量补充生理盐水时，应注意补充乳酸林格平衡液，避免氯离子堆积。重症患者大量渗液，蛋白丢失，应注意补充白蛋白，才能有效维持脏器功能。补液量及速度虽可根据中心静脉压（central venous pressure，CVP）进行调节，但 AP 时常有明显腹胀、麻痹性肠梗阻，CVP 可因此受影响，应予以注意。

3. 吸氧 动脉氧饱和度宜＞95%。

4. 镇痛 未控制的严重腹痛可加重循环不稳定。由于吗啡可增加 Oddi 括约肌压力，故临床常用哌替啶（meperidine）镇痛，每次 50～100 mg，肌内注射。胆碱能受体拮抗药（如阿托品）可诱发或加重肠麻痹，也不宜使用。胃肠减压可在一定程度上减轻腹胀，可根据患者腹胀程度及有无胃、十二指肠流出道梗阻决定是否使用。

5. 预防和抗感染 胰腺感染是病情向重症发展，甚至死亡的另一重要原因。导致胰腺感染的主要细菌来自肠道。预防坏死胰腺的感染可采取：①导泻，促进肠蠕动和清洁肠道，减少肠腔内细菌过生长。导泻药物可选硫酸镁，每次口服 5～20 g，同时饮水 100～400 ml；也可用磷酸钠等洗肠液，中药（大黄、番泻叶）导泻在临床也广为应用。在此基础上，口服抗生素（如诺氟沙星、甲硝唑等）清除肠腔内细菌。②尽早肠内营养，维持肠黏膜屏障的完整，减少细菌移位。③使用抗生素：对非胆源性 MAP 不推荐预防使用抗生素；对于胆源性 MAP 或伴有感染的 MSAP 和 SAP 应常规使用抗生素。

当患者出现胰腺或全身感染，致病菌主要为革兰阴性菌和厌氧菌等肠道常驻菌，抗生素应用应遵循“降阶梯”策略，选择抗菌谱为针对革兰阴性菌和厌氧菌为主、脂溶性强、有效通过血 - 胰屏障的药物。推荐方案：①碳青霉烯类；②青霉素＋β- 内酰胺酶抑制药；③第三代头孢菌素＋抗厌氧菌；④喹诺酮＋抗厌氧菌。疗程为 7～14 d，特殊情况下可延长应用时间。要注意真菌感染的可能，可经验性应用抗真菌药，同时进行血液或体液真菌培养。

6. 减少胰液分泌 旨在降低胰管内高压，减少胰腺的自身消化。常用措施如下。

（1）禁食：进食可刺激胰液分泌，禁食有助于减少胰液分泌。

（2）生长抑素及其类似物：生长抑素（somatostatin）是胃肠黏膜 D 细胞合成的含 14 肽的一种胃肠多肽，由于它可抑制胰泌素和胆囊收缩素刺激的胰腺基础分泌，使胰液、碳酸氢盐、胰蛋白酶产量明显减少，基于让“胰腺休息”治疗 AP 的理论，生长抑素及其类似物奥曲肽被广泛用于 AP 治疗。近年我国学者基础研究及临床研究表明，生长抑素是体内重要的抗炎多肽，AP 时因肠黏膜的急性缺血 - 再灌注病理生理过程，肠黏膜 D 细胞产生的内源性生长抑素显著减少，机体抗炎能力下降，AP 易于发展为 SAP。因此，在 AP 的早期对 SAP 高危患者（肥胖、老龄、APACHE Ⅱ评分＞8 分及 MSAP）外源性持续补充生长抑素 500 μg/h 静脉泵入或奥曲肽 50 μg/h 静脉泵入；3～4 d 后剂量减半。病程 7～10 d 后可以停用或改为奥曲肽 100 μg，皮下注射，每日 3 次，持续 3～4 d。生长抑素或奥曲肽剂量降阶梯的使用也使 SAP 患者明显受益。

7. 营养支持 轻症患者，只需短期禁食，通过静脉补液提供能量即可。MSAP 或 SAP 患者在短期肠道功能恢复无望时，应先给予肠外营养。根据血电解质水平补充钾、钠、氯、钙、镁、磷，注意补充水溶性维生素和脂溶性维生素，采用全营养混合液方式输注。

病情趋向缓解时，应尽早（起病 48 h 内）经口进行肠内营养。初期宜给予易消化的食物，从少量、无脂、低蛋白、流质或半流质饮食开始，适当补充谷氨酰胺，逐渐增加食量和蛋白质，直至恢复正常饮食。AP 时，胰腺腺泡细胞广泛凋亡，胰腺外分泌功能明显受损，恢复肠内营养时，应注意外源性补充消化酶。对于高脂血症患者，应减少食物中的脂肪。启动肠内营养时，应注意患者的腹部症状及体征，可酌情给予乳果糖，保持大便每 1～2 天 1 次。

（二）内镜治疗

对胆源性胰腺炎（胆总管结石性梗阻、急性化脓性胆管炎、胆源性败血症及胆道蛔虫引起的 AP）应尽早行 EST 等内镜治疗，取出胆道结石、蛔虫等，放置鼻胆管引流，胆道紧急减压，既有助于阻止 AP 病程，又可迅速控制感染。这种在 ERCP 基础上发展的内镜下微创对因治疗，可迅速缓解症状，改善预后，缩短病程，创伤小，减少复发，具有良好的治疗性价比。胆源性 MSAP 在病程的 48～72 h 为治疗性 ERCP 最佳时机，而胆源性 MAP 则在住院期间均可行 ERCP 治疗。适宜于内镜治疗的其他导致 AP 的病因包括肝吸虫、胰管结石、慢性胰腺炎、胰管先天性狭窄、壶腹周围癌、胰腺癌、Oddi 括约肌功能障碍及胰腺分裂等。SAP的后期并发症如胰腺假性囊肿和脓肿，也可给予内镜治疗。AP患者ERCP治疗的指征应根据不同影像学资料确定。

1. 超声、MRCP或超声内镜（endoscopic ultrasongraphy，EUS）发现胆总管结石、胆总管直径＞0.7 cm或胆囊切除术后胆总管直径＞0.8 cm，胆道蛔虫，胰管扩张、扭曲、狭窄等，这些均为ERCP治疗的明确指征。

2. B超阴性，血三酰甘油＜11 mmol/L，排除酒精、高钙血症、药物、病毒感染等因素，应行MRCP或EUS。

3. MRCP或EUS阴性，但有下列情况，应行ERCP：①TB升高，DB＞60%，ALT升高，腹痛伴畏寒、发热；②复发性胰腺炎；③胆囊切除术后，间歇发作性胆绞痛症状；④曾有胆道手术史；⑤胆囊小结石。

4. ERCP发现胆总管微胆石、胆泥、Oddi括约肌功能障碍、胰腺分裂，胰管狭窄，壶腹周围癌、胰腺癌，这些均为ERCP治疗的明确指征。

（三）外科治疗

大多数的急性胰腺炎无须外科干预，即使是重症急性胰腺炎也应尽可能采用内科及内镜治疗。临床实践表明，重症急性胰腺炎时经历大的手术创伤将加重全身炎症反应，增加病死率。当重症患者内科及内镜治疗不能阻止胰腺进一步坏死时，可行经皮腹膜后穿刺引流，必要时以微创方式清除胰腺坏死组织。在胆源性AP恢复后应尽早行胆囊切除术，以防再次发生AP。

与急性胰腺炎相关的主要手术治疗是胆囊切除术，以解决病因。目前胆囊切除术多采用腹腔镜完成。新近的临床研究认为，对于有1次急性胰腺炎发作史患者，有结石的胆囊即应切除；对轻、中度胆囊结石相关急性胰腺炎，胆囊切除术应在本次胰腺炎恢复后10 d左右实施，SAP则应在恢复后4周左右施行；若不及时切除，在6～18周，有25%～30%的患者将再次发生急性胰腺炎。

微创治疗无效的胰腺假性囊肿、胰腺脓肿、APFC、ANC、脾静脉栓塞等并发症需要外科开腹手术治疗。

【预后】★★△△

轻症患者常在1周左右康复，不遗留后遗症。重症患者病死率约为15%，经积极抢救幸免于死亡的患者容易发生胰腺假性囊肿、脓肿和脾静脉栓塞等并发症，遗留不同程度的胰腺功能不全。未去除病因的部分患者可经常复发急性胰腺炎，反复炎症及纤维化可演变为慢性胰腺炎。

【预防】★★△△

积极治疗胆胰疾病，适度饮酒及进食，部分患者需严格戒酒。

（李 静 唐承薇）

第3节 慢性胰腺炎

慢性胰腺炎（chronic pancreatitis，CP）是以胰腺慢性炎症、纤维化、萎缩、钙化为特征，最终导致胰腺内、外分泌功能不足的疾病。临床常表现为腹痛、腹泻、营养不良等。

【流行病学】★△

关于慢性胰腺炎发病率或患病率的数据尚不充分。尸检报道的患病率为0.04%～5%，基于CT、超声或ERCP报告的有明显的胰腺组织学异常的CP年发病率为（3.5～4）/10万。对于部分组织学变化不甚明显的CP，常不易被上述影像学技术发现而低估CP的实际患病率和发病率。近年欧美报道CP发病有增高趋势，Anderson统计1970—1974年发病率为6.9/10万人，而1975—1979年增高至10.0/10万人口。1999年日本的资料显示CP患病人数达42 000人，发病率达5.77/10万人，患病率达32.9/10万人。

【病理】★△

慢性胰腺炎的病理特征主要有胰腺实质散在的钙化灶，纤维化，胰管狭窄、阻塞及扩张，胰管结石，胰腺萎缩，炎性包块，囊肿形成等。

【病因】★★△△

CP是多因素相互作用导致的疾病，仅一种危险因素很难引起CP。

（一）乙醇（酒精）

由于70%的成年CP患者有酗酒史，因此长期过度饮酒一直都被认为是慢性胰腺炎的首要病因。然而根据慢性胰腺炎的病理及影像学标准，只有不到10%的酗酒者最终会发展成慢性胰腺炎。临床实践观察到，大多数长期大量饮酒者并无CP的客观证据，仅表现为餐后腹胀、脂肪餐后腹泻等消化不良症状。进一步的动物实验表明，单纯长期摄入酒精并非导致慢性胰腺炎而是脂肪沉积等退行性变，伴有明显胰腺外分泌功能不足。

复发性急性胰腺炎常导致胰腺纤维化、胰管阻塞，导管扩张，胰腺组织萎缩而进展为CP。当患者胆、胰管异常持续存在，饮酒可诱发复发性急性胰腺炎，推动炎症慢性化。此外，*CFTR*、*PRSS1* 及 *SPINK1* 等基因的突变可能改变酒精的代谢或调节胰腺对酒精所致炎症的反应性，从而促进CP的发生。因此，酒精在CP的发生过程中只起到促进作用，而不是独立的致病因素。

（二）基因突变

目前认为，CP与以下3种基因突变有关。

1. 与散发的特发性胰腺炎有关的两种基因突变 囊性纤维化跨膜转导调节因子基因(cystic fibrosis transmembrane conductance regulator gene，CFTR）的突变，可能与胰管阻塞或腺泡细胞内膜的再循环或转运异常有关；胰蛋白酶促分泌抑制剂基因（pancreatic secretory trypsin inhibitor，PSTI或SPINK1）编码胰蛋白酶促分泌抑制剂的基因，突变位点为N34S，其突变的后果是削弱对抗正常腺泡内自身激活的少量胰蛋白酶的第一道防线。发病年龄较遗传性胰腺炎晚，并发症和需外科手术的机会较少，但最主要的区别是无家族病史。

2. 与遗传性胰腺炎有关的基因突变 阳离子胰蛋白酶原基因（cationic trypsinogen gene，PRSS1）编码人类胰蛋白酶原，它的突变使胰蛋白酶原容易被激活而常发生复发性胰腺炎，逐渐进展为CP。遗传性胰腺炎家系，主要集中在欧美地区，其PRSS1的两种突变（R122H和N291）系常染色体显性遗传，外显率80%。其临床特征为幼年发病的复发性急性胰腺炎，常进展为CP并伴有高胰腺癌发病率。患者家族中至少还有另2例胰腺炎患者，发病可以相隔2代甚至几代。

一般认为，所有的CP可能都有基因异常基础，其作用大小不等，取决于胰腺炎的类型。但是否对所有CP患者常规筛查基因突变尚未达成共识，但对于有家族史的早发CP患者(＜35岁)进行筛查是合理的。

最近的研究还发现，胰腺纤维化的原因可能是胰腺损伤后正常修复机制的基因调节障碍，如转化生长因子-β1表达异常与胰腺组织的纤维化程度有关，转化生长因子-α和表皮生长因子受体在CP组织中表达增加，与CP腺泡细胞的大量破坏及细胞增生有关。

（三）自身免疫

40多年前，Sarles等第一次描述自身免疫性胰腺炎（autoimmune pancreatitis，AIP）。60%的病例与其他自身免疫疾病有关，包括原发性硬化性胆管炎、原发性胆汁性肝硬化、自身免疫性肝炎、系统性红斑狼疮、炎症性肠病、干燥综合征等。淋巴细胞浸润是其主要的组织学特征之一。临床上，循环中免疫球蛋白G（尤其是免疫球蛋白G4）可上升至较高水平，尤其是在有胰腺肿块的情况下，且大多数患者对类固醇治疗有效。

值得一提的是，如果通过大鼠尾静脉注射能识别胰淀粉酶的 $CD4^+$T细胞，大鼠胰腺则会形成类似人类AIP的组织学特征。此实验结果支持 $CD4^+$T细胞在AIP发病中起重要作用的观点。研究还发现，患者血清IgG4水平可升高。但目前尚未阐明胰腺内免疫反应是如何触发的，为何免疫反应呈局限性而非弥漫性分布。

（四）吸烟

由于严重酗酒者通常都吸烟，所以很难将酗酒和吸烟的影响完全分开。吸烟不仅通过烟碱影响胰液分泌模式，而且诱导炎症反应，并通过其他成分发挥致癌作用。

（五）B组柯萨奇病毒

此病毒可引起急性胰腺炎，且病毒滴度越高，引起急性胰腺炎的可能性越大，若此时缺乏组织修复，则可能进展为CP。这种缺陷与巨噬细胞（M1）和1型辅助性T细胞的优先活化有关。在B组柯萨奇病毒感染期间，饮酒可加重病毒诱导的胰腺炎，阻碍胰腺受损后的再生，饮酒剂量越大，持续时间越长，胰腺的再生就越困难。因此，酒精可能会通过增强组织内病毒感染或复制，影响组织愈合和使胰腺炎症慢性化。

（六）胆道系统疾病

全国1700例CP研究资料显示胆系疾病占CP病因的33.9%。引起CP的各种胆道系统疾病包括急性或慢性胆囊炎、胆管炎、胆石症、胆道蛔虫病、胆胰壶腹括约肌痉挛或功能障碍等。发病机制主要是炎症感染或结石引起的胆总管开口部或胰管和胆管交界处狭窄或梗阻，使胰管内压力增高，导致胰腺泡、胰腺小导管破裂，损伤胰腺组织及导管系统，使胰管扭曲变形，造成炎症或梗阻。此外，胆胰壶腹括约肌功能障碍，乳头肌充血痉挛、狭窄，也可引起胰液流出不畅，胰液潴留形成CP；胆道蛔虫或虫卵刺激等亦可造成胰管炎症及梗阻形成慢性炎症。

（七）高钙血症

研究表明，血液中钙浓度升高可刺激胰腺分泌胰酶，持续高钙血症会过度刺激胰腺腺泡导致胰腺炎。高钙血症可降低胰管和组织间隙中屏障作用，使钙离子更多地深入胰液中，胰液中钙离子浓度的升高易在碱性胰液中形成沉积，导致胰管结石形成。胰腺实质中钙浓度升高也易激活胰酶造成胰腺炎反复发作，因此，高钙血症是CP的好发因素。

（八）营养因素

人体内及动物实验认为，食物中饱和脂肪酸及低蛋白饮食可促进CP或胰腺退行性病变的发生。

【临床表现】★★★△△△

CP的组织及功能变化大多不可逆转，但临床表现也不总是进行性恶化。症状常呈慢性过程，间歇加重。

（一）腹痛

约80%的CP患者诉腹痛，常可由酗酒或饱餐诱发，其发生的频率、性质、方式和严重程度都没有固定的特征。腹痛常位于上腹部，为持续性钝痛，可放射至背部，持续的时间从数天至数周不等，前倾坐位可一定程度上缓解疼痛。如果患者的慢性炎症或假性囊肿主要局限在胰头，疼痛则多在腹中线右侧；若炎症病变主要在胰尾，疼痛则多在左上腹。如果CP并发假性囊肿、胰管梗阻、明显胰头炎性包块及胰腺癌，疼痛将更剧烈，持续时间更长。腹痛机制尚不明确，可能由于胰管阻塞使胰管内压增高、胰腺组织内神经受炎症产物刺激、胰腺周围神经炎症细胞浸润、脊髓与中枢神经对疼痛的敏感性增高所致。

腹痛是CP最严重的临床问题，可使食欲缺乏，摄食减少，导致消瘦、营养不良，是CP手术治疗最常见的适应证。也有部分患者虽然有导管内钙化、导管扩张和假性囊肿等，但却没有腹痛。因此，不能通过CT扫描或ERCP发现的异常来判断患者是否有疼痛。

（二）糖尿病

一般认为，80%以上的胰腺受损时，可出现糖尿病。CP进入晚期后，对糖的不耐受更为明显。由于胰高血糖素可随着胰岛细胞的损伤而同时减少，因此，CP常合并脆性糖尿病。外源性补充胰岛素易导致低血糖，而胰高血糖素储备不足又常妨碍血糖恢复至正常水平，使临床治疗难度增加。

（三）脂肪泻

理论上认为，当胰腺外分泌功能减退至正常的10%以下时，可能发生脂肪泻。严重CP或胰管完全梗阻时，可有脂肪泻症状，患者可能会排出油腻的粪便甚至油滴（苏丹Ⅲ染色阳性），大便每天3～30次，色淡量多，带有泡沫和恶臭。由于脂肪吸收不良，患者可出现脂溶性维生素缺乏症状，如夜盲症、皮肤粗糙、出血倾向等。大多数患者因腹痛而畏食，脂肪泻不明显，常表现为大便不成形、每天次数略多，腹胀。

（四）营养不良

患者常消瘦明显，贫血，肌肉萎缩，皮肤弹性差，毛发枯萎，易患呼吸道、消化道、泌尿道等感染。

（五）并发症

1. 复发性胰腺炎 通常是间质性炎症，偶尔也可能是坏死性胰腺炎。假性囊肿见于约25%的CP患者。假性囊肿压迫胃时，可引起一系列症状，如食欲减退、恶心、呕吐和早饱感；压迫胆总管时，可导致黄疸；压迫十二指肠时，引起腹痛或呕吐。约10%患者的假性囊肿与假性动脉瘤有关，可导致危及生命的大出血。脾静脉栓塞或肿大胰腺假性囊肿压迫可导致门静脉高压，引起胃底和食管下段静脉曲张，是CP患者并发消化道出血的原因之一。当假性囊肿伴发感染时，临床表现为腹痛、发热、白细胞计数增多。

2. 十二指肠梗阻 约5%的CP患者并发有十二指肠狭窄。常由胰头纤维化引起，也可能由胰腺脓肿或假性囊肿造成，常有呕吐、腹痛、黄疸等症状。

3. 胰腺癌 CP是胰腺癌发生的危险因素之一。其并发胰腺癌的风险约为4%。因此，对CP患者腹痛加重或明显消瘦时，应警惕胰腺癌的存在。

【诊断】★★★△△△

当临床表现提示CP时，可通过影像技术获得胰腺有无钙化、纤维化、结石、胰管扩张及胰腺萎缩等形态学资料，收集CP的证据，并进一步了解胰腺内、外分泌功能，排除胰腺肿瘤。

（一）CP的影像诊断

目前，腹部超声、CT、ERCP、超声内镜、磁共振胰胆管成像是5种最常用的诊断CP的影像技术。研究表明，在检出率方面，CT、ERCP和超声内镜无明显差异，明显高于腹部超声。诊断准确率方面，ERCP、超声内镜明显高于腹部超声及CT，而ERCP、超声内镜两者间无明显差异。腹部超声、CT是无创检查技术，尽管诊断率低于ERCP、超声内镜，但检出率高，可作为初筛检查；对可疑CP尚不能确诊者，可进一步做ERCP、超声内镜或磁共振胰胆管成像。

1. 腹部X线片 腹部X线检查简单、无创、价格便宜。弥漫性胰腺内钙化是CP的特异性X线表现，但仅见于晚期CP。而胰腺的局灶性钙化并非CP所特有，还见于创伤、胰岛细胞瘤或高钙血症，故该检查对早期CP不够敏感。

2. 腹部超声 可显示钙化、胰腺萎缩或明显的胰管扩张，但肠道内气体可能妨碍对胰腺的观察，其灵敏度因此而受到影响。

3. 腹部CT 是CP疑似患者的首选检查。它可以显示胰腺内钙化、实质萎缩、轮廓异常、胰管扩张或变形等CP特征，还能发现CP并发的假性囊肿、血栓、假性动脉瘤等，能有效地检测到炎症或>1 cm的瘤样肿块。CT诊断典型的CP灵敏度为74%～90%。

4. 磁共振胰胆管成像（magnetic resonance cholangiopancreatography，MRCP） 可显示主胰管和胆总管，并重建胆管及胰管系统，可了解胰腺实质状况，其缺点是不能直接显示结石。与ERCP相比，MRCP具有无创的优点，因此在临床使用广泛。

5. 超声内镜（endoscopic ultrasonography，EUS） 可显示CP的异常表现，如主胰管扩张、直径<2 cm的小囊肿及胰腺实质的非均匀回声。其灵敏性、特异性至少与CT、ERCP相当，甚至可能更高。胰腺实质的非均匀回声是CP的特异性表现，而CT、MRCP却难以显示这方面病变；更重要的是，EUS引导下的细针穿刺有助于胰腺的炎性包块和肿瘤的鉴别诊断。

6. ERCP CP的主要表现是主胰管及其分支的变化。最常见的变化包括导管扩张、狭窄、变形、充盈缺损和假性囊肿，晚期呈“湖泊链”的典型表现。ERCP是识别胰管病变最灵敏的检测方法，其灵敏性和特异性分别为67%～90%/和89%～100%。由于ERCP的有创性，该方法多用于上述影像学结果不甚明确时。

（二）CP的胰腺功能诊断

1. 胰腺外分泌功能评价 消化不良、消瘦、脂肪泻都从临床的角度反映了胰腺外分泌功能不足，粪便的苏丹Ⅲ染色有助于了解是否存在脂肪泻。

下列试验有助于评价患者胰腺外分泌功能状态，但因检测方法较烦琐，灵敏度欠佳，尚未在临床成为常规检测手段。①胰腺功能间接试验：包括胰腺异淀粉酶检测、血清胰蛋白酶放免测定、N苯甲酰L酪氨酰对氨基苯甲酸试验、粪便中糜蛋白酶、弹性蛋白酶及脂肪的含量分析等。这些检测常在胰腺外分泌功能损失达到90%后才能呈阳性结果，因此无助于CP的早期诊断。②胰腺功能直接试验：给患者注射促胰液素或胆囊收缩素/雨蛙肽后，通过十二指肠降段置管，收集胰液，分析这些胰腺外分泌刺激物对胰液、胰酶产量的影响能力。研究表明，在诊断轻、中度胰腺炎时，这些胃肠多肽激发试验比其他试验更准确、灵敏。

2. 胰腺内分泌功能评价 CP时，胰岛细胞受损，A细胞分泌的胰高血糖素和B细胞分泌的胰岛素都严重不足。继发于CP的糖尿病归类为ⅢC型，诊断标准为糖化血红蛋白≥6.5%，空腹血糖≥7 mmol/L，其他指标包括血清胰岛素及C肽。这些指标通常在胰腺内分泌功能损失90%以上才出现变化，灵敏度低。

（三）其他实验室检查

急性发作时血清淀粉酶、脂肪酶可升高；胰源性胸腔积液、腹水中淀粉酶明显升高。血清CA19-9可增高，通常升幅较小，如明显升高应警惕合并胰腺癌的可能。

【鉴别诊断】★★★△△△

1. 胆道疾病 常与CP同时存在，并互为因果。因此，在做出胆道疾病诊断时应想到CP存在的可能。临床常依靠超声、CT、MRCP、ERCP等进行鉴别。

2. 胰腺癌 胰腺癌常合并CP，而CP也可演化为胰腺癌。胰腺包块的良、恶性鉴别因缺乏特征性影像学改变，又难以取到组织活检，而在短期内鉴别诊断常较困难。血清肿瘤标志物CA19-9>1000 μmol/ml时，结合临床表现及影像学改变，有助于胰腺癌的诊断。

3. 消化性溃疡及慢性胃炎 两者的临床表现与CP有相似之处，依靠病史、胃镜及超声、CT等检查，鉴别一般不困难。

4. 肝病 当患者呈现黄疸、脾大时，需与肝炎、肝硬化及肝癌鉴别。

5. 小肠性吸收功能不良 临床可有脂肪泻、贫血与营养不良，可伴有腹部不适或疼痛、腹胀、胃酸减少或缺乏、舌炎、骨质疏松、维生素缺乏、低血钙、低血钾等表现。D木糖试验有助于了解有无吸收不良，CP患者主要呈消化不良，故D木糖试验结果正常。

6. 原发性胰腺萎缩 多见于老年患者，常表现为脂肪泻、体重减轻、食欲缺乏与全身水肿，影像学检查无胰腺钙化、胰管异常等，部分患者CT仅显示胰腺萎缩。若能取到活体组织标本，显微镜下可见大部分腺泡细胞消失，胰岛明显减少，均被脂肪组织替代，纤维化病变及炎症细胞浸润较少，无钙化或假性囊肿等病灶。

【治疗】★★★△△△

（一）非手术治疗

1. 疼痛 目前，对CP疼痛治疗推荐阶梯式镇痛疗法。首先需要评估疼痛频率、严重度、对生活和其他活动的影响程度。可忍受的疼痛或即使有剧痛但不频繁者，应劝患者戒烟、戒酒，给予低脂饮食，补充胰酶，同时抑酸。初始宜选择非甾体抗炎药，效果不佳者可选择弱阿片类药物，仍不能缓解甚至加重时选用强阿片类镇痛药物。疼痛严重或发作频繁者及有服用麻醉药镇痛倾向的患者，可在上述治疗的基础上根据患者影像学异常进行内镜治疗，如括约肌切开术、胰管取石术和胰管内支架置入术。内镜治疗无法解决的胰管结石、胰管狭窄及胰腺囊肿则建议外科治疗，胰管的形态学变化决定不同的手术方式。值得注意的是，目前尚无足够证据表明随着治疗方式有创性的增加，CP疼痛的缓解率因此而提高。腹腔神经丛阻断术似乎对CP的效果也有限。

2. 脂肪泻 每餐补充30 000～40 000 U的脂肪酶，能有效缓解脂肪泻。首选含高活性脂肪酶的微球制剂。还可用质子泵抑制药或H_2受体阻滞药抑制胃酸分泌，提高胰酶的效应。脂肪泻严重的患者可用中链三酰甘油代替饮食中的部分脂肪，因为中链三酰甘油不需要分解而直接被小肠吸收。此外，应寻找是否伴有细菌过生长、贾第鞭毛虫病和小肠功能紊乱。

3. 糖尿病 口服降血糖药仅对部分患者有效。如果需要胰岛素治疗，则目标通常是控制从尿液中丢失的糖，而不是严格控制血糖。因而，CP相关性糖尿病患者需要的胰岛素剂量常常低于胰高血糖素分泌不足或胰岛素抗体缺失所致的糖尿病患者；且CP合并糖尿病患者对胰岛素敏感，需特别注意预防低血糖发作。只有高脂性胰腺炎患者才需要严格控制血糖，因为对于这些患者，糖尿病是原发病。控制这些患者的血糖有助于控制血清三酰甘油水平。

4. 其他 AIP是一种特殊类型的CP，首选糖皮质激素治疗，初始剂量通常为30～40 mg/d，2～4周后减至2.5～5 mg/d，维持6～12个月。治疗期间通过检测血清IgG4及影像学复查评估疗效。

（二）内镜治疗

主要适用于Oddi括约肌狭窄、胆总管下段狭窄、胰管狭窄、胰管结石及胰腺假性囊肿等。治疗方法包括EST、鼻胆管和鼻胰管引流、胰管胆管支架置入、假性囊肿引流及EST联合体外震波碎石等。

（三）外科治疗

1. 手术指征 ①非手术治疗不能缓解的顽固性疼痛；②胰管狭窄、胰管结石伴胰管梗阻，内镜治疗效果不佳；③并发胆道梗阻、十二指肠梗阻、胰源性门静脉高压等，内镜治疗效果不佳；④不能排除恶性病变。

2. 术式选择 手术治疗能否改善胰腺功能、延缓胰腺炎症进展及对手术时机的选择，目前仍缺乏充分证据支持。应遵循个体化治疗原则，根据病因、胰腺及胰周脏器病变特点和术者经验等因素，主要针对各种外科并发症，选择指定核实的手术方案。

【预后】★★△△

慢性胰腺炎患者的生存率明显低于正常，死亡原因常与感染、胰腺癌等有关。

（李 静 唐承薇）

第4节 胰 腺 癌

胰腺癌（carcinoma of pancreas）系胰腺外分泌腺的恶性肿瘤，临床主要表现为腹痛、消瘦、黄疸等，大多数患者在确诊后已难以手术切除，5年存活率<5%。因其恶性程度高，治疗困难，预后差，目前仍是肿瘤病学的一大挑战。

【流行病学】★△

2011年我国胰腺癌的发病率和死亡率分别为5.96/100 000（男/女=1.23）和5.40/100 000（男/女=1.20），占我国恶性肿瘤发病率和死亡率的第10位和第6位。上海地区2009年胰腺癌发病率为15.66/100 000，是我国胰腺癌的高发地区。在发达国家（欧洲、美国），胰腺癌死亡率占恶性肿瘤的第4位。该病的发病率在全球范围内均呈上升趋势，其原因可能与某些环境因素的作用、人口平均寿命增加、诊断技术进步、检出率提高有关。其发病高峰为70～90岁。

【病因及发病机制】★△

关于胰腺癌的病因与发病机制仍不清楚。慢性胰腺炎被视为胰腺癌的癌前疾病，在不健康的生活方式（如吸烟、饮酒等），过多摄入红肉及奶制品，肥胖，长期接触某些物理、化学致癌物质（如b-萘胺和二氨基联苯）等多种因素长期共同作用下，导致一系列基因突变，包括肿瘤基因的活化、肿瘤抑制基因功能丧失、细胞表面受体配体系统表达异常等。遗传因素可能占到胰腺癌病因的5%～10%，携带某些遗传性基因突变［如*CDKN2A*（*p16*）、*BRCA-2*）］可增加胰腺癌的易感性。

【病理生理】★△

大多数（90%）的胰腺癌为导管细胞癌。60%～70%的这种病理类型肿瘤位于胰头，常压迫胆道，侵犯十二指肠及堵塞主胰管，致复发性胰腺炎。肿瘤质地坚实，切面常呈灰黄色，少有出血及坏死。光镜下组织结构因分化程度不同从高分化导管样结构到仅能从免疫标记上辨别其上皮来源低分化癌不等。

少数（5%）胰腺癌为腺泡细胞癌，肿瘤分布于胰腺的头、体、尾部概率相同。肉眼看肿瘤常呈分叶状，棕色或黄色，质地软，可有局灶坏死。光镜下的组织结构呈腺泡样，含有少量基质。其他还有胰腺棘皮癌、囊腺癌等。

通常胰头癌很难与起源于乏特腹壶、十二指肠乳头及肝外胆道下端的癌肿鉴别，由于胰头癌和这些肿瘤的临床表现很相似，常将胰头癌和这些肿瘤统称为乏特壶腹周围癌。胰腺癌生长较快，加之胰腺血管、淋巴管丰富，胰腺又无包膜，往往早期发生转移或局部直接向周围侵犯。癌肿可直接蔓延至胃、胆囊、结肠、左肾、脾及邻近大血管，较多经淋巴管转移至邻近器官、肠系膜及主动脉周围等处的淋巴结，经血液循环转移至肝、肺、骨和脑等器官。

【临床表现】★★★△△△

该病起病隐匿，早期无特殊表现，可诉上腹不适、轻度腹泻、食欲减退、乏力等，数月后出现明显症状时，病程多已进入晚期。其主要临床表现有腹痛、黄疸、腹泻、体重减轻及转移灶症状，整个病程短、病情发展快、迅速恶化。

（一）腹痛

由于胰腺卧于上腹部许多神经丛之前，以致癌肿往往较早侵犯到这些神经丛组织，引起顽固、剧烈的腹痛和腰背痛。腹痛可发生于2/3的患者，常位于中、上腹部，依肿瘤位置而向腹两侧偏移。腹痛可为持续或间断性钝痛，部分患者餐后加重并与体位有关，仰卧位与脊柱伸展时疼痛加剧，蹲位、弯腰坐位可使腹痛减轻。

（二）黄疸

胰头癌压迫或侵犯胆总管或晚期转移至肝内、肝门、胆总管淋巴结，致胆管扩张、胆囊肿大、肝大、胆汁淤积性黄疸。约50%的胰腺癌患者可出现黄疸，呈进行性加重，尿色如浓茶，粪便呈陶土色。虽可有轻微波动，但难以完全消退。约25%的患者合并顽固的皮肤瘙痒，与皮肤胆汁酸积存有关。

（三）消化不良

新近出现的轻度消化不良性腹泻、肠胀气常是胰头癌早期的临床表现而被忽略。当肿瘤快速增大，胰腺外分泌功能明显受损后，患者食欲明显下降，恶心，腹泻加重，甚至出现脂肪泻，腹痛部位可不固定。

（四）体重减轻

约80%的胰腺癌患者有明显的体重减轻。部分患者在病程早期可无其他症状而仅表现为不明原因的进行性消瘦，发展较快。一般在1个月内体重减轻10 kg左右或更多，而在2～3个月体重减轻多达30 kg以上。如此快速而严重的消瘦原因与消耗过多、摄入减少、胰液分泌不足、消化吸收不良、腹泻等因素有关。晚期常呈恶病质状态。

（五）转移灶症状

1. 呕吐 胰头癌压迫邻近的空腔脏器如十二指肠，常使其肠曲移位或梗阻，患者可表现为胃流出道梗阻的症状。

2. 上消化道出血 胰腺癌浸润至胃、十二指肠，破溃出血，或脾静脉或门静脉癌栓，继发肝前性门静脉高压，导致食管胃底静脉曲张破裂出血。

（六）非常见临床表现

1. 血栓性静脉炎 少数胰腺癌患者可伴有下肢深静脉、门静脉或脾静脉的血栓性静脉炎，其原因与腺癌分泌某种促使血栓形成的物质有关。这些患者的肿瘤多位于胰腺的体尾部。尸检资料显示动脉和静脉血栓的发生率约占25%。因此，当患者出现上述原因不明的血栓性静脉炎时应仔细检查胰腺。

2. 糖尿病 胰体尾癌可波及胰岛组织而产生糖尿病，当老年人突然出现糖尿病、糖尿病患者出现持续腹痛或近期病情突然加重时，应警惕胰腺癌。

3. 关节炎及脂膜炎 少数患者可有关节红肿、疼痛，关节周围、躯干或下肢出现小的疼痛性结节，系皮下脂肪坏死和伴随的炎症。这较多见于高分化的腺泡型胰腺癌，个别患者血清脂肪酶显著升高。

4. 精神症状 由于胰腺癌患者多有顽固性腹痛、不能安睡和进食，容易对精神和情绪产生影响，表现为焦虑、抑郁、个性改变等精神症状。

【实验室和其他检查】★★★△△△

（一）确定梗阻性黄疸

血清总胆红素升高，以结合胆红素为主。血清碱性磷酸酶早期即升高，可先于黄疸而出现。当其活力高于正常3～5倍时，如无骨病存在，则高度提示胆汁淤积。尿胆红素阳性，尿胆原减少或缺如。

（二）胰腺癌肿瘤标记物

胰腺癌细胞可分泌一些糖蛋白，如CA19-9、CA125、CEA、DUPAN2、Span-I等，但这些标志物特异性低，因起源于上皮的恶性肿瘤都含有这些糖蛋白，而非胰腺癌特有；此外，正常上皮组织亦含有这些糖蛋白，但含量低于肿瘤。但CA19-9在鉴别慢性胰腺炎和胰腺癌，反映疗效和预后方面仍具有指导作用。

（三）胰腺癌病灶的检出

1. 腹部超声 为首选筛查方法，可显示＞2 cm的胰腺肿瘤，对晚期胰腺癌的诊断阳性率可达90%。超声图像呈无回声、边缘不规则的不均质肿块，肿块的伪足样伸展是胰腺癌的典型征象，常同时伴有胰管不规则狭窄、扩张或中断，胆囊肿大，侵及周围大血管时表现血管边缘粗糙及被肿瘤压迫等现象。

2. 增强CT 小胰腺癌（＜2 cm）较少发生坏死，胰腺形态近乎正常，CT平扫一般呈等密度，病灶难以显示，当疑有胰腺癌时，增强扫描尤为重要，为首选诊断和分期的方法。胰腺癌在增强CT扫描时大多表现为低密度肿块，胰腺部分或胰腺外形轮廓异常扩大。螺旋CT图像伪影少，成像质量高，有助于小病灶的检出。增强螺旋CT，对＜2 cm胰腺癌的检出率可达到80%～90%。此外，增强CT三维重建可用于评估肿瘤周围血管和脏器浸润情况。胸部及盆腔CT检查则有助于检查有无远处的转移。

3. MRCP或MRI 因大部分胰腺癌发生于导管上皮，肿瘤较小时，即可导致胰管病理性改变，主要表现为主胰管不规则狭窄和梗阻。MRCP通过显示胰管的细小结构，检出病灶，适合于梗阻性黄疸的病因诊断。具有扫描时间短、成功率高、无须对比剂、安全、无创伤等优点，但对病变起始于胰管小分支的患者，容易漏诊或误诊。此外，对于无法接受CT检查的患者，增强MRI也可用于胰腺癌的诊断及分期。

4. EUS 由于超声内镜具有探头频率高、距离胰腺近、胃肠道气体干扰少等特点，图像显示较体表超声清晰，从而提高了胰腺癌的检出率，可以探测到直径5 mm的小肿瘤。EUS在显示胰腺癌病灶全貌和侵及范围与程度等方面，明显优于腹部体表超声、CT及ERCP，尤其在显示小胰癌方面具有独到的优越性，准确率达90%以上。因此，在断层扫描未发现胰腺病灶和转移灶，但有临床指征时，应进一步行EUS检查。此外，EUS引导下的细针穿刺活检术（FNA）能对＜10 mm的病变进行穿刺细胞学检查，有助于对胰腺良、恶性包块的鉴别。

5. ERCP 能观察胰管和胆管的形态，以及胰头病变有无浸润十二指肠乳头区。确诊率可达85%～95%。其局限性在于ERCP不能显示肿块及邻近结构；ERCP系有创检查，有一定的并发症，如胆道感染、胰腺炎等，适用于需要胆管减压的患者。

6. 正电子发射断层显像（positron emlssiontomography，PET） 用18-氟标记的荧光脱氧葡萄糖（^{18}F fluorodeoxyglucose，^{18}F-FDG）注入体内，进入细胞参与糖代谢，由于恶性肿瘤细胞生长过程中葡萄糖消耗大于正常组织，故肿瘤细胞内有高于正常组织的^{18}F-FDG聚集，^{18}F-FDG发射出正电子，在其湮没过程中产生的光子可被X线断层摄影记录。采用定量或半定量的方法计算胰腺癌组织中的^{18}F-FDG含量，有助于胰腺癌与慢性胰腺炎的鉴别诊断，其敏感性可达94%，特异性为88%。PET不提供精确的解剖学定位，与CT结合，将功能成像与解剖成像同机精确融合，对胰腺癌灶及远处转移灶的敏感性、特异性及确诊率均优于单用CT。但PET并不能替代增强CT，仅作为高危患者CT检查的辅助方法。该检查费用昂贵，尚未在临床普遍应用。

7. 活检 对于可行手术切除的胰腺癌患者，术前不要求必须获得组织学诊断。但对于拟行放、化疗的患者，可以考虑活检。EUS-细针穿刺活检优于CT引导的细针穿刺活检，因前者引起播种的风险更低。

（四）了解胰腺癌的浸润范围

1. 血管造影（DSA） 经腹腔动脉做肠系膜上动

脉、肝动脉、脾动脉选择性动脉造影，显示肿瘤与周围血管间的解剖关系，可进一步明确病变浸润程度、范围，评估手术切除的可能性及指导手术方式的选择。

2. X线钡剂造影 用十二指肠低张造影可间接反映癌的位置、大小及胃肠受压情况，晚期胰头癌可见十二指肠曲扩大或十二指肠降段内侧呈反“3”形等征象。

3. 腹腔镜 诊断性腹腔镜可以观察到在影像学检查中不能被发现的腹膜、浆膜和脏器表面的转移灶，适宜于临床高度提示有转移性肿瘤（如CA19-9显著增高、原发肿瘤较大）但多种影像学检查呈阴性的患者。此外，术中彩超可作为诊断性腹腔镜的辅助检查，进一步了解是否有肝和血管受累。

【诊断】★★★△△

根据临床表现及明确的胰腺癌影像学证据，晚期胰腺癌诊断不难。本病的早期诊断困难，因此，重视下列胰腺癌高危人群的随访，有针对性地进行筛查和监测，有望提高早期胰腺癌的诊断率。①年龄＞40岁，近期出现餐后上腹不适，伴轻泻。②有胰腺癌家族史。③慢性胰腺炎，特别是慢性家族性胰腺炎。④患有家族性腺瘤者。⑤胰腺导管内乳头状黏液瘤。⑥长期大量吸烟、饮酒，以及长期接触有害化学物质。⑦50岁及以上患者突发成人Ⅱ型糖尿病；长期糖尿病患者糖尿病突然加重或出现少见异常，如腹部症状和持续性体重下降。⑧不明原因消瘦，体重减轻超过10%。

【鉴别诊断】★★★△△△

1. 慢性胰腺炎 以缓慢起病的上腹胀、腹痛、消化不良、腹泻、食欲减退、消瘦等为主要临床表现的慢性胰腺炎应注意与胰腺癌鉴别。慢性胰腺炎病史较长，常伴有腹泻，黄疸少见。胰腺炎性包块与胰腺癌不仅在影像学上很难鉴别，即使在手术中肉眼所见的大体病理也难以做出准确判断。EUS引导下的细针穿刺活检如果不能取得足够大小的组织标本，诊断仍不明确。开腹手术活检可确诊。

2. 自身免疫性胰腺炎 自身免疫性胰腺炎也可表现为黄疸、体重下降、Ca19-9升高、胰腺导管缩窄、弥漫性胰腺增大或胰腺肿块，胰腺癌需与其鉴别。自身免疫性胰腺炎的典型CT表现为胰腺弥漫性腊肠样肿大。血清IgG4增高也支持自身免疫性胰腺炎的诊断。但其也可表现为IgG4阴性的胰腺局部巨大肿块，联合CT和MRI检查能够增加鉴别诊断的准确性。

3. 肝胆疾病 胰腺癌早期消化不良症状及黄疸易与各种肝胆疾病混淆，但影像学、肝功能实验及病毒性肝炎标志物等检查较易使诊断明确。

4. 消化性溃疡、胃癌 对中、上腹痛等症状应行胃镜检查，以排除消化性溃疡及胃癌。

【治疗】★★★△△

迄今为止，对于胰腺癌尚无有效的治疗手段。对小病灶仍以争取手术治疗为主，术后给予化疗和（或）放疗对部分患者可延长生命和改善生活质量。对于有癌灶包绕周围血管等情况可能无法行手术完整切除的患者，行术前化疗和（或）放疗可增加切缘阴性的可能性；但对于明确可行手术切除的患者则不推荐术前的化疗和（或）放疗。对失去手术机会者，姑息治疗辅以化疗和（或）放疗能使部分患者受益，特别是体力状况较好的患者。

（一）外科治疗

胰十二指肠切除术（Whipple手术）是治疗胰腺癌最常用的根治手术，开腹手术创伤大、死亡率较高。术后存活期的长短与切缘是否阴性、肿瘤体积大小，肿瘤DNA含量及淋巴结有无转移密切相关，术后5年存活率＜10%，即使在最佳条件下，手术切除后并接受放疗和（或）化疗患者中位生存期仅为20.1～23.6个月。但80%以上的患者在诊断时已经无法通过手术切除治愈。

（二）内镜治疗

作为姑息治疗解决胆总管梗阻，可通过ERCP或PTCD在胆总管内放置支架，内引流解除黄疸；若不能置入支架，可行PTCD外引流减轻黄疸。此外，术前也可选择性行胆道引流，改善瘙痒、胆管炎症状和肝功能。近年用腹腔镜进行胰十二指肠切除，创伤小，生存率有改善。

（三）化疗

常用化疗方法有以下两种。

1. 静脉化疗 常用的药物有吉西他滨、氟尿嘧啶、顺铂、紫杉特尔、草酸铂、阿瓦斯汀、卡培他滨等。其中，吉西他滨主要作用于DNA合成期的肿瘤细胞，而成为胰腺癌化疗的最常用药物。

2. 区域性动脉灌注化学疗法（介入化疗） 总体疗效优于静脉化疗。

（四）放疗

疗效不及化疗，对于化疗效果不佳者可作为次要选择或联合应用，有助于改善患者生活质量，减轻癌性疼痛，延长患者生命。

（五）对症处理

可根据疼痛程度，采用世界卫生组织推荐的镇痛三阶梯治疗方案。即轻度疼痛使用非甾体抗炎药，如吲哚美辛控释片；中度疼痛可用弱阿片类药物，如曲马多缓释片；重度疼痛则应使用强阿片类，口服药物如磷酸吗啡（美施康定），剂量可逐渐增加；注射剂可选用哌替啶、吗啡等。晚期胰腺癌患者腹痛十分顽固，可在EUS引导下用50%乙醇行腹腔神经丛注射或椎管内注射吗啡等镇痛。对于严重局部背痛者，可行姑息性放疗。

胰酶制剂可改善消化不良、减轻脂肪泻；胰岛素治疗并发的糖尿病；肠内营养及静脉营养维持晚期胰腺癌及术后患者的能量需求。

【预后】★★△△

胰腺癌是目前预后最差的恶性肿瘤之一。即使在最佳条件下，接受手术治疗的患者其5年生存期约为20%；而局部晚期不能行手术切除的胰腺癌患者5年生存率<5%；远处转移的胰腺癌患者5年生存率约为2%，中位生存期<1年。

（杨文娟　唐承薇）

第5节　胃肠胰神经内分泌肿瘤

一、胃肠道神经内分泌肿瘤

神经内分泌肿瘤（neuroendocrine neoplasms，NENs）是一组起源于神经内分泌细胞和肽能神经元的肿瘤，包括胃肠道、胰腺、支气管和肺、肝、肾上腺髓质、卵巢、甲状腺、甲状旁腺等部位。消化系统是神经内分泌肿瘤发生率最高的部位，占所有神经内分泌肿瘤的50%～60%，包括起源于管状胃肠道和胰腺的神经内分泌肿瘤。其次为呼吸系统，约占27%。

【流行病学】★△

近30年内神经内分泌瘤的发病率呈逐渐上升趋势，发病率排名前三的分别为小肠、直肠和胰腺。不同部位的消化道神经内分泌肿瘤的发病率在不同人种中存在差异。既往认为胃神经内分泌肿瘤属于罕见疾病，占所有消化系统神经内分泌肿瘤的比例<5%。事实上，随着对神经内分泌肿瘤进一步了解以及诊断技术的进步，GNENs的发病率远高于此。文献报道胃NENs占胃肠胰神经内分泌肿瘤（GEP-NENs）的23%，其次为阑尾（21%）、小肠（15%）和直肠（14%）。日本一项研究结果显示，收集2005年全国范围内消化道神经内分泌肿瘤患者共2845例，最常见的来源部位为后肠（远端结肠、直肠和泌尿生殖器），第二常见部位为前肠（胃十二指肠、胰腺、支气管），占30.4%，再次为中肠（空回肠、回盲部、升结肠、部分横结肠）。我国目前尚缺乏全国大型流行病学统计报告。

【病理】★△

胃肠神经内分泌肿瘤常为边界清晰的圆形病变，位于黏膜下层或侵入肌层。大多数肿瘤含有丰富的血供，切面呈红色至棕褐色，少数肿瘤因富含脂肪切面呈黄色。高分化神经内分泌肿瘤细胞排列成巢状或小梁状排列，肿瘤细胞大小均一，细胞核呈圆形或椭圆形，细胞质呈细颗粒状。免疫组化方面，突触素和嗜铬粒蛋白等神经内分泌标志物常为强阳性。低分化神经内分泌癌呈实性或髓质样、花环样或弥散样结构，细胞大小不等，细胞核不规则，可合并神经侵犯、脉管瘤栓、邻近淋巴结转移等表现。免疫组化中神经内分泌标志物的表达水平较低。

【临床分类及分级】★★△△

近年来，随着对神经内分泌肿瘤研究越来越多，其临床分期和分类系统不尽相同。欧洲神经内分泌肿瘤协会（ENETS）和美国癌症联合委员会（AJCC）分别对各个部位的GEP-NENs提出TNM分期，与其他实体瘤一样，分期系统和预后相关并用于实践。实际上，目前临床上尚采用WHO 2010 GEP-NENs分级标准和分类标准（表8-5）。核分裂象计数时要求至少50个高倍视野。计数Ki-67时要求500～2000个细胞。如果两者数据不一致，以高级别为准。通过评估核分裂象计数和（或）Ki-67标记指数得到的增殖率具有预后意义，且独立于肿瘤分期。根据WHO 2010指南，消化道神经内分泌肿瘤包括以下5类：

神经内分泌瘤一级（neuroendocrine tumor，G1，NET G1）。神经内分泌瘤二级（neuroendocrine tumor，G2，NET G2）。神经内分泌癌（neuroendocrine carcinoma，NEC）包括小细胞NEC和大细胞NEC，混合性腺/神经内分泌癌（MANEC），增生性和肿瘤前病变。

表 8-5 2010 WHO 胃肠胰神经内分泌肿瘤分级标准

分级	核分裂象（个/10HPF）	Ki-67 指数（%）
G1	＜2	2
G2	2～20	3～20
G3	＞20	＞20

来源于消化道不同部位的神经内分泌肿瘤可以有不同的内分泌功能和临床表现，近来随着对胃NENs的研究逐步深入，ENETS根据胃NENs的发病机制和临床病理特征将其分为3型：1型常合并慢性萎缩性胃体炎，由于胃体萎缩导致壁细胞减少，胃酸偏低，导致胃窦G细胞增生，分泌大量胃泌素，刺激ECL细胞增生，导致胃NENs发生；2型常合并胃泌素瘤或MEN-1，由于血清胃泌素常明显升高，导致高胃酸状态，同时刺激ECL细胞增生，导致胃NENs发生；3型为非胃泌素依赖型，多为正常胃黏膜背景下孤立病灶，呈息肉样或溃疡。参见表8-6。

表 8-6 不同类型胃神经内分泌肿瘤的特点

	1型	2型	3型
占G-NENs的比例（%）	70～80	5～6	14～25
肿瘤特征	小（＜1～2 cm）、多发性、息肉样病变	小（＜1～2 cm）、多发性、息肉样病变	单发，病灶通常较大（＞2 cm），息肉或溃疡样
相关疾病	自身免疫性萎缩性胃炎	胃泌素瘤或MEN-1	无
胃内pH	明显升高（胃酸缺乏）	明显降低（胃酸过多）	正常（胃酸分泌正常）
血清胃泌素	升高	升高	正常
病理分级	G1/G2	G1/G2	G1/G2/G3
转移率（%）	2～5	10～30	50～100

胃肠道神经内分泌肿瘤根据是否分泌超过生理水平的肽类激素分为功能性NENs和无功能性NENs两种。功能性NENs由于分泌特征性的肽类激素而具有特征症状，临床早期诊断较为容易；无特征性激素分泌或分泌的肽类激素（如胰多肽）浓度升高并不引起与其有关的临床表现，这种不引起症状反应的肿瘤称为无功能性肿瘤。这些肿瘤不具有特异性临床表现，多在瘤体增大引起器官压迫症状或在发生转移后才得到诊断。

【临床表现】★★△

无功能性胃肠道神经内分泌肿瘤的临床表现不典型，可表现为嗳气、恶心、反酸、胃灼热、恶心、呕吐、腹痛、腹胀等不适，或仅有局部压迫浸润、机械梗阻等症状。1型和3型胃NENs多为无功能性肿瘤，常在胃镜检查时偶然发现，1型胃NENs与自身免疫性萎缩性胃炎相关，可合并巨幼细胞贫血或缺铁性贫血，而2型胃NENs继发于Zollinger-Ellison综合征。结肠NENs临床表现出现较晚，多表现为腹泻、腹痛、消化道出血及体重下降，确诊时多已发生远处转移，预后较差。与结肠NENs相反，直肠NENs多在肠镜下偶然发现，病变多较局限，长期预后较好，大多数患者无特异性临床表现，可表现为排便习性改变、便血、腹泻等。

功能性神经内分泌肿瘤的患者通常会出现由该肿瘤产生的特定类型的激素所引起的症状，如胰岛素瘤常有典型惠普尔三联征表现，胰高血糖素瘤主要表现为皮肤游走性、坏死溶解性红斑、糖尿病、消瘦、舌炎及口角炎等表现，胃泌素瘤表现为Zollinger-Ellison综合征，常见为难治性、反复发作或不典型部位的消化性溃疡等，有时可以合并2型胃NENs，约有35%的患者在诊断时已经发生转移。来自中肠的神经内分泌肿瘤或合并远处转移的胃肠神经内分泌瘤患者可合并类癌综合征，表现为皮肤潮红、哮喘、腹泻、心瓣膜病等症状。类癌危象是类癌综合征的严重合并症，一般发生于前肠和中肠神经内分泌肿瘤，多由5-羟色胺和其他血管活性物质分泌骤然增高所致，临床上表现为严重而普遍的皮肤潮红，腹泻明显加重并伴有腹痛，可有眩晕、嗜睡、昏迷等中枢神经系统症状，以及心动过速、心律失常、高血压及严重低血压等心血管异常。

【辅助检查】★★△△

（一）生化检查

1. 特异性肽类激素的测定 由于大多数胃肠神

经内分泌肿瘤均可分泌其特征性的激素，如胃泌素瘤分泌胃泌素，胰高血糖素瘤分泌胰高血糖素等，这些激素既是患者各种临床症状的病理生理基础，又是可作为确诊依据的肿瘤标志物。对相关激素的测定是诊断的首选检查方法。尿5-HIAA是确诊类癌综合征最敏感的检测。在一项研究中，73%的发生肿瘤转移的神经内分泌肿瘤患者5-HIAA水平升高。此外，5-HIAA水平通常在原发于中肠的肿瘤患者中最有用。前肠和后肠类癌极少分泌5-羟色胺；它们缺乏多巴脱羧酶，因此不能把5-羟色胺转化为5-HIAA。约73%的患者血5-HT和（或）尿5-HIAA升高，两者的诊断临界值分别为＞120 μg/L和≥10 mg/24 h。此外，相关肽类激素的测定还是追随病程发展、评价治疗效果和及时发现复发的有效手段。

2. NENs的通用肿瘤标志物 血清嗜铬粒素A（chromogranin A，CgA）是NENs的通用指标，在所有NENs中均有不同程度的升高，是一项很有价值的诊断和筛查指标。铬粒素为一族分泌性蛋白，广泛分布于正常神经内分泌细胞或肿瘤细胞的神经分泌颗粒内。用免疫组化或放射免疫分析法均表明NENs中CgA水平升高者可达90%～100%。出现可疑的临床症状，又缺乏特异性综合征表现的患者，可首先检测血CgA水平，目前已知的神经内分泌标志物有神经元特异性烯醇酶、胰多肽、突触素等，这些标志物大多用于肿瘤的免疫组织化学鉴定，能用作循环标志物的主要是CgA。萎缩性胃炎和使用质子泵抑制药均可导致CgA水平升高，必要时应给予胃镜检查、胃内pH监测或停用相关药物。此外，注意排除因肾功能不全及严重吸收不良综合征所致CgA非特异升高。由于CgA并不依赖于5-羟色胺的分泌，是比尿5-HIAA敏感性更高且适用范围更广的NENs肿瘤标志物。甲胎蛋白和人绒毛膜促性腺激素等其他血清标志物，在一些神经内分泌瘤患者体内是升高的，但尚未证明其临床实用性是否优于单独的CgA。

3. 其他 检测血抗壁细胞抗体、抗内因子抗体以及血胃泌素水平有助于胃NENs分型。1型和2型胃NENs患者可见血胃泌素水平升高，2型胃NENs继发于Zollinger-Ellison综合征，其胃泌素水平多明显升高（详见胰腺神经内分泌肿瘤章节），而3型胃NENs患者胃泌素水平多在正常范围。1型胃NENs患者多可见抗壁细胞抗体和（或）抗内因子抗体升高。

（二）影像学检查

1. 常规影像学检查 临床上最常用的影像学评估方法包括胃镜、结肠镜、超声内镜（EUS）、上消化道造影、计算机断层扫描（CT）、磁共振成像（MRI）、正电子发射断层扫描（PET-CT）及生长抑素受体显像（SRS）。胃镜、结肠镜，包括小肠镜是诊断胃肠道NENs的首选检查方法。神经内分泌肿瘤内镜下表现多样，可以表现为息肉样病变，也可表现为溃疡性病变。EUS检查中NENs表现为低回声结节，若评估胃壁侵袭深度和有无远处转移，首选EUS和腹部超声。CT、MRI及PET-CT检查中神经内分泌肿瘤多表现为实性肿物，可检出10%的直径＜1 cm的肿瘤、30%～40%的直径为1～3 cm的肿瘤和50%的直径＞3 cm的肿瘤。82%～88%的神经内分泌肿瘤存在生长抑素受体表达，SRS检查提示病变对核素标记的生长抑素放射性摄取增高，故其是一种敏感的诊断方法，其阳性率为87%～96%，敏感性为89%，奥曲肽核素扫描能检出92%的肝内转移瘤。CT、MRI、PET-CT及SRS 4项检查可辅助肿瘤分期。

2. 新型功能成像方法 现已出现一些可用于功能成像的正电子发射断层扫描（positron emission tomography，PET）示踪剂［18-氟-二羟基-苯基-丙氨酸（18-F-dihydroxy-phenyl-alanine，18F-DOPA），11-碳-5-羟基色氨酸（11-C-5-hydroxytryptophan，11-C-5-HTP）、68-Ga-DOTATOC和68-Ga-DOTATATE］，但尚未广泛普及。将这些示踪剂与高分辨率PET和集成CT相结合应用，有望在未来改善NENs的检测和分期。

【诊断及鉴别诊断】★△

胃肠神经内分泌肿瘤与其他胃肠肿瘤一样，特别是在其早期，症状往往不特异。因此，早期正确诊断的关键在于医师对于此类疾病的认识和警惕，及时想到神经内分泌肿瘤的可能性，才不至于漏诊。CgA测定在神经内分泌肿瘤的诊断中具有关键性作用，阳率为80%～90%。疑诊中肠神经内分泌肿瘤时可检测血5-HT和尿5-HIAA。

鉴别诊断方面，由于神经内分泌肿瘤发病率相对较低，对于局限性肿瘤，应与相应部位其他类型常见肿瘤相鉴别，尤其是无功能性神经内分泌肿瘤，由于无特征性的临床表现，临床上容易误诊、漏诊。对于出现远处转移的肿瘤，尤其是肝转移的患者，应与原发性肝癌相鉴别。临床上尚可见到少数患者以孤立性肝NENs为首要表现，由于原发性肝NENs十分罕见，此时应仔细排查消化道、胰腺乃至胸部，尽可能寻找潜在的肿瘤原发灶，以免遗漏。

【治疗】★★△

胃肠神经内分泌肿瘤的治疗方法主要包括内镜治疗、外科手术治疗及药物治疗。下面以胃 NENs 为例进行说明。

对 1 型 GNENs 而言，长期内镜监测和内镜下病变切除是较好的治疗选择。尽管 1 型 GNENs 表现为低度恶性肿瘤，但仍具有转移潜能，文献报道的远处转移率为 2%～5%。长病程 1 型 GNENs 可能会合并胃癌，所以推荐定期肿瘤监测及规律组织病理学检查。由于 1 型 GNENs 与自身免疫性萎缩性胃炎相关，其胃酸呈低水平状态，禁忌使用质子泵抑制药。生长抑素类似物及胃泌素 / 胆囊收缩素受体拮抗药在抑制肿瘤生长和高胃泌素血症方面，具有高效低损伤的优势，对反复复发，不愿意接受内镜或外科手术治疗的患者可以有选择性地尝试使用。2 型 GNENs 的主要治疗目的是寻找到引起高胃泌素血症的源头——胃泌素瘤（多在十二指肠和胰腺部位），并进行手术切除。与 1 型 GNENs 类似，胃内病变的治疗主要包括局部切除和药物治疗。2 型 GNENs 癌变或复发的治疗选择除了完整切除肿瘤外，往往需要根治性胃切除术。2 型患者常合并高胃酸状态，推荐有症状人群服用质子泵抑药，也可以选用生长抑素类似物。3 型 GNENs 具有较强的侵袭性，60%～75% 的患者诊断时已出现深部浸润或淋巴、血液转移。若条件允许，大部分患者应行根治性或部分胃切除术。部分晚期肿瘤患者可通过药物治疗等方式术前肿瘤降期，争取手术可能。若患者不耐受手术，对于 G1 级和 G2 级患者，建议选择长效生长抑素类似物治疗，对于 NEC 患者，应采用以铂类药物为基础的化疗方案，常用 EP 方案（顺铂＋依托泊苷）。

【预后】★△

消化道不同部位的神经内分泌肿瘤呈现不同的侵袭性。大部分生长缓慢、呈惰性病程，但均具有潜在恶性，约 40% 的患者在确诊时已出现转移，最常转移至肝。低分化神经内分泌癌的临床病程快，预后极差，而高分化 NENs 的预后通常好得多，5 年总生存率约为 67%。

二、胰腺神经内分泌肿瘤

【概述】★★△△

神经内分泌肿瘤是一类起源于具有胺前体摄取和脱羧能力的神经内分泌细胞的肿瘤，此类神经内分泌细胞大多散在分布于胃肠道和胰腺，因此，消化系统是神经内分泌肿瘤最常见的发病部位，其中，原发于胰腺的神经内分泌肿瘤相对常见。根据肿瘤是否分泌过量激素及患者是否表现激素相关临床症状，可将胰腺神经内分泌肿瘤分为非功能性胰腺神经内分泌肿瘤及功能性胰腺神经内分泌肿瘤，非功能性胰腺神经内分泌肿瘤较功能性胰腺神经内分泌肿瘤更为常见，占胰腺神经内分泌肿瘤的 60%～90%。功能性神经内分泌肿瘤常见的有胃泌素瘤、胰岛素瘤、血管活性肠肽瘤、高血糖素瘤等。

【流行病学】★△

神经内分泌肿瘤是一类少见疾病，美国流行病学研究显示其发病率在过去 30 年间不断上升，从 $1.09/10^6$ 增加到 $5.25/10^6$。我国台湾的流行病学数据亦显示神经内分泌肿瘤的发病率在不断上升，从 $0.30/10^6$（1996）增加到 $1.51/10^6$（2008），其中，6% 原发于胰腺。近年来，由于我国临床诊断水平的提升，胰腺神经内分泌肿瘤的检出率亦不断上升。

【病因】★★△

大部分胰腺神经内分泌肿瘤为散发，无明确遗传背景，其发病机制尚未明确。但有小部分胰腺神经内分泌肿瘤的发生存在明显的遗传性，这些患者存在明确的基因突变，其遗传方式往往为常染色体显性遗传。具体而言，20%～30% 的胃泌素瘤及＜5% 的胰岛素瘤与多发性内分泌腺瘤病 1 型（MEN1）有关，其他可引起胰腺神经内分泌肿瘤的遗传综合征尚有 von Hippel Lindau 综合征（VHL 综合征）、神经纤维瘤病 1 型（NF1）和结节性硬化病等。

【病理学】★★★△△△

2010 年世界卫生组织（WHO）对胃肠胰神经内分泌肿瘤的命名和分类做出了修订。根据病理分化程度，将神经内分泌肿瘤分为分化好的神经内分泌瘤（neuroendocrine tumor，NET）和分化差的神经内分泌癌（neuroendocrine carcinoma，NEC），并且根据肿瘤组织分化程度和增殖活性分为 3 级（表 8-7）。神经内分泌瘤往往为 G1、G2 级，而神经内分泌癌均为 G3 级。分化好的胰腺神经内分泌瘤可表现为巢团状、梁索状、腺样、管状腺泡样或假菊形团，细胞形态多较一致，免疫组化多呈嗜铬素 A（CgA）及突触素（Syn）染色阳性，对于功能性胰腺神经内分泌瘤，相应激素免疫组化染色也多呈阳性，如胃泌素瘤免疫组化多呈胃泌素染色阳性。分化差的胰腺神经内分泌癌细胞往往排列不规则，坏死较多见。神经内分泌癌可再分为大细胞神经内分泌癌（large cell neuroendocrine carcinoma，LCNEC）和小细胞神经内分泌癌（small cell neuroendocrine carcinoma，SCNEC），LCNEC 免疫组化染色 CgA 及 Syn 染色多呈阳性，而这两个标志物在 SCNEC 中表达率较低。

表 8-7 胰腺神经内分泌肿瘤分级标准（WHO，2010）

分级	核分裂象数（个 /10HPF）	Ki-67 阳性指数（%）
G1（低级别）	<2	≤2
G2（中级别）	2～20	3～20
G3（高级别）	>20	>20

注：少数情况下，核分裂象数与 Ki-67 阳性指数所对应分级不一致，此时应采用分级更高的结果

【临床表现】★★△△

非功能性胰腺神经内分泌肿瘤临床上往往比较隐匿，早期多由体检时发现，进展期患者临床表现为肿瘤压迫、浸润至邻近器官或肿瘤发生远处转移所引起，最常见临床表现为腹痛、恶心、呕吐和体重下降，少数患者可表现为腹腔内出血、黄疸、腹部包块。超过 50% 的患者确诊时肿瘤已发生转移。

功能性胰腺神经内分泌肿瘤由于分泌的激素不同，其临床表现各异（表 8-8）。如胃泌素瘤常表现为 Zollinger-Ellison 综合征，以消化性溃疡及腹泻为主要表现。胰岛素瘤由于肿瘤可分泌过多胰岛素，患者常表现为低血糖引起的一系列临床表现，包括意识错乱、视觉障碍、头痛、行为异常及昏迷等。

表 8-8 常见功能性神经内分泌肿瘤临床表现

肿瘤类型	激素（肽类）	发病率（/10 万人年）	主要表现
胰岛素瘤	胰岛素	1～32	低血糖综合征
胃泌素瘤	胃泌素	0.5～21.5	腹痛、腹泻、食管受累症状
血管活性肠肽瘤	血管活性肠肽	0.05～0.2	腹泻、低血钾、脱水
高血糖素瘤	胰高血糖素	0.01～0.1	皮损、糖耐量异常、消瘦
生长抑素瘤	生长抑素	罕见	糖尿病、胆石症、腹泻
生长激素释放激素瘤	生长激素释放激素	尚不明	肢端肥大症
促肾上腺皮质激素瘤	促肾上腺皮质激素	罕见	库欣综合征

【诊断】★★★△△

诊断胰腺神经内分泌肿瘤需明确肿瘤部位、功能状态、病理分级及肿瘤分期。

1. 肿瘤部位的确定 腹部超声、超声内镜、CT、MRI、生长抑素受体显像和 PET-CT 等影像学手段均可用于胰腺神经内分泌肿瘤的定位。超声内镜引导下细针穿刺活检有助于肿瘤病理诊断。胰腺神经内分泌肿瘤多为富血供的肿瘤，因此，在 CT 增强扫描动脉期，肿瘤呈明显强化。但当肿瘤体积较大时，肿瘤可仅表现为轻度强化。在 MRI 平扫上，胰腺神经内分泌肿瘤表现为 T_1WI 信号低于正常胰腺组织，T_2WI 信号高于正常胰腺组织。多数胰腺神经内分泌肿瘤高表达生长抑素受体，主要受体亚型为 SSTR2 及 SSTR5，这些受体与生长抑素具有很强的结合力和亲和力，生长抑素受体显像（somatostatin receptor scintigraphy，SRS）就是根据这一原理。体内注射 ^{111}In 标记的生长抑素类似物，可聚集于高表达生长抑素受体的胰腺神经内分泌肿瘤的原发灶及转移灶并显影。SRS 是胰腺神经内分泌肿瘤定位的重要手段，也有助于鉴别胰腺肿瘤是胰腺神经内分泌肿瘤还是胰腺癌，其灵敏度为 90%，特异度为 80%。近年来发展的 ^{68}Ga 标记生长抑素类似物 PET-CT 对于胰腺神经内分泌肿瘤具有较高的灵敏度和特异度，灵敏度达 86%～100%，而特异度达 79%～100%。常规 ^{18}F-FDG PET-CT 对于分化好的胰腺神经内分泌瘤的价值不高，对于 ^{18}F-FDG PET-CT 显示高代谢的肿瘤，多提示为分化差的神经内分泌癌。

2. 功能状态的确定 临床表现对于胰腺神经内分泌肿瘤是否为功能性具有重要提示作用，如 Zollinger-Ellison 综合征往往提示胰腺神经内分泌肿瘤为胃泌素瘤。在此基础上，检测相应激素水平，可明确功能性神经内分泌肿瘤的类型。

3. 病理分级的确定 由于胰腺神经内分泌肿瘤的治疗及患者预后评估与肿瘤病理分级密切相关，因此治疗前应明确肿瘤病理分级，主要依据肿瘤组织 Ki-67 阳性指数及核分裂象确定（表 8-7）。

4. 神经内分泌肿瘤标志物 循环嗜铬素A（chromogranin A，CgA）是目前神经内分泌肿瘤应用最广泛的通用肿瘤标志物，不仅可用于辅助诊断神经内分泌肿瘤，还可用于辅助评估治疗反应、监测肿瘤进展及评估患者预后。大多数胰腺神经内分泌肿瘤患者循环CgA水平升高，但在胰岛素瘤患者中，循环CgA水平往往不升高。循环CgA易受多种因素影响，质子泵抑制药（proton pump inhibitor，PPI）的使用、肾功能不全、肝硬化和进食等因素均可引起循环CgA水平升高。

5. TNM分期 目前用于胰腺神经内分泌肿瘤的TNM分期系统分别由美国癌症联合会（American Joint Committee On Cancer，AJCC）及欧洲神经内分泌肿瘤学会（European Neuroendocrine Tumor Society，ENETS）所提出，分别为AJCC（第7版）TNM分期及ENETS（2006）TNM分期（表8-9）。这两套分期存在一定的差异，在临床应用时应注明所使用的分期系统。

表8-9 胰腺神经内分泌肿瘤TNM分期

AJCC（第7版）T、N、M定义		ENETS（2006）T、N、M定义	
T_1	肿瘤局限于胰腺内，且最大径≤2 cm	T_1	肿瘤局限于胰腺内，且直径≤2 cm
T_2	肿瘤局限于胰腺内，且最大径>2 cm	T_2	肿瘤局限于胰腺内，且直径在2～4 cm
T_3	肿瘤生长超过胰腺，但未侵犯肠系膜上动脉	T_3	肿瘤局限于胰腺内，且直径>4 cm，或肿瘤累及十二指肠或胆总管
T_4	肿瘤累及腹腔干或肠系膜上动脉（肿瘤不可切除）	T_4	肿瘤累及邻近组织器官
N_0	无区域淋巴结转移	N_0	无区域淋巴结转移
N_1	区域淋巴结转移	N_1	区域淋巴结转移
M_0	无远处转移	M_0	无远处转移
M_1	远处转移	M_1	远处转移

AJCC分期（第7版）				ENETS分期（2006）			
分期	T	N	M	分期	T	N	M
ⅠA	T_1	N_0	M_0	Ⅰ	T_1	N_0	M_0
ⅠB	T_2	N_0	M_0	ⅡA	T_2	N_0	M_0
ⅡA	T_3	N_0	M_0	ⅡB	T_3	N_0	M_0
ⅡB	$T_{1\sim3}$	N_1	M_0	ⅢA	T_4	N_0	M_0
Ⅲ	T_4	任何N	M_0	ⅢB	任何T	N_1	M_0
Ⅳ	任何T	任何N	M1	Ⅳ	任何T	任何N	M1

【治疗】★★★△△△

（一）外科治疗

外科手术是根治胰腺神经内分泌肿瘤的唯一方式，对于局限性的胰腺神经内分泌肿瘤，首选外科手术切除。对于诊断时已发生肝转移的胰腺神经内分泌瘤（NET）患者，如果原发灶及转移灶能一并切除，仍应考虑外科手术治疗；但对于发生远处转移的胰腺神经内分泌癌（NEC）患者，积极的外科手术不能为患者带来生存获益，此时不推荐外科手术治疗。对于功能性胰腺神经内分泌肿瘤，因肿瘤分泌过量激素引起相应症状或综合征，任何时候都应积极考虑减瘤，减瘤措施包括外科手术、介入治疗，如射频消融（radiofrequency ablation，RFA）或肝动脉栓塞（transarterial embolization，TAE），部分转移瘤局限于肝的患者甚至可在切除原发灶后进行肝移植。

（二）内科治疗

超过50%的胰腺神经内分泌肿瘤患者确诊时已发生远处转移，对于无法根治性切除的患者，内科药物治疗是重要手段。胰腺神经内分泌肿瘤的内科治疗主要包括生物治疗、靶向治疗和化学治疗。

1. 生物治疗 目前用于胰腺神经内分泌肿瘤的生物治疗药物主要为生长抑素类似物和干扰素α-2b。对于功能性胰腺神经内分泌肿瘤，生长抑素类似物能有效抑制肿瘤病理性激素高分泌，可明显缓解由于激素高分泌所引起的一系列临床表现。因此，生长抑素类似物是功能性胰腺神经内分泌肿瘤激素相关症状控制的首选药物，并且当常规剂量无法控制激素相关症状时，提高剂量能进一步控制症状。近年来，研究证实长效生长抑素类似物亦有抗肿瘤增殖的作用，可作为Ki-67指数≤10%的晚期胰腺神经内分泌瘤患者的一线抗肿瘤增殖药物。大多数患者对生长抑素类似物耐受性较高，不良反应较少，且往往比较轻微，其不良反应主要与生长抑素类似物抑制胃肠道蠕动及抑制胰腺外分泌功能有关。常见不良反应有恶心、腹胀、脂肪泻等，多可通过对症治疗缓解；此外，长期使用生长抑素类似物可增加胆囊结石的患病率。干扰素α-2b已不作为功能性胰腺神经内分泌肿瘤的一线治疗药物，可用于生长抑素受体表达阴性的神经内分泌肿瘤患者，或与生长抑素类似物合用于激素分泌症状难以控制的患者。此外，特殊激素释放可用相应拮抗药进行抑制，如二氮嗪用于抑制胰岛素瘤过度释放胰岛素，酮康唑等可抑制肾上腺皮质分泌过多皮质醇，可用于胰腺促肾上腺皮质激素瘤。

2. 靶向治疗 胰腺神经内分泌肿瘤靶向治疗药物包括依维莫司及舒尼替尼。这两种靶向药物均适用于晚期不可切除的G1或G2级胰腺神经内分泌瘤，可用于生长抑素类似物治疗或化疗后肿瘤进展的胰腺神经内分泌瘤。欧美国家推荐的依维莫司和舒尼替尼的标准剂量分别10 mg/d和37.5 mg/d，根据患者出现的不良反应可分别减量至5 mg/d和25 mg/d。目前尚无研究比较这两种靶向药物的疗效差异，因此，药物选择主要依据患者基础疾病及药物不良反应。

3. 化学治疗 目前国内可用于胰腺神经内分泌肿瘤的化疗方案主要有两种，分别是基于替莫唑胺和铂类的化疗方案，如替莫唑胺联合卡培他滨（即Captem方案）和顺铂联合依托泊苷（即EP方案）。前者适用于生长抑素类似物或靶向药物治疗后进展的G1或G2级胰腺神经内分泌肿瘤，而后者是G3级胰腺神经内分泌癌的一线治疗方案。

（三）核素治疗

核素治疗利用放射性核素（目前常用的主要为^{90}Y及^{177}Lu）标记的生长抑素类似物，杀伤表达SSTR的神经内分泌肿瘤细胞。核素治疗在肠道神经内分泌瘤的作用已有Ⅲ期随机对照研究数据支持，而在胰腺神经内分泌瘤中，尚无前瞻性研究支持。一般而言，核素治疗推荐用于一线药物治疗失败后的表达生长抑素受体的晚期神经内分泌瘤。

（四）消融和介入治疗

功能性胰腺神经内分泌肿瘤伴肝转移的患者，应尽可能进行减瘤。对于无法根治性切除的肝转移瘤的患者，在药物治疗基础上对肝转移瘤进行消融或肝动脉栓塞治疗能起到减瘤的作用，有助于降低肿瘤负荷及减轻激素相关症状。

三、胃泌素瘤

胃泌素瘤（gastrinoma）是最常见的功能性胰腺神经内分泌肿瘤之一，以Zollinger-Ellison综合征为特征性临床表现，表现为胃酸高分泌、消化性溃疡及腹泻。胃泌素瘤分散发性胃泌素瘤和家族性胃泌素瘤两类，后者为常染色体显性遗传疾病多发性内分泌腺瘤病1型（multiple endocrine neoplasia type 1，MEN1）的一部分。

【流行病学】★△

胃泌素瘤是非常罕见的肿瘤，文献报道欧美人群的年发病率为（0.5～21.5）/10^6。尽管有原发于胃、胆管、卵巢等部位胃泌素瘤的报道，但超过95%的胃泌素瘤位于胰腺和十二指肠。中国胃泌素瘤的发病率尚不清楚。

【病理】★★★△△

早期研究认为大多数的胃泌素瘤发生于胰腺，发生于十二指肠的胃泌素瘤相对少见。然而，近年研究显示70%的胃泌素瘤发生于十二指肠，仅25%的胃泌素瘤源于胰腺，并且70%～85%的胃泌素瘤位于肝十二指肠韧带与胰头及十二指肠所组成的三角区域，此区域被称为胃泌素瘤三角。超过70%的MEN1相关胃泌素瘤位于十二指肠，并且几乎所有病例肿瘤均是多发的，孤立的肿瘤十分罕见。

大多数胃泌素瘤病理上分化良好，表现为小梁状和假腺样结构，其分级多为G1或G2级，并且Ki-67阳性指数往往在2%～10%，大部分接近2%，免疫组化染色多呈胃泌素阳性。尽管胃泌素瘤生长相对缓慢，但局部浸润及区域淋巴结转移相对常见。与十二指肠胃泌素瘤相比，胰腺胃泌素瘤体积更大，平均直径达3.8 cm，仅6%的肿瘤直径<1 cm，并且胰腺胃泌素瘤肝转移更加常见，见于22%～35%的患者。

【临床表现】★★★△△△

散发性胃泌素瘤平均发病年龄为48～55岁，男性相对常见，占54%～56%。早期胃泌素瘤所引起的临床表现均与胃泌素高分泌状态有关，其临床表现统称为Zollinger-Ellison综合征。除了消化性溃疡、腹泻等以往常见报道的临床表现外，高胃酸状态所引起的食管受累如胃食管反流病，也是胃泌素瘤常见的临床表现。此外，胃泌素瘤尚可合并分泌其他种类激素，最常见为分泌促肾上腺皮质激素（ACTH），引起异位ACTH综合征。

1. 消化性溃疡 消化性溃疡见于90%的胃泌素瘤患者，大多数患者表现为上腹痛，恶心、呕吐及消化道出血亦是常见临床表现。溃疡可为多发性的，并发生于非典型部位，如十二指肠球后、远段十二指肠甚至空肠。但近年来的研究显示，多发性溃疡或溃疡位于非典型部位相对过去少见，单发性溃疡更为常见。尽管溃疡直径多小于1 cm，但极易复发。

2. 腹泻 腹泻亦是胃泌素瘤主要症状，见于30%～75%的患者，可伴随消化性溃疡一起出现，也可是胃泌素瘤唯一临床表现。由于胃酸高分泌，大量酸性胃液进入肠腔，超过胰腺分泌的碳酸氢盐的中和能力，使大量胰酶失活，降低小肠对脂肪的消化吸收能力，出现脂肪泻。同时，大量胃酸进入肠腔引起肠吸收上皮细胞及绒毛受损，导致小肠吸收营养物质能力进一步下降。此外，高胃泌素水平可抑制肠道对水、钠的吸收能力，导致分泌性腹泻。

3. 食管受累 近年来，胃泌素瘤高胃酸状态引起食管受累逐渐为人们所认识，可发生于31%～56%的胃泌素瘤患者。多表现为胃食管反流病，常见症状为胃灼热（见于44%～56%的患者）、吞咽困难等。

4. MEN1相关胃泌素瘤的临床表现 20%～30%的胃泌素瘤与MEN1相关，因此，对于临床确诊的胃泌素瘤患者，应排除MEN1可能。MEN1是一种常染色显性遗传疾病，其发病与*MEN1*基因突变有关。MEN1常累及甲状旁腺、胰腺、十二指肠、垂体，少数可累及肾上腺皮质。

MEN1相关胃泌素瘤的发病年龄往往较年轻，平均发病年龄为32～35岁，几乎所有患者的胃泌素瘤为多发性的。甲状旁腺瘤是MEN1最常见肿瘤，常引起甲状旁腺功能亢进症，典型表现为血甲状旁腺素水平升高，继而引起高钙血症、尿路结石、骨质疏松等临床表现。部分MEN1相关甲状旁腺功能亢进亦可较轻微，临床表现不明显，高达45%的MEN1相关胃泌素瘤患者确诊时，无明显甲状旁腺功能亢进症状，但甲状旁腺检查基本上均可发现肿瘤存在。

【辅助检查】★★★△△△

（一）血清胃泌素和胃酸测定

空腹血清胃泌素（fasting serum gastrin，FSG）检测是胃泌素瘤最佳筛查方法，98%以上的胃泌素瘤患者FSG水平升高，但FSG水平易受多种因素的影响，因此，单独FSG水平升高不足以诊断胃泌素瘤。诊断胃泌素瘤需同时检测FSG及胃pH，FSG水平较正常值升高10倍以上，并且胃pH<2，即可确定胃泌素瘤的诊断。由于PPI的使用会使FSG明显升高，因此，检测FSG水平至少1周前需将PPI换为H_2受体阻滞药，但需密切观察患者病情变化，出现溃疡出血、严重腹泻等情况时及时改用PPI。

然而，60%的胃泌素瘤患者FSG较正常值升高小于10倍，此时，若胃pH>2，且患者未服用抑制胃酸药物，则可排除胃泌素瘤的诊断；若胃pH<2，应进一步检测基础胃酸排出量（BAO）或进行促胰液素激发试验。85%以上的胃泌素瘤患者BAO>15 mEq/h（毫当量每小时），此时支持胃泌素瘤的诊断。促胰液素激发试验目前常用的方法为快速静脉注射2 U/kg促胰液素，若FSG较基线水平升高120 pg/ml，则为激发试验阳性，结合患者FSG水平升高及胃pH<2，可确定胃泌素瘤的诊断。钙试验亦可作为FSG激发试验，但其灵敏度及特异度均较低，已较少使用。

（二）血清嗜铬素A（CgA）

神经内分泌肿瘤通用标志物血清CgA水平在胃泌素瘤患者中亦明显升高，可用于辅助诊断，并且血清CgA水平与患者肿瘤负荷相关，伴肝转移的患者，其水平升高更为明显。但血清胃泌素水平与血清CgA水平之间并无相关性。

（三）肿瘤的定位

对于临床表现和血清胃泌素及胃酸检测提示胃泌素瘤的患者，应进一步寻找肿瘤原发部位。

1. 胃镜检查 胃镜是首选的检查手段。胃镜检查有助于了解胃食管反流及消化性溃疡情况，同时，有助于检出位于十二指肠的胃泌素瘤。联合超声内镜有助于检出位于胰腺的胃泌素瘤。

2. CT或MRI 多排螺旋CT或MRI检测胃泌素瘤原发灶具有较高的灵敏度，并且可早期发现肝转移病灶。因此，所有胃泌素瘤患者均应进行CT或MRI检查。

3. 基于生长抑素受体表达的核素显像 包括生长抑素受体显像（SRS）及^{68}Ga标记生长抑素类似

物 PET-CT。SRS 的灵敏度与肿瘤大小有关，对于肿瘤直径<1 cm 时，其漏诊率高达 50%。但 SRS 是检测肝转移及其他远处转移最佳手段，在肿瘤分期方面具有重要作用。而 ^{68}Ga 标记生长抑素类似物 PET-CT 的灵敏度及特异度均较 SRS 高。

【诊断】★★△△

临床诊断依据临床表现、空腹血清胃泌素及胃酸水平、血清 CgA 水平以及肿瘤定位而确定。病理诊断根据组织学及相应免疫组化染色确定。由于 20%～30% 的胃泌素瘤与 MEN1 相关，对于发病年龄较低的胃泌素瘤患者，应注意排查 MEN1 的可能。

【治疗】★★★△△

胃泌素瘤属于功能性神经内分泌肿瘤，应积极考虑手术治疗。局限性胃泌素瘤患者，应采取外科手术根治性切除原发灶及清扫区域淋巴结。对于伴有远处转移无法根治性切除的患者，应积极控制高胃酸分泌状态后尽量外科手术或介入手术进行减瘤治疗。控制高胃酸分泌状态首选 PPI。研究证实，多种 PPI 药物均能有效控制胃泌素瘤高胃酸分泌，对于奥美拉唑，推荐起始口服剂量为 60 mg，每天 1 次。伴有 MEN1、严重胃食管反流病或曾行 Billroth Ⅱ式手术的患者，PPI 的剂量应有所增加，如奥美拉唑增加至 40～60 mg，每天 2 次。长期服用 PPI 的不良反应较少，但应监控患者维生素 B_{12} 缺乏情况，并注意患者是否存在低镁血症。此外，生长抑素类似物亦可用于抑制胃泌素分泌。控制肿瘤生长方面的治疗详见前述。

四、血管活性肠肽瘤

血管活性肠肽（vasoactive intestinal peptide tumor，VIPoma，VIP 瘤）又称 Verner-Morrisson 综合征、胰源性霍乱或水泻 - 低血钾 - 胃酸缺乏综合征（watery diarrhea，hypokalemia，achlorhydia，WDHA）。VIP 瘤由 Verner 和 Morrison 于 1958 年首次报道，以胰腺非胰岛素瘤伴顽固性水样腹泻和低钾血症为特征，与肿瘤大量分泌血管活性肠肽（VIP）密切相关。

【流行病学】★△

VIP 瘤是极其罕见的疾病，文献报道的发病率为（0.5～2）/10^6。该病可发生于任何年龄，平均发病年龄为 48～53 岁，男、女发病比例大致相等。大部分 VIP 瘤为散发性，只有 6% 的病例为遗传性的，为多发性内分泌腺瘤病 1 型（MEN1）的一部分。

【病理】★★△

90% 的 VIP 瘤位于胰腺，以胰尾最常见。VIP 瘤直径往往较大，直径多>4 cm，40%～70% 为恶性，转移在胰腺 VIP 瘤中相对常见，50%～60% 的胰腺 VIP 瘤确诊时已发生转移，以肝转移常见。

【发病机制】★★★△△

VIP 是一种 28 个氨基酸组成的多肽，其半衰期仅 1 min，正常人血中 VIP 含量极低。VIP 的作用包括刺激肠道平滑肌、促进胰腺外分泌和肠道分泌、抑制胃酸分泌、调节胃肠道血流等。VIP 瘤患者中，肿瘤分泌的大量 VIP 可作用于肠道所有节段，引起大量的 Na^+、K^+、Cl^-、HCO_3^- 及水分泌进入肠腔，大量增加的肠腔内液体量远远超过结肠吸收能力，导致分泌性腹泻，从肠道丢失大量水及电解质进而引起脱水、低钾血症和代谢性酸中毒。此外，肿瘤分泌的 VIP 可促进骨溶解、肝糖原分解和血管扩张以及抑制胃酸分泌，继而引起高钙血症、血糖升高、皮肤潮红及胃酸减少。然而，VIP 瘤肿瘤组织及血中常有多种肽类激素水平的增加，如胃泌素、促胰液素、胰高血糖素等，VIP 瘤患者腹泻症状可能不是单一因素引起，而是由几种相关的肽类激素所致。

【临床表现】★★△△

1. 水样腹泻 水样腹泻是 VIP 瘤患者最常见且最显著的临床表现，发生于 90%～100% 的患者。水样腹泻量较大，往往超过 3 L/d，甚至可高达 30 L/d，禁食 48 h 腹泻量没有改变或只有轻度减少，粪便中没有不消化的食物，无臭，如同淡茶。47% 的患者病程呈持续性，53% 的患者呈间歇性，在长期病程中可有病情加剧和减轻的相互交替。

2. 低钾血症 由于水泻丢失大量钾离子，平均每天可丢失 300 mmol 钾离子，进而出现低钾血症，低血钾往往较严重，多<2.5 mmol/L。临床上可出现恶心、呕吐、肌无力、疲乏、嗜睡、心律失常等表现。严重者可出现威胁生命的低钾血症、重度肌无力，甚至周期性麻痹、肠胀气、假性肠梗阻等。

3. 胃酸减少或胃酸缺乏 由于 VIP 亦可抑制胃酸分泌，因此可引起 VIP 瘤患者出现胃酸减少，部分患者甚至出现胃酸缺乏。

4. 其他 水泻丢失大量水分，83% 的患者出现脱水，部分患者出现高钙血症、低镁血症及手足搐搦等。50% 的患者可有血糖异常升高。超过 20% 的患者可出现面部皮肤潮红，与 VIP 引起血管扩张有关。

由于严重水、电解质紊乱，部分患者表现为疲乏无力、心功能改变甚至猝死。

【辅助检查】★★△△

1. 常规化验

（1）粪便检查：VIP 瘤患者粪便常规多无异常发现，但粪便中含有大量电解质。

（2）血电解质：血钾水平多<2.5 mmol/L，除此之外，部分患者尚可出现高钙血症、低镁血症等。血气分析常提示代谢性酸中毒。

（3）糖代谢紊乱：50% 的患者可出现血糖升高。

2. 肿瘤的定位 由于 VIP 瘤往往较大，CT 或 MRI 寻找原发肿瘤均有较高敏感度。生长抑素受体显像有助于发现肿瘤远处转移。

3. 血清嗜铬素 A（CgA） 由于 VIP 瘤极其罕见，关于 VIP 瘤患者血清 CgA 水平少有文献报道。

4. VIP 等胃肠多肽水平检测 循环 VIP 正常范围为 0～190 pg/ml，大部分 VIP 瘤患者血浆 VIP 水平升高。但单独血浆 VIP 水平升高不足以诊断 VIP 瘤，尚需结合患者病史。此外，在腹泻间期，不少患者血 VIP 水平并不升高，因此，腹泻间期检测 VIP 水平可能出现假阴性。

VIP 瘤患者除 VIP 外，尚可出现多种胃肠多肽水平升高。几乎所有胰腺 VIP 瘤血浆胰多肽（PP）均升高，以往研究认为非胰腺 VIP 瘤血浆 PP 不升高，近年研究发现在非胰腺来源 VIP 瘤中亦可见血浆 PP 水平升高。此外，23% 的 VIP 瘤患者可出现高胃泌素血症，20% 的患者血浆神经降压素（NT）水平升高。

【诊断及鉴别诊断】★★★△△△

VIP 瘤的诊断需结合临床表现、实验室检查及影像学检查方能确定。水样腹泻在禁食 48 h 以上未见缓解时对提示 VIP 瘤有重要意义，此时结合血浆 VIP 水平升高可做出初步诊断。影像学检查发现原发肿瘤，结合病理检查可以确诊 VIP 瘤。

然而，水样腹泻可由多种不同病因所致，且 VIP 瘤极其罕见，因此，应首先排除常见病因，如感染性疾病、肠道寄生虫病、炎症性肠病、肠道肿瘤及较少见的乳糜泻等。部分患者服用泻药亦可引起类似的水样腹泻。此外，其他类型的胰腺神经内分泌肿瘤，如胃泌素瘤，也可出现腹泻，需仔细鉴别（表 8-10）。

表 8-10 胃泌素瘤与 VIP 瘤的鉴别

	胃泌素瘤	VIP 瘤
主要激素	胃泌素	VIP
肿瘤部位	多位于胃泌素瘤三角	90% 位于胰腺，胰尾最常见
腹泻	酸性	碱性
鼻胃管吸引	腹泻可好转	腹泻无明显改变
胃酸	升高	减少
消化性溃疡	常见（90%）	少见
腹痛	常见	少见
粪便 K^+ 丢失	轻微	显著
代谢性酸中毒	无	有

【治疗】★★★△△

VIP 瘤患者最首要的治疗为足量补液，以纠正脱水、电解质紊乱和代谢性酸中毒。钾的补充尤为重要。积极寻找肿瘤原发病灶，对于局限性肿瘤，应行根治性手术切除，手术切除后血 VIP 水平往往能恢复正常。对于无法根治性切除的患者，姑息性减瘤亦有缓解症状的作用。生长抑素类似物可抑制 VIP 瘤病理性分泌，是 VIP 瘤首选药物治疗。

（李景南　陈　洁　陈旻湖）

参 考 文 献

[1] Yaw JC, Hassan M, Phan A, et al. One hundred years after "careinoid": epidemiology of and prognostic factors for neuroendocrine tumors in 35, 825 cases in the United States. J Clin Oneol, 2008, 26 (18): 3063-3072.

[2] Niederle MB, Hackl M, Kaserer K, et al. Gastroenteropancreatic neuroendocrine tumours: the current incidence and staging based on the WHO and European Neuroendocrine Tumour Society classification: an analysis based on prospectively collected parameters. Endocr Relat Cancer, 2010, 17: 909–918.

[3] Bosman FT, Camiero F, Hruban RH, et al. WHO classification of tumors of the digestive system. Lyons, France: IARC Press, 2010.

[4] Modlin IM, Lye KD, Kidd M. A 5-decade ananlysis of 13 715 carcinoid tumors. Cancer, 2003, 97(4): 934-959.

[5] Kjell Oberg, Akerstrom G, Rindi G, et al. Neuroendocrine gastroenteropancreatic tumors: ESMO Clinical Practice Guidelines for diagnosis, treatment and follow-up. Am Oncol, 2010, 21 (Suppl 5): v223-v227.

[6] Haug AR, Cindea-Drimus R,

Auernhammer CJ, et al. Neuroendocrine tumor recurrence: diagnosis with 68Ga-DOTATATE PET/CT. Radiology, 2014, 270: 517.

[7] Pavel M, Baudin E, Couvelard A, et al. ENETS Consensus Guidelines for the management of patients with liver and other distant metastases from neuroendocrine neoplasms of foregut, midgut, hindgut, and unknown primary. Neuroendocrinology, 2012, 95: 157–176.

[8] Lee SH, Moon D, Lee HS, et al. Multicentric type 3 gastric neuro-endocrine tumors. Clin Endosc, 2015, 48: 431–435.

[9] Falconi M, Bartsch DK, Eriksson B, et al. ENETS Consensus Guidelines for the management of patients with digestive neuroendocrine neoplasms of the digestive system: well-differentiated pancreatic non-functioning tumors. Neuroendocrinology, 2012, 95 (2): 120-134.

[10] O'Toole D, Kianmanesh R, Caplin M. ENETS 2016 Consensus Guidelines for the management of patients with digestive neuroendocrine tumors: an update. Neuroendocrinology, 2016, 103 (2): 117-118.

[11] 林三仁. 消化内科学高级教程. 北京：人民军医出版社，2009.

[12] Falconi M, Bartsch DK, Eriksson B, et al. ENETS Consensus Guidelines for the management of patients with digestive neuroendocrine neoplasms of the digestive system: well-differentiated pancreatic non-functioning tumors. Neuroendocrino-logy, 2012, 95: 120-134.

[13] Jensen RT, Cadiot G, Brandi ML, et al. ENETS Consensus Guidelines for the management of patients with digestive neuroendocrine neoplasms: functional pancreatic endocrine tumor syndromes. Neuroendocrinology, 2012, 95: 98-119.

[14] Falconi M, Eriksson B, Kaltsas G, et al. ENETS Consensus Guidelines Update for the Management of Patients with Functional Pancreatic Neuroendocrine Tumors and Non-Functional Pancreatic Neuroendocrine Tumors. Neuroendocrinology, 2016, 103: 153-171.

[15] Bosman FT , Carneiro F, Hruban RH, et al. 2010 WHO classification of tumors of the digestive system. Lyon: IARC Press.

[16] Edge SB, Byrd DR, Compton CC, et al. AJCC Cancer Staging Manual. New York: Springer, 2010.

[17] Rindi G, Kloppel G, Alhman H, et al. TNM staging of foregut (neuro) endocrine tumors: a consensus proposal including a grading system. Virchows Arch , 2006, 449: 395-401.

[18] Vinik A. Vasoactive Intestinal Peptide Tumor (VIPoma). Endotext. South Dartmouth (MA): MDText. com, Inc., 2013.

[19] Ghaferi AA, Chojnacki KA, Long WD, et al. Pancreatic VIPomas: Subject Review and One Institu tional Experience. Journal of Gastrointestinal Surgery, 2007, 12:382-393.

第 9 章　胆道系统疾病

一、胆道系统解剖

本节主要讲述肝外胆道系统解剖。肝外胆道系统包括左右肝管、肝总管、胆总管、胆囊管及胆囊。

（一）肝管及肝总管★★△△

来自肝左、右叶的左肝管及右肝管在肝门处汇合形成肝总管，汇合点位于肝门静脉分叉处的右前上方。肝总管在肝十二指肠韧带内下行，与胆囊管汇合后移行为胆总管。成人肝总管长 2～4 cm，直径 0.5 cm。肝管可能存在变异，较常见的为副右肝管，单独从肝门右侧出肝，可开口于肝管、胆囊管或胆总管，术中容易误伤，需特别注意。

（二）胆囊★★△△

胆囊位于右季肋区，附着于肝右叶脏面胆囊窝内，其上与肝以疏松结缔组织相连，下方游离，覆以腹膜。成人胆囊长 8～12 cm，宽 3～5 cm，可储存胆汁 30～60 ml。胆囊分为底、体、颈 3 部分，颈部近胆囊管处膨大形成袋装结构，称为 Hmartmann 袋，胆囊结石若嵌顿于其中，可造成胆囊管堵塞，导致胆囊炎。

（三）胆囊管★★△△

由胆囊颈部延续向下而成，长 2～3 cm，直径约 0.3 cm。近胆囊颈部部分黏膜面有很多黏膜皱襞，相互构成螺旋状瓣膜，称为 Heister 瓣，主要用来调节胆汁进出的方向。胆囊管多数以锐角汇入肝总管右壁，与其共同形成胆总管。但也有约 40% 的变异情况，如胆囊管汇入右肝管，胆囊管绕行于肝总管后方汇入肝总管左壁，胆囊管与肝总管平行一段后再斜行汇入胆总管等。

（四）胆总管★★△△

胆总管由肝总管与胆囊管汇合而成，长 7～9 cm，直径 0.4～0.8 cm，依据其行程及毗邻关系分为以下 4 段。

1. 十二指肠上段　十二指肠上缘以上部分。

2. 十二指肠后段　十二指肠球部的后方，下腔静脉之前。

3. 胰腺段　多数在胰头后方经过，有时被一薄层胰腺组织或胰腺被膜覆盖。

4. 十二指肠壁内段　即胆总管穿入十二指肠降部后内侧壁内的一段，长 1.5～2 cm。胆总管末端与胰管汇合膨大呈肝胰壶腹，开口于十二指肠主乳头。

（五）血液和神经支配★△

胆总管的血液供应主要来自胃十二指肠动脉的分支。胆囊动脉一般发自肝右动脉，经胆囊三角到胆囊。胆囊动脉的起始常有变异，可源自肝左动脉、肝固有动脉甚至胃十二指肠动脉。胆道系统分布着丰富的神经纤维，迷走神经和交感神经纤维由腹腔神经丛分出，沿胆囊动脉走行分布。

（六）Vater 壶腹★★△△

约 80% 的胆总管末端与主胰管汇合，形成长 2～7 mm 的共同通道，然后开口于十二指肠主乳头，剩余 20% 则与主胰管分别开口于十二指肠主乳头。胆总管进入十二指肠前，局部扩张形成壶腹，称为 Vater 壶腹。胆总管十二指肠壁内段和壶腹部外面由一环形平滑肌围绕，称为 Oddi 括约肌，它的舒缩对控制胆总管开口和防止十二指肠液的反流起到重要作用。

二、胆道系统的影像学检查

（一）超声检查★★△△

腹部 B 型超声检查常常作为胆道结石、肿瘤等病变诊断的首选方法，还可用于梗阻性黄疸的鉴别诊断。腹部超声诊断胆囊结石的准确率可达 90%～98%。B 型超声对肝外胆管结石的诊断价值亦较高，但是因胆总管下端受胃肠道气体的干扰，诊断准确性相应降低，为20%～80%。腹部超声还可用来明确肝内外胆管有无扩张、梗阻，扩张的程度和部位，诊断准确率为93%～96%。同时，B超可根据胆管梗阻部位的回声图像判断梗阻的原因，如为结石，可呈现强回声光团，伴后方声影，如为肿瘤，呈不均匀软组织样回声。另外，B超可用来诊断胆囊炎、胆道蛔虫症、先天性胆管扩张等疾病。同时，还可通过B超引导行经皮经肝胆管造影及引流等操作。

超声内镜检查为近年来新兴的检查技术，超声探头贴近胃肠壁对胆道系统进行扫查，可以避免经腹超声受到胃肠道气体的影响。超声内镜对于诊断胆道微小结石、肿瘤有着很高的敏感性。

（二）放射学检查★★△△

1. 腹部X线片 可显示出钙化的胆囊和胆道结石，以及瓷化胆囊。另外，如为产气菌感染的胆囊炎，可在胆囊壁内出现气泡。

2. 口服胆囊造影 口服碘番酸或碘阿芬酸后12～15 h，药物由肝经胆汁排泄，进入胆囊，可用来诊断透X线的结石，观察胆囊的形状，并可判断胆囊的浓缩和收缩功能。随着B超检查的普及，口服胆囊造影应用已日渐减少。

3. 计算机断层扫描（CT） 与腹部B超相比，优势在于可以排除胃肠道气体、肋骨等干扰，可清晰显示肝内、外胆管扩张的范围和程度、结石和肿瘤的部位及大小、胆管梗阻的平面以及胆囊的病变。该检查无创、安全、准确，但是对于X线阴性结石的患者，诊断准确性低。

4. 经内镜逆行胰胆管造影（ERCP） 通过十二指肠镜从主乳头插管进入胆管或胰管，并注射造影剂，使得胆胰管逆行显影，可清晰显示肝内、外胆管的形态，据此判断有无扩张、狭窄和梗阻的部位及有无充盈缺损。ERCP为有创操作，有出血、胆道感染、穿孔、术后胰腺炎的并发症发生风险，近年来，单纯的诊断性ERCP已逐渐减少，被其他的无创影像学检查如B超、CT、MRCP、超声内镜等方法取代。

5. MRI及磁共振胰胆管造影（MRCP） 同ERCP一样可以显示肝内、外胆管形态，对胆道疾病诊断的准确性与ERCP相当，且为无创性检查，已逐步取代诊断性ERCP。

6. 经皮经肝胆管造影和引流（PTC和PTCD） 在B超引导下，经皮穿刺入扩张的肝内胆管，注射造影剂后显示肝内、外胆管，判断胆管扩张、狭窄的情况和梗阻的部位等，并可放置体外引流管或胆管、肠道内引流支架解除梗阻，减轻黄疸。PTCD可用于高位胆道梗阻、胃肠道术后（BillrothⅡ式、Roux-en-Y胃肠吻合、胆肠吻合术后等）等ERCP无法实施的情况，或是患者一般情况差，无法耐受ERCP，同时需快速解除胆道梗阻的情况。该操作简单、快速，操作成功率与胆管扩张程度成正比，但因其为有创操作，有出血、胆瘘、胆道感染等并发症发生风险，大量腹水、凝血功能障碍的患者不能行PTCD术。

（三）核素扫描检查★△

经静脉注射^{99m}Tc（锝）标记的二乙基亚胺二醋酸（^{99m}Tc-EHIDA）后，由肝摄取并经胆汁分泌，与胆汁一起经胆道排泄至肠道，其在胆道系统流过路径的图像，可用γ像机或单光子束发射计算机扫描断层定时记录并显示。正常情况下，3～5 min显示清晰肝影，10 min后胆管、十二指肠相继显影，胆囊多在15～30 min显影，且均不应迟于60 min。根据其经过胆道不同部位显影时间的推迟、延长，可判断出胆道梗阻的部位。胆囊管梗阻时胆囊不显影。本检查无创、辐射剂量小，对患者无损害。

三、胆囊结石

相当一部分胆囊结石患者无明显临床症状，30%～50%的患者可终身无症状，而在健康检查、手术或尸体解剖时被偶然发现，称为无症状胆囊结石。部分胆囊结石患者则可表现为胆绞痛或继发急、慢性胆囊炎。症状出现与否，与结石的大小、部位和是否合并感染等有关，特别是多发小结石常可引起胆囊管梗阻，导致剧烈腹痛、化脓性胆囊炎甚至胆囊坏疽、穿孔；如果结石排出至胆总管，则可引发胆绞痛、梗阻性黄疸、化脓性胆管炎及胆源性胰腺炎。

【临床表现】★★★△△△

（一）消化不良等胃肠道症状

多数患者仅在进食后，特别是进油腻食物后，出现上腹部或右上腹隐痛不适、饱胀、嗳气、呃逆等，常被误诊为“胃病”。

（二）胆绞痛

饱餐、进食油腻食物后胆囊收缩，或睡眠时体位改变，导致结石移位，若嵌顿于胆囊颈部，胆囊排空胆汁受限，胆囊内压升高并强烈收缩，从而发生绞痛。疼痛可位于上腹部或右上腹部，呈阵发性，可向肩胛部和背部放射，多伴有恶心、呕吐。

（三）Mirizzi 综合征

若胆囊管与肝总管平行走行，当较大的结石持续嵌顿于胆囊颈部时，可压迫肝总管引起狭窄，继发胆囊胆管瘘及反复发作的胆囊炎、胆管炎和梗阻性黄疸，称为 Mirizzi 综合征，其发病率占胆囊切除患者的 0.7%～1.1%。

（四）胆囊积液

胆囊结石长期嵌顿于胆囊颈部但未合并感染时，胆汁中的胆色素被胆囊黏膜吸收，并分泌黏液性物质而致胆囊积液。胆囊中积存的液体呈透明无色，称为“白胆汁”。

（五）胆囊萎缩

结石及炎症的反复刺激可影响胆囊功能，并可导致胆囊萎缩，并使得胆囊癌变的风险增加。

【诊断】★★★△△△

根据临床病史及体格检查可为诊断提供线索，确诊需依靠影像学检查。B 超诊断胆囊结石，准确率在 96% 以上，是首选方法。CT、MRI 或 MRCP 也可显示胆囊结石，但价格较贵，不作首选。口服法胆囊造影显示为胆囊内充盈缺损，并可了解胆囊功能，现已较少使用。

【治疗】★★★△△

对于静止性胆囊结石或偶有类似上消化道症状的患者，可不需要特殊治疗，推荐每 6 个月随访观察；对于有症状（胆绞痛）或有并发症的胆囊结石，应选择胆囊切除术。腹腔镜胆囊切除近年来已较为普及，该法成熟、简单，疗效确切。

四、急性胆囊炎

90%～95% 的急性胆囊炎发生于胆囊结石患者。该病女性多见，男、女发病率在不同年龄层有所区别，50 岁前男、女比为 1∶3，50 岁之后为 1∶1.5。当结石嵌顿于胆囊颈部，可引起胆囊管梗阻，胆汁排出不畅导致胆汁淤积、细菌繁殖从而导致胆囊炎。5%～10% 为非结石性胆囊炎，多见。急性胆囊炎可表现为单纯性炎症，疾病进展可发展为化脓性胆囊炎，甚至形成胆囊坏疽、穿孔，导致胆源性腹膜炎，或引起胆源性肝脓肿或膈下脓肿。

【临床表现】★★★△△△

（一）症状

1. 腹痛 患者常表现为突发右上腹阵发性绞痛，常在饱餐、进食油腻食物后或是夜间发作。疼痛常放射至右肩部和右背部，伴恶心、呕吐等。如疾病发展，疼痛可转为持续性并有阵发性加剧，此时需考虑出现胆囊穿孔、腹膜炎。几乎所有患者都会出现腹痛，如无腹痛可基本排除本病。

2. 发热 患者常有发热，通常无畏寒。如出现寒战、高热，表示病情加重或已发生并发症，如胆囊积脓、坏疽、穿孔等，或合并急性胆管炎。

3. 黄疸 急性胆囊炎的患者很少出现黄疸或有轻度黄疸。如果出现中、重度黄疸并且持续，提示有结石嵌顿于胆囊管或 Hartmann 袋，同时压迫肝总管，引起肝总管梗阻（Ⅰ型）；或胆结石嵌入肝总管、产生胆囊胆管瘘，引起胆管炎及黄疸（Ⅱ型），统称 Mirizzi 综合征，表现为反复发作的胆囊炎、胆管炎和梗阻性黄疸。

（二）体征

右上腹有压痛，有的患者可以扪及肿大的胆囊，且有明显压痛。左手拇指按压于右上腹肋缘下，嘱患者腹式呼吸，如在吸气过程中突然因疼痛而暂停，称为 Murphy 征阳性，是急性胆囊炎的特征性体征。当胆囊化脓坏疽时，可出现弥漫性腹膜炎表现，可出现全腹部压痛、反跳痛及肌紧张。

【辅助检查】★★★△△△

患者常有轻度白细胞升高，血清转氨酶、碱性磷酸酶、胆红素有可能升高，血清淀粉酶常升高，但多低于正常值上限的 3 倍。如出现血白细胞明显升高提示有胆囊化脓或坏疽可能。

腹部 B 超检查为首选影像学方法，可显示胆囊增大，囊壁增厚，胆囊周围可探及渗液，并可见结石影。CT 或 MRI 或 MRCP 检查可明确有无胆管结石。

【诊断及鉴别诊断】★★★△△△

根据患者症状、体征及腹部检查，可确诊，需与其他可引起上腹部及右上腹痛的疾病鉴别。

（一）急性胰腺炎

表现为突发的中上腹疼痛不适，多为持续性胀痛，伴恶心、呕吐，弯腰屈膝位疼痛可稍缓解，血清淀粉酶升高超过正常值上限3倍，腹部CT可见胰腺肿胀、渗出。

（二）急性肠梗阻

患者有腹胀、腹痛、恶心、呕吐，肛门停止排气、排便等症状，腹部立位X线片可见肠管扩张、伴气液平面。

（三）消化道穿孔

急剧发作的腹痛，体格检查可有腹部压痛、反跳痛及肌紧张，立位腹部X线片可见膈下游离气体。

【治疗】★★★△△

急性胆囊炎未合并化脓、坏疽、穿孔者，可采用禁食、解痉、抗感染等非手术治疗方法，待病情缓解后择期行胆囊切除术。如非手术治疗病情未缓解或已诊断为化脓性胆囊炎或坏疽性胆囊炎，需行急诊手术治疗。急诊手术适应证包括：①发病在48～72 h以内；②经非手术治疗无效且病情恶化；③有急性化脓性胆囊炎、胆囊穿孔、弥漫性腹膜炎等并发症者。

胆囊切除术是急性胆囊炎治疗的常规术式，首选腹腔镜胆囊切除术，术中如发现胆囊壁炎症重、周围组织粘连等，应果断转为开腹手术，以确保安全。如患者一般情况极差不能耐受手术，可行B超引导下胆囊造口术。术后应合理使用抗生素。

五、肝外胆管结石

肝外胆管结石分为原发性胆管结石和继发性胆管结石。原发性胆管结石绝大多数为胆色素混合性结石，近年来我国的原发性胆管结石明显减少。继发性胆管结石是由胆囊排出所致，成分与胆囊结石相同，即70%胆固醇结石，30%胆色素结石，一般体积较小、坚硬、呈黑色。

【临床表现】★★★△△△

（一）症状

胆管结石表现多样，可无症状，当结石堵塞胆管导致胆管梗阻及胆管炎时，可出现反复发作的腹痛、寒战、高热和黄疸，称为Charcot三联征。

1. 腹痛　表现为剑突下和右上腹持续性绞痛伴有阵发性加剧，并可向右肩背部放射，常伴有恶心、呕吐。上述症状的产生是由于结石嵌顿于胆总管下端壶腹部，引起胆总管平滑肌及Oddi括约肌痉挛所致。

2. 寒战、高热　结石堵塞胆管，导致胆管梗阻并继发细菌感染，胆管内压增高，感染逆行入血，致病菌和毒素循肝窦入肝静脉，引起菌血症或毒血症，从而产生寒战、高热症状，一般表现为弛张热，体温可高达39～40 ℃。

3. 黄疸　胆管梗阻导致胆汁流出不畅，继而产生黄疸，其发生和持续的时间、轻重程度与患者有无切除胆囊、胆管结石的大小、梗阻的部位等因素相关。如患者胆囊在位且功能良好，则胆管梗阻48～72 h后才发生黄疸，如胆囊切除且胆管梗阻完全，则梗阻后8～24 h即可发生黄疸；如结石较大，完全堵塞胆管，则黄疸程度重；如结石近端胆管扩张明显且大于结石最大径，则结石可在胆管内漂浮游移，黄疸可自行减轻；如结石小，结石通过壶腹部自行排入十二指肠，则Charcot三联征可自行缓解。

4. 胆源性胰腺炎　如结石嵌顿于壶腹部，则可引起胆源性胰腺炎。

（二）体征

可见巩膜及皮肤黄染，剑突下、右上腹有压痛；如感染严重、胆囊管远端胆管梗阻导致胆囊内压升高继发化脓性胆囊炎或胆囊坏疽、穿孔时，可有局部或弥漫性腹膜炎体征；继发胆源性肝脓肿者可有肝区叩痛。

【辅助检查】★★★△△△

胆管结石继发感染时，可见血白细胞计数及中性粒细胞比例升高，血清碱性磷酸酶及谷酰转肽酶升高，血清总胆红素升高，以直接胆红素升高为主。

腹部B超为首选检查方法，可探及肝内外胆管扩张、胆囊炎症、胆囊及胆管内结石影像。但胆总管下端常受胃肠道气体干扰探查不清，可采用CT或MRI或MRCP明确结石的部位、数量、大小及胆管梗阻的部位和程度。

【诊断及鉴别诊断】★★★△△△

胆管结石继发黄疸时，需与胆管癌、壶腹部癌等鉴别。后两者为无痛性黄疸且呈进行性加深，超声、CT等可见胆管内或壶腹部软组织肿块影，可鉴别。

【治疗】★★★△△△

（一）微创治疗

内镜下十二指肠乳头切开取石术是肝外胆管结石的主要治疗方法，胆管内结石可用网篮取出，如结石较大，可碎石后再行取出，同时可放置鼻胆引流管预防胆道感染。该法创伤小、疗效确切，应作为首选。如患者合并有胆囊结石、胆囊炎，也可内镜下取石后再行腹腔镜下胆囊切除术，可减少外科手术时因探查胆管而造成的胆瘘、胆管狭窄等并发症。若患者一般情况差或是经胃肠道术后无法行ERCP术，可行经皮经肝胆道穿刺引流术（PTCD）解除胆道梗阻，待病情稳定后再择期取石。

（二）胆总管切开取石T管引流术

开腹或腹腔镜联合胆道镜手术（腹腔镜胆道探查术），如合并胆囊结石和胆囊炎，可同时行胆囊切除术。该法可保留正常的Oddi括约肌功能。

（三）术后管理

在手术取石解除胆管梗阻的同时，需合理应用抗生素，注意调整水、电解质及酸碱失衡。内镜取石并放置鼻胆管的患者，如合并胆囊结石、胆囊炎，可待胆囊切除后行鼻胆管造影，如无结石残留可拔除鼻胆管；行胆总管切开取石T管引流术的患者，术后2周左右，若患者黄疸消退，无发热、腹痛，引流胆汁清，可行T管造影，如无结石残留、胆管通畅，可持续夹闭T管1～2天，如无不适，可拔除T管。

六、急性化脓性胆管炎

【病因病理】★★△

急性化脓性胆管炎是胆道感染疾病中的严重类型，是由于胆道梗阻继发化脓性感染所致，最常见的原因为胆管结石，其他病因包括胆道蛔虫，胆管良恶性狭窄、壶腹部肿瘤、原发性硬化性胆管炎等。造成胆管化脓性炎症的细菌基本都是从肠道逆行进入胆管，主要为革兰阴性杆菌，包括大肠埃希菌、铜绿假单胞菌、变形杆菌和克雷伯菌，厌氧菌感染也较常见。

急性化脓性胆管炎的病理学改变主要是胆管梗阻和化脓性感染。管腔内充满脓性胆汁或脓液，胆管黏膜充血、水肿，上皮细胞变性、坏死、脱落，管壁各层可见大量中性粒细胞浸润。

【临床表现】★★★△△△

（一）症状

本病除了具有一般胆管炎的Charcot三联征外（详见“五、肝外胆管结石”），常出现低血压休克和神志改变，表现为血压下降、脉率增快、神志淡漠、嗜睡甚至昏迷，与腹痛、寒战、高热、黄疸统称为Reynolds五联征。本病发病急骤，进展快，有时黄疸及腹痛症状尚不明显时，即出现休克、神志改变等症状，老年患者多见，如未能及时给予有效治疗，疾病进一步发展，将出现多脏器功能衰竭，危及生命。

（二）体征

患者常有高热，体温可达40 ℃以上，心率>100/min，血压低、呼吸浅快，皮肤、巩膜可见黄疸，剑突下、右上腹有压痛和肌紧张，肝区可有叩痛，胆道梗阻水平低于胆囊管汇合处时，可扪及肿大的胆囊。

【辅助检查】★★★△△△

血白细胞和中性粒细胞明显升高，白细胞计数可达20×10^9/L以上，中性粒细胞百分比常>90%，部分老年患者白细胞升高不明显。血胆红素升高，以直接胆红素升高为主，血清碱性磷酸酶及谷酰转肽酶均可升高。寒战时如做血培养，多可培养出细菌生长。病情严重的患者可出现肾功能受损、低氧血症、酸中毒、电解质失衡等。

腹部B超可见肝内、外胆管扩张，并可探查胆管梗阻的部位及病变性质，病情允许时，可行CT或MRI或MRCP检查。

【诊断及鉴别诊断】★★★△△△

根据患者病史、出现Reynolds五联征即可诊断急性化脓性胆管炎，肝功能、血常规及腹部B超可进一步确诊；即使尚未完全出现五联征中所有症状，如尚无黄疸、神志改变或血压下降，也不能除外本病诊断。

症状不典型的患者，如早期仅有腹痛、发热，需与其他急腹症鉴别，包括急性胰腺炎、急性肠梗阻、消化性溃疡伴穿孔等。

可通过血清血指标（血清淀粉酶、肝功能）及影像学检查（立位腹部X线片、腹部CT等）进行鉴别。

【治疗】★★★△△△

治疗原则是尽快解除胆道梗阻、引流胆汁，控制感染抗休克。

（一）非手术治疗

及时给予抗生素抗感染，同时抗休克治疗，建立有效静脉通道，补充水分、电解质，改善通气功能，纠正低氧血症、酸中毒。非手术治疗的同时积极准备手术解除胆道梗阻。

（二）手术治疗

1. 微创手术 即内镜下鼻胆管引流术（ENBD），通过十二指肠镜放置鼻胆引流管通过胆管梗阻，通畅引流胆汁，降低胆道压力，有效控制感染，如为胆总管结石所致梗阻，如病情允许，可同时行内镜下乳头切开取石术。如患者一般情况差，无法耐受ENBD，可行经皮经肝胆道穿刺引流术（PTCD）改善引流，择期再行内镜下取石术。

2. 胆总管切开减压T管引流 术中应尽量取尽胆管结石，充分冲洗胆管，吸出脓液，并放置合适的T管引流。随着内镜手术的普及，外科手术在急性化脓性胆管炎中的应用已逐渐减少。

七、Oddi括约肌功能障碍

Oddi括约肌功能障碍（SOD）是指肝胰壶腹括约肌运动功能异常，表现为括约肌张力增高，使得胆汁、胰液的排出受阻，在临床上导致腹痛、肝功能异常或胰腺炎的发生。SOD多见于中年女性，大多数发生在胆囊切除后，但也可发生于胆囊在位的患者。

【临床表现】★★★△△

腹痛是SOD患者最常见的临床表现，通常发生于中上腹和右上腹，有时程度剧烈，持续时间为30 min至数小时。疼痛可放射到右侧肩背部并伴有恶心、呕吐，进食可加重腹痛。

【诊断】★★△

根据最新功能性胃肠病的罗马Ⅳ诊断标准，SOD的诊断需包括局限于上腹部和（或）右上腹的疼痛且满足以下所有条件：①发作时间持续30 min或更长；②间隔不同时间（不是每天）症状复发；③疼痛程度维持稳定；④疼痛呈中到重度并足以影响患者的日常活动或需到急诊科就诊；⑤排便后疼痛不缓解；⑥改变体位后疼痛不缓解；⑦应用抗酸药后症状不缓解；⑧排除可以解释症状的其他器质性疾病。支持诊断的标准（疼痛可伴有以下1条或多条）：①疼痛与恶心和呕吐有关；②疼痛放射至背部和（或）右侧肩胛下区；③夜间被痛醒。

由于壶腹部括约肌解剖上的特点，SOD又可分为胆管型SOD及胰管型SOD。其中胆管型SOD诊断必须包括：①符合SOD的标准。②淀粉酶和（或）脂肪酶正常，支持诊断的标准包括至少2次疼痛发作时血清转氨酶、碱性磷酸酶、结合胆红素一过性升高。胰管型SOD诊断必须包括：①符合SOD的标准；②淀粉酶和（或）脂肪酶升高。

既往SOD根据Milwaukee分型，胆管型SOD和胰管型SOD各分为3型。胆管型SOD包括：①Ⅰ型，患者有胆型腹痛，2次以上AST或AKP升高2倍以上，ERCP下胆管造影剂排空>45 min，胆总管扩张>12 mm；②Ⅱ型，患者有胆型腹痛，但只有1种或2种检查结果阳性；③Ⅲ型，只有胆型腹痛，没有其他异常。胰源性SOD包括：①Ⅰ型，患者有胰型腹痛、血淀粉酶和（或）脂肪酶升高1.5倍以上，胰管扩张（胰头部>6 mm，胰尾部>5 mm），胰管排空时间>9 min；②Ⅱ型，患者有胰型腹痛，但只有1种或2种检查结果阳性；③Ⅲ型，只有胰型腹痛，没有其他异常。对于胆管型SOD，最新的罗马Ⅳ诊断已将Ⅲ型摒弃，并推荐将Ⅱ型SOD称为可疑胆管括约肌功能障碍（FBSD）。

【治疗】★★△

内镜下括约肌切开，是目前治疗SOD效果较确切的方法。针对Ⅰ型SOD，推荐行内镜下括约肌切开术，有效率可达90%以上；Ⅱ型患者中，有50%～60%存在括约肌运动功能异常，对此类患者，高度推荐行括约肌测压（SOM），因为其可预测括约肌切开的转归。

八、胆道蛔虫病

似蚓蛔线虫简称人蛔虫或蛔虫，是人体内最常见的寄生虫之一，成虫寄生于小肠，可引起蛔虫病。蛔虫有钻孔的特性，当宿主在机体不适（发热、胃肠病变）、大量摄入辛辣食物或服用驱虫药物不当等因素的刺激下，蛔虫可钻入开口于肠壁的各种管道，如通过十二指肠乳头钻入胆管，可引起胆管梗阻、出血、继发性胆管结石、胆源性肝脓肿等，称为胆道蛔虫症。

【临床表现】★★★△△△

蛔虫钻入胆管，表现为突发的剑突下阵发性钻顶样剧烈绞痛，可向右侧肩背部放射。疼痛发作时患者辗转不安、呻吟不止、大汗淋漓，可伴有恶心、呕吐，有时可呕吐出蛔虫。疼痛可突然缓解，间歇期宛如常人。疼痛可反复发作，持续时间不一。蛔虫团堵塞胆管导致胆管梗阻，可继发胆管炎，出现发热、黄疸等症状，严重者可出现化脓性胆管炎。蛔虫虫体长期留存于胆管内，可继发胆管结石、反复发作胆管感染，并可出现胆源性肝脓肿、胰腺炎等。

【辅助检查】★★★△△△

腹部B超为首选检查方法，超声下可见胆管内平行的强光带，偶见蛔虫在胆管内蠕动。

【治疗】★★★△△△

ERCP术是治疗胆道蛔虫病的首选方法，内镜下如见蛔虫虫体部分位于十二指肠腔内，可用网篮或圈套器将虫体轻轻取出；如蛔虫完全进入胆管内，则先行乳头切开，再使用取石网篮将蛔虫取出，取出过程应注意动作轻柔，避免网篮将虫体割断。术后应给予驱虫药物治疗。

九、胆囊癌

【流行病学】★△

胆囊癌是最常见的胆道系统恶性肿瘤，不同的国家、地区和不同种族之间的发病率差异明显，我国的发病率为（1～4）/10万，男、女比例为1∶3，60岁以上者发病率明显增高。

【病因病理】★★△

病因尚不十分清楚，目前发现可能与胆囊结石、胆囊肠道通道存在、胆囊慢性伤寒杆菌感染、胆囊腺瘤样息肉、胆胰管汇流异常、炎症性肠病等相关。最常见为与胆囊结石的存在密切相关，考虑可能由于结石长期存在，刺激胆囊黏膜形态的改变最终发生恶变。慢性胆囊炎合并瓷化胆囊的患者恶变率高。胆囊内如有腺瘤样息肉，当息肉直径＞10 mm时，恶变发生率增高。胆胰管汇流异常时，胆胰管共同通道过长，胰液进入胆管，含有胰液的胆汁刺激胆囊黏膜，长期易发生癌变。

胆囊癌多见于胆囊的底部、壶腹部和颈部，体部较少见。组织学主要为腺癌，包括乳头状癌和黏液癌，占85%，其余少见的组织学种类有未分化癌、鳞癌、腺鳞癌等。胆囊癌的主要转移方式为直接浸润周围器官，包括肝实质、十二指肠、胰腺、肝外胆管等，也可经淋巴管转移，血行转移少见。

【临床分期】★△

Nevin分期根据胆囊癌侵犯的深度和范围，将其分为5期。Ⅰ期：黏膜内原位癌；Ⅱ期：侵犯黏膜及肌层；Ⅲ期：侵犯胆囊壁全层；Ⅳ期：侵犯胆囊壁全层，并出现周围淋巴结转移；Ⅴ期：侵犯其他脏器。该分期法相对简单，适用于临床治疗方法的选择。

美国癌症联合会（AJCC）的第7版TNM分期则将胆囊癌分为4期，包括Ⅰ期$T_1N_0M_0$；Ⅱ期$T_2N_0M_0$；Ⅲ期：ⅢA期$T_3N_0M_0$，ⅢB期$T_{1\sim3}N_1M_0$；Ⅳ期：ⅣA期$T_4N_{0\sim1}M_0$，ⅣB期任何T任何N M_1。该法较为复杂，但可指导手术方法的选择和预后的判断。

【临床表现】★★△△

胆囊癌早期缺乏特异性的症状，如合并胆囊结石、胆囊炎，可表现为右上腹痛、恶心、呕吐、食欲缺乏等。肿瘤增大，累及到周围脏器，如侵犯胆管，可导致胆道梗阻，出现黄疸、发热等胆管炎表现，如侵犯十二指肠，可导致肠腔狭窄，出现肠梗阻症状。晚期可出现体重下降、贫血等恶病质表现及腹部包块。

【辅助检查】★★△△

采用腹部B超、CT、MRI或MRCP、超声内镜等多种影像学检查方法，均可探及胆囊肿块。影像学特点包括：①向胆囊内突出的肿块、息肉样或菜花样肿块；②胆囊壁呈局限或弥漫性不规则明显增厚；③如胆囊壁被肿块广泛浸润，胆囊腔被完全充填形成实质性肿块。如肿瘤侵犯肝、胰腺或周围淋巴结，可显示局部包块及淋巴结肿大。如胆囊癌累及肝外胆管，则可显示出梗阻平面以上肝内胆管扩张、肝外胆管狭窄。

肿瘤标志物CEA在进展期胆囊癌中明显升高，CA19-9、CA125，CA15-3等亦有可能升高。但在早期胆囊癌中，上述标志物可能正常。

【治疗】★★△

胆囊癌的治疗原则为早发现、早诊断、早治疗。治疗效果与胆囊癌分期密切相关，外科根治性手术为治愈胆囊癌的唯一机会。

（一）单纯胆囊切除术

该情况多见于术前、术中均未得出胆囊癌诊断，而是因胆囊结石或胆囊息肉等“良性”胆囊疾病行胆囊切除，术后病理明确为胆囊癌，多为早期胆囊癌，如术后病理明确肿瘤仅累及黏膜层或肌层，则单纯胆囊切除术已达到治愈目的，无须再追加根治手术或放、化疗。

（二）胆囊癌的根治手术

如胆囊癌浸润至胆囊壁全层，伴区域淋巴结或周围脏器转移，需行根治性切除术，手术包括：①切除胆囊；②淋巴结清扫，包括肝十二指肠韧带内淋巴结、胰头后方淋巴结、肝总动脉淋巴结和腹腔干淋巴结等，一般需清扫至转移淋巴结的下一站淋巴结；③胆囊癌伴肝浸润，应切除受累肝段或近肿块≥2 cm的肝组织；④联合肝外胆管部分切除术：胆囊颈部或胆囊管癌常累及肝外胆管，并出现梗阻性黄疸，手术时应切除肝外胆管，并行肝肠吻合术。

（三）姑息性治疗

无法手术切除，伴有远处器官转移的晚期胆囊癌，可采用姑息性治疗方法，主要为解决胆囊癌累及胆管导致的梗阻性黄疸和肿瘤浸润神经引起的癌性疼痛。针对梗阻性黄疸，现多采用内镜下减黄手术，放置塑料或金属胆管支架通过狭窄处，疏通胆道，减轻黄疸。

（四）化、放疗

胆囊癌化疗效果很差，尚无证据说明根治性切除术后辅助化疗对最终预后的影响。已有少量关于胆囊癌放疗的临床应用及报道，但尚无高质量询证医学依据证实放疗对胆囊癌患者生存的效果。

【预后】★★△

胆囊癌患者5年生存率与疾病分期及病理类型密切相关。早期、局限于肌层以内的胆囊癌及分化较好的乳头状癌预后较好，5年生存率可达85%～100%。但临床所见多为进展期胆囊癌，根除率低（20%～38%）。因此，胆囊癌的预后好坏，主要在于早诊断、早治疗，及时切除合并结石、慢性胆囊炎及胆囊息肉的胆囊。

十、胆管癌

根据发病部位的不同，胆管癌可分为肝内胆管细胞癌、肝门部胆管癌及胆总管癌。肝内胆管细胞癌属于原发性肝癌的一种。本节主要叙述肝门部胆管癌和胆总管癌。肝门部胆管癌的发生部位包括左、右肝管及肝总管；胆总管癌发生部位在胆总管，即胆囊管水平以下的胆管。

【流行病学】★△

男、女发病率无明显差异，50岁以上者多见，其中肝门部胆管癌较多见，占肝外胆管癌的60%～80%；胆总管癌相对少见。

【病因病理】★△

病因尚不清楚，与胆囊癌病因有相似之处。目前认为胆管癌的发生与胆管慢性炎症、长期胆管结石及胆汁淤积有关。研究发现硬化性胆管炎、胆总管囊肿、溃疡性结肠炎及华支睾吸虫感染是胆管癌发生的危险因素，其中先天性胆总管囊肿的癌变率高达17.5%，其癌变原因考虑与其常合并胆胰管汇流异常，胰液持续反流至胆管导致胆管损伤有关。

大部分胆管癌病理类型为分化型腺癌，另有少数为乳头状癌、未分化癌、鳞癌。其转移方式主要为直接浸润周围组织器官，如胰腺、肝实质，并可沿肝内、外胆管及其淋巴流向转移。

【分期】★★★△△

胆管癌TNM分期较为复杂。其中肝门部胆管癌常采用Bismuth-Corlette分型，该分型根据肿瘤累及部位，将肝门部胆管癌分为4型：Ⅰ型，肿瘤位于肝总管，未侵犯汇合部。Ⅱ型，肿瘤累及肝总管及左、右肝管汇合部。Ⅲ型：又分为两型，Ⅲa型，肿瘤累及肝总管、汇合部及右肝管；Ⅲb型，肿瘤累及肝总管、汇合部及左肝管。Ⅳ型，肿瘤累及肝总管、汇合部及左、右肝管。

【临床表现】★★★△△△

主要表现为进行性加重的无痛性黄疸，伴有尿色加深、皮肤瘙痒、大便颜色变浅，并可有食欲下降、恶心等症状。当病情进展，肿瘤组织完全堵塞胆管时，可出现白陶土样大便，以及腹痛、发热等胆管炎症状。

【体征】★★★△△△

可见皮肤、巩膜黄染，肿瘤位于胆囊管水平以下者有时可触及肿大的胆囊。如出现腹水、脾大，提示肿瘤可能侵犯到门静脉系统。

【辅助检查】★★★△△

1. 实验室检查　总胆红素升高，以直接胆红素升高为主，并有AKP、γ-GT及转氨酶的升高。肿瘤指标中，CA19-9及CEA常有明显升高。

2. 影像学检查　首选腹部B超，可清晰显示肝内外胆管扩张、胆管梗阻部位，但胆总管远端常受胃肠道气体干扰，影像诊断；MRCP，可清晰显示胆管梗阻部位。胆总管癌可见梗阻部位近端肝内、外胆管明显扩张，胆囊张力增高，而肝门部胆管癌可见肝内胆管扩张，胆囊及肝外胆管无扩张。增强 CT 同样可提供有效的诊断信息。

【诊断及鉴别诊断】★★★△△

根据患者症状及典型的影像学改变，诊断并不困难。需注意原发性肝细胞肝癌、肝转移性肿瘤累及肝门部胆管时，同样可产生梗阻性黄疸，而胆管内乳头状黏液瘤同样可堵塞胆管，需注意鉴别。

【治疗】★★★△△

（一）手术治疗

手术治疗是目前根治胆管癌的唯一办法。针对肝门部胆管癌，需根据 Bismuth-Corlette 分型选择具体手术方式，据报道Ⅰ型、Ⅱ型、Ⅲ型、Ⅳ型肝门部胆管癌的切除率分别为 100%、100%、47%、15.8%。手术切除范围包括含肿瘤组织在内的肝外胆管、胆囊、肝十二指肠韧带内的淋巴结和脂肪组织，再行胆肠吻合。肝门部胆管癌预后较差，影响预后的因素包括肿瘤分期、切缘情况，研究显示根治性切除后的 5 年生存率在 10%～40%。对于胆总管中段癌，需行肿瘤切除、淋巴结清扫、肝十二指肠韧带血管脉络化及胆肠吻合术，对于胆总管下段癌，应同壶腹部癌行胰头十二指肠切除术以达到 R_0 切除。

肝移植治疗肝门部胆管癌近来有较多报道，据报道经严格选择的病例肝移植联合化放疗，5 年生存率在 60% 左右。

（二）姑息性治疗

对于不能手术的患者，应给予姑息性治疗，治疗目的为减轻肿瘤组织梗阻胆管引起的黄疸，提高生活质量。减黄手法包括内镜下放置胆管支架或鼻胆管引流（ENBD），或经皮经肝穿刺胆管引流（PTCD）。针对胆总管中、下段癌患者，采用经内镜引流多可取得较好疗效，而对于肝门部胆管癌，特别是Ⅲ、Ⅳ型患者，因肝内胆管多支引流不畅，内镜下引流效果有时不甚理想，可采用 PTCD 法穿刺扩张的肝内胆管行外引流，以达到减黄目的。

胆管癌对放疗及化疗均不敏感，近年来随着化疗药物的不断开发，发现有少许药物对晚期胆管癌患者有一定疗效，如吉西他滨、卡培他滨等；三维适行立体放疗较普通放疗效果好，可一定程度上延长晚期胆管癌患者的生存期。

十一、原发性硬化性胆管炎

原发性硬化性胆管炎（primary sclerosing cholangitis，PSC）是发生于肝内、外胆管的原因不明的慢性炎症、纤维化改变，最终可导致胆管狭窄、肝硬化。

【流行病学】★△

本病多于 45 岁前发病，男、女发病比例为 3∶1。约 70% 的患者合并有炎症性肠病，主要为溃疡性结肠炎。据统计在溃疡性结肠炎患者中，PSC 的发病率为 2.45%～7.5%。约 1/3 患者可伴有细菌性胆管炎，10% 患者可发展为胆管细胞癌。

【病因病理】★△

病因仍不十分清楚。可能与以下因素有关。①细菌与毒素：PSC 常伴有炎症性肠病，溃疡性结肠炎患者结肠中的毒性胆汁酸经门静脉吸收后，有可能引起肝内、外胆管的慢性炎症和纤维化；②遗传因素：PSC 多呈家族性发病，研究发现 PSC 发病与（HLA）B8、DR3、DR2 和 单 体 HLA-A1、HLA-B8、HLA-DR3 等相关。

PSC 可累及整个肝内、外胆管系统，肝外胆管的改变有纤维增生、瘢痕形成、管壁增厚，胆管腺体周围炎性细胞浸润；肝内大胆管改变与肝外胆管所见相似，胆管纤维化呈节段性分布，狭窄与扩张交替出现，肝内小胆管改变有汇管区胆管增生或减少，另一些汇管区水肿，常伴有纤维性胆管炎或胆管周围炎。肝组织学上偶可见胆管周围呈同心圆状纤维化改变，称为洋葱皮样改变，最终导致胆管闭锁，此种情况几乎可确诊 PSC，但仅见于＜5% 的 PSC 患者。随着疾病的进展及毒性胆汁酸的潴积，中、晚期病变可累及肝实质细胞，出现碎屑坏死、桥架样坏死。根据肝实质受累情况、纤维化程度和肝硬化的有无，将 PSC 组织学分为 4 期。Ⅰ期：门静脉期（portal stage），病变仅累及门静脉区胆管，没有或极少出现门静脉周围肝实质炎症及纤维化，汇管区无扩大。Ⅱ期：门静脉周围期（periportal stage），病变累及门静脉周围，出现纤维化，伴或不伴有肝实质炎性细胞浸润，汇管区明显扩大。Ⅲ期：纤维隔形成期（spetal stage），可见纤维化、纤维隔形成，有时可见桥架状坏死。肝实质还可出现胆汁性或纤维化所致的碎屑样坏死，伴有铜沉积，汇管区胆管严重受损或消失。Ⅳ期：肝硬化期（cirrhotic stage），具有胆汁性肝硬化特点，肝实质变化较Ⅲ期更明显，胆管常消失。

【分期】★△

PSC疾病发生隐匿，缓慢进展，一般不自发缓解。从确诊到死亡或肝移植所需时间中位数为8年。临床上可将PSC分为4期：1期，小胆管炎期；2期，进展性胆汁淤积期；3期，肝硬化代偿期；4期，肝硬化失代偿期。胆管癌可发生于以上任何时期。

【临床表现】★★★△△

早期常无症状，可有逐渐加重的乏力、黄疸和瘙痒。病程后期可出现肝硬化表现，包括腹水、下肢水肿、肝衰竭等失代偿期表现。

【辅助检查】★★★△△

病情初期，血清碱性磷酸酶（ALP）常升高，多伴有γ-GT升高，血清转氨酶亦可轻度升高，但多低于正常值上限3倍。随着疾病进展，血清胆红素水平升高，以结合胆红素升高为主。出现肝硬化时，可有低白蛋白血症，PT延长。部分PSC患者可出现自身抗体阳性，最多见为p-ANCA及抗核抗体（ANA），分别可见于80%及50%的患者。

PSC胆管系统的影像学改变是确诊该病的重要依据。影像学检查方法首选MRCP或ERCP，可见肝内、外胆管呈多处节段性狭窄，呈串珠样改变，狭窄胆管长度为1～2 cm，肝外胆管和肝内胆管狭窄可单独出现，也可同时受累。ERCP较少用于单纯性诊断。

【诊断】★★★△△

结合血清生化学变化（ALP升高）、特征性影像学改变，排除继发因素后，可确诊。

【鉴别诊断】★★★△△

1. 需与其他原因引起的继发性硬化性胆管炎相鉴别。反复发作的胆管结石、肝移植术后缺血、AIDS患者胆管内细菌繁殖等，均可导致继发性硬化性胆管炎。

2. 需与其他胆汁淤积性疾病鉴别，如原发性胆汁性肝硬化、药物性胆汁淤积性肝炎、病毒感染所致的慢性活动性肝炎、自身免疫学肝炎等。

【治疗】★★★△△

PSC缺乏有效的治疗手段。目前尚未发现有药物可以延缓患者的生存、改善疾病结局。研究表明熊去氧胆酸可一定程度上改善生化学的异常。其他治疗包括对并发症的处理，如皮肤瘙痒、继发性胆管结石、胆管感染、胆管癌等。对于合并胆管癌及终末期肝病患者，可考虑肝移植。

（郑汝桦　邹晓平）

参 考 文 献

[1] 赵玉沛，陈孝平，等. 外科学（下册）. 北京：人民卫生出版社，2015.

[2] 陈子琏，曾园山，等，人体结构学. 北京：科学出版社，2001.

[3] 中华消化杂志编委会. 中国慢性胆囊炎，胆囊结石内科诊疗共识意见（2014，上海）. 中华消化杂志，2014，34（12）：795-799.

[4] 中华医学会外科学分会胆道外科学组. 急性胆道系统感染的诊断和治疗指南2011版. 中华消化外科杂志. 2011，10（1）：9-13.

[5] Peter BC, et al. Gallbladder and Sphincter of Oddi. Disorders-Gastroenterology, 2016, 150: 1420-1429.

[6] 中华医学会外科学分会胆道外科学组. 胆囊癌诊断和治疗指南（2015版）. 中华消化外科杂志，2015，14（11）：881-890.

[7] 中华医学会外科学分会胆道外科学组，解放军金军肝胆外科专业委员会. 肝门部胆管癌诊断和治疗指南（2013版）. 中华外科杂志，2013，51（1）：865-871.

[8] 国际肝胆学会中国分会，中华医学会外科学分会肝脏外科学组. 胆管癌诊断与治疗——外科专家共识. 中国实用外科杂志，2014，34（1）：1-5.

[9] 中华医学会肝病学分会，中华医学会消化病学分会，中华医学会感染病学分会. 原发性硬化性胆管炎诊断和治疗专家共识（2015）. 中华传染病杂志，2016，34（8）：449-458.

第10章　小肠、结肠疾病

第1节　小肠、结肠解剖与功能

一、解剖结构

（一）小肠★△

小肠是消化管中最长的一段，成年人全长5～7 m。上端从幽门起始，下端在右髂窝与结肠相接，可分为十二指肠、空肠和回肠3部分。十二指肠固定在腹后壁。空肠和回肠形成很多肠袢，盘曲于腹膜腔下部，被小肠系膜系于腹后壁，故合称为系膜小肠。小肠是食物消化、吸收的主要部位。

1．十二指肠　十二指肠是小肠的起始部，长20～25 cm。上端续于幽门，下端终于十二指肠空肠曲。全长呈“C”字形包绕着胰头。除始、末两端外，大部分为腹膜后位，在平第1腰椎与第3腰椎之间紧贴于腹后壁。可分为上部、降部、水平部和升部4部。

（1）位置和形态：十二指肠上部自幽门向右并稍向上后行，达胆囊颈部，长约5 cm。在与幽门相接的起始段，除后面外其余均有腹膜被覆，而远侧段仅前方有腹膜遮盖。降部长约7 cm，在胆囊颈下方（十二指肠上曲）续于上部，于$L_{1\sim3}$椎体右侧下行，至L_3椎体下缘转向左，移行于十二指肠水平部。水平部长10～12 cm，横行向左，横过右输尿管、下腔静脉和第3腰椎体的前方，至腹主动脉前面移行于升部。升部长2～3 cm，起始后沿脊柱左侧上升至第2腰椎左缘，急转向前下形成十二指肠空肠曲续于空肠。该曲借十二指肠悬肌固定于腹后壁。十二指肠悬肌由平滑肌、横纹肌和结缔组织共同构成，上起于右膈脚，下附于十二指肠空肠曲的后面。此韧带表面有腹膜被覆形成皱襞，称为十二指肠悬韧带，是手术中确定空肠起点的重要标志。

（2）十二指肠的毗邻：上部的上缘有肝十二指肠韧带系于肝门；前上方与肝和胆囊颈相靠近；下方与胰头相贴；前方为胆囊，故胆囊炎时常与十二指肠上部粘连；后方有胆总管、门静脉、胃十二指肠动脉经过，与下腔静脉间仅隔以薄层结缔组织。降部前方毗邻肝和横结肠，横结肠系膜附着于其中部；后方与右肾、下腔静脉相邻，外侧缘邻近结肠右曲，内侧缘与胰头、胆总管相邻，胆总管和胰管斜穿肠壁汇合后开口于后内壁。水平部后面有下腔静脉、腹主动脉经过；前面有肠系膜上动、静脉跨过；上方贴胰；下方邻空肠。升部前面毗邻小肠袢；后面与左交感干和左腰大肌相邻；右侧为肠系膜上动、静脉和胰头；左侧有左肾及左输尿管；上方靠近胰体。

（3）十二指肠的结构特点：十二指肠壁具有消化管典型的4层结构。上部的起始端（约2 cm）肠黏膜较平坦，故管壁薄、管腔大，称为十二指肠前庭。在钡剂X线透视时，上部的第1环皱襞与幽门瓣间形成底向幽门的三角形阴影，称为十二指肠球部，是十二指肠溃疡的好发部位。十二指肠其余各部管壁较厚，有较密集的皱襞，在降部中段后内侧壁有一纵皱襞，称为十二指肠纵襞，由胆总管和胰管斜穿肠壁所引起。纵襞下端形成十二指肠大乳头，是胆总管和胰管的共同开口处，其上方2～3 cm处有一小乳头，为副胰管的开口处。

2．空肠和回肠　空肠和回肠又称系膜小肠，上端起自十二指肠空肠曲，下端在右髂窝续于盲肠，盘曲形成许多肠袢，全长3～5 m，前2/5为空肠，后3/5为回肠。

（1）位置和形态：空肠和回肠位于横结肠下方由结肠所围成的框圈内。一般认为空肠位于左腰部和脐部，回肠位于脐部和右髂窝部，还有一小部分伸入小骨盆腔内。空、回肠均由肠系膜系于腹后壁，肠系膜的附着缘称为系膜缘，是血管、神经出入肠壁处。该处与肠系膜之间形成一个三角形间隙，称为系膜三角。空肠壁厚，肠腔口径较大，血管较丰富，活体色泽较红；回肠壁薄，肠腔口径较小，血管较少，色泽较浅。

（2）肠壁的构造特点：小肠壁具有管状器官的4层结构。小肠黏膜和黏膜下层向肠腔内突出形成许多环形或螺旋形皱襞，称为环皱襞，在空肠高而密，在回肠则较低且略稀疏。环皱襞上还生有许多绒毛状小突起，称为小肠绒毛。环皱襞和绒毛增大了肠黏膜的表面积，以利于小肠的消化和吸收。黏膜内有许多淋巴小结，突向黏膜表面，数个淋巴小结集聚形成孤立淋巴滤泡，约米粒大，分布于全小肠。在回肠末端，20～30个淋巴小结聚集形成集合淋巴滤泡，既向肠腔黏膜表面突出，又向黏膜下层侵入，多排列在系膜缘的对侧，是肠伤寒的易侵部位。

（3）空、回肠的血液供应：空、回肠动脉发自肠系膜上动脉，行于肠系膜内，分支构成1～5级动脉弓，最后以直管动脉自系膜缘处进入小肠壁，与肠管纵轴呈垂直方向。肠系膜内丰富的血管弓保证小肠在处于不同位置时的血液供给，使血液能均匀地进入肠壁，但直管动脉间的吻合甚少，尤其是肠系膜缘的对侧肠壁血供较差，所以在行小肠部分切除术时除扇形切断肠系膜外，还应切除稍多的系膜相对缘的肠管，即在原扇形的基础上加大20°左右切除小肠，以保证剩余小肠的系膜相对缘的血液供给。空、回肠的静脉与动脉伴行，最后汇入肠系膜上静脉。

（4）空、回肠的神经支配：空、回肠的神经纤维来自腹腔神经丛。它们在肠系膜上动脉壁的周围形成肠系膜上丛，并随动脉分支分布于肠壁。交感神经抑制肠蠕动和腺体分泌，副交感神经在肌间或黏膜下神经丛换神经元，节后纤维促进肠蠕动和腺体分泌。肠的感觉纤维分别伴随交感或副交感纤维将感觉冲动传至脊髓（10～11节段）和脑干。

（二）结肠★△

结肠是消化管的最后一段，长约1.5 m，上端起自右髂窝，下端终于肛门，全程围绕于空、回肠的周围形成一个方框。结肠的主要功能为吸收水分、维生素和无机盐，并将食物残渣形成粪便，排出体外。

1. 盲肠

（1）位置：盲肠是结肠的起始部，位于右髂窝内，位置可随其充盈度不同而有改变。左端续于回肠，上接升结肠，内下方与阑尾相接。后方为髂肌，内侧与右侧腰大肌、生殖股神经和输尿管相邻；前方与腹股沟韧带外侧半的上部和腹前壁毗邻。

（2）回盲瓣：回肠末端突入盲肠处形成上、下两个半月形皱襞，称为回盲瓣。回肠末端的环形平滑肌在回盲瓣处增厚，具有括约肌的功能，既能控制回肠食糜进入盲肠的速度，又能防止结肠内容物反流至回肠，使食物在小肠得到充分的消化和吸收。在回盲瓣的下方约2 cm处，有阑尾腔的开口。

2. 阑尾 是附属于盲肠的一段肠管，形似蚯蚓，又称蚓突，位于回盲瓣下方约2 cm处。阑尾腔近端为阑尾口，与盲肠相通，远端为盲端。阑尾口下缘有一半月形黏膜皱襞，称为阑尾瓣，有防止粪块或异物坠入腔内的作用。其长度因人而异，一般长6～8 cm，短者仅数毫米，长者可达30 cm，个别缺如。阑尾的外径为0.5～1.0 cm，管腔狭小，排空欠佳。

阑尾根部的位置较恒定，3条结肠带向下，都延伸到阑尾根部，是手术时寻找阑尾的重要标志。阑尾根部的体表投影以右髂前上棘至脐连线的外、中1/3交界处为标志，称为麦氏点。阑尾炎时该点有压痛。但阑尾末端的位置常有变化，可在回肠前、回肠后、盲肠后、盲肠下，以及向内下延伸至骨盆腔入口处等，中国人阑尾以回肠后位和盲肠后位较多见。此外，还有高位阑尾、低位阑尾、盲肠后腹膜外位阑尾等。阑尾系膜呈三角形，较阑尾短，故阑尾常呈盘曲状，内含血管、淋巴管和神经，是易患阑尾炎的形态基础。

3. 结肠 结肠上接盲肠，终于直肠，呈“M”形围绕在空、回肠的周围，可分为升结肠、横结肠、降结肠和乙状结肠4部分。升结肠和降结肠为腹膜内位器官，借腹膜固定于腹后壁，活动度小。横结肠和乙状结肠为腹膜外位器官，借系膜连于腹后壁，活动度较大。结肠的血供主要来自肠系膜上、下动脉。其中右半结肠动脉来自肠系膜上动脉，左半结肠动脉来自肠系膜下动脉。

（1）位置

1）升结肠：长12～20 cm，直径为6 cm。位于右髂窝处，续于盲肠，至肝下方向左弯形成结肠肝曲而移行于横结肠。升结肠无系膜，借疏松结缔组织与腹后壁相贴，位置较固定。

2）横结肠：长40～50 cm，直径为5.2 cm。起始于结肠肝曲，横位于腹腔中部，在脾的附近弯向下形成结肠脾曲，移行于降结肠。横结肠由横结肠系膜连于腹后壁，活动度较大，其中间部可下垂至脐或低于脐平面。

3）降结肠：长25～30 cm，直径4.4 cm。起自结肠脾曲，沿腹后壁左侧下降，至左髂嵴处移行为乙状结肠。降结肠的后方毗邻股神经、精索、卵巢血管以及左肾等，内侧有左侧输尿管，前方有小肠。降结肠亦无系膜，借结缔组织贴附于腹后壁，活动性很小。

4）乙状结肠：长13～60 cm，直径4.2 cm。在左髂嵴处起自降结肠，沿左髂窝转入盆腔内，至S_3椎体平面移行为直肠。乙状结肠通常有两个弯曲：

由起端向下至盆腔上口附近，于腰大肌的内侧缘便转向内上方，形成第 1 个弯曲；在盆腔内，肠管向内上方超过髂总动脉分岔处，又急转向下，形成第 2 个弯曲。乙状结肠由乙状结肠系膜连于盆腔左后壁，活动度较大。乙状结肠是憩室和肿瘤等疾病的多发部位，也是人工肛门设置的部位，具有重要的临床意义。

（2）形态特征：结肠的主要形态特征是肠管外观具有结肠带、结肠袋和肠脂垂。

1）结肠带：纵肌层集聚增厚形成大约等距离的 3 条纵带，即结肠带。带宽 0.5～1.0 cm，分为系膜带、网膜带、独立带。结肠带在盲肠、升结肠及横结肠较为清楚，从降结肠至乙状结肠逐渐不甚明显，在乙状结肠与直肠交界处，3 带消失分散为直肠纵肌。

2）结肠袋：由于结肠带的张力，在 3 条带之间形成 3 排大小不等的袋状突起，称结肠袋。各袋之间隔以横沟，横沟处肠壁的环形肌层较发达，向肠腔内深陷，致使肠黏膜向内面隆起，形成半月状皱襞，称结肠半月襞。在盲肠、升结肠处结肠袋大而深，分布不太规则，在横结肠处分布均匀而对称，至乙状结肠处则逐渐不明显。

3）肠脂垂：肠管表面，特别是沿独立带和网膜带的两侧，分布有许多大小不等、形状不定的脂肪小突起，称肠脂垂。它是由肠壁浆膜下的脂肪组织集聚而成。

（3）肠壁的构造特点：结肠壁由外向内可分为 4 层。①浆膜层，即脏腹膜。②肌层，包括外纵肌和内环肌，其间有肌间神经。纵肌集中组成 3 条结肠带。环肌可突向肠腔形成结肠半月襞。③黏膜下层，有血管、淋巴管、黏膜下神经丛和丰富的疏松结缔组织。④黏膜，结肠黏膜表面光滑，无绒毛，有半环形的皱襞。黏膜上皮为单层柱状上皮，上皮内有较多的杯状细胞。固有层较厚，含有管状的结肠腺，腺上皮内有大量的杯状细胞。淋巴组织发达，常由固有层穿经黏膜肌，深入黏膜下层。

4. 直肠★△

（1）位置和形态：直肠为结肠的末段，全长 10～14 cm，位于盆腔内，上接乙状结肠，后沿骶尾骨前面下行，穿过盆膈，终于肛管。直肠以盆膈为界，盆膈以上部分，称直肠盆部，此部下段肠腔膨大，称直肠壶腹；盆膈以下部分，肠管缩窄成管状，称肛管。直肠有两个弯曲，上段形成凸向后的骶曲；下段向后绕过尾骨尖，形成凸向前的会阴曲。

（2）肠壁的构造特点：直肠壶腹内面的黏膜，形成 2～3 条半月状的直肠横襞，其中中间的一条位于直肠的前右侧壁，大而恒定，距肛门约 7 cm，是直肠镜检的定位标志。

（3）直肠的毗邻：直肠后正中毗邻骶椎和尾椎、骶正中血管、奇神经节和直肠上血管。后外侧毗邻梨状肌、骶神经和尾神经前支、交感干、骶外侧血管、盆神经丛、尾骨肌以及肛提肌的骶骨尾骨肌。直肠前方的毗邻男、女不同。男性直肠在腹膜返折线以上邻接膀胱底部，直肠膀胱陷凹内的回肠和乙状结肠肠袢；而腹膜返折线以下直肠邻接膀胱底下部、精囊腺、输精管、输尿管和前列腺。女性直肠在腹膜返折线以上邻接子宫和阴道上部，以及进入直肠子宫陷凹内的回肠和乙状结肠肠袢；而腹膜返折线以下邻近阴道下部。

5. 肛管 长 3～4 cm，上续直肠，下端终于肛门。肛管上段的黏膜形成 6～10 条纵行的黏膜皱襞，称肛柱。各柱的下端有半月形的小皱襞相连，称肛瓣。肛瓣与相邻两肛柱之间，有凹向上的小窝，称肛窦。各肛瓣与肛柱下端，共同连成锯齿状的环形线，称齿状线，是皮肤和黏膜的分界线，也是不同神经和血管分布的分界线。齿状线以下，有一宽约 1 cm 的环形区，此区由未角化的复层扁平上皮覆盖，表面光滑呈微蓝色，称肛梳或痔环。直肠下端的环形平滑肌增厚，形成肛门内括约肌，围在肛梳的外周，收缩时能协助排便。在肛门内括约肌的外下方，围有肛门外括约肌，属骨骼肌，受意识支配，有较强的控制排便功能。

二、小肠与结肠的运动及其调节

（一）小肠的运动

在消化期，小肠的运动功能是继续研磨食糜，使食糜与小肠内消化液混合，并与肠黏膜广泛接触，以利于营养物质的吸收，同时推进食糜从小肠上段向下段移动。在消化间期小肠也存在周期性的移行性复合波（migrating motor complex，MMC）。功能是将肠内容物，包括前次进食后遗留的食物残渣、脱落的上皮细胞及细菌等清除干净；阻止结肠内的细菌迁移到终末回肠。小肠的 MMC 起源于胃，胃的Ⅲ相蠕动波收缩波通常以每分钟 5～10 cm 的速度，由胃体移行至胃窦、十二指肠和空肠，约 90 min 可到达回肠末端。有时收缩波从胃发生，但并不扩布到回肠，而是在近端小肠就消失了。此外，小肠的 MMC 还可被十二指肠胰导管开口处的起步区域所加强。

1. 小肠的运动形式及其作用

（1）紧张性收缩：紧张性收缩是其他运动形式的基础。当小肠紧张性降低时，肠壁对小肠内容物的压力减小，使食糜与消化液不能充分混合，食糜的推进速度也变慢。反之，则增快。

（2）分节运动：分节运动是以环行肌为主的节律性收缩和舒张的运动，主要发生在食糜所在的肠管上。其表现是在同一时间内，一段肠管的多处发生收缩，同时邻近处发生舒张，将肠管及肠内容物分割成许多节段。几秒后，原来收缩的部位发生舒张，原来舒张的部位发生收缩，使原来的节段分成两半，而相邻两半节段则合拢形成新的节段。如此反复进行。分节运动的意义在于使食糜与消化液充分混合，并增加食糜与肠壁的接触，为消化和吸收创造条件。此外，分节运动还能挤压肠壁，有助于血液和淋巴的回流。

分节运动在空腹时几乎不存在，进食后才逐渐加强。小肠各段分节运动的频率不同，小肠上部频率较高，下部较低。十二指肠分节运动的频率约为每分钟1次，回肠末端为每分钟8次。这种活动梯度对于食糜从小肠的上部向下推进具有一定的生理意义。电生理研究指出，小肠分节运动的梯度现象与其平滑肌的基本电节律有关。小肠平滑肌的基本电节律的起步点位于十二指肠近胆管入口处的纵行肌细胞，其频率在人约为每分钟11次。从十二指肠到回肠末端，基本电节律的频率逐渐下降，但在完整的小肠内，上部具有较高频率的肠段可控制其下部频率较低的一段肠段。因此，实际上在小肠全长中，其内在节律形成数个频率平台。

（3）蠕动：小肠的蠕动可发生在小肠的任何部位，通常重叠在节律性分节运动之上，两者经常并存。肠蠕动时，由于肠腔内食物被推动，可产生声音，称为肠鸣音，在临床上常用作判断肠运动功能的指标。肠蠕动亢进时，肠鸣音增强；肠麻痹时，肠鸣音减弱或消失。

小肠蠕动的速度很慢，为0.5～2 cm/s，蠕动波很弱，通常只把食糜推进一段短距离（约数厘米）后即消失。蠕动的意义在于使分节运动作用后的食糜向前推进，到达一个新肠段，再开始分节运动。食糜在小肠内实际的推进速度只有1 cm/min，按此计算，食糜需要历时3～5 h才能从幽门部到达回盲瓣。

除基本蠕动形式外，小肠还有一种传播速度快、传播距离远的蠕动，称为蠕动冲。蠕动冲可把食糜从小肠始端一直推送到回肠末端，有时还可推送到结肠，其速度为2～25 cm/s。这种运动可能是由于吞咽动作或食糜进入十二指肠引起，在某些药物（泻药）作用下也可产生。

另外在十二指肠与回肠末端常常出现与蠕动方向相反的蠕动，称逆蠕动。食糜可以在这两段内来回运动，有利于食糜的充分消化和吸收。

2. 回盲瓣的功能 回肠末端与盲肠交界处的环行肌增厚，起着括约肌的作用，称为回盲瓣。回盲瓣的主要功能是防止回肠内容物过快地进入结肠，延长食糜在小肠的停留时间，从而有利于小肠内容物的充分消化和吸收。

回盲瓣还具有活瓣样作用，对盲肠黏膜的机械刺激或充胀刺激，可通过肠肌局部反射，引起括约肌收缩，从而阻止回肠内容物向盲肠排放。进食时，当食物进入胃时，可通过胃、回肠反射引起回肠蠕动，在蠕动波到达回肠末端最后数厘米时，括约肌便舒张，这样，当蠕动波到达时，食糜由回肠进入结肠。此外，胃幽门部黏膜中释放的胃泌素也能引起括约肌内的压力下降。

3. 小肠运动的调节

（1）内在神经丛的作用：位于纵行肌和环行肌之间的肌间神经丛对小肠运动起主要调节作用。当机械和化学刺激作用于肠壁感受器时，通过局部反射可引起平滑肌的蠕动运动。切断小肠的外来神经，小肠的蠕动仍可进行。

（2）外来神经的作用：一般来说，副交感神经的兴奋能加强肠运动，而交感神经兴奋则产生抑制作用。但上述效果还依肠肌当时的状态而定。如肠肌的紧张性高，则无论副交感神经或交感神经兴奋，都使之抑制；相反，如肠肌的紧张性低，则这两种神经兴奋都有增强其活动的作用。

（3）体液因素的作用：小肠壁内的神经丛和平滑肌对多种化学物质具有广泛的敏感性。除两种重要的神经递质乙酰胆碱和去甲肾上腺素外，还有一些肽类激素和胺，如P物质、脑啡肽和5-羟色胺，都有兴奋肠运动的作用。

（二）结肠的运动

1. 结肠的运动形式及其作用

（1）袋状往返运动：是由环行肌不规则的收缩引起肠黏膜折叠形成袋形而引起，空腹时多见，它使肠袋中的内容物向两个方向做短距离的位移，但并不向前推进，使肠内容物受到搓合而混匀。

（2）分节运动：通过一个结肠袋的收缩将内容物推移到下一段的运动，可将肠内容物挤向两个方向。进食时增强，睡眠时减弱。

（3）多袋推进运动：几段结肠大致同时收缩，将其中一部分或全部内容物推到邻近的一段结肠中，并使袋形消失。之后，接受内容物的远段结肠也以同样方式收缩，从而使肠内容物得到较大的推进，餐后该运动形式增加。

（4）蠕动：与小肠蠕动波相似，但速度比小肠慢得多。由一些稳定向前的收缩波组成。结肠的蠕动将粪便以每分钟 1～2 cm 的速度向前推进。

（5）集团运动：结肠内还有另外一种蠕动，它通常开始于横结肠，行进速度快，传播距离远，称为集团蠕动。它可使结肠内压力明显升高，并将一部分结肠内容物推送到降结肠或乙状结肠。每天发生 2～3 次，常在餐后、谈论食物或排便时发生。餐后发生者又称为“胃 - 结肠反射”。

2. 结肠运动的调节★★△△ 结肠运动的调节非常复杂。单时相的收缩受肌源性、神经性及体液因素的调控，而结肠群集性收缩及移行复合运动的调控机制尚未阐明，肠神经系统可能发挥主要作用。

（1）肌源性调控：是指通过结肠平滑肌膜电位的振荡从时间及空间上调控结肠收缩。膜电位的自动周期性去极化可控制每个平滑肌细胞收缩的时间并协调相邻平滑肌细胞的收缩，是引发动作电位的基础。

（2）神经性调控：结肠运动同时受中枢神经系统、自主神经系统及肠神经系统的调节。

1）中枢神经系统：控制结肠运动的中枢神经信号来自大脑，能在排便时协调结肠运动、肛门括约肌松弛和腹肌收缩，但对正常结肠运动的影响很小。

2）内在神经丛：位于肠肌间神经丛及黏膜下神经丛的兴奋性与抑制性神经元互相竞争调控结肠的运动，结肠平滑肌的收缩与舒张取决于它们所释放神经递质数量的时间比。

3）外来神经：电刺激副交感神经可引起全结肠纵形及环形肌的运动，不被阿托品阻滞；而电刺激副交感迷走神经引起的结肠运动可被阿托品所阻滞。电刺激交感腰神经可抑制自发性结肠收缩或由迷走神经、盆神经引起的结肠收缩，刺激内脏神经仅能抑制近端结肠的收缩。

（3）体液因素的作用：通过神经末梢或多种内分泌、旁分泌细胞释放的化学物质亦可调控结肠的运动。如乙酰胆碱、组织胺、P 物质、CCK、5- 羟色胺可促进结肠运动；而去甲肾上腺素、血管活性肠肽、胰泌素、生长抑素、一氧化氮则抑制结肠的运动。

三、小肠与结肠的分泌及其调节

（一）小肠液的分泌及其调节

小肠内有两种腺体：十二指肠腺和肠腺。十二指肠腺又称勃氏腺，分布在十二指肠的黏膜下层中，分泌碱性液体，内含黏蛋白，因而黏稠度很高。这种分泌物的主要功能是保持十二指肠的上皮不被胃酸侵蚀。肠腺又称李氏腺，分布于全部小肠的黏膜层内，其分泌液是构成小肠液的主要部分。

1. 小肠液的性质、成分和作用★△ 小肠液是一种弱碱性液体，pH 约为 7.6，渗透压与血浆相等。小肠液的分泌量变化范围很大，成年人每日分泌量为 1～3 L。大量的小肠液可以稀释消化产物，使其渗透压下降，有利于吸收。小肠分泌后又很快地被绒毛重吸收，这种液体的交流为小肠内营养物质的吸收提供了媒介。除电解质外，还含有黏液、免疫蛋白和肠激酶。在各种不同条件下，小肠液的性状变化也很大，有时是较稀的液体，而有时则由于含有大量黏蛋白而很黏稠。小肠液还常混有脱落的肠上皮细胞、白细胞，以及由肠上皮细胞分泌的免疫球蛋白。小肠本身对食物的消化是以一种特殊的方式进行的，即在小肠上皮细胞内进行。上皮细胞内含有多种消化酶，如肽酶可将多肽分解为氨基酸、麦芽糖酶将麦芽糖分解为葡萄糖等。这些酶可随脱落的肠上皮细胞进入肠腔内，但它们对小肠内消化并不起作用。

近年来认为，真正由小肠腺分泌的酶只有肠激酶一种，它能激活胰液中的胰蛋白酶原，使之变为有活性的胰蛋白酶，从而有利于蛋白质的消化。小肠本身对食物的消化是以一种特殊的方式进行的，即在小肠上皮细胞的纹状缘和上皮细胞内进行的。在肠上皮细胞内含有多种消化酶，如分解多肽的肽酶、分解双糖的蔗糖酶和麦芽糖酶等。这些存在于肠上皮细胞内的酶可随脱落的肠上皮细胞进入肠腔内，但它们对小肠内消化并不起作用。此外，弱碱性的黏液使肠黏膜免受机械性损伤和胃酸的侵蚀，黏液中的免疫蛋白能抵抗进入肠腔的抗原。

2. 小肠液分泌的调节 小肠液的分泌是经常性的，但在不同条件下，分泌量的变化可以很大。食糜对黏膜的局部机械刺激和化学刺激都可引起小肠液的分泌。小肠黏膜对扩张刺激最为敏感，小肠内食糜的量越多，分泌也越多。一般认为，这些刺激是通过肠壁内神经丛的局部反射而引起肠腺分泌的。刺激迷走神经可引起十二指肠分泌，但对其他部位的肠腺作用并不明显，有学者认为，只有切断内脏大神经（取消了抑制性影响）后，刺激迷走神经才能引起小肠液的分泌。在胃肠激素中，胃泌素、促胰液素、胆囊收缩素和血管活性肠肽都有刺激小肠分泌的作用。

（二）结肠液的分泌及其调节★△

结肠液是由结肠黏膜表面的柱状上皮细胞和杯状细胞所分泌。富含黏液，可保护肠黏膜及润滑粪便。

1. 结肠液的性质、成分及作用 因结肠分泌碳酸氢盐时与吸收的氯离子相交换，结肠液呈碱性，其 pH 为 8.3～8.4，结肠液中还可能含有少量二肽酶和淀粉酶，但它们对物质的分解作用不大。结肠黏液腺分泌的浓稠黏液可滑润粪便，保护肠壁免受机械损伤，还可保护黏膜免受细菌的侵蚀。由于结肠分泌液呈碱性，因而可中和食物残渣发酵时的酸性产物；所以粪块表面常为中性，而其中心则为酸性。结肠分泌液不含消化酶，但有溶菌酶，可能与结肠内菌群调节有关。

2. 结肠液分泌的调节 结肠液的分泌主要是由食物残渣对肠壁的机械性刺激引起，主要通过局部反射完成。副交感神经兴奋或拟交感药物可使分泌增加，并伴有血流量增加；而交感神经兴奋则对结肠分泌起抑制性作用。中枢神经系统也可影响结肠的分泌，在情绪极度紊乱时，结肠分泌大量增加。结肠黏膜内存在高浓度的血管活性肠肽，其可增强黏膜内腺苷酸环化酶活性，提高 cAMP 水平，促进结肠的分泌。此外，醛固酮是结肠钠离子重吸收的重要调节因素，可促进结肠黏膜对钠离子和水的吸收。

四、小肠与结肠的吸收及其调节

消化管不同部位的吸收能力是不同的，这主要取决于各部位消化管的组织结构，以及食物在各部位被消化的程度和停留时间。食物在口腔和食管内基本不被吸收。胃仅能吸收少量的水和乙醇。结肠主要吸收水分和盐类。小肠则是吸收的主要部位。

（一）小肠的吸收功能★△

小肠之所以是营养物质吸收的主要部位，是由小肠的结构和功能特点决定的：①小肠是消化管中最长的部分，人的小肠长约 4 m。食物在小肠内停留的时间也较长，一般是 3～8 h，因而食物能在小肠被充分的消化和吸收。②小肠黏膜的面积大，黏膜上有许多环形皱褶和大量绒毛，从而使小肠的吸收面积增加约 30 倍。绒毛上有微绒毛，又可使吸收面积增加约 20 倍。这样，由于环形皱褶、绒毛和微绒毛的存在，使小肠黏膜的表面积比同样长度的圆筒的面积增加约 600 倍，可达到 200 m^2 左右，这使小肠具有足够大的吸收面积。绒毛内部有丰富的毛细血管网、毛细淋巴管、平滑肌纤维和神经丛等组织，有助于小肠的吸收。③食物在小肠内被消化成适合机体吸收的小分子物质。一般认为，糖类、蛋白质和脂肪的消化产物大部分是在十二指肠和空肠吸收的，回肠主动吸收胆盐和维生素 B_{12}。

小肠内各种营养物质和水可以经两条途径进入血液和淋巴：一条为跨细胞途径，即通过绒毛柱状上皮细胞的腔面膜进入细胞内，再通过细胞底膜或侧膜进入血液或淋巴；另一条为旁细胞途径，即通过细胞间的紧密连接，进入细胞间隙，然后再转入血液或淋巴。物质的吸收方式包括单纯扩散、易化扩散、主动转运和入胞作用等。

1. 糖类的吸收 食物中的糖类包括多糖（淀粉、糖原）、双糖（蔗糖、麦芽糖）和单糖（葡萄糖、果糖、半乳糖）。小肠是糖类吸收的主要场所，在空肠远端以前，糖全部以单糖的形式被吸收。各种单糖的吸收速率有很大差别，己糖的吸收很快，而戊糖则很慢。在己糖中，又以半乳糖和葡萄糖的吸收为最快，果糖次之，甘露糖最慢。单糖的吸收是通过主动转运和易化扩散方式。食物中的淀粉，在唾液淀粉酶和胰淀粉酶的作用下，被水解成麦芽糖和葡萄糖，而麦芽糖在肠黏膜上皮细胞刷状缘上的麦芽糖酶、蔗糖酶的作用下进一步水解成葡萄糖和果糖。食物中另一种双糖，即乳糖，在肠黏膜上皮细胞刷状缘上的乳糖酶作用下，可被水解成半乳糖和葡萄糖。经过消化而产生的单糖，可被小肠黏膜上皮细胞以主动转运的形式吸收。如果小肠缺乏水解双糖的酶，将会因肠腔双糖过多而引起小肠内液体吸收有所减少，使肠内容物体积增加；而且双糖进入结肠后，经细菌的发酵作用而产生大量气体。结果，将引起腹胀和腹泻等症状。许多成年人，小肠中乳糖酶的活性较婴幼儿时期显著降低，因此在饮牛奶以后，会产生腹胀和腹泻的症状。

糖类消化成单糖后被小肠黏膜上皮细胞吸收入血。主要单糖有葡萄糖、半乳糖和果糖，其中葡萄糖占 80%。肠腔中葡萄糖的吸收是逆浓度差进行的主动转运过程，需要消耗能量。一般认为，葡萄糖的吸收是与 Na^+的吸收耦联进行的，它们共用同一载体蛋白。当 Na^+和葡萄糖进入小肠黏膜上皮细胞后，就与载体分离，Na^+可借细胞侧膜上的钠泵主动转运到细胞间隙后入血，葡萄糖分子则以易化扩散方式通过侧膜和底膜转运出细胞，然后入血。单糖被吸收的途径是经血液。葡萄糖 - 半乳糖吸收障碍是一种常染色体隐性遗传疾病，病因为 Na^+依赖性单糖转运体 1（SGLT1）功能障碍，临床表现为剧烈腹泻和脱水症状，在膳食中去除乳糖、蔗糖和半乳糖可控制症状。

2. 蛋白质的吸收 食物中的蛋白质经胃蛋白酶的消化，被水解成大分子的多肽；再进一步经胰蛋白酶和糜蛋白酶的共同作用，被消化为小肽和游离的氨基酸。小肠上皮细胞的刷状缘上，存在有氨基肽酶和寡肽酶（二肽酶、三肽酶）。前者可以从氨基端把小肽上的氨基酸一个一个地水解下来；后者可将二肽和三肽水解成单个的氨基酸。许多实验证明，少量的食物蛋白质可完整地进入血液，如母亲初乳中的一些蛋白质抗体，可被婴儿完整地吸收而进入血液，这对提高婴儿对病原体的免疫力具有重要意义。随着年龄的增加，完整蛋白质的吸收越来越少。外来蛋白质被吸收入血后，会引起淋巴细胞产生特异性的抗体，如果以后又有同样蛋白质被吸收，将会发生特异性的抗原 - 抗体反应而出现过敏症状。因此，有些人吃了某些食物（如虾等）后常会发生过敏反应。

小肠吸收氨基酸的过程也是主动转运过程，具体机制可能类似于葡萄糖的吸收，即也是与钠离子的主动吸收相耦联的过程，但是上皮细胞刷状缘上的载体是对氨基酸特异的。目前认为，刷状缘上存在着3类转运氨基酸的载体，它们分别运载中性氨基酸、酸性氨基酸和碱性氨基酸。在体内肠黏膜细胞上也存在着吸收二肽或三肽的耗能主动运转体系，小肠近端吸收短肽的能力强，而小肠远端吸收游离氨基酸的能力强，这主要由不同转运体的空间分布决定。短肽在上皮细胞内被进一步水解成氨基酸而被机体利用。目前认为，氨基酸以及各种氨基酸组成的二肽和三肽的吸收与单糖相似，也是主动转运过程，需要Na^+的参与。

3. 脂肪的吸收 食物中的脂肪在胆盐的作用下，经胰脂肪酶的消化，被水解成游离的脂肪酸、单酰甘油和少量的甘油。食物中的胆固醇酯在胰脂肪酶的作用下，分解成胆固醇和脂肪酸。脂肪酸、单酰甘油、甘油及胆固醇均可被小肠黏膜上皮细胞吸收。

在小肠上皮细胞刷状缘的表面，有一层非流动性的水分子层。肠腔中的脂肪酸、单酰甘油、甘油和胆固醇，因为是脂溶性分子，很难达到水分子层，它们必须与胆盐形成混合微胶粒，方可通过这一水分子层而到达刷状缘表面。在小肠内，脂类的消化产物脂肪酸、单酰甘油、胆固醇等很快与胆汁中的胆盐形成混合微胶粒。由于胆盐有亲水性，所以它能携带脂肪消化产物通过小肠黏膜表面的静水层而到达微绒毛表面。在这里，脂肪酸、单酰甘油、甘油和胆固醇又被逐渐地从混合微胶粒中释放出来，通过单纯扩散进入细胞内，而胆盐在此并不被吸收。

进入细胞内的脂肪酸、单酰甘油等随后的命运取决于脂肪酸分子的大小。其中，短链脂肪酸（10～12碳原子的脂肪酸）和含短链脂肪酸的单酰甘油，可直接从细胞内扩散到组织间液中，随后扩散入血液而被吸收。长链脂肪酸及单酰甘油被吸收后，在肠上皮细胞的内质网中大部分重新合成为三酰甘油（甘油三酯），并与细胞中生成的载脂蛋白合成乳糜微粒。乳糜微粒一旦形成即进入高尔基复合体中，许多乳糜微粒被包裹在一个囊泡内。最后以胞吐的方式离开上皮细胞，进入细胞间隙，扩散入淋巴。中、短链的三酰甘油水解产生的脂肪酸和单酰甘油可直接进入肝门静脉而不进入淋巴。由于膳食中的动、植物油中含长链脂肪酸多，所以脂肪的吸收途径以淋巴为主。胆盐到达回肠末端，靠主动转运而被重吸收。

4. 水的吸收 人体每日由胃肠吸收的水主要包括消化液中的水和随饮食进入的水。水的吸收是被动的，各种溶质被吸收时所产生的渗透压梯度是水吸收的动力。每日进入小肠的水约9 L，通过细胞旁途径、简单扩散及水通道蛋白介导的快速跨膜转运，其中90%可被小肠吸收。从十二指肠到回肠，肠黏膜对水的通透性逐渐下降。严重呕吐、腹泻可使人体丢失大量水分和电解质，从而导致人体脱水和电解质紊乱。

5. 无机盐的吸收

（1）钠的吸收：成人每天摄入的钠和消化腺分泌的钠90%～99%由胃肠道吸收，从粪便排出的钠不到4 mmol。钠的吸收是主动的，肠上皮细胞的底侧膜上的钠泵将胞内的Na^+主动转运入血，造成胞内Na^+浓度降低。肠腔内Na^+借助于刷状缘以易化扩散形式进入细胞内。由于这种载体往往和单糖或氨基酸共用，所以钠的主动吸收为单糖和氨基酸的吸收提供动力；反之，单糖和氨基酸的存在也促进Na^+的吸收。空肠对钠的吸收能力较强。

（2）铁的吸收：正常人体每日吸收约1 mg的铁。铁吸收的主要部位是十二指肠和空肠上段。胃酸有利于铁的溶解，能促进铁的吸收；维生素C能将高价铁还原为亚铁，因而能促进铁的吸收（因高价铁不易被吸收，亚铁才能被吸收）。

（3）钙的吸收：小肠各部位都有吸收钙的能力，尤其是十二指肠。钙盐只有在水溶液状态才能被吸收，离子钙最容易被吸收。钙的吸收是主动转运过程，钙通过钙通道进入肠上皮细胞，借由基底膜上的钙泵和Na^+-Ca^{2+}交换机制进入血液。影响钙吸收的因素有：①维生素D促进小肠对钙的吸收；②胆汁酸促进钙的吸收；③酸性环境促进钙的吸收；④磷酸、草酸等易与钙沉淀为盐的物质阻碍钙的吸收；⑤机体对钙的需求。

（4）阴离子吸收：小肠吸收的负离子主要有Cl^-和HCO_3^-。Na^+被吸收所造成的电位变化可促进负离子向细胞内移动而被动吸收。

（5）胆固醇的吸收：肠道内的胆固醇主要来源于饮食和胆汁。胆汁中的胆固醇是游离的，可被吸收。饮食中的部分胆固醇是酯化的，在肠腔中经胆固醇酯酶的催化，水解为游离胆固醇和脂肪酸，游离胆固醇通过形成混合微胶粒并与载脂蛋白一起组成乳糜微粒，经淋巴系统进入血液循环。胆固醇的吸收受许多因素的影响，饮食中的胆固醇主要存在于蛋黄和动物脂肪中。如果吃此类食物越多，饮食中胆固醇含量越高，其吸收越多。食物中的脂肪和脂肪酸能促进胆固醇的吸收，各种植物醇（如豆固醇等）则能抑制其吸收。食物中的纤维素、果胶、琼脂等易与胆盐形成复合物，妨碍微胶粒的形成，限制肠管对胆固醇的吸收，从而减少胆固醇的吸收。

（二）结肠的吸收和排泌功能★△

结肠每天从回肠接受 600～1500 ml 食糜残液，主要从中吸收水分和无机盐。但结肠具有巨大的吸收潜能，在小肠吸收障碍时可起部分代偿作用，但在腹泻时，则丢失大量的水和电解质。结肠黏膜上皮的柱状细胞也有微绒毛，但较小肠稀少，是结肠吸收和排泌功能的结构基础。其顶端的质膜，由嵌有蛋白质和载体分子的磷脂双层组成，并有糖蛋白覆盖，亲脂的物质靠非离子的扩散而透过质膜，而亲水性物质则依靠载体通过质膜。结肠对水和电解质的通透性有区段性差异：结肠上段对 Na^+、Cl^- 和水的通透性较高，下段通透性较低，而直肠则不易透过。

1. 水的吸收 结肠可高效地吸收水分，是继发于 Na^+、Cl^- 的被动吸收。经回盲瓣进入结肠的液体约 1.5 L/d，但排出粪便的含水量仅为 0.1 L 左右，其对水的吸收率高达 90%。

2. 钠离子的吸收 钠离子是结肠吸收最多、最重要的离子。每日进入结肠的钠离子约 196 mmol，结肠可吸收其中的 99%。并且还可靠主动转运逆浓度差吸收钠离子。Na^+-K^+-ATP 酶（钠泵）是结肠吸收钠离子的结构基础。上皮细胞基底侧膜的 Na^+-K^+-ATP 酶先将上皮细胞内的 Na^+经基底侧膜泵至组织间隙，从而上皮细胞内 Na^+浓度降低，肠腔内的 Na^+即顺此化学浓度梯度而进入上皮细胞内。

3. 钾离子的排泄 结肠中钾离子的分泌主要靠 Na^+-K^+-ATP 酶建立的电 - 化学梯度而被动转运的。由于钠泵的作用，结肠腔内电位较组织间液低 10 mV，K^+就因该电位差被动地由浆膜向黏膜方向扩散，并可经细胞旁途径进入肠腔。在肠腔内 K^+浓度高于血浆时，K^+也可被动地转运至肠腔。

4. 氯离子的吸收 结肠还可吸收较大量的 Cl^-，并可逆浓度差吸收。由于钠泵的作用，面对结肠黏膜面的电位为正，促使 Cl^- 由肠腔通过细胞旁途径被动吸收。亦可以离子形式弥散而被黏膜吸收。

5. 钙的吸收 结肠还可主动吸收钙，维生素 D 能促进结肠对钙的吸收。

6. 胆汁酸的吸收 5%～20% 的胆汁酸可从结肠吸收。胆汁酸在结肠主要以非离子形式的被动弥散通过黏膜上皮。

7. 糖类的吸收与代谢 葡萄糖不能被结肠黏膜主动吸收，而能被动吸收，但对血糖的影响很小。任何不被吸收的六碳糖，还可在结肠细菌的作用下生成短链脂肪酸。

8. 短链脂肪酸的吸收 结肠细菌发酵产生的短链脂肪酸靠非主动转运而被吸收。结肠对其的吸收速度很快，并可促进水、钠离子的吸收。

9. 氨的吸收 结肠细菌分解食物残渣、尿素等生成的氨，约 90% 被结肠吸收。氨在结肠中可离解为铵。氨可通过黏膜直接扩散，铵离子因带电荷且脂溶性低而难以透过黏膜。被结肠吸收的氨随血流进入肝，是合成尿素和氨基酸的原料。

（张 玲 邹多武）

第 2 节 消化与吸收不良

消化、吸收不良是指各种原因所致胃肠道 3 个期（腔内期、黏膜期、运送期）消化和（或）吸收功能障碍，使小肠或对脂肪、糖、蛋白质、维生素、矿物质、电解质等多种营养成分吸收不足，或仅对某一种营养成分（特别是脂肪）吸收不足，而出现的一组临床症状。营养物质的吸收必须经过充分的消化作用，临床上出现的各种表现很难区分为是由于消化不良所致抑或是吸收不良的结果，故称为“消化吸收不良综合征”或“吸收不良综合征”。

吸收不良综合征不是一个单一的疾病，而是一组症状的组合。许多疾病可引起本综合征，但其临床表现及实验室检查结果往往相似。凡是可导致脂肪、蛋白质、糖类、维生素、电解质、矿物质和水吸收障碍的任何一种紊乱，均可列入这一综合征的范畴。其中脂肪吸收障碍最具特征性。

【病因及发病机制】★△

吸收不良是指营养物质的吸收障碍。病因可能是小肠上皮（原发性小肠吸收不良）膜转运系统的先天性缺陷或上皮吸收功能的获得性缺陷所造成。影响营养物质吸收的另一因素是肠腔内或肠黏膜上皮细胞的刷状缘末端对营养物质的消化不良。吸收不良和消化不良的病理生理机制不同，消化和吸收的潜在过程也是相互独立的。在临床实践中，吸收不良的概念涉及两种过程的紊乱。

吸收不良可能是整体性或是特异性的。整体性的吸收不良由黏膜的弥漫性受累或有效吸收表面积的减少造成，例如，口炎性腹泻是由于弥漫性黏膜疾病导致几乎全部营养物质的吸收障碍。特异性吸收不良是由特定营养物质吸收障碍造成，例如，恶性贫血是由于维生素 B_{12} 的吸收障碍所致。

正常营养物质的吸收需要 3 个过程：①肠腔和刷状缘的加工过程；②吸收到肠黏膜；③转运至血液循环。吸收不良可由以上 3 个过程的任一障碍造成，而且可能同时存在一种或多种机制。因此，临床结果虽然相同，其潜在的病理生理机制可能不同，故而应采用不同的治疗方案。吸收不良在 3 个时相中损伤发生的机制见表 10-1。

表 10-1 吸收不良：在腔内相、黏膜相、输送相损伤发生的机制

吸收障碍的时相和性状	举例
腔内相	
酶底物的水解作用	
消化酶缺陷	慢性胰腺炎
消化酶失活	Zollinger-Ellison 综合征
酶释放的失同步，混合不充分	BillrothⅡ式术后
脂肪的乳化作用	
胆盐合成减少	肝硬化
胆汁分泌障碍	慢性胆汁淤积
胆盐早期分解	细菌过度生长
胆盐丢失增加	回肠疾病或切除
腔内特定营养物质的供给	
胃酸减少	萎缩性胃炎——维生素 B_{12}
内因子减少	恶性贫血——维生素 B_{12}
营养物质的细菌消耗	细菌过度生长——维生素 B_{12}
黏膜相	
刷状缘水解作用	
先天性双糖酶缺乏	蔗糖酶——异麦芽糖酶缺陷
获得性双糖酶缺乏	乳糖酶缺乏
肠上皮转运	
转运装置的特异性缺陷	Hartnup 病
转运装置的整体缺陷	口炎性腹泻
吸收后输送相	
肠上皮细胞加工作用	血 β- 脂蛋白缺乏症
淋巴管	肠淋巴管扩张症

【病理生理】

人体的吸收功能主要在小肠，吸收不良时小肠黏膜常有明显的病理变化。小肠黏膜活检对吸收不良综合征是一项重要的检查方法，小肠黏膜的特征性病理改变对吸收不良综合征的病因诊断具有重要价值。最常用的小肠黏膜活检方法是经口盲法活检和经小肠镜远端十二指肠黏膜活检。弥漫性小肠病变见于乳糜泻、热带口炎性腹泻、惠普尔病、β- 脂蛋白缺乏症、获得性免疫缺陷综合征（AIDS）。小肠黏膜片状病变可见于原发性淋巴管扩张、细菌过度生长综合征等，因此，单个黏膜活检正常可能未检获病变组织，必要时需反复多次活检。

由于小肠绒毛萎缩，肉眼所见的黏膜可从正常的绒毛状变为低平。显微镜下活检可见柳叶状的绒毛缩短，形态不规则，尖端变钝，互相融合，有时绒毛可消失。表层杯状细胞减少，上皮下层有炎性细胞增多和腺体增生。黏膜柱状上皮细胞变低平，胞质有空泡，核大小不一，微绒毛模糊不清。有些病例可见黏膜粗厚，呈慢性炎性改变，绒毛仍存在但杂乱无章。

此外，肠腔可有不同程度的扩大，这在幼儿乳糜泻中最为明显。小肠黏膜绒毛的发育障碍，可使黏膜的吸收面积大量减少，三酰甘油的细胞内再合成功能减退。在小肠吸收不良发生之后可出现继发性的病理改变，例如肠腔扩大、运动减少、肠内黏液过多、细菌感染等。这些病理变化可进一步阻碍食物透过肠黏膜层。

【临床表现】★★★△△△

吸收不良的临床表现由于疾病病因和严重程度而轻重不一。总体的特征性表现是腹泻和消瘦（表 10-2）。大便为浅黄或黄色，量多，表面常漂浮油脂层，有恶臭气味。患者虽进食足够但体重减轻。然而此典型表现并不常见。大多数患者仅有轻微的胃肠道症状，类似于 IBS 等常见疾病。食欲减退、胃肠胀气、腹胀和

腹鸣可能是吸收不良的主要主诉，部分患者甚至可无症状。一些患者的临床表现则是特定微量营养物缺乏导致。例如，缺铁性贫血和骨量减少可能是非典型性乳糜泻患者的唯一临床表现。

表 10-2 吸收不良在各系统的表现

症状和体征	病理生理机制	实验室检查
胃肠道		
腹泻	营养物质的吸收不良	粪便重量＞200 g，粪渗透裂隙增加
	炎症介质导致	
	胆汁和脂肪酸的分泌增加	
体重减轻	营养物质的吸收不良	粪便脂肪含量增加，血清蛋白减少
	黏膜疾病导致的食欲减退	
胃肠胀气、腹鸣、腹胀	糖类和蛋白的细菌发酵	排气增加
大便量多、油腻	脂肪吸收不良	粪便脂肪含量增加，血清蛋白减少
腹痛	重症由慢性胰腺炎引起，轻症由肠扩张引起	
造血系统		
贫血	铁、叶酸、维生素 B_{12}	小细胞贫血、大细胞贫血或二态性贫血
凝血功能异常	维生素 B_6、维生素 K 缺乏	凝血酶原时间延长
肌肉骨骼		
骨痛（骨质增加）	钙，维生素 D 和蛋白吸收不良	低血钙，低血磷，碱性磷酸酶减少
手足搐搦	钙、镁、维生素 D 吸收不良	低血钙，低血磷，碱性磷酸酶减少，低血镁
内分泌系统		
闭经、不育、性无能	蛋白或总热量吸收不良	低血清蛋白；可能有促性腺激素的分泌异常
继发性甲状旁腺功能亢进	维生素 D 和钙缺乏	碱性磷酸酶增加，血清甲状旁腺激素增加
皮肤和黏膜		
唇干裂、舌炎、口炎	铁、维生素 B_2、烟酸、叶酸、维生素 B_{12} 缺乏	低血清铁，叶酸、维生素 B_{12}
紫癜	维生素 K 缺乏	凝血酶原时间延长
毛囊角化过度症	维生素 A 缺乏	低血清胡萝卜素
鱼鳞状皮炎	锌和重要脂肪酸缺乏	低血清锌，低尿锌
色素沉着性皮炎	烟酸缺乏	
水肿、腹水	蛋白吸收不良	低血清蛋白
神经系统		
干眼症、夜盲	维生素 A 缺乏	血清胡萝卜素降低
周围神经病变	维生素 B 缺乏、维生素 B_1 缺乏	

有些吸收不良由于仅影响特定营养物质的吸收，因而仅表现为特定营养物质缺乏的特异性症状（表 10-3）。

表 10-3 吸收不良的体征和症状

营养物质	临床特征	实验室检查
热量	食欲正常，体重减轻	
脂肪	大便量多、色淡，不伴腹胀的脂肪泻	粪脂＞6 g/ 天
蛋白	水肿、肌萎缩、闭经	白蛋白减少，低蛋白血症
糖类	水样泻，腹胀，粪呈酸性，乳类不耐受，粪渗透裂隙增大	呼气氢增加
维生素 B_{12}	贫血，脊髓亚急性混合变性（早期症状是感觉异常和振动觉及位置觉丧失的共济失调）	巨幼细胞贫血，维生素 B_{12} 减少，Schilling 试验的异常，血清甲基丙二酸和同型半胱氨酸增加

（待 续）

（续 表）

营养物质	临床特征	实验室检查
叶酸	贫血	巨幼细胞贫血，血清和红细胞叶酸盐增加，血清同型半胱氨酸增加
B 族维生素	唇干裂，无痛性舌炎，肢皮炎，口角炎	
铁	小红细胞性贫血，舌炎，异食癖	血清铁和铁蛋白减少，总铁结合率增加
钙和维生素 D	感觉异常，手足搐搦，病理性骨折，骨软化症导致的病理性骨折，Chvostek 和 Trusseau 征阳性	低钙血症，血清碱性磷酸酶增加，骨密度测定异常
维生素 A	毛囊角化过度，夜盲（症）	血清胡萝卜素增加
维生素 K	血肿，出血障碍	凝血酶原时间延长，维生素 K 依赖的凝血因子减少

【实验室检查】★△

（一）脂类吸收试验

1. 粪便脂肪定性和定量 对于具有典型的呈麦片粥样外形的脂肪泻粪便，粪便涂片苏丹染色可找到脂肪滴。但对大多数大便外形和次数无异常的患者，粪脂排出不显著，这时需做粪脂含量测定。粪便脂肪定量检测是诊断脂肪泻的金标准。正常人即使饮食中脂肪负荷达到 100～125 g，24 h 粪脂容量也不超过 20 mmol 脂肪酸。然而，腹泻患者即使无脂肪的吸收不良，粪脂排出也可能轻度增加。因此，轻度增加的粪脂排出并不提示吸收不良是其原发病因，应结合其他实验明确腹泻原因。

粪便脂肪定量检测方法：收集 3～5 d 粪便；患者饮食中脂肪负荷应达到 70～120 g/d；避免摄入可导致假阳性结果的非吸收性的脂肪替代品；在前一天开始记录饮食摄入。脂肪泻患者的粪便通常＞200 g/d，粪脂＞20 g/d，超过 6 g/d 的粪脂即认为是病理性的。脂肪吸收的百分比（脂肪吸收分数）可计算为：脂肪吸收分数=（脂肪摄入－脂肪排出）/ 脂肪摄入，正常值＞94%。粪脂定量检测在数值上有重叠现象，因此并不能鉴别脂肪泻的原因。虽然其他一些用于诊断吸收不良的试验可能比 72 h 粪脂检测更容易、快捷，但都不能取代粪脂定量检测。

2. 苏丹Ⅲ染色 是一种定量检测方法。因受操作和人为判读的影响，其敏感性和可靠性不高。如果操作正确，在一次的粪便标本能检测到 90% 有临床意义的脂肪泻患者。有研究显示计算和测量粪便中的脂肪球的大小能改善此实验的精确度。

3. 近红外反射率分析法（near infrared reflectance analysis，NIRA） 成为评价吸收不良的可供选择的新方法。与 72 h 粪脂检测相比，NIRA 有相同的精确度，但耗时少是其优点，而且在一次粪便标本可同时测量粪脂、氮和糖类。NIRA 已在欧洲逐渐推广，在美国的一些中心已有使用。

4. ^{14}C- 甘油三酸酯呼吸试验 本试验测量摄入的放射标记的甘油三酸酯后呼出的 CO_2，间接反映脂肪的吸收。但是由于几种疾病可导致错误的数据，而且正常值受年龄的影响，难以解释其检测结果。因此，该试验尚未广泛推广。

（二）糖类吸收试验

一般检测糖类的吸收不良依赖肠道细菌未消化的糖类的发酵或给予一定剂量特定营养物质后检测其吸收。

1. D- 木糖试验 木糖是一种戊糖，在小肠上段主要通过被动扩散以完整形式吸收，而非通过特异的糖转运机制，故该试验反映近端小肠黏膜的通透性和完整性。在胃排空正常、胃功能良好时口服 25 g D- 木糖，收集尿时，尿内 5 h 糖含量（6.0±1.5）g 为正常（＞65 岁的个体下限是 3.5 g）。低于此值或血清 D- 木糖浓度＜20 mg/dl 反映空肠的糖吸收有异常。然而，以下几种情况可导致假阳性结果，如肾功能不全、尿样本量不足、胃排空障碍、腹水等。

2. 乳糖耐受试验 此试验用于诊断乳糖耐受。方法是患者口服 50 g 的乳糖溶液后测定 0 min、60 min、120 min 的血糖水平，若血糖增加＜1.1 mmol/L（20 mg/dl），合并临床症状即可诊断。糖尿病和细菌过度增殖的患者可出现假阴性结果，胃排空障碍也可能导致错误的结果。另一试验是测定乳糖摄入后呼气中 H_2 的含量，可推断结肠中残余的乳糖含量。若 H_2 含量＞20 ppm 提示乳糖的吸收不良。

3. 呼气试验 呼气试验用 H_2、$^{14}CO_2$ 或 $^{13}CO_2$ 可诊断特定种类的糖类吸收不良（如乳糖、果糖、蔗糖、异麦芽糖酶等）。联合 D- 木糖吸收试验，可检测治疗中的患者。由于 $^{13}CO_2$ 的排出受结肠产气的影响，1/3的患者H_2和$^{13}CO_2$乳糖呼气两种试验存在差异。联合H_2和$^{13}CO_2$乳糖呼气试验可能比单一采用二者更敏感。检测呼气中的甲烷可增加H_2呼气试验的精确度，但在常规临床实践中尚未广泛应用。以上所有呼气试验依赖于非吸收糖类的细菌发酵，因此同时使用抗生素会改变检测结果。

（三）蛋白质吸收试验

蛋白质吸收不良的常规试验由于技术困难，在临床没有普遍开展。细菌过度增殖或蛋白丢失性胃肠病导致肠道蛋白丢失较常见。肠道蛋白丢失可通过检测α-1抗胰蛋白酶清除率的方法直接证实。如有大量肠道蛋白丢失，也可通过输注^{99m}Tc-白蛋白和γ闪烁显像法来定位蛋白漏出的确切位点。血浆瓜氨酸和精氨酸浓度与小肠长度相关，在短肠综合征的患者，吸收后血浆瓜氨酸浓度测定可用于评估有吸收功能的小肠长度，用于预测发生永久性肠道衰竭的可能性。

（四）附加试验

用于评价小肠功能、胆汁酸吸收和胰腺功能。

1. Schilling试验 用于鉴别维生素B_{12}吸收不良的病因。但临床可用血清B_{12}诊断维生素B_{12}缺乏，并且口服或注射维生素B_{12}安全、方便，因而本试验很少被使用。但该试验也有其独特的价值。维生素B_{12}可在末端回肠被特定受体吸收，吸收依赖于内因子，慢性萎缩性胃炎、小肠细菌过度增殖、外源性胰腺功能不全和回肠疾病等疾病均可引起内因子降低。Schilling试验的第一部分为单独给予放射物标记的维生素B_{12}；第二部分给予内因子；第三部分是应用抗生素之后再给予维生素B_{12}和内因子。给予内因子后（排除小肠细菌过度增殖），吸收异常提示末端回肠疾病。如果应用抗生素试验性治疗后，异常的结果变为正常则提示小肠细菌过度增殖。Schilling试验在胰腺功能不全和乳糜泻的患者也可出现异常，给予胰酶替代物或无谷胶饮食能纠正异常的试验结果，可用于吸收不良的病因诊断。Schilling试验还可用于评估回肠克罗恩病治疗后回肠黏膜功能的恢复情况。

2. SeHCAT试验 胆盐吸收不良多发生于切除末端回肠＞100 cm后，也可出现在末端回肠疾病（见于克罗恩病）、HIV感染或原发性胆盐吸收异常等疾病。胆盐吸收不良表现为过多胆盐涌入结肠导致腹泻。末端回肠广泛切除所致的腹泻患者对胆汁酸结合树脂（如考来烯胺）治疗敏感。若此疗法无效或有末端回肠疾病患者的腹泻对常规止泻药或常规抗克罗恩病的治疗无效，可能存在胆汁酸性肠病，可用^{75}SeHCAT试验明确。该试验不常用，多用于诊断胆汁酸性肠病。

3. 检测细菌过度生长的试验 细菌过度生长诊断的金标准是从抽吸的肠液中直接计数细菌含量。正常计数在空肠很少超过10^4/ml，在回肠则很少超过10^5/ml。然而直接评价肠道细菌计数需要肠道置管，而且要小心操作以避免来自口腔和鼻腔来源的细菌污染，因此乳果糖或其他糖类的酶底物的H_2呼吸试验取代细菌培养，用于诊断小肠细菌过度增殖。

4. 评价胰腺功能不全的试验 几种侵入性和非侵入性试验常用于诊断胰腺功能不全，分为直接试验或间接试验两类。直接试验包括通过进餐或给予促分泌的激素刺激胰腺分泌，收集并定量分析正常的胰腺分泌物（如酶和碳酸氢盐）。临床很少使用。间接评价胰腺功能不全的试验应用广泛。然而这些试验到胰酶分泌量下降90%以上才有临床表现。对早期的胰腺功能不全并不敏感。

（五）影像学检查

评价吸收不良的影像学检查开始于内镜和（或）钡剂检查。上消化道内镜的大体形态表现可提示吸收不良的存在，肠道活检能提供更重要的诊断信息。胰腺的影像学检查包括CT、ERCP、MRCP或超声，有助于诊断慢性胰腺炎，同时对区别良、恶性病变非常关键。全消化道造影或结肠气钡造影能提供小肠大体形态的重要信息。例如，钡剂检查可很好地鉴别小肠憩室和其他解剖异常。钡剂检查还能明确内镜不易发现的黏膜疾病。吸收不良综合征的X线特征有小肠肠腔扩张、钡剂絮状沉着和分节状团聚。但上述表现是非特异的。

胶囊内镜可观察整个小肠，与钡剂检查相比，可更详尽地评价小肠黏膜疾病。因此对评价吸收不良相关的可疑小肠疾病有一定作用。但在已知或可疑小肠狭窄的患者应避免使用。

【诊断及鉴别诊断】★★△△

对于长期腹泻、体重减轻的患者，特别是脂肪泻患者，应考虑有吸收不良的可能性。此外，凡接受过食管部分切除术、食管胃切除术、胃全切除术、部分胃切除术、迷走神经切断术、小肠切除术等手术的患者，有胰腺功能减退、肝胆疾病、盲袢综合征和其他需做手术的小肠病变患者，均可能有吸收不良综合征的存在。诊断的要点在于通过病史采集、上述检查手段明确以下3点：①造成吸收不良的疾病部位和个体病种；②是一种营养素还是多种营养素的吸收不良？③如果是一种营养素吸收不良，究竟是哪一种？如果是多种，以哪几种为主？

由于症状缺乏特异性，当怀疑吸收不良时，常规的血液检查虽然不足于确诊，但可用于疾病的初筛。几种侵入和非侵入的试验检查有助于明确病因。检测顺序和特定试验的选择应个体化，同时考虑到特定检查的专业技术要求和可行性。虽然许多试验是诊断吸收不良特定类型的金指标，新的检测手段层出不穷，其鉴别特征尚不确定。临床常见吸收不良性疾病的鉴别诊断简要介绍如下。

1. 乳糜泻（Celiac disease） 也称麸质过敏性肠病（gluten sensitive enteropathy，GSE）。是一种易感个体由于食入含麸质的谷类所触发的自身免疫性肠病。麦质谷类中的麸质片断和其他谷类中所含的脂溶性蛋白的相似物是导致小肠黏膜损害发展的环境因素。该病和HLA等位基因也有关联。典型的小肠损害是吸收绒毛的缺失和隐窝的增生，而患者服用无麸质饮食可康复。

2. 小肠淋巴瘤 本病临床表现特点是腹痛、体重减轻和肠梗阻、腹部包块。临床表现特征为腹泻，起初为水样泻和间歇性腹泻，后大便呈片状伴恶臭，体格检查可发现杵状指、关节肿胀、腹水、肝脾大、腹部包块和外周淋巴结肿大。实验室检查，红细胞沉降率增快，血清IgM、IgG和IgA下降，最具特征性的是在血清或小肠液中有α重链蛋白质存在。小肠黏膜活检见绒毛扁平，隐窝数量减少，黏膜固有层有恶性组织细胞或淋巴细胞浸润。

3. 惠普尔病 是一种由于感染Tropheryma whippelii的细菌而造成的累及多系统的慢性疾病。小肠吸收不良是其主要临床表现。Tropheryma whippelii是一种革兰阳性细菌，在受累组织中的巨噬细胞胞质呈PAS染色阳性。惠普尔病的小肠黏膜病变呈弥漫性分布，主要累及空肠。临床特征为吸收不良综合征，表现为脂肪泻、体重减轻、倦怠及各种营养素缺乏，如维生素不足造成贫血、出血及凝血机制障碍；矿物质吸收不良造成骨质疏松；蛋白质吸收不良造成水肿和腹水。体格检查可发现上腹部压痛、腹部包块（淋巴结肿大、脾大或肠腔扩张所致）。其他的病变特征有多关节炎，低血压，癫痫发作，共济失调，皮肤色素沉着、皮下结节，慢性咳嗽和胸痛。实验室检查的特点有红细胞沉降率增快，D-木糖吸收试验和粪脂定量异常，内镜检查可见食管炎、糜烂性胃炎，内镜活检组织可发现PAS染色阳性的巨噬细胞，内镜病变经用抗生素可改善。小肠黏膜组织学检查具有特征性的微绒毛结构破坏，小肠黏膜固有层大量巨噬细胞浸润，巨噬细胞的胞质内充满大量可被PAS染色的糖蛋白颗粒，电子显微镜在这种胞质颗粒中可见Tropheryma whippelii菌丝及其降解产物。若不经治疗，惠普尔病是致命的，但抗生素治疗可缓解病情。

4. 小肠细菌过度生长 本病临床表现特点是脂肪泻、腹泻、体重减轻和巨幼细胞贫血，多发生于老年人，有腹部手术史、胃轻瘫、慢性胰腺炎和肠易激综合征史的患者。全小肠X线摄片可发现盲袢、瘘管、憩室、狭窄及小肠淤滞、运动减退或假性肠梗阻等。实验室检查的特点为粪脂定性及定量异常，维生素B_{12}吸收不良，小肠液细菌培养常检出多种细菌，总菌量＞10^5/ml，^{14}C-木糖呼吸试验的敏感性和特异性俱佳，小肠内镜和小肠活检的价值在于排除造成吸收不良综合征的原发性小肠黏膜病变，而空肠黏膜组织学显著异常在本病少见，但可有不同程度的黏膜片状改变，固有膜有淋巴细胞和浆细胞浸润，伴绒毛增厚和变钝，为非特异炎症表现。

5. 热带口炎性腹泻 本病是由不同病因引起的小肠获得性疾病，其特征为吸收不良，多种营养成分缺乏和小肠黏膜异常。空肠细菌过度生长是主要病因。易患因素有胃酸屏障功能破坏、小肠动力下降和对杆菌的防御力减弱等，其中以胃酸屏障功能丧失最为重要，其发生可能与患者早期幽门螺杆菌感染有关。小肠近端过度生长的细菌菌种大多是革兰阴性杆菌，如肺炎克雷伯杆菌、阴沟产气杆菌和结肠杆菌等。本病与其他原因造成的小肠细菌过度生长不同，常合并叶酸缺乏，而后者叶酸往往是增高的。

6. 贾弟鞭毛虫感染 由于滋养体通过吸盘附着于小肠表皮细胞，引起小肠局部水肿，绒毛破坏，小肠细菌过度生长，小肠吸收不良。临床特点是腹泻；慢性严重感染所致的吸收不良：消瘦、体重减轻、脂肪泻和贫血。确诊有赖于十二指肠引流液或组织活检中找到病原体，间接荧光抗体试验可检出大多数患者血清中的抗体，甲硝唑或米帕林试验治疗可鉴别。

7. 耶尔森菌性小肠炎 临床表现特点是小肠结肠炎，可有发热、腹泻、腹痛，常持续1～3周，病变累及末端回肠酷似克罗恩病，影像学检查、小肠镜检和小肠活检大多数患者无异常，确诊有赖于大便培养，找到耶尔森菌。

【治疗】★★★△△△

吸收不良和消化不良的治疗由以下两个方面组成：①纠正营养物质的缺乏；②治疗潜在疾病。病因明确者针对病因治疗，辅以对症治疗；病因不明确者积极行对症及营养补充治疗。治疗原则如下。

（一）饮食控制

宜采用高热量、高蛋白质、高维生素、易消化、无刺激性的低脂肪饮食。特别是脂肪泻患者，更应严格限制脂肪，每日的脂肪量不宜超过 40 g。

（二）营养补充治疗

原则是缺什么补什么。早期宜静脉内或肌内注射，且应加大剂量，待病情缓解后可改为口服维持量治疗。如缺铁性贫血，应补充铁剂；有出血倾向者，应补充维生素 K 和维生素 C；骨质疏松、骨软化患者可补充维生素 D 和钙。国外有些学者提倡使用多种维生素制剂。

（三）对症处理

对于重症患者，应在治疗原发性疾病、控制饮食和给予充分支持治疗的基础上，酌情对症处理，缓解症状。治疗的重点是缓解腹泻。非特异性止泻药有洛哌丁胺、地芬诺酯、阿托品和除臭鸦片酊。首选洛哌丁胺，因其大部分通过肝代谢，不易通过血脑屏障，可将中枢神经系统的不良反应降至最低。对于脂肪吸收不良的患者，给予胆汁酸吸附剂可降低脂肪泻。吸收不良和消化不良的药物治疗见表 10-4。

表 10-4　吸收不良和消化不良的药物治疗

药物与剂量	备注
止泻药	
洛哌丁胺，2～4 mg 必要时	
除臭鸦片酊，3～8 滴，每天 3 次	小风险的成瘾性
胆汁酸结合树脂	
考来烯胺，4 g，每天 3 次	
考来替泊，5～10 g，每天 3 次	
胰酶	脂肪酶是有效成分，进餐时服用，与抑酸药物合用疗效提高
维生素和矿物质	
维生素 A，40 000～50 000 U，每天 2 次，快速饱和	维持：8000～20 000 U/d（≥15 000 U 能致畸）
维生素 D，30 000～50 000 U/d	监测血清钙
维生素 K，4～12 mg/d	
叶酸 5 mg/d，快速饱和	维持：1 mg/d
维生素 B_{12}，1 mg 皮下注射（在第 1 周应重复 3 次，快速饱和）	维持：每 1～2 个月 100 μg
碳酸钙，500 mg，每天 2 次	监测血清钙
葡萄糖酸镁，1～4 g，每天 1 次	常致腹泻
硫酸亚铁，325 mg，每天 3 次	如出现胃肠道症状则减少剂量

（四）其他治疗

对伴有继发性感染的患者可酌情使用抗生素，如口服诺氟沙星胶囊，每次 0.2 g，每日 4 次，饭前服用。盲袢综合征、小肠肿瘤、胰腺内分泌肿瘤的患者宜手术治疗。肾上腺皮质激素可增加消化道对氮、脂肪和其他营养素的吸收，并能增进食欲，对某些严重患者有一定的疗效，如静脉内注射氢化可的松，剂量为 100～300 mg/24 h。但停药后有复发倾向，长期应用会导致水钠潴留，加重低钾，引起骨质疏松，故应慎用。只有极顽固病例，方可考虑酌情应用。

（张　玲　邹多武）

第 3 节　乳糜泻及热带口炎性腹泻

一、乳糜泻

乳糜泻（celiac disease），又称麦胶性肠病、非热带性脂肪泻，是一种免疫介导的疾病，是指患者对麦胶（俗称面筋）不耐受而引起的慢性小肠吸收不良综合征。其特点为小肠（尤其是空肠）黏膜的绒毛萎缩、扁平和小肠对脂肪、糖类、纤维素、矿物质等的吸收不良，禁食含麦胶的食物（小麦、黑麦、大麦、燕麦）能使症状缓解，小肠黏膜恢复正常及抗麦胶抗体消失，再进食又可迅速复发。

【流行病学】★△

在北美、北欧、澳大利亚发病率较高，国内很少见。据报道，美国乳糜泻发病率约为1%，近年来发病率呈上升趋势，但具体原因不详。男、女发病率之比为1：(1.3～2.0)，女性多于男性，任何年龄均可发病，发病高峰年龄主要是儿童与青年，但近年来罹患该病的老年患者人数增多。危险因素包括家族史、唐氏综合征，Turner综合征、Williams综合征和一些自身免疫性疾病（包括1型糖尿病）。

【病因】★△

乳糜泻是T细胞介导的针对所摄入麸质发生的免疫反应所造成的。生理情况下，小肠上皮细胞以其完整的细胞间连接发挥屏障作用。健康情况下，少量抗原碎片通过小肠防御屏障，经两种途径被吸收。大多数被吸收的蛋白质（＞90%），经跨细胞膜途径通过小肠屏障后被溶酶体降解，使蛋白质转化为非免疫原性多肽；另一途径是通过细胞间紧密连接吸收，可诱导抗原耐受。若细胞间紧密连接系统的完整性受损，宿主对环境中抗原成分（如麸质）的免疫应答就会持续进展。

另一个诱导小肠免疫应答的重要因素是主要组织相容性复合物(MHC)，人类白细胞抗原(HLA)-Ⅰ类和Ⅱ类基因位于MHC的第6对染色体上，这些基因编码糖蛋白，能和多肽相结合，形成HLA-多肽复合物，被小肠黏膜特异性T细胞受体所识别。据报道，HLA DQ2/DQ8基因型为易感人群。

【临床表现】★★★△△△

乳糜泻的临床特征随患者年龄、病程、严重度以及是否伴随肠外病变而不同，根据患者的临床表现，结合组织学和免疫学，乳糜泻可分为以下类型。

1. 经典型 多在16～18岁时发病，典型临床表现是慢性腹泻、生长发育迟缓、厌食、腹胀和肌肉消耗。脂肪泻者，每天排便10余次，量多色淡，油腻状。体格检查见患者往往面色苍白、瘦弱伴腹部膨隆、皮下脂肪及肌肉减少。大便呈灰白色、松散，因脂肪吸收不良而带有腥臭味。实验室检查：缺铁性贫血、低蛋白血症、低钙血症和维生素缺乏。组织学改变：黏膜损害主要位于十二指肠和空肠上段，病变范围差别很大，部分病例可累及整个小肠。乳糜泻的组织学变化可从微小的绒毛粗钝至次全绒毛或全绒毛的萎缩，绒毛高度/隐窝深度的比例降低，隐窝增生伴有丝分裂增加，基底层内有显著的浆细胞和淋巴细胞浸润以及上皮内淋巴细胞的数量增多。

2. 非经典型 近几年来，随着诊断技术的提高，乳糜泻的症状、发作年龄及临床表现有明显的变化，据报道，新诊断的乳糜泻患者中约50%没有胃肠道症状，而可以表现为以下疾病。①疱疹性皮炎：又称皮肤型乳糜泻，是乳糜泻的变异型之一，以病理性颗粒状IgA的皮肤沉着为特征。最典型的红斑部位是肘部、膝部和颈部。胃肠道症状不常见，但小肠黏膜活检可见不同程度的小肠病变，包括浸润性病变和黏膜扁平。②缺铁性贫血：缺铁伴或不伴贫血，对口服铁补充治疗不敏感，可能是乳糜泻的唯一表现。③身材矮小：在某些年长幼儿和青少年，身材矮小可能是乳糜泻的唯一症状，这类患者的骨龄和骨密度显著受损，部分患者表现为激发试验后生长激素分泌受损。④牙釉质萎缩：约30%未经治疗的乳糜泻患者发生牙釉质萎缩。⑤关节炎和关节疼痛：乳糜泻患者类风湿关节炎的发病率为1.5%～7.5%。⑥慢性肝炎和高转氨酶血症：慢性肝炎可作为乳糜泻的首发表现。⑦骨质疏松：持续小肠绒毛萎缩和骨密度的下降呈正相关。儿童乳糜泻患者经去麸质饮食治疗后，至少5年才能使骨密度恢复正常。⑧神经障碍：麸质过敏常发生于伴有不明原因神经系统疾病的患者，需与神经系统病变相鉴别。其他胃肠道外症状如青春期延迟、反复流产和生育力降低亦可发生于乳糜泻患者。

3. 隐匿型 特点是组织学改变可能局限于近端小肠，无明显临床症状。但患者伴缺铁（伴或不伴贫血）；行为障碍，如抑郁倾向、易激惹或儿童学校行为障碍；体力下降，易疲劳，骨质密度下降等表现。隐匿型的乳糜泻患者可进展为经典型患者。

4. 伴发自身免疫性疾病 本病可伴发多种自身免疫性疾病，如1型糖尿病、免疫性甲状腺病、艾迪生病等。

【辅助检查】★★△

1. 麸质激发试验 每日给予麸质饮食300 g，2～4周即可造成肠道黏膜损害，可用于初筛可疑患者。初次活检结果可疑和进无麸质饮食后活检结果为阴性的患者，该检查有助于确诊。

2. 血清自身抗体检测 血清自身抗体检查最为重要，乳糜泻患者可产生抗麦胶蛋白抗体（AGA）、组织型转谷氨酰胺酶抗体（TTG）和肌内膜抗体（EMA）等多种自身抗体。

（1）IgA肌内膜抗体（endomysial antibodies，EMA）：IgA EMA是一种针对人和猴组织中平滑肌细胞外基质成分的抗体，目前认为其靶抗原是一种组织转谷氨酰胺酶（tissuetransglutaminase，tTG）。血清中的IgA EMA与肌内膜相结合，产生特殊染色，可通过间接免疫荧光法观察。此抗体特异性高，仅在乳糜泻中出现，但仅能定性检测，低滴度的IgA EMA，可出现假阴性。

（2）组织型转谷氨酰胺酶（tTG）抗体：TTG是由损坏的上皮组织所释放的一种细胞质内蛋白质。乳糜泻患者TTG的自身抗原可通过IgA EMA识别。tTG抗体有IgA和IgG两种亚型。IgA酶联免疫吸附测定（ELISA）可定量检测tTG抗体水平，避免了IgA EMA检测费时、费力、费用偏高以及结果需主观判断的缺点，现已广泛应用于临床。IgA tTG抗体和IgA EMA敏感性均较高。据报道，tTG-IgA在未治疗过的乳糜泻患者的敏感性高达95%，特异性约为95%或更高。

（3）脱醇溶蛋白肽（deamidated gliadin peptide，DGP）测试：DGP是麦胶蛋白的两个主要亚群之一。检测DGP IgA或IgG抗体有助于诊断乳糜泻。该方法是新近开展的检测方法，一些tTG抗体阴性（包括2岁以内儿童）患者DGP测试呈阳性结果。

（4）抗麦胶蛋白抗体（anti-gliadin antibodies，AGA）：AGA是针对麸蛋白产生的抗体，麸蛋白是麸质的主要蛋白成分。AGA有IgA和IgG两种亚型，曾是诊断乳糜泻的指标之一。近年研究发现，AGA的敏感性和特异性中等，IgA的特异性较IgG稍高。高滴度AGA较低滴度诊断乳糜泻更可靠。连续检测血清AGA可观察患者的疗效和对无麸蛋白饮食治疗的顺应性。经去麸质饮食治疗后AGA滴度降低，受麸质激发后则升高。多种胃肠疾病如炎症性肠病、消化性溃疡、胃食管反流病和胃肠炎等可见AGA假阳性。

IgA AGA是目前最有效的监测指标，以治疗前相应抗体水平作为对照。去麸质饮食治疗后，IgA AGA水平逐步下降，通常在3～6个月内降至正常水平。若抗体未如期达到相应水平，则应考虑患者仍在摄入含麸质食物。患者坚持去麸质饮食治疗后，IgG AGA和IgA AGA水平均下降，但IgG AGA较IgA AGA下降更为缓慢，对监测近期饮食治疗意义不大。IgA EMA检测费用较高且不能定量检测。去麸质饮食治疗后血清IgA tTG水平亦有变化，但其应用经验还有待完善。

随着对乳糜泻认识的深入，发现目前确诊的乳糜泻患者仅为冰山一角，大多数患者仍未被及时发现和施治，及时诊疗这些患者对改善预后有重要意义，而血清标志物检查为此提供了有力的检测手段。IgA tTG和IgA EMA敏感性均很高，两者的阴性预测值亦很高，若检查结果为阴性，则可不做小肠活检。IgA AGA和IgG AGA的特异性较低，低危人群中其阳性预测值也低，AGA阳性提示需行小肠黏膜活检以除外乳糜泻；IgA tTG和IgA EMA的特异性很高，若阳性则可诊断乳糜泻，但仍需考虑行小肠黏膜活检以进一步明确诊断。乳糜泻亦可发生在血清学检查阴性的情况下，全部绒毛萎缩患者的抗体几乎均为阴性。检查前应确定患者未接受去麸质饮食治疗（同样适用于小肠活检）。单独血清学检查阳性不足以做出乳糜泻的诊断，同样单次血清标志物检查阴性也不能排除乳糜泻。

有研究发现tTG和EMA在年轻患者（2岁以内）的敏感性较差，而此类人群中AGA和DGP抗体相对敏感性较高。AGA的敏感性和特异性相对较低，通常不推荐用于筛查。DGP检测不如tTG和EMA检测容易操作，但AGA检测更复杂，因此，年轻患者推荐联合检测tTG和DGP。

3. HLA-DQ2或HLA-DQ8检测　HLA-DQ2或HLA-DQ8检测具有较高的敏感性及较好的阴性预测值。不能用于诊断乳糜泻，但可用于除外乳糜泻。

4. 胶囊内镜　是一种安全、有效的诊断乳糜泻的检查方法，具有无创且可观察整个小肠黏膜的优点，但不能行活检检查且相对费用较高，一般仅用于初次就诊不愿接受或无法活检的患者。乳糜泻患者胶囊内镜下多表现为皱褶呈扇贝样、裂隙状或扁平状。

5. 小肠活组织检查　小肠活组织标本病理检查是诊断乳糜泻的金标准，内镜检查是获得小肠黏膜最简便的方法，应于十二指肠二、三段多处活检。乳糜泻的小肠活检特征包括：①绒毛部分或完全萎缩；②隐窝增生；③上皮内淋巴细胞或浆细胞浸润。按Marsh分类小肠损害分为4期：0期，病变侵及黏膜层；1期，上皮内淋巴细胞数目增加，固有层出现淋巴细胞；2期，隐窝增生伴绒毛萎缩；3期，全部绒毛萎缩。患者经去麸质饮食治疗几周后，小肠黏膜病变开始改善，特征性损害完全缓解并恢复正常结构可能需要1年。单纯绒毛萎缩也可见于一些其他胃肠道疾病，但EMA和tTG抗体很少见于这些疾病。小肠活检有几方面的局限性，如定位不准、标本不完整或取材不当，可能导致过度或过低诊断乳糜泻。近年出现的色素内镜和放大内镜可提高活检的准确性。若同时合并其他消化系统病变，病理医师将更难辨别潜在的乳糜泻。

2 岁以下儿童不适合行小肠活检，小肠活检是一项有创伤且费用昂贵的检查方法，不适于乳糜泻可能性小和血清学检查阴性的患者。

【诊断】★★△△

临床诊断依赖于患者的临床症状、血清标志物和小肠活检组织的特征性表现，经去麸质饮食治疗后临床症状可获改善。诊断流程见图 10-1。

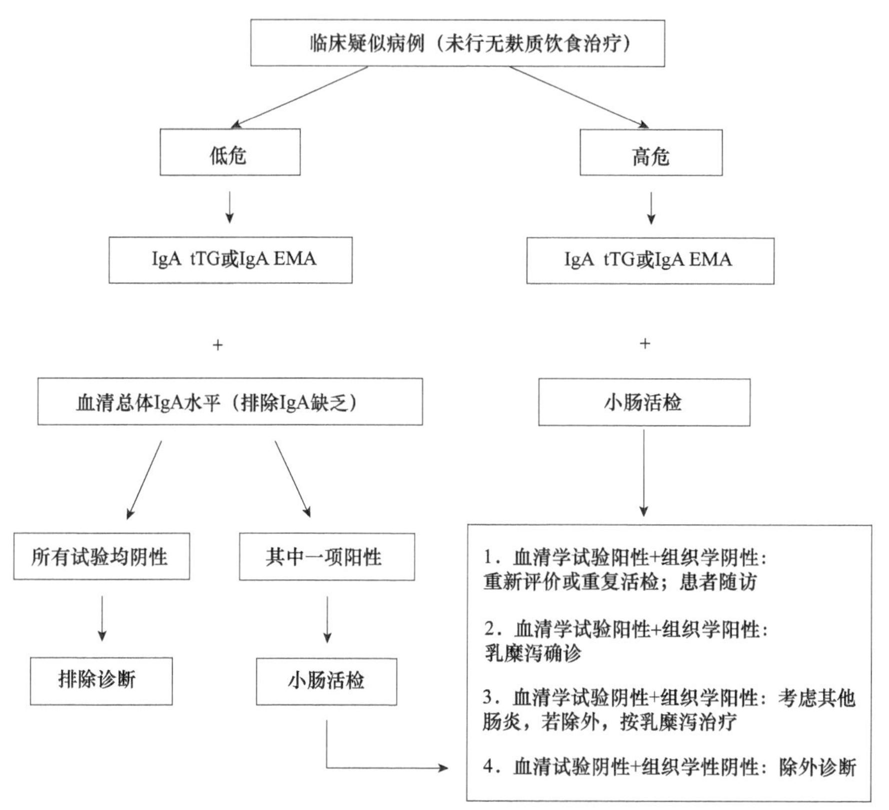

图 10-1 乳糜泻诊断流程

【鉴别诊断】★★△△

本病主要与以下疾病鉴别。

1. 热带口炎性腹泻 常有发病地区生活或旅居史，发病与麸质食物无关，对广谱抗生素及叶酸治疗反应好，无麸质饮食无效。

2. 贾第鞭毛虫病 症状与本病相似，X 线钡剂征象也难鉴别，采集十二指肠液及粪便反复查找贾第鞭毛虫，小肠黏膜活检也可见原虫簇聚于黏膜表面，甲硝唑试验治疗效果好。

3. 弥漫性小肠淋巴瘤 两者在临床表现上不同的是小肠淋巴瘤可有外周淋巴结肿大，肠梗阻、腹部包块、腹水表现，而乳糜泻多表现为倦怠、舌炎、腹胀、腹痛，停用麸质饮食后症状消失。两者在临床检查上的鉴别要点是乳糜泻一般无外周淋巴组织病，一旦有吸收不良综合征伴淋巴组织病，要怀疑小肠淋巴瘤的可能。两者的实验室检查不同，本病有血 IgM、IgG 和 IgA 下降，血清或小肠液中可有 α 重链蛋白质存在，小肠黏膜活检见绒毛扁平，隐窝数量减少，黏膜固有层恶性组织细胞或淋巴细胞包绕覆盖于肌肉层；而乳糜泻组织学示绒毛萎缩，多位于近端小肠。

4. 小肠细菌过度生长 两者在临床表现均为吸收不良综合征，但乳糜泻多为脂肪泻、慢性腹泻，而小肠细菌过度生长表现为腹泻、体重减轻、腹胀，而脂肪泻少见，且多合并胃肠手术史、胃轻瘫等疾病。两者小肠黏膜活检病变特征亦不相同：乳糜泻为小肠弥漫性病变，绒毛扁平、萎缩；而细菌过度增生综合征为小肠片状病变，呈非特异性炎症表现。

5. 许多疾病的黏膜变化与乳糜泻相类似 牛奶不耐受、热带口炎性腹泻、放射损伤、化疗药物导致的腹泻、移植物抗宿主疾病、慢性缺血、贾第鞭毛虫病、克罗恩病、自身免疫性肠病、肠病相关 T 细胞淋巴瘤、胃肠炎、嗜酸细胞性胃肠炎、重度营养不良、胃泌素瘤、难治性口炎性腹泻、胶原性结肠炎等疾病的黏膜变化与乳糜泻类似。

【治疗】★★★△△△

该病是终身性的，最基本和有效的治疗是无麸质饮食。治疗的一般原则为：①向营养医师咨询；②了解疾病的相关知识；③终身食用不含麸质的食物；④改善营养缺乏现象；⑤长期随访治疗。

1. 饮食 由于大多数的食品中含有麸质，就要求患者改变饮食习惯，注意饮食的成分，了解相关知识。一般的饮食原则为：①避免食用含有小麦、大麦、裸麦的食物；②可食用大豆、淀粉、稻谷、荞麦和马铃薯等食物；③认真阅读食品、调味品、添加剂的成分说明；④很多患者开始可能不能耐受乳制品而后出现继发性乳糖不耐症，因此病情相对严重的患者避免食用含有乳糖的食物；⑤燕麦的食用安全存在争议，一般认为，普通患者可以食用适量的燕麦，严重患者避免食用。

2. 营养支持 乳糜泻患者常出现铁、叶酸、钙、维生素D、维生素B_{12}和微量元素的缺乏，应及时补充。无麸质饮食可引起便秘，因此饮食中应添加米糠和卵叶车前果壳。

3. 预防骨质丢失 乳糜泻患者常发生骨质减少和骨质疏松，主要是由于维生素D缺乏导致的继发性甲状旁腺功能亢进症，从而导致骨质丢失。严重患者可出现骨痛、自发性骨折和骨骼变形等，但大多数患者无明显症状或仅有血清碱性磷酸酶升高和低钙血症。可采用双能X线吸收仪（DEXA）评估乳糜泻患者的骨质丢失情况，1年后复查骨矿物质密度的改变，对症治疗骨质疏松和骨质减少症。

4. 肺炎球菌接种 乳糜泻患者常伴随脾功能减退症，应预防性地接种肺炎球菌菌苗。

5. 监测饮食治疗 约70%的患者无麸质饮食后2周内症状明显好转，一般临床症状比组织学改善得快。自血清学试验应用于监测患者病情之后，随访中是否对患者进行活组织检查一直存在争议，多数专家建议从开始无麸质饮食治疗到组织学得到明显改善期间，每3～4个月行一次小肠活组织检查。如果小肠形态没有明显的改善但症状已明显好转，继续饮食治疗，每6～9个月进行一次小肠活组织检查。

6. 麸质激发试验 麸质激发试验是一种传统的诊断乳糜泻的方法，一般用于诊断不明确需进一步确诊的患者。给予患者麸质饮食，出现乳糜泻症状时取小肠组织活检，若无症状，成年人2周后、儿童6周后取小肠组织活检。麸质激发试验的少见不良反应为暴发性腹泻，导致脱水、酸中毒、代谢紊乱等，对无麦胶饮食反应不好或不能耐受无麦胶饮食的患者，可用肾上腺皮质激素治疗。

7. 替代治疗 对于难治性乳糜泻Ⅰ型患者，可考虑给予泼尼松［0.5～1 mg/（kg·d）］，布地奈德（9 mg/d），或联合应用泼尼松与硫唑嘌呤［2 mg/（kg·d）］，可有效改善临床症状，促进黏膜愈合。研究发现大部分（～75%）难治性乳糜泻Ⅱ型患者应用类固醇治疗有效，但较难达到黏膜愈合，且无法阻止其进展为肠病型T细胞淋巴瘤（EATL）。此外，大多数患者表现为激素依赖。短期应用布地奈德具有较好的耐受性，且严重不良事件发生率较低。但尚缺乏布地奈德长期应用的安全性研究。亦有研究应用其他免疫抑制药或生物制药治疗激素依赖或激素抵抗的患者，且取得了一定的疗效，此类药物包括硫唑嘌呤、环孢素、英夫利昔单抗［5 mg/（kg·d）］等。

8. 疗效欠佳 常见的原因为患者依从性差，没有按要求进食或不慎进食含麸质的食物，无麸质饮食的一个难题是在已加工好的食品或药物中隐藏着未知的麸质。症状的持续皆由不断摄入麸质引起。此时医师应根据患者的食谱、饮食史等资料对患者进行治疗。

9. 外科手术 外科手术仅用于治疗乳糜泻，特别是难治性乳糜泻患者出现的并发症。如穿孔、消化道大出血、严重的肠梗阻以及癌变。

【并发症的诊断、治疗及预防】★★△△

乳糜泻最主要的并发症是吸收不良（包括骨质疏松）和一些相关的恶性肿瘤。

1. 骨质疏松 由于钙剂和维生素D吸收不良，骨质疏松在乳糜泻患者中很常见，当诊断为乳糜泻时，推荐患者行骨密度测定。有症状患者的骨密度减低程度较静止期者更严重，骨折的风险增大。虽然不含麸质饮食可以增加骨矿物质密度，但无法恢复正常。

2. 淋巴瘤和其他恶性肿瘤 对乳糜泻和一些恶性肿瘤之间的关系研究较多，因为这是导致乳糜泻患者死亡的主要病因，有证据显示不含麸质饮食可以降低恶性肿瘤发生的危险性。乳糜泻患者最常见的恶性肿瘤是非霍奇金淋巴瘤，大多为T细胞来源的。其他肿瘤还有口咽部和食管的鳞状细胞癌和小肠腺癌。

3. 难治性乳糜泻（refractory celiac disease） 是指在至少6～12个月，反复发作或持续存在吸收不良症状，坚持无蛋白饮食情况下仍然出现绒毛萎缩，且除外其他引起乳糜泻治疗无效的诱因及恶性疾病。难治性乳糜泻可分为Ⅰ和Ⅱ两种亚型。难治性乳糜泻Ⅰ型是正常表型，但具有多克隆性，特点是持续存在的绒毛萎缩，上皮内淋巴细胞数量增多。难治性乳糜泻Ⅱ型特点是上皮内淋巴细胞克隆性扩张，多表达 CD8，而 CD3 表达缺失，但细胞内 CD3ε 阳性。

【预后】★△

乳糜泻是终身性疾病，服用无麦胶饮食是最基本和最有效的治疗。大多数乳糜泻患者在严格无麸质饮食后，预后良好，能正常生活。但若饮食控制不严或饮食治疗疗效欠佳时，病情可持续进展，甚至发生骨质疏松和恶性肿瘤。极少数患者可死于该病，常见于初发时病情严重的成年患者和肠淋巴瘤患者。应由专业营养医师指导饮食，定期行肠黏膜活检或抗体滴度检查，及时补充铁、叶酸等维生素和钙、镁等微量元素。

总之，乳糜泻易被漏诊，患病率较高，疑诊患者应做特异的血清学检查和小肠组织活检，并行有效的饮食治疗。

二、热带口炎性腹泻

【定义】★△

热带口炎性腹泻（tropical sprue）是一种原因不明，以吸收不良、多种营养物质缺乏和小肠黏膜异常为主要特征的后天获得性疾病。目前对热带口炎性腹泻的定义尚有争议。通常定义为出现两种或两种以上不同类型营养物质（例如，脂肪和糖类）的吸收不良，并排除已知原因所致的吸收不良方能诊断为热带口炎性腹泻。

【流行病学】

热带口炎性腹泻好发于热带居民，主要见于南亚、东南亚、中美洲、委内瑞拉、哥伦比亚以及墨西哥和加勒比海群岛的部分地区，但未见于牙买加或是撒哈拉以南的非洲地区。热带口炎性腹泻在波多黎各的北美人群中有 8% 的患病率。它曾是 20 世纪 60 年代驻扎在马来群岛和香港的英军以及越战中美军发病的主要原因。如今，热带口炎性腹泻已经非常少见，但在南亚，在引起成人和小孩营养吸收障碍的病因中它仍约占 40% 的比例。热带口炎性腹泻流行的报道见于第二次世界大战中印度缅甸地区的士兵和战俘，以及在菲律宾服役的美军。印度南部热带口炎性腹泻流行的报道见于 20 世纪 60～80 年代早期，但此后未有报道。流行性热带口炎性腹泻的消失和散发性热带口炎性腹泻的下降可能与抗生素的广泛使用以及卫生状况的改善相关。

【病因】★

热带口炎性腹泻的病因尚未完全明确。多数证据，特别是 1975 年之前的研究，都支持热带口炎性腹泻是一种感染性疾病，以下 4 点支持该理论：①部分患者常伴有类似于感染性肠炎的急性腹泻；②其流行病学呈现家族性或社区性的特点，特别是在印度；③绝大多数患者都伴有近端小肠结肠杆菌属（肺炎克雷伯杆菌、结肠杆菌、肠杆菌）细菌的过度增殖；④广谱抗生素治疗通常能够治愈。

研究发现有疫区接触史的热带口炎性腹泻患者以及来自热带口炎性腹泻流行区的当地人群均出现小肠细菌过度增殖。但在这些人群中并没有分离出单独的致病病原体，而是几种不同的菌种，提示细菌的定殖可能是由小肠运动减慢引起的。但是也有报道在海地农村的热带口炎性腹泻的患者小肠中发现一种过度生长的特殊结肠杆菌菌种，其产生的毒素可引起肠黏膜损害及分泌。在印度南方农村和南非的研究表明，热带口炎性腹泻患者及健康人体内都出现小肠细菌的定殖，两组人群细菌的种类或数量均无显著差异。健康人群近端小肠细菌的过度生长可能是由环境污染所致。肠道细菌过度增殖是否会导致热带口炎性腹泻的发生，尚待深入研究。

另有研究发现，在 27 例波多黎各热带口炎性腹泻患者中，25 例患者至少携带一个 Aw-19 系人类白细胞抗原，其中关系最密切的是 Aw-31 抗原，其相对危险度是 10.6。最近的一项研究重新评估了小肠细菌的过度增殖在热带口炎性腹泻患者中所起的作用。在这项研究中，13 例口炎性腹泻患者中有 10 例患者的小肠需氧菌数量（中位数 3.6×10^4）大于肠易激综合征的患者（中位数 76×10^2），因此推测未消化的脂肪可能引起回肠动力的减慢，小肠转运的降低，从而导致小肠细菌的过度增殖。

【发病机制】★

多种因素参与其发病，包括肠道菌群失调（包括小肠细菌定植和过生长），宿主的免疫反应失调导致炎症长期存在，小肠黏膜通透性异常，绒毛萎缩，黏膜双糖酶缺乏（包括乳糖分解酵素）、胆汁酸盐、神经内分泌失调、过多的脂肪所致的小肠传输减慢，维生素 B_{12} 和叶酸缺乏等。

【病理生理】

热带口炎性腹泻病变可累及整个小肠，部分患者仅波及结肠。其主要的病理学特点为：小肠绒毛缩短变钝，并伴有淋巴细胞、浆细胞和嗜酸性粒细胞的浸润。疾病的早期，仅在近端小肠出现显著的形态学改变，随着病程发展，逐渐侵及结肠，但其病变程度通常没有十二指肠部和空肠部严重。

【临床表现】★★△△

热带口炎性腹泻的典型临床表现为慢性腹泻，舌炎，腹胀，肠鸣音亢进和体重下降。营养缺乏的体征主要有贫血貌；缺乏维生素 B 引起的口角炎、唇炎、舌炎；继发于低蛋白血症的周围性水肿、皮肤和毛发的改变。其中较少见的有维生素 A 引起的夜盲和角膜干燥；维生素 B_{12} 缺乏引起的脊髓亚急性混合变性、亚急性联合变性。有疫区接触史的患者其前驱症状为发热、急性腹泻、全身不适，约持续 1 周，继之则出现慢性腹泻、脂肪泻和显著的体重减轻。脂肪泻是该病的主要临床表现之一，每日粪脂肪含量为 10～40 g（正常＜5 g/d）。D- 木糖吸收试验也常异常。有些患者则仅表现为某种特殊营养物质的缺乏，例如由于维生素 B_{12} 缺乏引起的巨幼细胞贫血或皮肤色素沉着。加勒比海地区患者发热并不常见，但在印度南部的约 1/4 患者伴有发热。此外，慢性重症患者还可出现低蛋白血症［多由营养不良和（或）蛋白丢失性肠病引起］，部分患者还伴有轻度低钙血症和维生素 D 的缺乏。

【辅助检查】★△

1. 粪脂肪检查

（1）苏丹Ⅲ染色镜检：正常时粪中不出现脂肪滴，如＞10 滴 / 高倍视野，提示脂肪吸收不良。

（2）粪脂定量：正常＜5 g/d，当＞5 g/d 时提示脂肪吸收不良。

2. D- 木糖吸收试验 D- 木糖是一种戊糖，口服后不经消化酶分解、直接经空肠黏膜吸收，不在体内代谢，从肾排出。如肾功能正常、测定尿内 D- 木糖排出量可反映小肠吸收功能。方法为空腹口服 D- 木糖 5 g，收集 5 h 尿，测定尿中 D- 木糖。正常值：＞1.25 g（25%），1.0～1.2 g 为可疑，＜1.0 g（20%）为异常。

3. 维生素 B_{12} 吸收试验 反映回肠吸收功能，先注射维生素 B_{12} 1000 μg，使体内饱和，口服 2 μg ^{60}Co 标记的维生素 B_{12}，收集 48 h 尿，测定 ^{60}Co 量，正常值：＞8%～10%，2%～7% 为中度吸收不良，＜2% 为重度吸收不良。多用于检查小肠细菌过度生长。

4. 血常规检查 当叶酸和维生素 B_{12} 缺乏时，可出现巨幼细胞贫血。

5. 血生化检查 由于营养物质的吸收不良可出现低蛋白血症。

6. 小肠黏膜活检 可通过小肠镜或小肠黏膜活检器钳取空肠黏膜活组织检查，也可通过结肠镜逆行插入回肠末端取回肠黏膜组织检查，诊断价值较高。活检的最佳取材部位是在十二指肠第二部分的远端，而小肠镜可以清楚地观察空肠，直接进行活检，更好地诊断热带口炎性腹泻。特征性的组织学改变包括绒毛缩短，腺窝伸长，固有层和黏膜上层单核细胞浸润。

【诊断】★★△△

根据发病地区、临床表现、小肠吸收功能障碍以及小肠黏膜活检可做出诊断。该病好发于热带居民或是热带旅行者，临床症状以腹泻为主。小肠吸收功能障碍主要靠粪脂肪测定，D- 木糖和维生素 B_{12} 吸收试验进行诊断。临床出现腹泻，有热带地区居住史，以上检查至少两项结果异常，并排除其他引起吸收不良的病因之后，应考虑热带口炎性腹泻的诊断。定量粪脂肪测定是热带地区吸收不良最佳的检查手段，由于实施难度大，实际是通过对粪便中油滴（三酰甘油）进行苏丹红染色半定量测定来估计粪脂肪含量的。尽管这项检查对于诊断慢性胰腺炎患者排泄物中脂肪（甘油三酸酯）升高很有价值，但是苏丹红染色对热带口炎性腹泻的诊断却不够敏感，因为热带口炎性腹泻患者排泄物中的脂肪是以脂肪酸的形式存在而不是三酰甘油。

【鉴别诊断】★△

许多疾病都伴发腹泻，热带口炎性腹泻需与以下疾病相鉴别。

1. 小肠原虫感染如贾第鞭毛虫感染是引起热带居民及热带旅游者腹泻的常见病因，但寄生虫感染具有自限性，很少出现慢性腹泻或吸收不良。粪标本或十二指肠、空肠液在显微镜下检出包囊或滋养体可明确诊断。小肠黏膜活检可见上皮细胞黏液层有原虫寄生，黏膜绒毛萎缩，隐窝伸长，固有层有单核细胞浸润。甲硝唑、甲磺咪唑、硝唑尼特能有效治疗小肠原虫感染。

2. 由粪类圆线虫、菲律宾毛细线虫等寄生虫感染引起的热带吸收不良相对少见，小肠钡剂造影可观察到十二指肠和空肠黏膜炎细胞浸润和溃疡征象。粪便检出寄生虫幼虫可确诊，但有时需十二指肠或空肠活检甚至是外科手术小肠活检才可明确诊断。确诊后可用噻苯达唑、阿苯达唑、伊维菌素治疗。

3. 肠结核在热带国家很常见，除引起腹泻外，还有腹痛、便秘、肠梗阻等症状，以及发热、盗汗、消瘦、贫血等全身症状，结核菌素试验可呈强阳性，如肠黏膜活检找到干酪样坏死性肉芽肿或结核分枝杆菌具有确诊意义。确诊后应给予抗结核治疗。

4. 艾滋病患者由于自身免疫系统缺陷极易发生各种感染而出现腹泻，倘若出现病原体阴性的腹泻和吸收不良，则考虑为HIV病毒本身感染了肠道细胞引起肠病。

5. 乳糜泻（麦胶过敏性肠病）可引起腹泻，但在热带地区并不常见，印度北部及非洲撒哈拉地区发病率较高。乳糜泻患者肠黏膜出现绒毛变短、增粗、倒伏及剥脱等萎缩的表现。乳糜泻患者停止食用麦胶饮食后症状可缓解，而热带口炎性腹泻患者需服用叶酸、维生素 B_{12} 和抗生素后症状才可改善。

6. 克罗恩病亦可出现腹泻，且热带地区的发病率有所增加，但克罗恩病一般伴有腹痛、腹部包块、瘘管形成等临床表现，肠镜可见呈节段性累及肠壁全层的纵行溃疡，溃疡周围黏膜呈鹅卵石样，黏膜活检固有层可见非干酪坏死性肉芽肿或大量淋巴细胞聚集。

7. 普通易变免疫缺陷病散发于热带居民，首发症状可以表现为吸收不良综合征。小肠活检可见固有层浆细胞减少和淋巴结增生肥大，常继发于贾第鞭毛虫和细菌感染。γ-球蛋白治疗对其有效。

8. 免疫增殖性小肠病（地中海淋巴瘤）在热带地区相对不常见，主要见于经济不发达地区，可出现慢性腹泻和吸收不良，常有腹痛、腹部肿块、营养不良和体重减轻等临床表现，实验室检查血清α-重链异常升高，小肠活检可见固有层有淋巴细胞、浆细胞浸润。

9. 慢性热带钙化胰腺炎在部分热带地区呈地区流行，可出现慢性腹泻和吸收不良，常有腹痛症状及并发糖尿病，木糖吸收试验正常，但粪脂肪测定和维生素 B_{12} 吸收试验异常。腹部X线片或腹部超声可见胰腺钙化，必要时可行ERCP或超声内镜以确诊。可给予胰酶替代疗法治疗。

10. 热带性肠病好发于热带居民，病因不明，常引起亚临床的吸收不良，粪脂肪测定、木糖和维生素 B_{12} 吸收试验异常，其形态学特征为绒毛变短，腺窝伸长，固有层有淋巴细胞浸润。

【治疗】★★△△

对于脱水患者维持水和电解质平衡十分必要，对于久病的患者应及时纠正镁离子和钾离子的不足，对于维生素A、维生素D和B族维生素的缺乏可以通过非口服补充，也可以通过口服补充。研究提示，纠正热带口炎性腹泻引起的叶酸缺乏及其重要，通过口服叶酸替代治疗，甚至在25 μg的低剂量也能有效地纠正大部分的症状及体征。经过几周治疗剂量的叶酸（1～5 mg/d）治疗后，大部分患者的巨幼细胞贫血得以改善，患者体重增加，主观感觉改善。但口服叶酸治疗其他小肠性疾病伴发的巨幼细胞贫血时却很少能取得显著疗效，因此可用于鉴别诊断。口服叶酸治疗亦可纠正小肠的形态学异常，提示热带口炎性腹泻的叶酸缺乏是造成小肠绒毛萎缩的病因之一。伴有维生素 B_{12} 缺乏的患者，可通过肌内注射维生素 B_{12}（每周1000 μg），直到完全纠正巨幼细胞贫血。尽管叶酸治疗的初始疗效较好，但在热带发病地区居住的患者中，仍有50%的临床表现和小肠形态学改变得不到缓解。因此，20世纪30～40年代，鉴于肠道细菌可能参与了热带口炎性腹泻的发病，临床开始采用抗生素治疗。目前，抗生素在治疗热带口炎性腹泻中应用较广，首选四环素250 mg，每日4次（多西环素100 mg/d），大多数患者经过3～6个月的治疗可完全缓解肠道和血液系统的异常。严格控制饮食中长链脂肪酸的摄入可减轻腹泻症状，并可用中链三酰甘油替代长链脂肪酸。

【预后】★

经过维持水、电解质平衡，营养支持，补充缺乏维生素，应用抗生素等治疗后，热带口炎性腹泻通常能治愈，但疫区患者该病常复发，复发率约为50%。

（张　玲　邹多武）

第4节　抗生素相关性腹泻

【定义】★△

抗生素相关性腹泻（antibiotic-associated diarrea，AAD）是指伴随抗生素使用而发生的无法用其他原因解释的腹泻，其实是抗生素导致微生态失衡所致腹泻。

【流行病学】★△

据WHO公布的调查报告显示，我国住院患者抗生素类药物使用率高达 80%，远远高于国外的 30%，新生儿科住院抗生素使用率高达 100%。由于抗生素的滥用，其不良反应也明显增加，抗生素相关腹泻是较为突出的表现之一。其发生率视不同抗生素而异，为 5%～39%。发生 AAD 的高危因素有使用广谱抗生素、抗生素治疗超过 3 d、高龄、多项医疗干预措施或伴随疾病等，特别是高龄患者免疫功能低下、伴多种基础疾病，加之胃黏液缺乏、胃黏膜萎缩，肠胃供血不足等因素，具有发生抗生素相关性腹泻的高度危险性。

1893 年，Finney 和 Osier 报道首例假膜性小肠结肠炎（pseudomembranous enterocolitis，PMC）病例，尸检发现死者有"白喉样结肠炎"并侵及大肠和小肠，而 PMC 几乎 100% 由艰难梭菌（clostridium difficile，CD）所致。20 世纪 50 年代，大量抗生素应用于临床，艰难梭菌感染（clostridium difficile infection，CDI）是抗生素相关性腹泻的主要原因，15%～25% 抗生素相关腹泻由 CDI 引起，如不及时诊断并给予合理治疗，可导致并发症的发生，病死率高达 15%～24%。CDI 主要通过粪 - 口途径在人与人之间传播。CDI 的危险因素包括老年人、长期氟喹诺酮类抗生素应用史、胃酸抑制药物应用史、免疫力低下人群、住重症监护病房、医疗卫生机构工作人员手消毒不严、医疗卫生设施中环境的污染、特定的高风险污染物（电子直肠温度计、未清洁的脸盆或马桶）及患者之间的接触等。

【病因病理】★★△△

作为宿主生物屏障的肠道正常菌群可达 500 多种，占粪便干重的 1/3～2/5，具体可分为三大类：①优势的原籍菌群，主要有类杆菌、双歧杆菌、消化球菌及优杆菌等，此类细菌有免疫调节、抑制和清除病原菌的作用。②与宿主共栖条件致病菌，主要有肠杆菌、肠球菌等，以兼性需氧菌为主，为肠道非优势菌群，在肠道菌群平衡时无害，在特定条件下具有侵袭性，对人体有害。③过路菌，主要有变形杆菌、假单胞菌，其长期定植机会少，菌群平衡时此类菌群数量少，如果数量超出正常水平可致病。正常肠道菌群之间及宿主之间保持着生态平衡状态维持身体健康，当患有某种感染性疾病使用抗生素或围术期预防性使用抗生素时，破坏了正常菌群内各种微生物之间的相互制约关系，使其在质和量方面失去平衡，发展为菌群失调，特别是广谱抗生素抑制肠道内的正常菌群，使其数量急剧减少，甚至形成所谓"无菌状态"，而某些外来细菌或过路菌成为优势菌群，如真菌或艰难梭菌，从而导致腹泻或肠炎。此外，抗生素致肠道菌群失调使多糖发酵成短链脂肪酸减少，未经发酵的多糖不易被吸收从而滞留于肠道引起渗透性腹泻；抗生素也可直接引起肠黏膜损害，肠上皮纤毛萎缩，降低细胞内酶的活性，或者与肠道内胆汁结合使脂肪吸收减少，从而导致吸收障碍性腹泻。

CD 广泛存在于土壤、水、各种动物和人类的尿道、阴道内，正常健康人肠道含量极少。当肠道抑制 CD 生长的正常菌减少，促其生长菌增多，该菌即可快速、大量地繁殖。绝大多数抗生素可造成肠道菌群紊乱，使 CD 过度增殖。CD 主要引起结肠炎，侵犯小肠者少见。该菌本身并无侵袭性，造成结肠黏膜损伤是由于其产生的 4 种毒素：毒素 A（肠毒素，分子量 6×10^5）、毒素 B（细胞毒素，分子量 4.5×10^5）、蠕动改变因子和不稳定因子综合作用的结果。毒素 A 使细胞内 cAMP 增加，而出现回、结肠黏膜炎症细胞浸润、出血及绒毛损害，使肠壁通透性增加，导致结肠的水、钠、氯等离子分泌增加。毒素 B 为细胞毒素，直接破坏肠黏膜细胞，形成坏死、假膜。

抗生素导致肠道菌群失调而引发腹泻与其抗菌谱、给药途径及药动学也有关，口服、广谱及经胆汁排泄率高者易发生此病，如林可霉素（lincomycin）、阿奇霉素（azithromycin）、氨苄西林（ampicillin）等。抗结核杆菌、抗真菌和抗寄生虫的抗菌药尚未见相关报道。

【临床表现】★★★△△△

1. 腹泻　患者多以腹泻就诊，单纯腹泻患者，症状轻微，结肠无假膜形成，停用有关抗生素后腹泻自行好转。肠道菌群失调在Ⅱ度和Ⅱ度以上，临床腹泻次数较多，可以合并肠道机会菌（如变形杆菌、假单胞菌、非伤寒沙门菌等）感染，大便可出现红细胞、白细胞，需注意与感染性腹泻相鉴别。重度菌群失调患者往往继发特殊条件致病菌感染（如金黄色葡萄球菌、白色念珠菌等），常有腹泻水样便（每天 10～20 次），合并 CD 感染时可引起 PMC，大便中可见漂浮的假膜，可伴发热、腹部不适、里急后重。

2. 血便　约 85% 的抗生素相关性出血性结肠炎（antibiotic associated hemorrhagic colitis，AAHC）是由患者口服氨苄西林及其衍生物引起。它以肉眼血便为主要临床表现，病变局限于右半结肠，每日大便 10 余次，病程短，可在 1～3 d 自愈。本病患者大便内未找到艰难梭菌，故原因不清，可能为药物的变态反应所致。AAHC 的诊断主要依靠结肠镜检查，肠镜下可见升结肠和横结肠黏膜弥漫性糜烂、黏膜水肿，可见脓性渗出物。这一类型的AAD，临床医师认识不够，值得重视。其发病可在抗生素应用4～10 d出现症状，但变异很大，最短的在服药4 h即发病。有报道口服氨苄西林致AAHC的患者，在服用2～7 d发病。特别需要警惕的是，据报道至少1/3的AAD患者，其症状可于有关抗生素已停用，甚至停用1～2周才出现。

3. 腹痛及全身症状 PMC患者症状较重，主要表现为腹泻、腹胀及腹痛，并有发热，有时被误认为原有感染性疾病的恶化。部分患者伴有肠麻痹和肠扩张，可发生暴发性中毒性巨结肠、肠梗阻以及肠穿孔等严重并发症。此外，CDI的并发症还包括脱水、电解质紊乱、低蛋白血症、低血压、肾衰竭、全身炎症反应综合征、败血症甚至死亡。

【辅助检查】★★★△△△

（一）粪便涂片及菌群分析

粪便涂片检查快速简便，正常肠道菌群细菌总数在正常范围，革兰阳性杆菌多于革兰阴性杆菌，有少量的革兰阳性球菌和革兰阴性球菌，未见明显的酵母样菌。

菌群失调分为3度。Ⅰ度肠道菌群失调：细菌总数在正常低值，革兰阳性杆菌较正常略减少，而革兰阴性杆菌略增加（或革兰阳性球菌较正常增加），呈Ⅰ度比例失调改变。Ⅱ度肠道菌群失调：细菌总数较正常明显减少，革兰阳性杆菌显著减少，革兰阴性杆菌明显增多（拟杆菌、大肠埃希菌），革兰阳性球菌较正常增多（双球菌或链球菌、葡萄球菌等）或球/杆比例倒置，见到少量类酵母样菌，呈Ⅱ度菌群失调改变。Ⅲ度肠道菌群失调：细菌总数极少，革兰阳性杆菌、革兰阴性杆菌大部分消失。

真菌性肠炎粪便涂片及培养可见较多的真菌。

PMC粪便检查的典型表现为肉眼观察可见粪便中混有假膜。显微镜下观察假膜由纤维素、黏蛋白、脱落的黏膜上皮细胞等组成，呈Ⅲ度菌群失调改变。

（二）粪便细菌培养

粪便细菌培养可以帮助明确诊断，但耗时较长，怀疑艰难梭菌感染者需床边或肠镜下直接取材进行厌氧菌培养。

（三）毒素检测

细胞毒素测定被认为是CD检测的“金标准”，诊断的灵敏度是67%～100%，但操作复杂，涉及细胞培养及观察细胞的毒性作用。自从确定CD毒素与抗生素相关肠炎有关后，就开始将检测CD产生的毒素A或毒素B作为主要诊断手段，其中毒素B的作用更重要。商品化的EIA试剂盒可以进行毒素A和毒素B的联合检测，灵敏度为63%～94%，特异度为75%～100%。在美国，90%的实验室采用了这种方法，因为与细胞毒素测定相比，此方法更容易、简便且价廉，指南推荐进行联合毒素A和毒素B的检测。

（四）内镜检查

肠镜检查黏膜有充血水肿、糜烂，在直肠、乙状结肠甚至全结肠及回肠末端可见散在的口疮样糜烂病变。PMC病变特征：①早期病变，在正常肠黏膜上可见散在的充血斑，微隆于黏膜。②典型病变，进一步发展，早期的充血斑呈现点状假膜，继而相互融合成数毫米至数厘米的圆形、椭圆形假膜。病变呈散在或较密集分布，散在病灶间可见正常黏膜是本病的特征之一。但重症病例假膜可融合成片，甚至呈管型。假膜呈黄白色、灰色、灰黄色、黄褐色不等，隆起于黏膜，周围绕以红晕是本病另一特征。假膜不易脱落，如剥下可见黏膜缺损形成糜烂，常有渗血。③修复过程，假膜脱落，隐窝内潴留分泌物排出，黏膜展平，上皮细胞再生修复呈红色斑样，10 d后黏膜恢复正常，无瘢痕遗留。

内镜下病变处取活组织做显微镜检查，对诊断PMC有很大帮助。疾病早期假膜很小，肉眼不一定看到，而活组织显微镜下可显示典型病变。

（五）组织病理学检查

组织学表现为黏膜隐窝（肠腺）上皮分泌亢进，有大量黏液充塞隐窝腔，伴多量中性粒细胞浸润。并由白细胞、纤维素、慢性炎症细胞和坏死脱落的上皮碎片形成假膜，堵塞隐窝口，覆盖在炎症的黏膜上，状似蘑菇云。假膜内偶见革兰阳性粗大杆菌（CD）。病变处黏膜及黏膜下层充血、水肿和炎细胞浸润，而病变之间的黏膜正常或仅呈轻度炎症，炎症局限于黏膜肌层以内。

（六）其他实验室检查

可出现异常的外周血白细胞增多，多在（10～20）$\times 10^9$/L或以上，甚或更高，以中性粒细胞增多为主。粪便常规检查可见白细胞，多数无肉眼血便或黏液便。可有低白蛋白血症，水、电解质和酸碱平衡紊乱。腹部X线片可显示肠梗阻或轻至中度肠扩张。

【诊断及鉴别诊断】★★★△△△

出现腹泻患者首先要通过临床分析和实验室检查排除是否为感染性腹泻。仔细询问病史非常重要。患者常有恶性肿瘤、慢性消耗性疾病、大手术后使用抗生素病史，发病可在抗生素使用后数小时至数月不等，个别病例在停用抗生素后数日内起病。肠镜检查可帮助诊断，确诊需粪便细菌培养阳性结果。

PMC 的诊断及其依据：①患者有大量或长期使用抗生素史，或正在应用抗生素。②临床上出现非特异性腹泻、腹胀、腹痛、发热、白细胞计数升高等表现，特别是重病、年老体弱、手术后、恶性肿瘤等患者应用广谱抗生素后出现上述表现。③影像学检查、腹部X线片可见肠积气，但无液平面，肠轮廓亦不规则；有时可见广泛而显著的指印征，有时仅局限于一节段。气钡灌肠双重造影显示肠黏膜紊乱，边缘呈毛刷状，黏膜表面可见许多圆形或不规则结节状阴影。CT 扫描可见肠壁增厚、皱襞增粗。④内镜检查发现黏膜水肿、充血，白色斑点状假膜或许多斑块状、地图状假膜，呈黄色、黄褐色或黄绿色。⑤粪便或肠内容物细菌涂片发现明显菌群失调，或培养出大量真菌、艰难梭菌（毒素鉴定为致病菌）等。⑥组织活检可见肠黏膜炎症细胞浸润、出血和上皮细胞坏死、假膜形成等。假膜由纤维素样物、炎症细胞、细胞碎片及细菌菌落组成。

具有上述①②③条加上④⑤⑥中的任何一条即可诊断。

【治疗】★★★△△△

1. 病因治疗 停用抗生素或改用敏感窄谱抗生素。轻型 AAD 停用抗生素后大多数病例很快恢复。真菌性肠炎可用抗真菌药物治疗，如制霉菌素、两性霉素 B、酮康唑、咪康唑等。氟康唑是一种新合成的氟代三唑类药物，1990 年在美国上市，为广谱抗真菌药物。主要用于各种念珠菌、隐球菌病及各种真菌引起的脑膜炎及艾滋病患者口腔、消化道念珠菌病等。卡泊芬净（caspofungin），又称科赛斯（cancidas），是默克公司 2001 年推出的棘白菌素类抗真菌药，该产品具有较好的疗效和耐受性。

2. 抗艰难梭菌治疗 甲硝唑为临床用药的首选，往往用于初次、轻中度 CDI 的治疗，用量是每次 500 mg，每天 3 次，连续服药 10～14 d；在甲硝唑治疗无效或出现禁忌证或对甲硝唑耐受的情况下，采用万古霉素治疗，用量是每次 125 mg，每天 4 次，连续 10～14 d；治疗复杂的重度 CDI 时，口服万古霉素（发生肠梗阻则经直肠灌肠用药）联合静脉注射甲硝唑，万古霉素剂量是每次 500 mg，每天 4 次，以及 500 mg 加 0.9% 氯化钠溶液 100 ml 中灌肠治疗，每 6 小时 1 次，甲硝唑用量是每次 500 mg，每 8 小时静脉注射 1 次。

3. 肠道益生菌的使用 使用益生菌能有效减少 AAD 发病率，目前治疗 AAD 的益生菌主要包括双歧杆菌、乳酸杆菌、酵母菌、链球菌、肠球菌、芽孢杆菌等 。如 Susanne 等对 82 种益生菌（乳酸杆菌、双歧杆菌、酵母菌、链球菌、肠球菌、芽孢杆菌）预防和治疗 AAD 的随机对照临床试验进行荟萃分析。结果表明，多数情况下单独使用乳酸杆菌或联合使用其他益生菌能有效减少 AAD 发病率。但益生菌作为常规治疗 PMC 的应用尚需进一步证实。

4. 止泻药的应用 当病因未明或病因明确而症状尚未控制时，如腹泻较重，为防止脱水、电解质紊乱、酸碱失衡及营养障碍，可适当给予止泻药。

十六角蒙脱石含天然双八面体蒙脱石微粒，能覆盖胃肠道黏膜增强黏膜屏障，起到螯合胆盐、清除致病菌及其毒素、扶植肠道正常菌群、降低肠道敏感性等作用，适合各种原因所致急、慢性腹泻。注意与其他药物（如甲硝唑）合用时两药应间隔 2 h 以上。

地芬诺酯（diphenoxylate）可直接作用于肠平滑肌，通过抑制肠黏膜感受器，消除局部黏膜的蠕动反射而减弱肠蠕动，延缓肠内容物的通过，有利于肠内水分的吸收。一般用 2.5～5 mg 口服，每天 2～4 次至腹泻控制后减量。该药大剂量用药可产生欣快感，长期用药可成瘾，并有致畸作用；不能与巴比妥类、阿片类及其他中枢抑制药合用。

洛哌丁胺（loper-amide）是当前除阿片类药物外止泻作用较强、效果较为肯定的止泻药。它主要作用于肠壁阿片受体抑制肠蠕动，延长肠内容物的滞留时间，并能提高肛门括约肌的张力。适用于各种病因引起的急、慢性腹泻，特别是伴有大便失禁及便急者。一般给予 2 mg 口服，每天 3 次，可根据腹泻次数增减剂量。不良反应较轻，主要有皮疹、瘙痒、口干、腹胀、便秘等，服药期间应注意观察肠鸣音、腹胀情况，如肠鸣音减弱，伴有腹胀应立即停药，以免诱发肠麻痹、中毒性肠扩张。

需要注意的是，地芬诺酯、洛哌丁胺对于 PMC 不仅无效，而且会加重毒素的吸收以致诱发中毒性结肠扩张，因此不宜使用。

5. 抗休克与全身治疗 补充液体、纠正电解质紊乱和酸中毒，必要时使用肾上腺皮质激素、血管活性药物及输全血。对治疗无效的重症患者以及并发中毒性巨结肠、结肠穿孔等急腹症患者应给予外科手术治疗。

6. 艰难梭菌复发治疗 据报道，有50%的CDI患者至少复发1次。首次复发的治疗方案同初次，但须结合疾病程度，患者外周血白细胞计数在15×10^9/L或更高（或血清肌酐水平升高）时，推荐使用万古霉素治疗，因为出现并发症的可能性更大（A-Ⅱ）。除首次复发外，多次复发及需要长期治疗的患者不推荐使用甲硝唑，以免体内蓄积神经毒性（B-Ⅱ）。2次或多次CDI复发者可使用万古霉素或脉冲疗法作为首选治疗方案，其原则为：应用万古霉素，每次125 mg，每天4次，持续10～14 d；之后将药物的使用频率降到每天2次，持续7 d；然后每天1次，持续7 d；最后每2～3天1次，持续2～8周。希望借此来切断CD的营养供给，同时恢复肠道正常菌群的平衡。

（王新颖　刘思德　白　杨　姜　泊）

第5节　肠寄生虫

人类胃肠道是多种原虫和蠕虫的寄生部位。原虫为单细胞的真核动物，而蠕虫是多细胞动物，具有不同的分化成熟的细胞。寄生虫大多经口腔侵入人体内，最终寄生在消化器官，以肝和肠道最常见，干扰正常的消化、吸收功能，出现腹痛、腹泻等症状，出现出血、穿孔或肠外并发症。

一、蓝氏贾第鞭毛虫病

【流行病学】★★★△△△

蓝氏贾第鞭毛虫是一种全球性分布的肠道寄生原虫。主要寄生于人和某些哺乳动物的小肠，引起以腹泻和消化不良为主要症状的蓝氏贾第鞭毛虫病（giardiasis）由摄入包囊污染的水或食物而感染，人与人之间也可传播。为全球性传染病，世界各地感染率为1%～20%。包囊在环境中可以存活数月，并且可以抵抗加氯消毒。患者和包囊携带者为传染源。通过包囊污染水源或食物而传播。通常在夏季及早秋高发流行。本病容易在旅游者中感染并导致腹泻，所以也被称为“旅游者腹泻”。危险人群为在流行地区的旅游者、免疫缺陷的患者，以及同性恋者。

【病因】★★★△△△

蓝氏贾第鞭毛虫病的生活史包括滋养体和包囊期。滋养体呈纵切半倒置梨形，含两个细胞核，腹面扁平，有向内凹陷的吸盘，吸盘吸附于肠黏膜，引起局部水肿，小肠绒毛破坏。蓝氏贾第鞭毛虫病主要寄生于小肠。包囊呈椭圆形，内含4～8个核，寄生于回肠及大肠，有厚囊壁，对外界抵抗力强，可随粪便排出体外。在体外环境不利的时候包囊在水中和凉爽环境中可以存活数天到1个月之久，人或动物再次摄入污染的水或食物后包囊在十二指肠内脱囊形成2个滋养体，随后寄生于十二指肠或小肠上段。

【病理生理】★★△△

小肠黏膜可出现不同程度的灶性病变，固有层有中性粒细胞浸润，肠腺上皮呈局灶急性炎症反应，中性粒细胞和嗜酸性粒细胞浸润，绒毛缩短增厚，重度可出现绒毛萎缩。

【临床症状】★★★△△△

大多数感染包囊者无明显临床症状，仅呈带虫状态。出现症状者主要表现为急、慢性腹泻，后者常伴有吸收不良综合征。潜伏期平均为1～2周，最长者可达45 d。急性期症状有恶心、厌食、上腹及全身不适，或伴低热或寒战。突发性恶臭水泻，胃肠胀气，可伴有腹部阵发性痛，可见到黏液便，极少带血。幼儿时期患病时病程可持续数月，可以表现为吸收不良、脂肪泻、衰弱和体重减轻等症状。部分未得到及时治疗的急性期患者可转为亚急性期或慢性期。亚急性期表现为间歇性排恶臭味软便（或呈粥样），伴腹胀、痉挛性腹痛，或有恶心、厌食、嗳气、头痛、便秘和体重减轻等慢性患者比较多见。周期性排稀便，甚臭，病程可达数年而不愈，严重感染且得不到及时治疗的患儿病程很长，常导致营养吸收不良和发育障碍。贾第鞭毛虫虫偶可侵入胆道系统，引起胆囊炎或胆管炎可有发热、倦乏、厌食油腻，右季肋部隐痛，有时由于胆道痉挛而发生剧烈绞痛。大多数患者有轻度肝大，质软，稍压痛，但肝功能大多正常，极少发生黄疸。少数患者由于长期严重感染，生长发育迟缓，甚至发生肝硬化，偶见幼虫侵入脑膜而发炎，可能从肠黏膜受损处侵入血液循环所致。患者症状可自动缓解或出现慢性症状，症状反复发作或持续腹泻。一些患者可以成为无症状包囊携带者。

【辅助检查】★★△△

粪便常规检查：通常只有少量红细胞、白细胞。用改良的抗酸染色可在粪便中发现病原体。患者急性水样泻时多次大便检测滋养体及包囊有较高的敏感性。由于包囊排出具有间断性，隔日查 1 次，1 周内连续查 2 次的方法，可大大提高检出率。当患者为慢性症状或水样泻不明显时，粪便检测不敏感，可通过十二指肠液吸取或粪便进行蓝氏贾第鞭毛虫抗原检测可能更好一些。采用针对虫卵的单克隆抗体的免疫荧光法或抗原包被的酶免疫法更敏感，其敏感性为 85%～98%，特异性为 90%～100%。

【诊断】★★★△△△

夏季及早秋出现腹泻，尤其水样泻或慢性腹泻的患者，旅游者、免疫缺陷的患者以及同性恋者出现腹泻症状都应排除该病的可能，确诊依据是找到虫体。

【鉴别诊断】★★★△△△

1. 阿米巴痢疾 本病的临床特点是起病缓慢，大便稀薄，呈暗红色似果酱，有脓血，味腥臭。腹部压痛部位多位于右下腹，而蓝氏贾第鞭毛虫病为稀便，味臭，但无脓血。腹部压痛可位于腹部任何区域。

2. 细菌性痢疾 多有全身中毒症状，大便为脓血便，化验有大量红细胞、白细胞。而蓝氏贾第鞭毛虫病发病轻，为水样泻，大便臭但无脓血，化验可找到包囊或滋养体。

3. 隐孢子虫病 常见免疫功能低下患者或艾滋病（AIDS）患者，水样泻量大，甚至威胁生命，可依靠针对病原体特异性检查区别。

【治疗】★★△△

给予甲硝唑 250 mg，每天 3 次，5～7 d 通常有效。无症状携带者接受治疗对患者无益，但可以帮助预防疾病的流行。幼儿园工作人员或卫生工作人员无症状携带者应接受治疗。其他常用治疗药物有呋喃唑酮和替硝唑。巴龙霉素多用于治疗有临床症状的贾第鞭毛虫病患者，尤其是感染本虫的妊娠期妇女。

二、隐孢子虫病

【流行病学】★★★△△

隐孢子虫病（cryptosporidiasis）是一种全球性以腹泻为主要临床表现的人、兽共患寄生虫病，世界卫生组织（WHO）于 1986 年将人的隐孢子虫病列为 AIDS 的怀疑指标之一，该病也被确定为引起人腹泻的六大病因之一，是目前各国重点研究的寄生虫病之一。在 AIDS 患者或免疫功能不全的宿主易患，常经污染的水源感染，也可经人与人传播。可以抵抗加氯消毒剂，可以污染水源在城市流行。

【病因】★★△△

隐孢子虫（cryptosporidium），是一种球形原虫，以卵囊形式从感染动物的粪便中排出，人吞食卵囊后，在消化液的作用下在小肠脱囊，其滋养体附着于小肠、结肠黏膜上，寄生于小肠上皮细胞的刷状缘纳虫空泡内破坏绒毛。引起炎症、吸收不良，尤其是脂肪和糖类的吸收明显下降，致患者严重而持久的腹泻，大量水及电解质从肠道丢失。此外，肠黏膜表面积的缩小，还使得多种黏膜酶（如乳糖酶）明显减少，这也是引起腹泻的原因之一。

【病理生理】★★★△△△

小肠上皮细胞刷状缘下面可见多发圆形嗜碱小体，绒毛高度减少，隐窝伸展，固有层有中性粒细胞、浆细胞、淋巴细胞浸润。

【临床表现】★★★△△△

在绝大多数免疫力正常宿主表现为轻症并且是自限性，感染后 3～8 d 可出现水样泻、恶心、痉挛性绞痛及腹胀等，大便每天 2～20 次，粪便间歇出现黏液，无血便及脓便。腹泻症状可以持续 6 周或更长，较多伴随头痛、发热、无力等。免疫功能低下、缺陷或免疫抑制的宿主，可出现严重胃肠炎并伴有水样腹泻，导致大量体液丢失而危及生命，是 AIDS 患者的重要致死因素之一。

【辅助检查】★★△△

常用的隐孢子虫试验诊断方法包括病原学诊断、免疫学诊断及分子生物学检查等，随着免疫学、分子生物学技术的应用，后两者也有了较大的发展。可通过大便涂片酸染色查找卵囊，用糖悬浮法使虫卵数量浓缩后更易检出。酶联免疫吸附试验和免疫荧光试验具有高度的敏感性、特异性和重复性，目前为国外诊断隐孢子虫病最常用的方法之一。①免疫印迹技术（ELIB）：用于隐孢子虫病的临床诊断和特异性抗原、抗体分析，主要用于隐孢子虫病的血清学检查，该技术能分离出高分辨率、高度敏感和特异的隐孢子虫卵囊抗原，有利于提高隐孢子虫病的免疫学诊断效果，此法甚至被称为“金标准”。②流式细胞术：是近来发展起来的一项新技术，将卵囊提纯后，用隐孢子虫的单克隆抗体荧光素标记，通过流式细胞计数仪计数。③分子生物学检查法：聚合酶联反应（PCR），该技术已成为开发新一代诊断方法的基础，用于检查临床标本和环境水样本的隐孢子虫，优点是敏感、特异，能分辨基因型，简便易行。

【诊断】★★★△△△

AIDS患者或免疫功能不全的患者出现腹泻，应考虑该病的可能，确诊依据是找到虫体或特异性诊断试验阳性。

【鉴别诊断】★★★△△△

1. 阿米巴痢疾 本病的临床特点是起病缓慢，大便稀薄，呈暗红色似果酱，有脓血，味腥臭。腹部压痛部位多位于右下腹，而隐孢子虫病多发生于免疫功能低下患者，为大量水样泻，无脓血。

2. 细菌性痢疾 多有全身中毒症状，大便为脓血便，化验有大量红细胞、白细胞。而隐孢子虫病为水样泻，大便无脓血，大便化验可找到卵囊或针对隐孢子虫的酶联免疫吸附试验或免疫荧光试验阳性。

3. 蓝氏贾第鞭毛虫病 两者临床症状相似，均为水样泻，但该病通常症状较轻，对甲硝唑治疗有效，而隐孢子虫病在AIDS患者发病重，治疗效果差。

【治疗】★★△△

目前尚无治疗隐孢子虫感染的有效药物。临床治疗主要包括对症治疗、抗虫治疗和免疫治疗等方法，一般认为对免疫功能正常患者，采用对症和支持疗法，纠正水、电解质紊乱即可取得良好的疗效。对免疫功能受损者，恢复其免疫功能、及时停用免疫抑制药则是主要措施，否则治疗大多无效。硝唑尼特作为一种新的抗原虫药物，可广谱抗寄生虫和细菌感染，是近年来最有前途的治疗隐孢子虫病药物。美国于2002年11月22日批准硝唑尼特作为由隐孢子虫、蓝氏贾第鞭毛虫引起儿童腹泻的治疗药物上市，剂型为混悬剂，商品名AlianaTM。Bailey等研究表明免疫正常的隐孢子虫患者对该药的应答率达70%，但免疫缺陷患者的应答率比较低。对症治疗：对既往健康的患者，给予对症支持治疗如补液，即可在2周内痊愈。免疫缺陷者可呈长期致命性腹泻，除支持治疗外，应给予止泻。临床常用的抑制肠动力药有地芬诺酯、吗啡和普鲁卡因，生长抑素（somatostatin）及其类似物（octreotidc），含18碳8个氨基酸环状结构的肽，均为5-羟色胺（5-HT_3）拮抗药，具有减少肠道分泌、增加水和电解质吸收的作用。此类药用于治疗分泌性腹泻，包括AIDS合并隐孢子虫腹泻显示良好疗效，腹泻停止，营养状态改善。

三、肠阿米巴病

【流行病学】★★★△△

肠阿米巴病（intestinal amebiasis）是溶组织阿米巴（Entamoeba histolytica）寄居于结肠内引起的疾病。进食污染的水源或食物而传染，本病流行于世界各地，流行情况与社会经济状况、卫生条件、居住环境、个人饮食习惯等有关。在全球范围内溶组织阿米巴感染率为0.37%～30%，拉丁美洲、非洲、印度等地区发病率高，同性恋者感染率在20%以上，AIDS患者粪检阿米巴原虫阳性率为对照组20倍以上。

【病因】★★★△△△

溶组织阿米巴有滋养体和包囊2期。滋养体分为大、小两型，寄生于结肠肠腔和肠壁内，以二分裂法进行繁殖。大滋养体又称组织型滋养体，常见于急性阿米巴痢疾患者的粪便和病灶组织中。随着滋养体在肠内下降过程中，逐渐停止活动，虫体团缩，并分泌出一种较硬的外壁，形成包囊。阿米巴包囊位于小肠及结肠，并随粪便排出体外。包囊为外传播型，对外界抵抗力较强，在一般温度和湿度中能生存2～4周。包囊被吞食后，经胰蛋白酶作用脱囊为小滋养体，若人体抵抗力低，小滋养体变为大滋养体侵入肠壁而致病。

【病理生理】★★★△△

1. 急性期 病变好发部位依次是盲肠、升结肠、直肠、乙状结肠、其余结肠、阑尾和回肠末段。大滋养体侵入肠壁后依靠其伪足运动和分泌的溶组织酶破坏黏膜细胞，形成糜烂及浅溃疡，溃疡间可见正常黏膜。原虫易在疏松的黏膜下层侵袭扩展，形成黏膜下脓肿，脓肿破裂后形成特征性的烧瓶状溃疡。溃疡间可有窦道相连，病变可沿肠轴扩展，使大量组织坏死形成蜂窝样病灶。溃疡腔内的坏死组织碎片、黏液和大滋养体排出肠腔时即产生痢疾样便。严重患者病变侵袭肠壁血管可引起出血，病变也可穿破肠壁，造成穿孔，形成局限的腹腔脓肿或弥漫性腹膜炎。

2. 慢性期　若病变迁延不愈，肠黏膜上皮增生，溃疡底部出现肉芽组织，溃疡周围有纤维组织增生，肠壁增厚，肠腔狭窄，如果出现大块肉芽组织形成“阿米巴瘤”。阿米巴原虫可经门静脉侵入肝，在肝内形成脓肿。也可以栓子形式流入肺、脑、脾等组织形成迁徙性脓肿。

【临床表现】★★★△△△

感染后 7～21 d 可出现症状，如血样便、腹痛、发热，里急后重等，同时可出现侵袭性结肠炎。阿米巴结肠炎可表现轻度或暴发。10% 患者由于阿米巴滋养体侵袭肠壁组织引起腹痛、腹泻、黏液血便、寒战、发热等症状，典型患者粪便呈暗红色糊状，似果酱样，为血、脓液、黏液和粪质的混合物，称为阿米巴痢疾（amebic dysentery）。部分患者出现腹痛伴水样泻，也可表现为次数较多的软便、腹胀等。本病易复发，迁延呈慢性，腹泻反复发作，大便呈黄糊状或软便，具腐臭，带少量黏液。感染后大多数患者无症状或症状轻微，偶感腹痛或腹部不适，间断轻微腹泻，但大便中排出包囊，具有传染性，也称带包囊者。

【并发症】★△

阿米巴肠炎可以发展为重症暴发型结肠炎和中毒性巨结肠。0.5% 的阿米巴结肠炎患者可出现中毒性巨结肠，幼儿、妊娠者、营养不良患者、皮质激素使用者等更易出现重症暴发型结肠炎和中毒性巨结肠。上述患者起病急剧，有明显的血性腹泻、腹痛、发热、血白细胞计数升高、腹膜刺激征阳性。75% 以上的重症暴发型结肠炎患者可以出现结肠穿孔。穿孔通常是缓慢渗漏，症状不典型。如果误诊为溃疡性结肠炎而应用激素患者病情加重更易出现并发症，所以应注意与溃疡性结肠炎的鉴别诊断。合并大出血的患者少见。患者如病原体经血液侵入身体其他器官，可引起肠外并发症，如阿米巴肝脓肿、阿米巴肺脓肿、阿米巴脑脓肿等。阿米巴肝脓肿是最常见的肠外并发症，男性更常见，患者不一定有明确的结肠炎病史。局部感染通常由肉芽组织或厚的纤维帽包裹，似结肠癌。

【辅助检查】★★★△△

大便化验寻找阿米巴滋养体或包囊，只有 1/3 的患者一次粪便检查即为阳性，3 次以上大便检查有助于诊断。血清学检测，约 85% 的患者间接血凝试验阳性，可持续数年。便抗原或溶组织性肠阿米巴 DNA PCR 检测敏感性更高一些。一些非致病性阿米巴可以在结肠内定植，如结肠内阿米巴、哈（特曼）氏内阿米巴、小内蜒等。即使有经验的医师也难以在常规显微镜下鉴别这些非致病性阿米巴与溶组织性阿米巴，可以借助血清学试验或粪便 PCR 反应来鉴别。

结肠镜检查：急性期有弥漫性黏膜脆性增加、颗粒形成、黏液脓性渗出、溃疡和充血等，易与溃疡性结肠炎混淆，将渗出液用生理盐水湿玻片检查或活检可发现滋养体。结肠镜检查也可发现小的孤立的表浅溃疡，直径为 3～5 mm，表面覆盖黄白色渗出物。阿米巴结肠炎更多累及盲肠、升结肠而非直肠。阿米巴溃疡因为滋养体侵犯黏膜而形成，从轻度到重度、边缘不清的溃疡到典型的烧瓶样溃疡。

【诊断】★★★△△△

典型阿米巴肠病易诊断，可通过粪便或组织中检出病原体确诊。不典型患者往往需借助血清学、结肠镜、诊断性治疗等手段做出诊断。

【鉴别诊断】★★★△△

1. 细菌性痢疾　起病急，全身中毒症状重，畏寒、发热、腹痛、腹泻、大便量少、里急后重等症状明显，腹痛以左下腹为著，大便化验可见大量白细胞。细菌培养可发现相应致病细菌。而阿米巴痢疾相对起病缓慢，腹痛以右下腹为主，大便粪质多，呈暗红色或果酱样，味腥臭，粪便检查可发现阿米巴滋养体或包囊，但白细胞较少。

2. 肠结核　患者大多有原发结核病灶存在，伴发热、盗汗、营养不良等结核中毒症状，粪便呈黄色稀糊状，带黏液、少脓血，腹泻与便秘交替出现。

3. 溃疡性结肠炎　直乙状结肠为常受累部位或扩展至全结肠，病变弥漫性充血、水肿，溃疡多易出血。应多次大便寻找病原体均呈阴性或抗阿米巴治疗试验无效方可做出诊断。

【治疗】★★★△△△

甲硝唑 750 mg，每天 3 次 /d，7～10 d 为 1 个疗程，是侵入性阿米巴病的首选治疗，治愈率可高达 90%。严重结肠炎或肝脓肿患者，可静脉给药治疗。包囊相对对甲硝唑耐药，需要配合其他药物治疗，如呋喃二氯散、巴隆霉素、双碘喹啉等。如果脓肿有破裂的危险或药物治疗效果不好，阿米巴肝脓肿可考虑穿刺引流。无症状性肠腔内感染的患者应给予二氯散糠酸酯 500 mg，每天 3 次，连续 10 d 为 1 个疗程。巴隆霉素 25～30 mg/kg，每天 3 次，连续 7 d 为 1 个疗程；双碘喹啉 650 mg，每天 3 次，20 d 为 1 个疗程。重症暴发型阿米巴结肠炎、中毒性巨结肠、肠穿孔或严重出血内科治疗无效时，必须外科手术。

四、钩虫病

【流行病学】★★△

钩虫（hookworm）是钩口科线虫的统称，其中属于人、兽共患的钩虫有 9 种，寄生于人体的钩虫主要为十二指肠钩口线虫和美洲板口线虫。钩虫病（ancylortomiasis）遍及全球，尤以热带和亚热带地区多见，多见于卫生条件差、居民习惯赤足行走地区。钩虫寄生于人体小肠，引起钩虫病。在肠道线虫中钩虫的危害较严重，不但可损伤肠黏膜，造成消化道功能紊乱，而且可使人体长期慢性失血，重度感染者会产生严重贫血。目前，全世界钩虫感染人数约 9 亿人，我国的感染率为 6.12%，估计感染人数为 3930 万人。本病曾是危害我国人民健康的重要寄生虫病之一。

【病因】★★△

人钩虫病是由十二指肠钩虫或美洲钩虫寄生于小肠上段所引起。虫卵随大便排出后，发育成感染期蚴虫，土壤中次蚴虫接触皮肤后钻进皮肤，通过小静脉或淋巴管入血，依次到心、肺、支气管、咽喉、小肠上段，3～4 周后发育为成虫。成虫叮咬在小肠壁上吸血，导致慢性缺铁性贫血。小肠黏膜活检的组织学改变差异较大，可从正常黏膜到严重的扁平黏膜。

【临床表现】★★★△△△

大多数慢性感染无症状。当感染钩虫数量增多，尤其是患者合并营养不良时，可出现失血性贫血和低蛋白血症。急性感染时有时合并瘙痒性红斑或咳嗽，哮喘。成虫感染可表现为上腹部不适、食欲下降、腹泻、消瘦、乏力等。大多数患者有微量消化道出血，少数患者出血量多表现为黑粪。

【辅助检查】★★△△

血液学检查：呈缺铁性贫血，血细胞分类计数嗜酸性粒细胞比例明显升高。粪便：可找到虫卵，呈圆形带有透明、菲薄的外壳。也可直接涂片法、饱和盐水漂浮法或虫卵计数法进行粪便检查。

【诊断】★★★△△△

在流行区有赤足下地史和贫血等临床症状应考虑钩虫病。以粪便检测到虫卵或经钩蚴培养检出幼虫是确诊本病的确诊依据。

【鉴别诊断】★★△△

十二指肠溃疡：可有周期痛和节律性中上腹部饥饿性痛，伴反酸、胃灼热等症状。而钩虫病由于血浆蛋白丧失可有不同程度的水肿甚至出现腹水，可伴皮肤瘙痒性红斑或咳嗽、哮喘等肠外表现。

【治疗】★★★△△△

钩蚴虫侵入皮肤，24 h 内仍羁留在皮下组织内，可给予透热疗法杀死钩蚴虫。驱虫药有甲苯咪唑，100～200 mg，每天 2 次，3 d 为 1 个疗程。噻嘧啶 10 mg/（kg·d），3 d 为 1 个疗程。

五、蛔虫病

【流行病学】★△

似蚓蛔线虫简称蛔虫，是最常见的人体消化道寄生虫，可引起蛔虫病（ascariasis）。蛔虫呈世界性分布，估计全球有 10 亿人感染，据 2001—2004 年全国寄生虫病调查结果显示，我国人群的蛔虫感染率平均为 12.72%。蛔虫成虫寄生于人的小肠，夺取营养，也可引起肠梗阻、肠扭结、肠穿孔、胆道感染和阻塞以及阑尾炎等急腹症，甚至还可钻入肝、侵入其他部位引起严重的异位损害。蛔虫病患者与感染者是传染源，蛔虫卵污染的食物、水进入人体后传染。患者及肠道蛔虫感染者为传染源，虫卵经口吞入为主要传播途径，人群普遍易感，但以儿童感染率最高。

【病因】★★△△

蛔虫是寄生人体内最大的线虫之一。雌雄异体，形似蚯蚓，主要寄生在小肠。雌虫长 20～35 cm，甚至达 40 cm 以上，虫卵进入小肠后孵化为蚴虫，进入门静脉，经肝、下腔静脉、右心、肺、气管到咽部咽下，经胃到小肠，发育成成虫，历时 1～2 个月。也可进入其他器官。蛔虫在人体内的寿命一般为 1 年左右。

【临床表现】★★★△△△

幼虫致病主要引起蛔虫性哮喘和蛔虫性肺炎。蚴虫迁移期表现为咳嗽、哮喘、气急、发热、痰中带血或咯血，重者可出现发绀、呼吸困难。肠蛔虫症状：寄生在小肠的蛔虫常为数条或数十条或更多，可无症状或仅轻微消化功能紊乱，如厌食、偏食、异食癖，可反复发作的脐周疼痛，伴恶心，呕吐，腹泻或便秘，食欲缺乏，营养不良、生长发育迟缓等。亦可有磨牙、顽固性荨麻疹等表现。

【并发症】★★★△△△

1. 蛔虫性肠梗阻　为最常见并发症，脐周阵发性绞痛，伴恶心、呕吐，有时吐出蛔虫，一般无大便。

2. 胆道蛔虫病　蛔虫钻入胆道，引起胆总管括约肌痉挛，患者突然出现右上腹剧烈绞痛，可放射到右肩和腰背部，屈体弯腰，面色苍白，常伴呕吐、吐出胆汁和蛔虫。可持续数分钟到数小时。发作时腹部体征不明显。

【辅助检查】★★★△△△

大便镜检发现蛔虫卵。血嗜酸性粒细胞增高。

【诊断】★★★△△△

有吐虫或大便排虫史，反复发作的脐周疼痛，或突然发热，咳嗽，痰中带血，哮喘，伴有夜间磨牙，流涎，皮肤风疹团块，巩膜蓝斑，面部白色虫斑，唇内侧白色粟粒状小点，指甲花斑等。应考虑蛔虫病的可能。

【鉴别诊断】★★△△

胆道蛔虫病应注意与胆石症鉴别：急性胆囊炎多在饱餐或进食油腻食物 3～4 h 后逐渐发作加重，疼痛位于右上腹，吸气、咳嗽时加重，Murphy 征阳性；大多数胆总管结石并发胆石症患者症状也是逐渐加重，表现为剑下闷痛伴恶心，典型症状呈绞痛伴发热、黄疸，有时合并胆囊炎、胰腺炎，有明确体征。而胆道蛔虫病患者突然出现右上腹剧烈绞痛，常伴呕吐、吐出胆汁和蛔虫，可持续数分钟到数小时，发作时腹部体征不明显。

【治疗】★★△△

1. 驱虫治疗　阿苯达唑 400 mg，1 次顿服；枸橼酸哌嗪，成人每次 3～3.5 g，儿童 100～150 mg/kg，睡前顿服或分 1～2 次服，连服 2 d；甲苯咪唑，2 岁以上儿童和成人顿服 200 mg。

2. 并发症治疗　①胆道蛔虫病：镇痛解痉，应用阿托品、山莨菪碱或哌替啶；缓解后驱虫治疗。②蛔虫性肠梗阻：补液支持治疗，胃肠减压，驱虫治疗，内科治疗不缓解者，可手术治疗。

（彭　涛　朱元民　刘玉兰）

第 6 节　炎症性肠病

一、克罗恩病

克罗恩病（Crohn disease，CD）是炎症性肠病（IBD）之一，是消化道的慢性肉芽肿性透壁性炎症，可累及从食管到肛门的任何部分，但病变多见于末段回肠及其邻近结肠，病变分布特点呈不对称性、节段性。尽管病因不明，但有证据显示遗传倾向以及肠道与肠道微生物相互之间的异常免疫反应可能在其发病机制中起主要作用。其临床特点是患者突然或隐匿起病，以腹痛、腹泻、瘘管形成、腹部包块及肠梗阻为主要表现，可伴发热、贫血、营养障碍以及关节、皮肤、眼、口腔黏膜、肝、胆等肠外损害。本病倾向于终身反复发作，有的患者迁延不愈，预后不良。

【循证医学共识】

在 CD 的诊治中，2016 年 ECCO（European Crohn's and Colitis Organisation）有关 CD 诊断和处理的循证医学共识值得借鉴，见 J Crohns Colitis. 2016 Sep 22. pii:jjw168.[Epub ahead of print] PubMed PMID: 27660341. 和 J Crohns Colitis. 2016 Sep 22. pii: jjw169. [Epub ahead of print] PubMed PMID: 27660342。2012 年中华医学会消化病学分会炎症性肠病学组《炎症性肠病诊断与治疗的共识意见(2012，广州)》[胃肠病学. 2012，17(12)：763-781.] 有重要的参考价值。

【流行病学】★★△△

CD 可发生于任何年龄，但多见于 15～30 岁的年轻患者，男、女发病率无明显差异。本病在西方国家常见，患病率高达（10～100）/10^5。亚洲 CD 的年发病率为（0.5～1.0）/10^5，患病率为（3.6～7.7）/10^5。我国还没有准确的发病率和患病率数据，但总体印象比欧美国家少见，近年我国的发病有增加的趋势。

【病因及发病机制】★★★△△

CD的病因及发病机制迄今还不清楚。目前认为可能是多因素综合作用的结果，主要包括环境、免疫及遗传等因素。其致病机制可能是感染、饮食等环境因素作用于遗传易感人群的肠黏膜，引起机体的自身免疫反应所致。

（一）感染、肠道菌群和肠道免疫

1. 致病菌 多年来，人们认为CD的发生可能与感染有关，一直在寻找炎症性肠病的感染证据，但未找到明确的特异病原菌。

2. 肠道菌群 肠道共生菌作为抗原刺激物，引起肠道持续免疫反应。当肠道受到抗原刺激或免疫耐受紊乱时，则引起细胞介导免疫反应或体液免疫反应。Th1细胞产生IL-2和IFN-γ（干扰素γ），引起细胞介导的免疫反应和迟发超敏反应。Th2细胞产生IL-2、IL-4、IL-10和其他细胞因子，引起体液免疫，产生抗体。研究发现，克罗恩病以Th1细胞介导的免疫反应为主（而溃疡性结肠炎以Th2细胞为主）。

（二）遗传学

资料显示CD的发病有遗传倾向，CD患者的亲属发病率高于普通人群，单卵双生子CD共患率高于双卵双生子，白种人的发病率高于其他人种。

CD的发病存在着遗传易感性，*NOD2/CARD15*是位于人类染色体16q12位置上的第一个CD易感基因，它产生NOD2/CARD15蛋白，此蛋白存在于单核细胞和肠细胞（尤其是潘氏细胞）中，可诱导核因子NF-κB激活，介导细胞凋亡以及影响肠道先天性防御因子如小肠潘氏细胞防御素的表达。基因突变引起*NOD2/CARD15*基因3个位点发生变异（Arg702Trp、Gly908Arg和Leu1007fsinsC），引起NOD2/CARD15蛋白表达下降，NF-κB活性减弱，宿主对肠道细菌产物先天性免疫反应减弱，继发性免疫过度激活而导致CD发生。研究显示上述*NOD2/CARD15*基因3位点突变与白种人CD密切相关，而在亚洲人群中没有发现。此外，与CD发病有关的易感基因还有*OCTN*和*DLG5*。

（三）环境因素

环境因素在CD发病中也起重要作用。CD在发达国家多见，而在发展中国家相对少见；发展中国家如中国随着经济的发展，生活水平的提高，近年CD发病有增加的趋势。母乳喂养对IBD的发生有保护作用。吸烟是CD发生的危险因素。

【病理生理】★★★△△

40%～50%的患者病变同时累及回肠和右侧结肠最为多见；其次是单独小肠受累者，约占1/3，主要在回肠，少数见于空肠；仅有结肠受累者占20%～30%，以右半结肠多见。病变还可累及口腔、食管、胃、十二指肠、阑尾，以及胰腺、男女生殖器、紧邻肛门周围的皮肤（转移性克罗恩病），但较为少见。

（一）大体表现

CD最早期的炎症表现是黏膜充血和水肿，随后有散在的浅表溃疡或阿弗他溃疡形成（溃疡之间黏膜往往正常）。随着疾病进展，形成纵行、匍行为主的溃疡，溃疡之间的黏膜水肿呈结节样肿大，呈现鹅卵石样外观。有的溃疡沿肠纵轴延伸，凿入到浆膜下，形成裂隙状溃疡。

病变肠段肠壁增厚、僵硬，肠腔变窄，严重受累肠段常有深凿溃疡延伸形成的窦道。溃疡穿孔引起局部脓肿或穿透至其他肠段、器官、腹壁形成内瘘或外瘘。

病变呈节段性分布，病变肠段被未受累及的“跳跃”肠段分隔。尽管在肉眼、放射影像学或内镜下“跳跃”肠段表现正常，但组织学往往有异常。

病变肠段肠系膜肥厚、水肿、血管增生，常可见扩张的淋巴管和肿大淋巴结，臃肿的肠系膜呈指状突起在肠管浆膜面向肠系膜对侧缘爬行（“爬行脂肪”即脂衣），最终包裹受累肠段。病变肠段及其肠系膜浆膜面的炎症使它们富有黏性，容易形成肠粘连引起梗阻。

（二）组织学表现

局灶（不连续）慢性（淋巴细胞和浆细胞）炎症和斑片状慢性炎症，局灶隐窝不规则（不连续的隐窝扭曲），以及非干酪样肉芽肿（与隐窝损伤无关）一般被认为是诊断CD的显微镜下特征。

活动性CD肠道的早期黏膜病变是中性粒细胞侵犯隐窝引起隐窝炎并形成隐窝脓肿（与UC相比，CD的隐窝病变更局限）。伴随着隐窝的损伤，淋巴细胞聚集处表面的肠黏膜微小溃疡形成，巨噬细胞和其他炎症细胞侵犯肠壁，形成散在分布的非干酪样肉芽肿。非干酪样肉芽肿（图10-2）由类上皮细胞（单核巨噬细胞）和随意分布的多核巨细胞组成，其中有些非干酪样肉芽肿周围有淋巴样细胞聚集。非干酪样肉芽肿可累及从黏膜到浆膜的肠壁各层。尽管非干酪样肉芽肿是克罗恩病的特征性改变，但它的缺失并不能除外克罗恩病的诊断。即便是外科切除标本，也只有 50% 的病例能发现非干酪样肉芽肿，其余只有非特异的透壁炎症或疏散的组织细胞聚集。

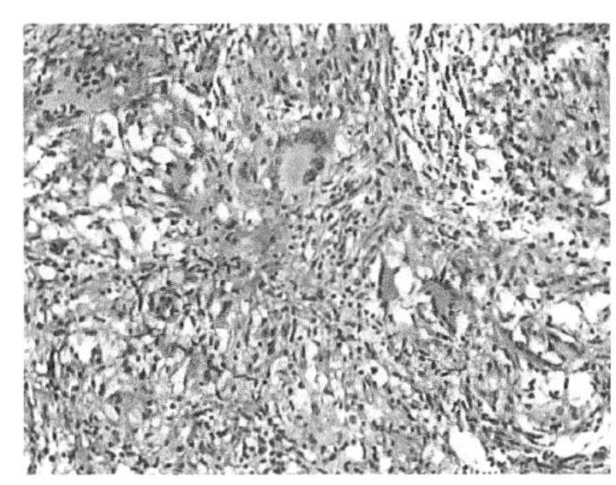

图 10-2　非干酪样肉芽肿

结肠克罗恩病上皮内瘤变（非典型增生）：其诊断和分级的显微镜下特征与溃疡性结肠炎相似。正如溃疡性结肠炎所见，结肠 CD 散发性腺瘤难以与非典型增生相关病变或肿块（DALM）进行鉴别。由于散发性腺瘤的处理与结肠炎相关非典型增生不同，故它们之间的鉴别尤显重要，患者的年龄、病变的部位和形态以及病变周边平坦黏膜的活检有助于鉴别。

（三）手术切除标本的处理

对手术切除标本立即进行全面细致的肉眼检查并同时照相记录，随后沿肠系膜对侧缘纵轴切开手术切除肠管，连同周围淋巴结等组织一起送组织病理学检查。病理学检查应在病变处多点取材，同时应在病变不明显部位进行取材。

对于外科切除标本，诊断 CD 的病理特征见表 10-5。

表 10-5　外科标本诊断 CD 的肉眼特征和显微镜下特征（ECCO 共识意见，2010）

肉眼特征	显微镜下特征
✧ 回肠病变 *	✧ 透壁性炎症 *
典型者直肠未受累及	炎症呈聚集性，淋巴样增生呈透壁性 *
融合的深在线状溃疡、阿弗他溃疡	黏膜下层增厚（由于纤维化而增宽，即纤维肌消失及炎症）
✧ 深在裂隙	裂隙
✧ 瘘管	结节样肉芽肿（包括淋巴结肉芽肿）*
✧ 脂肪环绕包裹肠管 *	✧ 肠神经系统异常（黏膜下神经纤维增生和神经节炎）*
✧ 跳跃性病变（节段性病变）	✧ 上皮 - 黏液层相对完整（杯状细胞正常）
✧ 鹅卵石征	
✧ 肠壁增厚 *	
✧ 肠管狭窄	

【临床表现】★★★△△△

大多为慢性起病，病程长，从发病至确诊往往需数月至数年。症状和体征是肠道慢性透壁炎症的结果，因为最常见的炎症部位是末段回肠，故其常见表现是慢性反复发作右下腹痛和腹泻。有的病例呈急性发作，类似急性阑尾炎，有明显的右下腹痛、压痛、发热和触及包块。值得注意的是 CD 临床表现在不同病例差异较大，多与病变部位、病期及并发症有关。

（一）消化系统表现

1. 腹痛　为最常见症状。常为轻度绞痛，位于右下腹或脐周。由于疼痛常与肠内容物通过充血、水肿和狭窄的炎症肠段有关，故腹痛常发生于排便前，排便后缓解。肠壁或肠壁外因素引起的梗阻也是引起腹痛的重要原因。肠游离穿孔和腹腔内脓肿破裂可引起急腹症的表现。

2. 腹泻　是克罗恩病的常见症状之一，它可能与梗阻性滞留、瘘管引起的细菌过度生长有关，也与胆酸在末段回肠吸收减少和肠吸收不良有关。有远端结肠炎和直肠炎者，可出现便急和里急后重。与 UC 相比，CD 的腹泻较轻，粪便多为糊状，一般无脓血或黏液。

3. 梗阻　梗阻是克罗恩病自然史中的重要特征，可以有几种形式。疾病的早期，肠壁水肿和痉挛共同引起间歇性梗阻表现，餐后症状加重，放射学表现为“线样征”。经过数年，持续炎症逐渐进展为纤维性狭窄，引起慢性梗阻，在慢性梗阻基础上可以反复发作急性肠梗阻，可能与突发的炎症、痉挛或未消化的食物阻塞狭窄的肠段有关。

4. 瘘管形成　肠壁溃疡穿透浆膜，形成窦道，形成腹腔内脓肿，引起腹痛加剧、高热和触及压痛包块。窦道向后进入腹膜后形成的脓肿压迫右侧输尿管，可引起非结石性输尿管积水和肾盂积水。腰肌脓肿可引起臀部、大腿或膝关节疼痛，伴有跛行。

窦道穿入邻近肠袢，可形成肠 - 肠瘘管，有时症状不明显，可能只在钡剂检查或外科手术时偶然发现。结肠与近段或中段小肠之间的瘘管可引起粪臭味嗝或污秽的呕吐物。

结肠瘘管还可穿入邻近的盆腔器官，常见膀胱，阴道少见。肠 - 膀胱瘘管典型表现是排尿困难或反复膀胱感染，可排出气尿或粪尿。肠 - 阴道瘘管表现为性交困难或臭味，常有疼痛性阴道排泄物。瘘管还可穿透到皮肤表面，间断排出脓液或黏液。

5. 肛门直肠周围病变 有肛裂、肛瘘及肛周脓肿，见于部分患者，多见于有结肠受累者。

（二）全身表现

多且较明显，主要表现为发热和营养不良。发热常呈低热，有高热伴寒战者提示可能有脓肿形成。营养不良常见，表现为消瘦、贫血、低蛋白血症和维生素缺乏等，青春期前患者常有生长发育迟缓。

（三）肠外表现

肠外表现可能发生在肠道病变之前，或与肠道病变伴发，或独立于肠道病变，它们可作为诊断克罗恩病的证据。

1. 骨关节表现 骨关节表现是最常见的肠外表现。CD的骨关节疾病比溃疡性结肠炎多见，引起很多周围关节发病。杵状指主要见于广泛小肠受累病例，脊柱关节炎比周围关节病少见，包括骶髂关节炎和强直性脊柱炎。代谢性骨病在CD也较为常见。

另外，克罗恩病患者当小肠瘘管扩展致盆腔边缘和髋关节时有盆腔骨髓炎的危险。

2. 皮肤黏膜表现 皮肤结节性红斑在克罗恩病更常见，尤其是儿童，而坏疽性脓皮病更常见于溃疡性结肠炎（UC）。“转移性”克罗恩病（在溃疡性结肠炎见不到）是结节性、溃疡性皮肤病变发生在远离肠道病变的部位，包括外阴部、乳腺下方区域及上、下肢，病变活检有非干酪性肉芽肿。

很多克罗恩病患者有口腔黏膜的异常。口腔溃疡在克罗恩病比溃疡性结肠炎多见，表现为阿弗他溃疡。

3. 眼睛表现 巩膜外层炎于CD患者比UC患者多见。

4. 肝胆表现 克罗恩病患者肝功能检查可出现异常，但严重的肝胆疾病少见，重症病例可有脂肪肝。胆管周围炎可能是原发性硬化性胆管炎（PSC）在肝内的延伸，其在CD比UC少见。

胆囊结石约见于25%的CD患者。胆盐池改变容易引起胆石形成，它与回肠功能障碍或手术切除回肠有关。

5. 泌尿生殖系统表现 除肠穿孔可侵犯泌尿生殖系统，引起肾盂、输尿管扩张积水外，CD患者还可有尿酸结石和草酸盐结石。

6. 小肠吸收不良 可能通过几种不同的病理生理机制发生，包括弥漫性小肠炎症、广泛小肠切除所致的短肠综合征，吸收不良能引起很多营养缺乏。

克罗恩病的代谢紊乱还与治疗有关。如外科治疗或短路（搭桥）可能导致小肠细菌过度生长，不适当的饮食控制可能与营养不良有关。药物治疗也可能有代谢不良反应，如水杨酸偶氮磺吡啶通过减少叶酸的吸收而引起叶酸缺乏等。糖皮质激素引起维生素D吸收障碍、抑制肠道钙的有效转运、增加尿钙排泄，糖皮质激素还直接引起骨代谢异常。

7. 其他肠外表现 有些患者可出现淀粉样变性，常表现为肾病综合征。有些患者出现血栓栓塞性并发症，可能突然并致命，下肢和盆腔静脉栓塞常见，但也可能引起年轻患者卒中（没有动脉粥样硬化的证据），引起炎症性肠病高凝状态的因素有纤维蛋白原、凝血因子Ⅴ和Ⅷ增高，抗凝血酶Ⅲ水平下降，以及血小板质和量的异常。

CD还可能与骨髓异常增生综合征（MDS）伴发，CD或在MDS之前或之后，或同时发生。

【并发症】★★★△△△

肉眼出血少见，大出血发生于1%～2%的患者。克罗恩病慢性透壁炎症过程促使“黏性”浆膜粘连，减少了游离穿孔的可能性，发生率为1%～2%，常位于回肠。弥漫性腹膜炎也可能发生于腹腔内脓肿破裂。直肠或结肠黏膜受累者可发生癌变。

【辅助检查】★★★△△△

（一）实验室检查

尽早了解急慢性炎症反应、贫血、体液丢失、营养不良或吸收不良的指标，如检查血常规、C反应蛋白、红细胞沉降率，以及粪便钙卫蛋白和血清乳铁蛋白等。

血红蛋白和血清蛋白常有降低。活动期外周血白细胞计数增高，血浆C反应蛋白增高，红细胞沉降率加快。血清乳铁蛋白及粪便钙卫蛋白也是炎症指标，可以反映肠道活动性炎症。

粪便常规检查常可见白细胞，粪便隐血试验常呈阳性。腹泻患者应常规检查肠道病原菌、虫卵、肠道寄生虫及艰难梭菌。有吸收不良综合征者粪脂排量增加，并可有相应吸收功能改变。

（二）内镜检查

内镜检查与放射影像学检查互为补充，对于CD的诊断不能相互取代。对怀疑有CD的患者，为确立诊断，首选结肠镜检查并进行活检。结肠镜可做全结肠及回肠末段检查。不管结肠镜检查结果如何，为了明确任何可能的CD病变及其病变范围，都应对上消化道及小肠进行相应的检查。胃镜检查可检查食管、胃及部分十二指肠。内镜下表现即病理部分大体表现的肠腔黏膜所见（图 10-3），病变呈节段性分布，呈增殖样外观，有纵行或匍行性溃疡交错呈鹅卵石样，溃疡周围黏膜相对（与 UC 比较）正常，肠壁僵硬，肠腔狭窄，有的有炎性息肉。

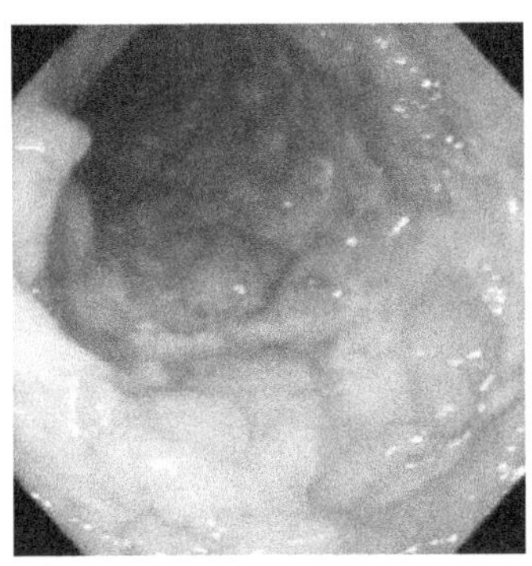

图 10-3　升结肠纵横溃疡形成，分隔黏膜，形成铺路石改变

小肠胶囊内镜检查（SBCE）主要适用于高度怀疑有 CD 而结肠镜及放射影像学检查呈阴性的患者，但必须首先排除肠梗阻。SBCE 对小肠 CD 的阴性预测值高。

小肠镜检查主要适用于组织学检查可能对诊断有重要意义而需要对可疑的小肠病变部位进行组织学活检；或者有小肠镜治疗指征者，如狭窄的扩张、取出嵌塞的胶囊内镜以及止血治疗。器械辅助式小肠镜（DAE）有双气囊小肠镜及单气囊小肠镜。小肠镜下 CD 病变表现与结肠镜所见相同。

（三）黏膜活检

尽管内镜下黏膜活检诊断克罗恩病的可靠性受取样组织标本深度的限制，但它是诊断 CD 过程中的重要手段。应在结肠（包括直肠）和回肠末端 5 个位点进行“多点”活检，每一位点至少活检 2 块标本。在暴发性患者，至少应从一个位点活检 2 块标本。送检标本时，应尽量填写详细的临床信息。

非干酪样肉芽肿通常位于黏膜下层，有的可在固有层中发现。单一活检标本肉芽肿发现率约为 10%，连续切片 2 块或更多的活检标本时，肉芽肿发现率可达 25%。在活检标本中也可能发现稀疏聚集的组织细胞和淋巴细胞或“微小肉芽肿”。组织标本中局灶性病变也是克罗恩病的特征性改变，病变可能在多处黏膜活检标本呈“跳跃征”，有时单一一块黏膜标本可能显示离隐窝脓肿仅几毫米处为正常黏膜组织学表现。

对结肠 CD 患者，用色素内镜或内镜显微镜指导下靶向活检，有助于结肠黏膜上皮内瘤变或早癌的诊断。

（四）X 线钡剂检查

钡剂造影可了解小肠 CD 的部位和范围，但其敏感性较低，有条件的单位应优先考虑精准性更好的 MR 和 CT 检查。

钡剂造影可见病变肠段黏膜皱襞粗乱，纵行性或裂沟样龛影，鹅卵石样充盈缺损，假息肉、肠腔狭窄和瘘管等表现，病变呈节段性分布，有的可见“跳跃征”和“线样征”。“跳跃征”是由于病变肠段受激惹而痉挛，钡剂不能停留于激惹痉挛肠段而在其两端停留所致。“线样征”是钡剂迅速通过激惹痉挛肠段而在痉挛肠段肠腔中遗留的一细线状钡影，经典的“线样征”是由于痉挛而不是纤维化所致。肠壁深层水肿导致充盈钡剂的肠袢分离。

（五）CT 和 MR 检查

CT 或 MR 肠道成像（CT/MR enterography，CTE/MRE）：CTE 或 MRE 是评估肠道炎性病变较为精准的影像学检查。它们可发现肠道病变及其范围以及穿透性病变，如肠壁的炎性改变、病变分布的部位和范围、狭窄的存在及其可能的性质（是活动性炎症还是纤维性狭窄所致），以及肠腔外并发症（如瘘管形成、腹腔脓肿及蜂窝织炎）等。活动期 CD 典型的 CTE 表现为肠壁明显增厚（>4 mm）；肠黏膜明显强化伴肠壁分层改变，黏膜内环和浆膜外环明显强化，呈“靶征”或“双晕征”；肠系膜血管增多、扩张、扭曲，呈“木梳征”；相应系膜脂肪密度增高、模糊；肠系膜淋巴结肿大等。

MRE 评估 CD 肠道病变的精准性与 CTE 相似且无放射性，但其较 CTE 费时，设备和技术要求更高。

CT 或 MR 肠道造影（CT/MR enteroclysis）可更好地扩张肠道，尤其是近端小肠，可能更有利于高位 CD 病变的诊断。

盆腔磁共振有助于确定肛周病变的位置和范围、了解瘘管类型及其与周围组织的解剖关系。

（六）腹部超声检查

腹部超声检查对评估肠道炎症及发现瘘管、脓肿和炎性包块具有一定价值，超声造影和彩色多普勒可进一步提高其准确性。尽管腹部超声对 CD 诊断的准确性存在争议，但它方便、无创，故对 CD 诊断的初筛和治疗过程中活动性病变的随访有一定的优势。

【诊断】★★★△△△

（一）诊断依据

CD 的诊断没有单一的金标准。其确诊需综合临床表现和内镜、组织学、放射学和（或）实验室检查的结果做出。在克罗恩病的常规诊治中，目前不推荐进行基因检测。

全面的病史应包括详细询问症状发生、最近的旅行史、食物不耐受、用药史（包括抗生素和 NSAIDs）以及阑尾切除史，尤其要注意询问吸烟、家族史、近期感染性胃肠炎史等这些危险因素。仔细询问夜间症状，特征性肠外表现包括口腔、皮肤、眼睛和骨关节症状以及肛周脓肿和肛裂史。

体格检查包括一般状况、生命体征、腹部压痛和腹部包块，还应检查口腔、会阴和直肠指检。记录体重并计算体重指数。

有慢性反复发作性右下腹或脐下腹痛伴腹泻，以及腹部包块、发热等临床表现，结合内镜检查和（或）放射影像学表现，尤其是组织学发现有非干酪样肉芽肿，在排除肠结核等疾病的基础上，可做出克罗恩病的诊断。WHO 提出的克罗恩病诊断要点，见表 10-6。

表 10-6 克罗恩病诊断要点

	临床表现	放射影像学检查	内镜检查	活检	切除标本
①非连续性或节段性病变		+	+		+
②铺路石样表现或纵行溃疡		+	+		+
③全壁性炎症病变	+（腹部包块）	+（狭窄）	+（狭窄）		+
④非干酪性肉芽肿				+	+
⑤裂沟、瘘管	+	+			+
⑥肛门部病变	+			+	+

具有上述①②③者为疑诊，再加上④⑤⑥ 3 项中任何一项者可确诊。有第④项者，只要再加上①②③ 3 项中的任何两项亦可确诊。

（二）疾病评估

CD 诊断确立后，需对其进行评估，全面评估病情和估计预后，有利于制订相应的治疗方案。

1. 临床类型 按蒙特利尔 CD 表型分类法分型，见表 10-7。

表 10-7 CD 的蒙特利尔分型

项目	代码	表型	表型组合
确诊年龄（A）	A1	≤16 岁	
	A2	17～40 岁	
	A3	＞40 岁	
病变部位（L）	L1	回肠末端	L1＋L4[b]
	L2	结肠	L2＋L4[b]
	L3	回结肠	L3＋L4[b]
	L4	上消化道	
疾病行为（B）	B1[a]	非狭窄非穿透	B1＋P[c]
	B2	狭窄	B2＋P[c]
	B3	穿透	B3＋P[c]
	P	肛周病变	

注：[a]. 随着时间推移 B1 可发展为 B2 或 B3；[b]. L4 可与 L1、L2、L3 同时存在；[c]. P 可与 B1、B2、B3 同时存在

2. 疾病活动性的严重程度 用克罗恩病活动指数（CDAI）评估 CD 的活动性及其疗效。Best 的 CDAI 计算法广泛应用于临床和科研（表 10-8）。CDAI 结合 CRP（＞10 mg/L）能更好地反映 CD 疾病的活动性。CRP、粪便钙卫蛋白和乳铁蛋白可用于指导治疗和短期随访并可预测临床复发。也可用内镜下病变的严重程度进行 CD 疾病活动性评估，由于耗时长，其主要用于科研。

表 10-8 Best CDAI 计算法

变量	权重
腹痛程度（1 周总评，0～3 分）	5
一般情况（1 周总评，0～4 分）	7
肠外表现与并发症（1 项 1 分）	20
关节炎或关节痛	
皮肤黏膜病变（如结节红斑、阿弗他溃疡等）	
虹膜炎或葡萄膜炎	
肛门疾病（肛裂、肛瘘、肛周脓肿）	
外瘘（外瘘至皮肤、膀胱、阴道等）	
体温＞37.8℃	
使用阿片类止泻药（0、1 分）	30
腹部包块（无 0 分，可疑 2 分，肯定 5 分）	10
血细胞比容降低值（正常值[a]：男 40，女 37）	6
100×［1－（体重 / 标准体重）］	1

注：[a] 血细胞比容正常值按国人标准；总分＝各项分值之和，CDAI＜150 分为缓解期，CDAI≥150 分为活动期，150～220 分为轻度，221～450 分为中度，＞450 分为重度

（三）诊断示范

完整的CD诊断需结合蒙特利尔分型和CDAI评分，其格式应是CD（L、B+P、CDAI），如克罗恩病（回结肠型、穿透型+肛瘘、活动期中度）。

【鉴别诊断】★★★△△

主要应与各种肠道感染性、非感染性炎症疾病及肠道肿瘤鉴别，如肠结核、白塞病、缺血性肠炎、放射性肠炎、药物性如NSAID肠病、显微镜下结肠炎、过敏性紫癜、恶性淋巴瘤和癌，还应与溃疡性结肠炎鉴别。

1. 肠结核　其临床、内镜、影像学和病理学表现最接近克罗恩病，它们之间相互误诊率可达50%～70%。但肠结核一般病变局限于回盲部，不呈连续性分布，溃疡多沿肠纵轴呈横行分布，瘘管及肛门直肠周围病变罕见；可能合并有肺结核或结核性腹膜炎；结核菌素试验阳性，血中腺苷酸脱氨酶（ADA）可能升高，血结核抗体可能阳性，外周血淋巴细胞培养检测IFN-γ可见T-SPOT呈阳性；结核肉芽肿大而致密，呈融合状或中央有干酪样坏死，抗酸杆菌染色阳性。尤其重要的是肠结核抗结核治疗有效，不能除外肠结核时可规范化试验性抗结核治疗4～8周。

2. 肠阿米巴病　可在右下腹引起梗阻表现和炎性包块，阿米巴结肠炎在很多细节类似溃疡性结肠炎或克罗恩病。如果结肠炎并发有回盲部阿米巴病，它与克罗恩病性回肠结肠炎混淆的可能性就更大。因此，在每个新发结肠炎病例应考虑阿米巴病。通过大便、黏膜渗出物和活检组织中检出滋养体以及溶组织阿米巴血清滴度升高可做出阿米巴病的诊断。

3. 小肠结肠耶尔森菌感染　症状和体征极似急性阑尾炎，是由于炎性和水肿性末端回肠和肠系膜淋巴结炎所致。该病一般自发愈合而无瘢痕形成，无梗阻、瘘管形成和慢性衰弱表现。耶尔森肠炎有时呈流行性，需要特殊的粪便培养和血清学检查才能做出诊断。

4. 艾滋病相关机会感染　随着AIDS的传播，机会感染特别是细胞内鸟分枝杆菌和巨细胞病毒（CMV）感染越来越多见，可能引起回肠炎。活检标本中找到微生物可以确立诊断。

5. 急性阑尾炎　应与CD急性发作进行鉴别，急性阑尾炎的特点是发作前无慢性腹部症状病史，有转移性腹痛，腹泻少见。

6. 白塞病　白塞病可以累及小肠，在病理学上极似克罗恩病。其疼痛性口腔溃疡、眼症状及外阴溃疡通常是其主要的临床表现，很少主诉肠道的不适。白塞病国际研究组诊断白塞病的标准是：①反复发生口腔溃疡，过去12个月内发病不少于3次；②反复发生生殖器溃疡；③眼病，如葡萄膜炎、视网膜血管炎；④皮肤病变，如结节性红斑、假性毛囊炎、丘疹性脓疱和痤疮样结节；⑤针刺试验阳性，无菌穿刺针刺入患者前臂，24～48 h后出现直径>2 mm的无菌性红斑性结节或脓疱为阳性。确诊白塞病必须有反复发作的口腔溃疡和用其他病因不能解释的其他2项特征。*HLA-B51*等位基因阳性支持白塞病的诊断。

7. 缺血性结肠炎　多见于老年患者，多有高血压、糖尿病或便秘等高危因素，一般先发作突发性左下腹痛，随后伴有便血。通常不累及直肠，组织学可见含铁血黄素的巨噬细胞，结肠黏膜中浅表上皮常遭破坏，深层隐窝不受累。大多数发作呈自限性，恢复较快。

8. 放射性肠炎　有明确的放射治疗史，见于盆腔接受放射治疗的患者，肠微血管系统对放射的反应可能引起肠道的慢性炎症，通常直肠、乙状结肠受累最明显，回肠也可受累。表现为腹痛、腹泻，有的患者有黏液血便。

9. 显微镜下结肠炎　包括胶原性结肠炎和淋巴细胞性结肠炎，当出现无痛性大量腹泻不伴便血时应考虑该病。内镜检查通常正常，诊断有赖于上皮细胞层下发现增厚的胶原带或上皮内淋巴细胞增多。

10. 肿瘤　新生物如盲肠类癌，可以起源于回盲瓣并侵犯较长的回肠末段，引起回肠梗阻的症状和体征。空肠、回肠和盲肠的淋巴肉瘤与小肠克罗恩病有相似症状、分布和放射影像学表现，病理组织学检查可以鉴别。

11. 溃疡性结肠炎　其与CD的鉴别见表10-9。约10%的结肠IBD短期内难以在CD和UC之间进行鉴别，可以暂时诊断为“未定型结肠炎”。

表 10-9　溃疡性结肠炎与结肠克罗恩病的鉴别

	结肠克罗恩病	溃疡性结肠炎
症状	有腹泻，但脓血便少见	脓血便多见
病变分布	呈节段性	病变连续
直肠受累	少见	绝大多数受累
末段回肠受累	多见	少见

（待　续）

（续 表）

	结肠克罗恩病	溃疡性结肠炎
肠腔狭窄	多见、偏心性	少见，中心性
瘘管形成	多见	罕见
内镜表现	纵行或匍行溃疡，伴周围黏膜正常或鹅卵石样改变	溃疡浅，黏膜弥漫性充血水肿、颗粒状，脆性增加
活检病理特征	裂隙状溃疡、上皮样肉芽肿等，黏膜下层淋巴细胞聚集、局部炎症	固有膜全层弥漫性炎症、隐窝脓肿、隐窝结构明显异常、杯状细胞减少

【治疗】★★★△△

治疗的目标是诱导活动期病情的缓解和维持缓解，促进黏膜愈合，防治并发症，提高患者生活质量。不管疾病严重程度如何，均应在诱导缓解阶段开始维持治疗。

（一）一般治疗

所有CD患者必须戒烟。保持充足的营养和纠正特殊营养成分的缺乏甚为重要，由于CD患者多有小肠的消化、吸收不良，故要注意营养补充的方法和有效性。一般给高营养低渣饮食，适当给予叶酸、维生素B_{12}等多种维生素及微量元素。要素饮食在补充营养的同时，还能减轻疾病的活动性，尤其适用于无局部并发症的小肠克罗恩病患者。完全胃肠外营养仅用于严重营养不良、肠瘘及短肠综合征患者，应用时间不宜太长。

（二）药物治疗

1. 氨基水杨酸制剂 水杨酸偶氮磺吡啶对克罗恩病结肠炎和回肠结肠炎有一定疗效，并可用于结肠克罗恩病的维持缓解治疗。能在回肠、结肠靶向释放的5-氨基水杨酸（5-ASA）制剂如美沙拉嗪对回肠和结肠克罗恩病均有一定疗效，但其效用与剂量、病变部位、制剂类型等有关，可用于缓解期的维持治疗。治疗期间应定期监测患者的肝功能、肾功能，监测患者的外周血象。

2. 糖皮质激素 对小肠和大肠克罗恩病都有效，是目前控制病情活动最有效的药物，适用于CD活动期。一般开始剂量为0.75～1.0 mg/（kg·d），如口服泼尼松或泼尼松龙30～40 mg/d，重者60 mg/d，待病情缓解后减量。病情严重者可先用甲泼松龙或氢化可的松静脉给药，待病情控制后过渡到口服用药。病变局限在左半结肠者还可用激素保留灌肠。由于不良反应较大，一般激素不宜用作维持治疗。有激素依赖的患者，可加用免疫抑制药，若免疫抑制药有效，可逐步过渡到用免疫抑制药做维持治疗。布地奈德（budesonide）口服主要在肠道局部起作用，用于右半结肠及回肠末端受累者，其全身生物利用度低，故全身不良反应小，但效果较泼尼松稍差。

3. 免疫抑制药 免疫抑制药治疗CD有效。硫唑嘌呤（AZA）或巯嘌呤（6-MP）适用于对激素治疗效果不佳或对激素依赖的慢性活动性病例，且可用作维持治疗。剂量为硫唑嘌呤2～2.5 mg/（kg·d）或巯嘌呤1.5 mg/（kg·d），显效时间需3～6个月。严重不良反应少，主要是白细胞减少等骨髓抑制表现，白细胞减少与剂量相关且可逆，白细胞计数<4.0×10^9/L应立即减量。其他还有发热、皮疹、关节痛、急性胰腺炎及肝损伤等。

甲氨蝶呤（MTX）治疗CD有效，对糖皮质激素反应较差的病例可以试用。每周肌内注射甲氨蝶呤25 mg，维持剂量为每周15 mg，推荐总剂量为1.5 g。不良反应包括恶心、痉挛性腹痛、轻度转氨酶升高、轻度白细胞减少症、间质性肺炎、与剂量有关的肝纤维化。有肝硬化、慢性肝炎、高酒精摄入、肾病、慢性肺疾病等患者禁忌给予甲氨蝶呤。

其他免疫抑制药如环孢素（CsA）和他克莫司（tacrolimus）对CD的效果不肯定。

4. 抗菌药物 广谱抗生素如喹诺酮类药物加甲硝唑是有效的治疗手段，尤其是对有细菌过度生长、化脓性并发症的患者。

5. 生物制剂 根据生物学特性，生物制剂可分为抗肿瘤坏死因子TNF-α制剂、抗细胞黏附分子制剂（如natalizumab）、天然抗炎制剂（如IL-10）和其他制剂。目前，应用于临床并取得较好治疗效果的主要是抗TNF-α单克隆抗体英夫利昔单抗（Infliximab，IFX）。

IFX可抑制TNF-α的生物活性，并诱导分泌TNF-α的免疫细胞凋亡。有研究认为IFX是治疗CD最有效的生物制剂，不仅对活动性病变，对传统治疗无效的活动性克罗恩病有效，而且对维持治疗和治疗瘘管同样有效。常用诱导缓解剂量为5 mg/kg静脉输注，在第0、第2、第6周给药，以后每8周给予一次相同剂量IFX做维持治疗。IFX可能引起过敏反应，可能引起关节痛、关节僵硬、发热、肌肉疼痛和乏力等不良反应，IFX 有加重心功能衰竭的危险。由于 IFX 属异体蛋白，其引起的输液反应和自身免疫反应可使疗效降低，可将其与抗组胺药或免疫抑制药联合使用。有活动性感染如脓肿、结核等患者禁忌使用，有肿瘤病史者避免使用，有梗阻症状者小心使用。在使用 IFX 期间应监测其可能诱发的感染，尤其是结核杆菌感染或复燃，应定期摄 X 线胸片检查。

6. 其他治疗 益生菌在临床应用广泛，对 CD 的治疗有所帮助，可作为 CD 的辅助治疗。有研究认为活动期 IBD 患者外周血淋巴细胞分离可能有利于病情的缓解。国外有学者用猪绦虫虫卵口服治疗活动性 CD 的临床试验已取得了较满意的结果，可能有较好的应用前景。

（三）手术治疗

与 UC 不同，CD 手术切除病变肠段不能彻底解决复发问题且复发率极高，因此 CD 应以内科治疗为基础，手术适应证主要是针对并发症，包括完全性机械性肠梗阻、瘘管或脓肿经内科治疗无效者，以及急性穿孔或不能控制的大量出血，还有怀疑有癌变改变者。

（四）ECCO 共识有关 CD 的治疗策略

1. 活动性 CD 的治疗 见表 10-10。

表 10-10 活动性克罗恩病的治疗

CD 病情	治疗方案
轻度活动性回盲部 CD	最好用布地奈德
中度活动性回盲部 CD	应该用布地奈德或糖皮质激素（GCS）。对 GCS 难治和不耐受的患者，可考虑基于抗 -TNF 的方案作为替代治疗。对于不常复发的患者，可再次 GCS+IM（免疫调节药物）治疗。类固醇激素和抗 -TNF 难治患者，可用 vedolizumab 做替代治疗
重度活动性回盲部 CD	首选 GCS。复发病例，适合基于抗 -TNF 的治疗方案。对常规治疗难治的患者可考虑手术治疗并加以讨论。对于不常复发的患者，可再次 GCS+IM 治疗。对类固醇激素和抗 -TNF 难治患者，可用 vedolizumab 做替代治疗
结肠 CD	活动性结肠 CD 应用 GCS 治疗。复发患者，适合基于抗 -TNF 的治疗方案。对类固醇激素和抗 -TNF 难治患者，可选用 vedolizumab 做替代治疗
广泛性小肠 CD	首选 GCS，但早期应评估基于抗 -TNF 的治疗方案。对于重度复发病例，适合基于抗 -TNF 的治疗方案有预后较差的临床特征者，最适合早期应用免疫抑制药。对于疾病活动性程度高和有预后较差表现的患者，应早期使用抗 -TNF 治疗
食管、胃十二指肠 CD	轻度食管和胃十二指肠 CD 可以只用质子泵抑制药。中、重度或难治性患者需要再加上 GCS 或基于抗 -TNF 的治疗。扩张或手术治疗适合于有症状的狭窄患者

2. 根据疾病过程或行为的治疗 见表 10-11。

表 10-11 克罗恩病病情治疗方案

CD 病情	治疗方案
复发 CD	应依据既往成功治疗方案，并考虑患者的意向（不良反应、必要的起效时间、便利性等）、复发的时间、复发时使用的药物以及对治疗的坚持程度
早期复发	任何患者如果有早期复发，加用 IM 治疗有利于减少再次复发风险。中度或重度活动性复发者应考虑抗 -TNF 治疗［在早期，IFX 比 AZA（硫唑嘌呤）更有效］
GCS 难治性 CD	尽管早期就应该考虑和讨论外科治疗，但有客观活动性证据并且 GCS 难治者，应该用基于抗 -TNF 的治疗方案

3. 维持缓解治疗 见表 10-12。

表 10-12 克罗恩病维持缓解治疗

CD 病情	治疗方案
一般建议	戒烟。维持缓解需考虑疾病过程、病变范围以及既往诱导缓解和维持治疗的有效性和耐受性
初发局灶病变	用 GCS 治疗缓解后应考虑 AZA/6-MP（巯嘌呤）或甲氨蝶呤（MTX）。有些患者没有维持治疗可选
局灶病变复发	应加强维持治疗以阻止疾病进展。GCS 不应用于维持缓解。应始终考虑外科治疗
广泛性病变	推荐 AZA/6-MP 用作维持缓解治疗。对于病情进展或重度患者或有预后较差因素的患者，应考虑基于抗 -TNF 的治疗方案

（待　续）

（续 表）

CD 病情	治疗方案
激素依赖型 CD	未曾用过免疫抑制药的患者应该用 AZA/6-MP 或 MTX 治疗或基于抗 -TNF 的治疗。同时应讨论外科治疗
AZA 治疗期间复发	应评估是否继续坚持治疗以及客观的炎症指标。优化剂量可能改善反应率。应考虑换用 MTX 或抗 -TNF 治疗。对于局灶病变应一直考虑外科治疗
抗 -TNF 诱导缓解后的维持治疗	对于抗 -TNF 和 AZA/6-MP 联合治疗获得缓解的患者，推荐用同样的治疗方案维持。对于联合治疗获得持续缓解的患者，也可选用 AZA/6-MP 单药治疗。如果用抗 -TNF 单药获得缓解，适合用抗 -TNF 单药维持治疗。用 vedolizumab 获得缓解的患者适合用 vedolizumab 维持治疗
维持治疗疗程	对于用 AZA/6-MP 维持治疗长期缓解的患者，在缺乏客观炎症指标的情况下可以考虑停药。没有 MTX 疗程的建议。若有必要可考虑延长使用抗 -TNF 用 AZA/6-MP 治疗有增加淋巴瘤的风险，而不增加黑色素瘤、皮肤癌和宫颈非典型增生的风险。没有足够的证据显示抗 -TNF 制剂单独使用可增加淋巴增殖性疾病和实体肿瘤的风险。而抗 -TNF 制剂与 AZA/6-MP 联合使用可增加淋巴增殖性疾病的风险。但这些肿瘤的绝对发生率低，因而应平衡以上治疗的风险与获益并与患者进行讨论
维持 CD 缓解的药物效果	证明有效的药物有 AZA、IFX、阿达木单抗和 vedolizumab，其次是 MTX、certolizumab 和 natalizumab。5-ASA 及 omega-3 脂肪酸维持治疗作用不明确。肠道营养补充、益生菌、cytapheresis 和自体干细胞移植证据不足

4. 外科处理 见表 10-13。

表 10-13 克罗恩病外科处理

CD 病情	治疗方案
小肠或回结肠病变	
局灶回肠或回结肠病变	难治性梗阻和无活动性炎症的梗阻患者，应手术治疗
伴发脓肿	若没有梗阻症状，依据临床情况，可以先引流并同时药物治疗。有些脓肿不适于经皮引流。经皮或外科引流后往往进行延期选择性手术切除
狭窄成形术	多数报道显示常规狭窄成形术只用于长度＜10 cm 的狭窄病变。也有报道显示非常规狭窄成形术对狭窄更长的肠段也取得了较好的结果。狭窄成形术的禁忌证有肠壁蜂窝织炎、癌以及活动性出血
吻合口技术	不管是端 - 端吻合还是 U 形侧 - 侧吻合，宽吻合口及手缝吻合更有优势
伴发回肠炎与阑尾切除术	怀疑阑尾炎而行剖腹探查时若发现有末端回肠炎，不应轻易手术切除
腹腔镜手术	腹腔镜手术对 CD 患者回结肠切除更有优势
结肠 CD	
局灶性结肠病变	局限性结肠切除比结直肠全切除复发率高且复发早，是做次全切除还是结直肠全切除，应考虑患者和外科医师的倾向
狭窄的扩张	内镜下扩张可用于轻、中度狭窄，但必须在充分的外科支持下才能进行
回肠储袋 - 肛门吻合术（IPAA）	并发症高，失败率高
手术与药物	
抗 -TNF 与手术	在抗 -TNF 治疗后腹部手术是否存在更高的术后并发症存有争议
使用 GCS 患者	应用泼尼松龙≥20 mg/d 超过 6 周的患者手术后并发症增高
使用巯嘌呤患者	AZA 不增加手术并发症
手术相关问题	
术后复发率	术后 5～10 年复发率为 28%～61%
手术风险	吸烟、穿透型和狭窄型、早期使用激素、回肠受累、空肠受累以及诊断时年纪轻都是 CD 手术的危险因素 早期使用 AZA/6-MP 可以降低手术风险。抗 -TNF 治疗可以降低手术风险
术后复发风险	吸烟、曾经肠道手术、缺失预防性治疗、因穿透型而手术、肛周病变、切除标本中有肉芽肿和肠系膜神经丛炎都是回结肠切除后 CD 早期复发的危险因素

（待 续）

（续 表）

CD 病情	治疗方案
术后复发的诊断	结肠镜检查是金标准。术后 1 年内应复查结肠镜 钙卫蛋白、腹部超声检查、MR 肠成像和小肠胶囊内镜可以作为替代手段
术后预防	戒烟 推荐回结肠手术切除后进行预防性治疗。可选择 AZA/6-MP 或抗 -TNF。局限性回肠切除也可选用大剂量 5-ASA。咪唑类抗生素有效但耐受性差 应进行长期预防性治疗

5. CD 瘘管的处理 见表 10-14。

表 10-14 CD 瘘管的处理

肛周瘘管的诊断	首选盆腔增强 MRI。若无直肠狭窄，也可选用经肛门直肠超声内镜。以上两种手段若在麻醉下检查（EUA）可提高其特异性和敏感性。不推荐瘘管造影。若发现肛周瘘管，EUA 在有经验的外科医师手中是金标准。由于伴发的结直肠炎症与预后和治疗有关，故应常规进行乙状结肠镜检查
肛周瘘管分型	CD 的肛周瘘管分型没有共识，一般分为简单型和复杂型。有些患者应强调盆底功能，对损毁严重的患者推荐进行特殊的恢复训练
瘘管的治疗	
简单肛周瘘管	无并发症的低位肛瘘，可讨论简单瘘管切开。应除外肛周脓肿，若有脓肿应进行引流。有症状的简单肛周瘘管需要治疗。可挂线并结合抗生素［甲硝唑和（或）环丙沙星］治疗。复发难治性对抗生素无反应的简单瘘管，AZA/6-MP 或抗 -TNF 可作为二线治疗
复杂型肛周疾病	建议外科处理脓毒症后挂线治疗，病变的消退有赖于后续治疗 若患者有活动性肠道 CD，应在外科处理瘘管的同的进行治疗 复杂肛周瘘管在充分外科引流后，可用 IFX 或阿达木单抗作为一线治疗。环丙沙星联合抗 -TNF 可提高短期疗效。为增强抗 -TNF 的效果，应考虑抗 -TNF 与 AZA/6-MP 联合治疗 建议引流前进行影像学检查。对于复杂瘘管，脓毒症外科引流在麻醉下检查是必需的。复杂瘘管应进行脓肿引流和放置松散挂线
评估治疗效果	评估瘘管对药物或外科治疗的反应，通常临床评估（引流减少）足以。建议 MRI 或肛门超声内镜结合临床评估来评估窦道炎症的改善程度
肛周 CD 的继续治疗	AZA/6-MP、IFX、阿达木单抗、挂线引流或引流联合药物治疗应作为维持治疗
难治性瘘管的处理	转向性造口，直肠切除作为最后的选择
非肛周瘘管的处理	肠 - 肠瘘和肠 - 内脏瘘常需要外科切除。肠 - 肠瘘若与脓肿和肠狭窄有关，或它们引起了严重的腹泻和吸收不良，强烈建议进行外科处理 无症状性低位肛门 - 阴道前庭瘘不需要外科治疗。如果患者出现有症状性直肠 - 阴道瘘，必须进行外科处理（包括转向性造口）。有直肠炎症的活动性 CD，术前和术后都应进行药物治疗以防止复发

【预后】★★△

本病经治疗可好转，也可自行缓解。但大多数患者呈反复发作倾向，迁延不愈，反复出现并发症，预后不佳。

二、溃疡性结肠炎

【概述】★★△△

溃疡性结肠炎（ulcerative colitis，UC）是一种病因尚不十分清楚的慢性非特异性结肠炎症性疾病。通常缓慢发病，反复发作，迁延不愈，少数患者暴发起病，病情危重。病变多累及直肠、乙状结肠，可逆行向近端结肠发展，甚至累及全结肠及末段回肠，呈连续分布；临床症状的轻重取决于结肠病变的范围和严重程度，主要表现为血性腹泻和黏液血便，大部分患者通常要经历多次复发和缓解的临床过程，可合并不同程度的全身症状；可伴发与肠道炎症和 HLA 易感性相关的肠外表现，如外周关节炎、结节性红斑、坏疽性脓皮病（与肠道炎症相关）及原发性硬化性胆管炎、眼葡萄膜炎、强直性脊柱炎、骶髋关节炎（与 HLA 易感性相关）；并发症主要有贫血、低蛋白血症、中毒性巨结肠及癌变等；典型溃疡性结肠炎活动期内镜下特征为连续弥漫性浅表性炎症病变，表现为颗粒感外观的脆性黏膜，伴浅小溃疡形成，拭之易出血，夹杂斑片样黏膜出血和覆盖黏液脓性渗出物，少数严重情况下出现较深的融合性溃疡。部分左半结肠病变为主的患者可观察到盲肠和阑尾受累。慢性期可出现黏膜萎缩、炎性假性息肉、黏膜桥、肠壁纤维化及肠管短缩等；典型的病理组织学表现为弥漫浅表性慢性炎，病变主要累及黏膜和黏膜下层，黏膜基底部灶性或弥漫性浆细胞浸润伴隐窝结构变形破坏。准确和全面的诊断评估对合理的治疗十分重要，但目前尚没有特异性的诊断试验，诊断应依据病史、临床表现、内镜和其他影像学检查，并结合病理组织学综合全面分析而做出，需要排除感染性肠炎、缺血性结肠炎、药物相关性肠炎及嗜酸细胞性肠炎等，同时要和克罗恩结肠炎鉴别。有时需要长时间反复临床观察、试验治疗及病理组织学检查而确立。

炎症性肠病类型待定（inflammatory bowel disease, type unclassified, IBDU）定义为符合慢性炎症性肠病临床表现和内镜下表现，累及结肠而不累及小肠，且没有倾向于克隆恩病或溃疡性结肠炎的明确病理学或其他证据。在进行诊断时，需要除外感染；未定型结肠炎（indeterminate colitis, IC）指结肠切除术后，经病理学仔细检查未能确定为克隆恩病或溃疡性结肠炎的IBD。

【临床流行病学】★△

1875年Wilk和Moxon首次描述溃疡性结肠炎。基于人口的流行病学研究显示，UC在西方国家相当常见，欧洲与北美UC发病率为（10～20）/10^5，患病率达（100～200）/10^5；美国约100万的IBD患者中约2/3为UC。在我国近年报道IBD的病例数急增，近15年的3000余篇UC文献报道中已累计超过12万例次，而基于多家医院病例统计推测，UC的患病率为11.6/10^5，且可能有被低估之虞。目前该病已成为消化系统常见的疾病和慢性腹泻的主要病因。患病者主要见于青壮年（10～40岁），但可发生于任何年龄，15%的患者诊断时年龄＞60岁。

【发病机制】★△

UC的发病机制尚未完全阐明。大量流行病学研究显示遗传因素、环境因素、免疫调节紊乱等多因素参与发病过程，发病呈现明显的种族差异和家庭聚集性。德系犹太人和其非犹太人邻居相比，其发病率和患病率分别是后者的2～4倍和2～9倍，单卵双胎人群发病率高于双卵双胎人群；有家族史的患者通常比无家族史的患者发病年龄更为年轻，因此认为遗传易感性在发病中起核心作用，但尚未发现有明确的遗传方式，推测可能是环境因素（感染、药物或其他）触发具有遗传易感性的个体，产生免疫调节异常而发病。

【临床表现】★★△△

1. 临床症状 患者通常间歇性缓慢发病，少数患者暴发起病。当病变仅限于直肠时，常表现便中带血，很多患者主诉便秘而不是腹泻。当病变逆行向上进展时，开始出现腹泻伴不同程度便血、排便急迫和里急后重。最典型的临床症状是：大便次数增加或腹泻（93%），便血或大便带血（96%），轻、中度腹痛（55%），无腹痛（41%），严重腹痛（4%），体重减轻少见；而克罗恩病常见症状为：便血（48%），严重腹痛（21%），无腹痛（19%），体重减轻（73%）。除此之外，其他一些非特异症状或上腹部症状也会造成患者的不安，如发热、疲乏、倦怠无力、恶心、口腔溃疡、关节痛等。

2. 体格检查 对轻、中度患者而言，体格检查通常无明显异常发现，直肠指诊可有指套染血。重症患者可有贫血、发热、心动过速、口腔溃疡、外周水肿、腹胀、肠鸣音减弱和病变区压痛等。

3. 内镜下表现 由于结肠镜检查的直视性及可以同时采取黏膜组织进行病理组织学检查，使其成为目前诊断UC的首要检查手段。因此，正确地观察识别和理解UC的典型内镜下黏膜表现非常重要。典型的病变多从直肠开始，病变分布大概是直肠（30%），直乙状结肠、左半结肠（30%～40%），全结肠（30%）。在通常情况下，全结肠炎性病变会突然在回盲瓣处终止，一些病例可以观察到和结肠病变连续的末端回肠炎，又称倒灌性回肠炎。在少数病例，由于局部治疗或病变处于静止期，即使在结肠近段病变存在的情况下，直肠会看起来相对正常。典型的活动期病变内镜下表现包括：①累及直肠的连续性环周病变；②黏膜血管纹理模糊或消失、充血、水肿、易脆，呈砂纸颗粒状外观，易出血；③多发性糜烂、浅小溃疡，少数融合成较深溃疡，覆盖或夹杂血性、黏液脓性渗出物；④部分左半结肠病变为主患者盲肠阑尾开口受累；⑤慢性病变者可见结肠袋囊变浅、变钝或消失，黏膜萎缩瘢痕化，假息肉形成及桥形黏膜，肠管纤维化、短缩偶有狭窄等。⑥治疗后可以导致病变不连续性、异质性，特别是直肠的局部治疗能使黏膜病变看起来完全愈合，内镜下易和克罗恩结肠炎混淆。UC和结肠CD的内镜下病变的鉴别要点见表10-15。

表10-15 溃疡性结肠炎和结肠克罗恩病的内镜下病变的鉴别

结肠克罗恩病	溃疡性结肠炎
非连续性节段性病变	连续性病变
阿弗他溃疡，深纵行、匍行性溃疡	糜烂、浅小溃疡
直肠不受累或节段性炎症	直肠常受累
肛周病变	
回盲瓣狭窄和溃疡	回盲瓣开放、无溃疡

4. 病理组织学表现

（1）活动期：①黏膜全层有弥漫性特殊分布的慢性炎症细胞（淋巴细胞、浆细胞）及中性粒细胞、嗜酸性粒细胞浸润。特别是隐窝底部至黏膜肌之间灶性或弥漫性的浆细胞浸润是提示UC的有力证据；上皮细胞间中性粒细胞浸润结合上皮细胞破坏往往是疾病活动性的标志，隐窝炎、隐窝脓肿也是UC常见的病理组织学表现，但并非特异性的表现，在感染性肠炎及克罗恩结肠炎中也常见到。②黏膜结构的改变：上皮表面不规则、破坏，隐窝变浅、分叉、破坏、排列紊乱、隐窝和黏膜固有层分离等。③黏膜表层糜烂、溃疡形成，潘氏细胞化生、黏蛋白缺失、黏膜肌层增厚。

（2）缓解期：①中性粒细胞消失，慢性炎症细胞减少；②隐窝大小、形态不规则，排列紊乱；③腺上皮与黏膜肌层间隙增宽；④潘氏细胞化生。溃疡性结肠炎的病理组织学特点总结见表10-16。

表10-16 UC病理组织学特点

黏膜结构	炎症	其他
明显的隐窝结构变形，隐窝减少	广泛黏膜全层、固有层炎细胞浸润	潘氏细胞化生
上皮表面不规则、绒毛化	弥漫性的基底层浆细胞浸润	黏蛋白缺失

5. 实验室检查 其目的是评估疾病的严重程度、排除感染性疾病、与克罗恩病鉴别，甚至帮助预测疾病复发，进行特殊相关基因的DNA分析而为患者提供个体化治疗方案。在疾病活动期，可出现下列指标异常：外周血白细胞、血小板、C反应蛋白、红细胞沉降率等；在慢性患者，低色素小细胞性贫血常见，如果疾病处于静止期，铁的缺乏增加癌变或合并其他疾病的可能性；在急性重症患者，低钾血症和低蛋白血症常见；抗中性粒细胞胞质抗体（pANCA）阳性往往与UC相关，而酿酒酵母菌抗体（ASCA）阳性与克罗恩病相关，在两者鉴别中有一定意义。有条件的单位可以考虑进行粪便钙卫蛋白检测，该指标已证实与UC的疾病活动程度具有良好的相关性，同时有助于鉴别UC与感染性肠炎。

6. 临床表现的特殊性 在临床上出现下列情况时，往往会造成诊断时的困惑。①如内镜下病变未累及直肠，这在急性溃疡性结肠炎时非常罕见，往往是由于直肠的局部治疗所致，可以通过病史及直肠黏膜活检找到慢性炎症的证据，因为病理组织学上隐窝结构变形破坏及基底膜浆细胞浸润只有在UC中才会出现；②腹泻不伴有便血，这在克罗恩病时常见，但在诊断UC时值得怀疑，在严重病例，病理组织学上的鉴别也是非常困难的，重要的是，病理组织学的评估是一个动态的过程，每次病理结果的解释都要结合以前的病理组织学结果、病史和内镜下表现综合分析判断；③在少数病例，肠外表现或系统性感染会成为UC的首发症状，这些症状包括结节性红斑、皮肤血管炎、原发性硬化性胆管炎、关节炎、骨髓增生异常综合征（MDS）等，容易造成诊断的延误。

【诊断】★★★△△△

（一）诊断标准

UC的诊断应根据病史、临床表现，结合内镜、实验室检查及病理组织学检查结果，在排除细菌性痢疾、阿米巴痢疾、慢性血吸虫病、肠结核等感染性结肠炎及克罗恩结肠炎、缺血性结肠炎、放射性结肠炎等疾病的基础上，综合判断而确诊。对初发病例，临床表现和内镜改变均不典型者，暂不诊断UC，须随访3～6个月，观察发作情况。

（二）诊断内容

一个完整的诊断应包括疾病的临床类型、严重程度、病情分期、病变范围及并发症。

1. 临床类型 可分为初发型和慢性复发型。初发型指无既往史而首次发作，此型在鉴别诊断中要特别注意，亦涉及缓解后如何进行维持治疗的考虑。慢性复发型指临床缓解期再次出现症状，临床最常见。以往所称的暴发型结肠炎，因概念不统一而易造成认识的混乱，建议弃之，将其归在重度UC中。

2. 病变范围 推荐采用蒙特利尔分类（表10-17），该分类特别有助于癌变危险度的估计及监测策略的制订，亦有助于治疗方案的选择。

表10-17 溃疡性结肠炎病变范围的蒙特利尔分类

分类	分布	结肠镜下所见炎症病变累及的最大范围
E1	直肠	局限于直肠，未达乙状结肠
E2	左半结肠	累及左半结肠（脾曲以远）
E3	广泛结肠	广泛病变累及脾曲以近乃至全结肠

3. 疾病活动性的严重程度 UC病情分为活动期和缓解期，活动期的疾病按严重程度分为轻度、中度、重度。临床常用改良Truelove & Witts分度（表10-18）。

表 10-18 改良 Truelove & Witts 疾病严重程度分型 *

项目	轻度	重度
粪便（次 /d）	<4	≥6
便血	轻或无	重
体温（℃）	正常	>37.8
脉搏（次 /min）	正常	>90
血红蛋白	正常	<75% 正常值
红细胞沉降率	<20	>30

注：* 中度介于轻度、重度之间

4. 肠外表现及并发症 肠外可有关节、皮肤、眼、肝、胆等系统受累；并发症可有下消化道大出血、穿孔、中毒性巨结肠和上皮内瘤变及癌变。

（三）诊断步骤

临床表现疑诊为 UC 时，推荐以下诊断步骤。

1. 病史和体检 详细的病史询问应包括从首发症状开始的各项细节，特别注意腹泻和便血的病程；还要注意近期旅游史、用药史［特别是非甾体抗炎药（NSAIDs）和抗菌药物］、阑尾手术切除史、吸烟、家族史；口、皮肤、关节、眼等肠外表现及肛周情况。体检特别注意患者一般状况及营养状态、细致的腹部检查、肛周和会阴检查及直肠指诊。

2. 常规的实验室检查 强调粪便常规检查与培养不少于 3 次，根据流行病学特点为除外阿米巴痢疾、血吸虫病等疾病应做相关的检查。常规检查包括血常规、血浆蛋白、红细胞沉降率、C 反应蛋白等，有条件的单位可行粪便钙卫蛋白和血清乳铁蛋白等检查作为辅助指标。

3. 结肠镜检查 应进入末段回肠并做活检。结肠镜检查是建立诊断的关键，结肠镜检查遇肠腔狭窄内镜无法通过时，可应用钡剂灌肠检查、CT 或 MRI 结肠显像以显示结肠镜检查未及部位。

4. 下列情况考虑行小肠检查 病变未累及直肠（未经药物治疗者）、倒灌性回肠炎（盲肠至回肠末段的连续性炎症）及其他难以与 CD 鉴别的情况。小肠检查方法详见 CD 诊断部分。

5. 重度活动性患者检查的特殊性 以常规腹部 X 线片了解结肠情况及有无穿孔。缓做全结肠检查，以策安全。但作为诊断和鉴别诊断，可行不做常规肠道准备的直肠乙状结肠有限检查和活检，操作要轻柔，少注气。为了解有无合并艰难梭菌和（或）CMV 感染，应行有关检查。

（四）疗效标准

1. 缓解的定义 完全缓解：完全无症状（大便次数正常且无血便及里急后重）伴随内镜复查见黏膜愈合（肠黏膜正常或无活动性炎症）。

2. 临床疗效评定

（1）缓解：临床症状消失，结肠镜复查见黏膜大致正常或无活动性炎症。

（2）有效：临床症状基本消失，结肠镜复查黏膜轻度炎症。

（3）无效：临床症状、内镜复查均无改善。

3. 与糖皮质激素治疗相关的特定疗效评价

（1）糖皮质激素无效：经过相当于泼尼松 0.75 mg/（kg•d）治疗超过 4 周，疾病仍处于活动期。

（2）糖皮质激素依赖：①虽能保持缓解，但糖皮质激素治疗 3 个月后，泼尼松仍不能减量至 10 mg/d；②在停用糖皮质激素 3 个月内复发。

【鉴别诊断】★★★△△

1. 急性感染性肠炎 各种细菌感染，如痢疾杆菌、沙门菌、直肠杆菌、耶尔森菌、空肠弯曲菌等。急性发作时发热、腹痛较明显，粪便检查可分离出致病菌，具有自限性，（病程一般数天至 1 周，不超过 6 周），抗生素治疗有良好效果。

2. 阿米巴肠病 有流行病学特征，果酱样大便，肠镜下病变主要侵犯右侧结肠，也可累及左侧结肠，结肠溃疡较深，边缘潜行，溃疡间的黏膜多属正常。粪便或结肠镜取溃疡渗出物检查可找到溶组织阿米巴滋养体或包囊。血清抗阿米巴抗体阳性。抗阿米巴治疗有效。

3. 肠道血吸虫病 有疫水接触史，常有肝、脾大，粪便检查可发现血吸虫卵，孵化毛蚴阳性，直肠镜检查在急性期可见黏膜黄褐色颗粒，活检黏膜压片或组织病理检查发现血吸虫卵。免疫学检查亦有助于鉴别。

4. UC 与 CD 的鉴别 UC 和 CD 根据临床表现、内镜和组织学特征不难鉴别。临床上前者为结肠性腹泻，常呈血性，口炎与腹部包块少见；后者腹泻表现不定，常有腹痛和营养障碍，口炎、腹部包块与肛门病变常见。内镜与影像学上，前者为直肠受累、弥漫性、浅表性结肠炎症；后者以回肠或右半结肠多见，病变呈节段性、全壁性、非对称性，典型者可见鹅卵石样改变、纵行裂隙状溃疡等。组织学上，前者为弥漫性黏膜或黏膜下炎症，伴浅层的糜烂溃疡；后者为黏膜下肉芽肿性炎症，呈节段性分布或灶性隐窝结构改变，近端结肠偏重等特征。对于结肠炎症性肠病一时难以区分 UC 与 CD 者，临床上可诊断为 IBD 类型待定（IBDU），观察病情变化。未定型结肠炎（IC）为病理检查未能确诊。中性粒细胞胞质抗体（ANCA）与酿酒酵母菌抗体（ASCA）检测，有助于二者的鉴别。

5. 其他 其他感染性肠炎（如真菌性肠炎、出血坏死性肠炎、抗生素相关性肠炎）、缺血性肠炎、放射性肠炎、过敏性紫癜、胶原性结肠炎、白塞病、结肠息肉病、结肠憩室炎以及人类免疫缺陷病毒（HIV）感染合并的结肠病变应和本病鉴别。此外，应特别注意因下消化道症状行结肠镜检查发现的轻度直肠乙状结肠炎不能与UC等同，需认真检查病因，观察病情变化。

6. UC合并艰难梭菌或巨细胞病毒（CMV）感染 重度UC或在免疫抑制药维持治疗病情处于缓解期患者出现难以解释的症状恶化时，应考虑合并艰难梭菌或CMV感染的可能。确诊艰难梭菌感染可行粪便艰难梭菌毒素试验。确诊CMV感染可行肠镜下活检HE染色找巨细胞病毒及免疫组化染色，以及血CMV-DNA定量。

【治疗】★★△△

（一）药物治疗概述

1. 氨基水杨酸类 包括美沙拉嗪或5-氨基水杨酸（5-ASA）和柳氮磺胺吡啶（SASP）。给药方式包括口服片剂、胶囊或混悬液、液体或泡沫状灌肠剂以及栓剂。氨基水杨酸用于诱导轻、中度UC的缓解；也用于UC维持缓解。在疗效方面，5-ASA与SASP至少可达到相似的有效性。SASP最常见的不良反应为头痛、恶心、上腹痛及腹泻（发生率为10%～45%），为剂量依赖性。5-ASA耐受性相对较好，有报道少数患者发生腹泻、头痛、恶心和皮疹。1 g的SASP相当于美沙拉嗪0.4 g，巴沙拉嗪1 g相当于美沙拉嗪0.36 g，奥沙拉嗪1 g相当于美沙拉嗪1 g。活动期UC用药剂量为SASP 3～4 g/d，分次口服，维持治疗剂量一般为控制发作之半，多用2～3 g/d，并同时用叶酸口服。SASP栓剂0.5～1.0 g，每日2次。5-ASA用药采用其相应换算剂量。

2. 糖皮质激素 包括口服泼尼松龙、泼尼松、布地耐德或静脉氢化可的松、甲泼尼龙。局部栓剂、泡沫状或液体灌肠剂包括氢化可的松、泼尼松龙间磺苯酸、倍他米松、布地奈德。用于重度UC，但不用于维持缓解治疗。中度UC口服常用泼尼松30～40 mg/d，分次口服；重度口服泼尼松或泼尼松龙40～60 mg/d，观察7～10 d，亦可直接静脉给药。不良反应包括Cushing综合征、骨质疏松、易感染等。

3. 硫代嘌呤类 包括硫唑嘌呤（AZA）和巯嘌呤（6-MP）。该类药物适用于激素治疗无效或依赖患者。欧美推荐用药剂量为AZA1.5～2.5 mg/（kg·d），我国尚未有共识。有学者认为，对于亚裔人种剂量宜偏小，如1 mg/（kg·d），AZA存在量效关系，剂量不足会影响疗效，剂量太大不良反应风险又不能接受。该药要在用药12～16周才能达到最大疗效，在治疗过程中应根据疗效和不良反应进行剂量调整。临床常用的方案有两种：一是按照当地的推荐，一开始即给予目标剂量，用药中进行剂量调整；二是逐步增量方案，即从低剂量开始，每4周逐步增量，至有效或外周血白细胞计数下降至临界值或达到当地推荐的目标剂量。

严密监测不良反应：不良反应以服药3个月内常见，尤以1个月内最常见。但是，骨髓抑制可迟发，甚至有发生在1年及以上者。用药期间应全程监测定期随诊。我国指南推荐最初1个月每周复查1次全血细胞，第2～3个月每2周复查1次全血细胞，之后每月复查全血细胞，半年后全血细胞检查间隔时间可视情况适当延长，但不能停止。最初3个月每月复查肝功能，之后视情况复查。欧美共识意见推荐使用该药之前检查硫嘌呤甲基转移酶（TPMT）基因型，对基因突变者使用或减量严密监测下使用，但有研究认为该基因型监测在汉族人群中敏感性低，因此具有一定的局限性。

4. 环孢素（CsA） 静脉注射，2～4 mg/（kg·d），该药起效快，短期有效率可达60%～80%，可有效减少急诊手术率，用于重症难治性UC。使用期间需定期监测血药浓度，严密监测不良反应，有效者，待症状缓解改为口服继续使用一段时间，用药持续时间应不超过6个月，逐渐过渡到硫嘌呤类药物维持治疗。用药0周、1周、2周监测血压、全血细胞计数、肾功能及CsA血药浓度（目标值100～200 ng/ml），之后每个月监测1次。开始治疗之前建议检测胆固醇和血镁浓度。轻度不良反应有震颤、感觉异常、不适、头痛、肝功能异常、牙龈增生、多毛症，严重并发症有肾功能损害、感染和神经毒性。

5. 生物制剂 目前我国最常用的生物制剂为英夫利昔单抗（IFX），可用于激素及免疫抑制药无效或激素依赖或不能耐受上述药物治疗，其疗效已获国外多研究证实，目前我国SFDA尚未批准IFX治疗CD的适应证。有研究表明，对于重症UC，CsA和IFX可以互为“拯救”治疗方案。具体用法可参见CD治疗。

（二）溃疡性结肠炎的药物治疗

对于初发患者，从国情出发，应认真排除各种“有因可查”的结肠炎，对疑诊病例可按本病治疗，进一步随诊，但建议先不用糖皮质激素。

治疗方案取决于疾病活动度和疾病范围。疾病活动度最好用临床活动指数（推荐 Truelove & Witts 活动指数）进行客观评估。治疗目标是诱导并维持临床缓解及黏膜愈合，防治并发症，改善患者生存质量。

应遵循综合性、个体化处理原则，包括营养治疗、支持治疗、心理治疗及对症处理；内、外科医师共同会诊以确定内科治疗的限度和进一步处理的方法。

在讨论不同的治疗方案并考虑患者的意见后，活动性左半结肠或广泛性 UC 必须用口服氨基水杨酸或糖皮质激素治疗，以使症状迅速缓解。远段 UC 治疗方案选择中，患者喜好对治疗影响较广泛性结肠炎大。局部治疗的剂型须根据近端炎症累及的范围（栓剂用于直肠乙状结肠连接部病变，泡沫或液体灌肠剂用于更近端部位的病变）和患者喜好（塞入或灌肠）决定。活动性远段结肠炎应该局部美沙拉嗪或局部糖皮质激素联合口服美沙拉嗪或口服糖皮质激素治疗，以使症状迅速缓解。重度溃疡性结肠炎必须由胃肠病学家与结直肠外科医师联合处理。必须不断告知患者治疗情况和预后，包括 25 %～30 % 的机会需要结肠切除。

1. 活动期治疗

（1）轻度 UC：SASP 或相当剂量的 5-ASA 是有效的一线治疗。对于病变分布于远段结肠者可用 SASP 或 5-ASA 栓剂，局部美沙拉嗪或口服美沙拉嗪单独应用均有效，但效果较联合应用差，因此联合应用是恰当的。SASP 比新的 5-ASA 制剂有更高的不良反应发生率。SASP 对选择性患者如那些伴有反应性关节炎者，可能有益。

（2）中度 UC：可用上述剂量水杨酸制剂治疗，口服水杨酸制剂或局部糖皮质激素联合治疗反应不佳者改口服糖皮质激素，如泼尼松 40 mg/d。局部用药可作为辅助治疗。泼尼松龙应根据疾病严重程度和患者应答逐渐减量，一般在 8 周以上。减量太快与早期复发相关 。不希望长期应用糖皮质类固醇激素（以下简称激素）治疗。激素依赖或应用激素治疗无效患者，应用硫唑嘌呤 1.5～2.5 mg/（kg · d）或巯嘌呤 0.75～1.5 mg（kg · d）治疗 。上述药物均无效或不能耐受时，可考虑使用 IFX。

（3）远段结肠炎的治疗：对病变局限在直肠或直肠乙状结肠者，强调局部用药（激素或美沙拉嗪），病变局限在直肠者用栓剂、局限在直肠乙状结肠者用灌肠剂，口服与局部联合应用疗效更佳 。

（4）重度 UC：一般病变范围广，病情发展变化较快，处理要及时，给药剂量要足。对联合口服最大剂量美沙拉嗪和（或）激素，加用或不加局部治疗均无应答者，或按照 Trudlove & Witts 标准属重度 UC 的患者，必须接受静脉强化治疗。监测脉率、排便频率、C 反应蛋白和腹部 X 线片有助于识别需要结肠切除者。必须与处理 UC 有专长的外科医师保持密切联系。急性起病的 UC 有时与感染性结肠炎难以鉴别，但激素治疗不必等待至粪便微生物检查结果出来后实施。重度 UC 治疗措施如下。

1）一般治疗：每天体格检查，评估腹部压痛、反跳痛。恰当的内、外科联合处理。每天记录 4 次生命体征，如有恶化，增加记录次数。以图表记录大便次数和特征，包括有无血便和粪便性状。每 24～48 小时检测全血细胞计数、红细胞沉降率、C 反应蛋白、血清电解质、白蛋白和肝功能试验。如果有结肠扩张（横结肠直径为 5.5 cm），每天摄腹部 X 线片；如果没有结肠扩张，但临床症状恶化，进一步的摄片评估必须降低结肠扩张标准。静脉补充液体和电解质，纠正和防止脱水或电解质失衡，输血维持血红蛋白＞100 g/L 。如果患者营养不良，应给予营养支持（肠内或肠外途径）。大便培养排除肠道细菌感染，检查是否合并艰难梭菌及 CMV 感染，如有则做相应处理。对中毒症状明显者可考虑静脉用广谱抗生素。抗胆碱药、止泻药、非甾体抗炎药（NSAID）和阿片类药有促发结肠扩张的危险，应停用。

2）静脉给予激素：氢化可的松 300～400 mg/ d 或甲泼尼龙 40～60 mg/ d。更大剂量激素不能增加疗效，但较低剂量则疗效下降。局部治疗（激素或美沙拉嗪）如能耐受就应保留，虽然在急性重度 UC 中的研究有限。已口服氨基水杨酸类药物者应继续服用，虽然在重度 UC 中研究有限。

3）需转换治疗的判断及转换治疗方案的选择

A. 需要转换治疗的判断：在静脉足量激素治疗约 5 d 仍然无效，应转换治疗方案。所谓“无效”除看排便频率和血便量外，宜参考全身状况、腹部体检及血清炎症指标进行判断。判定的时间点亦应根据病情严重程度和恶化倾向，可适当提早（如 3 d）或延迟（如 7 d），但应牢记，不恰当的拖延势必大大增加手术风险。

B. 转换治疗方案的选择：量大选择，一是转换药物的所谓“拯救”治疗，依然无效才手术治疗；二是立即手术治疗。① CsA，静脉使用，起效快，可有效减少急诊手术率，有效者，待症状缓解改为口服继续使用一段时间（＜6 个月），逐步过渡到硫唑嘌呤类药物维持治疗；治疗 4～7 d 无效者，应及时转手术。② IFX，有研究表明，对于重症 UC，疗效可能与 CsA 相似。③立即手术治疗。在转换治疗前应与外科医师和患者密切沟通，以权衡先予“拯救”治疗与立即手术治疗的利弊，视具体情况决定。对中毒性巨结肠者一般宜早期手术。

2. 维持缓解　除轻度初发病例、很少复发且复发时为轻度而易于控制者外，UC 患者均应接受维持治疗，以降低复发危险性。一般对所有患者都推荐终身维持治疗，特别是左半结肠或广泛性 UC 和 1 年复发 1 次以上的远段结肠炎患者。对不愿服药且缓解已 2 年的远段结肠炎患者，停药可能是合理的。然而，有证据显示维持治疗可降低结直肠癌发生的危险性。UC 维持缓解的治疗如下。

（1）可考虑口服美沙拉嗪 1～2 g/d 或其他 5-ASA 或 SASP 作为一线治疗。SASP 2～4 g/d 比新的 5-ASA 药物不良反应发生率更高。SASP 对选择性患者，如那些伴有反应性关节炎者，可能有益。局部氨基水杨酸用药可用于口服或不口服用药的远段结肠炎患者，患者对局部用药抱怨少。所有剂型的氨基水杨酸类药物都与肾毒性有关，可为特发性，也有部分与剂量相关。肾毒性反应罕有发生，但已有肾疾病患者危险性增加。间断检测肌酐是明智的（可 1 次 / 年），虽然没有证据显示监测是必要和有效的。如果肾功能损害，氨基水杨酸类药物须停用。我国共识意见推荐氨基水杨酸的维持治疗疗程为 3～5 年或更长，部分国外指南推荐终身维持治疗。

（2）硫唑嘌呤 1.5～2.5 mg/（kg·d）或巯嘌呤 0.75～1.5 mg/（kg·d）对 UC 维持缓解有效。然而，考虑到其毒性，必须在足够剂量的氨基水杨酸药物治疗仍频繁复发或不能耐受 5-ASA 治疗的患者才给予。

3. 英夫利昔单抗　以 IFX 诱导缓解后继续 IFX 维持，用法参考 CD 治疗。

AZA 或 IFX 维持治疗的疗程未有共识，视患者具体情况而定。

溃疡性结肠炎治疗方案方案简单总结见表 10-19。

表 10-19　UC 治疗方案简单总结

	远段 UC	广泛 UC
轻度	直肠或口服 5-ASA，直肠 GCS	口服 5-ASA
中度	直肠或口服 5-ASA，直肠 GCS	口服 5-ASA
重度	口服或静脉 GCS，直肠 GCS	口服或静脉 GCS，静脉 CsA 或 IFX
顽固性	口服或静脉 GCS 加 AZA 或 6-MP	口服或静脉GCS/ IFX，加AZA或6-MP
缓解期	直肠或口服 5-ASA，口服 AZA 或 6-MP	口服 5-ASA，口服 AZA 或 6-MPIFX

注：5-ASA：氨基水杨酸；GCS：糖皮质激素；AZA：硫唑嘌呤；6-MP：巯嘌呤；CsA：环孢素；IFX：英夫利昔单抗

（三）溃疡性结肠炎的手术治疗

药物强化治疗无应答的 UC 应建议手术。最好由胃肠病医师和结直肠外科医师与患者共同做出手术决定。其他情况如异型增生、积极内科治疗无效的重度 UC、药物治疗不佳或药物不良反应已严重影响生存质量者，都应该就选择手术治疗的问题进行商议。

1. 需要手术的 UC 患者最好在外科医师和胃肠病学家共同关心下治疗。应该与需要择期手术的 UC 患者讨论所有手术方式，包括回肠肛门袋的适当位置。

2. 术前必须由擅长于造口治疗的临床结直肠护理专家执行商议和造口部位标记。UC 患者剖腹探查通常采用中间切口。

3. 重度 UC 选择次全结肠切除，保留一长段直肠，将其整合入腹部切口下端或将其取出做成黏液瘘管，以利于今后直肠切除和并将腹腔内裂开的危险性降至最低。有脓肿存在和营养不良时不必进行一期吻合。

（四）结肠癌的监测

结肠镜检查监测 UC 的价值仍有争议。重要的是要与每位患者讨论他们发生结肠癌的风险，鉴别异型增生的意义、监测的局限性（可能遗漏异型增生）、虽小但确实存在的结肠镜检查风险等。考虑了患者的意见，共同制订恰当的监测方案。

1. 建议 UC 患者 8～10 年后进行结肠镜检查，重新评估病变范围。如为 E3 型，则从此隔年肠镜复查，达 20 年后每年肠镜复查；如为 E2 型，则从起病 15 年开始隔年肠镜复查；对于 E1 型，我国共识意见认为无须肠镜监测，欧洲指南推荐仍需每 5 年进行一次内镜随访。

2. 肠黏膜活检。全结肠每隔 10 cm 随机活检 4 块，可疑病变区额外取活检。也可以采用色素内镜＋靶向活检方法提高病变识别准确性。

3. 患者一级亲属 50 岁以下结肠癌家族史、过去 5 年内发现肠道狭窄或异型增生、伴有严重活动性炎症的广泛性结肠炎、合并原发性硬化性胆管炎均为高危因素，建议每年进行一次肠镜监测。

4. 如果发现癌变、平坦黏膜上的高度异型增生，病理活检应由第 2 位胃肠病理学家复核，如果证实是异型增生，通常建议患者做结肠切除。平坦黏膜上的低度异型增生可行全结肠切除或随访 3～6 个月，如仍为同样改变亦应行全结肠切除。隆起型肿块上发现的异型增生，而不伴有周围平坦黏膜上的异型增生，可给予内镜下切除，之后密切随访，如无法行内镜下切除则行全结肠切除。

（何晋德　王智峰　陈　宁　刘玉兰）

第7节　缺血性肠病

【概述】★△

缺血性肠病亦称缺血性肠炎，是一组因小肠、结肠血液供应不足导致的不同程度的肠壁局部组织坏死和一系列症状的疾病，可分为急性肠系膜缺血（acutemesenteric ischemia，AMI）、慢性肠系膜缺血（chronic mesenteric ischemia，CMI）和缺血性结肠炎（ischemic colitis，IC）。凡全身循环动力异常，肠系膜血管病变及其他某些全身性或局部疾病引起肠壁血管血流量减少，不能满足肠管的需要致肠壁缺血时，均可发生本病。因此，本病常在一些疾病基础上发生，最多见于心脑血管疾病，如高血压、冠状动脉粥样硬化性心脏病、动脉粥样硬化、糖尿病等，但也可能表现为特发性。

【流行病学】★△

缺血性肠病可发生于各个年龄段，尤其好发于50岁以上的中、老年人，国外研究表明，急诊监护病房每1000例患者中就有1例AMI患者，我国90% IC患者为老年患者（≥60岁）。国内报道发病率无明显性别差异，在国外由于很多老年女性长期服用雌性激素，女性发病率明显高于男性。

静息状态上胃肠道动脉血流量占心排血量的10%，运动或进餐后消化道血流量变化较大。引起本病的主要病理基础是局部血管病变、血流量不足或血液的高凝状态。危险因素包括心力衰竭、心律失常、心房颤动、各种原因所致的休克、动脉血栓形成、机械性肠梗阻等。医源性因素有动脉瘤切除术、主动脉手术、冠状动脉旁路移植术、肠切除术、肠镜、钡剂灌肠、妇科手术等；药物因素有可卡因、达那唑、地高辛、雌激素、苯异丙胺、利尿药、非甾体抗炎药等，均可导致缺血性肠病发生。

【解剖学】★★★△△△

缺血性肠病可发生于小肠及结肠的任何肠段，多见于左半结肠，尤其以脾曲、降结肠、乙状结肠为主，约占80%，偶见坏死性直肠炎。

（一）肠道的血液供应

肠道的血液供应主要来自肠系膜上动脉和肠系膜下动脉，十二指肠的血供由腹腔动脉的分支胰十二指肠上动脉和肠系膜上动脉的分支胰十二指肠下动脉共同完成。小肠的血供来自肠系膜上动脉发出的10～15条小动脉，这些小动脉在肠系膜中反复分支，在系膜缘处吻合成血管弓，由弓上再分支至小肠壁，穿过肌层至黏膜下层形成疏散的动脉网，由这些再分细支穿透黏膜肌层至黏膜层形成密集的动脉网，向小肠腺周围及绒毛内发出细支形成丰富的毛细血管网。肠系膜上动脉还分出回盲动脉、右结肠动脉和中结肠动脉分别供应盲肠、升结肠和横结肠，肠系膜下动脉分出左结肠动脉、乙状结肠动脉和直肠上动脉。中结肠动脉和左结肠动脉在脾曲处相吻合，该处称Griffiths点，此点的血管常发育不全或缺如，故而缺血好发于此。直肠下段的血供由髂内动脉的分支直肠下动脉完成，并向上发出分支与直肠中动脉相吻合。上述各支结肠动脉逐级分支在结肠系膜缘相互吻合成动脉弓，由此发出直动脉进入结肠壁，由于进入结肠的小动脉多为终末动脉，在管壁内的血管网明显不如小肠丰富，因此结肠更容易发生缺血。

小肠和结肠的静脉与同名的动脉伴行，分别注入脾静脉、肠系膜上静脉、肠系膜下静脉而达门静脉。除这些静脉之间有吻合支相通外，还与体循环的静脉有侧支相通。直肠的静脉于直肠壁内和直肠周围形成丰富的静脉丛，齿状线以上的静脉丛向上反流入肠系膜下静脉，齿状线以下的静脉汇入髂内静脉。因此，正常情况下，极少发生静脉栓塞或血栓形成。

（二）肠系膜血液循环的调节

肠系膜的血液循环主要通过3种方式进行调节。

1. 内源性或局部血流调节　主要见于动脉跨壁压或组织氧含量改变时，发生相应的变化以维持适当的血流和供氧。如出现短暂性动脉受阻或进食时都会发生血管扩张。

2. 外源性神经调节　肠系膜血管同样亦受源自

内脏神经的节后交感神经支配，刺激这些神经纤维，会引起小动脉或动脉收缩而减少肠管血液供给，若继续刺激，则发生部分或完全性血管扩张而使血流恢复正常。

3. 内、外源性理化因子调节　引起肠道血管阻力增加的因素包括 α 受体激动药、血管加压素、血管紧张素Ⅱ、前列腺素 E_2 及洋地黄等。能够引起血管扩张的物质包括 β 受体激动药、前列原素 E_2、罂粟碱、硝酸甘油、钙离子拮抗药、肠道激素如肠促酶肽、胃泌素及血管活性肠肽等。

腹腔内消化系统脏器的微循环受下列因素调控：①作为阻力性血管的小动脉，是决定局部肠系膜血流的最重要因素；②毛细血管前括约肌，是决定毛细血管充盈状态的决定性因素。

肠缺血也可以见于没有解剖性血流梗阻的缺氧或低心排血量状态，即非梗阻性肠梗死。据推测，可能的形成原因包括：①超氧化阴离子作用。②对抗细菌毒素或肠腔内膜蛋白酶的保护性因子——小肠黏膜细胞刷状缘的糖蛋白成分的丧失。③肠黏膜绒毛末端的微小血管相互交通而造成氧分流。

【病因】★★★△△△

引起肠道缺血的原因很多，主要包括血管阻塞性缺血、非血管阻塞性肠缺血和肠腔细菌感染性缺血这 3 个方面。

（一）血管阻塞性缺血

1. 动脉粥样硬化　是引起肠缺血的最常见病因，病变动脉的横径缩小至正常的 2/3 以下时，就会出现缺血的症状。动脉粥样硬化发生于较大的血管，在肠系膜上动脉最常发生于腹主动脉开口的 2 cm 以内，也是血栓的好发部位，肠系膜下动脉老年人常易发生粥样硬化闭塞，但由于侧支血供丰富，故很少有症状。供应肠道黏膜及黏膜下的小血管，随着年龄的增长而管腔变小，这些小血管也可因炎症而闭塞，导致溃疡性小肠结肠炎、局限性溃疡，极易诱发肠穿孔。

2. 肠系膜上动脉栓塞及血栓形成　由于肠系膜上动脉管腔较粗，从腹主动脉发生的角斜行，因此由于二尖瓣狭窄伴心房颤动、细菌性心内膜炎、心肌梗死、动脉粥样硬化的栓子脱落的各种栓子易进入肠系膜上动脉发生急性梗死。栓子来源大多为心房颤动或近期内心肌梗死者，也可来自人工瓣膜或心脏旁路移植术后，其他如动脉瘤内栓子或有溃疡形成的动脉斑块脱落及主动脉病变引起较少见。

3. 肠系膜上静脉血栓形成　继发性病因包括肝硬化、脾大、门静脉高压造成的肠系膜上静脉血流滞缓、手术创伤、腹腔化脓性感染等，某些药物造成的高凝状态也可导致血栓形成，常见药物包括可卡因、麦角胺、雌激素、苯丙胺、洋地黄、加压素以及口服避孕药等。静脉的阻塞多与血液处于高凝状态有关，如真性红细胞增多症、夜间阵发性血红蛋白尿以及口服避孕药物等。

（二）非血管阻塞性肠缺血

约占 50%，其发生与肠壁血流的急剧减少有关，75% 是由于心排血量的减少所致，这大多由于体循环紊乱引起，如心力衰竭、心肌梗死、休克、大出血、败血症、心律失常、严重脱水、血管收缩药物或强心药物过量。缺血的发生：一方面由于休克时内脏血管床要关闭 20%，以保证重要脏器供血；另一方面，交感神经及儿茶酚胺可使内脏小动脉括约肌受收缩，使肠壁血流迅速减少而使肠壁缺血。肠道血流量不仅下降早，而且恢复慢，即使在心排血量正常的情况下肠道仍处于缺血状态，这个现象提示肠道缺血除了血容量减少的因素外，还存在血管痉挛的机制，但确切的机制尚不清楚。

（三）肠腔细菌感染性缺血

除上述两个因素外，肠道的细菌在发病过程中起一定作用。肠道的一个重要特点是肠腔内有致病菌存在。不论哪种原因的肠缺血，都会使肠黏膜的防御能力降低，从而细菌得以侵入肠壁，形成急性炎症，甚至坏死、穿孔。现认为“假膜性肠炎”“急性坏死性肠炎”“急性出血性肠炎”等名称虽不同，但可能都和肠缺血及细菌的作用有关。实验研究表明，如用抗生素加以保护，血管阻塞性肠缺血后，动物不产生休克或避免产生不可逆的休克，说明在肠缺血性病患中，细菌是一个重要的致病因素。

【病理学】★★★△△

缺血性肠病可发生于全肠道，以左半结肠多见。Reeders 认为近 80% 发生于脾曲、降结肠和乙状结肠。病理变化因缺血的程度和病程发展阶段的不同而表现不一。Marson 按病程将其分为缺血期、修复期和狭窄期。在缺血的急性期肉眼可见肠腔积液扩张，肠壁因水肿出血变厚，黏膜面出现不规则形褐色瘀斑、出血灶，黏膜片状坏死脱落，显微镜下见到上皮细胞坏死，黏膜固有层出血、水肿、中性粒细胞浸润，黏膜下层毛细血管扩张，小静脉内血栓形成。修复期肉眼见大小不一的溃疡，多位于系膜的对侧，溃疡纵行或匍行性，溃疡深者修复后形成瘢痕，常引起肠腔狭窄，有时因腺体增生过度形成假息肉。显微镜下见坏死残留的腺体出现增生，溃疡基底见丰富的毛细血管，浆细胞和淋巴细胞浸润，如累及肌层可见肌细胞质空泡形成和核固缩现象。狭窄期肠腔缩窄，肠壁增厚僵直，镜下见黏膜腺体结构不完整，大量纤维增生。

【临床表现】★★★△△△

缺血性肠病的临床表现与病因、缺血的范围和程度、侧支循环状况有关。

（一）急性肠系膜缺血

起病急，早期无特异表现，病死率高。多见于60岁以上的老年人，以男性为主，常伴有心血管基础疾病，如器质性心脏病合并心房颤动，也可见于长期口服避孕药或某些青年患者。腹痛为最突出表现，突发性剧烈绞痛或持续性钝痛，程度轻重不等，定位不确切，可局限或弥漫。缺血后肠功能紊乱，可导致恶心、呕吐、嗳气、腹胀、腹泻等胃肠道症状。在急性肠系膜上动脉栓塞患者，有学者提出剧烈急腹痛、器质性心脏病和强烈的胃肠道排空症状（恶心、呕吐、腹泻等）三联症。约75%患者粪便隐血试验阳性，15%患者可伴有血便，大多出现于腹痛后24 h；部分患者可出现肠梗阻；部分重症患者可出现溃疡及穿孔。体格检查在疾病早期与腹痛的程度不成比例，早期腹痛剧烈而查体可无明显异常，随着疾病进展出现发热、心率加快、血压降低、腹胀、腹部叩诊鼓音、肠鸣音减弱、腹部压痛、反跳痛及肌紧张等。

（二）慢性肠系膜缺血

典型症状为餐后腹痛、厌食和体重减轻。主要表现为反复发生的与进食有关的腹痛，为脐周钝痛或突发性绞痛，程度不一，多位于左下腹，多发生于餐后15～30 min，1～2 h达高峰，随后腹痛逐渐减轻，蹲坐位或卧位可使部分患者腹痛缓解。疾病早期或轻度肠系膜梗阻，少量进食不会诱发腹痛，疾病晚期或严重肠系膜梗阻者腹痛加剧、持续时间延长，少量进食即可诱发腹痛。随着腹痛的频率增加和程度加重，患者出现厌食而限制进食量及次数，可导致消瘦。部分患者可有恶心、呕吐、腹胀、低热等。吸收不良者可发生脂肪泻。体格检查发现患者消瘦、营养不良，腹部体征与症状不相符，即使是在严重腹痛发作时，腹部压痛轻微而无肌紧张及反跳痛。大多数患者有心、脑或周围动脉粥样硬化的体征。

（三）结肠缺血

2/3以上的患者有腹痛，因病变多累及左半结肠，腹痛多位于左下腹，为突发性绞痛，轻重不一，进食后加重。腹痛多伴有便意，部分患者可在24 h内排出与粪便相混合的红色或暗红色血液。其他症状有厌食、恶心、呕吐、低热等。体格检查发现左下腹轻中度压痛、腹胀、低热、心率加快，粪便隐血试验呈阳性。发生肠梗死时可有压痛、反跳痛、腹肌紧张等腹膜炎的体征。肠鸣音开始亢进，随后逐渐减弱甚至消失。

【辅助检查】★★★△△△

（一）实验室检查

大多数患者外周血白细胞增多（10～30）$\times 10^9$/L，红细胞沉降率增快（20～100 mm/h），可出现血清转氨酶（ALT、AST）、肌酸激酶（CK）、乳酸脱氢酶（LDH）、碱性磷酸酶（ALP）增高，腹水淀粉酶增高及代谢性酸中毒。但血清酶和生化指标对AMI的诊断缺乏特异性。粪便检查可见红细胞和脓细胞，隐血试验阳性，但培养无致病菌生长。据报道，D-二聚体升高对诊断有一定意义，但其升高程度与病情严重程度的关系仍需进一步研究。

（二）肠镜检查

肠镜检查是缺血性结肠炎的主要诊断方法。镜下表现为黏膜充血、水肿、瘀斑，黏膜下出血，黏膜呈暗红色，血管网消失，可有部分黏膜坏死，继之黏膜脱落、溃疡形成，病变部与正常肠段之间界限清晰，一旦缺血改善，其症状消失快，病变恢复快，即“两快”，亦是与其他炎性、非特异性肠炎相鉴别的关键之一。病理组织学黏膜下层有大量纤维素血栓和含铁血素细胞为此病特征。需要注意的是，缺血性肠病内镜下表现多种多样，尤其对于CMI并无诊断意义，但可以帮助排除其他肠道疾病，因此，需结合病史综合判断。

（三）选择性血管造影

选择性动脉造影有助于发现病变部位和范围，是AMI诊断的金标准，并且可在诊断的同时直接进行血管内药物灌注治疗和介入治疗。阳性征象为①非血管阻塞性肠系膜缺血：主动脉没有阻塞，其中小分支可存在节段性狭窄。肠系膜动脉主干和分支呈弥漫性痉挛或分支的节段性痉挛，如果给予罂粟碱解痉处理，则立即可见血管管径扩张。②栓子：肠系膜上动脉内的圆形充盈缺损，伴远端血管完全或次全闭塞。③血栓形成：常在肠系膜上动脉起始处，可见血管突然中断，可伴有反应性血管收缩，管径普遍变细。④肠系膜静脉血栓形成：表现为门静脉-肠系膜静脉系统发生闭塞，伴有血管腔内充盈缺损或静脉侧支形成。需要注意的是，对于选择性血管造影正常者，不能除外非闭塞性血管缺血。

（四）X线检查

X线检查是AMI最基本的检查。多数病例腹部X线片早期可见局限性痉挛，随后见肠腔积气，节段性扩张，病变肠段结肠袋消失，但无特异性；部分患者可见类似小肠Kerckring皱襞样的横嵴，后者为本病的特征性X线征象之一。钡剂灌肠检查早期可见特征性的多发息肉样充盈缺损，称为“指压痕”征，为增厚的肠壁黏膜下水肿所致。病变发展后期，可由于黏膜下水肿、皱襞增厚等原因致使肠管僵硬似栅栏样；同时肠腔内钡剂充盈形成扇形边缘。溃疡形成后，可见黏膜粗糙，呈齿状缺损。钡剂检查可能加重肠缺血甚至引起肠穿孔，腹膜刺激征阳性患者禁忌钡剂检查。

（五）超声检查

可显示腹腔动脉、肠系膜上动脉、肠系膜下动脉和肠系膜上静脉的狭窄和闭塞；脉冲多普勒超声能测定血流速度，对血管狭窄诊断价值较高。其他征象还包括肠壁增厚、腹水、膈下积气、门静脉-肠系膜静脉内积气。

（六）计算机体层摄影术检查

CT增强扫描和CT血管成像（computer tomography angiography，CTA）可观察肠系膜动脉主干及其二级分支的解剖情况，但对观察三级以下分支诊断价值有限。AMI直接征象为肠系膜上动脉不显影、腔内充盈缺损，平扫可为高密度（亚急性血栓）；间接征象有肠系膜上动脉钙化，肠腔扩张、积气、积液；门静脉-肠系膜静脉内积气、肠系膜水肿、肠壁增厚。CMI直接征象为动脉狭窄、动脉不显影、腔内充盈缺损等；间接征象有血管壁钙化、侧支形成、肠腔扩张、肠系膜水肿、肠壁增厚。

（七）磁共振成像检查

可显示肠系膜动、静脉主干及主要分支的解剖，但对判断狭窄程度有一定假阳性率。MRI对判断血栓的新旧、鉴别可逆性和不可逆性肠缺血有很高的价值。

【诊断】★★★△△△

由于缺血性肠病临床表现差异很大，且无特异性，尤其是疾病的早期或轻症患者，早期诊断较困难。因此，对凡具有危险因素的患者，如高血压、冠状动脉粥样硬化性心脏病、动脉硬化、心力衰竭和心房颤动等疾病，一旦出现腹痛持续>2 h，尤其是症状与体征不相称，即应考虑本病，争取早期诊断和早期治疗。如粪便隐血试验阳性或血便、外周血白细胞升高等对诊断有一定帮助，如出现剧烈腹痛、急腹症或休克体征须警惕有无肠坏死、穿孔。对可疑患者必要时可行血清酶学、内镜、CT、MRI、血管造影及彩色多普勒等检查协助明确诊断。肠黏膜组织病理学检查以缺血性改变为主要特点，如伴有血管炎、血栓形成及血管栓塞病变者即可确诊。

【鉴别诊断】★★★△△△

本病主要与各种功能性胃肠病、炎症性肠病、憩室炎、急性细菌性肠炎、肠结核、肠型白塞病、结肠癌、肠道恶性淋巴瘤以及胃肠道穿孔等原因引起的急腹症相鉴别。提高对本病的认识和警惕性有助于早期诊断和减少误诊。

1. 炎症性肠病 有时鉴别诊断较困难。缺血性肠病多见于中、老年人，具有症状消失快、内镜下病变恢复快的特点，缺血性肠炎结肠镜下病变黏膜和正常黏膜境界清楚，活检后出血少，溃疡为纵行，多沿肠系膜侧分布，罕见炎性息肉和肉芽肿形成是本病内镜下表现的主要特征，有助于鉴别诊断。溃疡性结肠炎和克罗恩病多见于中、青年人，前者表现为浅溃疡，病变分布连续，多累及直肠，病程长者可伴有炎性假息肉形成；后者则为节段性改变，溃疡为纵行，可见铺路卵石征，病程较长，病变反复发作，活检可见非干酪样肉芽肿改变。

2. 肠道恶性肿瘤 如结肠癌、淋巴瘤等，多见于中、老年人，内镜下可见肿物或溃疡形成，可伴或不伴有肠腔狭窄，病理组织学检查有确诊意义，对于病理组织学检查阴性而临床高度怀疑恶性的患者需反复活检。

3. 消化性溃疡急性穿孔 有典型的溃疡病史，腹痛突然加剧、腹肌紧张，肝浊音界消失，X线透视下见膈下有游离气体。对怀疑有穿孔的患者，肠镜等侵入性检查须非常慎重。

4. 急性胰腺炎 可表现为急性上腹痛、恶心、呕吐、发热，患者往往呈弯腰屈膝位，可见血淀粉酶、尿淀粉酶明显升高，CT 下典型表现可帮助确诊。

【治疗】★★★△△△

（一）内科治疗

1. 一般治疗 对怀疑缺血性肠病的患者需禁食，必要时可行胃肠减压、静脉营养支持。密切观察血压、脉搏、尿量，必要时监测中心静脉压或肺毛细血管楔压。

2. 原发病的治疗 纠正心力衰竭和心律失常，补充血容量，同时尽可能避免使用血管收缩药、洋地黄类药物，肠缺血症状加重，诱发或加速肠管坏死；慎用肾上腺糖皮质激素，以免坏死的毒素扩散和促发肠穿孔。

3. 抗凝血、抗血小板及溶栓治疗 对于 AMI，急性期可采用抗血小板治疗，可用阿司匹林 200～300 mg/d 或氯吡格雷 150～300 mg/d，应密切观察，防止出血。对于肠系膜静脉血栓形成患者，确诊后尽早使用尿激酶 50 万 U，静脉滴注，每天 1 次，溶栓治疗；肝素 20 mg，静脉滴注，每天 6 小时 1 次，抗凝血治疗，疗程为 2 周；抗凝血治疗不能溶解已形成的血栓，但可以抑制血栓蔓延，配合机体自身的纤溶系统溶解血栓。使用过程中要注意出血倾向，监测出、凝血功能以便随时调整剂量。对肠系膜动脉血栓形成或栓塞是否应用抗凝血治疗尚有争议，因为应用肝素抗凝血治疗可引起肠道出血。

4. 扩血管药及其他 目的在于解除血管痉挛，AMI 一经诊断应立即用罂粟碱 30 mg 肌内注射，继以 30～60 mg/h 速度用输液泵静脉输注，每日 1～2 次，疗程为 3～7 d，少数患者可用至 2 周，同时尽可能避免使用血管收缩药、洋地黄类药物以防止肠穿孔。对于 CMI，可采用丹参 30～60 ml 加入葡萄糖注射液 250～500 ml 中静脉滴注，每天 1～2 次，可减轻症状，或右旋糖酐 -40 500 ml，静脉滴注，每 6～8 小时 1 次，以促进侧支循环形成。

5. 抗生素的使用 AMI 患者血培养阳性的比例高，应早期使用抗生素以防肠缺血症状加重，避免坏死毒素扩散，抗菌谱应覆盖需氧菌及厌氧菌，尤其是抗革兰阴性细菌抗生素，常用喹诺酮类和甲硝唑，严重感染者可用第 3 代头孢菌素。

（二）介入治疗

对于肠系膜上动脉主干阻塞、无明确肠管坏死证据、血管造影能够找见肠系膜上动脉开口者，可考虑首先采用介入治疗，如介入治疗成功（完全或大部分清除栓塞）、临床症状缓解，可继续保留导管溶栓、严密观察。如果经介入治疗后症状无缓解，即使溶栓成功，也可考虑手术治疗。溶栓治疗可引起消化道出血的并发症，治疗中应引起重视。介入治疗的禁忌证包括：①在就诊时已有肠坏死的临床表现；②导管不能找见肠系膜上动脉开口者；③存在严重动脉纡曲、合并腹主动脉瘤 - 肠系膜上动脉瘤，预期操作难度大、风险高、技术成功率低等情况；④肾功能不全者，因介入治疗后预后较差而为相对禁忌证。

（三）外科治疗

非血管阻塞性肠缺血，一旦出现腹膜炎的体征，必须及时进行手术探查。手术主要是判断肠管组织活力，可通过观察肠管色泽、动脉搏动和肠蠕动的情况来判断。对已经坏死的肠管，如果仅局限在某一段肠管，可以做肠管切除。对于可疑的坏死肠管，可暂时予以保留，经 12～24 h 的药物灌注后再判断，以便决定是否做肠管切除。如果肠管已广泛坏死，手术切除常常没有可能性。老年人肠系膜血管阻塞的诊断一旦确立，则要考虑剖腹探查术。术中可以根据肠袢的色泽和肠系膜动脉的搏动来判断栓子栓塞和血栓形成，然后再采取不同的手术方式。手术方式有：①肠系膜上动脉切开取栓术；②肠系膜上动脉远端与右髂总动脉侧 - 侧吻合术；③动脉移位手术；④血管移植动脉搭桥手术。手术禁忌证包括：①年老体弱合并严重的心、脑、肺血管疾病及重要脏器功能障碍不能耐受手术，同时未发现肠坏死迹象者；②动脉造影显示主动脉、肠系膜上动脉和腹腔干动脉病变广泛，预计手术效果差者。

【预后】★△

预后取决于病变范围和并发症情况。轻症多为一过性、可逆性，恢复较快，缺血仅累及黏膜层和黏膜下层，预后良好。重症患者经积极处理，约 50% 的患者症状可在 24～48 h 缓解，1～2 周后结肠病变愈合，严重者可能需 1～6 个月的时间修复。部分可发生急、慢性不可逆损害或由急性期很快发展成肠坏死甚至腹膜炎或广泛中毒性结肠炎，或溃疡延迟不愈合进入慢性期，甚至穿孔或肠管狭窄者，须手术治疗，甚至死亡。

（王新颖　刘思德　何美蓉　姜　泊）

第8节 肠易激综合征

肠易激综合征（irritable bowel syndrome，IBS）是一种功能性肠病，其反复发作的腹痛与排便相关或伴随排便习惯的改变，可合并腹胀等其他症状。

【流行病学】★△

IBS全球总体患病率约为11.2%（95%*CI*，9.8%～12.8%），并且有逐年增加的趋势。我国普通人群IBS患病率因地域、调查方法、调查对象和诊断标准不同有较大差异。广东省社区人群符合Manning标准的IBS标化患病率为11.5%，符合罗马Ⅱ标准的IBS标化患病率为5.67%。上海社区符合罗马Ⅲ标准的IBS患病率为13.1%。女性IBS患病率略高于男性；各个年龄段均有发病，但中、青年更为常见，50岁以上人群患病率有所下降。IBS患病率的高低与患者受教育程度、职业、收入等有一定的关系。IBS因频繁就诊、高治疗费用、生活质量下降等，造成巨大的经济和社会负担。IBS的发病除与性别、年龄有关外，还与遗传、早期生活事件、精神心理因素、胃肠疾病史、饮食因素和药物因素等有关。

【病因及发病机制】★★△△

IBS的病因和发病机制尚未完全阐明，目前认为是多种因素共同作用的结果，包括胃肠动力异常、内脏感觉高敏、肠道黏膜通透性增高、肠道免疫功能异常、肠道菌群失调和脑-肠轴功能异常等。

1．胃肠动力异常 IBS发病机制归因于胃肠动力异常是因为动力加快可引起腹泻，动力减慢可导致便秘，肠道痉挛可产生腹痛。在基础状态下IBS患者的胃肠动力是正常的，但在各种刺激下包括食物、脂肪酸、胆盐、胆囊收缩素及生理和心理应激等，其动力反应发生改变。IBS患者可发生多种动力紊乱，但没有一种形式的动力障碍可特异性地解释IBS的全部症状，其动力障碍的形式随症状的变化而变化。早期关于IBS胃肠动力异常的研究多局限于远端结肠，近年来对全消化道动力的研究发现，除了结肠外，IBS患者的食管、胃、小肠、回盲部和胆囊等在一定程度上也存在动力学异常。有研究发现，便秘型IBS（constipation-predominant irritable bowel syndrome，IBS-C）患者小肠移行性复合运动周期延长，Ⅲ相波幅及传播速度显著降低；腹泻型IBS（diarrhea-predominant irritable bowel syndrome，IBS-D）患者小肠移行性复合运动周期缩短，Ⅲ相波幅升高，传播速度显著加快，提示移行性复合运动异常可能是IBS的发病机制之一。IBS-D患者乙状结肠推进性运动增强，胃结肠反射主要表现为蠕动性收缩增强，发生较晚，持续时间较长；IBS-C患者胃结肠反射强度弱且消失较快。

2．内脏感觉高敏 IBS患者对直肠内球囊扩张引起的机械刺激具有高敏感性，提示其高敏感性的初级反应部位可能在肠壁的机械性受体。此外，初级传入神经末梢的致敏也是IBS患者高敏感的可能原因，肥大细胞（mast cell，MC）在抗原刺激下可引起多种过敏物质的释放，如组胺、5-HT、P物质、前列腺素和神经生长因子等，导致神经终端致敏，对刺激的反应增强。IBS患者的内脏高敏感还可能与肠神经系统（enteric nervous system，ENS）有关。ENS由黏膜下神经丛和肌间神经丛组成，其感觉神经元主要是内源性初级神经元和肠传出感觉神经元，这两种感觉神经神经元可能都参与内脏高敏感。IBS患者给予直肠内球囊刺激后脑干诱发电位潜伏期更短，波幅增大，提示内脏感觉通路的传递速度增快，对于放置于结肠某处的球囊扩张可引起腹部其他部位或腹部以外的疼痛，提示可能存在脊髓背角神经元兴奋性增高。

3．肠道黏膜通透性增高 肠道黏膜屏障将肠腔与机体内环境分隔开来，具有防止致病性抗原入侵和肠道细菌移位的功能。肠道感染可以破坏肠黏膜上皮屏障功能，导致肠黏膜通透性增加和肠道菌群失调等。肠道黏膜通透性增高可使水、钠吸收减少而产生腹泻，而菌群失调可激活肠道黏膜的免疫反应。IBS患者可出现肠道不同部分黏膜通透性增加，分别有研究发现IBS患者存在结肠上皮通透性和小肠上皮通透性增加。肠道菌群通过调节紧密连接蛋白来影响肠道黏膜上皮通透性，而异常的肠道细菌代谢物也作用于肠道上皮细胞，破坏黏膜屏障。

4．肠道免疫功能异常 IBS患者存在肠道免疫活化状态，肥大细胞和淋巴细胞参与肠黏膜的免疫调节。IBS患者肠道组织中肥大细胞的数量和活化程度均显著高于非IBS患者，IBS患者的腹痛或腹部不适与肠神经毗邻部位的肥大细胞活化脱颗粒释放类胰蛋白酶和组胺有密切关系。相关研究发现IBS患者的$CD4^+$T细胞和$CD8^+$T细胞是升高的，尽管尚未达到共识，仍提示T细胞参与IBS的固有免疫。IBS患者存在促炎因子和抗炎因子的失衡，血清中促炎因子如TNF-α、IL-1α、IL-6和IL-8浓度可升高，抗炎因子IL-10浓度降低，但明确有较高水平分泌的细胞因子不存在。

5. 肠道菌群失调 肠道菌群在肠道的生理和免疫功能方面发挥重要作用，可影响肠道的运动、吸收、分泌、免疫和通透性等。IBS患者肠道菌群的组成（黏膜菌群和肠腔菌群）与健康对照者相比存在明显差异，尽管目前的研究尚未显示IBS患者有确切统一的肠道微生态改变特征，甚至个别研究出现矛盾的结果，但是这些研究都提示IBS患者存在肠道菌群失调，甚至有研究提出IBS是一种微生态-肠-脑轴紊乱的疾病。菌群失调主要表现为：①肠道菌群多样性减少；②肠道优势菌群数量下降；③肠道益生菌数量降低；④肠道潜在致病菌数量增加。另外，不同亚型的IBS肠道菌群变化也有所差异。小肠细菌过度生长（small intestinal bacterial overgrowth，SIBO）与IBS存在密切关系，IBS患者中SIBO的发生率较高，且使用抗生素成功治疗SIBO后，部分IBS患者的症状缓解，提示两者之间存在相关性。部分急性胃肠炎患者可发展为感染后肠易激综合征（post-infectious IBS，PI-IBS），肠道菌群失调在其发病中具有重要作用，其机制可能与宿主对病原体的免疫反应和持续的慢性低度炎症有关。IBS患者肠道菌群失调可引发异常的细菌性发酵，导致大量气体和其他代谢产物的产生，从而使患者出现腹痛、腹部不适和腹胀等症状。

6. 脑-肠轴功能异常 神经系统对胃肠道的调节和支配是通过中枢神经系统（central nervous system，CNS）、肠神经系统（ENS）和自主神经系统（autonomic nervous system，ANS）的相互作用来实现的，三者之间相互协调，形成复杂的神经-内分泌网络，即脑-肠轴。研究表明，IBS患者比正常人更多抱怨生活中的应激事件，且症状的发生、严重程度和应激强度相关。心理社会应激因素可以导致肠道功能改变和（或）中枢"放大"内脏信息，影响脑-肠轴功能，从而产生临床症状。借助功能性磁共振成像等检查可以直观地了解脑-肠轴的相互作用，疼痛性直肠扩张可激活IBS患者前扣带回、额前皮质、岛叶皮质、背侧丘脑，尽管目前的研究报道活化的中枢部位不一致，但均提示IBS存在脑-肠轴功能异常。

7. 其他因素 早期的研究显示正常人群IBS家族史的比例为2%，而IBS患者高达33%，IBS患者一级家属出现肠道症状或患IBS的比例明显高于其他人群，这些都提示IBS的发病存在一定的遗传基础。不同亚型IBS的基因表达存在差异，IBS结肠色氨酸羟化酶1（TPH1）CC基因型在IBS-D的分布（47%）明显高于IBS-C（25%）和IBS-M（37%）。5-HT转运体（serotonin transporter，SERT）在IBS发病机制中也发挥重要作用，有研究发现SERT S/S基因型在IBS-D患者中最多见。食物不耐受和食物过敏在IBS发病中也具有重要作用，发酵低聚糖、双糖、单糖、多元醇（fermentable oligo-di-, mono-saccharides and polyols, FODMAPs）在体内难以吸收，可加重IBS患者症状。

【临床诊断】★★★△△△

IBS是基于患者的特征性症状进行诊断，目前最新采用的是IBS罗马Ⅳ诊断标准*。

反复发作的腹痛，近3个月内平均发作至少1日/周，伴有以下2项或2项以上：①与排便相关；②伴有排便频率的改变；③伴有粪便性状（外观）的改变。

*诊断前症状出现至少6个月，近3个月符合以上诊断标准

在临床试验中，建议在筛选合格受试者时至少提供2周的日记记录。

未列入诊断标准但对诊断有支持意义的症状包括：①排便频率异常，每日排便>3次或每周排便<3次；②粪便性状异常，干球状或硬便，糊状或稀水状；③排便费力；④排便急迫感；⑤排便不尽感；⑥排黏液便；⑦腹胀。

根据有症状排便时（至少1次）的粪便性状对IBS进行分型，有以下4型。

1. 便秘型IBS（IBS-C） 至少25%的排便为Bristol 1型或2型，Bristol 6型或7型<25%；流行病学或临床实践的替代方法是：患者诉排便异常通常是便秘。

2. 腹泻型IBS（IBS-D） 至少25%的排便为Bristol 6型或7型，Bristol 1型或2型<25%；流行病学或临床实践的替代方法是：患者诉排便异常通常是腹泻。

3. 混合型IBS（IBS-M） 至少25%的排便为Bristol 1型或2型，至少25%的排便为Bristol 6型或7型；流行病学或临床实践的替代方法是：患者诉排便异常通常是便秘和腹泻。

4. 不定型IBS（IBS-U） 粪便的性状异常不符合上述IBS-C、IBS-D或IBS-M标准。

在没有使用止泻药或轻泻药的情况下，Bristol粪便性状量表中的1、2型［分散的干球粪，如坚果（很难排出）或腊肠状，但很硬］，通常界定为便秘。

Bristol 粪便性状量表中的 6、7 型（软片状，边缘毛糙，糊状便或水样便，无固形成分），通常界定为腹泻。

IBS 的诊断需要深思熟虑的方法、有限的实验室检查和仔细的随访。一般包括以下 4 个要素：病史采集、体格检查、实验室检查、必要时结肠镜或其他辅助检查。通过详尽的病史采集和认真的体格检查，建立 IBS 的初步诊断，再经有的放矢的实验室检查和（或）影像学检查即可明确诊断。诊断标准只是提供一个可实施的框架，很多疾病的症状可模拟 IBS，如炎症性肠病、乳糜泻、乳糖和果糖不耐受、显微镜下结肠炎等，但腹痛、排便习惯和粪便性状具有相关性是 IBS 最突出的特点。IBS 患者可有其他消化道症状（如消化不良）和非消化道症状（如偏头痛、纤维肌痛、间质性膀胱炎和性交痛）等，这些伴随症状的出现可支持 IBS 的诊断，但不能作为诊断的依据。一些报警症状，如发热、体重下降、便血或黑粪、贫血和结直肠癌家族史等的出现不能归咎于 IBS，但这些报警症状的存在不能除外 IBS 与其他胃肠疾病同时存在的可能性。IBS 患者常伴有精神心理异常，主要表现为精神苦恼、感情脆弱、对环境反应过度、睡眠障碍、抑郁、焦虑、疑病等，临床医师应关注 IBS 患者的精神心理，给予充分的理解，防止过度检查和治疗。同一 IBS 患者的临床表现会随着时间推移发生转变，如腹泻型与便秘型的转换（即 IBS 交替型）。功能性胃肠病的重叠现象在临床中普遍存在，功能性消化不良与 IBS 的重叠在临床上最常见，因此 IBS 的存在并不能排除其他功能性胃肠病的诊断。功能性胃肠病的另一个特点是疾病谱的转换，患者在某一时期可以 IBS 症状为突出表现，在另一时期则以其他功能性胃肠病为主要表现。

对拟诊 IBS 的患者，在仔细采集病史、体格检查（包括报警症状）的基础上，有目的地选择限量的辅助检查。可能需要做的检查有血常规、粪便常规、寄生虫和隐血试验、血红细胞沉降率、C 反应蛋白或结肠镜等。甲状腺功能检查可排除甲状腺功能异常引起的肠功能紊乱，以腹泻多见；乳糖氢呼气试验可排除乳糖不耐受。

【治疗】★★★△△△

IBS 目前尚不能完全治愈，既没有找到一种完全有效的治疗方案，亦找不到一种药物可以完全有效地治疗各种类型的 IBS。IBS 的治疗原则是建立在对每位患者症状的类型和严重程度进行分析和评估的基础上，遵循个体化的原则，采取综合性的治疗措施，其中包括一般治疗、药物治疗、饮食治疗和心理治疗等。

（一）一般治疗

加强与患者的沟通，了解患者的精神心理状态，并用患者能理解的语言向患者详细解释疾病的性质，了解患者求医的原因，并进行针对性的解释，解除患者的顾虑和提高对治疗的信心，建立良好互信的医患关系是非常有效且经济的治疗方法，也是其他治疗方法成功的基础。

（二）药物治疗

解痉药是治疗 IBS 最常使用的一类药物，其目的是缓解肠道痉挛及由此导致的腹痛症状，如匹维溴铵、奥替溴铵、曲美布汀、东莨菪碱和薄荷油等。匹维溴铵是一种对肠道具有高度选择性的钙离子通道阻滞药，通过阻断钙离子流入肠壁平滑肌细胞，防止肌肉过度收缩而达到解痉作用，可改善 IBS 患者的腹痛、腹泻和便秘。曲美布汀是一种胃肠道运动节律调节药，对消化道具有兴奋和抑制的双向调节作用，能改善 IBS 患者便秘或腹泻、腹胀程度等。

5-HT 相关制剂可调节肠道运动、感觉和分泌功能，有 5-HT_3 受体拮抗药，如阿洛司琼、昂丹司琼等，用于 IBS-D 的治疗；5-HT_4 受体激动药，如替加色罗、普卡必利等，用于 IBS-C 的治疗。选择性 5-HT 再摄取抑制药（selective serotonin reuptake inhibitors，SSRIs）是新型抗抑郁药，如氟西汀、帕罗西汀等，用于存在严重症状的 IBS 患者或伴有心理精神因素且一般药物治疗失败的患者。阿洛司琼抑制非选择性阳离子通道的活化，进而调节肠神经系统，抑制胃肠道神经元上的 5-HT_3 受体的活化，减少肠道分泌和蠕动，减少传入疼痛信号，适用于女性以腹泻为主的严重 IBS。但因缺血性结肠炎和便秘等严重不良反应曾一度撤市，现是目前唯一一个被批准上市的治疗女性 IBS-D 患者的药物。替加色罗是一种氨基胍吲哚类药物，通过激活胃肠 5-HT_4 受体而加快结肠转运，刺激肠分泌，增加排便频率，降低内脏高敏，缓解腹部不适，用于 IBS-C 患者的治疗，能缓解腹痛、腹胀和便秘等症状。

鲁比前列酮是一种两环脂肪酸类前列腺素 E1 的衍生物，以蛋白激酶 A 非依赖性的方式选择性地激活位于肠腔的 2 型氯离子通道，从而提高肠上皮分泌、软化粪便而促使排便，可用于 IBS-C 的治疗。利那洛肽是鸟苷酸环化酶 C（GC-C）受体激动药，与肠道 GC-C 结合后，导致细胞内和细胞外环鸟苷酸（cGMP）浓度升高。细胞内 cGMP 升高可以刺激肠腔内液体分泌，加快胃肠道移行，从而增加排便频率；细胞外

cGMP 浓度升高可以降低痛觉神经的灵敏度而减轻肠道疼痛，被美国 FDA 批准用于治疗慢性特发性便秘和 IBS-C。洛哌丁胺是人工合成的外周阿片肽 μ 受体激动药，通过抑制肠壁环肌和纵肌的收缩，增加肠道水分和离子吸收，增强肛门括约肌静息压力，从而减慢胃肠传输时间，主要用于 IBS-D 患者。艾沙度林是一种新型的治疗 IBS-D 药物，具有混合的阿片受体活性，包含 μ 受体激动药和 δ 受体拮抗药，可减缓肠道收缩和改善粪便稠度。胆汁酸螯合剂（考来维纶和考来替泊等）可改善排便习惯和粪便性状。

IBS 患者普遍存在肠道菌群失调，微生态制剂（益生菌、益生元和合生元）和抗生素治疗的结果令人鼓舞。益生菌可发挥增强肠道屏障功能、抑制病原菌、调节肠道免疫反应等作用，婴儿双歧杆菌可使各种类型排便习惯紊乱的 IBS 患者症状减少并使其外周血单核细胞的消炎 / 前炎症细胞因子的比率正常化。大量研究表明，益生菌在改善 IBS 总体症状、腹痛、腹胀等方面都有效，但哪一种最有效尚不能确定。益生元是一种不被消化的食物成分，可选择性刺激肠道有益菌的生长繁殖，而不被病原微生物利用，主要是果糖低聚糖和半乳糖低聚糖等。乳果糖是最早可供使用的合成益生元之一，通过增加细菌总量、粪便含水量和加快结肠运输，但由于会产生较多气体，可能会使 IBS-C 患者的腹痛、腹胀症状加重。有关抗生素在 IBS 治疗中的价值仍存在争论，利福昔明作为一种创新的非氨基糖苷类肠道抗生素，具有抗菌谱广、抗菌作用强、口服不易被肠道吸收和肠道内高浓度等特点，被用于治疗急慢性肠道感染、腹泻综合征、肠道菌群改变所致的腹泻等。研究表明，利福昔明可纠正 SIBO，通过调节肠道菌群结构改善 IBS 总体症状，且能维持到停药后一定时间，不良反应小。有研究发现部分 IBS 患者在接受粪便移植后排便困难、腹痛和腹胀等症状明显减轻，提示粪便移植可能对 IBS 有效，但仍缺乏高质量的大样本证据。

对 IBS 主要症状可选用的药物见表 10-20。

表 10-20 对 IBS 主要症状可选用的药物

症状	药物	剂量
腹泻	阿片受体激动药	洛哌丁胺：2～4 mg，必要时服用，日最大剂量是 16 mg
	饮食	低 / 无麸质；低 FODMAP
	胆汁酸螯合剂	考来烯胺：9 g，每日 2～3 次
		考来替泊：2 g，每日 1～2 次
		考来维纶：625 mg，每日 1～2 次
	益生菌	多种产品
	抗生素	利福昔明：550 mg，每日 3 次，14 天为 1 个疗程
	5-HT_3 受体拮抗药	阿洛司琼：0.5～1 mg，每日 2 次
		昂丹司琼：4～8 mg，每日 2 次
		雷莫司琼：5 μg，每日 1 次
	混合阿片受体激动药 / 拮抗药	艾沙度林：100 mg，每日 2 次
便秘	车前草	日最大剂量是 30 g
	PEG	17～34g，每日 1 次
	氯离子通道激活剂	鲁比前列酮：8 μg，每日 2 次
	鸟苷酸环化酶 C 受体激动药	利那洛肽：290 μg，每日 1 次
腹痛	解痉药	盐酸双环维林：10～20 mg，每日 1～4 次
		奥替溴铵：40～80 mg，每日 2～3 次
		美贝维林：135 mg，每日 3 次
	薄荷油	250～750 mg，每日 2～3 次
	三环类抗抑郁药	地昔帕明：25～100 mg，睡前
		阿米替林：10～50 mg，睡前
	选择性 5-HT 再摄取抑制药	帕罗西汀：10～40 mg，每日 1 次
		舍曲林：25～100 mg，每日 1 次
		西酞普兰：10～40 mg，每日 1 次

（三）饮食治疗

膳食纤维具有良好的吸水膨胀特性，进食后可增加粪便的体积，软化粪便，刺激胃肠道蠕动，因此 IBS-C 患者宜高纤维饮食；IBS-D 患者宜进食易于消化、吸收的低纤维饮食。另外，膳食纤维可在结肠中被细菌发酵成乙酸、丙酸和丁酸等短链脂肪酸。一方面降低肠道 pH，促进有益菌的繁殖而抑制有害菌的增殖；另一方面，也具有抑制结肠运输的作用。研究证实低 FODMAPs 饮食可缓解患者 IBS 症状。另外，过敏的食物也要严格禁食，如海鲜、变质食物等。

（四）心理和行为治疗

IBS 患者多合并焦虑、抑郁等情感障碍，除了抗精神药物治疗外，心理和行为治疗也必不可少，主要包括认知行为治疗、催眠治疗和生物反馈治疗等。认知行为治疗由认知理论和行为治疗相互补充形成，开展 IBS 的宣传教育，让患者了解 IBS 的病因、症状和管理方式，调整认知误区和加强对各种应激的训练，学习提高管理应激的能力。研究证明，认知行为疗法治疗 IBS 是有效的。催眠治疗主要适用于常规治疗效果不佳且不伴有严重精神疾病的 IBS 患者。生物反馈技术是采用电子仪器测定及采集人体神经 - 肌肉和自主神经系统的正常或异常活动的信息，并有选择的将这些信息转变为可以被人感觉到的信号，再让患者根据这些可感觉到的信号变化在一定范围内自我调节心理及生理过程的一种治疗方法，可改善难治性 IBS 患者的胃肠道和非胃肠道症状以及抑郁或焦虑的等级。

【预防】★△

IBS 作为最常见的功能性胃肠病之一，其相关知识的宣传教育有待加强。健康宣教的内容应包括 IBS 的基本情况，如患病率、发病机制、临床表现和危险因素等，让人们充分了解 IBS，并从预防的角度给予指导性建议，特别是针对饮食习惯、精神心理因素、体育锻炼等。

（熊理守　陈旻湖）

第 9 节　大肠息肉和大肠肿瘤性病变

息肉（polyp）是指突出黏膜面的一种赘生物，无论其大小、形态及其组织学类型。大肠息肉（colorectal polyp）广义上指任何突出于大肠管腔内的隆起性病变，但一般所指息肉为来源于肠黏膜上皮的局限性隆起。它可以单发或多发，也可形成息肉病，与其他病变并存时可构成特殊的息肉病综合征。

广义上大肠肿瘤有良、恶性之分，大肠息肉中的一部分即为大肠良性肿瘤，大肠恶性肿瘤是指发生于大肠黏膜或黏膜下间叶组织的恶性病变，其中由黏膜上皮发生的恶性肿瘤统称为结直肠癌（color-ectal cancer），占绝大多数，为本文讨论之重点。其他还有大肠类癌、肉瘤等，将在后面简单叙述。

【流行病学】★△

大肠息肉约占肠道息肉的 80%，其中大多数（50%～75%）位于乙状结肠或直肠，单发多见，男性多于女性。发病率随年龄的增长而增加，40 岁以下人群的发病率为 20%～30%，而 40 岁以上则可上升为 25%～50%。另外，大肠腺瘤患者的直系亲属的发病率是正常人群发病率的 4 倍。

结直肠癌（colorectal cancer，CRC）是指大肠黏膜上皮在环境或遗传等多种致癌因素作用下发生的恶性病变，包括结肠癌和直肠癌，是常见的消化道恶性肿瘤。其地域分布差异较大，发达国家如美国、加拿大、新西兰、北欧国家发病率较高，但近年来美国发病率渐稳定且呈略下降趋势，而亚洲国家包括我国发病率呈上升趋势。2016 年 *CA Cancer J Clin* 公布数据显示 2015 年中国新发癌症病例约 429 万人，结直肠癌位于恶性肿瘤第三位，每年新发 34 万例。

结直肠癌性别分布较均衡，男：女在（1.1～1.5）：1。女性增加速度较快。国外以结肠癌多见，我国则直肠癌比例较高，且好发年龄较小，青年人比例高。但近年来我国大肠癌呈发病老龄化、发病部位右移趋势，直肠癌比例下降，结肠癌比例上升，青年大肠癌比例下降。随着年龄增长，右半结肠癌比例增加，女性比例增加。

【病因和危险因素】★★△

结直肠癌的具体病因尚不明确，目前认为是由环境、饮食、生活方式与遗传因素共同作用的结果。

（一）年龄与性别

年龄是结直肠癌明确的危险因素，结直肠癌发病率随年龄增长而增加。我国结直肠癌的发病率和死亡率从 40 岁开始呈现快速增长的趋势。男性结直肠癌患病风险高于女性。

（二）生活方式与饮食因素

流行病学特点提示结直肠癌的发病与生活方式，特别是饮食方式有关，由素食改为高脂肪饮食后结直肠癌发病率有所增加。在对饮食进行广泛的研究表明，饱和脂肪（动物脂肪中高含量）的摄入，可能通过改变大便中胆酸浓度的作用而引发结直肠癌。其他如热量摄入过多、肥胖及钙与维生素 D 摄入不足等因素均可能导致结直肠癌的发生。高纤维饮食是结直肠癌的保护因素。

吸烟人群结直肠癌发病风险是不吸烟人群的 1.27 倍，结直肠癌风险随日吸烟量、烟龄和累积吸烟量的增加而增高，而随戒烟时间的延长和戒烟年龄的提前而降低。其他危险因素还包括肥胖和糖尿病等。

（三）遗传因素

结直肠癌是一种有明显遗传倾向的恶性肿瘤。从遗传学观点，可以将大肠癌分为遗传性（家族性）和非遗传性（散发性）。目前已有两种遗传性易患结直肠癌的综合征被确定：家族性结肠息肉病（familial adenomatous polyposis，FAP）和遗传性非息肉病结直肠癌（hereditary non-polyposis colorectal cancer，HNPCC）。人群调查也证明，结直肠癌患者子女患结直肠癌的危险性比一般人群高 2～4 倍，高达 50% 或更多的“散发性”大肠腺瘤或大肠腺癌显示为常染色体显性遗传。

（四）其他危险因素

1. 大肠腺瘤 一般认为绝大部分结直肠癌均起源于腺瘤，故将大肠腺瘤性息肉看作是癌前病变。腺瘤发生癌变的概率与腺瘤大小、病理类型、不典型增生程度有关。一般＞2 cm、绒毛状腺瘤、重度不典型增生、广基腺瘤癌变的概率较大。随着分子生物学技术的发展，人们在分子水平上证实结直肠癌的发生发展是一个多阶段的、涉及多基因改变的逐渐积累的复杂过程。一般认为由“正常肠上皮→增生性改变 / 微小腺瘤→早期腺瘤→中期腺瘤→后期腺瘤→癌→癌转移”这一过程而逐渐演变，癌变平均时间为 7～15 年。另外，也有研究表明，部分结直肠癌直接起源于大肠正常黏膜生发中心的干细胞，而与大肠腺瘤无关，这种癌称为 de novo 癌。这两种演变过程均伴随着多种癌基因和抑癌基因的突变与缺失，这些原癌基因和抑癌基因的突变或丢失将促进结直肠癌的发生发展。

2. 炎症性肠病（inflammatory bowel disease，IBD） 长期患有炎症性肠病的患者，其结直肠癌的发生率增高。据报道，溃疡性结肠炎患者结直肠癌的发生率为一般人群的 10～20 倍。克罗恩病（Crohn's disease）患者的结直肠癌发生率虽然低于溃疡性结肠炎患者，也可达到一般人群的 4～7 倍。癌变的概率随着炎症性肠病的病程延长及大肠受累的范围扩大而增加。

3. 其他因素 血吸虫病、慢性细菌性痢疾及慢性阿米巴肠病患者发生结直肠癌的概率均比对照人群高。这些慢性结肠炎症可能通过肉芽肿、炎性或假性息肉而发生癌变。有报道胆囊切除术后结直肠癌发病率增高，认为与次级胆酸进入大肠增加有关。近年来发现放射线损害、亚硝胺类化合物也可能是结直肠癌的致病因素，原发性与获得性免疫缺陷症也可能与本病发生有关。

【分类与病理】★★★△△△

（一）大肠息肉和早期结直肠癌

早期结直肠癌指浸润深度局限于黏膜及黏膜下层。其中局限于黏膜层的为黏膜内癌，浸润至黏膜下层但未侵犯固有肌层者为黏膜下癌。

1. 大体形态上，它们可分为隆起型（Ⅰ型）和平坦型（Ⅱ型）两类。

（1）隆起型（Ⅰ型）：病变明显隆起于肠腔，基底部直径明显小于病变的最大直径（有蒂或亚蒂型），或病变呈半球形，其基底部直径明显大于病变头部直径，根据病变基底及蒂部情况分为 3 种亚型。①有蒂型（Ip），病变基底有明显的蒂与肠壁相连；②亚蒂型（Ips），病变基底有亚蒂与肠壁相连；③广基型（Is），病变明显隆起于黏膜面，但病变基底无明显蒂部结构，基底部直径小于或大于病变头端的最大直径。

（2）平坦型（Ⅱ型）：病变为紧贴黏膜面的地毯样形态，可略隆起于黏膜面或略凹陷于黏膜面，病变基底部直径接近或等于病变表层的最大直径，此型分为 4 个亚型。①Ⅱa，表面隆起型；②Ⅱb，表面平坦型；③Ⅱc，表面凹陷型；④侧向发育型肿瘤（LST），病变最大直径在 10 mm 以上。

黏膜在隆起的基础上伴溃疡者称Ⅱa＋Ⅱc 型或Ⅱc＋Ⅱa 型，大体如小盘状，边缘隆起，中心凹陷。这一类病变癌变常为 de novo 途径，癌变表现与隆起型相似，若边缘出现 ZZP 征（zig zag pattern，指癌变黏膜与正常黏膜边界曲折不平，呈锯齿状改变）常提示癌变浸润至黏膜下层。

2. 在组织学上，国内外广泛采用以 Morson 分类为基础将大肠息肉分为肿瘤性、错构瘤性、增生性和炎症性 4 类。

（1）肠道息肉

1）腺瘤性息肉（adenoma）：根据腺瘤中绒毛成分所占比例不同而将腺瘤分为管状（＜20%）、管状绒毛状（20%～80%）和绒毛状（＞80%），以管状腺瘤最为多见。大肠腺瘤依据组织结构和细胞学的异型性可分为低级别上皮内瘤变（low-grade intraepithelial neoplasia，LGIN）和高级别上皮内瘤变（high-grade intraepithelial neoplasia，HGIN），前者相当于原来的轻、中度异型增生，后者则包括重度异型增生、原位癌、原位癌可疑浸润及黏膜内癌。大多数结直肠癌经腺瘤 - 腺癌途径形成。息肉越大，绒毛成分越多，癌变率越高。传统锯齿状腺瘤（tranditional serrated ad-enoma，TSA）和广基锯齿状腺瘤 / 息肉（sessile serrated adenoma/polyps，SSA/P）不同于增生性息肉（hyperplastic polyp，HP），也属于癌前病变，是一种较特殊的腺瘤类型。它们含有一定程度的锯齿状腺体、未成熟的杯状细胞及腺上皮不典型性增生。在低倍镜下此类腺瘤具有增生性息肉锯齿状结构的特征，但在高倍镜下检查时，常常由单一细胞群构成，且比大多数腺瘤含有更多的黏液。与传统腺瘤的腺上皮随基底膜和间质的凹凸呈现分支或绒毛结构不同，锯齿状绒毛结构是在较平整的基底膜上，上皮细胞折叠排列而形成的。该类腺瘤体积较大，有发生癌变的可能。

2）非腺瘤性息肉（non-adenoma）：错构瘤性息肉（Peutz-Jeghers 息肉）表现为正常细胞过度生长和组织结构紊乱，非瘤性但具有肿瘤样增殖的特征。幼年性息肉是黏膜固有间质成分形成的错构瘤，腺管呈囊性扩张，但腺管上皮一般无异型性，息肉体积较大，充血明显，多有蒂。增生性息肉（hyperplastic polyp）又称化生性息肉。很常见，尤其多见于中、老年人。好发于直肠。息肉表面光滑，质地软，其组织学改变是腺体增生延长，被覆的腺上皮可呈锯齿状，腺上皮细胞无异型性。炎性息肉（inflammatory polyp）常继发于各种炎症性疾病（如溃疡性结肠炎、克罗恩病、血吸虫感染等），由于炎症的损伤使肠黏膜发生溃疡、上皮破坏，继之上皮再修复、纤维组织增生，增生的纤维组织与残存的岛状黏膜构成息肉，即所称的假息肉，该类息肉不会癌变。

（2）肠道息肉综合征

1）腺瘤性综合征：特点是多发性腺瘤伴有结肠癌的高发率，主要有以下 3 种。

家族性结肠息肉病（familial polyposis coli，FPC）：属常染色体显性遗传性疾病，30%～50% 的患者有 *APC* 基因突变，具有家族史，息肉分布以大肠为主，全结肠与直肠均可有多发性腺瘤，多数有蒂，绒毛状较少见。息肉数从 100 个到数千个不等，有高度的癌变倾向。常在青春期或青年期发病，几乎所有患者在 40 岁前都会发生明显的结肠直肠癌。胃息肉见于 30%～100% 的病例，十二指肠腺瘤可见于 40%～90% 病例。患者的一级亲属都应筛查。大多数患者可无症状，也可出现腹泻、出血、腹绞痛、贫血和肠梗阻，内镜检查结合病理活组织检查可明确诊断。手术是主要方法，可行直肠结肠全切除术和常规回肠造口或回肠 - 肛管吻合术。行保肛手术者，每 12 个月随访 1 次，重点检查直肠残端，发现腺瘤时及时行内镜下治疗。对高危家族成员，从 13～15 岁起至 30 岁，应每 3 年进行 1 次结肠镜检查；30～60 岁应每隔 3～5 年 1 次。

Gardner 综合征：也是 *APC* 基因突变引起，为常染色体显性遗传，其息肉数目较少（一般＜100 个），体积较大。也有高度癌变倾向，常伴有肠外病变，如骨瘤（特别是颅骨和下颌骨）或软组织肿瘤（脂肪瘤、皮脂腺囊肿、纤维肉瘤）、硬纤维瘤、肠系膜纤维瘤病、先天性网膜色素上皮肥厚等。此外，这些患者也有甲状腺、肾上腺、十二指肠壶腹部癌变的倾向。本病结肠息肉的治疗原则与 FPC 相同。骨与软组织肿瘤均应手术切除。

Turcot 综合征：属常染色体隐性遗传性疾病，是多发性腺瘤病伴中枢神经系统肿瘤，如胶质细胞瘤（glioblastoma）、髓母细胞瘤（medulloblastoma）或室管膜瘤（ependymoma）。约 2/3 的患者是由 *APC* 基因突变引起，多见于 10～30 岁的年轻人，结肠息肉数常少于 100 个。腺瘤癌变早，一般在 20 岁以下，随时间推移，其癌变率几乎为 100%。应尽早行单纯息肉切除或结肠切除术，并定期做内镜复查。

2）错构瘤性综合征：这组疾病的特点是某些肠段被一些组织的无规则的混合体所累及，具有非肿瘤性，但有肿瘤样增生的特征。

黑色素斑 - 胃肠多发性息肉综合征（Peutz-Jeghers 综合征，PJS）：临床表现是错构瘤性息肉病伴有典型皮肤黏膜色素沉着。属常染色体显性遗传。色素斑为黑褐色，常沉着于口唇、颊黏膜、口周皮肤、手足掌面等处。息肉分布于胃肠道，以空肠多见，息肉大小不等，形态各异，表面不光滑，有深凹的裂沟，将球形息肉分隔成许多小叶突起而呈树枝样结构，组织学上呈错构瘤改变，为良性息肉，癌变率较低，一般小于 3%。主要胃肠道症状是反复发生小肠套叠（intussusception）、梗阻和出血，如出现需急诊内镜或手术治疗。

幼年性息肉病（juvenile polyposis，JP）：属常染色体显性遗传，较罕见，特征为整个胃肠道有 10 个以上非肿瘤性、错构瘤性息肉，或者有幼年性息肉病家族史者出现任何数量的息肉。症状由儿童或青少年开始，临床表现以直肠出血、贫血、腹痛或肠套叠多见。全消化道息肉常伴有肠外症状，包括先天性异常及肺动、静脉畸形等。与 PJS 不同，这些息肉中可有腺瘤性上皮灶区或有腺瘤偕发，文献报道可有10%发生癌变。处理原则同PJS，主要是治疗和预防并发症。

Cronkhite-Canada综合征：是一种获得性、非家族性综合征，中、老年发病，其特征为弥漫性胃肠道息肉病，伴皮肤黑斑、指甲萎缩、脱发、腹泻、体重减轻、腹痛和营养不良等，大部分病例中还伴有吸收不良综合征，呈进展性，预后不良。内镜所见息肉分布于全消化道。大肠中息肉多呈弥漫性分布，部分肠段可密集呈地毯样，多无蒂，以直径0.5～1.0 cm多见，表面光滑，质软。息肉的组织学改变多类似于幼年性息肉，但可能合并有腺瘤组织病灶，癌变较少见。

Cowden综合征：又称多发性错构瘤综合征，属于常染色体显性遗传病，很罕见。一般表现为消化道息肉病合并皮肤病变（如手足角化病）及口腔炎，可并发多脏器恶性肿瘤。内镜下多表现为多发白色小隆起，数毫米至数厘米不等。

（二）进展期结直肠癌

当癌浸润超越黏膜下层而达肠壁肌层或更深层时谓进展期结直肠癌。其大体分型可分为隆起型、溃疡型、浸润型和胶样型4型。其中以隆起型和溃疡型多见，胶样型少见。内镜下多按Borrmann分类：BorrmannⅠ型为息肉隆起型，肿瘤多见于右侧结肠，主要向肠腔内生长，呈菜花状；BorrmannⅡ型为溃疡型，以癌肿形成较大的溃疡为特征，周边呈结节状围堤，望之如火山口状；BorrmannⅢ型为浸润溃疡型，该型最常见，因癌肿向肠壁浸润而致隆起性肿瘤境界欠清楚，表面形成溃疡；BorrmannⅣ型为浸润型，多发生于左侧结肠，尤以直肠、乙状结肠为多。

病理组织学可分为腺癌、腺鳞癌、梭形细胞癌、鳞状细胞癌、未分化癌，其中腺癌又包括筛状粉刺型腺癌、髓样癌、微乳头癌、黏液腺癌、锯齿状腺癌、印戒细胞癌6个亚型。

【临床表现】★★★△△△

大多数息肉或早期结直肠癌患者常无症状，往往是在内镜或X线检查时偶尔被发现，较大的息肉可引起消化系统症状，如腹部不适、腹胀、腹痛或大便习惯改变；部分息肉可引起大便带血、黏液血便，严重者可引起肠套叠或肠梗阻。查体常无阳性体征。结直肠癌患者随着癌肿增大，症状逐渐明显。

（一）排便习惯与粪便性状改变

这是本病最早出现的症状。常以血便为突出表现，便血的量和性状往往与肿瘤的部位有关，病变越接近肛门血色越鲜，且往往是血、便分离，病变越远离肛门，血色越暗，且与粪便相混，也可有黏液脓血便伴里急后重。有时还表现为顽固性便秘或粪块直径变细。排便次数增加、腹泻或腹泻与便秘交替也是常出现的症状。

（二）腹痛

由于癌组织的糜烂、坏死与继发感染刺激肠道，常为定位不确切的持续隐痛，或仅为腹部不适或腹胀感，也可因病变使胃结肠反射加强，可出现餐后腹痛，当肿瘤进展中、晚期侵袭到肠管及周边组织时，往往疼痛的部位即病变的位置。

（三）腹部肿块

肿块位置取决于癌的部位，肿块常为质硬，条索或结节状，一般可以推动，但至肿瘤中、晚期则固定，合并感染者可有压痛。

（四）肠梗阻症状

一般为结直肠癌中、晚期症状，多表现为低位不完全性肠梗阻，完全梗阻时，症状加剧。

（五）全身情况

由于慢性失血、癌肿溃烂、感染、毒素吸收等，患者可出现贫血、消瘦、乏力、低热等。晚期肿瘤通过血道、淋巴道及种植转移，可出现肝、肺、骨转移症状，以及出现进行性消瘦、恶病质、黄疸和腹水等。

【临床分期】★★★△△△

采用我国改良的Dukes分期（表10-21）及国际抗癌联盟（Union for International Cancer Control，UICC）提出的TNM分期法（表10-22）。

表10-21 大肠癌的Dukes分期

分期（Dukes stage）	病理学表述
A	癌仅限于肠壁内
A_1	癌局限于黏膜内者及穿透黏膜肌层达黏膜下层
A_2	累及肠壁浅肌层
A_3	累及肠壁深肌层
B	穿透肠壁但无淋巴结转移
C	穿透肠壁有淋巴结转移
C_1	淋巴结转移仅限于癌肿附近如结肠壁及结肠旁淋巴结
C_2	淋巴结转移至系膜和系膜根部淋巴结
D	已有远处转移或腹腔转移，或广泛侵及邻近脏器至无法切除

表 10-22 TNM 分期法

分期	TNM 组合
0	T_{is}
Ⅰ	$T_1N_0M_0$
	$T_2N_0M_0$
Ⅱ	
$Ⅱ_A$	$T_3N_0M_0$
$Ⅱ_B$	$T_4N_0M_0$
Ⅲ	
$Ⅲ_A$	$T_{1-2}N_1M_0$
$Ⅲ_B$	$T_{3-4}N_1M_0$
$Ⅲ_C$	任何 TN_2M_0
Ⅳ	任何 T 任何 NM_1

注：T 代表原发肿瘤；T_0. 无原发肿瘤；T_{is}. 原位癌；T_1. 肿瘤侵及黏膜下层；T_2. 肿瘤侵及肌层；T_3. 肿瘤穿透肌层侵及浆膜下层或大肠周围组织；T_4. 肿瘤侵犯到其他器官或造成肠穿孔。N 代表区域淋巴结。N_x. 局部淋巴结转移未知；N_0. 无局部淋巴结转移；N_1. 有 1～3 个淋巴结转移；N_2. 有 4 个或以上淋巴结转移。M 代表远处转移。M_x. 远处转移未知；M_0. 无远处转移；M_1. 有远处转移

【辅助检查】★★★△△△

（一）实验室检查

1. 粪便隐血试验（focaloccult blood test，FOBT） 尽管对大肠癌诊断的敏感性和特异性较低，但由于方法简便、非侵入性、费用低，可用于大肠息肉和肿瘤普查的初筛手段，FOBT 阳性应进一步做结肠镜检查。在测试期间避免摄入红色肉类，因其可导致假阳性。避免摄入含氧化物酶的食物，包括萝卜、花椰菜、绿花椰菜、小红萝卜、哈密瓜等，会影响试验的准确性。

2. 血清癌胚抗原（carcinoembryonic antigen，CEA）及肠癌相关抗原（colorectal cancer related anti-gen，CCA）检测 CEA 虽非结肠癌所特有，但定量动态观察，对结直肠癌的预后估计及术后复发的监测均有价值。CCA 即结直肠癌中 SW620 细胞系中的 55 000 糖蛋白，如明显增高，有助于结肠癌的诊断与检测。

3. 粪便 DNA 检查（FIT-DNA） 美国预防工作组（USPSTF）2016 年发布的新肠癌筛查大纲，已将粪便 DNA 检查与肠镜同等推荐为肠癌筛查方法。

（二）直肠指检

直肠指检是一种简单、经济又安全的诊断方法，因手指可触及直肠内 7～8 cm，故约 75% 以上的直肠癌可在检查时发现。直肠指检不仅能确定肿块，并可根据肿块的部位、大小、形态和活动度，决定手术方式和推测预后，但此方法临床上常被忽视，应引起重视。

（三）内镜检查

目前乙状结肠镜在我国应用较少，主要为结肠镜检查。不仅能检视病变大小、形态、部位、活动度，还可以行息肉或早期微小癌灶切除，对可疑病灶取组织进行活检，因此是目前大肠息肉和肿瘤性病变诊断最有效的手段。近年来，内镜下黏膜染色技术和放大内镜等发展迅速，提高了早期结直肠癌的检出率，有助于大肠微小病变的检出。

1. 内镜下病变的形态

（1）内镜下可以直接观察到息肉的部位、数量、大小、形态、颜色、质地及有无出血、溃疡等情况。大肠息肉形态学分类除可分为广基型、亚蒂型和有蒂型，也可按日本山田对胃内隆起型病变的分类方法分为 4 型，即山田Ⅰ型或Ⅱ型相当于广基型、山田Ⅲ型相当于亚蒂型、山田Ⅳ型相当于有蒂型。

（2）不同类型的病变，有一些不同的形态学及组织学特征。如腺瘤，外观呈淡红色，好发部位以直肠、乙状结肠为主，直径大小一般为 0.5～2 cm，少数>2 cm，最大者直径可达 10～20 cm。直径<0.5 cm 的称小腺瘤。有些肉眼难以辨认，在显微镜下才能看到数个腺体（<10 个）的腺瘤，称微小腺瘤。腺瘤的组织学特征为腺体不典型性增长，腺体排列密集，腺体的大小和形态不一致，并出现分枝和出芽。根据腺瘤的组织学特点将腺瘤分为管状腺瘤、绒毛状腺瘤和混合性腺瘤 3 种。①管状腺瘤：最常见，多为有蒂型，常多发。直径<0.5 cm 的小腺瘤多由正常黏膜覆盖，少数表面黏膜发红，一般无蒂。多数管状腺瘤直径为 1～2 cm，少数可>3 cm，常有蒂，呈球状或梨状，表面光滑，可有浅裂沟或分叶现象，色泽发红或正常，质地软。内镜下活体组织学检查管状腺瘤由密集增生的腺体构成，腺体大小、形态不一致，常有分枝和生芽。②绒毛状腺瘤：又称乳头状腺瘤。较少见，多无蒂或亚蒂。体积大，一般直径>2～3 cm，可达 10～20 cm。常呈绒球状、花坛状或菜花状，表面有细长绒毛或结节状突起，颜色苍白发黄，质软而脆、易出血，常伴糜烂，表面常附有大量黏液。内镜下活组织检查主要为绒毛状结构，绒毛长，直达黏膜肌层。绒毛表面被覆增生的腺瘤上皮，中间由血管和间质构成轴。③管状绒毛状腺瘤：又称管状乳头状腺瘤、混合性腺瘤，是以上两种的中间型。中等大小，多为厚柄的蒂。表面部分呈绒毛或结节

状，质软。活检组织学呈腺管结构，部分呈绒毛结构。

2. 内镜下病变的判断 随着内镜技术的发展，可以通过色素内镜、放大内镜等提高对息肉性质的判断及诊断小息肉和微小病变。采用0.4%靛胭脂内镜下喷洒可将病变范围及表面形态清楚地显示出来，然后采用放大内镜对大肠黏膜腺管开口类型（pit pattern）进行评价，通过分类可以对肿瘤性病变和是否为黏膜癌或黏膜下癌做出大致的判断。

3. 大肠黏膜腺管开口类型（pit pattern） 目前有关结肠黏膜隐窝形态的分类广泛采用1996年的日本工藤分型法，主要根据隐窝的形态和大小将之分为5型，分别命名为Ⅰ型、Ⅱ型、Ⅲ型、Ⅳ型及Ⅴ型。Ⅰ型呈圆形，是正常黏膜的腺管开口，也包括炎性和增生性腺体的腺管开口，同时对于黏膜下肿物的诊断具有重要意义。Ⅱ型呈星芒状或乳头状，开口较正常腺管开口大，组织学表现多为增生性病变，可见于炎性、增生性腺体中，亦可见于管状腺瘤中，特别是早期发生的管状腺瘤。Ⅲ型腺管开口根据开口大小进一步区分为$Ⅲ_s$和$Ⅲ_L$型：$Ⅲ_L$型呈管状或椭圆状，较正常开口大，病理组织学通常为腺瘤，多呈隆起样病变，是良性腺瘤的特征；$Ⅲ_s$型呈管状或类圆形，比正常腺管开口小，多见于凹陷型肿瘤，即Ⅱc病变，出现这种类型的腺管开口绝大部分为早期癌。Ⅳ型腺管开口比$Ⅲ_L$型开口大，呈分支状、脑回状、沟纹状（$Ⅳ_B$）和手指状（Ⅳv），更趋向于早期癌的形态，通常见于绒毛状腺瘤。V_i型腺管开口排列不规则，不对称，开口大小不均，绝大部分为早期癌；V_N型腺管开口消失或无结构（non-structure），皆为浸润癌。有时$Ⅲ_L$型和Ⅳ型腺管开口较难区别，这是因为在从Ⅲ型到Ⅳ型的演变过程中有某些中间形态，有文献报道，随着肿瘤的增长，腺管开口的变长，分支，$Ⅲ_L$型逐渐转变为Ⅳ型。

4. 多种新型内镜技术

（1）色素内镜（chromoendoscopy）：通过在局部喷洒染色剂将病变范围及黏膜表面形态显示出来，然后再用放大内镜对结肠腺管开口的形态进行观察，可提高早期诊断准确性。常用染料包括靛胭脂、亚甲蓝、甲酚紫。通常采用0.4%靛胭脂（indigo carmine）对肠道黏膜进行染色，这种染料的特点是染色后可将病变的范围及表面形态清楚地显示出来，且染料不被黏膜吸收，当视野不清或染色效果不佳时，可冲洗后重新染色，以获得理想的染色效果。黏膜染色有利于对常规观察不易发现的微小病变及表面型病变进行筛查；判别肿瘤性或非肿瘤性病变；有利于判断肿瘤的浸润深度。该技术操作简单，不需要特殊准备，不增加患者的痛苦，且效果明显，具有较高的临床实用价值。

（2）放大内镜（magnifying endoscopy）：放大内镜除具有普通纤维结肠镜的特点外，还在镜的前端附有使图像放大100～150倍的装置，可清晰地观察腺管开口，即隐窝的形态，可以在不做活检的情况下判断病灶的组织学类型，其优点如下：①能鉴别肿瘤性和非肿瘤性病变；②有助于鉴别癌、腺瘤和腺瘤癌变；③可帮助判断癌组织的侵犯深度；④可帮助观察内镜黏膜切除术后有无病变残留。这一诊断方法简单实用，是近年来内镜下大肠肿瘤诊断方法的重要进展之一，在国外尤其是日本已得到广泛应用，能有效提高表面型肿瘤的检出率（图10-4）。

（3）电子染色内镜（digital chromoendoscopy）：窄带成像技术（narrow band imaging，NBI）、智能分光染色技术（fuji intelligentchromoendoscopy，FICE）及I-Scan等电子染色系统可通过对不同波长光的切换突出显示黏膜表面结构或微血管形态，清晰观察病变的边界和范围。利用电子染色结合放大内镜对黏膜腺管开口及黏膜表面微血管网进行观察，可对早期大肠癌及其癌前病变的病理性质做出实时、准确的判断，为治疗方案的制订提供参考。

（4）超声内镜（endoscopic ultrasound，EUS）：包括EUS、小探头EUS（mini-probe EUS，mEUS）、直肠腔内超声（endorectal ultrasound，ERUS）。可在内镜观察病变的基础上了解消化管管壁各层次的组织学影像及周围邻近重要脏器的超声影像，对判断病变的浸润深度、有无邻近脏器的侵犯及周围有无肿大淋巴结等具有重要参考价值。

（四）活组织病理检查

内镜检查不能确诊早期癌，诊断的“金标准”是病理组织学检查。由于癌变仅一、二处癌灶，因而用部分活检来判断息肉性质有一定的局限性，钳取活检诊断阳性率只有40%～60%。而且这种检查不能判断癌侵犯深度，多块活检还可能导致黏膜层与黏膜下层纤维化，增加后续内镜下切除难度，因此主张对可疑早期癌的隆起型病变整块切除后送检，标本做连续的切片检查，以正确判断病变性质、细胞分化程度、浸润程度、淋巴管与血管内有无癌栓、切除端有无癌细胞残留等，为临床治疗提供可靠依据，对黏膜内癌也达到了治疗目的。

早期大肠癌的主要病理学改变为：细胞核浓染、增大、极性消失、出现多种异型核分裂象；腺体异型、

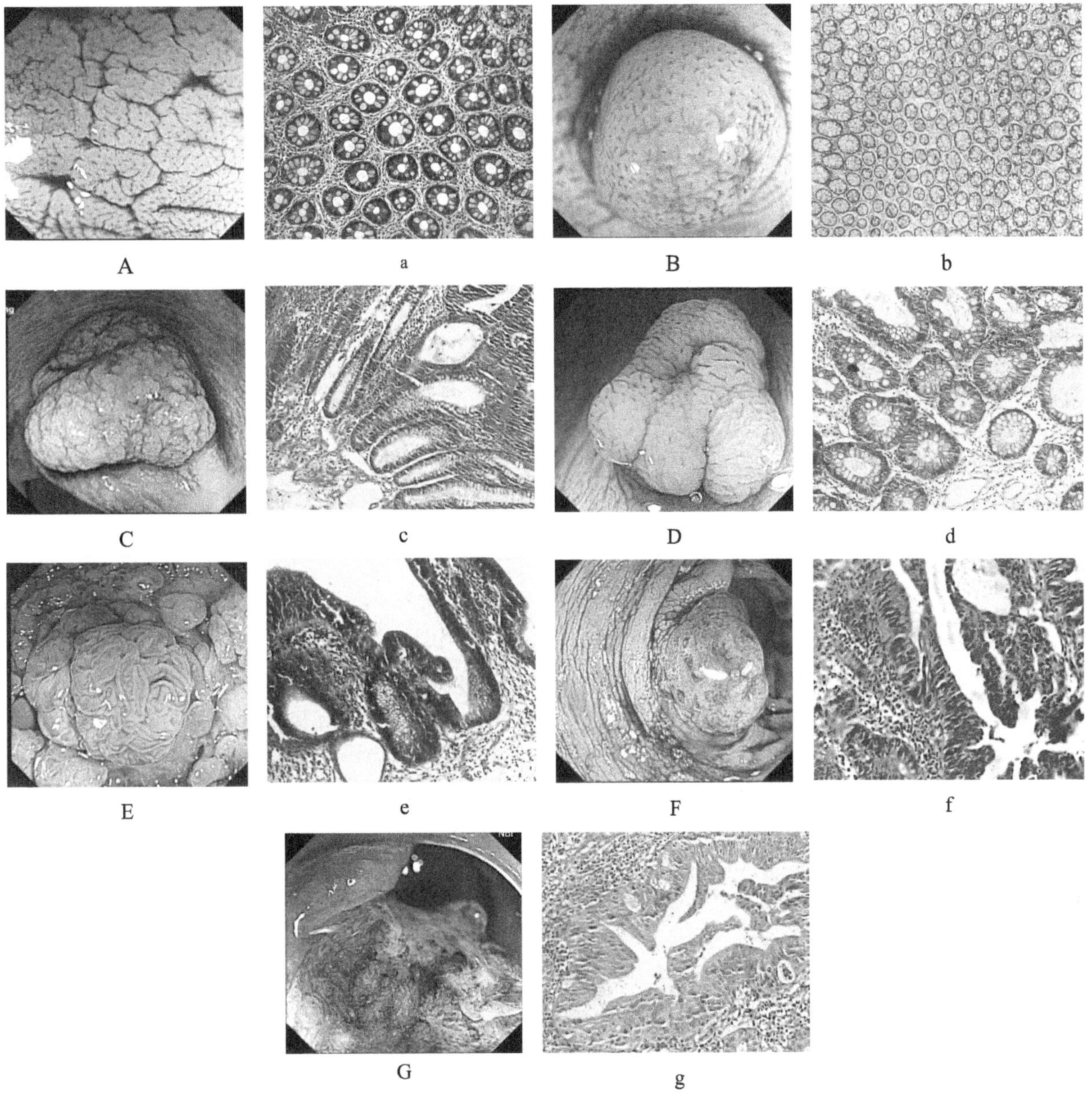

图 10-4　各型腺管开口在内镜下的表现

A. Ⅰ型腺管开口，病理诊断为正常肠黏膜；B. Ⅱ型腺管开口，病理诊断为增生性息肉；C. $Ⅲ_S$ 型腺管开口，病理诊断为绒毛状腺瘤，中度不典型增生；D. $Ⅲ_L$ 型腺管开口，病理诊断为腺瘤性息肉，轻度不典型增生；E. Ⅳ型腺管开口，病理诊断为绒毛状腺瘤，中至重度不典型增生；F. V_i 型腺管开口，病理提示高分化腺癌；G. 腺管开口分型为 V_N 型，病理诊断为高分化腺癌

腺上皮不规则或突然中断；黏液间质有含黏液的异型细胞；腺上皮呈“共壁现象”或“筛网状”改变。部分早期大肠癌可发生淋巴结转移，但转移的淋巴结体积较小，约 50% 的阳性淋巴结直径为 2～6 mm，且阳性淋巴结的比例随肿瘤增大而增加。发生淋巴结转移的早期大肠癌患者中，约 50% 有灶性分化差的肿瘤细胞，淋巴管侵犯者约占 1/4，而转移到肝和肺者较少。

（五）双重气钡造影

采用双重气钡造影技术，可清楚显示全结肠黏膜像，研究报道其诊断结直肠癌敏感性为 85%～97%。结直肠癌典型征象为黏膜局部变形、管壁僵硬、蠕动异常；当肿物呈菜花样隆起于肠管一侧，可见表面凹凸不平或浅表龛影；呈溃疡者表现为充盈缺损；以肠腔狭窄为主病例，显示狭窄段与正常分界清楚。但其对直径<1 cm 的小息肉，X 线检查与结肠镜相比，前者极易发生漏诊，对可疑病变不能取组织活检明确诊断也是其不足。因此，随着肠镜技术的不断发展，其临床应用价值已非常有限，主要用于无肠镜的地区、不愿接受结肠镜检查的患者及有肠镜检查禁忌证者，如既往肠镜检查不成功或有盆腔手术史者。

（六）电子计算机X线体层显影、磁共振成像检查

CT及MRI检查可了解肿瘤肠管外浸润程度以及有无淋巴结或肝转移情况，有助于临床分期以制订治疗方案，还可用于术后随访。近来出现的螺旋CT仿真结肠镜，是利用计算机三维影像重建来显示肠管及其病变，具有无创、无痛苦、无相对禁忌证的优点，但对病变显示的清晰度和对微小病变的辨识能力并不优于内镜检查，且不能活检，难以判断病变性质。

（七）正电子发射计算机断层显像

正电子发射计算机断层显像（positron emission tomography，PET-CT）是利用正电子核素标记葡萄糖等人体代谢物作为显像剂，通过病灶对显像剂的摄取来反映其代谢变化，从而为临床提供疾病的生物代谢信息。可用于多种肿瘤的诊断和分期，对于结直肠癌的诊断以及判定复发、转移具有重要意义。

【诊断及鉴别诊断】★★★△△△

病史、体格检查、实验室及影像学检查可以帮助诊断，凡40岁以上出现原因不明体重减轻、贫血、腹痛、大便习惯改变或血便、黏液便和肠梗阻等，均应考虑结直肠癌的可能。由于结直肠癌好发部位是直肠与乙状结肠，故体格检查时直肠指检十分必要。粪便隐血试验、血清CEA、CA19-9检测可提供结直肠癌线索，但确诊需结肠镜结合病理组织学检查。

在鉴别诊断上，右侧结肠癌应与阑尾脓肿、肠结核、血吸虫病肉芽肿、肠阿米巴病以及克罗恩病相鉴别，左侧结肠癌的鉴别诊断包括血吸虫肠病、慢性细菌性痢疾、溃疡型结肠炎、结肠憩室炎、缺血性肠病等。直肠癌应与子宫颈癌、骨盆底部转移癌、粪块嵌塞、直肠孤立性溃疡等相鉴别。

【治疗】★★★△△△

大肠息肉的处理原则：小的增生性息肉或炎症性息肉，因无癌变潜能可以不做处理。但对于较大的息肉，以及组织学证实为腺瘤性息肉者，为避免息肉的出血、梗阻或癌变，一旦发现即行摘除。病理活组织检查可能会对病变表面结构产生破坏，因此，不主张对于考虑良性病变的息肉进行活检，而建议直接切除，并进行病理活组织检查。对内镜摘除或手术切除的病例均应定期随访。

（一）内镜下治疗

早期结直肠癌常用的内镜切除技术主要包括常规内镜下息肉切除术、内镜下黏膜切除术（endoscopic mucosal resection，EMR）、内镜黏膜下剥离术（endoscopic submucosal dissection，ESD）等。

1. 不适合内镜下治疗的病变 有证据显示肿瘤突破黏膜肌层，浸润至黏膜下层者：如超声内镜提示肿瘤病灶任一位置的黏膜肌层破坏，有明确黏膜下浸润者；肿瘤表面的隐窝结构破坏（可能仅限于肿瘤病变的某一局部表面，因此内镜检查应观察肿瘤的整个表面），呈现典型的V_N型Pit结构者；EMR术中黏膜下注射出现非抬举征者；活检病理提示为浸润癌者；其他明确为黏膜下浸润者；肿瘤位置不利于内镜下治疗者。但上述慎行内镜下治疗的情况主要是指内镜技术水平在治疗上把握不大的要慎行，并不是禁忌证，技术条件好的仍可以实施内镜下治疗。

2. 内镜治疗禁忌证 已达进展期（已浸润至固有肌层）的任何部位、任何大小的大肠肿瘤。

3. 内镜下治疗方法选择及指征

（1）高频电圈套法息肉切除术：适用于直径＞5 mm的隆起型病变（Ⅰ型），但对于直径＞10 mm的广基病变有一定的不完全切除率，如怀疑伴绒毛成分、广基锯齿状腺瘤或息肉癌变，应考虑EMR。

（2）热活检钳除术：适用于5 mm以下的隆起型及平坦型病变，需注意其存在病变残留率高、对标本的组织结构有破坏、在右半结肠使用时迟发性出血和穿孔风险高等缺点。

（3）冷圈套、冷活检钳技术：也可用于较小息肉。

（4）内镜下黏膜切除术（EMR）：适用于直径5～20 mm的平坦型病变。

（5）内镜黏膜下剥离术（ESD）：适用于直径＞20 mm的平坦型病变或黏膜下肿瘤或怀疑癌变需做整块切除的病变。

4. 需要追加外科手术的情况 内镜切除标本需行病理活组织检查，如病理提示为明确的浸润癌，浸润深度超过黏膜下层者；隆起型病变癌变并蒂部有癌残留者；平坦型病变癌变并浸润至黏膜下层，切缘或基底有癌残留者；有明确局部癌变，但未行全瘤活检，浸润深度无法判定者。

（二）结直肠癌的辅助治疗

辅助治疗可帮助消灭体内残留的肿瘤治疗，减少肿瘤复发和转移的可能性，对于结直肠癌而言，主要指化学治疗、放射治疗以及生物靶向治疗。

1. 化学治疗　对于Ⅲ期结肠癌，FOLFOX 方案优于氟尿嘧啶 / 亚叶酸钙；卡培他滨 / 奥沙利铂优于静脉注射氟尿嘧啶 / 亚叶酸钙；FOLFOX 或 CapeOx 是首选方案，FLOX 可作为其替代方案。卡培他滨与静脉注射氟尿嘧啶 / 亚叶酸钙效果相当。对于Ⅱ期结肠癌，在氟尿嘧啶 / 亚叶酸钙方案基础上添加奥沙利铂还未证明生存期获益。FOLFOX 方案可应用于高危Ⅱ期结肠癌患者，但不推荐用于中低危Ⅱ期结肠癌。对于 70 岁及以上患者，在氟尿嘧啶 / 亚叶酸钙方案基础上添加奥沙利铂尚未证明获益。对于Ⅱ、Ⅲ期结肠癌患者，除入组临床试验外，贝伐珠单抗、西妥昔单抗、帕尼单抗、伊立替康、阿柏西普、雷莫芦单抗、瑞戈非尼或曲氟尿苷＋tipiracil 不可用于辅助治疗。

2. 放射治疗　放射治疗适合于位置较固定的直肠癌。术前放疗有助于提高手术切除率、减少远处转移；术后放疗可减少复发率，提高生存率。对晚期直肠癌患者可用于镇痛、止血等姑息治疗。但放疗有发生放射性肠炎的风险。

【预防和预后】★★★△△

1. 筛查　对于一些无明显症状但具有结直肠癌高危险因素者（高危人群）进行筛查可早期发现结直肠癌，并进行治疗，可明显改善预后。

（1）筛查年龄：2016 年美国大肠癌筛查指南建议结直肠癌筛查从 50 岁开始持续到 75 岁，针对 76～85 岁人群的结直肠癌筛查应单独决定，需要考虑患者的整体健康状况和筛查史。

（2）高危人群确定：①既往有大肠癌病史或大肠腺瘤史；②一级亲属患有大肠癌者，年龄≥亲属大肠癌诊断年龄 −10 岁［即比患大肠癌者年轻 10 岁的一级亲属为高危人群（如一位 60 岁的大肠癌患者，则他或她 50 岁以上的一级亲属为大肠癌高危人群）］；③遗传性非腺瘤性结肠癌（HNPCC）家系的成员，年龄≥10 岁；④一级亲属有家族性息肉病者，年龄≥10 岁；⑤溃疡性结肠炎或克罗恩病病史 10 年以上；⑥胆道疾病及胆囊切除 10 年以上；⑦下腹部放疗史 10 年以上；⑧结肠慢性血吸虫病史；⑨慢性阑尾炎病史。

2. 结肠息肉或结肠腺瘤切除术后随访　结肠息肉或结肠腺瘤切除术后随访间隔可参考图 10-5。

结直肠癌的转归及预后与病变的分期密切相关，局部进展期结直肠癌 5 年癌症相关生存率为 70%，而发生远处转移的晚期结直肠癌患者 5 年生存率仅为 12%，而大部分早期结直肠癌可获得良好预后，5 年生存率＞90%，部分患者可行内镜微创治疗获得根治。基于结直肠癌的多原发性（同时性与异时性两种癌）及术后的复发，故主张在术后 3～6 个月行结肠镜检查及血清 CEA 的监测，直到术后 5 年内不复发，可被认为达到治愈效果。

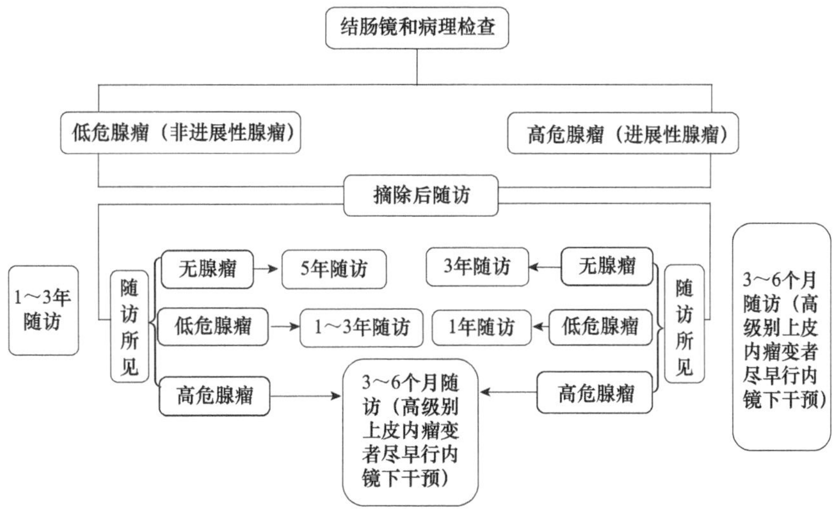

图 10-5　腺瘤性息肉摘除后的内镜随访线路

（王新颖　刘思德）

第 10 节　肠　结　核

肠结核是结核分枝杆菌侵犯肠道引起的慢性特异性感染，90% 以上由人型结核分枝杆菌引起，多继发于肠外结核，如肺结核。各年龄段都可发病，但较多见于青壮年，女性略多。

【病因与感染途径】★△

引起肠结核的病原菌多为人型结核杆菌，偶有因饮用未经严格消毒的乳制品而感染牛型结核杆菌。肠结核感染可经口、血行播散和邻近器官结核的波及所致。经口感染为最主要的肠结核感染方式，开放性肺结核，尤其是空洞型肺结核患者常会吞咽自身含有结核杆菌的痰液，结核杆菌被吞入胃内后，胃酸不能将其灭活，抵达肠道后定居并致病；肠外结核经血行播散侵犯肠道的多见于粟粒型肺结核患者；此外，肠结核还可由腹腔结核通过淋巴管直接播散而致。

【发病机制】★△

肠结核发病是人体和结核杆菌相互作用的结果，是否发病取决于结核杆菌的毒力和人体免疫功能两个因素间的平衡与否，进入肠道的结核菌数量较多、毒力大，或人体免疫功能受抑制致抵抗力削弱时，肠结核才会发病。

【病理】★★△

肠结核好发于回盲部，因肠内容物在此处停留时间较长，到达该处的结核杆菌与肠黏膜接触时间长，且回盲部淋巴组织丰富，结核杆菌对淋巴组织有亲和性，可没肠管淋巴系统进入绒毛内中央淋巴管，进而引起黏膜炎症。此外，结核杆菌还可侵入肠壁的集合淋巴组织和孤立的淋巴滤泡，形成结核结节。肠结核也常发生于结肠其他肠段或末端回肠，但空肠受累较少见。

依据人体对结核杆菌的免疫力和过敏反应程度，肠结核病理分型可分为以下3型。

1. 溃疡型 当感染的菌数多、毒力大、机体过敏反应强时，病变往往以渗出、坏死为主。肠壁集合淋巴组织和淋巴滤泡首先受累及，发生充血、水肿及渗出等病变，并可形成结核结节，因常有闭塞性动脉内膜炎，结节中心因缺血发生干酪样坏死，黏膜坏死脱落后形成大小不等、深浅不一的溃疡。因病变常沿环绕肠壁分布的淋巴管蔓延，故形成的溃疡亦多沿着肠壁淋巴管绕肠管周径发展，呈环形分布，修复后则形成环状狭窄。由于结核病变易与周围组织发生粘连，极少发生急性肠穿孔，且由于闭塞性动脉内膜炎的形成，亦较少发生肠道大出血。

2. 增殖型 当感染的菌量少、毒力较低、机体免疫力相对较高时，病变常表现为结核性肉芽肿和纤维组织增生，显微镜下可见干酪样坏死的结核肉芽肿。此时病变多局限于盲肠，肠壁增厚变硬，可有息肉或瘤样肿块突入肠腔使肠腔变窄，引起肠梗阻。

3. 混合型 兼有上述两种病理表现。实际上溃疡型和增殖型两类病变并非绝对的，两者可出现于同一患者的不同疾病时期，在一定条件下可以互相转变。

【临床表现】★★★△△△

起病多较为缓慢，疾病早期无或仅有轻微症状，随病程进展可出现如下表现。

（一）消化道症状

1. 腹痛 多位于右下腹，与回盲部受累有关，亦常有上腹或脐周疼痛，系回盲部病变引起的牵涉痛，但体检压痛点仍位于右下腹。性质多为持续性隐痛或钝痛，发生肠梗阻时可为阵发性绞痛，伴有腹胀、肠鸣、肠型与蠕动波。

2. 腹泻或便秘 腹泻常见于溃疡型肠结核，因病变严重度不同，腹泻次数自数次至十余次不等，糊状或水样，可带黏液，但血便较为少见。便秘多见于增殖型肠结核，约30%患者可出现腹泻与便秘交替，多见于兼有溃疡型及增殖型特征的肠结核患者。直肠受累不常见，受累时可有里急后重感。

3. 腹部包块 主要见于增殖型肠结核，病变组织明显增殖或肠袢与周围组织或肿大淋巴结粘连成团，亦可发生于溃疡型肠结核合并局限性腹膜炎或同时有肠系膜淋巴结结核时。包块多位于右下腹，一般比较固定，中等质地，多有轻至中度压痛。

（二）全身症状

结核毒血症状，如低热、盗汗、乏力、食欲缺乏、体重减轻等。随病情发展可出现营养不良的表现，如贫血、维生素缺乏等。结核毒血症状在溃疡型肠结核患者中多见。

（三）肠外结核的表现

肺结核是最常见的肠外结核，此外还可有结核性腹膜炎、肠系膜淋巴结结核等肠外结核的相应表现。

（四）并发症

最常见并发症为肠梗阻，其他可有亚急性或慢性肠穿孔、腹腔脓肿，少见并发症可有肠瘘、消化道大出血。

【实验室及其他辅助检查】★★★△△

（一）实验室检查

1. 血液检查 活动性病变患者可有轻、中度贫血，红细胞沉降率增快。

2. 粪便常规检查　多无特异性，可有少量白细胞和红细胞。

3. 结核杆菌相关检查

（1）痰找结核杆菌：伴有开放性肺结核的患者可阳性。

（2）粪找结核杆菌：阳性率不高，浓缩法找结核杆菌或结核杆菌培养偶可获阳性结果，但在痰菌阴性时才对诊断肠结核有意义。

（3）结核菌素皮肤试验（TST 或 PPD 皮试）：阳性提示结核感染的可能，但无法区分潜伏结核（LTBI）和活动性结核。结核菌素皮肤试验结果受卡介苗接种的影响，并与非结核分枝杆菌（NTM）抗原存在交叉反应，判断时需考虑上述因素，通常以皮试硬结≥10 mm 判为阳性，对免疫抑制宿主，如 HIV 感染者、服用等同剂量泼尼松≥15 mg/d 并持续＞1 个月或使用抗 -TNFs 制剂的患者，皮试硬结直径≥5 mm 即可认定为阳性。此外，如在患者随访过程中发生结核菌素测试转换，即在 2 年期间增加 10 mm 或以上（不论其年龄），均认为存在 LTBI。

（4）γ- 干扰素释放试验：包括 T 细胞酶联免疫吸附技术（QuantiFERON-TBGold，QFT）和 T 细胞酶联免疫斑点技术（T cell enzyme-linked immunospot assay，T-SPOT.TB），由于不受卡介苗接种和环境分枝杆菌的影响，筛查结核灵敏度和特异度均高于传统的 PPD 皮试，尤其是 T-SPOT.TB 对结核的阴性预测值＞90%。

（5）肠镜活检或手术标本结核杆菌 PCR（TB-PCR）：TB-PCR 技术获得接近 100% 诊断 ITB 的特异性，遗憾的是灵敏度欠满意（研究结果差异较大，20%～80%），使之未能发挥较好的作用。

（6）肠镜活检或手术标本抗酸染色：存在与 TB-PCR 类似的问题，据报道特异性可高达 100%，但敏感性仅约 20%。

（二）结肠镜检查

病变多位于回盲部及回肠末端，直肠较少受累，累及肠段多少于 4 个节段。依不同病变类型而表现各异，常见多种病变特点同时存在。常见表现如下。

1. 溃疡及糜烂：典型的肠结核溃疡仅见于约 20% 的患者，为沿肠管周径分布的环形溃疡，由多个小溃疡汇集而成，形成“鼠咬样”外观。其他表现有黏膜充血、糜烂、不规则溃疡及阿弗他溃疡。

2. 结节样增生及炎性假息肉。

3. 回盲瓣变形、开放：病变典型者可呈“鱼嘴样”外观。

（三）病理组织学检查

病理见到典型干酪样坏死性上皮肉芽肿、抗酸染色阳性或结核杆菌培养阳性是诊断肠结核的金标准，遗憾的是阳性率极低。

（四）影像学检查

传统的 X 线钡剂造影可显示肠管边缘不规则，溃疡时可见龛影，病变区不规则收缩可致该区不易被钡剂充盈而形成“激惹征”或“跳跃征”，病程较长、病变较重时肠管壁僵硬狭窄，结肠袋消失。近年随着诊疗技术的不断发展，传统的钡剂造影已让位给了 CT 或 MR 小肠造影（CTE/MRE），除可更为清晰地显示上述 X 线下的征象外，尚可发现提示肠结核的其他一些征象，如淋巴结环形强化、钙化等，尤其是当发现克罗恩病的典型征象如小肠节段性病变、靶征、梳状征等，对排除肠结核具有重要价值。

（五）腹腔镜检查

少数情况下对诊断不明确者可行腹腔镜检查，病变肠管和腹膜上见粟粒样结节，活检组织学显示干酪样坏死有助于确诊。

（六）诊断性治疗试验

试验性抗结核治疗效果的评估标准至今尚无共识，通常采用规范抗结核治疗 3 个月后复查肠镜，如溃疡消失或明显好转，伴炎症性结节样病变消失或明显好转，可评定为试验治疗有效，应继续抗结核治疗，否则应评定为试验治疗无效，考虑转换治疗。

【诊断】★★★△△

符合下列标准之一者可确诊肠结核：①肠黏膜活检见干酪样坏死性上皮肉芽肿和（或）抗酸染色阳性；②手术切除病变肠段和（或）腹腔淋巴结见干酪样坏死性上皮肉芽肿和（或）抗酸染色阳性；③病变组织细菌培养或动物接种证实有结核杆菌生长；④正规抗结核治疗疗程≥6 个月，临床痊愈，伴肠镜复查原活动性溃疡消失伴结节样病变消失或基本消失，且在开始治疗后≥9～12 个月无复发。

青壮年患者出现腹痛、腹泻、发热、消瘦症状，肠镜检查发现肠道溃疡、息肉样增生等病变时应注意肠结核的可能，但需综合上述各实验室及辅助检查进行判断，完善相关检查后仍难以确诊时，可考虑行诊断性抗结核治疗。

【鉴别诊断】★★★△△

1. 克罗恩病 本病的临床表现、实验室检查、影像检查及内镜检查所见和肠结核酷似，鉴别要点包括：①无活动性肠外结核；②合并肛周病变、肠内外瘘常见；③肠道受累超过4个节段；④典型的结肠镜下特征，纵形溃疡、铺路石样外观；⑤典型影像学特征，小肠节段性受累、靶征、梳状征、肠系膜脂肪间隙增宽；⑥典型病理组织学特征，全层炎、较疏松的非干酪样小肉芽肿、裂隙样溃疡；⑦抗结核治疗无效。

2. 结肠癌 中、老年人多见，无结核中毒症状，病情进行性加重，常有血便、贫血，肠梗阻较常见。实验室检查癌胚抗原阳性有助于诊断。肠镜检查常可窥见肿瘤，病理活检阳性可确诊。

3. 淋巴瘤 可出现类似于肠结核的发热、腹痛、腹泻、消瘦的症状，内镜下所见亦可与肠结核相似，病理组织学检查加免疫组化或基因重排是诊断肠道淋巴瘤的重要手段。临床上出现高热持续不退、消耗症状明显，尤其是诊断性抗结核治疗无效，需高度怀疑肠道淋巴瘤，如一次活检未能确诊，建议采用多次、多点、大块活检，有助于提高诊断阳性率。

4. 寄生虫感染 阿米巴病或血吸虫病可形成肉芽肿病变，需注意鉴别。病史询问存在既往感染史或疫区生活史，粪便中或活检组织中发现相应的病原体或虫卵可以确诊。

5. 其他肠道感染性疾病 如耶尔森杆菌肠炎、非典型分枝杆菌（多见于艾滋病患者）、性病性淋巴肉芽肿、梅毒侵犯肠道、肠放线菌病亦需鉴别。以发热为主要表现者需与伤寒等长期发热性疾病鉴别。

【治疗】★★★△△

早期积极治疗以消除症状、促进病变愈合及防治并发症，可防止肠道出现不可逆的毁损性损伤。

（一）抗结核治疗

足量、足疗程的规范治疗是防止结核耐药以致治疗失败的重要策略。治疗建议采用四联抗结核方案，疗程为9～12个月。用药过程中定期监测血常规、肝功能及其他药物的不良反应。

（二）对症支持治疗

保证热量摄入充足，腹泻时采用低渣、低脂饮食，注意补充维生素。无腹泻患者建议给予高蛋白食谱。

（三）手术治疗

出现并发症药物治疗无效时需手术治疗，如肠梗阻、肠穿孔、消化道大出血。

【预后】★★△△

早期诊断，规范治疗，肠结核多可治愈，故一般预后较好。

（何 瑶 陈旻湖）

参考文献

[1] Rubio-Tapia A, Murray JA. Classification and management of refractory coeliac disease. Gut, 2010, 59: 547-557.

[2] Malamut G, Cellier C. Refractory celiac disease: epidemiology and clinical manifestations. Dig Dis, 2015, 33: 221-226.

[3] Bakker SF, Tushuizen ME, von Blomberg BM, et al. Screening for coeliac disease in adult patients with type 1 diabetes mellitus: myths, facts and controversy. Diabetol Metab Syndr, 2016, 8: 51.

[4] Rubio-Tapia A, Hill ID, Kelly CP, et al. ACG clinical guidelines: diagnosis and management of celiac disease. Am J Gastroenterol, 2013, 108: 656-676.

[5] Ghoshal UC, Srivastava D, Verma A, et al. Tropical sprue in 2014: the new face of an old disease. Curr Gastroenterol Rep, 2014, 16: 391.

[6] 李岩. 抗生素相关性腹泻. 中国实用内科杂志, 2007, 27（13）: 1012-1013.

[7] Fekety R. Guidelines for the diagnosis and management of Clostridium difficile-associated diarrhea and colitis. American College of Gastroenterology, Practice Parameters Committee. Am J Gastroenterol, 1997, 92 (5): 739-750.

[8] Rodriguez C, Van Broeck J, Taminiau B, et al. Clostridium difficile infection: Early history, diagnosis and molecular strain typing methods. Microb Pathog, 2016, 97: 59-78.

[9] Cheng A C, Ferguson J K, Richards M J, et al. Australasian Society for Infectious Diseases guidelines for the diagnosis and treatment of Clostridium difficile infection. Med J Aus, 2011, 194 (7): 353-358.

[10] Al-Braiken FA, Salem HS, Hilal NH, et al. A new modified technique for concentrating intestinal parasites. J Egypt Soc Parasitol, 2008, 38 (2): 501-510.

[11] Yoshitsugu Ochiai, Chieko Takada, Mistugu Hosaka, et al. Dibision and discrimination of cryptosporidium parvum and C. hominis in water samples by immunomagnetic separation-PCR. pplied and Environmental Microbiology, 2005, 71 (2): 898-903.
[12] 诸欣平，苏川．人体寄生虫学．8版．北京：人民卫生出版社，2013：120-152.
[13] 王晓陶，张中和，于日新．阿米巴肝脓肿误诊为肝癌1例．中华医院感染学杂志，2006，16（5）：535-536.
[14] 王国栋，李如意，周玉坤．钩虫病误诊1例．中国误诊学杂志，2007，7（13）：3182.
[15] 王辰，王建安．内科学．3版．北京：人民卫生出版社，2015：493-497.
[16] Feldman M, Friedman LS, Brandt LJ. Sleisenger & Fordtran's Gastrointestinal and Liver Disease, pathophysiology/diagnosis/management. 8th edition. Philadelphia: Saunders. Elsevier, 2006: 2459-2498.
[17] 中华医学会消化病学分会炎症性肠病学组．炎症性肠病诊断与治疗的共识意见（2010年广州）．胃肠病学，2012，17（12）：763-781.
[18] Gomollón F, Dignass A, Annese V, et al. 3rdEuropean evidence-based consensus on the diagnosis and management of Crohn's disease 2016: Part 1: diagnosis and medical management. J Crohns Colitis, 2017, 11 (1): 3-25.
[19] Gionchetti P, Dignass A, Danese S, et al. 3rd European evidence-based consensus on the diagnosis and management of Crohn's disease, 2016: Part 2: surgical management and special situations. J Crohns Colitis, 2017, 11 (2): 135-149.
[20] Satsangi J，Silverberg MS，Vermeire S，et al. The Montreal classification of inflammatory bowel disease：controversies，consensus，and implications. Gut, 2006, 55: 749-753.
[21] 中华医学会消化病学分会炎症性肠病学组．炎症性肠病诊断与治疗的共识意见（2012年广州）．中华内科杂志．2012．51（10）：818-831.
[22] Bressler B, Marshall JK, Bernstein CN, et al. Clinical practice guidelines for the medical management of nonhospitalized ulcerative colitis: the Toronto consensus. Gastroenterology, 2015, 148 (5): 1035-1058. e3.
[23] Bryant RV, Brain O, Travis SP. Conventional drug therapy for inflammatory bowel disease. Scand J Gastroenterol, 2015, 50 (1): 90-112.
[24] Øresland T, Bemelman WA, Sampietro GM, et al. European evidence based consensus on surgery for ulcerative colitis. J Crohns Colitis, 2015, 9 (1): 4-25.
[25] Annese V, Daperno M, Rutter MD, et al. European evidence based consensus for endoscopy in inflammatory bowel disease. J Crohns Colitis, 2013, 7 (12): 982-1018.
[26] Dignass A, Eliakim R, Magro F, et al. Second European evidence-based consensus on the diagnosis and management of ulcerative colitis part 1: definitions and diagnosis. J Crohns Colitis, 2012, 6 (10): 965-990.
[27] Dignass A, Lindsay JO, Sturm A, et al. Second European evidence-based consensus on the diagnosis and management of ulcerative colitis part 2: current management. J Crohns Colitis, 2012, 6 (10): 991-1030.
[28] Van Assche G, Dignass A, Bokemeyer B, et al. Second European evidence-based consensus on the diagnosis and management of ulcerative colitis part 3: special situations. J Crohns Colitis, 2013, 7 (1): 1-33.
[29] Mowat C, Cole A, Windsor A, et al. Guidelines for the management of inflammatory bowel disease in adults. Gut, 2011, 60 (5): 571-607.
[30] Ooi CJ, Fock KM, Makharia GK, et al. The Asia-Pacific consensus on ulcerative colitis. J Gastroenterol Hepatol, 2010, 25 (3): 453-468.
[31] Clair D G, Beach J M. Mesenteric Ischemia. New Eng J Med, 2016, 374 (10): 959-968.
[32] Tilsed J V, Casamassima A, Kurihara H, et al. ESTES guidelines: acute mesenteric ischaemia. Eur J Trauma Emerg Surg, 2016, 42 (2): 253-270.
[33] Pecoraro F, Rancic Z, Lachat M, et al. Chronic Mesenteric Ischemia: Critical Review and Guidelines for Management. Annals of Vascular Surgery, 2013, 27 (1): 113-122.
[34] 写作组缺血性肠病诊治中国专家建议，中华医学会老年医学分会，编辑委员会中华老年医学杂志．老年人缺血性肠病诊治中国专家建议（2011）．中华老年医学杂志，2011，30（1）：1-6.
[35] Brian E. Lacy, Fermín Mearin, Lin Chang, et al. Bowel Disorders. Gastroenterology, 2016, 150 (6): 1393-1407.
[36] 熊理守，陈旻湖，陈惠新，等．广东省社区人群肠易激综合征的流行病学调查．中华医学杂志，2004，84（4）：278-281.
[37] 中华医学会消化病学分会胃肠功能性疾病协作组，中华医学会消化病学分会胃肠动力学组．中国肠易激综合征专家共识意见（2015年，上海）．中华消化杂志，2016，36（5）：299-312.
[38] 唐旭东，卞兆祥．肠易激综合征的基础与临床．北京：科学技术文献出版社，2015.
[39] Chey WD, Kurlander J, Eswaran S, et al. Irritable bowel syndrome: : a clinical review. JAMA, 2015, 313 (9): 949-958.

第11章 肝 病

第1节 肝的解剖与功能

一、解剖学★★△△

（一）大体解剖

肝是人体最大的实质性脏器，大部分位于右季肋区和上腹区，小部分位于左季肋区。成年人肝重1200～1500 g，约占体重的1/15；胎儿和新生儿的肝相对较大，约占体重的1/8。肝呈楔形，底朝向右侧腹壁，尖朝向脾。肝借表面的镰状韧带分为左、右两叶；肝左叶小而薄，肝右叶大而厚。

1. 肝的表面标志 肝上缘膨隆，与膈相接触，故称膈面；下缘凹陷，与腹腔脏器接触，故称为脏面。肝下缘有两个明显的切迹：一是脐切迹，位于正中线的稍右侧，有肝圆韧带通过；二是胆囊切迹，距正中线4～5 cm，相当于右侧第9肋软骨前端的深面。在剑突处，肝下缘直接与腹前壁相贴，为常用的腹部触诊部位。

肝的脏面中部有一个H形沟，左纵沟较窄，其前半部是脐静脉闭锁后形成的肝圆韧带，后半部是由静脉导管萎缩形成的静脉韧带；右纵沟较宽，其前半部为容纳胆囊的胆囊窝，后半部为供下腔静脉穿行的腔静脉窝，肝左、中、右静脉在此注入下腔静脉，故称为第二肝门。横沟有肝管、淋巴管、神经、门静脉及肝动脉出入，称为肝门或第一肝门。

2. 分叶与分段 单纯根据肝表面的沟裂，可将肝分为左叶（左纵沟左侧）、右叶（右纵沟右侧）、方叶（横沟前方）及尾状叶（横沟后方），但这分叶没有真正反映其内部管道系统的构造特征。以肝Glisson系统分支为基础的肝Bismuth分叶（sectors）、Couinaud分段（segments）体系，为现代肝外科施行规则肝叶或肝段切除术提供了功能解剖学基础。

正中裂为一斜裂，前起自胆囊窝中点，向后延至下腔静脉左缘；以正中裂为界，将肝划分为大小基本相等的左半肝、右半肝，分别是门静脉左支、右支流注的部分。尾状叶恰为正中裂所经过，其血液流入和流出独立于左、右门静脉分支和左、中、右3支肝静脉。左叶间裂为矢状位（相当于左纵沟），据此可将左半肝划分为左内叶和左外叶，后者又分为上段和下段。右叶间裂后起自下腔静脉右缘，前至肝右下角与胆囊窝中点连线的外、中1/3交界处；以右叶间裂为界，可将右半肝划分为右前叶和右后叶，后两者又分别被分为上段和下段。

综上所述，肝可分为两半肝（左半肝、右半肝）、4个肝叶（左内叶、左外叶、右前叶、右后叶）、8个肝段（Ⅰ～Ⅷ段依次为尾叶段、左外上段、左外下段、左内侧段；右前下段、右后下段、右后上段、右前上段）。

3. 血液供应 肝血液供应非常丰富，肝的血容量相当于人体总量的14%。成人肝每分钟血流量有1500～2000 ml。

肝有肝动脉和门静脉双重血液供应。肝动脉是肝的营养血管，其血流量占肝全部血流量的20%～30%，压力较门静脉高30～40倍；内含丰富的氧和营养物质，供给肝的物质代谢。门静脉是肝的功能血管，其血量占肝血供的70%～80%，压力较低；其血液富含来自消化道及胰腺的营养物质，当流经肝窦时，即被肝细胞吸收，再经肝细胞加工成机体所需要的物质，一部分排入血液供机体利用，其余暂时储存在肝细胞内，以备需要时利用。

门静脉由脾静脉和肠系膜上静脉汇合而成，它向上经十二指肠上部的后方穿行于肝十二指肠韧带内，在肝固有动脉和胆总管的后方上升至肝门，入肝后立即分为左、右两支。与一般静脉不同，门静脉的始、末两端均为毛细血管。一端始于胃、肠、胰、脾的毛细血管网，另一端终于肝小叶内的血窦，而且肝门静脉及其属支均无瓣膜。因此，当肝内或肝外的门静脉发生阻塞时，均可引起血流缓慢甚至逆流，导致肝门静脉高压。门静脉的属支主要有肠系膜上静脉、脾静脉、胃左静脉和肠系膜下静脉。此外，还有胃右静脉、胆囊静脉和附脐静脉。

门静脉与腔静脉系统之间存在广泛的侧支吻合。它们在正常情况下不开放，但在门静脉高压时，则开放形成侧支循环，使门静脉系统部分血液分流导入腔静脉，从而降低肝门静脉的压力。门腔静脉间的侧支循环有 4 个途径。

（1）门静脉系统的胃左静脉、胃短静脉和胃后静脉，在食管下段和胃底处，与腔静脉系统奇静脉所属的食管静脉相吻合。

（2）门静脉系统的肠系膜下静脉所属的直肠上静脉，在直肠下段，与腔静脉系统的髂内静脉所属的直肠中静脉、直肠下静脉相吻合。

（3）门静脉系统的附脐静脉，在脐周围与腹壁上静脉及胸、腹壁静脉相吻合，与上腔静脉相交通。同时，也可与腹壁下静脉及腹壁浅静脉相吻合，从而与下腔静脉相交通。

（4）门静脉系统的脾静脉，肠系膜上静脉、肠系膜下静脉以及升结肠、降结肠和十二指肠、胰、肝等脏器的小静脉，在腹膜后，与腔静脉系统的腰静脉、低位的肋间后静脉、膈下静脉及睾丸静脉等相吻合，形成 Retzius 静脉。

4. 淋巴和神经 肝可产生大量淋巴，胸导管内的淋巴有 25%～50% 来自肝。肝的淋巴管分布于被膜内和小叶间管道周围，而肝小叶内无淋巴管。肝的淋巴主要来自窦周隙的血浆。窦周隙的血浆从小叶中央流向周边，在小叶边缘沿血管周围间隙流至小叶间结缔组织内，继而被吸收入淋巴管从而形成淋巴，故肝淋巴富含蛋白质。当肝细胞坏死或胆道阻塞时，胆汁溢入窦周隙，导致肝淋巴也含有胆汁成分。

交感和副交感神经纤维随血管入肝并分支，在汇管区的血管周围形成神经丛，神经末梢穿入管壁内终止于平滑肌细胞，调节血管的舒缩及肝内血流量。此外，肝内也有感觉神经末梢，主要分布在被膜和小叶间结缔组织内，司痛觉。

5. 胆道系统 胆道系统包括肝内外胆管、胆管周围腺体，胆囊、肝胰壶腹（Vater 壶腹）。左、右肝管汇合处以上为肝内胆管。

（1）肝内胆管：起始于由两个相邻的肝细胞侧面形成毛细胆管（canaliculus），经由肝细胞及胆管细胞共同组成的 Hering 管（canal of Hering）与完全由胆管细胞组成的细胆管（bile ductule，直径＜20 mm）相连，后者再逐级汇合成小间胆管（interlobular bile duct，直径 20～100 mm）、间隔胆管（septal bile duct，100～300 mm）、区域胆管（area duct，直径 300～400 mm）及段胆管（segmental bile duct，直径 400～800 mm），最终形成左、右肝管（left and right hepatic ducts，直径＞800 mm）。

其中，细胆管位于界板附近，衬以立方上皮细胞。小叶间胆管位于靠近汇管区中央，很少或无纤维包裹，衬以低柱状或立方上皮，并无黏液。间隔胆管及段胆管有明确的致密的纤维性管壁，以及细胞核处于底位及黏液小滴的柱状上皮。

（2）肝外胆管：左、右肝管出肝门后汇合成肝总管，肝总管长 1～5 cm（平均 2 cm），直径 0.4～1.3 cm（平均 0.66 cm），肝总管与胆囊管汇合成胆总管。胆总管长 6～8 cm，在肝十二指肠韧带内下行于十二指肠球部和胰头的后方，末端与胰管汇合并扩大成 Vater 壶腹，开口于十二指肠降部，在开口处有 Oddi 括约肌环绕。

（二）组织学

1. 肝小叶 肝小叶是肝结构与功能的基本结构单位。肝细胞和肝血窦是构成肝小叶的主要成分。肝细胞是肝的唯一实质细胞，是肝内数量最多、体积密度最大的细胞群。肝细胞成多面体形，直径 20～30 μm。肝细胞有 3 种不同的功能面：血窦面、毛细胆管面和细胞连接面。肝细胞在正常情况下处于静止期。很多原因引起肝功能体积减小，如部分肝叶切除，部分肝移植，或化学、感染引起肝细胞损伤及坏死，均可引起肝细胞再生及肝增长。

肝细胞以中央静脉为中心单行排列成板状，称为肝板。肝板大致呈放射状，相邻肝板吻合连接，形成迷路样结构。肝板之间为肝血窦，窦壁主要由有孔内皮细胞组成。肝血窦经肝板上的孔互相通连，形成网状管道。在切片中，肝板的断面呈索状，故称肝索。肝细胞相邻面的质膜局部凹陷，形成微细的小管，称毛细胆管，它们在肝板内也相互连接成网。肝窦内皮细胞与肝细胞之间的狭小间隙称窦周隙或狄氏间隙。窦周隙内充满从血窦滤出的血浆物质，还有肝星状细胞及少量网状纤维。肝星状细胞的主要功能是储存维生素 A、调节肝小叶的血流量和清除外源性有毒物质。

正常肝内的结缔组织仅占肝体积的 4% 左右，主要分布在肝小叶之间。在肝实质细胞受损伤而导致纤维化的过程中，肝星状细胞可以转化为肌成纤维细胞样细胞，产生大量胶原原纤维，并成为肝纤维的物质基础。

相邻肝小叶之间呈三角形或椭圆形的结缔组织

小区，称汇管区，其中可见小叶间静脉、小叶间动脉和小叶间胆管，故称三联管。每个肝小叶周围有3～4个汇管区。小叶间静脉是门静脉的分支，管径较大，腔大而不规则，管壁薄；小叶间动脉是肝动脉的分支，管径细，腔小，管壁相对较厚；小叶间胆管是胆管的分支，管壁为单层立方上皮。

2. 门管小叶和肝腺泡 除上述以中央静脉为中心的经典肝小叶外，还有门管小叶和肝腺泡两种肝结构单位的概念。

（1）门管小叶：门管小叶是以门管区内的胆管为中心的三角形柱状体，3个角缘处为相邻肝小叶的中央静脉。门管小叶内的胆汁从周边流向中央，汇入小叶间胆管。故门管小叶的概念是强调肝的外分泌性质。

（2）肝腺泡：根据肝的分泌和血流特点提出了肝腺泡的概念。一个肝腺泡即为一个分泌单位，它从肝动脉及门静脉的各一条终末分支接受血液供应，通过胆管的一条终末分支运送胆汁，因而它是以微循环为基础的肝最小结构单位。肝腺泡呈钻石形，其相对的两个顶点处有中央静脉，因而血管和胆管的终末分支是沿着成为其流域的两个部分肝小叶之间走行的。它以门管区血管发出的终末门微静脉和终末肝微动脉及胆管分支为中轴，两端以邻近的两个中央静脉为界。故一个肝腺泡是由相邻两个肝小叶各1/6部分组成的，其体积约为肝小叶的1/3。

肝腺泡内的血流从中轴单向性地流向两端的中央静脉，根据血流方向及肝细胞获得血供的先后优劣的微环境差异，将肝腺泡分为3个带：①近中轴血管的部分为Ⅰ带，肝细胞优先获得富于氧和营养成分的血供，细胞代谢活跃，再生能力强；②Ⅰ带的外侧为Ⅱ带，肝细胞营养条件次于Ⅰ带；③近中央静脉的腺泡两端部分为Ⅲ带，肝细胞营养条件较差，细胞再生能力也较弱，易受药物和有毒物质的损害。营养不良、酒精中毒、药物中毒或病毒性肝炎时，常首先引起Ⅲ带肝细胞变性坏死。肝腺泡概念与肝的病理变化有关，故有一定的实际意义。

二、肝的功能★★△△

肝是人体内最大的消化腺，它不仅和糖、蛋白质、脂肪、维生素、激素的代谢有密切关系，而且还具有分泌、排泄、解毒和免疫调控等重要功能。在胚胎时期肝还有造血功能。

（一）代谢功能

1. 糖代谢 饮食中的淀粉等其他糖类（碳水化合物）消化后变成葡萄糖，经肠道吸收后到达肝，在肝细胞内被合成为肝糖原储存起来；当机体需要时，肝细胞又能把肝糖原分解为葡萄糖供机体利用。保持血液中葡萄糖水平的相对恒定，对脑组织、红细胞、视网膜细胞等只能利用葡萄糖作为能量来源的组织和细胞来说，具有极为重要的意义。

2. 氨基酸及蛋白质代谢 肝处于氨基酸和蛋白质相互转化的中心地位。由消化道吸收的氨基酸在肝内被合成为蛋白质而进入血液循环，以满足全身组织器官的需要。除合成血浆蛋白、纤维蛋白原、凝血酶原外，肝还合成白蛋白和球蛋白。蛋白质代谢中所产生的氨也要在肝内进行解毒处理。

3. 脂肪代谢 肝是脂肪运输的枢纽。消化吸收后的脂肪一部分进入肝，然后再转变为体脂而储存。饥饿时，储存的体脂可先被运送到肝，然后进行分解。肝还是体内脂肪酸、胆固醇、磷脂合成的主要器官。此外，肝对三酰甘油及脂肪酸的分解能力也很强，是产生酮体的重要器官。酮体可供肝外组织利用，是肝通过血液向肌肉及心脏等供应能量的补充形式。

4. 维生素、激素代谢 人体95%的维生素A都储存在肝内；肝也是维生素C、维生素D、维生素E、维生素K、维生素B_1、维生素B_6、维生素B_{12}、烟酸、叶酸等多种维生素储存和代谢的场所。肝可从血液循环中摄取各种激素，包括胰岛素、睾酮、雌激素、糖皮质激素、儿茶酚胺类激素等；这些激素的分解代谢主要发生在肝。

（二）胆汁生成和排泄

胆红素的摄取、结合和排泄，胆汁酸的生成和排泄都由肝承担。肝细胞合成、分泌的胆汁，经胆管输送到胆囊，经胆囊浓缩后再排放入小肠，帮助脂肪的消化和吸收。

（三）解毒功能

在机体代谢过程中，门静脉收集来自腹腔脏器的血液，血中的有害物质及微生物，将在肝内被解毒和清除。肝解毒主要有4种方式。①化学反应：如氧化、还原、分解、结合和脱氧作用；②分泌作用：一些重金属如汞，以及来自肠道的细菌，可随胆汁分泌排出；③蓄积作用；④吞噬作用。肝是人体的主要解毒器官，它可保护机体免受损害，使毒物转化成为无毒或水溶性高的物质，随胆汁或尿排出体外。

（四）凝血功能

几乎所有的凝血因子都由肝制造，肝损害的严重程度常与凝血障碍的程度相平行，而且肝在人体促凝和抗凝两个系统的动态平衡中起着重要的调节作用。

（五）免疫调节功能

肝是一个免疫器官，是机体单核巨噬细胞系统的主要组成部分，它可对进入肝的细菌、病毒、毒素等物质进行吞噬、滤过等处理，因而肝是体内最大的“滤器”，是门静脉血液进入人体的第一道防线。

库普弗细胞具有强大的吞噬作用，包括识别附着、吞噬及消化分解3个过程。当异物颗粒如细菌、病毒、毒素等附着于库普弗细胞表面时，它能伸出伪足包围异物颗粒，并将其吞噬入细胞内形成吞噬体，吞噬体与溶酶体靠拢，并与之融合。在溶酶体内水解酶作用下，异物被消化水解。库普弗细胞不仅是清除细菌及病毒感染的重要场所，而且还可以消除其抗原性。此外，库普弗细胞可通过产生超氧阴离子杀伤细菌，产生干扰素发挥抗病毒等作用。

肝是产生免疫球蛋白和补体的主要器官。血清中有30余种补体成分，而C2、C4是补体中的主要成分，它们主要由肝实质细胞和库普弗细胞合成。

一些免疫球蛋白（Ig）主要在肝产生。分泌型IgA（SIgA）的分泌片（SC）是由肝细胞、胆管上皮细胞及腺上皮细胞合成的，SC不仅参与SIgA的形成及转运，而且还能抵抗外分泌液中的蛋白酶，使SIgA的生物活性免遭破坏。肝不仅可结合SIgA，而且能将摄取的多聚IgA主动分泌至胆汁，使之与胆管上皮细胞或肠道上皮产生的SC结合。SIgA是黏膜局部免疫中最重要的防御因素，它不仅能清除循环中的有害或外来抗原，而且还能加强胆道和肠道的免疫防御机制，对于防御肠内致病性病原体有重要作用。

肝是处理抗原和调节免疫反应的重要场所。肝能处理来自肠道的大部分抗原性物质如食物、细菌、病毒、内毒素等，使其失去抗原性。肝实质细胞和肝血窦内皮细胞在内、外源性诱导剂的作用下，可分泌某些生物活性物质（如胰岛素样生长因子-1、甲胎蛋白、肝内免疫抑制因子等）参与免疫调节。此外，肝还具有诱导免疫耐受的作用，它一方面可阻止有害物质经肠道侵犯全身；另一方面，亦能避免机体对外来抗原发生免疫应答，防止超敏反应所导致的组织细胞损伤。

（孙亚朦　尤　红　贾继东）

第2节　甲型病毒性肝炎

甲型病毒性肝炎（简称“甲型肝炎”）是由甲型肝炎病毒（hepatitis A virus，HAV）感染引起的、主要通过粪-口途径传染的自限性急性肠道传染病。我国是甲型肝炎的高发区，自20世纪80年代上海暴发流行后，由于农村卫生条件的改善及甲型肝炎疫苗的应用，近年仅呈现散发和小规模流行的特点。大部分患者为HAV隐性或亚临床型感染，少部分患者表现为急性黄疸或无黄疸型肝炎。一般而言，甲型肝炎不会转为慢性，发展为重型肝炎临床也十分少见，总体预后好。

【流行病学】★★★△△△

（一）传染源

急性期患者和隐性感染者为主要传染源，后者多于前者。粪便排毒期在起病前2周至血清ALT高峰期后1周，黄疸型患者在黄疸前期传染性最强，少数患者可延长至发病后30天。一般认为甲型肝炎病毒无携带状态，近年有报道部分病例可表现为慢性病程或愈后复发，但比例极小，作为传染源的意义不大。

（二）传染途径

HAV主要由粪-口途径传播。粪便污染水源、食物、蔬菜、玩具等可引起流行。水源或食物污染可致暴发流行，如1988年上海市由于食用受粪便污染的未煮熟的毛蚶而引起的甲型肝炎暴发流行，4个月内发生30余万例，死亡47人。日常生活接触多导致散发病例，输血感染或母婴垂直传播极为罕见。

（三）易感人群

人群普遍易感。在我国，大多在儿童、青少年时期获得隐性感染，人群抗HAV IgG阳性率可达80%。感染HAV后可获持久免疫，但与其他型肝炎病毒无交叉免疫。目前甲型肝炎疫苗已经成为儿童接种的主要疫苗之一，2008年5月被我国列入扩大免疫疫苗之一。由于甲型肝炎疫苗的应用，人群的易感性降低。

【病原学】★★△

HAV属微小RNA病毒科（picornavirus），1973年Feinston等应用免疫电镜在急性肝炎患者的大便中发现，1987年获得HAV全长核苷酸序列，HAV基因组由7478个核苷酸组成，包括3个编码区：5′-非结构编码区，位于基因组前段，对HAV复制有重要意义；结构编码区，即开放读码框架（ORF），编码聚合蛋白，具有免疫原性；3′-非结构编码区，位于ORF之后，无编码病毒蛋白的功能。目前认为，HAV只有一个血清型和一个抗原抗体系统，感染HAV早期产生IgM抗体，一般持续8～12周，少数持续6个月以上。最近斯里兰卡学者发现，在暴发性甲型肝炎流行区域，98.2%患者为2种血清亚型：ⅠA、ⅢA。

HAV对外界抵抗力较强，耐酸、碱，能耐受60 ℃ 30 min，室温生存1周，干粪中25 ℃能存活30 d，在贝壳类动物、污水、淡水、海水、泥土中能存活数月。采用紫外线（1.1 W，0.9 cm）1 min，余氯（1.5～2.5 mg/L）15 min，甲醛（3%，25℃）5 min可将其灭活。

【发病机制及病理生理】★★△

甲型肝炎的发病机制尚未完全阐明。经口感染HAV后，由肠道进入血流，引起短暂病毒血症。既往认为HAV对肝细胞有直接损害作用。目前有证据表明，其发病机制是宿主清除体内HAV非特异性的“天然”免疫反应和特异性的“适应性”免疫反应之间相互作用。发病早期，可能由于HAV在肝细胞中大量增殖及$CD8^+$细胞毒性T细胞激活的细胞死亡通路，共同造成肝细胞死亡和肝炎症，病程后期体液免疫亦参与，抗HAV产生后可能通过免疫复合物机制破坏肝细胞。

肝的病理改变特点：以急性肝炎病变为主，淋巴细胞浸润，小叶内可见肝细胞点状坏死，也可引起淤胆型肝炎和重型肝炎。绝大多数患者呈自限性，但少数甲型肝炎患者，不仅在临床上呈慢性迁延经过，而且肝组织学亦有明显的慢性化改变，表现为汇管区纤维化，不同程度的淋巴细胞浸润，小叶内可见细胞脂肪变性和肝细胞坏死，肝组织结构基本正常。由此可见，对于甲型肝炎发展成慢性化的问题应引起临床医师足够的重视，尤其对处于免疫抑制状态的人群。

【临床表现】★★★△△△

感染HAV后，大部分患者没有任何症状，甚至肝功能也正常，而到恢复期产生抗HAV-IgG。少部分患者经过2～6周的潜伏期，可出现临床症状。

（一）急性黄疸型肝炎

80%患者以发热起病，伴乏力、四肢酸痛，似“感冒”症状。尔后出现食欲缺乏，伴恶心、呕吐、腹胀等消化道症状，临床似“急性胃肠炎”。皮肤及巩膜出现黄染，尿颜色深、似浓茶色。极少数患者临床症状较重，可出现腹水、肝性脑病及出血倾向等肝衰竭的表现。总病程2～4个月。

（二）急性无黄疸型肝炎

占50%～90%，尤以儿童多见。起病较缓，症状较轻，恢复较快，病程大多在2个月内。

（三）HAV合并其他肝炎病毒感染

按感染时间可分为同时感染、重叠感染。HAV感染和乙肝病毒感染同时发生，称同时感染。在慢性乙型肝炎或乙肝表面抗原携带者基础上，又发生HAV感染，称重叠感染。少部分患者与单纯HAV感染所致的急性肝炎相似。大部分HAV同时感染或重叠感染患者临床症状严重，病情也较复杂。重叠感染后的预后取决于原有肝病变的严重程度，大多数患者预后良好。常见以下形式。

1. HBV（乙型肝炎病毒）与HAV双重感染

（1）同时感染：此型较少见，约占1.1%。大多数临床表现似急性黄疸型肝炎，但临床症状较重，少数患者病程迁延6个月以上，预后良好。

（2）重叠感染：国内文献报道，在散发的急性肝炎中HBV与HAV的重叠感染率为0～32%。1988年上海甲型肝炎流行期间，约10%的HBsAg慢性携带者重叠感染HAV。重叠感染HAV的慢性乙型肝炎患者，在患甲型肝炎后有50%以上的患者症状加重及ALT显著升高。原有肝硬化的基础上再感染HAV，可导致黄疸加深，肝功能损害加重，出现腹水和肝性脑病。

2. HAV和HEV（戊型肝炎病毒）双重感染 临床少见，均主要经粪-口途径感染。多数临床表现似急性黄疸型肝炎，预后良好。孕妇及老年人HAV和HEV双重感染，可导致暴发性肝衰竭，病死率高。

3. HBV和HAV、HEV多重感染 3种或3种以上肝炎病毒多重感染临床极少见。临床症状显著加重，病情发展状况和转归与肝基础病变程度有关。

4. 不典型表现 急性甲型肝炎临床通常是自限性疾病。近年来发现，约14%的儿童急性甲型肝炎表现为急性肝衰竭、慢性胆汁淤积型肝炎、肝炎反复发作、双峰黄疸、腹水和急性溶血等表现不典型临床表现，其病死率增加。

【辅助检查】★★△△

（一）肝功能及凝血象检查

急性甲型肝炎丙氨酸转氨酶（ALT）、天冬氨酸转氨酶（AST）明显升高，AST/ALT 常<1。如果患者可出现 ALT 快速下降，胆红素不断升高，即所谓酶胆分离现象或 AST/ALT>1，提示肝细胞大量坏死。直接胆红素在总胆红素中的比例>70%，提示肝内胆汁淤积，常伴血清谷氨酰转肽酶（γ-GT）、碱性磷酸酶（ALP）轻度升高。甲型肝炎患者绝大部分患者血清白蛋白及γ球蛋白、凝血酶原活动度（PTA）均在正常范围。PTA<40% 是诊断重型肝炎的重要依据之一，亦是判断其预后的重要指标。

（二）病原学检查

1. 抗 -HAV IgM 在病程早期即为阳性，3～6 个月后转阴，是早期诊断甲型肝炎最简便而可靠的血清学标志。应特别注意，接种甲型肝炎疫苗后 2～3 周 8%～20% 的接种者亦可产生抗 -HAV IgM。

2. 抗 -HAV IgG 于感染后 2～3 个月达高峰，可持续多年或终身。

3. HAV RNA PCR 检测血液或粪便中 HAV RNA，阳性率低，临床很少用。HAV RNA 载量与轻、中度甲型肝炎患者血清 ALT、PTA 呈正相关，而与严重甲型肝炎患者血清 ALT、PTA 水平无明显相关。但是，HAV RNA 载量与血清 C 反应蛋白呈正相关，与外周血血小板计数呈负相关。泰国学者报道，在急性甲型肝炎患者中，血清抗 -HAV IgM、HAV RNA 的敏感性分别为 95.5%（170/178）、61.8%（110/178），在发病 5 d 内 HAV RNA 阳性率更高。

（三）其他有价值的检测指标

外周血白细胞减少（<4.0×10^9/L）、血小板减少（<150×10^9/L）、血清 C 反应蛋白增加（>8 mg/L）可作为甲型肝炎患者病情严重的预测指标。特别是血小板计数是预测甲型肝炎患者临床病情严重程度的独立指标。

【诊断】★★★△△△

诊断依据如下。

（一）流行病学资料

发病前是否在甲型肝炎流行区，有无进食未煮熟水产品如毛蚶、蛤蜊等不洁饮食及饮用污染水。

（二）临床特点

起病较急，以“感冒”样症状起病，常伴乏力、食欲差、恶心、呕吐、尿颜色深似浓茶色等症状。

（三）病原学诊断

血清抗 -HAV IgM 阳性，是确诊甲型肝炎的主要依据。

（四）临床要注意的特殊情况

1. HAV 同时感染或重叠感染：患者原有慢性 HBV 感染或其他慢性肝病，出现上述临床症状；或原有慢性肝炎、肝硬化病情恶化，应考虑重叠感染甲型肝炎病毒的可能，应及时进行有关病原学指标检测。

2. 甲型重型病毒性肝炎（急性肝衰竭）占 0.5%～1.5%。早期表现极度疲乏；严重消化道症状如频繁呕吐、嗝逆；黄疸迅速加深，出现酶胆分离现象；中、晚期表现出血倾向、肝性脑病、腹水等严重并发症，PTA<40%。

【鉴别诊断】★★★△△△

（一）其他原因引起的黄疸

1. 溶血性黄疸 常有药物或感染等诱因，表现为贫血、腰痛、发热、血红蛋白尿、网织红细胞升高及乳酸脱氢酶升高，黄疸大都较轻，主要为间接胆红素升高，ALT、AST 无明显升高。

2. 梗阻性黄疸 常见病因有胆石症、壶腹周围癌等。有原发病症状、体征，肝功能损害相对较轻，以直接胆红素为主，超声等影像学检查显示肝内、外胆管扩张。

（二）其他原因引起的肝炎

1. 急性戊型肝炎 老年人多见，临床表现与甲型肝炎相似。根据病原学可鉴别。

2. 感染中毒性肝炎 如流行性出血热、伤寒、钩端螺旋体病等。主要根据原发病的临床特点和实验室检查加以鉴别。

3. 药物性肝损害 有使用肝损害药物的病史，临床常表现为发热伴皮疹、关节痛等症状。大多数患者外周血嗜酸性粒细胞增高，肝炎病毒标志物阴性。

【并发症】★△

甲型肝炎的并发症较少，一般多见于婴幼儿、老年人等免疫功能较低者。临床常见的有胆囊炎、胰腺炎、病毒性心肌炎等。少见并发症如皮疹、关节炎、吉兰-巴雷综合征等，可能与HAV感染后血清中有短暂的免疫复合物形成有关。严重并发症有再生障碍性贫血，发病率为0.06%～0.4%，机制尚未明确。

【治疗】★★△△

甲型肝炎一般预后良好，由于病毒血症短，不需要抗病毒治疗。应休息及适当应用保肝药物，如甘草酸制剂、还原型谷胱苷肽等。通常1～2周临床症状消失，2～4个月肝功能试验恢复正常。

【预防】★△

养成良好的卫生习惯，防止环境污染，加强粪便、水源管理是预防甲型肝炎的主要方法。儿童及高危人群注射甲型肝炎疫苗是预防甲型肝炎的有效方法，可分为甲型肝炎灭活疫苗和减毒活疫苗两种。

甲型肝炎灭活疫苗的特点：①在国内外人群中广泛使用，无明显不良反应；②接种后抗-HAV阳转率为100%，且抗体水平较高；③推测抗-HAV至少可持续20年；④接种后不会在体内复制，无“返祖”的可能性；⑤其保存时间较长，无须冷链条件下运输和保存；⑥价格相对较贵。

甲型肝炎减毒活疫苗的特点：①在我国人群中广泛应用，未见不良反应；②接种后抗-HAV阳转率为84.1%～100%，但抗体水平较低；③3年后抗体阳性率降至75%～80%；④人体接种该疫苗后，在粪便中偶可检测到甲型肝炎病毒；⑤必须在冷链条件下运输和保存；⑥价格相对较便宜。

【预后】

多在2～4个月临床康复，病理康复稍晚。病死率约为0.01%。妊娠后期合并甲型肝炎病死率为10%～40%。

（丁惠国）

第3节 乙型病毒性肝炎

【病原学】★△

乙型肝炎病毒（hepatitis B virus，HBV）属于嗜肝DNA病毒科（hepadnavirus）正嗜肝DNA病毒属（orthohepadnavirus）。1965年Blumberg等报道在研究血清蛋白多样性中发现澳大利亚抗原，1967年Krugman等发现其与肝炎有关，故称其为肝炎相关抗原（hepatitis associated antigen，HAA），1972年世界卫生组织将其正式命名为乙型肝炎表面抗原（hepatitis B surface antigen，HBsAg）。1970年Dane等在电镜下发现HBV完整颗粒，称为Dane颗粒。

HBV基因组由不完全的环状双链DNA组成，长链（负链）约含3200个碱基（bp），短链（正链）的长度可变化，为长链的50%～80%。HBV基因组长链中有4个开放读码框（open reading frame，ORF），即S区、C区、P区和X区，它们分别编码HBsAg、HBeAg/HBcAg、DNA聚合酶及HBxAg。根据HBV全基因序列异质性≥8%的界线，可将其分为不同的基因型。目前，已鉴定的HBV基因型有A～H 8种。HBV基因型呈一定的地理区域分布，在我国北方以C型为主，南方以B型为主，D型多见于少数民族地区，如西藏和新疆。目前认为，不同地区优势基因型反映了HBV自然感染史发生的变异特点，是病毒进化的结果。

对HBV易感的动物较少，灵长类动物如黑猩猩是较理想的动物模型。体外培养主要通过在肝癌细胞系内转染HBV全长重组质粒获得完整病毒的复制和病毒蛋白的表达。此外，稳定表达HBV相关受体钠离子-牛磺胆酸共转运多肽（Sodium taurocholate cotransporting polypeptide，NTCP）的肝细胞系可以支持HBV的感染。

【流行病学】★★★△△△

全世界HBsAg的总体流行率为3.5%，共有HBs Ag阳性者约2.6亿。按流行的严重程度分为低度、中度、高度3种流行地区。低度流行区HBsAg携带率<2%，以美洲、欧洲为代表。中度流行区HBsAg携带率为2%～5%，以东地中海、东南亚为代表。高度流行区HBsAg携带率>6%，以西太平洋地区和非洲地区为代表。2014年全国血清流行病学调查数据显示，由于自1992年以来在新生儿中普遍接种乙肝疫苗，我国4岁以内人群HBsAg阳性率降至0.32%，5～15岁人群降低至0.94%，15～29岁人群降至4.38%。据此估计，目前我国全人群中HBsAg阳性率约为6%，共有8000多万HBsAg阳性者。

1. 传染源 乙型肝炎患者和携带者血液及体液（特别是组织液、精液和月经）的HBV都可以成为传染源。

2. 传播途径 HBV通过输血、血液制品或经破损的皮肤、黏膜进入机体而导致感染，传播途径主要有下列几种。

（1）母婴传播：由带有HBV的母亲传给胎儿和婴幼儿，是我国HBV传播的最重要途径。围生期传播或分娩过程传播是母婴传播的主要方式，系婴儿因破损的皮肤、黏膜接触母血、羊水或阴道分泌物而传染。真正的宫内感染的发生约只占HBsAg阳性母亲的5%，可能与妊娠期胎盘轻微剥离等因素有关。分娩后传播主要由于母婴间密切接触导致。虽然母乳中可检测到HBV，但有报道显示母乳喂养并不增加婴儿HBV的感染率。HBV经精子或卵子传播未被证实。

（2）血液、体液传播：血液中HBV含量很高，微量的污染血进入人体即可造成感染，如输血及血制品、注射、手术、针刺、血液透析和器官移植等均可传播。

（3）有微量血液暴露的日常生活密切接触传播：HBV可以通过有微量血液暴露的日常生活密切接触传播给家庭成员。主要通过隐蔽的胃肠道外传播途径，如共用剃须刀、牙刷等均可引起HBV的传播；易感者的皮肤、黏膜微小破损接触带有HBV的微量血液及体液等，是家庭内水平传播的重要途径。

（4）性接触传播：无防护的性接触可以传播HBV。因此，婚前应做HBsAg检查，若一方为HBsAg阳性，另一方为乙型肝炎易感者，则应进行乙肝疫苗接种。

（5）其他传播途径：经破损的消化道、呼吸道黏膜或昆虫叮咬等传播途径未被证实。

3. 易感人群 抗HBs阴性者均为易感人群，婴幼儿是获得HBV感染的最危险时期。高危人群包括HBsAg阳性母亲的新生儿、HBsAg阳性者的家属、反复输血及血制品者（如血友病患者）、血液透析患者、多个性伴侣者、注射毒品者及有血液暴露风险的医务工作者等。

【发病机制】★△

乙型肝炎的发病机制非常复杂，目前尚不完全清楚。HBV侵入人体后，未被单核巨噬细胞系统清除的病毒，到达肝或肝外组织（如胰腺、胆管、脾、肾、淋巴结和骨髓等）。病毒包膜上前S1区通过与肝细胞表面的HBV受体（钠离子-牛磺胆酸共转运多肽）结合，而进入肝细胞。HBV在肝细胞内的复制过程：首先部分双链环状HBV DNA在细胞核内修复形成共价闭合环状DNA（cccDNA）；然后以cccDNA为模板，转录成几种不同长度的mRNA，分别作为前基因组RNA并编码HBV的各种抗原；新复制的核酸和表达的抗原装配成病毒颗粒后再通过高尔基体分泌至肝细胞外。cccDNA半寿（衰）期较长，难以从体内彻底清除，对慢性感染起重要作用。

乙型肝炎慢性化的发生机制亦是研究关注的热点和难点。在围生期和婴幼儿时期感染HBV者，分别有90%和25%～30%发展成慢性感染；在青少年和成人期感染HBV者，仅5%～10%发展成慢性。HBeAg是一种可溶性抗原，其大量产生可能导致免疫耐受。非特异性免疫应答方面的功能障碍亦可能与慢性化有明显关系，慢性化还可能与遗传因素有关。

慢性HBV感染的自然病程一般可分为4个时期。

第一阶段为免疫耐受期（HBeAg阳性慢性HBV感染）：其特点是HBV复制活跃，血清HBsAg和HBeAg阳性，HBV DNA定量水平高，但血清丙氨酸氨基转移酶（ALT）水平正常或轻度升高，肝组织学亦无明显异常，患者无临床症状。于围生期感染HBV者多有较长的免疫耐受期，此期可持续存在数十年。

第二阶段为免疫清除期（HBeAg阳性慢性乙肝）：随年龄增长及免疫系统功能成熟，免疫耐受被打破而进入免疫清除期，表现为HBV DNA滴度有所下降，但ALT升高和肝组织学有明显坏死炎症表现，本期可以持续数月到数年。成年期感染HBV者可直接进入本期。

第三阶段为免疫控制期（HBeAg阴性慢性HBV感染）：这一阶段表现为HBeAg阴性，抗-HBe阳性，HBV DNA低于检测下限，ALT/AST水平正常，肝组织学基本正常或炎症坏死及纤维化很轻，此期也称非活动性HBsAg携带状态。进入此期的感染者有少数可以自发清除HBsAg，一般认为每年有约1%的HBsAg可以自发转阴。

第四阶段为免疫逃逸期（HBeAg阴性慢性乙肝）：非活动性抗原携带状态可以持续终身，但也有部分患者可能随后出现自发的或免疫抑制等导致HBV再活动，出现HBV DNA滴度升高（血清HBeAg可逆转为阳性或仍保持阴性）和ALT升高，肝病变重新出现，故本期也称再活动期。HBV基因发生前C区和C区变异者，可以通过阻止和下调HBeAg表达而引起HBeAg阴性慢性乙型肝炎。

在6岁以前感染的人群，最终约25%在成年时发展成肝硬化和肝细胞癌，但有少部分患者可以不经过肝硬化阶段而直接发生肝细胞癌。慢性乙型肝炎患者中，肝硬化失代偿的年发生率约为3%，5年累计发生率约为16%。

【病理生理】★△

慢性乙型肝炎的肝组织病理学特点是：明显的汇管区炎症，浸润的炎症细胞主要为淋巴细胞，少数为浆细胞和巨噬细胞；炎症细胞聚集常引起汇管区扩大，并可破坏界板引起界面肝炎（interface hepatitis）。小叶内可见肝细胞变性、坏死，包括融合性坏死和桥形坏死等，随病变加重而日趋显著。肝细胞炎症坏死、汇管区及界面肝炎可导致肝内胶原过度沉积，肝纤维化及纤维间隔形成。如病变进一步加重，可引起肝小叶结构紊乱、假小叶形成，最终进展为肝硬化。

目前国内外均主张将慢性肝炎进行肝组织炎症坏死分级及纤维化程度分期。目前国际上常用Knodell HAI 评分系统，亦可采用 Ishak、Scheuer 和 Chevallier 等评分系统或半定量计分方案，判断肝炎症坏死和纤维化程度、评价药物疗效。我国学者亦根据上述系统制订了针对慢性病毒性肝炎的炎症分级（G）及分期（S）方案。

【临床表现】★★★△△△

乙型肝炎潜伏期为 1～6 个月，平均为 3 个月。临床上，乙型肝炎可表现为急性肝炎、慢性肝炎及重型肝炎（肝衰竭）。

（一）急性肝炎

急性肝炎包括急性黄疸型肝炎和急性无黄疸型肝炎。具体表现可参见本章第 2 节和第 6 节有关内容。5 岁以上儿童、少年及成人期感染 HBV 导致急性乙型肝炎者，90%～95% 的患者可自发性清除 HBsAg 而临床痊愈；仅少数患者可转为慢性。

（二）淤胆型肝炎

淤胆型肝炎（cholestatic viral hepatitis）是一种特定类型的病毒性肝炎，可参见本章第 6 节有关内容。

（三）慢性肝炎

5%～10% 的成年急性乙型肝炎转慢性肝炎。急性乙肝病程超过 6 个月，或原有 HBsAg 携带史而出现肝炎症状、体征及肝功能异常者；发病日期不明确或虽无肝炎病史，但根据肝组织病理学或症状、体征、化验及 B 超检查综合分析符合慢性肝炎表现者。慢性乙型肝炎依据 HBeAg 阳性与否可分为 HBeAg 阳性或阴性慢性乙型肝炎。

（四）重型肝炎

重型肝炎又称肝衰竭（liver failure），是指由于大范围的肝细胞坏死，导致严重的肝功能破坏所致的临床症候群；可由多种病因引起，诱因复杂，是一切肝病重症化的共同表现。在我国，由病毒性肝炎及其发展的慢性肝病所引起的肝衰竭曾称为“重型肝炎”。临床表现为从肝病开始的多脏器损害症候群：极度乏力，严重腹胀、食欲低下等消化道症状；神经、精神症状（嗜睡、性格改变、烦躁不安、昏迷等）；有明显出血倾向，凝血酶原时间显著延长及凝血酶原活动度（PTA）<40%；黄疸进行性加深，胆红素每天上升≥17.1 μmol/L 或大于正常值 10 倍；可出现中毒性肠麻痹、肝肾综合征等。

根据病理组织学特征和病情发展速度，可将肝衰竭分为 4 类。

1. 急性肝衰竭（acute liver failure，ALF） 又称暴发型肝炎（fulminant hepatitis），特征是起病急骤，常以发病 2 周内出现以Ⅱ度以上肝性脑病为特征的肝衰竭症候群。发病多有诱因。本型病死率高，病程不超过 3 周；但肝病变可逆，一旦好转常可完全恢复。

2. 亚急性肝衰竭（subacute liver failure，SALF） 又称亚急性重型肝炎。起病较急，发病 2～26 周出现肝衰竭症候群。晚期可有难治性并发症，如脑水肿、消化道大出血、严重感染、电解质紊乱及酸碱平衡失调。白细胞计数升高，血红蛋白下降，低血糖，低胆固醇，低胆碱酯酶。一旦出现肝肾综合征，预后极差。本型病程较长，常超过 3 周至数月。容易转化为慢性肝炎或肝硬化。

3. 慢加急性（亚急性）肝衰竭（acute-on-chronic liver failure，ACLF） 是在慢性肝病基础上出现的急性肝功能失代偿，在我国最常见。

4. 慢性肝衰竭（chronic liver failure，CLF） 是指在肝硬化基础上，肝功能进行性减退导致的以腹水或门静脉高压、凝血功能障碍和肝性脑病等为主要表现的慢性肝功能失代偿。

（五）肝炎肝硬化

由于病毒持续复制、肝炎反复活动而发展为肝硬化，其主要表现为肝细胞功能障碍和门静脉高压症。

【实验室检查】★★★△△△

（一）血常规

急性肝炎初期白细胞计数正常或略高，黄疸期白细胞计数正常或稍低，淋巴细胞相对增多，偶可见异型淋巴细胞。重型肝炎时白细胞可升高，红细胞及血红蛋白可下降。

（二）尿常规

尿胆红素和尿胆原的检测有助于黄疸的鉴别诊断。溶血性黄疸以尿胆原为主，梗阻性黄疸以尿胆红素为主，肝细胞性黄疸时两者均阳性。深度黄疸或发热患者，尿中除胆红素阳性外，还可出现少量蛋白质、红细胞、白细胞或管型。

（三）肝功能试验

肝功能试验参见症候学部分。

（四）病原学检查

1. 乙肝抗原抗体系统的检测意义

（1）HBsAg与抗-HBs：成人感染HBV后最早1～2周，最迟11～12周血中首先出现HBsAg。急性自限性HBV感染时血中HBsAg大多持续1～6周，最长可达20周。无症状携带者和慢性患者HBsAg可持续存在多年，甚至终身。抗-HBs是一种保护性抗体，在急性感染后期，HBsAg转阴后一段时间开始出现，在6～12个月逐步上升至高峰，可持续多年。抗-HBs阳性表示对HBV有免疫力，见于乙型肝炎恢复期、既往感染及乙肝疫苗接种后。

（2）HBeAg与抗-HBe：急性HBV感染时HBeAg的出现时间略晚于HBsAg，如果HBeAg持续存在预示趋向慢性。HBeAg消失而抗-HBe产生称为血清转换（HBeAg Seroconversion）。一般来说，抗-HBe阳转后，病毒复制多处于较低水平，但在部分患者由于HBV前-C区及核心区启动子（BCP）区发生了突变，仍有病毒复制和肝炎活动，称为HBeAg阴性慢性肝炎。

（3）HBcAg与抗-HBc：血液中HBcAg主要存在于Dane颗粒的核心，故一般不用于临床常规检测。抗-HBc IgM是HBV感染后较早出现的抗体，绝大多数出现在发病第1周，多数在6个月内消失，抗-HBc IgM阳性提示急性期或慢性乙型肝炎急性活动。抗-HBc IgG出现较迟，但可保持多年甚至终身。

2. HBV DNA定量测定 HBV DNA是病毒复制和传染性的直接标志。目前常用基于聚合酶链反应（PCR）的实时荧光定量技术测定HBV DNA，对于判断病毒复制水平、抗病毒治疗适应证选择和疗效判断等有重要临床意义。

3. HBV DNA基因耐药变异位点检测 HBV基因序列测定耐药位点，对核苷类似物抗病毒治疗有重要指导意义。

（五）甲胎蛋白

甲胎蛋白（AFP）含量的检测是监测和早期诊断肝细胞癌的常规方法。但在肝炎活动和肝细胞再生时AFP有不同程度的升高，应动态观察。急性重型肝炎AFP升高时，提示有肝细胞再生，对判断预后有帮助。

（六）肝纤维化指标

透明质酸（HA）、Ⅲ型前胶原肽（PⅢP）、Ⅳ型胶原（C-Ⅳ）、层连蛋白（LN）和脯氨酰羟化酶等，对肝纤维化的诊断有一定的参考价值。

（七）影像学检查

腹部超声显像有助于发现胆系异常、血管异常、脂肪肝及肝内占位性病变，对识别肝外及肝内大胆管梗阻有较大价值。对肝硬化有较高的诊断价值，能反映肝表面变化，门静脉、脾静脉直径，脾的大小，胆囊异常变化，腹水等。在重型肝炎中可动态观察肝的大小变化等。彩色超声尚可观察到血流变化。CT、MRI的临床意义基本同超声显像，但更准确。

目前无创肝弹性测定（liver stiffness mesurement）已经广泛用于临床，其优势在于无创伤性、操作简便、可重复性较好，能够比较准确地识别出轻度肝纤维化和重度肝纤维化或早期肝硬化。但其测定成功率受肥胖、肋间隙大小等因素影响，其测定值受肝脂肪变、炎症坏死及胆汁淤积的影响，且不易准确区分相邻的两级肝纤维化。

（八）肝组织病理检查

对明确诊断、评估炎症活动度、纤维化程度及评估疗效具有重要价值。还可在肝组织中原位检测病毒抗原或核酸，有助于确定诊断。

【并发症】★★△△

慢性肝炎时可出现多个器官损害。肝外并发症包括胆道炎症、胰腺炎、糖尿病、甲状腺功能亢进、再生障碍性贫血、溶血性贫血、心肌炎、肾小球肾炎和肾小管性酸中毒等。

各型病毒型肝炎所致肝衰竭时则可发生严重并发症，主要有以下几种。

（一）肝性脑病

肝功能不全所引起的神经精神症候群，可发生于重型肝炎和肝硬化。常见诱因有上消化道出血、高蛋白饮食、感染、大量排钾利尿、大量放腹水、使用镇静药等，其发生可能是多因素综合作用的结果。

（二）上消化道出血

病因主要有：①凝血因子、血小板减少；②胃黏膜广泛糜烂和溃疡；③门静脉高压。上消化道出血可诱发肝性脑病、腹水、感染和肝肾综合征等。

（三）腹水、自发性腹膜炎及肝肾综合征

腹水往往是严重肝病的表现，而自发性细菌性腹膜炎是严重肝病时最常见的临床感染类型之一。约50% 的肝肾综合征患者有出血、放腹水、大量利尿、严重感染等诱因，其主要表现为少尿或无尿、氮质血症、电解质平衡失调。

（四）感染

肝衰竭时易发生难于控制的感染，以胆道、腹膜、肺部感染多见，以革兰阴性杆菌为主，细菌主要来源于肠道，且肠道中微生态失衡与内源性感染的出现密切相关，应用广谱抗生素后，也可出现真菌感染。

【诊断】★★★△△△

病毒性肝炎的诊断主要依靠临床表现和实验室检查，流行病学资料具有参考意义。

（一）流行病学资料

不安全的输血或血制品、不洁注射史等医疗操作史，与 HBV 感染者体液、血液及无防护的性接触史，家庭成员特别是母亲为 HBsAg 阳性等，有助于乙型肝炎的诊断。

（二）临床诊断

1. 急性肝炎 起病较急，常有畏寒、发热、乏力、食欲缺乏、恶心、呕吐等急性感染症状。肝大、质偏软，ALT 显著升高，既往无肝炎病史或病毒携带史。黄疸型肝炎患者血清胆红素＞17.1 μmol/L，尿胆红素阳性。

2. 淤胆型肝炎 起病类似急性黄疸型肝炎，黄疸持续时间长，症状轻，有肝内胆汁淤积的临床和生化表现。

3. 慢性肝炎 病程超过 6 个月，或发病日期不明确，但有慢性肝炎症状、体征、实验室检查改变者。一般多无明显症状，亦可有乏力、厌油、肝区不适等症状，可有肝病面容、肝掌、蜘蛛痣、胸前毛细血管扩张及肝大质偏硬、脾大等体征。

4. 肝衰竭 急性黄疸型肝炎病情迅速恶化，2 周内出现Ⅱ度以上肝性脑病或其他重型肝炎表现者，为急性肝衰竭；2～26 周出现上述表现者为亚急性肝衰竭；在慢性肝病基础上出现的急性肝功能失代偿为慢加急性（亚急性）肝衰竭。在慢性肝炎或肝硬化基础上出现的渐进性肝能衰竭为慢性肝衰竭。

5. 肝炎肝硬化 多有慢性肝炎病史。可有乏力、腹胀、肝掌、蜘蛛痣、脾大，白蛋白下降、PTA 降低、血小板和白细胞减少、食管胃底静脉曲张等肝功能受损和门静脉高压表现。一旦出现腹水、肝性脑病或食管胃底静脉曲张破裂出血，则诊断为失代偿期肝硬化。

（三）病原学诊断

1. 慢性乙型肝炎

（1）HBeAg 阳性慢性乙型肝炎：血清 HBsAg、HBV DNA 和 HBeAg 阳性，抗 -HBe 阴性，血清 ALT 持续或反复升高，或肝组织学检查有肝炎病变。

（2）HBeAg 阴性慢性乙型肝炎：血清 HBsAg 和 HBV DNA 阳性，HBeAg 持续阴性，抗 -HBe 阳性或阴性，血清 ALT 持续或反复异常，或肝组织学检查有肝炎病变。

2. 病原携带者

（1）慢性 HBV 携带者（HBeAg 阳性慢性 HBV 感染）：血清 HBsAg 和 HBV DNA 阳性，HBeAg 阳性，但 1 年内连续随访 3 次以上，血清 ALT 和 AST 均在正常范围，肝组织学检查一般无明显异常。

（2）非活动性 HBsAg 携带者（HBeAg 阴性慢性 HBV 感染）：血清 HBsAg 阳性、HBeAg 阴性、抗 -HBe 阳性或阴性，HBV DNA 检测不到（PCR 法）或低于最低检测限值，1 年内连续随访 3 次以上，ALT 均在正常范围。肝组织学检查显示 Knodell 肝炎活动指数（HAI）<4 或其他的半定量计分系统病变轻微。

【鉴别诊断】★△

（一）其他原因引起的黄疸

1. 溶血性黄疸 常有药物或感染等诱因，表现为贫血、腰痛、发热、血红蛋白尿、网织红细胞升高，血乳酸脱氢酶升高。黄疸大多较轻，主要为间接胆红素升高。治疗后（如应用肾上腺皮质激素）黄疸消退快。

2. 肝外梗阻性黄疸 常见病因有胆囊炎、胆石

症、胰头癌、壶腹周围癌、肝癌、胆管癌、阿米巴脓肿等。有原发病症状、体征，肝功能损害轻，以直接胆红素为主。影像学检查可见肝内、外胆管扩张。

（二）其他原因引起的肝炎

1. 其他病毒所致的肝炎 其他肝炎病毒及巨细胞病毒感染、EB 病毒等均可引起肝炎症损害。可根据原发病的临床特点和病原学、血清学检查结果进行鉴别。

2. 感染中毒性肝炎 如流行性出血热、恙虫病、伤寒、钩端螺旋体病、阿米巴肝病、急性血吸虫病、华支睾吸虫病等。主要根据原发病的临床特点和实验室检查加以鉴别。

3. 药物性肝损害 有使用肝损害药物的历史，停药后肝功能可逐渐恢复。如为中毒性药物，肝损害与药物剂量或使用时间相关；如为变态反应性药物，可伴有发热、皮疹、关节疼痛等表现。

4. 酒精性肝病 有长期大量饮酒的历史，可根据个人史和血清学检查综合判断。

5. 自身免疫性肝病 主要有原发性胆汁性胆管炎（PBC）和自身免疫性肝炎（AIH）。鉴别诊断主要依靠自身抗体、免疫球蛋白检测和病理组织检查。

6. 非酒精性脂肪性肝炎 主要见于肥胖者（特别是中心型肥胖者），可有高血压、糖尿病、高尿酸血症、血脂异常等代谢综合征的表现。

7. 肝豆状核变性（Wilson 病） 先天性铜代谢障碍性疾病，主要表现为慢性肝损害和（或）神经系统损害。主要诊断依据为铜蓝蛋白降低，眼角膜边缘可发现凯 - 弗环（Kayser-Fleischer ring），24 h 尿铜升高。

【预后】★△

（一）急性肝炎

大多数患者在 3 个月内临床康复。90% 以上的成人急性乙型肝炎患者可完全康复，仅 5%～10% 的患者转为慢性乙型肝炎或病毒携带者。

（二）淤胆型肝炎

急性者预后较好，一般都能康复。慢性者预后较差，容易发展成胆汁性肝硬化。

（三）慢性肝炎

慢性肝炎患者经有效抗病毒治疗一般预后良好，但小部分慢性肝炎患者仍有发展成肝硬化和肝细胞癌的风险。

（四）肝衰竭

急性重型肝炎（急性肝衰竭）预后不良，病死率为 50%～70%；但存活者远期预后较好，多不发展为慢性肝炎和肝硬化。亚急性重型肝炎（亚急性肝衰竭）存活者多数转为慢性肝炎或肝炎后肝硬化。慢性重型肝炎（慢加急性肝衰竭）病死率最高，可达 80% 以上，存活者病情可多次反复。

（五）肝炎肝硬化

代偿期肝硬化 5 年存活率可达 80%，而一旦发展为失代偿期肝硬化，则 5 年生存率＜20%。

【治疗】★★★△△△

（一）急性乙型肝炎

一般为自限性，多可完全康复。以一般对症支持治疗为主，急性期症状明显及有黄疸者应卧床休息，恢复期可逐渐增加活动量，但要避免过劳。饮食宜清淡、易消化，适当补充维生素，热量不足者应静脉补充葡萄糖。避免饮酒和应用损害肝的药物，辅以药物对症治疗及恢复肝功能，药物不宜太多，以免加重肝的负担。急性乙型肝炎一般不采用抗病毒治疗，但对病情重或病程迁延者可考虑给予口服核苷（酸）类似物抗病毒治疗。

（二）慢性乙肝肝炎

根据患者具体情况采用综合性治疗方案，包括合理的休息和营养、心理疏导、改善和恢复肝功能。系统有效的抗病毒治疗是慢性乙型的重要治疗手段。

1. 一般治疗

（1）休息和饮食：可适当休息（活动量以不感疲劳为度）、合理饮食（适当的高蛋白、高热量、高维生素饮食）及心理疏导（耐心、信心，切勿乱投医）。

（2）常规护肝药物治疗：抗炎保肝治疗只是综合治疗的一部分，并不能取代抗病毒治疗。对于 ALT 明显升高者或肝组织学明显炎症坏死者，在抗病毒治疗的基础上可适当选用抗炎保肝药物。但不宜同时应用多种抗炎保肝药物，以免加重肝的负担及因药物间相互作用而引起不良反应。

转氨酶升高明显者，可采用甘草酸制剂、水飞蓟宾制剂、多不饱和卵磷脂制剂及还原型谷胱甘肽。这些药物有不同程度的抗炎、抗氧化、保护肝细胞膜及细胞器等作用，临床应用这些制剂可改善肝的生化学指标。

黄疸明显者，可应用腺苷蛋氨酸注射液、茵栀黄口服液。这些药物有一定的利胆退黄作用，对于胆红素明显升高者可酌情应用。对于肝内胆汁淤积明显者亦可口服熊去氧胆酸制剂。

2. 抗病毒治疗 对于慢性乙型肝炎，抗病毒治疗是目前最重要的治疗。抗病毒治疗的目的是：①抑制病毒复制，改善肝功能；②减轻肝组织病变；③提高生活质量；④减少或延缓肝硬化、肝衰竭和肝细胞癌的发生，延长存活时间。符合适应证者应尽可能积极进行抗病毒治疗。

（1）CHB抗病毒治疗适应证

1）一般适应证：HBV DNA阳性（HBeAg阳性者≥2×10^4 U/ml，HBeAg阴性者≥2×10^3 U/ml），且ALT≥2 ULN（正常值上限）（如采用干扰素治疗，ALT应≤10 ULN，总胆红素应<2 ULN）。

2）特殊适应证：对于HBV DNA阳性、但达不到上述标准者，只要符合以下条件之一，也应考虑开始抗病毒治疗。

ALT处于（1～2）×ULN，特别是年龄>30岁者，肝活检或纤维化无创检测提示肝炎症坏死≥G2/纤维化分期≥S2。

ALT<1×ULN，但年龄>30岁且有肝细胞癌或肝硬化家族史者，肝活检或纤维化无创检测提示肝炎症坏死≥G2/纤维化分期≥S2。

有肝硬化证据者，不管ALT水平，只要HBV DNA阳性，均应进行抗病毒治疗。

（2）抗乙型肝炎药物的选用原则：干扰素类包括普通干扰素α（interferon 1b，2a及2b）和聚乙二醇化干扰素α（pegylated interferon 2a和2b），其优点是具有抗病毒和免疫调节双重作用，疗程固定、疗效比较持久；其缺点是需要注射给药、不良反应明显，不适于失代偿期肝硬化及接受免疫抑制治疗的患者。聚乙二醇化干扰素只需每周注射1次，疗效优于需要至少隔日注射1次的普通干扰素。

核苷（酸）类似物包括恩替卡韦（ETV）、替诺福韦酯（TDF）、丙酚替诺福韦（TAF），以及拉米夫定（LAM）、阿德福韦酯（ADV）及替比夫定（LdT）。本类药物的优势是服用方便、抗病毒活性强、无明显不良反应，且可用于失代偿期肝病患者；其缺点是血清转换率较低、疗程长且不固定、可产生耐药性。

国内外指南均推荐首先选用抗病毒活性强、耐基因屏障高的ETV及TDF或TAF。对于年龄>60岁、有肾功能损害［尿白蛋白>30 mg、血磷<0.81 mmol/L（2.5 mg/dl）、正接受透析、eGFR<60 min/（ml·1.73 m^2）］、骨病（骨质疏松、脆性骨折病史，应用激素或其他影响骨密度的药物）等不利因素者，优先推荐ETV。

（3）HBeAg阳性CHB的抗病毒治疗：如采用核苷（酸）类药物治疗，则优先选用ETV或TAF。经治疗达到HBV DNA低于检测值下限、ALT复常、HBeAg血清学转换（HBeAg消失、抗-HBe出现）后，再巩固治疗至少3年（每6个月复查1次）仍保持不变，且总疗程至少4年时，可考虑停药，但延长疗程可减少复发。对于伴有肝硬化者，建议长期治疗。

如选用干扰素治疗，则优先考虑聚乙二醇化干扰素α，基本推荐疗程为1年。若治疗24周时HBsAg定量仍>20 000 U/ml，建议停用干扰素、改用NAs治疗。

（4）HBeAg阴性CHB的抗病毒治疗：如采用核苷（酸）类药物治疗，则优先选用ETV或TAF。在达到HBV DNA检测不到且HBsAg消失后，再巩固治疗1年半（每6个月复查1次）仍保持不变时，可考虑停药。对于伴有肝硬化者，建议长期治疗。

如采用干扰素治疗，则优先选用聚乙二醇化干扰素α，基本推荐疗程为1年。若治疗12周时HBsAg定量无下降、且HBV DNA较基线下降<2 log10 U/ml，建议停用干扰素、改用核苷（酸）类治疗。

（5）对于妊娠期间CHB患者，ALT轻度升高可密切观察，肝病变较重者，在与患者充分沟通并权衡利弊后，可以使用TDF或LdT抗病毒治疗。

（6）对于抗病毒治疗期间意外妊娠的患者，如应用IFN治疗，建议终止妊娠。如应用的是妊娠B级药物（TDF或LdT）或LAM，在充分沟通、权衡利弊的情况下，可继续治疗；若应用的是ETV和ADV，在充分沟通、权衡利弊的情况下，需换用TDF或LdT继续治疗，可以继续妊娠。

（7）免疫耐受期妊娠患者血清HBV：DNA高载量是母婴传播的高危因素之一，新生儿标准乙肝免疫预防及母亲有效的抗病毒治疗可显著降低HBV母婴传播的发生率。妊娠中后期如果HBV DNA载量>2×10^6 U/ml，在与患者充分沟通、知情同意基础上，可于妊娠第24～28周开始给予TDF或LdT。可于产后停药，并加强随访和监测。产后可以母乳喂养。

（8）核苷（酸）耐药的处理：对LAM、LdT、ETV耐药者，建议换用TDF。对于ADV耐药、且先前未应用过LAM或LdT者，可换用ETV或TDF。对于ADV耐药、且先前应用过拉米夫定或替比夫定或恩替卡韦者，可换用TDF。对于多药耐药突变者，建议采用ETV联合TDF治疗。

（9）抗病毒治疗前、治疗中及治疗后的监测：IFN-α治疗过程中的监测：①使用开始治疗后的第1

个月，应每1～2周检查1次血常规，以后每个月检查1次，直至治疗结束；②生化学指标，包括ALT、AST等，治疗开始后每个月1次，连续3次，以后随病情改善可每3个月1次；③病毒学标志：治疗开始后每3个月检测1次HBsAg、HBeAg、抗-HBe和HBV DNA；④其他：每3个月检测1次甲状腺功能、血糖和尿常规等指标，如治疗前就已存在甲状腺功能异常，则应每个月检查甲状腺功能1次；⑤定期评估精神状态，尤其是对有明显抑郁症和有自杀倾向的患者，应立即停药并密切监护。

干扰素类药物的不良反应与处理：①流感样综合征，通常在注射后2～4 h发生，可给予解热镇痛药等对症处理，不必停药。②骨髓抑制，表现为粒细胞及血小板计数减少，一般停药后可自行恢复。当白细胞计数<3.0×10^9/L或中性粒细胞计数<1.5×10^9/L，或血小板计数<40×10^9/L时，应停药。血象恢复后可重新恢复治疗，但需密切观察。③神经精神症状，如焦虑、抑郁、兴奋、易怒、精神病。出现抑郁及精神症状应停药。④失眠、轻度皮疹、脱发，视情况可不停药。出现少见的不良反应如癫痫、肾病综合征、间质性肺炎和心律失常等时，应停药观察。⑤诱发自身免疫性疾病，如甲状腺炎、血小板减少性紫癜、溶血性贫血、风湿性关节炎、1型糖尿病等，亦应停药。

3. 抗肝纤维化 大量临床研究证据表明，经IFN-α或核苷（酸）类似物抗病毒治疗后，肝组织病理学可见纤维化甚至早期肝硬化可以发生逆转，因此，目前抗病毒治疗也是最有效的抗纤维化治疗。

根据中医学理论和临床经验，肝纤维化和肝硬化属正虚血瘀证范畴，因此，对慢性乙型肝炎肝纤维化及早期肝硬化的治疗，多以益气养阴、活血化瘀为主，兼以养血柔肝或滋补肝肾。据报道，国内多家单位所拟定的多个抗肝纤维化中药方剂均有一定疗效。今后应根据循证医学原理，按照新药临床研究管理规范（GCP）进行大样本、随机、双盲临床试验，并重视肝组织学检查结果，以进一步验证各种中药方剂的抗肝纤维化疗效。

【预防】★★△△

（一）对患者和携带者的管理

对于慢性乙型肝炎患者、慢性HBV携带者及HBsAg携带者，应注意避免其血液、月经、精液及皮肤黏膜创口污染别人及其他物品。这些人除不能献血及从事有可能发生血液暴露的特殊职业外，在身体条件允许的情况下，可照常工作和学习，但应定期随访。

（二）注射乙型肝炎疫苗

接种乙型肝炎疫苗是预防HBV感染的最有效方法。乙型肝炎疫苗的接种对象主要是新生儿，其次为婴幼儿和高危人群。乙型肝炎疫苗全程接种共3针，按照0、1、6个月程序，即接种第1针疫苗后，间隔1个月及6个月注射第2针及第3针疫苗。新生儿接种乙型肝炎疫苗越早越好，要求在出生后24 h内接种。接种部位新生儿为大腿前部外侧肌肉内，儿童和成人为上臂三角肌中部肌内注射。

对HBsAg阳性母亲的新生儿，应在出生后24 h内尽早注射乙型肝炎免疫球蛋白（HBIG），最好在出生后12 h内，剂量为100 U，同时在不同部位接种10 μg重组酵母乙型肝炎疫苗，可显著提高阻断母婴传播的效果。新生儿在出生12 h内注射HBIG和乙型肝炎疫苗后，可接受HBsAg阳性母亲的哺乳。

（三）切断传播途径

大力推广安全注射（包括针刺的针具），对牙科器械、内镜等医疗器具应严格消毒。医务人员应按照医院感染管理中标准预防的原则，在接触人的血液、体液、分泌物、排泄物时，均应戴手套，严格防止医源性传播。服务行业中的理发、刮脸、修脚、穿刺和文身等用具也应严格消毒。注意个人卫生，不共用剃须刀和牙具等用品。

（侯金林）

第4节 丙型病毒性肝炎

丙型肝炎（hepatitis C）是一种经血液传播的由丙型肝炎病毒（hepatitis C virus，HCV）感染引起的急、慢性肝病。部分急性丙型肝炎患者可痊愈，但50%以上的患者可转变为慢性丙型肝炎。HCV感染可引起肝炎、肝硬化、肝细胞癌等肝病，并可产生一系列肝外病变及表现。聚乙二醇化干扰素联合利巴韦林曾是治疗慢性丙型肝炎的标准方案，但目前全口服小分子直接抗病毒药物已经逐渐成为标准治疗，后者疗效更高、不良反应更少，能使95%以上的患者达到临床治愈。

【病原学】★△

HCV属于黄病毒科（flaviviridae），呈直径40～60 nm的球形颗粒，其基因组为单股正链RNA，可分为6个基因型及不同亚型（以阿拉伯数字表示基因型，以小写英文字母表示基因亚型，如1a、2b、3c等）。

HCV基因组只有一个开放读码框（ORF），长度约10 kb，编码一种多聚蛋白，然后在其蛋白酶和宿主细胞信号肽酶的作用下，水解成为10余种结构蛋白和非结构（NS）蛋白。非结构蛋白NS3是一种多功能蛋白，其氨基端具有蛋白酶活性，羧基端具有螺旋酶/三磷酸核苷酶活性；NS5B蛋白是RNA依赖的RNA聚合酶。

HCV对一般化学消毒剂敏感，100℃ 5 min或60℃ 10 h、高压蒸汽和甲醛熏蒸等均可灭活HCV病毒。

【流行病学】★★△△

（一）世界丙型肝炎流行状况

丙型肝炎呈全球性流行，据2017年世界卫生组织报道，全球HCV的感染率约为1%，估计约7100万人感染HCV，每年新发丙型肝炎病例约3.5万例。在欧美及日本等乙型肝炎流行率较低的国家，它是终末期肝病以及肝移植的最主要原因。

（二）我国丙型肝炎流行状况

1992年全国病毒性肝炎血清流行病学调查结果显示，我国一般人群抗-HCV阳性率为3.2%。由于对献血员严格筛查丙型肝炎抗体、对血液制品加工制备过程的严格管理，以及在医疗机构标准中大力推广防护措施，我国丙型肝炎的感染率已大幅度下降。2006年全国病毒性肝炎血清流行病学调查显示，普通人群中抗-HCV阳性率下降为0.43%。考虑到血液透析者、HIV感染者及注射毒品者等特殊高危人群中抗-HCV阳性率很高，国内外学者推算目前我国全人群中抗-HCV阳性率可能在1%左右。

HCV 1b基因型在我国最为常见（占60%～80%），1a基因型极少见。某些地区有2b和3b型报道；6型主要见于香港、澳门地区及南方边境省份。

（三）丙型肝炎传播途径

1．HCV主要经血液传播

（1）经输血和血制品传播：我国自1993年开始对献血员筛查抗-HCV后，该途径得到了有效控制；自2015年开始对所有血库的血液进行HCV RNA检测，进一步降低了经输血传播的概率。

（2）经破损的皮肤和黏膜传播。这是目前最主要的传播方式，在某些地区，因注射毒品导致的HCV传播占60%～90%。使用非一次性注射器和针头、未经严格消毒的牙科器械、内镜、侵袭性操作和意外针刺等，也是经皮肤和黏膜传播的重要途径。一些能导致皮肤破损和血液暴露的传统医疗方法，也可能与HCV传播有关；共用剃须刀、牙刷、文身和穿耳环孔等也是HCV潜在的经血传播方式。

2．性传播：性伴为HCV感染者及多个性伙伴者，发生HCV感染的危险性较高。在人类免疫缺陷病毒（HIV）感染者中，感染HCV的危险性更高。

3．母婴传播：抗-HCV阳性母亲将HCV传播给新生儿的危险性为2%，若母亲在分娩时HCV RNA阳性，则传播的危险性可达4%～7%；合并HIV感染时，传播的危险性增至20%。

4．部分HCV感染者的传播途径不明。接吻、拥抱、打喷嚏、咳嗽、食物、饮水、共用餐具和水杯，以及无皮肤破损、无血液暴露的其他接触，一般不会传播HCV。

（四）HCV传播的预防

因目前尚无预防丙型肝炎的有效疫苗。因此，其预防主要靠严格筛选献血员、严格管理血液制品，以及在医疗、美容等机构大力推广标准防护（standard precaution）理念，严格执行消毒、灭菌和无菌操作制度，教育公众避免共用剃须刀、牙刷及注射针具，减少性伙伴和不安全性活动。

【自然史】★△

暴露于HCV后1～3周，即可在外周血检测到HCV RNA。但在急性HCV感染者出现临床症状时，仅50%～70%的患者抗-HCV阳性，3个月后约90%的患者抗-HCV阳转。

感染HCV后，病毒血症持续6个月仍未清除者，即为慢性感染（50%～85%）。40岁以下人群及女性感染HCV后自清率较高；感染HCV时年龄在40岁以上、男性及合并感染HIV并导致免疫功能低下者可促进慢性化。合并HBV感染、HIV感染、嗜酒（50 g/d以上）、非酒精性脂肪肝（NASH）、肝铁含量高、血吸虫感染、肝毒性药物和环境毒物等，均可促进疾病进展。

儿童和年轻女性感染HCV后20年，肝硬化发生率为2%～4%；中年因输血感染者20年后肝硬化发生率为20%～30%；一般人群为10%～15%。

HCV相关的肝细胞癌发生率在感染30年后为1%～3%，主要见于肝硬化和进展性肝纤维化患者；一旦发展成为肝硬化，肝细胞癌的年发生率为1%～7%。上述促进丙型肝炎进展的因素，以及糖尿病等均可促进肝细胞癌的发生。

发生肝硬化和肝细胞癌患者的生活质量均有所下降，也是慢性丙型肝炎患者的主要死因。据报道，代偿期肝硬化患者的10年生存率约为80%，而失代偿期肝硬化患者的10年生存率仅为25%。

【实验诊断】★★△△

（一）血清生化学检测

急性丙型肝炎患者的ALT和AST水平一般呈轻到中度升高。血清白蛋白、凝血酶原活动度和胆碱酯酶活性多正常，但在病程较长的慢性肝炎、肝硬化或重型肝炎时，这些指标可明显降低，且其降低程度与疾病的严重程度成正比。

慢性丙型肝炎患者中，约30%的患者ALT水平正常，约40%的患者ALT水平低于2倍正常值上限（ULN）。虽然大多数的此类患者只有轻度肝损伤，但有部分患者可发展为肝硬化。

（二）抗-HCV检测

用第三代试剂检测丙型肝炎患者，其敏感度和特异度可达99%。抗-HCV不是保护性抗体，也不代表病毒血症，其阳性只说明人体感染了HCV；一些血液透析、免疫功能缺陷或自身免疫性疾病患者可出现抗-HCV假阴性或假阳性。

（三）HCV抗原检测

目前已有HCV抗原（HCV Ag），其结果和HCV RNA定量检查一致性良好，在没有条件检测HCV RNA的情况下，可作为病毒血症的指标。

（四）HCV RNA检测及基因分型

在HCV急性感染期，在血浆或血清中的病毒基因组水平可达到10^5～10^7拷贝/ml（实时荧光定量PCR检测技术）。最新技术可以检测到很低水平的HCV RNA的复制。临床上对于决定是否应该抗病毒治疗及评价抗病毒治疗的疗效，都依赖于HCV RNA病毒载量的检测结果。

HCV基因分型（包括亚型）是目前选择治疗药物和方案的基础。未来趋势是研发能够覆盖所有基因型的所谓泛基因型药物或方案，届时对基因分型的依赖会大大降低。

【病理学】

病理组织学检查对丙型肝炎的诊断、衡量炎症和纤维化程度、评估药物疗效及预后判断等方面有重要作用。

急性丙型肝炎主要表现为小叶内炎症及汇管区病变。

慢性丙型肝炎的特点为：①汇管区大量淋巴细胞浸润，甚至有淋巴滤泡形成；胆管损伤伴叶间胆管数量减少，类似于自身免疫性肝炎。②常见以淋巴细胞浸润为主的界面性炎症。③肝细胞可有大泡性脂肪变性。④单核细胞增多症样病变，即单个核细胞浸润于肝窦中呈串珠状。

【临床诊断】★★★△△△

（一）急性丙型肝炎的诊断

急性丙型肝炎可参考流行病学史、临床表现、实验室检查，特别是病原学检查结果进行诊断。

1. 流行病学史 有输血史、应用血液制品史或明确的HCV暴露史。输血后急性丙型肝炎的潜伏期为2～16周（平均7周），散发性急性丙型肝炎的潜伏期目前缺乏可靠的研究数据。

2. 临床表现 可有全身乏力、食欲减退、恶心和右季肋部疼痛等，少数患者伴低热、轻度肝大，部分患者可出现脾大，少数患者可出现黄疸。部分患者无明显症状，表现为隐匿性感染。

3. 实验室检查 ALT多呈轻度和中度升高，抗-HCV和HCV RNA阳性。HCV RNA常在ALT恢复正常前转阴，但也有ALT恢复正常而HCV RNA持续阳性者。

（二）慢性丙型肝炎的诊断

1. 诊断依据：HCV感染超过6个月，或发病日期不明、无肝炎史，但肝组织病理学检查符合慢性肝炎，或根据症状、体征、实验室检查及影像学检查结果综合分析，亦可诊断。

2. HCV单独感染极少引起重型肝炎，HCV合并HBV、HIV等病毒感染、过量饮酒或应用肝毒性药物时，可发展为重型肝炎。HCV感染所致重型肝炎的临床表现与其他嗜肝病毒所致重型肝炎基本相同，可表现为急性、亚急性经过。

3. 慢性丙型肝炎肝外表现：肝外临床表现或综

合征可能是机体异常免疫反应所致，包括类风湿关节炎、眼口干燥综合征（Sjogren's syndrome）、扁平苔藓、肾小球肾炎、混合型冷球蛋白血症、B 细胞淋巴瘤和迟发性皮肤卟啉症等。

4. 混合感染：HCV 与其他病毒的重叠、合并感染统称为混合感染。我国 HCV 与 HBV 或 HIV 混合感染较为多见。

5. 肝硬化与肝细胞癌：慢性 HCV 感染的最严重结果是进行性肝纤维化所致的肝硬化和肝细胞癌。

6. 肝移植后 HCV 感染的复发：丙型肝炎常在肝移植后复发，且其病程的进展速度明显快于免疫功能正常的丙型肝炎患者。一旦移植的肝发生肝硬化，出现并发症的危险性将高于免疫功能正常的肝硬化患者。肝移植后丙型肝炎复发与移植时 HCV RNA 水平及移植后免疫抑制程度有关。

【抗病毒治疗】★★★△△△

（一）抗病毒治疗的目的

抗病毒治疗的目的是清除体内的 HCV，以改善或减轻肝损害、阻止进展为肝硬化、肝衰竭或肝细胞癌，并提高患者的生活质量，延长生存期。

（二）抗病毒治疗的适应证

只有确诊为血清 HCV RNA 阳性的丙型肝炎患者才需要抗病毒治疗。单纯抗 -HCV 阳性而 HCV RNA 阴性者，可判断为既往 HCV 感染者，不需要抗病毒治疗。

（三）治疗药物

传统的药物包括干扰素 α（包括聚乙二醇化干扰素 -α，普通干扰素 α）和利巴韦林，经过规范的联合方案治疗 6～12 个月，60%～70% 的患者可以获得持久病毒学应答；此方案不良反应较多，耐受性较差，有其绝对禁忌证和相对禁忌证。

近年出现的口服小分子直接抗病毒药物（direct-acting antiviral agents，DAAs）主要包括 NS3/NS4 蛋白酶抑制药、NS5A 抑制药以及 NS5B 聚合酶抑制药。经过 3～6 个月的 DAAs 治疗，90%～95% 或以上的患者可以获得持久病毒学应答，而且不良反应少、耐受性好。

（四）治疗方案

对于慢性丙型肝炎，应根据 HCV 基因型（亚型）、病毒载量、有无肝硬化及失代偿、以前治疗应答及耐受性等信息，来确定治疗方案和疗程。

1. *HCV* 基因 1 型（1a、1b）的治疗方案

（1）索磷布韦（sofosbuvir）400 mg，每天 1 次；联合雷迪帕韦（ledipasvir）90 mg，每天 1 次。无肝硬化者疗程为 12 周，有肝硬化者疗程为 24 周。

（2）艾尔巴韦（elbasvir）50 mg/ 格拉瑞韦（grazoprevir）100 mg，每天 1 次。疗程为 12 周。

（3）奥比帕利片（ombitasvir，paritaprevir and ritonavir tablets，每片含奥比他韦 12.5 mg、帕立瑞韦 75 mg 和利托那韦 50 mg），2 片 / 次，每天 1 次；联合达塞布韦钠（dasabuvir sodium tablets）250 mg，1 片 / 次，每天 2 次；对于 *HCV* 基因 1a 者，需再联合利巴韦林，无肝硬化者 12 周为 1 个疗程，有肝硬化者 24 周为 1 个疗程。对于 *HCV* 基因 1b 者，无肝硬化者 12 周为 1 个疗程，有肝硬化者需再联合利巴韦林治疗 12 周。

2. *HCV* 基因 1b 型的治疗方案 阿舒瑞韦 100 mg，每天 2 次；联合达拉他韦 60 mg，每天 1 次。无论是否有肝硬化，疗程均为 24 周。

3. *HCV* 基因 1～6 型治疗方案

1）索磷布韦 400 mg 与韦帕他韦（valpatasvir）100 mg 复合制剂，每天 1 次，疗程为 12～24 周。

2）格夫瑞韦（glecaprevir）300mg/ 哌仑他韦（pibrentasvir）120mg，每天 1 次，疗程为 8～16 周。

3）索磷布韦 400 mg，每天 1 次，联合达拉他韦 60 mg，每天 1 次，疗程为 12～24 周。

（五）特殊丙型肝炎患者的治疗及注意事项

1. 对于急性丙型肝炎，可以立即开始治疗或观察 12 周 HCV RNA 仍未转阴时再开始治疗。单用聚乙二醇化干扰素治疗 3～6 个月即有很好的疗效；意大利专家共识认为 DAAs 方案更安全、更有效，建议有条件者及时采用。

2. 合并 HBV 感染者，如果 HBsAg 阳性和 HBV DNA 阳性，应同时开始抗乙肝病毒治疗。如果 HBsAg 阳性，但 HBV DNA 检测不到，可立即开始抗乙肝病毒治疗，也可密切监测 HBV DNA 和肝生化指标，发现乙肝病毒激活后，开始抗乙肝病毒治疗。对于 HBsAg 阴性但抗 -HBC 阳性，也应密切监测 HBV DNA 和肝生化指标，以及时发现 DAAs 可能导致的乙肝病毒激活，并给予抗乙肝病毒治疗。

3. 合并 HIV 感染者，应采用全口服 DAAs 方案治疗。

4. 酗酒及吸毒者：慢性酒精中毒及吸毒可能促进 HCV 复制，加剧肝损害，从而加速发展为肝硬化甚至肝细胞癌的进程。因此，治疗丙型肝炎应同时戒酒及戒毒。

5. 合并肾功能不全者，如果eGFR＜30 ml/(min·1.73 m^2)，应尽量避免应用索磷布韦；必须应用利巴韦林时亦应减量。

6. 对于失代偿期肝硬化，应尽量避免含有蛋白酶抑制药的方案。在DAAs治疗的同时，应进行肝移植相关评估和准备。

7. 肝移植术前或术后者，请参见本章第16节。

8. 和其他药物的相互作用，请参考有关指南和英国利物浦大学肝病药物相互作用的专门网站。

【监测和随访】★△

1. 应采用高灵敏度实时定量PCR试剂（检测下限＜15 U/ml），在治疗基线、第4周、第12周与治疗结束时，以及治疗结束后第12周或第24周时检测HCV RNA；同时检测肝生化、肾功能（尤其是服用索磷布韦者）及血常规等安全性指标。

2. 育龄期妇女和（或）她们的男性伴侣，必须在利巴韦林治疗期间及停药后6个月内采用有效的避孕措施。

3. 在获得持续病毒性应答（病毒学治愈）的人群，仍应至少每6个月检测血清AFP及肝超声，因为发生肝细胞癌的风险并未完全消除（特别是治疗前已有肝硬化者）。

（成 军 贾继东）

第5节 丁型病毒性肝炎

【病原学】★△

1977年Rezzetto等用免疫荧光组织化学方法在HBsAg阳性肝组织标本中发现了直径35～37 nm的球形抗原（当时称其为δ因子），1983年命名为丁型肝炎病毒（hepatitis D virus，HDV）。HDV是一种缺陷病毒，在血液中由HBsAg包被，其核酸复制、抗原表达及引起肝损害均须有HBV辅佐；但细胞核内的HDV RNA无须HBV的辅助即可自行复制。HDV基因组为单股环状闭合负链RNA，长1679bp，其二级结构具有核酶（ribozyme）活性，能进行自身切割和连接。目前发现，HDV RNA有8个基因型，HDAg有长和短两种形式。HDV可与HBV同时感染人体，但大部分情况下是在HBV感染的基础上引起重叠感染。当HBV感染结束时，HDV感染亦随之结束。

【流行病学】★★△△

丁型肝炎在世界范围内均有流行，在人群中的流行率约为1%。急、慢性丁型肝炎患者和HDV携带者是主要的传染源。其传播途径与乙型肝炎相似，即通过血液途径传播。HDV可与HBV以重叠感染或同时感染形式存在，以前者为主。

人类对HDV普遍易感，抗-HDV不是保护性抗体。HBV感染者，包括无症状慢性HBsAg携带者是HDV感染的高危人群；另外，多次输血者、静脉药瘾者、同性恋者发生HDV感染的机会亦较高。

我国HBsAg携带率较高，故有引起HDV感染传播的基础。我国四川和内蒙古地区感染率较高，在HBsAg阳性人群中超过3%；但在我国其他地区HBsAg阳性人群中低于1%。

【发病机制】★△

同乙型肝炎一样，丁型肝炎的发病机制尚未完全阐明。目前研究认为，HDV和HBV均可通过与肝细胞表面的钠离子牛磺胆酸共转运多肽（NTCP）结合而进入细胞内。HDV的复制对肝细胞有直接的致病作用。体外实验表明，高水平表达的HDAg对体外培养中的肝癌细胞系有直接细胞毒作用。HDV与HBV重叠感染时，常见肝细胞损害加重，并向慢性化发展，免疫抑制药对丁型肝炎肝细胞病变并无明显缓解作用。但最近研究提示，免疫应答可能也是HDV导致肝细胞损害的重要原因。因此，在丁型肝炎的发病机制中可能既有HDV的直接致病作用，又有宿主免疫应答介导的损伤。

【临床表现】★★△△

丁型肝炎的潜伏期为4～20周。急性丁型肝炎可与HBV感染同时发生（同时感染，coinfection）或继发于HBV感染（重叠感染，superinfection），这两种感染形式的临床表现有所不同。临床上，乙型肝炎及丁型肝炎均可转为慢性肝炎。

同时感染者临床表现与急性乙型肝炎相似，大多数表现为黄疸型，有时可见双峰型ALT升高，分别代表HBV和HDV感染所致的肝损害，一般预后良好，极少数可发展为重型肝炎。

重叠感染者可发生于慢性乙肝患者或无症状HBsAg携带者，其病情常较重，ALT升高可达数月之久，部分可进展为重型肝炎（肝衰竭），此种类型大多会向慢性化发展。

【实验室检查】★★△△

1. 生化及影像学检查 同乙型肝炎。

2. 病原学检查

（1）HDAg和抗-HD：HDAg是HDV唯一的抗原成分，感染后最早出现，然后依次出现抗-HD IgM和抗-HD IgG，一般三者不会同时存在。

HDAg阳性是诊断急性HDV感染的直接证据。抗-HD IgM阳性也是现症感染的标志，当感染处于HDAg和抗-HD IgG之间的窗口期时，可仅有抗-HD IgM阳性。

在慢性HDV感染中，由于存在高滴度的抗-HD，故HDAg多为阴性。抗-HD IgG不是保护性抗体，高滴度抗-HD IgG提示感染的持续存在，低滴度提示感染静止或终止。

（2）HDV RNA：血清或肝组织中检测到HDV RNA是诊断HDV感染最直接的依据。可采用分子杂交和定量RT-PCR方法检测。

【诊断】★★△△

1. 流行病学资料 输血、不洁注射史，与HDV感染者接触史、家庭成员有HDV感染者为高危人群，我国以西南地区感染率较高。

2. 临床诊断 包括急性丁型肝炎和慢性丁型肝炎，临床表现及诊断要点同乙型病毒性肝炎。

3. 病原学诊断 在HBsAg阳性者中，如果血清HDAg或抗-HD IgM阳性，或高滴度抗-HD IgG或HDV RNA阳性，或肝内HDAg或HDV RNA阳性，可诊断为丁型肝炎。低滴度抗-HD IgG有可能为过去感染。对于不具备临床表现、仅血清HBsAg和HDV血清标记物阳性者，可诊断为无症状HDV携带者。

【鉴别诊断】★△

同乙型病毒性肝炎。

【预后】★△

1. 急性肝炎 与HBV同时感染可导致急性肝炎，大多数患者在3个月内临床康复。

2. 慢性肝炎 在HBsAg阳性者中发生丁型肝炎重叠感染时，约70%转为慢性。慢性肝炎患者一般预后良好，小部分发展成肝硬化和肝细胞癌。

【治疗】★△

1. 急性肝炎 急性肝炎一般为自限性，多可完全康复。以一般治疗及对症支持治疗为主，症状明显及有黄疸者应卧床休息；恢复期可逐渐增加活动量，但要避免过劳。饮食宜清淡、易消化，适当补充维生素，热量不足者应静脉补充葡萄糖。避免饮酒和应用损害肝的药物，辅以药物对症及恢复肝功能，药物不宜太多，以免加重肝的负担。急性肝炎一般不采用抗病毒治疗。

2. 慢性肝炎 同乙型病毒性肝炎，对于慢性丁型肝炎，目前无专门针对HDV的特效抗病毒药物。随机对照临床研究显示，聚乙二醇化干扰素单用或联合阿德福韦酯治疗48周，可使25%～30%的患者血清HDV RNA转阴，而单用阿德福韦酯治疗无效。一项回顾性分析显示，曾经接受聚乙二醇化干扰素治疗者比单用核苷（酸）类似物治疗者或未接受任何治疗者，5年内肝病相关终点事件（腹水、肝性脑病及曲张静脉出血等肝硬化失代偿表现，发生肝细胞癌，进行肝移植或发生肝病相关死亡）的发生率降低。最近1b/2a临床试验表明，阻断HBV/HDV进入肝细胞内的新药myrcludex单用或与聚乙二醇干扰素联合应用，可明显降低HDV RNA水平，有望成为治疗本病的有效药物。

【预防】★△

1. 控制传染源 急性丁型肝炎应治疗、观察至病毒消失。慢性丁型肝炎患者和携带者可根据病毒复制指标评估其血液和体液传染性大小。现症感染者不能从事有可能导致血液暴露从而传播本病的工作。应对献血员进行严格筛选HBsAg。

2. 切断传播途径 在医院内应严格执行标准防护（standard precaution）措施。使用一次性注射用具，各种医疗器械及用具实行一用一消毒措施；对被血液及体液污染的物品应按规定严格消毒处理。加强血制品管理，每一位献血员和每一个单元血液都要经过最敏感的方法检测HBsAg。

3. 保护易感人群 对丁型肝炎尚缺乏特异性免疫预防措施，目前只能通过乙肝疫苗接种来预防HBV感染，从而预防HDV感染。

（侯金林）

第6节 戊型病毒性肝炎

戊型肝炎（viral hepatitis E），是由戊型肝炎病毒（hepatitis E virus，HEV）引起的急性消化道传染病。本病主要经粪 - 口途径传播，可因粪便污染水源或食物引起暴发流行，主要发生在亚洲、非洲和中美洲等发展中国家。临床表现为急性起病，可有发热、食欲减退、恶心、疲乏、肝大及肝生化检查异常。部分患者可出现黄疸，孕妇中、晚期感染 HEV 病情常较重、病死率较高。

【流行病学】★★★△△△

1. 传染源 主要是潜伏期末期和急性期早期的患者，其粪便排病毒主要出现在起病后 3 周内。最近文献报道，从猪、羊和大鼠等动物血清中也检测到 HEV，因此这些动物有可能作为戊型肝炎的传染源。

2. 传播途径 本病主要是经过消化道传播，包括水、食物和日常接触传播；有报道静脉应用毒品者，抗 -HEV 阳性率明显增高，提示可能存在血液传播。水源传播常常是暴发流行的原因。食物传播可以造成小规模的暴发。最近研究发现，我国东部沿海某地的海产品加工者人群中 IgG 型抗 -HEV 阳性率明显高于当地对照人群；在西南某地区，与其他牲畜混养奶牛的血清及乳汁中可检出 HEV RNA，并可感染恒河猴，提示这些途径也有可能具有传播 HEV 的风险。

3. 人群易感性 人群普遍易感，但以青壮年发病率高，儿童和老人发病率较低。儿童感染 HEV 后，多表现为亚临床型感染，成人则多为临床型感染。孕妇感染 HEV 后病情较重，尤其是妊娠后期感染 HEV 病死率较高。我国一般人群的抗 -HEV 阳性率为 18%。戊型肝炎流行多发生在农村人群或在集体食堂就餐者。

4. 流行特征 本病主要发生在亚洲、非洲和中美洲等一些发展中国家，其中印度、尼泊尔、孟加拉国、巴基斯坦和缅甸等国为高流行区，我国和印度尼西亚等为中流行区。我国各省市自治区均有本病发生，其中吉林、辽宁、河北、山东、内蒙古、新疆和北京曾发生本病暴发或流行。其发病有季节性，流行多发生于雨季或洪水后。男性发病率一般高于女性，男、女发病率之比为（1.3～3）∶1。

【病原学】★△

戊型肝炎病毒（HEV）属于肝炎病毒科戊型肝炎病毒属，呈圆球形颗粒，直径约 32 nm（27～38 nm），无包膜。HEV 基因组为单股正链 RNA，全长约 7.5 kb（7.2～7.6 kb），编码 2400～2533 个氨基酸，由 3 个相互重叠的开放读码框架组成。HEV 只有一个血清型，但有 8 个基因型，1 型分布于我国及东南亚和非洲，2 型见于墨西哥，3 型见于美国，4 型见于我国和越南，6～8 型分别见于意大利、希腊和阿根廷。HEV 抵抗力弱，4 ℃保存易裂解，对高盐、氯化铯、氯仿敏感，其在碱性环境中较稳定，在镁离子或锰离子存在下可保持其完整性。

【发病机制】★△

和甲型肝炎相似，HEV 由肠道经血流进入肝，在肝细胞内复制后进入血流和胆汁，最后经粪便排出体外。HEV 感染所导致的细胞免疫应答是引起肝细胞损伤的主要原因。HEV 病毒血症持续时间在不同个体差异较大，大多呈一过性，也可持续至发病后 100 d。HEV 可引起急性肝炎、重型肝炎和淤胆型肝炎，其具体发病机制尚不完全清楚。在处于免疫抑制状态（如器官移植后）的患者，HEV 可引起慢性感染。

【病理学】★△

急性戊型肝炎的组织病理学表现为，汇管区炎症、库普弗细胞增生，肝细胞气球样变、形成双核，常有毛细胆管胆汁淤积。可有灶状或小片状肝细胞坏死，重者可以大面积坏死，尤以汇管区周围区严重。

【临床表现】★★★△△△

1. 潜伏期 本病的潜伏期为 10～60 d，平均 40 d。

2. 临床类型 戊型肝炎可表现为急性肝炎、重型肝炎（急性或亚急性肝衰竭）和淤胆型肝炎。在妊娠中、晚期发生 HEV 感染，病情重、病死率高。近年还发现，在处于免疫抑制状态的个体（如器官移植后），HEV 可导致慢性肝炎。

（1）急性肝炎

1）急性黄疸型肝炎：总病程 2～4 个月，可分为

3 期。

黄疸前期：持续 1～21 d，平均 5～7 d；起病较急，有畏寒、发热和头痛等上呼吸道症状，伴全身乏力、食欲减退、恶心、呕吐、厌油、腹胀、肝区痛、尿色加深等。

黄疸期：持续 2～6 周；发热消退，自觉症状好转，但尿黄加深，出现眼黄和皮肤黄疸，肝增大，可有压痛和叩击痛，部分患者可有脾大。部分患者可有一过性灰白色大便、皮肤瘙痒等胆汁淤积性黄疸的表现。

恢复期：本期持续 2 周至 4 个月，平均 1 个月；表现为症状逐渐消失，黄疸消退。

2）急性无黄疸型肝炎：除无黄疸外，其他临床表现与黄疸型相似，但病情较轻、恢复较快，病程大多在 3 个月内。部分患者可无临床症状而呈亚临床型，易被忽视。

（2）急性或亚急性重型肝炎（肝衰竭）：在急性黄疸型肝炎基础上发生，多见于孕妇和既往有 HBV 感染者，以及老年患者等。孕妇感染 HEV 后易发展成急性或亚急性重型肝炎（肝衰竭），尤其是在妊娠晚期的孕妇，病死率可达 20%。其他诱因，如过度疲劳、精神刺激、饮酒、应用肝损害药物、合并细菌感染等，也可导致肝衰竭。肝衰竭具体分型及诊治请参见本章第 3 节。

（3）急性淤胆型肝炎：起病类似急性黄疸型肝炎，但自觉症状较轻。黄疸较深，持续 3 周以上，甚至持续数月或更长时间。有皮肤瘙痒，大便颜色变浅，肝大。肝生化检查显示血清转氨酶常轻度至中度增高，而胆红素明显升高（以直接胆红素为主），常伴 γ- 谷氨酰转肽酶（GGT）、碱性磷酸酶（ALP）、总胆汁酸及胆固醇升高。凝血功能指标通常无明显改变或通过注射维生素 K 可纠正，大多数患者可顺利恢复。

（4）慢性 HEV 感染或慢性戊型肝炎：主要见于处于免疫抑制状态的个体，如 HIV 或 AIDS，器官移植术后的患者。可有不同程度的肝功能异常，抗 -HEV 常阴性，诊断主要靠从血液或粪便重新检测出 HEV RNA。

【实验室检查】★★★△△△

1. 肝生化检查 主要表现为血清丙氨酸氨基转移酶（ALT）和天冬氨酸氨基转移酶（AST）明显升高，黄疸型者可有胆红素明显升高；淤胆型肝炎时则表现为肝内胆汁淤积，即除 ALT 和 AST 升高外，可伴有 GGT 和 ALP 明显升高。在重型肝炎时常有胆红素进行性升高、血清白蛋白明显下降、凝血酶原时间延长和凝血酶原活动度下降至 40% 以下。

2. 病原学检查

（1）抗 -HEV IgM 和 抗 HEV IgG：抗 -HEV IgM 阳性是近期 HEV 感染的标志。急性肝炎患者抗 -HEV IgM 阳性，可诊断为戊型肝炎。抗 -HEV IgG 在急性期滴度较高，恢复期则明显下降。如果抗 -HEV IgG 滴度较高或由阴性转为阳性，或由低滴度升为高滴度，或由高滴度降至低滴度甚至阴转，亦可诊断为 HEV 感染。少数戊型肝炎患者，特别是免疫抑制的患者，始终不产生抗 -HEV IgM 和抗 -HEV IgG，故两者均阴性时不能完全排除戊型肝炎，需结合 HEV RNA 检测及详细的流行病学暴露史进行诊断。

（2）HEV RNA：采用 RT-PCR 法在粪便和血液标本中检测到 HEV RNA，可明确诊断。但本方法尚未作为临床常规检测手段应用。

【诊断】★★★△△△

应根据患者的流行病学史、临床表现、实验室检测和病原学检查综合诊断。

1. 流行病学史 HEV 主要经粪 - 口途径传播，戊型肝炎患者多有饮生水史、进食海鲜史、生食史、外出用餐史、接触戊型肝炎患者史或到戊型肝炎地方性流行地区出差及旅游史。

2. 临床表现 戊型肝炎为自限性疾病，一般仅根据临床表现很难与其他型肝炎区分，尤其是甲型肝炎。一般而言，急性黄疸型戊型肝炎的黄疸前期持续时间较长，病情较重，黄疸较深；孕妇特别是在妊娠晚期常发生重型肝炎，在中、轻度黄疸期即可出现肝性脑病，常发生流产和死胎、产后大出血，而出血后又常使病情恶化并导致多脏器功能衰竭而死亡。

3. 实验室诊断 患者血清抗 -HEVIgM 阳性或抗 -HEVIgG 阳性滴度＞1∶20，或由阴转阳，或滴度由低到高，或反转录聚合酶链反应法（RT-PCR）检测血清和（或）粪便 HEV RNA 阳性。

【鉴别诊断】★△

需要和其他肝炎病毒所导致的肝炎及药物等其他原因所致的肝损害相鉴别，请参见本章第 2 节。

【治疗】★★△△

戊型肝炎目前无特效治疗方法，主要是休息、支持和对症治疗，以及抗炎、抗氧化等保肝治疗，可以参考甲型肝炎的治疗。国外报道，利巴韦林对于慢性戊型肝炎有一定疗效，但尚无前瞻性临床研究加以验证。

【预防】★★△△△

本病的主要预防策略是以切断传播为主的综合性预防措施，包括保护水源，防止水源被粪便污染，保证安全用水；加强食品卫生和个人卫生；改善卫生设施，提高环境卫生水平。

目前我国已批准的戊型肝炎疫苗上市，可用于老年、孕妇等重点人群的预防。

【预后】★△

戊型肝炎为自限性疾病，一般预后良好，总的病死率为 1%～2%。

（王贵强　贾继东）

第 7 节　药物性肝损伤

药物性肝损伤（drug-induced liver injury，DILI）是指在药物使用过程中，因药物本身及其代谢产物所导致的肝损伤。本病是最常见和严重的药物不良反应之一，现已成为临床最常见的急性肝损伤原因。

在发达国家，DILI 发病率估计介于 1/100 000～20/100 000 或更低。我国目前报道的 DILI 发病率主要来自相关医疗机构的住院或门诊患者，尚不清楚 DILI 在全人群中的确切发病率。临床所见 DILI，大多是在推荐剂量下发生的个体对药物或其代谢产物的特异质性反应。其发生多具不可预测性，10%～15% 为重症，其中 6% 的患者病死或需肝移植。对于 DILI，目前尚缺乏简便、客观、特异的诊断指标和特效治疗手段。

【肝的药物代谢】★△

肝的药物代谢通常分为 3 个相。第 Ⅰ 相反应（phase Ⅰ reaction）为非极性（脂溶性）药物通过氧化、还原和水解等反应，主要由细胞色素 P450（CYP450）酶系负责；其主要功能是生成极性基团增加水溶性，但同时也可能会产生有毒性的活性代谢中间产物。Ⅱ相反应为上述生成物由肝细胞质内 N- 乙酰基转移酶、谷胱甘肽 -S- 转移酶等代谢为水溶性更强的物质，便于入血，从肾排出。第Ⅲ相为药物或代谢产物经肝细胞转运分泌并由胆汁排泄的过程。

【发病机制】★★△△

少数药物通过直接毒性作用导致肝损伤。此类药物主要通过产生自由基或其他代谢中间产物使细胞膜发生脂质过氧化，从而导致肝细胞损伤。直接毒性有一定规律、常可预测、毒性与剂量成正比，自暴露于药物到出现肝损伤之间潜伏期通常较短，诊断相对较为容易。

大多数药物或其代谢产物通过产生特异质反应而导致肝损伤。根据其发生机制又可以分为代谢特异质（metabolic idiosyncrasy）和过敏特异质（hypersensitive idiosyncrasy）两类。

代谢特异质 DILI 与个体的药物代谢酶和转运体的遗传多态性密切相关。3 相中任何一相代谢酶的基因发生突变（多态性），酶功能就可能发生改变，导致中间代谢产物积累、形成肝损伤。

过敏特异质 DILI 也称免疫介导的 DILI。通常是药物中间代谢物通过抗原呈递细胞（如树突状细胞）作用，经 HLA-Ⅰ类抗原激活特异性细胞毒性 T 淋巴细胞从而介导肝细胞损伤；另一途径为中间代谢的产物与细胞内蛋白分子结合形成加合物，通过抗原呈递细胞作用并经 HLA-Ⅱ类抗原激活 B 淋巴细胞，使之产生抗加合物抗体，最终经抗体 / 补体依赖性细胞毒介导肝细胞损伤。特异质反应 DILI 多与剂量无关、不可预测、潜伏期不定，诊断较为困难。

【肝对药物毒性的耐受、适应与易感性】★△

肝对药物毒性的耐受、适应与易感性是不同个体对同一药物肝毒性的不同反应。耐受性是指药物治疗期间未出现肝损伤的生化学证据；适应性是指药物治疗期间出现肝损伤的生化学证据，但继续用药生化学指标恢复正常；易感性是指在药物治疗过程中甚至停药后出现 DILI，且不能呈现适应性缓解。

【病理生理】★★△△

DILI 损伤的靶细胞主要是肝细胞、胆管上皮细胞及血管内皮细胞，损伤模式复杂多样。相应的病理表现可大致分为肝炎症坏死，胆汁淤积，门静脉、肝窦、肝小静脉或肝静脉损伤；在临床上相应表现为肝炎、肝内胆汁淤积、门静脉血栓形成或特发性门静脉高压、肝窦阻塞综合征（SOS）或肝小静脉阻塞性疾病（VOD）、肝紫癜病（PH）、巴德 - 吉亚利综合征等。有些药物与肝损伤类型的关系相对固定，这对于明确诊断很有帮助。例如，大剂量化疗药物（如环磷酰胺、白介素等）、含有吡咯双烷类生物碱的中草药如土三七等，常可引起肝血管损伤导致 SOS。

肝活检指征为：①经临床和实验室检查仍不能确诊 DILI，尤其是仍不能排除 AIH 时；②停用可疑药物后，肝生化指标仍持续上升或出现肝功能恶化其他迹象；③停用可疑药物 1～3 个月，肝生化指标未降至峰值的 50%；④怀疑慢性 DILI 或伴有其他慢性肝病时；⑤长期使用某些可能导致肝纤维化的药物，如甲氨蝶呤等。

【临床分类及表现】★★★△△△

不同药物引起的肝病组织学、临床表现和生物化学特征可有所不同。基于受损靶细胞类型，临床可分为肝细胞损伤型、胆汁淤积型、混合型和肝血管损伤型。

由国际医学组织理事会（CIOMS）初步建立、后经修订的 DILI 分类标准为：①肝细胞损伤型，ALT≥3 ULN，且 R≥5；②胆汁淤积型，ALP≥2 ULN，且 R≤2；③混合型，ALT≥3 ULN，ALP≥2 ULN，且 2＜R＜5。若 ALT 和 ALP 达不到上述标准，则称为“肝生化学检查异常”。R＝（ALT 实测值 /ALT ULN）/（ALP 实测值 /ALP ULN）。该分类未包括肝血管损伤型。

急性 DILI 的临床表现通常无特异性。潜伏期差异很大，可短至数日、长达数月。大多数患者可无明显症状。部分患者可有乏力、食欲减退、厌油腻、肝区胀痛及上腹不适等消化道症状。

肝细胞损伤型 DILI 可有血清 ALT、AST 水平明显升高，ALP、GGT 轻度升高及不同程度的胆红素升高。病情严重者可出现急性或亚急性肝衰竭表现，如 PTA 明显降低。

单纯性胆汁淤积表现为明显黄疸、瘙痒、大便颜色变浅。而转氨酶水平通常低于 5 ULN，ALP 和胆红素升高较明显，胆固醇水平通常正常，PTA 无明显下降或注射维生素 K 数天后明显改善。

混合型（炎症性胆汁淤积）转氨酶升高≤8 ULN，ALP 通常＞3 ULN，胆固醇通常升高。

少数患者可有发热、皮疹、嗜酸性粒细胞增多甚至关节酸痛等过敏表现，还可能伴有其他肝外器官损伤的表现。

通常病程超过 6 个月称为慢性 DILI，发生率为 8%～19%，在临床上可表现为 AIH 样 DILI 或慢性肝炎、慢性肝内胆汁淤积或胆管消失综合征（VBDS）、代偿或失代偿性肝硬化。少数患者还可出现 SOS/VOD 及肝肿瘤等。

【正确认识草药和膳食补充剂致 DILI】★★★△△△

草药和膳食补充剂（herbals and dietary supplements，HDS）是欧美常用的概念，主要包括以下 3 类：①天然草本或植物类补充剂及其制剂；②维生素、矿物质、氨基酸和蛋白质等食品补充剂；③含有蛋白同化甾类、能增强体能和健美效果的补充剂。中草药及其制剂多可归属于第 1 类。由于 HDS 不需要按正规药品进行严格的药效学和毒理学评估，能规避正规药品的各种审批、调控和限制，且不需要处方即可获得，又可对人群产生明显的心理暗示效应而被广泛应用。近年 HDS 应用明显增加，其引起 DILI 发病率也明显上升，还有证据表明，随着时间的推移因 HDS 造成的严重肝损伤也在增加。

所有药物（包括 HDS 和西药）进入体内都需要经过肝的代谢。如上所述，在 3 个相的药物代谢过程中，任何一相代谢酶基因发生突变导致酶的功能发生改变、中间代谢产物积累，就可能导致肝损伤。此外，一些中草药尚有加工过程或产地重金属污染问题。

因此，重视和研究中草药引起的 DILI，才能更好地应用中草药。系统总结、分析、验证某些中草药与 DILI 的关系，并尽可能阐明其规律和发病机制，从而预防或减少 DILI 的发生，才是对传统中医药的真正爱护和最好保护。

【诊断】★★★△△△

当前在无特异性诊断标志物的情况下，诊断主要依靠临床详细的病史、认真的分析和逻辑推理，即明确的用药史（先用药后发病）、肝细胞损害和（或）胆汁淤积的生化特征、停药后肝损伤减轻（但胆汁淤积型损伤可能恢复较慢）、排除其他病因，必要时进行肝活检以助诊断。值得注意的是，药物所致的肝病可在用药后 5～90 d 的漫长时间段内出现首发症状。故在临床上对用药期间出现的任何不能用原发病解释的肝功能试验异常，均应考虑 DILI，并尽可能立即停药。

（一）诊断要点

1. DILI 发病时间差异很大，与用药的关联常较隐蔽，缺乏特异性诊断标志物。因此，全面细致地追溯可疑药物应用史、并除外其他肝损伤病因，对于建立 DILI 诊断至关重要。

2. 当有基础肝病或多种肝损伤病因存在时，叠加的DILI易被误认为原有肝病的发作或加重，或其他原因引起的肝损伤。有研究认为发生在已有肝病基础上的DILI发病率和严重程度均可能被低估。

3. 鉴于部分患者表现为药物性自限性轻度肝损伤（适应），此后可自行完全恢复。为避免不必要的停药，国际严重不良反应协会（iSAEC）于2011年将DILI的生化学诊断标准建议定义为出现以下任一情况：① ALT≥ 5 ULN；② ALP≥ 2 ULN，特别是伴有5′-核苷酸酶或GGT升高且排除骨病引起的ALP升高；③ ALT≥ 3 ULN且总胆红素≥ 2 ULN。需要指出，此非DILI的临床诊断标准，而主要是对治疗决策更具参考意义。

（二）因果关系评估方案

DILI的诊断评估方案国际上多采用Roussel Uclaf因果关系评估法（RUCAM）。在1989年首次推出后，1993年修改完善（称为Danan方案）。曾有过多种评估法，实践证明，RUCAM仍是当前设计最合理、要素最全面、操作最方便、诊断准确率相对较高的DILI诊断工具。

RUCAM量表（表11-1）对以下7个要素对药物与肝损伤的因果关系进行综合评估：①用药史，特别是从用药或停药至起病的时间；②病程长短和生化异常的动态特点；③危险因素；④合并应用的其他药物；⑤其他肝损伤因素的排除或权重（除了RUCAM量表已列出的AIH、PBC、PSC、CHB和CHC等疾病外，尚需排除急性戊型肝炎和发病率相对较低的IgG_4胆管炎等疾病）；⑥药物以往的肝毒性信息；⑦药物再激发反应。对难以确诊DILI的病例，必要时可行肝活检组织学检查。根据评分结果将药物与肝损伤的因果相关性分为5级：极可能（highly probable），>8分；很可能（probable），6～8分；可能（possible），3～5分；不太可能（unlikely），1～2分；可排除（excluded），≤0分。

表11-1 RUCAM因果关系评估量表*

药物：______	初始ALT：_____	初始ALP：_____	R值=［ALT/ULN］÷［ALP/ULN］_______		
肝损伤类型：肝细胞型（R≥5.0），胆汁淤积型（R≤2.0），混合型（2.0<R<5.0）					
	肝细胞损伤型		胆汁淤积型或混合型		评价
1. 用药至发病的时间					
	初次用药	再次用药	初次用药	再次用药	计分
○ 从用药开始					
● 提示	5～90 d	1～15 d	5～90 d	1～90 d	+2
● 可疑	<5 d或>90 d	>15 d	<5 d或>90 d	>90 d	+1
○ 从停药开始					
● 可疑	≤15 d	≤15 d	≤30 d	≤30 d	+1
2. 病程	ALT在峰值和ULN之间的变化		ALP（或TBil）在峰值与ULN之间的变化		
○ 停药后					
● 高度提示	8 d内下降≥50%		不适用		+3
● 提示	30 d内下降≥50%		180 d内下降≥50%		+2
● 可疑	不适用		180 d内下降<50%		+1
● 无结论	无资料或30 d后下降≥50%		不变、上升或无资料		0
● 与药物作用相反	30 d后下降<50%或再次升高		不适用		−2
○ 若继续用药					
● 无结论	所有情况		所有情况		0
3. 危险因素	乙醇		乙醇或妊娠（任意1种）		
○ 饮酒或妊娠	有		有		+1
	无		无		0
○ 年龄	≥55岁		≥55岁		+1
	<55岁		<55岁		0
4. 伴随用药					
○ 无伴随用药或无资料，或伴随用药至发病时间不相合					0
○ 伴随用药至发病时间相符合					−1
○ 伴随用药已知有肝毒性，且至发病时间提示或相合					−2
○ 伴随用药的肝损伤证据明确（再刺激反应呈阳性，或与肝损伤明确相关并有典型的警示标志）					−3

（待 续）

（续 表）

5. 除外其他肝损伤原因			
第Ⅰ组（6 种病因） ○ 急性甲型肝炎（抗 -HAV-IgM＋）或 HBV 感染［HBsAg 和（或）抗 -HBc-IgM＋］或 HCV 感染［抗 -HCV＋和（或）HCV RNA＋，伴有相应的临床病史］ ○ 胆道梗阻（影像检查证实） ○ 酒精中毒（有过量饮酒史且 AST/ALT≥2） ○ 近期有低血压、休克或肝缺血史（发作 2 周以内） 第Ⅱ组（2 类病因） ○ 合并自身免疫性肝炎、脓毒症、慢性乙型或丙型肝炎、原发性胆汁性胆管炎（PBC）[△]或原发性硬化性胆管炎（PSC）等基础疾病，或 ○ 临床特征及血清学和病毒学检测提示急性 CMV、EBV 或 HSV 感染		● 排除组Ⅰ和组Ⅱ中的所有病因 ● 排除组Ⅰ中的所有病因 ● 排除组Ⅰ中的 5 种或 4 种病因 ● 排除组Ⅰ中的少于 4 种病因 ● 非药物性因素高度可能	+2 +1 0 −2 −3
6. 药物既往肝损伤信息			
○ 肝损伤反应已在产品介绍中标明			+2
○ 肝损伤反应未在产品介绍中标明，但曾有报道			+1
○ 肝损伤反应未知			0
7. 再用药反应			
○ 阳性	再次单用该药后 ALT 升高 2 倍	再次单用该药后 ALP（或 TBil）升高 2 倍	+3
○ 可疑	再次联用该药和曾同时应用的其他药物后，ALT 升高 2 倍	再次联用该药和曾同时应用的其他药物后，ALP（或 TBil）升高 2 倍	+1
○ 阴性	再次单用该药后 ALT 升高，但低于 ULN	再次单用该药后 ALP（或 TBil）升高，但低于 ULN	−2
○ 未做或无法判断	其他情况	其他情况	0

* 若肝损伤反应出现在开始服药前，或停药后＞15 d（肝细胞损伤型）或＞30 d（胆汁淤积型），则应考虑肝损伤与药物无关，不应继续进行 RUCAM 评分

总分意义判定：＞8 分，极可能；6～8 分，很可能；3～5 分，可能；1～2 分，不太可能；≤0 分，可排除。ALP. 碱性磷酸酶；ALT. 丙氨酸氨基转移酶；CMV. 巨细胞病毒；EBV. EB 病毒；HSV. 单纯疱疹病毒；TBil. 总胆红素；ULN. 正常上限值

在我国也应特别注意排除急性戊型肝炎，因此本项计分标准尚待今后完善。也应注意排除 IgG_4 胆管炎

[△]旧称原发性胆汁性肝硬化（PBC）

（三）DILI 严重程度分级

我国的药物性肝损伤诊治指南结合我国肝衰竭指南，分级如下。

1. 0 级（无肝损伤） 患者对暴露药物可耐受，无肝毒性反应。

2. 1 级（轻度肝损伤） 血清 ALT 和（或）ALP 呈可恢复性升高，总胆红素＜2.5 ULN（2.5 mg/dl 或 42.75 μmol/L），且 INR＜1.5。大多数患者可适应。可有或无乏力、虚弱、恶心、厌食、右上腹痛、黄疸、瘙痒、皮疹或体重减轻等症状。

3. 2 级（中度肝损伤） 血清 ALT 和（或）ALP 升高，总胆红素≥2.5 ULN，或虽无总胆红素升高但 INR≥1.5。上述症状可有加重。

4. 3 级（重度肝损伤） 血清 ALT 和（或）ALP 升高，总胆红素≥5 ULN（5 mg/dl 或 85.5 μmol/L），伴或不伴 INR≥1.5。患者症状进一步加重，需要住院治疗或住院时间延长。

5. 4 级（ALF） 血清 ALT 和（或）ALP 水平升高，总胆红素≥10 ULN（10 mg/dl 或 171 μmol/L）或每日上升≥1.0 mg/dl（17.1 μmol/L），INR≥2.0 或 PTA＜40%，可同时出现①腹水或肝性脑病；或②与 DILI 相关的其他器官功能衰竭。

6. 5 级（致命） 因 DILI 死亡或需接受肝移植才能存活。

【治疗】★★★△△△

DILI 的基本治疗原则是：①及时停用可疑肝损伤药物，尽量避免再次使用可疑或同类药物；②应充分权衡停药引起原发病进展和继续用药导致肝损伤加重的风险；③根据 DILI 的临床类型选用适当的药物治疗；④ ALF 或 SALF 等重症患者必要时可考虑紧急肝移植。

（一）及时停用可疑的肝损伤药物

这是最重要的治疗措施。怀疑 DILI 诊断后立即停药，约 95% 的患者可自行改善甚至痊愈；少数发展为慢性，极少数进展为 ALF 或 SALF。肝细

胞损伤型恢复时间为（3.3±3.1）周，胆汁淤积型为（6.6±4.2）周。

由于机体对药物肝毒性的适应性在人群中比较普遍，ALT和AST的暂时性波动很常见，真正进展为严重DILI和ALF的情况相对少见，所以多数情况下仅有血清ALT或AST升高而无症状者，并非立即停药的指征；但一旦出现总胆红素和（或）INR升高等肝明显受损的情况时，应立即停药。

美国FDA于2013年制定了药物临床试验中出现DILI的停药原则。出现下列情况之一应考虑停用肝损伤药物：①血清ALT或AST＞8 ULN；②ALT或AST＞5 ULN，持续2周；③ALT或AST＞3 ULN，且总胆红素＞2 ULN或INR＞1.5；④ALT或AST＞3 ULN，且伴逐渐加重的疲劳、恶心、呕吐、右上腹疼痛或压痛、发热、皮疹和（或）嗜酸性粒细胞增多（＞5%）。上述停药原则的适用对象为药物临床试验的受试者，且有待前瞻性系统评估，因此在临床实践中仅供参考。

（二）药物治疗

对于有肝衰竭倾向的DILI患者可应用N-乙酰半胱氨酸（NAC）治疗。NAC可清除多种自由基，临床越早应用效果越好。成年人一般用法：50～150 mg/（kg·d），总疗程不少于3 d。治疗过程中应严格控制给药速度，以防不良反应。NAC是2004年被美国FDA批准用来治疗对乙酰氨基酚引起的固有型DILI的唯一解毒药物。2014年美国胃肠病学会发表的特异质DILI临床指南，推荐应用NAC治疗早期急性肝衰竭患者。

肾上腺糖皮质激素对DILI的疗效尚缺乏随机对照研究，故应严格掌握治疗适应证。对于有超敏现象或自身免疫征象明显、且停用肝损伤药物后生化指标改善不明显甚或继续恶化的患者，在充分权衡利弊和知情同意的基础上，可试用激素治疗。

国家药品监督管理局已批准增加急性DILI为异甘草酸镁的治疗适应证，可用于治疗ALT明显升高的急性肝细胞型或混合型DILI。

胆汁淤积型DILI可选用熊去氧胆酸（UDCA）和（或）腺苷蛋氨酸（SAMe）。上述药物对DILI的确切疗效有待严格的前瞻性随机对照研究加以证实。

对于药物所致SOS/VOD，早期应用低分子肝素等抗凝治疗可能有一定效果。妊娠期DILI的治疗，除了停用肝损伤药物外，还应关注妊娠结局的改善，注意预防早产，加强胎儿监护以把握终止妊娠时机。

最后应当指出，基于大样本统计的分析表明，预防性给予保肝药物并未有效预防DILI的发生。因此，在临床实践中应坚持合理用药、减少不必要的药物种类，并在用药过程中注意观察有无肝损害的临床表现，必要时监测肝生化指标，以及时发现并停用引起DILI的药物。

（三）肝移植

对出现肝性脑病和严重凝血功能障碍的ALF或SALF，以及失代偿性肝硬化，可考虑肝移植。

（陈成伟）

第8节 酒精性肝病

酒精性肝病（alcoholic liver disease，ALD）是由于长期大量饮酒导致的肝损伤。初期通常表现为脂肪肝，进而可发展成酒精性肝纤维化、酒精性肝硬化。而且在上述各阶段，严重酗酒还可诱发广泛肝细胞坏死导致急性或亚急性肝衰竭，即酒精性肝炎。ALD是我国常见的慢性肝病之一，随着饮酒人群的增加，其发病率呈增长趋势且有年轻化和女性化倾向，严重危害人民健康。

【流行病学】★△

ALD至今仍为西方发达国家肝病及肝病相关死亡的首要原因。近年来，由于宣传戒酒的力度增加，西方发达国家ALD的发病率显著下降，但一些东欧和拉丁美洲国家的患病率仍居高不下。在我国，虽然白酒的摄入量减少，但啤酒和葡萄酒的摄入量持续增加，因而ALD的发病率仍呈上升趋势。此外，发病的女性化和低龄化趋势需值得关注。例如，在美国酗酒或酒精依赖者中有13%～33%为女性，而青少年饮酒比率亦呈升高趋势。

长期过量饮酒（折合乙醇量男性≥40 g/d、女性≥20 g/d，连续5年以上）是ALD发病的前提条件，乙醇及其代谢产物乙醛的直接肝毒性是导致嗜酒者肝损害的根本原因。长期嗜酒者中60%～90%有脂肪肝。嗜酒20年以上者肝硬化的患病率为5%～15%。然而，全球1500万～2000万嗜酒者中仅10%～20%有明显的肝损伤，而有些人少量饮酒（男性乙醇摄入量＞20 g/d，女性＞10 g/d）就可导致肝损伤，说明其他因素因参与ALD的发病过程。

多种因素可影响ALD的发病及进程。例如，①性别：女性对乙醇较男性敏感，女性安全的饮酒阈值为男性的1/3～1/2；②种族、遗传及个体差异：乙醇主要在肝代谢，许多参与乙醇代谢的酶类具有遗传多态性，因此安全的饮酒阈值个体差异极大；③营养状态：营养不良、高脂饮食和内源性肥胖均可促进酒精性肝损伤；④嗜肝病毒感染：嗜酒者对HBV、HCV感染的易感性增加，而乙醇又可促进嗜肝病毒在体内复制，从而促进肝硬化和肝细胞癌的发生；⑤与其他肝毒性因素并存：饮酒增加对乙酰氨基酚的肝毒性，而甲苯磺丁脲、异烟肼可增加乙醇的肝毒性；⑥吸烟和咖啡：吸烟可增加酒精性肝硬化的发生，经常喝咖啡则降低嗜酒者酒精性肝硬化的发病率，茶叶对酒精性肝病的防治可能亦有帮助。

【乙醇的代谢途径】★△

摄入人体内的乙醇95%以上在体内代谢，其中90%以上在肝代谢。在肝，有3种酶系参与乙醇代谢，以主次分别为乙醇脱氢酶（alcoholic dehydrogenases，ADH）、微粒体的乙醇氧化酶系统（microsomal oxidizing systems，MEOS）以及主要存在于过氧化物酶体和线粒体内的过氧化物酶（catalase）。ADH有6种同工酶，其中ADH_1、ADH_2和ADH_3与乙醇代谢最密切，负责代谢80%以上的乙醇。该酶有遗传多态性，由此可以解释为什么不同种族人群对乙醇的清除率有差异。当血液中乙醇的浓度＞10 mmol/L时，MEOS也参与乙醇代谢，其主要参加成分是细胞色素P450 2E1（CYP2E1）、CYP2E2。过氧化物酶的作用相对次要。乙醇在肝内经乙醛脱氢酶（aldehyde dehydrogenase，ALDH）氧化为乙醛，后者再被乙醛脱氢酶氧化为乙酸和水。

其中乙醛是造成慢性进行性肝损害的主要因素，其毒性包括：①与肝细胞内的蛋白质分子形成复合物，影响肝代谢；②作为黄嘌呤氧化物和乙醛氧化物的底物被氧化产生自由基，使脂质过氧化、破坏细胞膜；③与细胞骨架蛋白质结合形成加合物导致微管损伤，细胞内蛋白质水分滞留、细胞肿胀；④减少谷胱甘肽的含量；⑤干扰线粒体氧化磷酸化的电子传递系统；⑥改变线粒体钙离子浓度；⑦增加胶原合成；⑧刺激免疫反应，乙醛尚可能与肝细胞膜结合形成新抗原，造成自身免疫反应。

【病理学】★★△△

（一）酒精性脂肪肝

脂肪肝大体标本可见肝有不同程度的肿大、色黄、边缘钝。光镜下可见＞30%的肝细胞有大泡性脂肪变；早期或轻度患者脂肪变主要见于肝腺泡3区，中、重度患者分别达2区或1区，可伴有终末静脉周围纤维化。单纯小泡性脂肪变多见于急性肝损伤患者，酒精摄入量多＞170 g/d。

（二）酒精性肝炎

酒精性肝炎发生于慢性嗜酒者，可发生于有或无肝硬化的基础者，其病理特点为：①肝细胞明显肿胀呈气球样变，有时可见巨大的线粒体；②肝细胞质内有聚凝倾向，可形成Mallory小体；③汇管区和小叶内有明显的中性粒细胞浸润，多聚集在发生坏死和含有Mallory小体的肝细胞周围；④中、重度坏死灶可融合成中央静脉-汇管区或中央静脉-中央静脉桥接坏死；⑤重度酒精性肝炎初期中央静脉周围肝细胞呈明显气球样变、Mallory小体形成、大量中性粒细胞浸润、窦周纤维化，其后肝细胞坏死、溶解，残留的Mallory小体缓慢消失并被白细胞环绕，具备胶原沉积、终末门静脉闭塞，从而导致门静脉高压。

（三）酒精性肝纤维化和肝硬化

酒精中毒可直接引起肝纤维化，进而进展成肝硬化。其病理特点是不同程度的肝窦纤维化和终末门静脉周围纤维化。轻度者可见少数纤维间隔形成，小叶结构保留；中度者纤维化范围及纤维间隔更多，常致小叶结构紊乱，临床上出现门静脉高压；重度者即早期肝硬化，常见广泛终末门静脉周围纤维化伴不同程度的终末门静脉闭塞，沿肝腺泡3区形成宽阔的含扩张血窦的血管纤维间隔，将肝腺泡分割成微小结节。

典型的酒精性肝硬化呈小结节性肝硬化，肝大，再生结节大小较一致，为1～3 mm。镜下可见结节内肝细胞结节再生不显著，可见窦周纤维化。有时结节内可见脂肪变和酒精性肝炎改变，表明患者仍未戒酒。结节内可见铁颗粒沉积、铜颗粒或铜结合蛋白沉积。结节周围小胆管增生显著。由于酒精本身可抑制肝细胞再生，而戒酒后肝细胞再生可得到恢复，故戒酒后可发展为大、小结节并存的混合性肝硬化。

【临床特征】★★★△△

（一）临床分型

我国和日本学者根据肝组织病理学改变，将ALD分为轻症酒精性肝病、酒精性脂肪肝、酒精性肝炎、酒精性肝纤维化、酒精性肝硬化五大类型。这些病理改变既可相继发生又可合并存在，例如酒精性肝硬化合并脂肪性肝炎。

根据2010年1月中华医学会肝病学分会修订的《酒精性肝病诊治指南》，各型ALD的特征分别为：①轻症酒精性肝病：肝生物化学指标、影像学检查和组织病理学检查基本正常或轻微异常。②酒精性脂肪肝：影像学诊断符合脂肪肝标准，血清ALT、AST或GGT可轻微异常。③酒精性肝炎：是短期内肝细胞大量坏死引起的一组临床病理综合征，可发生于有或无肝硬化的基础上，主要表现为血清ALT、AST升高和总胆红素明显增高，可伴有发热、外周血中性粒细胞升高。重症酒精性肝炎是指酒精性肝炎患者出现肝衰竭的表现，如凝血机制障碍、黄疸、肝性脑病、急性肾衰竭、上消化道出血等，常伴有内毒素血症。④酒精性肝硬化：有肝硬化的临床表现和血生物化学指标的改变。

（二）特殊类型

ALD的特殊类型包括Zieve综合征（黄疸、高脂血症、溶血三联征）、肝内胆汁淤积综合征、假性巴德-吉亚利综合征、酒精性泡沫性脂肪变性，以及饮酒相关代谢异常（低血糖症、高脂血症、高尿酸血症、血色病、卟啉症、酮症酸中毒）和脂肪栓塞综合征。

此外，ALD患者亦可存在酒精中毒所致其他器官损伤的表现，例如酒精性胰腺炎、酒精性心肌炎以及酒精相关的神经精神障碍和酒精戒断综合征。

（三）与其他原因共存的酒精性肝病

根据病因，嗜酒者肝损伤有以下几种可能：①经典的ALD，有长期大量饮酒史且其他明确的损肝因素存在；②酒精性肝病合并其他肝病，如慢性乙型肝炎、丙型肝炎、药物性肝病，甚至非酒精性脂肪性肝病；③混合性病因肝损伤，存在两种及以上因素导致肝损伤；④难以明确病因或分型，即嗜酒者合并其他尚未确诊的隐匿性肝病。肝活检及严格戒酒一段时间后重新评估，有助于嗜酒者肝损伤病因的判断。

【诊断及鉴别诊断】★★★△△△

（一）诊断要点

1. 有长期饮酒史，一般超过5年，折合乙醇量男性≥40 g/d，女性≥20 g/d，或2周内有大量饮酒史，折合乙醇量>80 g/d。但应注意性别、遗传易感性等因素的影响。乙醇量（g）＝饮酒量（ml）×乙醇含量（%）×0.8。

2. 临床特征与疾病分型有一定的相关性。ALD患者症状呈非特异性，可无症状或有右上腹胀痛、食欲缺乏、乏力、体重减轻、黄疸等；随着病情加重，可有神经精神症状和蜘蛛痣、肝掌等肝硬化表现。酒精性肝硬化的临床特征与其他原因肝硬化相似，酗酒史有助于其病因诊断。

3. 天冬氨酸氨基转移酶（AST）与丙氨酸氨基转移酶（ALT）比值>2、γ-谷氨酰转肽酶（GGT）升高、平均红细胞容积（MCV）升高为酒精性肝病的特点，而缺糖转铁蛋白（CDT）测定虽然较特异但临床未常规开展。禁酒后这些指标可明显下降，通常4周内基本恢复正常，但GGT恢复较慢。

4. 肝超声检查或CT检查有典型表现。①超声检查诊断具备以下3项腹部超声表现中的2项者为弥漫性脂肪肝：肝近场回声弥漫性增强，回声强于肾；肝远场回声逐渐衰减；肝内管道结构显示不清。②CT检查诊断：弥漫性肝密度降低，肝/脾的CT比值<1。弥漫性肝密度降低，肝/脾CT比值<1.0但>0.7者为轻度；肝/脾CT比值≤0.7但>0.5者为中度；肝/脾CT比值≤0.5者为重度。

5. 排除嗜肝病毒现症感染以及药物、中毒性肝损伤和自身免疫性肝病等。肝活检有助于除外其他病因，准确反映ALD的临床类型及预后，并为激素治疗重症酒精性肝炎提供参考。

符合第1～3项和第5项或第1项、第2项、第4项和第5项可诊断酒精性肝病；仅符合第1项、第2项和第5项可疑诊酒精性肝病。符合第1项，同时有病毒性肝炎现症感染证据者，可诊断为酒精性肝病伴病毒性肝炎。

（二）病情评估

血清总胆红素和凝血酶原时间有助于判断ALD的严重程度，两者均在正常范围或仅有总胆红素轻度增高者为轻度；总胆红素明显升高（>85.5 μmol/L）但凝血酶原时间正常者为中度；总胆红素升高同时伴有凝血酶原时间延长3 s以上者则为重度。

对于酒精性肝炎，根据凝血酶原时间-总胆红素计算获得的Maddrey指数［4.6×凝血酶原时间（秒）＋血清胆红素（mg/dl）］有助于判断酒精性肝炎患者的近期预后。Maddrey指数>32者，4周内病死率高达50%以上，故又称重症酒精性肝炎（一旦有脑病即属于重症酒精性肝炎）。

对于酒精性肝硬化，Child-Pugh分级是评估患者预后的简单方法，A级有90%可望生存2年以上，C级则只有50%。终末期肝病预后模型（MELD）则不仅有利于判断ALD患者的短期生存情况，还能判断肝移植等手术后的死亡风险。

【治疗】★★★△△△

（一）戒酒和防治戒酒综合征

戒酒治疗是最重要的治疗。ALD 患者往往有酒精依赖。酒精依赖的戒酒措施包括精神治疗和药物治疗两个方面。具体措施包括：教育患者了解所患疾病的自然史、危害及其演变常识，并介绍一些改变饮酒习惯及减少戒断症状的方法。尽管措施简单，但对部分 ALD 患者减少饮酒量或戒酒确实行之有效，且有良好的费用效益比。

戒酒过程中应注意防治戒断综合征。另外，戒酒后再次饮酒是 ALD 反复的重要风险。随访超过 1 年，再次饮酒率波动在 67%～81%，因此，2010 美国指南推荐用药物来维持戒酒。目前的药物中，美他多辛可加速酒精从血清中清除，改善中毒症状和行为异常，并改善戒断综合征。特异性阿片受体拮抗药纳曲酮能控制对酒精的强烈愿望，短期治疗会降低再饮酒发生率，但具有肝细胞损害。阿坎酸(乙酰牛磺酸）在减少复发率方面效果稳定，但其对生存率的影响无相关数据，在严重肝病患者使用方面亦缺少大宗临床资料。有明显精神或神经症状者可请相应专科医师协同诊治。

（二）营养支持治疗

ALD 患者通常合并热量 - 蛋白质缺乏性营养不良，以及维生素和微量元素（镁和磷）缺乏，营养不良的严重程度和疾病的严重程度与预后相关。因此，应在戒酒的基础上提供高蛋白、低脂饮食，并注意补充维生素 B_1 和维生素 B_6、维生素 C、维生素 K 及叶酸。合并营养不良的重症酒精性肝炎患者还可考虑全胃肠外营养或进行肠内营养，以改善重症 ALD 患者的中期和长期生存率。

（三）保肝抗纤维化

甘草酸制剂、水飞蓟宾类和还原型谷胱甘肽等药物有不同程度的抗氧化、抗炎、保护肝细胞膜及细胞器等作用，临床应用可改善肝生物化学指标。N- 乙酰半胱氨酸能补充肝细胞内的谷胱甘肽，治疗策略和最佳使用时间还需进一步研究。S- 腺苷蛋氨酸、多烯磷脂酰胆碱还有助于防止肝组织学恶化的趋势。中药制剂在肝纤维化防治中的作用及安全性有待于大型临床试验证实。

（四）非特异性抗感染治疗

主要用于 Maddrey 指数＞32 和（或）伴有肝性脑病的重症酒精性肝炎患者。首选糖皮质激素泼尼松龙（40 mg/d，28 d 为 1 个疗程），然后减量维持 2～4 周或停药的方案，以阻断或封闭患者肝内的级联瀑布式放大反应。治疗过程中应及早识别皮质类固醇无应答者，治疗 7 d 后 Lille 评分｛3.19−0.101×（年龄）＋0.147×［治疗 0 d 时白蛋白（g/L）］＋0.0165×［治疗 7 d 时胆红素变化（μmol/L）］−0.206×（治疗 0 天时有无肾功能不全：肌酐≥115 μmol/L＝1，＜115 μmol/L＝0）−0.0065×［治疗 0 天时胆红素（μmol/L）］−0.0096×PT（s）｝＞0.45 时预示激素应答不良，评分＞0.56 视为无反应，应停止使用。激素使用时应排除严重肝炎并发胰腺炎、消化道出血、肾衰竭或活动性感染的患者。对于 Maddrey 指数＞54 的患者，激素治疗可能弊大于利，会引起更高的死亡率。

己酮可可碱（400 mg，每日 3 次口服，28 d 为 1 个疗程）多用于 Maddrey 指数＞32，但有激素禁忌的患者。有条件者可试用 TNF-α 的抗体英夫利昔单抗。据报道，这些措施可使重症酒精性肝炎患者的近期病死率从 50% 降至 10%。

（五）防治并发症

积极处理酒精性肝炎和酒精性肝硬化的相关并发症，如食管胃底静脉曲张出血、自发性细菌性腹膜炎、肝肾综合征、肝性脑病和肝细胞癌（HCC）。对酒精性肝硬化患者定期监测甲胎蛋白和超声有助于早期发现 HCC，但这并不能改善 ALD 患者的生存率。合并慢性 HBV、HCV 感染者更易发生 HCC，但抗病毒治疗对嗜酒者 HCC 的预防作用尚不明确。

（六）肝移植

重症 ASH 或晚期失代偿肝硬化患者［Child-Pugh 评分 11～15 分和（或）MELD≥15 分］可考虑肝移植，但要求患者肝移植前戒酒 3～6 个月，并且无其他脏器的严重性损害。2012 年欧洲肝病学会的推荐意见为：①肝移植给 Child-Pugh C 和（或）MELD≥15 的酒精性肝病患者带来了生存益处；② 6 个月戒酒可因自发性改善而避免肝移植；③在肝移植之前和之后定期排查心脑血管疾病和肿瘤具有特殊的重要性；④控制引起心脑血管疾病和肿瘤的风险因子，尤其是吸烟。

ALD 接受肝移植的患者如在移植后 1 年内再次酗酒，会很快出现肝损伤甚至肝纤维化。

【预后】★△

ALD 的预后取决于患者 ALD 的临床病理类型、是否继续饮酒，以及是否已发展为肝硬化，大脑、胰腺等全身其他器官的受损程度，是否合并 HBV 和（或）HCV 感染及其他肝损伤因素。其中是否戒酒是决定预后的关键因素，而酒精性肝炎的严重程度是影响患者近期预后的主要因素，是否已发生肝硬化则是影响患者远期预后的主要因素。目前认为将评估酒精性肝炎的静态模型（如 Maddrey 判别指数及 MELD）与动态模型（如 Lille 模型）结合，对近期预后的预测效果更好。

（李 鑫 徐有青）

第 9 节 非酒精性脂肪性肝病

非酒精性脂肪性肝病（nonalcoholic fatty liver disease，NAFLD）是指除外过量饮酒和其他明确的损肝因素，以弥漫性肝细胞大疱性脂肪变为病理特征的临床综合征。NAFLD 包括非酒精性单纯性脂肪肝（simple fatty liver，SFL）、非酒精性脂肪性肝炎（non-alcoholic steatohepatitis，NASH）和肝硬化及肝细胞癌（hepatocellular carcinoma，HCC），它们的发病与胰岛素抵抗及遗传易感性关系密切。随着肥胖和糖尿病流行率的升高，NAFLD 已成为包括我国在内的全球慢性肝病和肝功能试验异常的首要病因，并呈现低龄化趋势。NAFLD 除导致肝病相关死亡外，还可促进 2 型糖尿病和动脉硬化性心脑血管疾病的发病，因此对人类健康和社会发展构成严重威胁。

【流行病学】★△

NAFLD 可累及不同种族、性别和年龄的个体，其患病率与调查对象职业、经济状况和生活方式有关。美国成人 NAFLD 和 NASH 的患病率分别高达 25% 和 6%，约 25% 的 NASH 患者存在进展性肝纤维化；意大利等西欧发达国家成人 NAFLD 患病率与北美相似。近年来亚洲国家 NAFLD 的患病率增长迅速，包括中国在内的多个国家 NAFLD 患病率甚至已超过欧美。

全球脂肪肝的流行主要与肥胖症的患病率迅速增长密切相关。NAFLD 的消长与近期体重改变关系密切，腰围比体重指数（body mass index，BMI）更能准确预测脂肪肝，内脏脂肪比臀部皮下脂肪与 NAFLD 关系密切。就肥胖对肝的影响而言，在相同 BMI 的情况下，亚洲人比欧美人有体脂含量更高且脂肪主要分布在腹部内脏，从而更易发生脂肪肝。此外，肌肉减少症亦参与肥胖症以及 BMI 正常者脂肪肝的发病。

【发病机制】★★△△

NAFLD 是遗传 - 环境 - 代谢应激相关性肝损害，“二次打击”学说和“四步骤学说”可部分解释其复杂的发病机制。初次打击主要为胰岛素抵抗。胰岛素抵抗通过促进外周脂肪分解和高胰岛素血症，引起肝细胞内脂肪储积而形成单纯性脂肪肝（第一步），而有脂肪变的肝对内、外源性损害因子敏感性增高。二次打击主要为反应性氧化代谢产物增多，导致脂质过氧化伴细胞因子释放、线粒体解偶联蛋白 -2 以及 Fas（膜受体，TNF-α 受体家族）配体被诱导活化，进而导致已有脂肪变的肝细胞发生气球样变和炎症坏死，形成脂肪性肝炎（第二步）。炎症的持续存在激活肝星状细胞，从而启动肝纤维增生，形成肝纤维化（第三步）。进展性肝纤维化及持续炎症坏死可导致肝小叶结构改建，最终形成肝硬化（第四步）。

肠道菌群紊乱、小肠细菌过度生长以及肠黏膜屏障功能减退及其伴随的内毒素和乙醇产生增多，通过激活肝库普弗细胞、释放 TNF-α 等炎症因子，从而促进脂肪性肝炎的发生和发展。此外，肝毒性药物、缺氧、肝细胞色素 P450（CYP）2E1 表达增强，以及肝组织铁负荷过重和遗传易感性等因素，均可作为二次打击参与 NASH 的发生和发展。

【临床表现】★★★△△△

1. 肝病相关表现 大多数 NAFLD 患者无症状或仅有非特异性症状如嗜睡、乏力，但其程度与肝组织学严重程度和分期无明显相关。部分患者有右上腹部不适，在儿童患者更常见。

体格检查最主要的发现是腰围增粗的内脏性肥胖，50% 以上的患者可以有肝大，而有脾大者＜25%。少数患者可出现黑色棘皮症、蜘蛛痣、肝掌。NAFLD 发展到失代偿期肝硬化时可出现腹水、食管静脉曲张破裂出血或肝性脑病。

NAFLD 患者常见的血液生化异常是 ALT、AST 和 GGT 水平轻度增高，且持续 6 个月以上。但肝酶水平与肝组织学改变的相关性很差，因而不能仅根据血清转氨酶增高与否诊断脂肪性肝炎。

2. 原发疾病的表现 代谢综合征的表现主要包括：内脏性肥胖（男性腰围＞90 cm，女性＞80 cm）、血压升高、糖调节受损或 2 型糖尿病、高三酰甘油血症以及低高密度脂蛋白胆固醇血症。在排除其他已知肝病后，NAFLD是代谢紊乱患者脂肪肝和肝酶异常最常见的原因。约有20%的NAFLD患者在确诊时BMI、血脂、血糖均处于正常范围，但他们在随后的5～10年发生血脂紊乱、糖尿病、高血压、动脉硬化及其相关心脑血管疾病的发病率，均显著高于对照人群。

【辅助检查】★★△△

1. 人体学指标 疑似NAFLD患者需常规测量身高、体重、腰围和动脉血压。身高和体重可用来计算BMI以明确有无体重超重和肥胖，而腰围可反映内脏性肥胖。此外，还需重视近期体重波动（每月体重下降>5 kg或半年内体重增加>2 kg）和腰围变化对肝病的不良影响。人体成分测定有助于发现骨骼肌衰减综合征（肌少症）和少肌性肥胖。

2. 实验室检查 除了检查全血细胞计数、肝功能试验以及HBV和HCV现症感染指标外，对于疑似NAFLD患者，还应检测空腹血糖(如>5.6 mmol/L则需测餐后2 h血糖和糖化血红蛋白)、血脂全套、尿酸和尿素氮、肌苷。必要时检测血液胰岛素、C肽以及24 h尿液白蛋白定量等指标。

3. 影像学检查 首选超声显像，必要时做肝CT或磁共振成像（MRI）检查。具备以下3项腹部超声异常发现中的两项以上者可诊断为脂肪肝：①肝近场回声弥散性增强（明亮肝），回声强于肾；②肝内管道结构显示不清；③肝远场回声逐渐衰减。

基于超声原理的肝弹性检查（例如，基于瞬时弹性成像技术的FibroScan），通过检测肝弹性值(LSM)和受控衰减参数（CAP）定量测定肝纤维化和肝脂肪变程度。

CT检查对脂肪肝的诊断价值并不优于超声显像，但更适合作为客观记录。基于磁共振的脂质分析和实时弹性检测（MRE）可以定量测定肝脂肪变及肝纤维化程度，目前主要用于临床研究。

4. 肝活检 鉴于肝活检属于有创检查、存在取样误差及阅片误差，在NAFLD的诊断和评估中，肝活检主要推荐用于：①常规检查难以明确肝功能试验异常原因的患者；②存在进展性肝纤维化的高危人群，但缺乏临床或影像学肝硬化的证据者；③入选临床试验的患者；④为其他目的而行腹腔镜检查（如胆囊切除术、减肥及代谢手术）的患者。

此外，局灶性脂肪肝或弥散性脂肪肝伴有正常肝岛者，需与恶性肿瘤相鉴别者，亦可在超声引导下行肝活检组织病理学检查。NASH可导致肝硬化，但不要轻易将没有脂肪性肝炎组织学特征的隐源性肝硬化归因于NAFLD或NASH，必须仔细寻其并除外其他导致肝硬化的病因。

总之，对于存在代谢危险因素的患者，应通过肝功能试验和肝超声检查明确有无脂肪肝。对于肝功能异常和（或）影像学检查提示脂肪肝的患者，需通过病史、体格检查及相关检查以明确是否为NAFLD，还需进一步区分NAFLD与NASH，并判断其脂肪变、炎症及纤维化严重程度（表11-2）。

表11-2 非酒精性脂肪性肝病诊断建议

明确NAFLD的诊断
腹部超声显像
腹部CT，用于超声不能确诊时
肝活检（如果诊断仍不明确）
排除导致脂肪肝的其他原因
饮酒（女性每周乙醇摄入量需<140 g，而男性每周需<210 g）
HBV和HCV现症感染
其他肝胆疾病
评估NAFLD的严重程度
临床指标：年龄（>50岁），肥胖（BMI≥25 kg/m^2），葡萄糖耐量异常或糖尿病
肝活检：用于疑难病例的诊断或存在进展性肝病的多项危险因素
肝功能检查及肝硬化并发症的监测
筛查代谢综合征
腰围（亚洲标准），身高和体重并计算BMI
动脉血压
空腹血糖（FBG）、血脂、尿酸
无糖尿病病史者FBG≥5.6 mmol/L需做糖耐量试验和（或）糖化血红蛋白

【诊断】★★★△△△

NAFLD的临床分型包括SFL、NASH和肝硬化。其诊断依据如下。

1. 男性每周饮酒折含乙醇量<210 g（女性每周<140 g）。

2. 除外药物、毒物、感染或其他可识别的外源性因素导致的脂肪肝。

3. 肝影像学表现符合弥漫性脂肪肝的诊断标准。

4. 无其他原因可解释的肝酶持续异常。

5. 肝活检提示5%以上的大疱性或大疱为主的肝脂肪变，伴或不伴有小叶内炎症、气球样变、肝纤维化。

6. 近期有体重和腰围增长史、内脏性肥胖、空腹血糖增高、血脂紊乱、高血压病等危险因素。

具备上述第 1～2 项和第 3 项及第 4 项中任一项者为 NAFLD 可能。具备上述第 1 项＋第 2 项＋第 5 项者可确诊为 NAFLD，可再根据肝活检改变区分 SFL 和 NASH 及其相关纤维化和肝硬化。同时具备第 6 项和（或）经相关处理后第 3～4 项指标改善者可明确 NAFLD 诊断。

对于不明原因的血清 ALT 和 GGT 升高者，如果影像学检查结果提示脂肪肝且存在代谢危险因素，那么 NAFLD 最有可能是其肝酶异常的原因。对于隐源性肝硬化患者，如果既往有肥胖和 NAFLD 病史或目前有代谢综合征及其相关动脉硬化性心脑血管疾病，应考虑为 NAFLD 相关肝硬化。

【鉴别诊断】★★★△△△

排除过量饮酒对于 NAFLD 的诊断至关重要，因为过量饮酒者的脂肪肝属于酒精性肝病（ALD）的范畴。将男性每日饮用乙醇量＜30 g（每周＜210 g），女性每日饮用乙醇量＜20 g（每周＜140 g）作为“非酒精性”肝病的诊断标准。还应除外患有可导致脂肪肝的全身性疾病者，以及正在服用或近期曾经服用可致 ALT 和 GGT 升高的药物（包括中药）者。需要注意的是，NAFLD 患者更容易发生药物与中毒性肝损害。

在将肝功能试验异常归结于 NAFLD 之前，需排除所有常见的（乙型肝炎、丙型肝炎）和少见的（自身免疫性肝病、Wilson 病、α-1 抗胰蛋白酶缺乏症）肝病，以及肝恶性肿瘤、感染和胆道疾病。慢性 HBV 感染本身不是脂肪肝的危险因素，但可因肥胖等代谢危险因素而发生 NAFLD。对于肝酶异常的血清 HBsAg 阳性患者，若其 HBV-DNA 滴度低于 10^4 拷贝 /ml 且存在代谢危险因素时，则其肝酶异常更可能是由 NAFLD 所致。对于慢性乙型肝炎患者抗病毒治疗后，达到病毒学应答但无生化应答者，需警惕并存脂肪肝。

【治疗措施及疗效评估】★★★△△△

NAFLD 是肥胖和代谢综合征累及肝的病理表现，NAFLD 的主要死因为动脉硬化性心脑血管疾病和肝外恶性肿瘤，而肝的并发症和肝病相关死亡仅见于 NASH 并发肝纤维化患者。为此，NAFLD 治疗的首要目标是减少体脂含量和腰围、控制代谢紊乱、防治糖尿病和心脑血管事件；次要目标为逆转肝细胞脂肪变，减少胆囊炎和胆结石的发生；更进一步的要求是防治 NASH，阻止肝病进展、减少肝硬化和 HCC 的发生。

治疗措施包括：①健康宣教提高认识，以改变不良生活方式，力争减少 5%～10% 的体重；②治疗代谢和心血管危险因素，降低血压、血糖、血黏度和血尿酸水平，并纠正血脂紊乱；③纠正“鼾症”和肠道菌群紊乱，避免接触肝毒物质以免 SFL 进展为 NASH，NASH（特别是显著肝纤维化患者）可酌情应用保肝、抗炎及抗纤维化药物治疗；④减肥或代谢手术主要用于内科非手术治疗仍不能控制代谢紊乱的重度肥胖者，肝移植可用于治疗 NASH 相关终末期肝病，但肝移植后仍需加强代谢紊乱的控制（表 11-3）。

表 11-3 非酒精性脂肪性肝病治疗

改变生活方式以减轻体重并防治肌少症
调整饮食结构：限制果糖、饱和脂肪酸的摄入，适当增加 n-3 多不饱和脂肪酸和纤维素的摄入，多饮茶水和咖啡
中等量的有氧运动（每天至少 30 min）
持之以恒以避免体重反弹
保肝药物
不推荐用于 SFL 的治疗，建议用于 NASH 或伴有肝酶异常的 NAFLD 患者的辅助治疗
治疗代谢综合征
如果临床需要可考虑用相关药物减肥、降脂、降压、抗凝血、改善胰岛素抵抗和控制血糖
减肥手术（代谢手术）
肝移植手术

1. 改变生活方式 目前最有效的方法是改善生活方式。通过节制饮食、增加运动、修正不良行为等措施，减少体重和腰围、防治代谢和心血管危险因素，是治疗 NAFLD 的一线措施和最为重要的治疗方法。

（1）饮食治疗：现有的饮食干预措施包括控制总的热量摄入、膳食脂肪以不饱和脂肪酸为主，糖类以慢吸收的复合糖类和纤维素为主。最近一项荟萃分析表明，饮食控制确实可使肥胖患者体重有所下降，但在停止饮食干预后患者体重往往逐渐反弹。

（2）运动治疗：中等量的有氧运动对改善胰岛素抵抗和代谢综合征均有益处。体育锻炼可以避免肌肉萎缩，并通过选择性减少内脏脂肪而降低体重。众多研究显示，大多数的 NAFLD 患者通过锻炼和节食，只要有 5% 以上的体重下降，往往就伴有肝生化指标和超声影像学改善；体重下降 10% 以上，甚至可逆转 NASH 和肝纤维化。

2. 药物治疗 药物治疗主要针对肥胖症、糖脂代谢紊乱、高血压及 NASH 和肝纤维化。理想的药物治疗应有明确疗程、停药后疗效持续，以及很好的安全性和费用效益比。初步临床试验发现一些药物很有希望，但需通过随机双盲安慰剂对照的多中心临床试验，以足够长的疗程和明确的组织学终点来确认其疗效。

（1）胰岛素增敏剂：尽管临床试验证实二甲双胍对NASH患者无肯定的降低血清转氨酶和改善NASH组织学特征的作用，但其可用于NAFLD患者2型糖尿病的预防和治疗，并可能有辅助减肥和减少恶性肿瘤发病风险的作用。

皮格列酮是过氧化酶增殖物激活受体（PPAR）γ的激动药，主要通过作用于前脂细胞而改善胰岛素抵抗，具有改善NASH甚至肝纤维化的功效，然而该药有增加体重、增加心力衰竭及膀胱癌的发病风险。为此，除非有2型糖尿病且已在使用该药降低血糖，否则不建议应用皮格列酮治疗NASH。

（2）保肝药物：保肝药物包括抗氧化剂（维生素E、还原型谷胱甘肽）、生物膜稳定剂（多烯磷脂酰胆碱、水飞蓟宾）以及甘草酸制剂和联苯结构类似物制剂等抗炎药物，可以试用于NASH特别是合并进展性肝纤维化患者的治疗，需通过进一步临床研究来探讨这些药物的治疗效果和安全性。益生元和益生菌可用于纠正肠道菌群紊乱以减少肠道内毒素血症及其相关肝损伤。

（3）他汀类药物：对于具有心血管疾病危险因素的患者，他汀是降低血液低密度脂蛋白胆固醇的标准治疗药物，可以显著降低动脉硬化性心脑血管疾病的发生率及其相关死亡。NAFLD患者即使存在NASH和肝硬化，亦可安全使用他汀；他汀类药物应用过程中出现无症状性孤立性血清转氨酶增高通常无须停药或减量。尽管他汀对NASH和肝纤维化可能并无治疗作用，但是他汀有可能减少肝硬化、HCC的发病风险。除非有肝衰竭或肝硬化处于失代偿期，NASH患者也可以安全使用他汀。

3. 减肥手术或代谢手术 体重超重和肥胖患者通过严格的膳食、运动和药物治疗后，如仍未达到有效减重和控制代谢紊乱的目的，可考虑在腹腔镜下行可调节胃部绑扎术和Roux Y胃部旁路术等减肥。减肥手术，又称代谢手术，具有迅速见效和效果持久的特点，是重度肥胖的NASH患者当前最佳治疗选择。

减肥手术的优点为在改善胰岛素敏感性和减少代谢综合征与糖尿病相关风险的同时，可减轻甚至逆转NASH和肝纤维化，并显著改善患者社会心理功能和生活质量。因不同的减肥手术的疗效及并发症有一定差异，医患对此应有充分认识，严格选择适应证及手术方法，并关注体重快速下降和营养不良对肝的潜在不良影响。

4. 治疗评估 NAFLD的治疗效果及安全性应综合评估，不能仅关注肝酶和肝脂肪沉积是否好转，而应更注重糖脂代谢紊乱和心脑血管事件的防治，更应关注体重、腰围、动脉血压等人体学指标的变化。除需在药物治疗期间进行评估外，对于仅需改变生活方式等非药物治疗者，亦需坚持长期随访（表11-4）。

表11-4 NAFLD的长期随访指标

每6个月1次
人体学指标（体重、腰围、血压，计算BMI）
肝功能酶学指标（ALT、AST、GGT、ALP）
血脂全套（包括三酰甘油、高密度脂蛋白胆固醇、低密度脂蛋白胆固醇）
空腹血糖，如果FBG＞5.6 mmol/L则做糖耐量试验或糖化血红蛋白
每年1次
肝和腹部内脏B超
心电图
检眼镜评估动脉硬化程度，必要时做颈动脉超声波检查

【预后】★★△

SFL患者肝病通常无明显进展，随访10～20年肝硬化发生率仅为0.6～3%。NASH患者肝纤维化进展速度亦较缓慢，发展至肝硬化需时较长，但10年内肝硬化累积发生率可高达15%～25%。NASH相关肝硬化的预后与其他原因所致的肝硬化相似，30%～40%患者终将死于肝病，年老及伴有代谢综合征者，更易发生肝衰竭和HCC。

慢性丙型肝炎、酒精性肝病和NASH是美国肝硬化和HCC的前3位原因，到2020年NASH可能成为美国肝移植的首要原因。我国约有3%的肝硬化由NASH所致，NASH相关HCC的病例报道也不断增加。此外，即使是体重、血脂、血糖均正常的NAFLD患者，随访过程中糖脂代谢紊乱和冠状动脉粥样硬化性心脏病发病率亦显著增高；不明原因的肝酶持续异常者（NAFLD可能）10年内糖尿病和冠状动脉粥样硬化性心脏病发病率显著增加。

（范建高）

第10节 自身免疫性肝炎

自身免疫性肝炎（autoimmune hepatitis，AIH）是一种以不同程度的血清转氨酶升高、高丙种球蛋白血症和自身抗体阳性为主要临床特征的肝病，主要表现为慢性肝炎，但亦可以急性肝炎甚至急性肝衰竭起病。该病最初描述于 20 世纪 50 年代初，曾被称为狼疮样肝炎、慢性活动性自身免疫性肝炎、自身免疫性活动性肝炎等，1994 年国际胃肠病学大会上被正式定名为“自身免疫性肝炎”。

【流行病学】★△

AIH 在全世界范围内都有发生，各性别、年龄、种族均可发病。以女性发病占优势，男、女发病比例约为 1∶3.6。其发病存在两个年龄高峰：青少年期（10～30 岁）及绝经期。文献报道北欧白种人的平均年发病率为 1.07/100 000～1.9/100 000，患病率为 16.9/100 000，而阿拉斯加居民的患病率可高达 42.9/100 000。亚太地区的患病率为 4/100 000～24.5/100 000，年发病率为 0.67/100 000～2/100 000。目前我国尚无 AIH 发病率的系统流行病学资料。

【病因及发病机制】★★△△

AIH 的病因及发病机制尚不清楚，可能涉及遗传、病毒感染、药物、毒素及免疫等多种因素。

遗传学研究发现 HLA Ⅱ类分子关键位点的基因多态性与 AIH 的发生有关。本病多见于 HLA-DR3（DRB1*0301）及 DR4（DRB1* 0401）阳性者，但在不同种族中人群中 MHC Ⅱ类分子对 AIH 的影响有所不同。亦有研究认为，其他免疫分子基因的多态性如肿瘤坏死因子 α（*TNF-α*）基因、细胞毒 T 细胞抗原 4（*CTLA-4*）基因的改变，也会导致对 AIH 的易感性。

虽然在典型 AIH 患者中没有明确找到病原体，但 HCV 感染者中有 10% LKM1 阳性，提示 HCV 有可能通过分子模拟诱导自身反应性 $CD^{+}8$ CTL，产生病毒相关性 AIH。

在人体内，特异性自身抗原肽被 HLA-Ⅱ类分子识别，并被抗原呈递细胞（APC）呈递给 T 细胞从而激活 T 细胞，后者随后分化为 Th1 和 Th2 两个亚型，分泌重要的致炎性细胞因子从而引起自身免疫反应。在正常情况下，机体的免疫应答受到精细的调节和控制（主要通过免疫细胞的凋亡），因而不会发生自身免疫现象。而一旦免疫细胞的凋亡机制发生障碍，则已激活免疫细胞可能持续不断地攻击肝细胞从而引发 AIH。最新动物实验表明，具有免疫抑制作用的调节性 T 细胞（Treg）活性低下和促进免疫细胞凋亡的分子 PD-1 的信号通路受阻，可导致小鼠产生抗核抗体及 $CD4^{+}$ T 细胞和 $CD8^{+}$ T 细胞在肝中浸润，从而产生致死性肝炎。以上证据说明，负向免疫调节机制障碍可能是产生自身免疫性肝损伤的重要机制。

【临床表现】★★★△△△

AIH 起病方式多样。约 50% 的患者起病隐匿，可无任何临床症状，仅在常规体检或因其他原因就诊时发现肝功能异常。对于有症状的患者，其临床表现也无特异性，最常见的症状是乏力和肌肉酸痛，其他表现包括食欲减退、恶心、呕吐、腹痛、皮肤瘙痒、皮疹、发热以及不同程度的黄疸等。约 30% 的患者就诊时已经进展至肝硬化，8% 的患者表现为呕血和（或）黑粪。此外，AIH 亦可呈急性肝炎起病，甚至表现为急性肝衰竭发作。

AIH 可有肝外表现，包括①关节疼痛：多为对称性、游走性、反复发作，但多无畸形。②皮肤损害：皮疹、皮下瘀血、毛细血管炎。③血液学改变：轻度贫血、白细胞和血小板计数减少、嗜酸性粒细胞增多。④肺部病变：可有胸膜炎、肺不张、肺间质纤维化、纤维性肺泡炎、肺动脉高压症。⑤肾病变：肾小球肾炎、肾小管酸中毒。肾小球内可有免疫复合物沉积。⑥内分泌失调：可出现类似 Cushing 病的症候群、桥本甲状腺炎、黏液性水肿或甲状腺功能亢进症、糖尿病。⑦合并有其他风湿病。少数患者伴有溃疡性结肠炎。

体格检查可无任何阳性发现，部分患者有肝大、脾大、黄疸及肝掌、蜘蛛痣等慢性肝病的体征。

【实验室检查】★★★△△△

肝功能异常主要表现为不同程度的血清转氨酶（ALT、AST）明显升高，可达正常值上限 10 倍以上。胆红素也可有不同程度升高，但碱性磷酸酶、γ- 谷氨酰转肽酶多正常或仅轻度升高。比较有特征的生化改变是血清球蛋白、γ- 球蛋白及免疫球蛋白 G 明显增高。值得注意的是，血清转氨酶水平并不能精确地反映肝内炎症情况。血清转氨酶水平正常或轻度异常，不一定说明肝内病变轻微或非活动性疾病，也不能完全排除 AIH 诊断。

血清自身抗体是 AIH 的重要特征之一，有助于 AIH 的诊断和分型。但自身抗体的滴度与 AIH 的肝炎症程度之间也无明显的相关性。70% 以上的患者抗核抗体（antinuclear antibodies，ANA）和（或）抗平滑肌抗体（smooth muscle antibodies，SMA）阳性；少数患者抗肝肾微粒体抗体（antibodies to liver/kidney microsome type 1，抗 -LKM1）、抗肝细胞胞质抗原 1 型抗体（antibodies to liver-specific cytosol antigen type 1，抗 -LC1）、抗可溶性肝抗原抗体 / 肝胰抗原抗体（antibodies to soluble liver antigen/liver pancreas，抗 - SLA/LP）阳性。约 10% 的患者血清全部自身抗体均阴性。

【病理生理】★★★△△△

AIH 在病理学主要表现为界面性肝炎（以前称为碎屑样坏死），中至重度的淋巴细胞、特别是浆细胞浸润，伴或不伴小叶性肝炎；有些肝细胞呈玫瑰花结样排列，但无明显胆管损伤、肉芽肿、铁沉积、铜沉积或提示其他病因的组织学变化。汇管区浆细胞浸润是该病的特征，但并非诊断必需；界面性肝炎伴或不伴小叶性肝炎是诊断 AIH 的必要条件，但界面性肝炎也可见于急、慢性病毒性肝炎和药物性肝损害，因此需结合临床和其他实验室检查进行鉴别。文献报道 17.5% 的 AIH 患者肝病理可表现为小叶中央（第三区）坏死，可能是 AIH 急性发作的表现之一；它可以单独出现，也可伴随界面性肝炎和较重的汇管区炎症。

【临床分型】★★△△

根据血清自身抗体不同，目前将 AIH 分为两型，其中Ⅰ型的标志性抗体为 ANA 和（或）SMA 或抗 -SLA/LP，而Ⅱ型为 LKM-1 和（或）LC-1 抗体，两种分型的临床特点详见表 11-5。

表 11-5 自身免疫性肝炎临床分型

	Ⅰ型	Ⅱ型
特征性抗体	ANA、SMA、抗 -SLA/LP	抗 -LKM1、抗 -LC1、抗 -LKM3
所占比例	80%	3%～4%
发病年龄	任何年龄	儿童（2～14 岁）
相关 HLA	B8、DR3、DR4	B14，DR3，C4A-QO
常见的伴随疾病	甲状腺炎 溃疡性结肠炎 类风湿关节炎	皮肤白斑病 1 型糖尿病 甲状腺炎
合并肝硬化比例	约 25%	82%

【诊断标准】★★★△△△

1993 年国际自身免疫性肝炎工作组（international AIH group，IAIHG）发表的 AIH 描述性诊断标准（表 11-6）中的确诊和可疑诊断之间的主要区别是 γ 球蛋白、ANA、SMA、抗 -LKM 的水平，还需排除酒精、药物及各种肝炎病毒感染等导致的肝损害。AIH 描述性诊断标准简单易行，临床上应用较为方便，但诊断的敏感性和特异性难以评价。

1999 年 IAIHG 发表了新修订的 AIH 诊断评分系统（表 11-7）。这一诊断评分系统主要根据临床表现、

表 11-6 AIH 描述性诊断标准

	明确 AIH	可能 AIH
无遗传性肝病	α1- 抗胰蛋白酶表型正常，血清铜蓝蛋白、铁和铁蛋白水平正常	α1- 抗胰蛋白酶部分缺乏，非特异性的血清铜、血清铜蓝蛋白、铁和（或）铁蛋白异常
无活动性病毒性肝病	HAV、HBV、HCV 现症感染的标志物阴性	HAV、HBV、HCV 现症感染的标志物阴性
无药物或酒精性肝病	每日饮酒＜25 g/d，近期未使用肝毒性药物	每日饮酒＜50 g/d，近期未使用肝毒性药物
实验室特征	主要为血清转氨酶异常 球蛋白、γ- 球蛋白或免疫球蛋白 G 水平超过正常值上限 1.5 倍	主要为血清转氨酶异常 任何程度的高 γ- 球蛋白血症
自身抗体	ANA、SMA 或抗 - LKM1 滴度≥1：80（成人）或≥1：20（儿童）；AMA 阴性	ANA、SMA 或抗 - LKM1 滴度 ≥1：40（成人）或其他自身抗体阳性
病理学发现	界面性肝炎 无胆道损伤、肉芽肿或提示其他病因的组织学变化	界面性肝炎 无胆道损伤、肉芽肿或提示其他病因的组织学变化

表 11-7 AIH 诊断评分系统

指标	积分	指标	积分	指标	积分
性别		γ - 球蛋白或 IgG（正常值上限的倍数）		＞1：80	+3
女	+2	＞2.0	+3	1：80	+2
男	0	1.5～2.0	+2	1：40	+1
血清 ALP/ALT 比值（升高超过正常上限倍数的比值		1.0～1.5	+1	＜1：40	0
＞3.0	−2	＜1.0	0	AMA	
＜1.5	+2	ANA、SMA 或抗 -L KM1 滴度		阳性	−4

（待 续）

（续 表）

指标	积分	指标	积分	指标	积分
阴性	0	其他自身抗体	+2	对糖皮质激素治疗的反应	
肝炎病毒标志物		抗 -SLA/LP		完全缓解	+2
阳性	−3	抗 -LC1 抗 - ASGPR		缓解后复发	+3
阴性	+3	pANCA		完全缓解	+2
用药史		其他自身免疫性疾病	+2	缓解后复发	+3
有	−4	组织学特征		治疗前积分	
无	+1	界面性肝炎	+3	确定诊断	>15
饮酒		玫瑰花结	+1	可能诊断	10～15
<25 g/d	+2	浆细胞浸润	+1	治疗后积分	
>60 g/d	−2	无上述改变	−5	确定诊断	>17
HLA		胆管变化	−3	可能诊断	12～17
DR3 或 DR4	+1	提示其他病因的变化	−3		

生化和免疫学检查、组织学检查以及对治疗的应答等权重进行积分，治疗前积分>15 分或治疗后>17 分者可确诊为 AIH，积分在 10～15 分疑诊为 AIH。其诊断 AIH 的敏感性达 97%～100%，鉴别慢性丙型肝炎的特异性也达到 66%～100%。该评分系统对统一诊断和开展国际临床研究交流很有帮助，但因其过分繁杂而不便于临床广泛应用。为此，2008 年 IAIHG 又提出了简化的 AIH 评分系统，它仅包括自身抗体、免疫球蛋白、组织学表现及除外病毒性肝炎 4 个项目（表 11-8）。其积分≥6 分时诊断 AIH 的特异性为 97%，敏感性为 88%；积分≥7 分时诊断 AIH 的特异性为 99%，敏感性为 81%。

表 11-8 简化的 AIH 评分系统

指标	积分
ANA 或 SMA≥1∶40	1
ANA 或 SMA≥1∶80 或 LKM≥1∶40 或 SLA 阳性	2
IgG：>正常值上限	1
>1.1 倍正常值上限	2
组织学特征：符合 AIH	1
有典型的 AIH 表现	2
无病毒性肝炎的特征	3
可能诊断	≥6 分
确定诊断	≥7 分

回顾性病例分析研究认为，使用原有的评分系统能够提高临床特征较少或不典型的 AIH 诊断率，而简化的评分系统则能够更好地对具有自身免疫现象的其他疾病进行排除诊断，因而两者各有所长。

【鉴别诊断】★★★△△△

1. 原发性胆汁性胆管炎（PBC） PBC 女性多见；年龄集中在 30～70 岁，儿童罕见；临床表现主要为乏力、皮肤瘙痒；血清转氨酶轻度升高，而 ALP、GGT 升高明显；免疫球蛋白以 IgM 升高为主；组织学特征性改变为小叶间胆管非化脓性炎症、淋巴细胞聚焦及非干酪样肉芽肿形成；最具诊断意义的免疫学检查是血清 AMA-M2 阳性。

2. 药物性肝炎 药物性肝炎多有明确的用药史，停药后多数患者的肝功能异常很快恢复。但有些药物可导致自身免疫性肝炎样的肝损伤，包括血清球蛋白升高、免疫球蛋白升高甚至自身抗体阳性，临床上不易与 AIH 鉴别。明确的用药史、典型组织病理学特点和特征性的临床演变过程有助于区别两者。对于困难病例需要进行长期临床、生化甚至病理学随访才能做出明确诊断。

3. 病毒性肝炎 虽然在多数情况下，病毒性肝炎与 AIH 比较容易区别，但是当病毒感染与自身免疫现象共存时，则鉴别有一定难度。两者的鉴别要点包括：①在急性病毒感染时，自身抗体的出现常常是短暂的，随病情恢复而消失；慢性感染时，有 20%～40% 的患者多种自身抗体持续阳性，但多数情况下其自身抗体滴度相对较低。②病毒性肝炎诱导的自身免疫反应，抗核抗体和抗平滑肌抗体两者极少同时出现，且很少有 pANCA 及抗 -LC1 阳性，而在 AIH 中抗核抗体和抗平滑肌抗体通常滴度较高且通常共同出现。③病毒性肝炎伴发自身免疫现象以男性多见，而 AIH 患者以女性多见。④病毒水平检测是确诊病毒感染的最可靠指标。

【治疗】★★★△△△

（一）治疗指征

血清 AST 长期升高超过正常值上限 10 倍以上

或血清 AST 值在正常值上限 5 倍以上伴 γ- 球蛋白水平在正常值 2 倍以上者，6 个月内的病死率可达 40%；组织学上出现桥接坏死或多腺泡塌陷者，5 年病死率达 45%。因此，对有以上表现者应当给予积极治疗，已有多项随机对照试验证实激素治疗可改善严重 AIH 患者的症状、实验室指标、组织学及生存率（表 11-9）。

表 11-9 自身免疫性肝炎治疗的适应证

绝对适应证	相对适应证
血清 AST 大于正常上限 10 倍	症状（乏力、关节痛、黄疸）
血清 AST 大于正常上限 5 倍伴 γ-球蛋白高于正常 2 倍	血清 AST 和（或）γ-球蛋白小于绝对适应证标准
病理学有桥接样坏死或多小叶坏死	界面性肝炎

病情较轻的 AIH 患者属于相对治疗指征，是否需要给予激素治疗需全面考虑。有研究表明，无症状且血清转氨酶、IgG 水平低，肝炎症活动度指数也较低的患者，在随访期间无须接受免疫抑制药治疗，其预后良好。此外，有研究表明实验室指标轻度到中度异常的患者，病情进展亦较缓慢，15 年内肝硬化发生率为 49%，10 年病死率仅为 10%。因此，对于病情较轻患者是否给予激素治疗，需结合患者的症状、疾病进展、潜在的药物不良反应以及患者的个人意愿，在充分考虑、权衡利弊后做出决定。

（二）治疗方案

自 20 世纪 70 年代起，国外多项随机对照试验证实单独应用糖皮质激素或小剂量激素联合硫唑嘌呤可使严重 AIH 患者症状缓解，实验室指标和组织学得到改善，并能延长患者生存期。即使已经发展至肝硬化阶段，对于上述治疗也有良好的应答。单用泼尼松疗法适用于：①年轻女性已妊娠或准备妊娠者；②恶性肿瘤患者；③白细胞明显减少者；④硫嘌呤甲基转移酶缺陷者。泼尼松与硫唑嘌呤联合疗法适用于绝经后妇女和肥胖、痤疮、情绪不稳定、糖尿病、不稳定性高血压、骨质疏松患者。两种治疗方案在疗效上无明显差别，但是联合治疗方案可以减轻激素的不良反应，一般优先推荐使用（表 11-10）。

表 11-10 美国肝病学会 2010 年推荐的成人 AIH 初始治疗方案

疗程	泼尼松（mg/d）	泼尼松（mg/d）＋硫唑嘌呤（mg/d）	
第 1 周	60	30	50
第 2 周	40	20	50
第 3 周	30	15	50
第 4 周	30	15	50
维持量至治疗终点	≤20	10	50

（三）治疗终点及对策

成人 AIH 应持续治疗至完全缓解、治疗失败、不完全应答或发生药物毒性等终点（表 11-11）。90% 的患者开始治疗 2 周内血清转氨酶、胆红素和 γ- 球蛋白水平即有改善，65% 的患者在治疗后 18 个月内达到完全缓解，80% 的患者在治疗 3 年内达到完全缓解。转氨酶及 γ- 球蛋白恢复正常的患者中有 55% 仍有界面性肝炎，这些患者停用后不可避免地出现复发。因此，对于治疗中临床及实验室指标达到缓解的患者，建议在停药前行肝穿刺病理学检查以确认是否达到了组织学恢复正常。

表 11-11 初始治疗的终点及对策

治疗终点	标准	对策
完全缓解	症状消失；血清胆红素和 γ- 球蛋白恢复正常；血清转氨酶正常或<2 倍正常值；肝组织正常或轻微炎症，无界面性肝炎	6 周以上的时间逐渐停用泼尼松，停用硫唑嘌呤；停药后 3 个月内每 3 周复查 1 次血清转氨酶、胆红素、γ- 球蛋白水平。此后每 6 个月复查 1 次至少 1 年；1 年后每年复查 1 次
治疗失败	临床、实验室和组织学恶化；发生黄疸、腹水或肝性脑病	泼尼松 60 mg/d，或泼尼松 30 mg/d 加硫唑嘌呤 150 mg/d，至少 1 个月；临床症状改善时每个月泼尼松减量 10 mg、硫唑嘌呤减量 50 mg，直至维持病情处于缓解状态的最低量
不完全应答	治疗期间临床、实验室和组织学特征有改善或无改善；持续治疗>3 年，不能达到缓解；状况无恶化	低剂量维持治疗阻止恶化
药物毒性	发生无法接受的面容改变、有症状的骨量减少，情绪不稳定、难以控制的高血压、糖尿病或进行性细胞减少	药物减量，调整剂量后仍不能耐受者停药，能够耐受的维持治疗

（四）复发后的治疗

复发是指经治疗达到完全缓解停药后，转氨酶水平高于正常上限3倍以上、γ-球蛋白>20 g/L、肝活检再次出现界面性肝炎者。停药后复发是AIH的临床特点之一，临床缓解至少2年的患者在停药1年后59%的患者需要重新治疗，2年后为73%，3年后高达81%；复发的危险因素包括先前需使用联合治疗方案才能获得生物化学缓解者、并发自身免疫性疾病和年龄较轻者。

对第1次复发者可重新选用初治方案，但对第2次复发者则需调整治疗方案。有2种方案可供选择：①最低剂量泼尼松长期维持治疗。一般在采用泼尼松诱导缓解后每个月减量2.5 mg，直至缓解症状并使转氨酶控制在正常值5倍以下的最低剂量（大多数患者的最低平均剂量为7.5 mg/d）。对于泼尼松、硫唑嘌呤联合用药者，首先将泼尼松逐渐减量至能够维持生化水平稳定的最低剂量，然后停用硫唑嘌呤，同时调整泼尼松剂量以保持病情稳定。②单用硫唑嘌呤长期维持治疗。此法最早用于泼尼松联合硫唑嘌呤治疗的患者，病情缓解后硫唑嘌呤加量至2 mg/（kg·d），然后泼尼松每个月减量2.5 mg直到完全停用。对于单用泼尼松的患者，可以加用硫唑嘌呤2 mg/(kg·d)，然后泼尼松每个月减量2.5 mg至停药。目前尚无两种治疗方案的头对头比较研究，因此无法判断哪种方法疗效更好。回顾性的研究表明维持治疗不一定需要终身使用，完全停药后5年的持续缓解率为13%。因此，对于所有接受治疗的患者均可根据病情变化选择合适的停药时机。

（五）其他治疗药物

虽然单独应用糖皮质激素或联合硫唑嘌呤治疗是目前AIH的标准治疗方案，但并非所有人都对激素治疗产生应答；且即使激素治疗有效，尚需考虑药物不良反应对患者造成的影响。如无效或出现药物不耐受，可考虑试用环孢素A、他克莫司、环磷酰胺、巯嘌呤、吗替麦考酚酯等药物，它们在一些小型临床试验研究中显示一定效果。

1. 环孢素A 常规剂量为5～6 mg/（kg·d），其作为补救治疗方法曾成功应用于标准治疗失败的成人AIH患者。同时有研究显示，先用环孢素A作为一线药物，继之应用糖皮质激素和硫唑嘌呤方案，对儿童AIH有效。

2. 他克莫司 常规剂量为4 mg，每日2次。在几项小型试验中应用于常规治疗无效的AIH患者，结果提示可改善患者的生化指标及组织学炎症活动指数。

3. 吗替麦考酚酯（MMF） 是在标准治疗效果不佳患者中应用最多的替代免疫抑制药。泼尼松联合MMF作为AIH的一线治疗，可使88%的患者出现完全生物化学应答，而且生物化学应答常在治疗开始后的3个月内。12%的患者出现部分生物化学应答。临床上，MMF对不能耐受硫唑嘌呤治疗的患者具有补救治疗作用，而对硫唑嘌呤无应答的患者MMF的疗效也较差。另外，在胆汁淤积性AIH患者中如糖皮质激素疗效欠佳也可考虑加用小剂量MMF治疗，以避免硫唑嘌呤诱导胆汁淤积的不良反应。

4. 布地奈德 是第二代皮质类固醇激素，口服后90%的药物在肝内首关代谢，在肝内被清除前可以高浓度作用于淋巴细胞，因而可减轻或避免激素的全身不良反应。来自欧洲的多中心临床研究结果表明，布地奈德和硫唑嘌呤联合治疗方案较传统联合治疗方案能更快诱导缓解，而糖皮质激素相关不良反应显著减轻，可作为AIH的一线治疗方案。目前多用于需长期应用泼尼松（龙）维持治疗的AIH患者，以期减少糖皮质激素的不良反应。但不推荐用于传统激素无应答的患者及肝硬化患者。

5-巯嘌呤 最初给药剂量为50 mg/d，后逐渐增至15 mg/（kg·d）。可用于硫唑嘌呤治疗失败的补救治疗。

（六）肝移植

肝移植是治疗终末期自身免疫性肝炎肝硬化的有效方法，患者移植后5年存活率为80%～90%，10年存活率为75%，大多数患者于肝移植后1年内自身抗体转阴，高γ-球蛋白血症缓解。有报道称肝移植术后5年AIH的复发率为17%，但通过调整免疫抑制药可有效控制病情。

（王倩怡 贾继东）

第11节 原发性胆汁性胆管炎

原发性胆汁性胆管炎过去称为原发性胆汁性肝硬化（primary biliary cirrhosis，PBC），是一种慢性肝内胆汁淤积性疾病，其病因未明，但可能和遗传因素免疫异常有关。病理上表现为进行性非化脓性破坏性胆管炎，最终导致肝硬化和门静脉高压。主要累及中年女性，最常见的症状为乏力和皮肤瘙痒，早期可无临床症状。血清抗线粒体抗体（AMA）阳性对诊断该病具有特异性。早期及时确诊后给予熊去氧胆酸（UDCA）治疗可延缓疾病的进展，终末期患者适合肝移植治疗。

本病如能在早期阶段得到及时诊断且采用UDCA规范治疗，则大部分患者不一定会发展至肝硬化，而“原发性胆汁性肝硬化”这一诊断名称中的“肝硬化”往往给患者带来很大的精神负担及工作、生活和社交等方面的困扰。因此，国内外学术界建议将“原发性胆汁性肝硬化”更名为“原发性胆汁性胆管炎”（primary biliary cholangitis，PBC）。本文将采用“原发性胆汁性胆管炎”这一名称，也建议广大医师及患者逐步推广使用这一诊断。

【流行病学】★△

PBC呈全球分布，据欧美国家的流行病学研究估计其年发病率为（0.07～4.9）/100 000，患病率为（0.67～40）/100 000。以往认为PBC在我国较为少见，然而随着对本病认识的逐渐加深以及抗线粒体抗体检测的不断普及，文献中报道的PBC病例呈明显上升趋势。2003年上海的一项研究在5011例健康检查者中发现8例AMA-M2阳性者（阳性率为0.16%），最终3例患者确诊为PBC。2010年广州学者报道，在8126名健康体检人群中PBC的患病率为49.2/100 000，在40岁以上女性中的患病率为155.8/100 000。最近，贵州省人民医院在11 024例健康体检人群中发现94例AMA-M2阳性，最终11例确诊为PBC，据此推算PBC患病率为99.78/100 000。这些研究均提示，PBC在我国并非罕见，需要引起广大临床医师的关注。

【病因】★△

PBC的发病机制尚未完全阐明，但目前认为可能是在遗传易感性的基础上，由于环境等外源性因素的作用，导致免疫耐受丧失，出现针对胆管上皮细胞的自身免疫反应，进而导致肝内胆汁淤积、肝纤维化及肝硬化。

PBC多发于女性，家族聚集性明显，患者一级亲属中PBC流行率为5%～6%，兄弟或姊妹患病的相对危险度高达10.5。此外，PBC的全基因组关联研究发现人类白细胞抗原（humanleukocyte antigen，HLA）Ⅱ类区域与PBC的遗传易感性最密切。这些证据均提示遗传因素可能和发病有关。

90%以上的PBC患者血清AMA阳性，该抗体识别的主要抗原是分布于线粒体内膜上的丙酮酸脱氢酶复合体E2成分（PDCE2）。患者的胆管上皮细胞有HLA异常表达，表面有酷似PDCE2的抗原决定簇，可成为T细胞攻击的目标。患者肝汇管区有淋巴细胞为主的炎性细胞浸润；外周血淋巴细胞亚群发生变化，体内的细胞因子网络也存在异常，血清IL-1、IL-2、IL-6、TNF-α等水平升高。除AMA阳性以外，其他自身抗体如抗核抗体、抗平滑肌抗体、甲状腺抗体、组蛋白抗体及着丝粒抗体等亦可阳性，免疫球蛋白（Ig）尤其是IgM水平升高，均提示免疫异常可能和本病的发生有关。

近期研究提出PBC发病机制的一些新假说：反转录病毒、大肠埃希菌、肺炎衣原体等感染可导致患者针对胆管的自身免疫反应；还有认为在母体循环内存在胎儿细胞（胎儿微嵌合性）可能和PBC的发病机制有关。这些假说和理论的可靠性尚待进一步研究证实。

【临床表现】★★★△△△

本病主要发生于女性，男性病例仅占10%。可发生于任何年龄，但尚无儿童病例的报道，发病年龄的中位数为50岁。

初次确诊时，30%～40%的患者无明显症状，多在常规健康检查或因其他疾病就诊时发现血清碱性磷酸酶升高等生化指标异常，进而检测AMA或肝穿刺组织学检查而明确诊断。

最常见的症状是乏力和皮肤瘙痒。乏力症状无特异性，其发生机制可能和中枢神经传递异常及促肾上腺皮质激素释放反应异常有关；乏力通常较顽固，一般不会自发缓解。瘙痒为PBC相对特异的症状，发生机制与内源性阿片类物质积聚以及中枢的阿片受体活性上调有关，有昼夜规律，一般夜晚更重，可严重影响患者的生活质量。瘙痒可发生于疾病早期或疾病的任何阶段，有时随着疾病进展，瘙痒却反而减轻。部分患者可发生右上腹不适等腹痛症状。

早期患者并无黄疸，明显黄疸往往是PBC患者较晚期的表现。疾病后期，可发生肝硬化和门静脉高压的一系列并发症，如腹水、食管胃底静脉曲张破裂出血和肝性脑病等。

体格检查可发现有皮肤色素沉着、肝脾大、黄色瘤等表现。

PBC的临床表现见表11-12。

表 11-12 PBC 的临床表现

临床表现	发生率（%）
无症状	30～40
乏力	60～70
瘙痒	50～60
肝大	25
色素沉着	25
脾大	15
黄疸	10～20
黄色瘤	10

表 11-13 PBC 合并疾病

合并疾病	发生率（%）
干燥综合征	30
甲状腺疾病	15
关节炎	10
其他少见合并疾病	
雷诺现象	9
硬皮病	2
肾结石	3
乳腺癌	2

【并发症和合并疾病】★★△△

本病的特殊并发症与胆汁淤积有关，主要包括骨质疏松、脂溶性维生素缺乏、高脂血症、脂肪泻等。

由于研究方法及研究群体的差异，患者骨质疏松的发生率报道不一，严重者可发生脊椎压缩性骨折、桡骨骨折及股骨骨折等。

PBC 患者常有脂溶性维生素缺乏，约 20% 患者有维生素 A 缺乏，但在临床上仅少数表现有夜盲症状；维生素 D 水平往往也降低；维生素 E 缺乏罕见，但严重者可引起神经系统异常，包括本体感觉减退和步态不稳；维生素 K 缺乏引起和加重凝血功能障碍。

85% 的 PBC 患者有高脂血症，通常胆固醇和三酰甘油均升高。目前尚无证据表明高胆固醇血症可增加动脉粥样硬化的危险性。

进展期 PBC 患者常并发脂肪泻，可能是由于胆汁酸排泌到小肠障碍、胰腺外分泌功能不全。少数患者因并发硬皮病、小肠动力障碍，而发生小肠内菌群过度繁殖。

PBC 可合并其他自身免疫疾病（表 11-13）。PBC 合并干燥综合征的比例为 20%～75%，平均 30% 左右，部分患者口唇小唾液腺活检病理检查存在干燥综合征的组织学变化。约 10% 的 PBC 患者伴关节炎，常为双侧大小关节慢性疼痛，类风湿因子可阳性。10% 的患者存在硬皮病或 CREST 综合征即钙质沉着、雷诺现象、食管功能失常、指（趾）硬皮病和毛细血管扩张综合征中的任何一种表现。少数患者可检测到抗甲状腺抗体，但临床上不一定有淋巴细胞性甲状腺炎（Hashimoto 甲状腺炎）或甲状腺功能亢进症。50% 的患者伴有累及近曲小管或远曲小管的肾小管酸中毒，但一般无临床意义。偶合并炎症性肠病和肺间质纤维化。有报道 PBC 女性乳腺癌的发病率增加，男性 4 期 PBC 患者原发性肝癌的发病率增加。

【辅助检查】★★△△

（一）实验室检查

该病最突出的生化异常为血清碱性磷酸酶（ALP）和γ- 谷氨酰转氨酶（γ-GT）升高，而丙氨酸氨基转移酶（ALT）和天冬氨酸氨基转移酶（AST）通常为正常或轻至中度升高。血清胆红素水平在 PBC 早期正常，随着疾病进展，血清胆红素（主要是直接胆红素）水平可逐步升高。血清胆汁酸水平常升高，反映胆汁淤积的敏感性高于血清胆红素。患者的胆固醇和三酰甘油水平通常升高，早期，高密度脂蛋白胆固醇常明显升高，但随着疾病进展，脂蛋白水平降低。血清凝血酶原时间延长提示维生素 K 缺乏或已经进展至疾病晚期。

90%～95% 的患者血清 AMA 阳性，为本病最突出的免疫学指标异常，也是最重要的诊断手段，其中 M2 亚型与 PBC 最为相关，诊断 PBC 的特异性最高。20%～50% 的患者可有抗核抗体和（或）抗平滑肌抗体阳性；其中抗 SP100 及抗 GP210 敏感性低（约为 20%～40% 和 15%～40%），但特异性高（>97%），对于 AMA-M2 阴性者有较高的诊断价值。此外，尚有部分患者可有抗着丝点抗体、类风湿因子、抗甲状腺抗体（抗微粒体抗体、抗甲状腺球蛋白抗体）等阳性。患者血清免疫球蛋白 IgM 升高，IgG、IgA 正常或轻度升高，补体水平一般正常。

（二）影像学检查

应常规进行超声检查以排除肝外胆道梗阻，只有当患者血清 AMA 阴性、短期内血清胆红素明显升高或超声检查结果可疑者，才需要行 MRCP 或 ERCP 等影像或内镜技术进一步检查。

（三）病理学检查

根据 2018 年美国肝病研究协会（AASLD）PBC

的诊疗指南，如果患者 AMA 高滴度阳性（≥1∶40），并存在典型的胆汁淤积症状及生化异常，不需要肝活检病理学检查，即可做出 PBC 的诊断。所以，目前肝活检主要是为了进行组织学分期，或用于协助诊断血清 AMA 阴性的 PBC 或其他诊断不确定的患者。

【病理分期】★★△△

PBC 主要的病理学特征是慢性非化脓性破坏性胆管炎，组织学分为 4 期。

第 1 期（胆管炎期）：汇管区炎症，淋巴细胞及浆细胞等浸润，导致直径 100 μm 以下的间隔胆管和叶间胆管破坏，胆管周围可见上皮样细胞肉芽肿。

第 2 期（胆管增生期）：炎症从汇管区扩展到肝实质内，形成所谓界面性肝炎或碎屑样坏死，可见胆管破坏和小胆管增生。

第 3 期（纤维化期）：主要特征为间隔或桥接纤维化，胆管减少更为常见（小叶间胆管减少＞50%），但尚无再生结节。

第 4 期（肝硬化期）：出现纤维化间隔和再生结节。

【诊断及鉴别诊断】★★△△

中年女性出现不明原因的乏力、瘙痒，血清 ALP、IgM 升高，应考虑本病的可能。血清 AMA 阳性为本病最突出的免疫学指标异常，也是最重要的诊断手段，肝穿刺病理检查可进一步明确诊断和病理分期。一些患者具有 PBC 典型的临床、生化及组织学特征，但血清 AMA 阴性，称为 AMA 阴性的 PBC，也有学者称为“免疫性胆管炎”或“自身免疫性胆管炎”（图 11-1）。

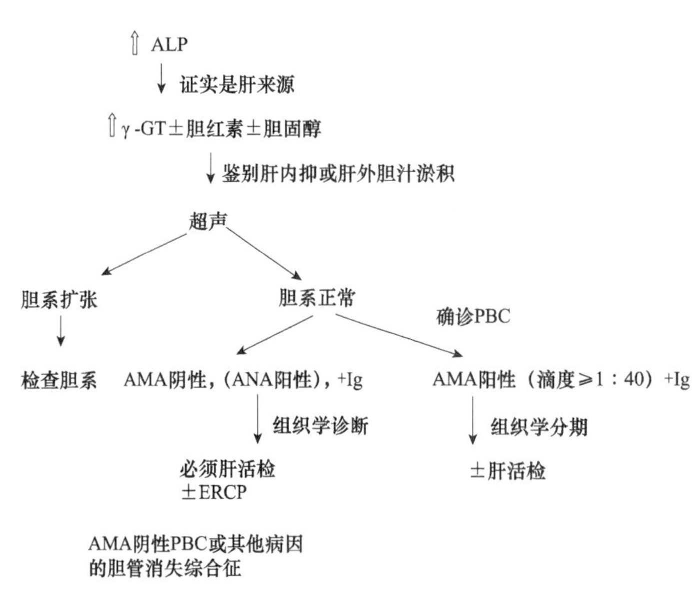

图 11-1　AASLD 2009 指南推荐的 PBC 诊断流程

根据美国、欧洲肝病学会 PBC 临床指南及我国 PBC 共识，如果符合下列 3 个标准中的两项则可诊断 PBC：①反映胆汁淤积的生物化学指标如 ALP 升高；② AMA 或 AMA-M2 阳性，或抗 -gp210，抗 -sp100 阳性；③肝穿刺病理检查结果符合 PBC。

PBC 的鉴别应包括其他任何病因所致的肝外或肝内胆汁淤积。一般超声、CT、MRI 等影像学检查即可发现或除外由胆管结石、狭窄或肿瘤等引起的肝外胆汁淤积。而肝内胆汁淤积的病因比较复杂，需依靠病史、体格检查、生化、免疫、影像及病理等手段，与肝细胞受累为主的病变（如酒精性肝病、药物性肝损害），血管病变（肝窦阻塞综合征、巴德 - 吉亚利综合征等）、胆管受累为主病变（PSC、IgG4 相关性胆管炎、成人特发性胆管减少症、朗格汉斯细胞组织细胞增生症等）以及结节病及肝淀粉样变性等相鉴别。

【治疗】★★★△△△

（一）原发病的治疗

UDCA 是治疗 PBC 的首选药物。其作用机制主要包括：①拮抗疏水性胆酸的细胞毒作用；②促进内源性胆汁酸的排泌并抑制其吸收；③抑制细胞凋亡、抑制炎症和抗氧化作用；④免疫调节作用。国内外各大指南的推荐剂量为 13～15 mg/（kg·d），分次或一次顿服。有研究表明小剂量 UDCA［≤10 mg/（kg·d）］对 PBC 疗效较差，而过大剂量 UDCA［≥

20 mg/（kg·d）] 并未显示出更好的疗效。随机对照试验表明，牛磺酸熊去氧胆酸（TUDCA）也有类似的生化应答和安全性。

UDCA 治疗可有效地改善 PBC 患者的生化指标，疾病早期（组织学 1、2 期）应用 UDCA 长期治疗可以显著延缓组织学分期的进展，病程的较晚期应用 UDCA 也可以使炎症坏死及胆管增生改善，但未能使纤维化逆转。因此，在 PBC 早期即应给予 UDCA 治疗，以延缓疾病的组织学进展。

UDCA 长期治疗可降低发生食管静脉曲张和肝硬化的风险，延缓或减少对肝移植的需求，显著降低患者的病死率，但用药的最初 2 年对生存率的改善作用不明显。有研究表明，应用 UDCA 治疗的患者不需要肝移植的 10 年生存率显著高于 Mayo 模型的预测生存率，其中 1、2 期患者的预期寿命和年龄及性别匹配的健康对照人群相似，而已经发生肝硬化的患者生存率低于正常人群。另有研究显示，只有那些经 UDCA 治疗 1 年时有较好生化应答者的生存期才可改善。

UDCA 药物不良反应较少，主要包括腹泻、胃肠道不适、体重增加、皮疹和瘙痒加重等。皮肤瘙痒的发生率较低，且加重通常为一过性。虽然没有证据显示 UDCA 有致畸作用，但妊娠前及妊娠早期不推荐使用。

糖皮质激素对 PBC 疗效有限，且具有诱发或加重骨质疏松等不良反应，目前已不推荐用于 PBC 常规治疗；其他免疫抑制药包括秋水仙碱、甲氨蝶呤、D- 青霉胺等无显著疗效，并且有许多不良反应，一般不再用于 PBC 的治疗。

（二）对 UDCA 应答不佳 PBC 的治疗

对于 UDCA 生化应答良好的患者，其组织学进展及长期生存率也可得到改善，但是 20%～40% 的患者对 UDCA 生化应答欠佳。目前国际上有多种评价 UDCA 治疗后生物化学应答的标准，包括巴塞罗那标准、巴黎Ⅰ标准、巴黎Ⅱ标准，以及近年提出的 Globe 评分和 UK 评分等。我国的 PBC 专家共识建议：对于疾病早期的患者（病理学分期Ⅰ～Ⅱ期）使用巴黎Ⅱ标准：UDCA 治疗 1 年后，ALP 及 AST≤1.5 ULN，总胆红素正常，对于中、晚期（病理学分期Ⅲ～Ⅳ期）使用巴黎Ⅰ标准评估生物化学应答：UDCA 治疗 1 年后，ALP≤3 ULN，AST≤2 ULN，胆红素≤17μmol/L。

对于 UDCA 生化应答欠佳的患者，疾病进展快、长期预后差，因此如何治疗这部分患者是亟须解决的问题。目前研究和关注的热点包括法尼酯 X 受体（farnesoid X receptor，FXR）激动药，如奥贝胆酸（obeticholic acid，OCA）；氧化物酶体增殖物激活受体 α（peroxisome proliferator-activated receptor α，PPARα）激动药，如菲诺贝特、苯扎贝特；成纤维细胞生长因子 19（fibroblast growth factor 19，FGF19）；生物制剂。其中奥贝胆酸在欧美已批准治疗代偿期 PBC，但其长期疗效及药物安全性仍需进一步验证。

（三）对症处理

1. 皮肤瘙痒

（1）考来烯胺：是治疗胆汁淤积性疾病所致皮肤瘙痒的一线用药。胆囊功能良好的患者应在早餐前后服用，因为一夜空腹后胆囊内储存的胆汁最多，此时服药结合的胆汁也最多，须服用一段时间后方可显效。剂量因人而异，一般从 4 g/d 开始，可逐渐加量至 16 g/d，根据瘙痒减轻和不良反应（腹胀、腹泻、便秘）的情况而予以调整。本药可结合其他药物而影响吸收，故应和其他药物（包括 UDCA 等）间隔 2 h 以上服用。

（2）苯巴比妥：2～4 mg/（kg·d），对某些患者可控制瘙痒，个别患者应用更小的剂量也有效，可睡前一次服用。

（3）利福平：具有酶诱导作用，剂量为每次 150 mg，每日 2～3 次，对部分患者控制瘙痒有效，开始治疗后 1 个月内显效。不良反应包括间接胆红素升高、药物性肝损害等。

（4）阿片类拮抗药：纳洛酮等阿片类受体拮抗药可缓解患者的瘙痒症状，但其长期应用的疗效和安全性需进一步研究。

（5）其他：紫外线光疗、血浆置换等均有缓解瘙痒之效。肝移植为根本性治疗措施。

2. 骨质疏松 PBC 患者发生代谢性骨病、骨量减少及骨质疏松的机制复杂，涉及脂溶性维生素吸收障碍、胆汁淤积对骨代谢的直接影响等诸多因素。PBC 患者骨折发生率比普通人群高约 2 倍，因此对每位 PBC 患者均需考虑骨质疏松的预防及治疗。建议患者补充钙及维生素 D 预防骨质疏松。对于已存在骨质疏松的 PBC 患者可采用双膦酸盐类治疗，但目前尚无统一的方案。

3. 脂溶性维生素缺乏 对于维生素 A、维生素 D 或维生素 E 缺乏的患者，应根据病情和实验室检查，及时给予补充。

（四）肝移植

肝移植是终末期 PBC 唯一有效的治疗方式。

PBC 患者的肝移植指征与其他肝病相似，即预计存活时间<1 年。其主要条件包括：顽固性腹水、自发性腹膜炎、反复食管胃底静脉曲张破裂出血、肝性脑病、肝细胞癌，或者难以控制的乏力、瘙痒或其他症状造成生活质量严重下降等。一项回顾性的单中心研究发现，尽管肝移植可改善乏力症状，但是 44% 的患者在肝移植后的 2 年出现中度到重度乏力。此外，早期的横断面研究也显示肝移植并不能改善乏力症状。因此，乏力是否为肝移植的指征尚存在争议。

PBC 患者肝移植术后预后较好。欧洲肝移植注册网（www.ELTR.org）报道，PBC 患者肝移植后 1 年、5 年、10 年生存率分别为 86%、80%、72%。这一生存率高于病毒性肝炎、其他自身免疫性肝病以及酒精性肝病患者肝移植后的生存率。日本的一项研究表明，PBC 活体肝移植后 1 年和 5 年的生存率分别为 80% 和 75%。我国也有类似结果的报道。

【自然史和预后】★△

PBC 的自然史大致分为 4 个阶段。第一阶段为临床前期：AMA 阳性，但生物化学指标无明显异常，亦无任何临床症状。第二阶段为无症状期：主要表现为 ALP 及 GGT 升高等血液生化指标异常，但仍无明显的临床症状。第三阶段为症状期：患者出现乏力、皮肤瘙痒等临床症状；从出现症状起，其平均生存时间为 5～8 年；在有症状的患者中，10 年内门静脉高压相关并发症的发生率为 10%～20%；当患者出现食管胃底静脉曲张后，其 3 年生存率仅为 59%，第一次出血后 3 年生存率约为 46%。第四阶段为失代偿期：患者出现腹水、消化道出血、肝性脑病等临床表现；此阶段以胆红素进行性升高为特点，当达到 34 μmol/L（2 mg/dl）时其平均生存时间为 4 年，达到 103 μmol/L（6 mg/dl）时，其平均生存时间仅为 2 年。

UDCA 的应用可显著改变 PBC 的自然病史。对 UDCA 生物化学应答较好的患者的生存期，与年龄、性别相匹配的一般人群相似。Pares 等对 192 例经 UDCA 治疗的患者随访 1.5～14.3 年（中位随访时间 7.5 年），其中 117 例生化应答良好患者的生存率与健康对照人群的生存率无明显差异；而应答欠佳者的远期生存率则低于健康对照人群。随后 Chopechot 等通过对 292 例 PBC 患者长期随访也发现，对 UDCA 有生物化学应答患者的生存率与健康对照人群无明显差异。此外，一项包含了 7 个随机临床研究、1038 例患者的荟萃分析也表明，UDCA 可降低死亡或肝移植的发生率。

随着对 PBC 的认识不断深入，近年来不断出现了新的疾病评估模型，帮助临床医师评估药物治疗效果、判断患者的预后，从而制订个体化的综合治疗方案。除了经典的 Mayo 模型，以及评估 UDCA 治疗效果的巴黎标准、巴塞罗那标准等，近期又提出了 Globe 评分、UK-PBC 评分。

（段维佳　贾继东）

第 12 节　Wilson 病

Wilson 病（Wilson's disease）又称肝豆状核变性，是一种以原发性铜代谢障碍为特征的常染色体隐性遗传病，主要表现为慢性肝损害（肝慢性炎症、脂肪变或肝硬化）和（或）神经、精神症状，偶可引起急性肝衰竭、溶血性贫血。其主要特点为角膜 Kayser-Fleischer（K-F）环阳性、血清铜蓝蛋白降低和 24 h 尿铜升高。该病可发生于各个种族和地区的人群中，在世界范围内的患病率为（0.5～3）/10 万人。在我国安徽省 2 个县的 15 万多 7～75 岁人群中进行的系统调查（通过裂隙灯检查 K-F 环作为筛查手段）显示，Wilson 病的患病率为（2～6）/10 万。

【病因及发病机制】★★△△

（一）铜的代谢

食物中的铜主要由近端小肠吸收，而未吸收的铜则随粪便排出。被吸收的铜主要与白蛋白结合经门静脉系统被运输到肝。在肝细胞内，一部分铜离子被泵入内质网并与铜蓝蛋白前体结合形成铜蓝蛋白，然后被释放到血液循环中；而多余的铜离子则通过溶酶体直接分泌入胆汁而排泄。

（二）发病机制

Wilson 病的致病基因定位于第 13 号染色体（13q14.3），因其与另一种铜代谢障碍性疾病 Menkes 病的基因 *ATP7A* 具有高度结构同源性，故被命名为 *ATP7B* 基因。该基因编码的蛋白产物是一种铜转运 P 型 ATP 酶（ATP7B 酶），主要表达于肝细胞并参与肝细胞内铜的跨膜转运过程。迄今已发现 500 余种 *ATP7B* 基因突变，其中 300 余种突变在发病过程中具有确定的作用；大部分是复合杂合子，纯合子突变少见；据文献报道，亚洲人群最常见的突变位点是p.R778L、p.P992L，而欧美人群最常见的突变位点是p.H1069Q。

*ATP7B*基因突变可导致ATP7B酶功能降低或丧失，使肝细胞溶酶体膜铜转运障碍。其后果是铜由胆汁的排泌减少，因而沉积于肝细胞内并造成肝损害；同时，内质网膜铜转运障碍导致铜蓝蛋白合成减少。当铜含量超过肝对铜的储存能力或肝细胞损伤导致细胞内铜释放时，血液循环中游离铜（非铜蓝蛋白结合铜）水平上升，导致肝外铜的过量储积。过量的铜通过产生自由基，引起脂质过氧化、抗氧化物质耗损和铜-蛋白多聚体化而发挥毒性作用，包括破坏细胞膜的完整性、改变酶的空间结构、损伤线粒体膜上的呼吸链，最终导致组织坏死，引起脑、角膜、肾等全身脏器损伤。

【病理生理】★★△△

（一）肝

早期仅见脂肪变性（可为大泡性或小泡性）、肝细胞糖原性空泡核及局灶性肝细胞坏死。可表现为慢性肝炎的病理特征，如碎屑样坏死、桥接坏死、嗜酸性小体、中或重度脂肪变性等；随病变进展可形成纤维化和肝硬化。在十几岁的患儿大部分可见肝硬化，多为大结节性。有些患者以神经系统表现为主，发生肝硬化较晚，但其肝亦有不同程度的病理改变。在发生肝衰竭的患者，可见大片肝细胞变性坏死和肝实质塌陷，而且这些改变往往发生在肝硬化的基础上。罗丹宁（rhodanine）或地衣红（orcein）染色可显示肝细胞内富含铜颗粒，对诊断很有帮助，但阴性结果并不能排除铜过量。

（二）神经系统

整个神经系统均可受累，但病变主要集中于基底核的豆状核，表现为萎缩、变色、囊性变、凹陷。镜下表现为神经元变性坏死，星状胶质细胞增生、肥大、变性。

（三）眼部

主要表现为K-F环和向日葵样白内障。K-F环为铜元素呈颗粒状沉积在角膜后弹性层周围，从而形成棕绿色色素沉着。而向日葵样白内障的形成，与晶状体的前囊和后囊中铜颗粒样沉积有关。

【临床表现】★★★△△△

本病可在任何年龄段发病，但大多在5～35岁发病；临床症状多样，由家系筛查发现的患者常无任何临床症状（即亚临床状态）。

（一）肝病表现

以肝症状起病者平均年龄较小，且临床表现无特异性，可表现为慢性肝炎、肝硬化或急性肝衰竭。

1. 慢性肝炎 年轻患者的临床特征、常规肝功能检查或组织学改变均无特异性，需与病毒性肝炎或自身免疫性肝炎仔细鉴别。

2. 肝硬化 早期可无或仅有轻微症状，肝功能检查可无明显异常。疾病可隐匿进展，出现疲劳、厌食、黄疸、腹水、消化道出血等，但并发肝细胞癌者较少见。

3. 急性肝衰竭 常见于女性患者，男、女比例为（1∶2）～（1∶4），临床表现有如下特征。

（1）血清转氨酶中度升高（＜2000 U/L），碱性磷酸酶水平相对较低（＜40 U/L），胆红素显著升高，碱性磷酸酶与胆红素的比值＜2。

（2）凝血功能障碍，且不易被维生素K纠正。

（3）血管内溶血性贫血，但Coombs试验阴性。

（4）迅速进展的肾衰竭。

（二）神经、精神表现

多于20～30岁发病，以锥体外系症状为突出表现，包括震颤、肌强直、共济失调、构音障碍、吞咽困难、流涎、不自主运动等，儿童患者初期可表现为写字和运动技能下降。

早期精神症状仅限于轻微的行为变化和学习工作能力下降，晚期患者可表现为人格改变，易激动、焦虑、抑郁、精神错乱等，易被误诊为精神病。

（三）眼部表现

通过裂隙灯查见K-F环是本病的重要体征，具有诊断意义；但K-F环阴性不能排除本病。少数患者可见向日葵样白内障。如治疗有效，上述体征可消失，且不影响视力。在药物治疗的患者，如果K-F环消失后又重新出现，则提示治疗依从性差。

（四）其他系统临床表现

肾的病变，主要包括近端或远端肾小管酸中毒、肾结石、氨基酸尿、高钙尿、血尿等。

骨关节病变，主要包括早发性骨质疏松、骨关节病、关节炎等。

心肌受累，可引起心肌病、心律失常。

皮肤改变，可见新月形蓝影，虽不常见但具有特征性。

此外，本病还可导致内分泌系统紊乱，如女性闭经、习惯性流产、男性乳房发育等。

【辅助检查】★★△△

（一）实验室检查

1. 常规化验检查 肝功能检查可见血清转氨酶水平轻到中度升高，碱性磷酸酶水平相对较低，转氨酶水平与肝损伤的程度无相关性。在急性肝衰竭患者，血清尿酸水平可降低甚至检测不到。肾受损时，可出现蛋白尿、氨基酸尿、血尿素氮、肌酐升高等。

2. 血清铜蓝蛋白 血清铜蓝蛋白降低（<200 mg/L）可见于95%的Wilson病患者，是本病的重要诊断依据之一，而该值<50 mg/L是诊断Wilson病的强有力证据。但血清铜蓝蛋白水平降低并非Wilson病所特有，还可见于其他原因导致的急性肝衰竭、终末期肝病、肾病综合征、蛋白丢失性肠病、先天性铜蓝蛋白缺乏症等。另外，该值在正常范围也不能完全排除Wilson病。

3. 血清游离铜（非铜蓝蛋白结合铜）浓度 在未经治疗的有症状患者常>3.9 μmol/L（25 μg/dl），对于Wilson病有一定的诊断意义，但目前尚无公认的直接检测血清游离铜浓度的方法。在过度排铜治疗的患者，其24 h尿铜和血清游离铜均很低；在未遵从医嘱而自行停药者（即治疗不足者），其24 h尿铜可能不高，但血清游离铜很高。

4. 尿铜排泄 尿液中排泄的铜代表可滤过的非铜蓝蛋白结合铜，在有症状的Wilson病患者中，基础24 h尿铜排泄量通常>100 μg（1.6 μmol），而>40 μg（0.6 μmol或600 nmol）即高度提示Wilson病。该项检查对Wilson病的诊断及疗效观察有重要意义。应注意假阳性结果可能见于收集尿液的容器被污染、大量蛋白尿带有铜蓝蛋白的丢失，以及其他肝病或急性肝衰竭所导致的铜储积增加。接受排铜治疗的患者原则上应每6～12个月测定1次24 h尿铜，进行剂量调整或对疗效有疑问时，则应缩短检测间隔。

对于24 h尿铜测定结果仍不能确定诊断的儿童患者，可进行青霉胺激发试验：在开始收集24 h尿时，服用500 mg青霉胺（不考虑体重）；过12 h再服500 mg青霉胺。如果24 h尿铜>1600 μg（25 μmol），则可诊断为Wilson病。青霉胺激发试验对于成人Wilson病的诊断价值尚待确定。

（二）影像学检查

腹部影像学检查可提示肝有慢性损伤或肝硬化的改变。在有神经或精神症状的Wilson病患者，头颅CT可见双侧豆状核低密度灶，部分患者可见基底核区高密度灶或钙化；头颅MRI可见基底核在T_1加权像多呈低信号，T_2加权像多表现为对称性高信号。

（三）肝活检

肝组织铜染色有助于本病的诊断，而肝组织铜含量测定是诊断Wilson病的重要指标。在大多数Wilson病纯合子患者，肝组织铜含量>250 μg/g干重。在未经驱铜治疗的患者，若肝铜含量正常（<40～50 μg/g干重）可排除Wilson病。但肝组织铜含量升高也可见于其他肝病，特别是慢性胆汁淤积性疾病，如原发性胆汁性胆管炎、原发性硬化性胆管炎等。

（四）基因检测

基因诊断可发现处于亚临床期的患者及杂合子携带者。但由于其基因突变数目众多，而且部分基因突变和Wilson发病的关系目前较难确定，故仅凭基因分析尚难确定诊断。美国肝病学会2008年Wilson病临床指南建议：基因测序仅限于高度怀疑Wilson病但常规检查仍不能确诊者；对于确诊为本病患者的一级亲属，可进行单倍型分析或已知突变的特异检测。

【诊断】★★★△△△

对于年龄3～55岁的任何患者（但年龄不能作为排除本病的依据），具有下列情况时均应考虑Wilson病：无法解释的肝功能异常、慢性活动性肝炎、肝硬化、急性肝衰竭；无法解释的神经或精神异常；无法解释的Coombs试验阴性的溶血性贫血；常规眼科检查发现K-F环；同胞或双亲已诊断为Wilson病。

美国肝病学会2008年Wilson病临床指南建议，对疑诊Wilson病者均应检查有无角膜K-F环（裂隙灯检查）、血清铜蓝蛋白和24 h尿铜。若这3项检查均阳性，可诊断为Wilson病；若3项检查均阴性，可除外Wilson病；若3项中只有1～2项阳性，则应行肝活检肝组织病理学检查、肝组织铜含量测定，必

要时进一步行 *ATP7B* 基因检测。

此外，还可参考欧洲肝病学会 2012 年 Wilson 病临床指南推荐的本病诊断评分系统（表 11-14）。

表 11-14 第 8 届国际 Wilson 病会议（莱比锡，2001 年）发布的评分系统

典型临床症状和体征	评分	其他检查	评分
K-F 环		肝铜定量（无胆汁淤积的情况下）	
有	2	>5 倍正常上限（>4 μmol/g）	2
无	0	0.8～4 μmol/g	1
神经系统症状 **		正常（<0.8 μmol/g）	-1
重度	2	罗丹宁染色阳性颗粒 *	1
轻度	1	尿铜定量（无急性肝炎的情况下）	
无	0	正常	0
血清铜蓝蛋白		1～2 倍正常上限	1
正常（>0.2 g/L）	0	>2 倍正常上限	2
0.1～0.2 g/L	1	正常，但是青霉胺激发试验>5 倍正常上限	2
<0.1 g/L	2	基因突变检测	
Coombs 阴性溶血性贫血		纯合子	4
有	1	杂合子	1
无	0	未检测到基因突变	0
总分	评价		
≥4	确定诊断		
3	疑诊，需要进行进一步检查		
≤2	基本排除诊断		

注：* 如果无条件做肝铜定量检测；** 或者头颅磁共振检查可见典型异常改变

【鉴别诊断】★★★△△△

本病临床表现复杂多样，从肝方面需重点鉴别其他原因引起的急、慢性肝炎及肝硬化，如自身免疫性肝炎、非酒精性脂肪性肝炎及病毒性肝炎等。从神经系统方面，需重点鉴别小舞蹈病、亨廷顿舞蹈病、扭转痉挛、帕金森病和精神病等。

【治疗】★★★△△△

（一）饮食治疗

应该避免食用含铜量高的食物，如贝壳类、坚果类、巧克力、蘑菇类及动物内脏。

（二）药物治疗

1. 青霉胺（penicillamine，PCA） PCA 是青霉素的水解产物，其分子中含有巯基，可与组织中沉积的铜离子形成 Cu-PCA 复合体并从尿中排出，以解除体内铜的毒性作用。此外，PCA 还能够阻止细胞溶酶体内高铜颗粒的形成，并能促使其发生水解，从而迅速减轻铜对肝细胞的毒性作用。

目前 PCA 是治疗 Wilson 病的一线药物。口服 PCA 初始剂量为 250～500 mg/d，逐渐增加剂量至 1000～1500 mg/d，分 2～4 次餐前 1 h 或餐后 2 h 口服。因 PCA 具有拮抗维生素 B_6 的作用，故需同时给予维生素 B_6 25 mg/d。治疗期间应定期检测血常规、尿常规、肝功能及 24 h 尿铜排泄量。当患者临床症状和体征稳定，24 h 尿铜排泄量<0.5 mg 或血清游离铜浓度<1.57～2.4 μmol/L（10～15 μg/dl）时，可减量至最小剂量（750～1500 mg/d）维持治疗。

PCA 不良反应较多。早期不良反应主要是过敏反应及消化系统症状，较严重的是出现神经系统症状的恶化。晚期不良反应包括维生素 B 缺乏症、神经炎、白细胞减少、骨髓抑制、肾损害、类风湿关节炎、系统性红斑狼疮、重症肌无力和皮肤损害等。如出现明显不良反应，应立即停用 PCA，并考虑换用其他药物。

2. 曲恩汀（Trientine） 本药为依地酸衍生物，是一种新型的金属类螯合剂，是不能耐受 PCA 或对 PCA 耐药患者的最佳治疗选择，亦可作为以神经系统症状为主要表现患者的首选药物，适用于各期患者。常用剂量为 750～1500 mg/d，分 2～3 次口服，维持剂量为 750 mg/d 或 1000 mg/d。曲恩汀不良反应轻，主要是铁粒幼细胞性贫血。

3. 锌制剂 作用机制为促进肠黏膜细胞合成金属硫蛋白，后者对铜离子的亲和力大于锌离子，从而阻止外源性铜离子的吸收。可用于无症状患者或经螯合剂驱铜治疗后病情得到最大限度改善的患者。常用剂量为锌元素 150 mg/d（不同锌制剂每日的剂量应根据其分子量换算），分 3 次口服，儿童患者应适当减量。

4. 四硫钼酸铵 该药在肠道内与铜离子形成难以吸收的复合物随粪便排出，阻止外源性铜离子吸收。且可与铜离子螯合，阻止其在细胞及组织中沉积；目前作为试验性药物不要用于治疗有神经症状的患者，其确切疗效尚需进一步临床试验进行检测。

5. 妊娠期患者的治疗 在患者妊娠期间停止驱铜治疗可能导致急性肝衰竭，所以 2008 年美国肝病学会 Wilson 病临床指南推荐在妊娠期间应继续服药。锌制剂可以不改变剂量，但青霉胺或曲恩汀应该比原来剂量降低 25%～50%。一般认为妊娠期间继续驱铜治疗对于母亲和胎儿是安全的，但其出生缺陷发生率是否和正常人有区别尚无文献报道。应该注意，服用青霉胺的母亲不可给婴儿哺乳，因为本药可分泌到乳汁，有可能对婴儿造成损害；乳汁中的曲恩汀及锌制剂对于婴儿是否有害尚不清楚。

（三）肝移植

肝移植治疗的适应证是：①出现急性肝衰竭者；②失代偿期肝硬化对药物治疗无效者；③对于神经精神症状严重但无严重肝功能不全者。肝移植对改善神经、精神症状是否有效尚有争议。

【预后】★△

Wilson 病是慢性进行性疾病，其预后取决于早期诊断和及时采取螯合剂进行治疗。即使患者伴有活动性肝炎、肝硬化或神经系统症状，若治疗得当，预后一般较好。未经治疗的患者，多在症状发生后数年内死亡。有急性肝衰竭、门静脉高压伴食管静脉曲张破裂出血和进行性脑功能障碍者，预后不良。

（张　伟　黄　坚　欧晓娟）

第 13 节　肝硬化及相关并发症

肝硬化是各种慢性肝病的共同结局，病理学上以肝组织弥漫性纤维化、假小叶形成和再生结节为特征，临床上主要表现为肝细胞功能障碍和门静脉高压。

【流行病学】★△

肝硬化的发病高峰年龄在 35～48 岁，男、女比例为（3.6 : 1）～（8 : 1）。在美国肝硬化的流行率约为 0.15%，因大多数患者没有症状，预计人群中肝硬化的患病率可达 1%。目前尚无我国人群中肝硬化发生率的准确流行病学资料。以往的资料表明，代偿期肝硬化 5 年存活率可达 85%，而一旦进展到失代偿期肝硬化，如不进行肝移植则 5 年存活率可能低于 15%。

【病因】★△

肝硬化的病因多样，目前我国仍以慢性病毒性肝炎特别是乙型肝炎为主，但酒精性肝病、非酒精性脂肪性肝炎、自身免疫性肝病所致的肝硬化比例也有增高趋势。肝硬化的常见病因分类见表 11-15。

表 11-15　肝硬化的常见病因分类

类别	具体病因
病毒性	HBV、HCV、HDV
寄生虫性	血吸虫病、肝吸虫
化学损伤性	酒精性、药物性、毒物学
自身免疫性	AIH、PBC、PSC
胆汁淤积性	先天性胆管闭锁、Allagile 综合征、PFIC
循环障碍性	心源性，巴德 - 吉亚利综合征
遗传代谢性	Wilson 病、遗传性血色病、a1 抗胰蛋白酶缺乏症
营养过剩性	非酒精性脂肪性肝炎
营养不良性	炎症性肠病、长期缺乏蛋白质、维生素等所引起的吸收不良和营养失调
隐源性	原因未明，可能包括不同病因

【病理和分型】★△

在大体形态上，肝早期肿大，晚期明显缩小、质地变硬、重量减轻、包膜增厚，肝表面有弥漫性大小不等的结节和塌陷区。

肝硬化的形态学分类：①小结节性肝硬化。结节大小均匀，直径一般在3～5 mm，最大不超过1 cm。长期过量饮酒导致的酒精性肝硬化是典型的小结节性肝硬化。②大结节性肝硬化。结节粗大，大小不均，直径一般在1～3 cm。慢性病毒性肝炎导致的肝硬化常为大结节性肝硬化。③大、小结节性混合性肝硬化。即肝内同时存在大、小结节两种病理形态。我国王泰龄教授分析肝硬化尸检资料结果，指出大部分肝硬化呈混合性。

【临床表现】★★★△△

往往起病隐匿，病程进展缓慢，可潜伏3～5年或10年以上。临床上常分为肝硬化代偿期及失代偿期。

代偿期：可有轻度乏力、食欲减退或腹胀症状。无明显肝功能失代偿的征象，一般血清白蛋白≥35 g/L，胆红素＜35 μmol/L，凝血酶原活动度多≥60%。可有门静脉高压或脾功能亢进表现，如食管静脉曲张、白细胞或血小板减少等，但无腹水、肝性脑病或上消化道出血。肝功能储备一般属Child-Pugh A级。

失代偿期：一旦出现腹水、肝性脑病及食管胃底静脉曲张破裂出血，即进入失代偿期。多有明显肝功能失代偿征象，如血清白蛋白＜35 g/L，A/G＜1.0，胆红素＞35 μmol/L，凝血酶原活动度＜60%。肝功能储备一般属Child-Pugh B、C级。

近年，国外学者建议将肝硬化细分为5期。

1期：无静脉曲张，无腹水。

2期：有静脉曲张，无腹水。

3期：有腹水，无食管胃底静脉曲张破裂出血。

4期：有食管胃底静脉曲张破裂出血，有或无腹水。

5期：有脓毒症。

（一）症状

可有乏力、食欲缺乏、腹胀、腹泻、消瘦、皮肤瘙痒、发热等症。有些代偿期肝硬化患者可无明显症状。

（二）体征

可有肝病面容、黄疸、肝掌、蜘蛛痣、腹壁静脉曲张；疾病早期多可触及肝大，质硬、边钝，晚期则因肝萎缩而触不到。可有不同程度的脾增大。在肝硬化伴有腹水时，可出现下肢水肿，大量腹水可导致脐疝及股疝。在酒精性肝硬化患者中，可见腮腺肿大及Dupuytren掌挛缩；在原发性胆汁性肝硬化患者中，可见黄色瘤。

（三）其他各系统的表现

1. 血液系统 可出现贫血、白细胞和血小板减少及凝血机制障碍。

2. 泌尿系统 可出现肝肾综合征。

3. 呼吸系统 可出现肝肺综合征和门脉性肺动脉高压。

4. 神经系统 可出现肝性脑病和肝性脊髓病。

5. 内分泌系统 因雌激素增多、雄激素减少，男性患者有性欲减退、睾丸萎缩、乳房发育和女式阴毛分布等；在女性可表现为月经失调、闭经、不孕等。易发生肝源性糖尿病，与原发性糖尿病不易区别。甲状腺激素异常可表现为总T_4升高、游离T_4正常或升高，而总T_3和游离T_3降低，TSH正常或升高。可有肾上腺皮质激素增多，患者常有闭经、痤疮、多毛症、皮肤紫斑、满月脸等。

【辅助检查】★★△△

1. 生化学 肝硬化时血清丙氨酸氨基转移酶（ALT）、天冬氨酸氨基转移酶（AST）可有轻到中度升高，且通常AST＞ALT（尤其在酒精性肝硬化时更明显）。血清胆红素水平可反映肝细胞受损情况，但在胆汁淤积性疾病所致肝硬化时可有胆红素水平明显升高，此时胆红素水平与肝合成功能障碍严重程度并不完全一致。在肝硬化时，反映胆汁淤积的碱性磷酸酶和γ-谷氨酰转肽酶通常有轻到中度升高；在酒精性肝硬化时，γ-谷氨酰转肽酶可有明显升高，而在PBC和PSC等胆汁淤积性疾病所致肝硬化时此两种酶均明显升高。肝硬化时可有不同程度的血清白蛋白降低。在自身免疫性肝炎肝硬化时，可见γ-球蛋白明显升高。胆碱酯酶可反映肝功能储备，在肝硬化时可有明显下降。

2. 血液学 可见轻度贫血、白细胞、血小板降低提示脾功能亢进。凝血酶原时间（PT）与肝细胞受损害程度有一定的关系；如PT明显延长，而且经注射维生素K 3～5天后仍不能纠正（凝血酶原活动度低于40%），常提示严重肝功能障碍。

3. 影像学

（1）肝超声显像：肝硬化早期可有肝增大，而晚期则左叶增大，右叶缩小，尾叶增大也较常见。肝边缘变钝，肝表面凸凹不平，呈锯齿状、波浪状或结节状。肝实质回声增强、不均匀，呈颗粒样或呈结节状。脾常增厚（＞40 mm）。存在门静脉高压时，门静脉直径常＞14 mm，脾门静脉直径常＞10 mm。

（2）断层扫描：增强计算机断层扫描（CT）或

增强磁共振成像（MRI），可见各叶比例失调，左叶外侧段和尾状叶增大常见。肝表面明显凸凹不整、边缘变钝，肝实质密度不均匀，呈明显颗粒样或结节样。脾静脉及门静脉曲张，可见侧支循环形成，胃短静脉、胃冠状静脉及食管静脉、胃静脉曲张。CT发现肝占位的能力优于超声显像，MRI鉴别肝占位性质的能力优于CT。

（3）上消化道内镜或钡剂X线造影：胃镜可直接观察到食管胃底静脉曲张的部位和程度，并可进行内镜下治疗如曲张静脉套扎术或硬化注射术。食管及胃钡剂造影亦可发现食管静脉及胃底静脉曲张征象；典型食管静脉曲张呈串珠样、蚯蚓样或虫蚀样充盈缺损，纵行黏膜皱襞增亮；胃底静脉曲张可见菊花样充盈缺损。

4. 肝活检组织病理学检查 是确诊代偿期肝硬化的金标准。除对肝组织切片进行光学显微镜下检查外，还可做各种特殊化学染色、免疫组化染色甚至原位杂交，有助于病因诊断。

【并发症】★★★△△△

1. 腹水 门静脉高压和低白蛋白血症是导致肝硬化腹水的主要原因。其诊断、分级及鉴别诊断请参照常见本书相关章节。

2. 自发性腹膜炎（spontaneous bacterial peritonitis，SBP）和其他感染 SBP是在肝硬化基础上发生的腹腔感染，是指在无明确腹腔内病变来源（如肠穿孔、肠脓肿）情况下，病原微生物侵入腹腔导致的感染及炎症，是终末期肝病的常见并发症（40%～70%）。仅约1/3患者具有典型腹膜炎的症状与体征，表现为发热、腹痛或腹泻，腹部压痛和（或）反跳痛。大部分患者无典型的腹膜炎症状与体征，仅表现为顽固性腹水、肝性脑病甚至休克等。

其实验室诊断标准为下列之一：①腹水白细胞计数＞0.5×10^9/L，且中性粒细胞＞50%，即中性粒细胞绝对计数＞0.25×10^9/L（250/mm^3）；②腹水细菌培养阳性；③降钙素原（PCT）＞0.5 ng/ml，排除其他部位感染。

此外，失代偿期肝硬化患者也常并发呼吸道、泌尿系、肠道及胆道细菌感染。

3. 肝肾综合征（hepatorenal syndrome，HRS） HRS是继发于严重肝功能障碍基础上的功能性肾衰竭，多发生于大量腹水的患者，其主要发生机制为全身内脏动脉扩张所导致的代偿性肾动脉收缩，致使肾灌注不足、肾小球滤过率下降。目前认为，HRS是急性肾损伤（AKI）的一种特殊形式，2015年国际腹水俱乐部（ICA）提出了新的肝硬化患者发生AKI的诊断标准，主要依据相对于基线值升高的绝对值或倍数，不再将血清肌酐（SCr）＞133 μmol/L（1.5 mg/dl）作为诊断AKI的门槛。

ICA-AKI诊断标准：肝硬化合并腹水患者，如出现48 h内SCr升高≥27 μmol/L（0.3 mg/dl）或7天内较基线值（以入院前3个月内最靠本次入院时间的一次结果为基线值；如果3个月内没有检测过，则以本次入院时的检测值为基线值）升高≥50%，即可诊断为AKI。新标准将AKI分为3级：1级为SCr升高≥27 μmol/L或为较基线升高1.5～2倍；2级为SCr较基线升高2～3倍；3级为SCr较基线升高3倍以上，或较基线急性升高≥27 μmol/L且使SCr＞354 μmol/L（4 mg/dl），或需要进行透析治疗。

HRS-AKI的诊断标准：对于有AKI的患者，如果停用利尿药并且使用人血白蛋白扩容［1 g/（kg·d），最大剂量为100 g/d］至少2天后，肾功能无持续性改善（SCr＜133 μmol/L），且近期无肾毒性药物使用史（非甾体抗炎药、氨基糖苷类抗菌药物、含碘造影剂等）、无肾实质疾病（肾超声显像正常、尿白蛋白定量＜500 mg/24 h、红细胞计数＜50/高倍视野，即可诊断为HRS-AKI（相当于原来的1型HRS）。目前认为，2型HRS是发生于慢性肾病（CKD）（MDRD6公式计算的eGFR＜60 ml/min持续3个月以上）的功能性衰竭，故改称为HRS-CKD，其诊断标准尚无一致意见，但同样需要排除其他肾前性原因、肾毒性药物及肾实质病变。

4. 食管胃静脉曲张破裂出血 为最常见的并发症。常引起出血性休克或诱发肝性脑病，静脉曲张引起消化道出血的年发生率为5%～15%，首次出血病死率为25%～30%。其诊断、预防及治疗参见本书有关章节。

5. 肝性脑病 是由于肝功能严重障碍和（或）门-体异常分流所致的神经精神异常综合征，其临床表现轻重不等，其病理生理基础是代谢紊乱。据国内外资料报道，在肝硬化患者中肝性脑病的发生率至少为10%～50%。作为肝硬化的常见并发症，初期多为可逆性，但重度肝性脑病是失代偿期肝硬化的重要死亡原因。氨中毒学说仍然是其主要机制，多种因素相互协同、相互依赖、互为因果，共同促进了肝性脑病的发生和发展。严重肝病和（或）广泛门-体静脉分流患者出现可识别的神经精神症状时，如能排除精神疾病、代谢性脑病、颅内病变和中毒性脑病等，则提示肝性脑病。

轻微型肝性脑病（过去称亚临床肝性脑病）无

明显精神和神经症状，其诊断主要依靠神经电生理检查（如视觉诱发电位、听觉诱发电位及躯体诱发电位检查等）及神经心理学测试（如数字连接试验、临界闪烁频率检测等）。

对于临床显性肝性脑病目前仍沿用West-Haven分级标准，将肝性脑病分为1期（认知障碍期）、2期（扑翼样震颤期）、3期（昏睡期）及4期（昏迷期）。

6. 肝细胞癌 不同病因肝硬化患者发生肝细胞癌的风险不同。乙型肝炎或丙型肝炎肝硬化患者的风险最高，如未经有效抗病毒治疗，每年有3%～5%的患者发生肝细胞癌。其诊断、鉴别诊断及治疗请参见本书专门章节。

【诊断】★★△△

完整的诊断需包括是否有肝硬化、肝硬化病因、是否有肝硬化并发症及肝功能分级情况（如Child-Pugh评分及MELD评分）。在慢性肝病史（包括肝炎史、饮酒史、用药物、输血史、社交史及家族史）及症状、体征（如可有乏力、腹胀、黄疸、肝掌、蜘蛛痣、脾大等）的基础上，以下标准有助于诊断肝硬化。

1. 肝活检组织病理学显示弥漫性肝纤维化及假小叶形成，即可诊断为肝硬化。

2. 如果没有肝组织病理学，以下5条中符合2条以上者，可临床诊断为肝硬化。

（1）胃镜显示食管胃底静脉曲张。

（2）影像学检查：超声显像、CT或MRI有肝硬化的影像学特征。

（3）肝弹性测定：肝硬度＞13 kPa。

（4）肝合成功能减低：血清白蛋白降低、凝血酶原时间延长。

（5）血小板、白细胞或血红蛋白降低等脾功能亢进的表现。

【鉴别诊断】★★△△

1. 出现肝大时，需与慢性肝炎、肝棘球蚴病、华支睾吸虫病、淀粉样变性、结节病、淋巴瘤、原发性肝细胞癌及慢性白血病等病相鉴别。

2. 出现脾大时，应与疟疾、慢性白血病、血吸虫病、布氏杆菌病、Gauer病、Nimann-Pick病、淋巴瘤、多发性骨髓瘤等病相鉴别。

3. 出现并发症时的鉴别包括：出现食管胃底静脉曲张等门静脉高压表现时，应与先天性肝纤维化、特发性门静脉高压、巴德-吉亚利综合征、肝窦阻塞综合征（过去称肝小静脉阻塞综合征）等非肝硬化性门静脉高压相鉴别。出现腹水时，应与心功能不全、缩窄性心包炎、肾病综合征、结核性腹膜炎、腹腔内原发或转移性肿瘤及巨大卵巢囊肿等鉴别。出现肝性脑病表现时，应与低血糖、尿毒症、糖尿病酮症酸中毒等鉴别。出现肝肾综合征时，应与慢性肾小球肾炎、急性肾小管坏死等鉴别。

【治疗】★★★△△△

（一）病因治疗

如能去除或有效控制致病因素，可减轻或逆转肝纤维化及早期肝硬化。因此，对于肝硬化患者，应尽可能明确病因并给予病因治疗。例如，在乙型肝炎肝硬化患者，采用替卡韦、替诺福韦酯等药物进行规范的长期抗病毒治疗；对于丙型肝炎患者，选用适合的小分子直接抗病毒方案治疗3～6个月，在绝大多数患者可以有效清除丙肝病毒。对于血吸虫病感染者，应给予规范的抗血吸虫治疗。对于酒精性肝硬化患者，彻底戒酒是治疗的关键所在。对于自身免疫性肝炎所致肝硬化者，如果有转氨酶及IgG明显升高等疾病活动征象，可严密观察下给予规范的免疫抑制治疗（泼尼松单用或联合硫唑嘌呤）。对于Wilson病患者，应给予青霉胺和（或）锌制剂等药物进行规范的祛铜治疗。对于血色病患者，需采用定期放血疗法以减少体内铁负荷。

（二）一般支持疗法

肝硬化患者往往全身营养状况差，需要加强休息和调节饮食习惯。

1. 休息 代偿期肝硬化患者可从事不过分繁重的工作，但应注意劳逸结合，以不感疲劳为度。失代偿期肝硬化患者应以休息为主，但鼓励适当的体力活动以保持基本肌力、心肺功能等身体功能。

2. 饮食 肝硬化患者的饮食原则应是高热量、足够蛋白质、充足维生素和低盐饮食。蛋白质以每日1～1.5 g/kg为宜，饮食以瘦肉、鱼肉、鸡肉等优质蛋白质为主。对有肝性脑病前驱症状者，应暂时限制蛋白质摄入量，但不宜长期过分限制甚至或禁止蛋白质饮食，以免导致蛋白质营养不良，更容易发生肝性脑病。肝硬化患者严禁饮酒，宜低盐饮食，尤其有腹水者更应限制钠的摄入。有食管静脉曲张者，应避免进食坚硬粗糙的食物。

（三）并发症

本节仅介绍腹水、自发性腹膜炎、肝肾综合征及肝性脑病的治疗，食管胃底静脉曲张及破裂出血的预防和治疗请参见本章第14节。

1. 肝硬化腹水

（1）一般治疗：肝硬化腹水患者应适当休息、低盐饮食（每日盐摄入量不超过 6 g）。有稀释性低血钠者应限水，每日水入量不超过 1500 ml。

（2）一线治疗

1）合理应用利尿药物：一般采用保钾的螺内酯和排钾的呋塞米联合应用（其比例为 100 mg：40 mg）；早晨顿服利尿效果好，且可减少夜间排尿对睡眠的打扰。可根据体重变化情况，每 3～5 天来调整剂量（每天最大剂量：螺内酯为 400 mg，呋塞米为 160 mg）。对于无外周水肿患者，每日体重下降不宜超过 0.5 kg。因应用螺内酯而出现男性乳房发育、性欲下降等不良反应者，可换用盐酸阿米洛利或氨苯蝶啶。

2）避免应用肾毒性药物：如非甾体抗炎药及氨基糖苷类抗生素。

（3）二线治疗

1）停用扩血管活性药物，如非选择性 β 受体阻滞药、血管紧张素转换酶抑制药、血管紧张素受体拮抗药等。对于血压仍偏低者，可应用盐酸米多君等药物。

2）对于有稀释性低钠血症者，可应用选择性血管加压素受体 V2 拮抗药托伐普坦。

3）大量放腹水及补充人血白蛋白：对利尿药治疗无效的张力性腹水患者，可在大量放腹水（4～6 L/d）的同时给予静脉输注白蛋白，每放约 1 L 腹水，补充 4～6 g 白蛋白。

4）经颈静脉肝内门 - 体静脉分流术（TIPS）。

（4）三线治疗

1）肾替代治疗。

2）腹腔静脉 Denver 分流。

3）肝移植。

2. 自发性腹膜炎

（1）除一般支持治疗外，强调早期、足量应用抗菌药物。细菌培养阳性者参考药敏试验结果给药，如细菌培养阴性，则应按最常见的革兰阴性需氧致病菌（即大肠埃希菌或肺炎克雷伯杆菌）选用静脉滴注头孢类抗生素，如头孢噻肟、头孢哌酮或头孢他啶等，用药时间不少于 2 周。

（2）国外有研究表明，抗菌药物联合人血白蛋白可延缓肝硬化 SBP 患者急性肾损伤的发生，但对远期预后影响有限。

（3）国际指南推荐，对于消化道出血者，采用诺氟沙星 400 mg/d，共 7 d，来预防自发性腹膜炎；长期用药只限于曾患自发性腹膜炎而预防再发者。此外，肠道非吸收抗菌药物利福昔明可广谱、强效抑制肠道内细菌生长，具有杀菌或抑菌、免疫调节和抗炎活性，可预防 SBP 反复发生。

3. 肝肾综合征

（1）一般治疗： 卧床休息，给予高热量、易消化饮食，密切监测血压、尿量，保持液体平衡。监测肝功能、肾功能及临床评估伴随的肝硬化并发症状况。避免过量摄入液体，防止液体超负荷和稀释性低钠血症发生。

（2）停用利尿药和非选择性 β 受体阻滞药、血管紧张素转换酶抑制药、血管紧张素受体拮抗药等药物。

（3）药物治疗

1）特利加压素联合人血清白蛋白：特利加压素联合人血清白蛋白效果明显，优于单用特利加压素或人血清白蛋白。白蛋白的剂量为第 1 天 1 g/kg，随后 20～40 g/d 或 10～20 g/d；特利加压素的起始剂量为 1 mg/4～6 h，如经过 3 d 治疗，SCr 较基线水平未下降至少 25%，则特利加压素可逐渐加量，最大剂量可增至 1 mg/4～6 h，维持治疗直至 SCr 下降至＜133 μmol/L。

治疗应答定义为：SCr 缓慢而进行性下降至＜133 μmol/L，并且动脉压、尿量和血钠浓度增加。应答者停药后一般复发较少见，若复发，可再使用特利加压素。

2）托伐普坦：对伴有顽固性腹水及低钠血症的 HRS，可使用托伐普坦。

3）肾替代治疗：应用血管收缩药物治疗无效且满足肾替代治疗标准的 1 型 HRS，可选择肾替代治疗或人工肝支持系统等。不推荐 2 型 HRS 行肾替代治疗。

4）TIPS：对血管收缩药物治疗无应答且伴大量腹水的 2 型 HRS 可行 TIPS 治疗。不推荐 1 型 HRS 行 TIPS 治疗。

5）肝移植：肝移植是 1 型和 2 型 HRS 的首选治疗方法。1 型 HRS 患者短期内病死率高，应优先列入肝移植计划。

4. 肝性脑病

氨中毒学说仍被认为是肝性脑病的主要发病机制之一，因此治疗的主要目的是清除体内的氨。

（1）治疗或去除可能的诱发因素。如上消化道出血、高蛋白饮食、饮酒、应用镇静药、过度利尿、低血容量、低血钾、感染、手术（包括 TIPS）等。

（2）合理控制蛋白饮食、减少氨的产生。低蛋白饮食可减少氨的产生，肝功能失代偿时应控蛋白质摄入量不超过 70～80 g/d；发生肝性脑病时，每日蛋白质摄入量不超过 40 g，患者苏醒后可逐渐增加。

应特别注意，肝硬化时因肝代谢氨的能力下降，一部分氨在肌肉中代谢，如果过分限制蛋白质摄入会导致肌肉量下降，使血氨反而更易升高。因此，对肝硬化患者不应过分限制蛋白质的摄入。对于肝性脑病1～2级的患者，非蛋白质能量摄入量为104.6～146.4 kJ/（kg·d），蛋白质起始摄入量为0.5 g/（kg·d），之后逐渐增加至1.0～1.5 g/（kg·d）；肝性脑病3～4级患者，推荐非蛋白质能量摄入量为104.6～146.4 kJ/(kg·d)，蛋白质摄入量为0.5～1.2 g/(kg·d)。

（3）减少氨的吸收。乳果糖在结肠内可被细菌降解，产生乳酸及乙酸，使 NH_3 变成 NH_4^+，同时它还改善肠道微生态，减少内毒素的产生与吸收。乳果糖常用剂量为20 g（30 ml），每日3次口服，以维持大便每日2～3次为宜。如不能口服，用60～100 ml灌肠亦可。乳梨醇与乳果糖类似，剂量为500～750 g，每日分3次服用。

（4）促进氨的清除。近年多个有对照的研究报道L-鸟氨酸-L天门冬氨酸每日20 g静脉滴注，或6～9 g，每日3次口服，对治疗肝性脑病有效。

（5）其他。利福昔明可有效维持肝性脑病的长期缓解并可预防复发。提高肝硬化患者智力测验结果，改善轻微型肝性脑病。我国批准剂量为每次400 mg，每8小时口服1次，需要与乳果糖联合应用。益生菌与乳果糖联合应治疗可降低肝性脑病患者血氨水平，减少肝性脑病的复发，并对轻微型肝性脑病患者有改善作用。对于临床上伴有代谢性碱中毒的肝性脑病患者可静脉输注精氨酸。

支链氨基酸可用于肝硬化肝性脑病患者的营养支持，但对肝性脑病本身无确切疗效。谷氨酸盐降低脑组织中氨水平的作用有限，且可能造成脑水肿，国际主流指南目前均不推荐本药用于治疗肝性脑病。与急性肝衰竭时伴有明显脑水肿和颅内高压的肝性脑病（A型）不同，肝硬化患者肝性脑病（C型）一般不伴有明显的脑水肿，故一般不建议应用甘露醇等脱水药治疗。

（四）肝移植

肝移植是治疗终末期肝病最终和最有效的手段。在合格的肝移植中心，肝硬化患者肝移植术后1年、3年及5年的存活率应分别为90%、80%及80%以上。失代偿期肝硬化Child-Pugh C级（＞10分）或MELD＞12分者，如果患者及家属有肝移植的意愿，应转诊到有肝移植条件的中心进行全面系统的专业评估，以确定是否需要肝移植并选择合适的肝移植时机，以免因病情过重而失去肝移植的机会。

【预后】★★△△

肝硬化的预后取决于病因、肝功能代偿程度及有无并发症。对于酒精性肝硬化、自身免疫性肝炎肝硬化或乙型、丙型肝炎肝硬化等，如能及时确诊并给予积极的病因治疗，病变可趋静止甚至部分逆转。Child-Pugh分级和MELD评分有助于判断预后。失代偿期肝硬化患者的常见死亡原因包括上消化道大出血、肝性脑病、继发感染和肝肾综合征等。

（王 宇 欧晓娟 贾继东）

第14节 门静脉高压

门静脉高压（portal hypertension）是以门静脉系统血流增加和（或）阻力增加为血流动力学特点，以脾大、脾功能亢进和侧支循环开放为主要临床表现的一组症候群，常导致腹水、食管胃底静脉曲张破裂出血。其病因多种多样，但最常见者为各种原因所致的肝硬化。

【解剖学】★★△△

门静脉系统由肠系膜上静脉和脾静脉汇合而成，具有以下特点：①门静脉是肝的功能性血管，收集胃肠道、脾、胰、胆囊的血液，携带丰富的营养物质并输送到肝；②其起、止两端均为毛细血管，起始于胃、肠、胰、脾的毛细血管网，终端为肝血窦；③门静脉系统的血管均无瓣膜；④门静脉与腔静脉之间存在较多的交通支（侧支循环），在门静脉高压时可开放。

【病因和分类】★★△△

各种原因所致的肝硬化是门静脉高压的最重要病因，占所有病因的90%以上，而近年非硬化性门静脉高压也逐渐受到重视。引起肝硬化的病因详见相关章节，本节简要介绍几种常见的引起非硬化性门静脉高压的疾病。

（一）肝（窦）前性门静脉高压

1. 门静脉海绵样变 是肝门部或肝内门静脉分支慢性部分性或完全性阻塞后，门静脉血流受阻引起的代偿性侧支循环或阻塞后（如血栓形成）再通所形成的改变。凝血系统异常或易栓性疾病可引起本病，临床可表现为反复消化道出血，脾轻度或中度大，肝功能基本正常，腹部超声或增强 CT、MRI 为主要诊断手段。

2. 特发性非肝硬化性门静脉高压 又称肝门静脉硬化，其发病可能与肝内门静脉和血窦内皮细胞受损伤有关，慢性感染、毒物或药物及免疫因素等均可导致本病。其病理特点：①为汇管区间质纤维化，但无明显炎症坏死，肝小叶结构基本保留；②部分汇管区可见门静脉壁增厚，管腔狭窄甚至闭塞；而另有汇管区或其周围有腔大壁薄的门静脉，并因压力增高而向肝实质内疝出；了部分汇管区见不到小胆管伴行的门静脉支；因门静脉供血比例降低而动脉供血代偿性增加，可导致结节性再生性增生。其临床特征为：大多数患者有明显的脾大和食管胃底静脉曲张，但肝功能在较长时间内维持正常或仅有轻度异常，仅部分患者最终进展至肝功能失代偿。

3. 先天性肝纤维化 为常染色体隐性遗传病，因先天性肝内小叶间胆管板发育异常所致，常伴多囊肾和 Caroli 病。本病多在 10 岁以内即出现肝、脾大及门静脉高压，其特点是肝功能储备基本正常。组织学可见肝实质被宽窄不一的纤维间隔分隔，肝细胞范围缩小，但肝小叶结构保留，肝索排列整齐，多可见中央静脉，肝实质内无明显炎症。纤维间隔内可见不同程度增生的小胆管（即胆管板发育畸形），汇管区几乎无炎性细胞浸润，间隔内可见小动脉分支，但缺乏相应直径的门静脉（即门静脉缺失）。

4. 血吸虫病肝纤维化 多有血吸虫病病史或在疫区生活过，临床表现为肝、脾大，肝超声显像可见肝实质呈网格状，血吸虫病相关检测如大便环卵沉淀、直肠黏膜活检寻找虫卵，血清免疫学检测（酶联免疫吸附或酶联免疫印迹技术）亦有助于本病的诊断。

（二）肝内（窦）性门静脉高压

1. 各种原因所致的肝硬化

2. 非肝硬化性肝实质病变：肝结节病、淀粉样变性、结核病、良恶性结节、多囊病、急性重型肝炎和急性妊娠期肝炎等。这些疾病可直接压迫门静脉及其分支，或通过体液因子或神经反射机制导致门静脉高压。

（三）肝（窦）后性门静脉高压

1. 肝窦阻塞综合征（HSOS）或肝小静脉阻塞疾病（HVOD） 因肝血窦内皮、肝小叶中央静脉和小叶下静脉损伤，导致肝血窦流出道梗阻、管腔狭窄或闭塞而导致，常见于恶性血液病或实体瘤行大剂量化疗和（或）放疗后，尤其是骨髓移植术后患者，以及使用含有吡咯双烷类生物碱的肝毒性药物的患者。临床表现为黄疸、腹痛、肝大、肝区疼痛、腹水和体重增加。组织学可见肝组织淤血，肝窦扩张，尤其是肝小静脉壁增厚、纤维化、管腔狭窄甚至闭塞。

2. 巴德 - 吉亚利（Budd-Chiari）综合征 由血液病、肿瘤、妊娠或感染等导致的肝静脉或肝段下腔静脉阻塞引起的瘀血性门静脉高压和（或）下腔静脉高压症候群。临床表现为肝大、脾大、腹水、腹壁静脉曲张、下肢水肿等，肝功能储备相对较好，大多数患者经彩色多普勒超声显像、增强 CT/MRI 或血管造影可确诊。

3. 急性肝静脉系统血栓形成 多和易栓性疾病有关，>50% 的患者有原发性骨髓增生性疾病，口服避孕药和妊娠是促发因素。临床表现为静脉炎综合征，即腹痛、发热、肝大且痛、大量腹水，可伴功能性肾衰竭，偶有脑病和肝衰竭表现。因增强 CT、肝静脉造影有可能导致肾功能损害，而肝活检有出血的风险，故可采用超声多普勒、MRI 进行诊断。治疗以肝素抗凝血、放腹水、扩容、抗感染为主，必要时可采用局部溶栓，无效者可行颈静脉肝内门 - 体静脉分流术（TIPS）或肝移植术。

4. 心源性疾病所致门静脉高压 心瓣膜病、心肌病或限制性心包炎所致的右心回心血流受阻，至下腔静脉和（或）上腔静脉系统瘀血。这类疾病的特点是有活动后气急、肝大、腹水、颈静脉怒张，超声显像或其他影像学检查可见肝静脉和下腔静脉扩张。

【临床表现】★★★△△△

1. 腹水 如血清腹水白蛋白梯度（serum-ascites albumin gradient，SAAG，即血清白蛋白浓度减去腹水白蛋白浓度的差值）≥11 g/L，则提示为门静脉高压所致，但不能区分门静脉高压的具体病因。如果 SAAG <11 g/L，则提示非门静脉高压性腹水，可能由原发性或转移性腹膜肿瘤、结核性腹膜炎、肾病综合征、胰源性腹水、结缔组织病或肠道梗阻等造成。SAAG 区分门静脉高压性腹水和非门静脉高压性腹水的诊断准确度可达 97%。

2. 脾大和脾功能亢进 脾静脉血液回流入门静脉的量占门静脉血流总量的 20%～40%。门静脉高压时，脾静脉内血液回流受阻，造成阻塞性瘀血性脾大。脾大是诊断门静脉高压的必备条件，并常伴有脾功能亢进的表现，如白细胞和（或）血小板减少，也可有红细胞减少。

3. 侧支循环建立和开放 门静脉压力增高，超过 1.98 kPa（200 mmH_2O）时，可导致门静脉系统与腔静脉之间建立多部位门 - 体侧支循环。

（1）常见的门 - 体侧支循环的扩大与开放：包括①食管胃底静脉曲张，其中食管下段的曲张静脉容易破裂，可导致严重上消化道大出血。②腹壁静脉曲张，由出生后已经闭合的脐静脉与附脐静脉重新开放而形成；极度扩张的静脉在脐部形成一簇水母头状向四周放射。③直肠静脉曲张，由门静脉系统的直肠（痔）上静脉与腔静脉系统的直肠（痔）中、下静脉吻合扩张而形成。④腹腔脏器与腹膜后组织形成广泛的侧支循环，脾静脉、胃静脉血流经隔静脉、左肾上腺静脉而至左肾静脉形成脾肾分流。

（2）异位或罕见部位静脉曲张：主要发生在十二指肠、空肠、回肠、结肠、直肠和肠造口处等，也可发生在腹膜、胆囊及胆总管、肾盂、膀胱及输尿管、阴道等处。

4. 门静脉高压性胃肠病 指门静脉高压患者伴发的胃肠黏膜下病变，主要由黏膜下小静脉扩张所致，在门静脉高压患者中发生率达 50% 以上，临床表现无特异性，诊断须依靠内镜和组织学检查。内镜下表现为各种形态的充血性红斑（尤其是“蛇皮”征或马赛克征、樱桃红斑）和糜烂，伴有或不伴有炎性细胞浸润。

【辅助检查】★★△△

1. 血常规 白细胞计数和血小板下降常提示脾功能亢进。

2. 生化学 肝硬化性门静脉高压常伴肝功能异常，非肝硬化性门静脉高压大多无明显肝功能障碍。SAAG≥11 g/L 可鉴别门静脉高压性腹水与非门静脉高压性腹水。

3. 胃镜 可直接观察有无食管胃底静脉曲张及其程度，并显示有无出血危险性。诊断为肝硬化者无论有无消化道出血史，均应常规进行胃镜检查。

4. 影像学检查 腹部超声显像对诊断肝硬化、脾大、腹水和侧支循环的开放有很大价值，并可测量门静脉血流速度与血流量，是诊断门静脉高压的最常用辅助检查。其他影像学检查如 CT、MRI，均可诊断肝硬化和门静脉高压，多层快速扫描 CT 门静脉成像技术能清晰显示门静脉主干及其属支、侧支循环开放，为内镜或手术方式选择、术后了解吻合口通畅情况及有无血栓形成等提供有价值信息。

5. 肝静脉压力梯度测定 正常门静脉压力在 9.6～17.5 mmHg（13～24 cmH_2O），如果禁食平卧时门静脉压力（PVP）>22 mm Hg（30 cmH_2O）即为门静脉高压。临床上常通过测定和计算肝静脉压力梯度（HVPG），来判断门静脉高压程度最有效的指标。

通过股静脉或颈内静脉插入球囊导管，依次测定下腔静脉压力（IVCP）、肝静脉自由压力（FHVP）、肝静脉嵌塞压（WHVP），然后计算出 HVPG（即 WHVP-FHVP）。根据 2015 年发表的 BAVENO Ⅵ国际门静脉高压共识，HVPG>5 mmHg 即存在门静脉高压；HVPG>10 mmHg 为临床显著性门静脉高压，可发生静脉曲张。当 HVPG>12 mmHg 时可发生静脉曲张破裂出血，而 HVPG>20 mmHg 则提示预后不良。

同时，HVPG 的测定可以用于区分门静脉高压的类型。肝（窦）前性门静脉高压时，FHVP 正常、WHVP 正常或稍低，因此 HVPG 基本正常或稍低；肝内（窦）性门静脉高压时，FHVP 正常、WHVP 升高，HVPG 升高；肝（窦）后性门静脉高压时，三者均升高。需要注意的是，有些疾病在不同阶段可能表现出不同的 HVPG 水平，如 PBC 和血吸虫肝病早期，表现为窦前性门静脉高压，但随着病情进展，假小叶形成，又可表现为窦性门静脉高压。HSOS 时，除中央静脉发生病变，肝窦内皮也受到破坏，出现肝窦阻塞，因此也可表现为窦性门静脉高压。HVPG 测定还可用于评价治疗效果，如 HVPG 下降到 12 mmHg 以下或比基线值下降 20% 以上，则判为对治疗有应答，发生出血或再出血、腹水、自发性腹膜炎的风险明显降低。

【诊断】★★★△△

门静脉高压的临床诊断应包括：①有无门静脉高压存在；②门静脉高压的类型及病因；③判断发生出血及其他潜在的并发症的风险。

根据上述病史、临床表现和辅助检查，诊断门静脉高压并不困难。病因诊断则从常见病着手，检查肝功能、各型肝炎病毒标志物、血吸虫病免疫诊断检测（环卵沉淀、酶联免疫吸附或酶联免疫印迹技术）。B 超、CT、MRI 等影像学检查对肝前型和肝后型门静脉高压病因有很高的定性诊断价值，肝活检病理学检查对各型肝硬化病因可提供有意义的信息。

【治疗】★★★△△

1. 病因治疗 对巴德 - 吉亚利综合征及时有效解除梗阻或压迫，对原发疾病如肝硬化进行病因治疗。

2. 食管胃底静脉曲张破裂出血的预防和治疗

（1）预防首次出血（一级预防）：肝硬化伴有轻度静脉曲张但有红色征者或肝功能 Child-Pugh C 级

者，可应用非选择性β-受体阻滞药（普萘洛尔）预防首次出血。

肝硬化伴有中、重度静脉曲张者，可应用非选择性β-受体阻滞药（普萘洛尔、纳洛多尔或卡维地洛）或EVL预防首次食管静脉曲张破裂出血。

应用普萘洛尔的患者，起始剂量为10 mg，每天2次，可渐增至最大耐受剂量，使静息心率下降到基础心率的75%或静息心率达50～60/min，收缩压不低于90 mmHg。卡维地洛为同时具有阻断α_1受体作用的非选择性β受体阻滞药，可降低肝血管张力和阻力；其起始剂量为6.25 mg，每天1次，如能耐受可于1周后增至12.5 mg，每天1次，应监测血压使收缩压不低于90 mmHg。需注意，有顽固性腹水或血压偏低的患者，应停用非选择性β-受体阻滞药。接受EVL一级预防者，需每6个月或1年行胃镜监测。TIPS及外科分流或断流手术不推荐用于一级预防。

（2）控制急性出血

1）血管加压素及其类似物：特利加压素（三甘氨酰赖氨酸血管加压素）是一种人工合成的血管加压素缓释剂，可有效控制急性静脉曲张出血，并可降低出血相关的病死率。特利加压素1 mg，每4小时1次，静脉注射或持续泵入滴注，首剂可加倍，维持治疗特利加压素1 mg，每12小时1次，疗程为3～5天。没有条件应用特利加压素者，可应用垂体后叶素0.4 U/min持续静脉滴注，出血停止后再继续滴注几小时，一般不超过24 h。垂体后叶素的主要不良反应有腹痛、血压升高、心律失常、心绞痛，严重者可发生心肌梗死；故建议同时静脉滴注硝酸甘油（起始剂量40 μg/min，最大剂量为400 μg/min，使血压维持在90 mmHg以上），以减少不良反应，并对降低门静脉压有协同作用。

2）生长抑素及其类似物：除可收缩内脏血管外，并通过抑制胰高血糖素的释放起到降低门静脉压力、减少奇静脉血流和降低曲张静脉内压的作用，从而控制急性出血。生长抑素作用迅速，静脉注射后30 s起作用，90 s达最大效应，首剂250 μg静脉注射后以250 μg/h速度连续静脉滴注。奥曲肽是人工合成的八肽生长抑素类似物，半衰期长，常用剂量为首剂100 μg静脉缓慢注射，继以25～50 μg/h持续静脉滴注。奥曲肽止血迅速，疗效肯定，安全可靠，不良反应少。

药物治疗无效者则需行三腔两囊管压迫或急诊内镜止血，EVL是急诊内镜治疗的首选术式。药物或急诊内镜治疗失败患者，可考虑行TIPS或外科分流术。

（3）预防再次出血（二级预防）：首次出血后1～2年再出血的发生率平均为66%，病死率约为33%。非选择性β-受体阻滞药＋EVL是最佳选择。目前公认的药物是口服普萘洛尔，可从每次10 mg、每日3次的小剂量开始，根据患者耐受性逐渐增加剂量，达到使患者心率下降25%，收缩压应不低于90 mmHg。需注意，有顽固性腹水或血压偏低的患者，应停用非选择性β-受体阻滞药。每6个月或1年监测胃镜1次。

对肝功能为Child-Pugh A或B级而反复发生消化道出血的患者，应考虑行TIPS治疗。终末期肝病则应适时考虑肝移植。

3. 腹水的治疗 非肝硬化性门静脉高压腹水多在控制病因后得以缓解，其他对症治疗请参阅肝硬化腹水。

4. 脾功能亢进的治疗 对于严重脾功能亢进者，外科脾切除术或脾动脉栓塞治疗均可获得肯定疗效，但会增加感染和门静脉血栓形成的风险，应充分权衡利弊。

【预后】★△

肝硬化性门静脉高压，预后与并发症的出现及严重程度有关。对症治疗可延长患者生存期，改善生活质量，但不能改变原发病的进展。对于非肝硬化性门静脉高压如能及时有效地控制病因，则预后大多良好。

（王　宇　贾继东）

第15节　肝占位性病变

肝占位性病变（space-occupying lesions）是所有肝局灶性病变的总称，可分为良性病变和恶性病变两大类（表11-16）。

表 11-16 常见肝占位性病变

良性占位病变
囊性病变
肝囊肿：单纯性肝囊肿、多囊肝等
寄生虫病：肝棘球蚴病等
肝脓肿：细菌性肝脓肿、阿米巴性肝脓肿、结核性肝脓肿等
局灶性病变：局灶性脂肪肝、肝结核、局灶性结节性增生、结节性再生性增生等
良性肿瘤：肝血管瘤、肝腺瘤、错构瘤等
恶性占位病变
原发性肝癌：肝细胞性癌、胆管细胞癌、混合细胞癌
原发于肝脏的其他肿瘤：肝腺瘤、恶性淋巴瘤等
转移性肝癌：其他器官或系统肿瘤转移到肝

肝血管瘤和肝囊肿是最常见的良性肝占位病变，原发性肝癌是最常见的恶性占位性病变。本章主要介绍肝囊肿、肝血管瘤、原发性肝细胞癌及转移性肝癌的临床特征及诊疗要点。

一、肝囊肿

非寄生虫性肝囊肿包括多种类型的肝囊肿，如孤立性肝囊肿、多囊肝、非遗传性胆管扩张、创伤性囊肿、梗阻性囊肿、肿瘤性囊肿及副十二指肠等。本节仅介绍常见的孤立性肝囊肿和多囊肝。

【病因】

1. 孤立性肝囊肿★△ 孤立性肝囊肿不伴有其他器官的囊肿，可是先天性的，但非遗传性。多为单发，亦可为多发性，但与多囊病（polycystic disease）不同。

孤立性肝囊肿的起源尚不明确，囊肿壁上存在柱状上皮细胞提示来源于肝内胆管；有些孤立性肝囊肿缺乏上皮层，提示可能系创伤所致。

2. 多囊肝★★△△ 多囊肝（polycystic liver disease，PLD）为多囊病的肝表现，可分为两类：一类为成人多囊病，肝囊肿并不和肝内其他的胆管系统相交通；另一类肝内囊肿通常和胆管系统相交通，包括先天性肝纤维化、婴幼儿多囊肾、Meckel-Gruber综合征、Jeune 综合征、Ivemark 综合征，这些疾病的共同特征是伴有胆管板畸形（DPM）。成人多囊肝属于第一类，常与成人多囊肾伴发，约有 50% 的多囊肝患者合并有多囊肾，而 50%～88% 的多囊肾合并有多囊肝。多囊肝还可合并有脾、胰腺、卵巢和肺囊肿。肝囊肿的患病率随年龄增加而升高，20～30 岁时患病率约为 20%，60～70 岁上升至 75%。

成人多囊肝简称多囊肝，是一种常染色体显性遗传疾病。目前所知道的多囊肝的发病主要与 4 个基因有关：*PRKCSH*、*SEC63*、*PKD1*、*PKD2*。其中 PDK-1 位于 16 号染色体（16p13.3）上，能够编码多囊蛋白 1，在上皮细胞分化、成熟及细胞之间的互相作用中起重要作用。该蛋白功能的丧失被认为是囊肿形成的先决条件，其他因素也可能参与囊肿形成，但是确切机制仍不清楚。最新研究表明，本病的形成至少与 3 个过程有关：①细胞的增殖、分化和凋亡；②细胞外基质的相互作用；③液体的分泌。某些激素、生长因子、细胞因子能够影响这些过程，促进囊肿的形成和增大。

【病理学】★△

1. 孤立性肝囊肿 病理检查显示囊肿大小不等、外观光滑、半透明状，囊壁厚度不超过 1 cm，通常为单室，但也有少数为多室。内壁光滑，囊液为浆液性、黏液性或半固体状。组织学检查可见囊壁分为 3 层：外层由中密度的纤维组织组成，其中含有血管、胆管及肝实质细胞；中层含致密的纤维组织和血管；内层含低密度的纤维组织，表面附以单层柱状上皮。肝囊肿钙化灶少见。囊液通常为透明、无菌、无细胞成分，囊肿出血时囊液可为血性。

2. 多囊肝 依据囊肿的大小和数目的不同，肝可能是正常大小或明显增大。囊肿可能弥漫分布，也可能局限于一叶（通常是肝左叶）。肝表面可能会变形。囊肿大小差别可以很大，直径通常不超过 10 cm，最大的容量在 1 L 以上；较大的囊肿可能是相邻囊肿之间的间隔破裂融合形成。大体标本切面呈蜂窝状改变；腔体有薄壁组成，含有清澈或棕色液体；由于与胆道不相连，所以不含有胆汁。

组织学上，肝小叶结构及肝细胞正常。囊肿外周通常被纤维结缔组织包绕，内层为柱状或立方上皮细胞。

【临床表现】

1. 孤立性肝囊肿★★△△ 由于超声显像检查的普及，孤立性肝囊肿的发现率明显增加。在出生至 90 岁的年龄之间均可见，女性多见，男：女之比为 1：4。大多数患者无症状，有症状者可出现肝区疼痛不适、腹胀、腹泻、恶心、呕吐、食欲缺乏、体重下降等。亦可见囊肿出血、感染、破裂，以及囊肿过大引起的压迫症状。

2. 多囊肝★★★△△△ 其起病隐匿，早期常无症状。随着肝体积的增大可出现腹胀、腹痛及腹部包块，影响患者的正常生活。囊肿伴发感染、出血时患者可出现发热、腹痛等不适。极少数多囊肝晚期患者可出现黄疸、腹水、脾大、食管静脉曲张等肝衰竭症状。女性患者在妊娠时囊肿可能增大。激素替代治疗可引起肝囊肿每年增加约5%，但症状并未加重，大多不会中断激素替代治疗。

肝功能检查多正常，血清碱性磷酸酶及谷氨酰转肽酶可能会升高，但胆红素一般正常。血清糖类抗原CA19-9可能会升高，其水平与囊液的浓度及多囊肝的体积相关。

【诊断及鉴别诊断】★★△△

1. 孤立性肝囊肿 孤立性肝囊肿的诊断并不难，通常超声检查即可确诊，但鉴别诊断时必须追问有无家族史，并检查有无肾、胰腺等其他脏器的囊肿，有胆管板畸形（ductal plate malformation，DPM），以除外多囊病。

2. 多囊肝 多囊肝的诊断主要依据影像学检查。超声显像是目前最常用的影像学方法，可发现直径>1 cm的囊肿；CT和MRI对直径<1 cm的囊肿有更高的分辨率和敏感性。在临床与影像学上，需要与肝棘球蚴病相鉴别，后者的特点为可见囊肿囊（子囊）及钙化灶，结合流行病学、病原学及免疫学检查，可资鉴别。

由于多囊肝是基因突变所致，使分子诊断成为可能。分子诊断近年来逐渐成熟，常用的分子诊断方法有基因连锁、单链构象多态性分析、变性高效液相色谱分析、RNAse酶切保护法、荧光素原位杂交技术等。但目前尚未广泛应用于临床。

【治疗】

1. 孤立性肝囊肿★★★△△△ 孤立性肝囊肿的预后很好，无症状者通常不需要治疗。对于有症状的孤立性肝囊肿，直径>5 cm或出现疼痛、体重下降、阻塞性黄疸、感染、囊肿内出血、囊肿破裂、有蒂囊肿的扭转或发生绞榨、或怀疑囊肿恶变者，可予以治疗。

（1）非手术治疗：可在穿刺引流的基础上注入无水乙醇等药物，以毁损囊肿壁、消除或减少囊液分泌。但此方法复发率高，仅对部分患者有效。

（2）手术治疗：治疗方法是开窗术，通常需要切除至少1/3的囊壁，近年来采用腹腔镜进行开窗术，手术创伤小，效果也类似于开腹手术。为减少术后复发，可在切除部分囊壁的同时用网膜填塞囊肿，以防止囊肿开窗闭合，确保囊液引流到腹腔内。

2. 多囊肝 大多数多囊肝患者没有症状，无须治疗，可长期生存，癌变也非常罕见。对于有症状的患者，只能进行对症治疗以缓解症状、改善生活质量。

目前的治疗主要包括囊肿穿刺抽液、囊肿穿刺抽液注入硬化剂、囊肿开窗、肝切除、肝切除联合囊肿开窗，但疗效均有限。肝移植只针对症状严重的患者，5年生存率高达80%以上。

近几年来，药物治疗的研究发展迅速，cAMP成为一个前景可观的治疗靶点，生长抑素类似物、mTOR抑制药、V_2受体拮抗药的临床疗效研究正成为研究热点。基因治疗理论上能从基因水平控制疾病进展，并在临床试验中证明其在减小囊肿体积，缓解患者症状方面发挥一定的作用，但其价格高昂，且长期安全性、有效性、可行性还需进一步临床验证。

二、肝血管瘤

肝血管瘤是最常见的肝良性实质性肿瘤，女性与男性发病率约为6∶1。本病可发生于任何年龄，但尤以30～50岁女性居多。有学者认为血管瘤起源于胚胎性肝内血管芽，故实质上是一种先天性错构瘤。另外，临床上可见妊娠期或口服避孕药者，其血管瘤可迅速增大而出现症状，提示女性激素在海绵状血管瘤发展中具有促进作用。

【病理学】★△

组织学上分为硬化型血管瘤、血管内皮细胞瘤、毛细血管瘤和海绵状血管瘤4型，其中以海绵状血管瘤最多见。海绵状血管瘤大体呈暗红色或紫红色，常位于肝包膜下，右叶多见，多为单发，5%～10%为多发。多数质软，囊状感，部分患者呈灰白色，质硬伴机化；一般与肝实质分界清楚，有完整的纤维包膜，切面呈海绵状或囊状腔隙。有时血管瘤内可见血栓形成和瘢痕，偶有钙化。

显微镜下，血管瘤由薄的结缔组织间隔分隔，其内血管大小不一、形状不规则。管腔表面被覆单层扁平内皮细胞，腔内有成纤维细胞及胶原纤维，并可有滋养血管及毛细胆管，亦可见血栓形成、变性及机化等。迄今尚无血管瘤恶变的报道。

【临床表现】★★△△

大多数患者因瘤体小而无症状，多在体格检查及其他原因剖腹手术时偶然发现。有症状者，多为腹部隆起及压迫感，部分患者有腹部胀痛，极少数因血管瘤破裂出血流向腹腔或胆道，以及大血栓形成等，引起急腹症。另有零星个案报道显示，巨大血管瘤可引起发热，其机制可能为中心部位的坏死及血管内皮细胞分泌致热性细胞因子。

肝血管瘤偶尔可产生以下严重并发症。

1. 血管瘤破裂：通常因外伤、粗暴体检、分娩时急产及人工呼吸挤压胸廓等造成，可导致腹腔内出血、休克；偶可见自发性破裂出血。带蒂血管瘤扭转及瘤内出血侵及胆道可造成胆道出血等并发症。

2. 婴幼儿可合并血小板减少性紫癜及纤维蛋白原缺乏征，引起出血、溶血，即 Kasabach-Merritt 综合征。造成凝血因子缺乏的主要原因可能是巨大的瘤体内血流缓慢，消耗破坏血小板及凝血酶原。

3. 女性患者可有难以纠正的低色素性贫血。

4. 少数患者因血管瘤导致动静脉瘘使回心血量增多、心脏负担加重，而出现严重充血性心力衰竭。

【影像学检查】★△

1. 超声显像检查 肝血管瘤往往由腹部超声检查首先发现，其敏感性很高，甚至可检出直径在 1 cm 以下的小血管瘤，但其特异性不高。肝血管瘤典型超声表现为均质强回声、边缘清楚及后壁声影增强的肝内实质占位，中心可出现小的低回声区，并可见网状或线状增强。65%～75% 的血管瘤呈现上述典型表现，其余病灶呈低回声、等回声或混合回声。彩色多普勒超声可显示病灶内血流，其敏感性和特异性高于一般超声显像。

2. 计算机断层扫描（CT） 大部分病灶呈圆形或卵圆形，少数为分叶状或不规则形。平扫呈低密度，且密度均匀（有脂肪者例外）。大的血管瘤病灶中央可见更低密度区，呈裂隙状、星形或不规则形；更低密度区代表瘢痕组织、血栓形成或出血灶。增强早期，病灶边缘呈棉絮状或结节状强化，增强区域逐渐向中心扩展，<2～3 cm 的血管瘤可出现边缘与中心同时强化。延迟扫描期，病灶呈等密度或较高密度充填。

3. 磁共振检查（MRI） 血管瘤在 T_1 加权像上呈低信号，而在 T_2 加权像上呈明显高信号，常被形容为“灯泡征”，且信号强度均匀（特别是小的血管瘤），边缘清晰，与周围肝组织反差明显。“灯泡征”是血管瘤在 MRI 的特异性表现，极具诊断价值。MRI 检查注射造影剂后的增强模式同 CT。MRI 诊断血管瘤的敏感度与特异度分别为 85% 和 95%。

4. 肝血管造影 血管造影对诊断血管瘤敏感而特异，但在 CT、MRI 等非创伤性检查已经普及的今天，已很少使用。在动脉期可见肝动脉及主要分支扩张，较大的血管瘤可致血管推移。血管瘤区域内有许多血管湖，散布于瘤体周围，典型者呈半弧形或马蹄形，注射造影剂后 12 s 各血管湖（血窦）即呈大小不一的棉絮团或葡萄状，20～30 s 后仍不消失，静脉期仍可见广泛散在的血管湖阴影，瘤体中心往往不染色，此乃血栓与纤维机化的反映。造影剂的这种“快进慢出”现象是血管瘤特有的。

【诊断及鉴别诊断】★△

肝血管瘤的临床表现无特异性，其诊断主要依靠影像学检查。大多数患者肝功能正常，少数巨大血管瘤患者可出现贫血、白细胞计数及血小板计数减少。

肝血管瘤主要需与原发性肝癌（尤其是甲胎蛋白阴性者）及转移性肝癌相鉴别。目前，增强 MRI 对血管瘤的诊断和鉴别诊断最有价值。

【治疗】★△

无症状的血管瘤，特别是直径<5 cm 者，可密切随访观察，每隔 6 个月超声检查 1 次。一旦发现肿瘤生长迅速或有明显的不适症状，再结合全身情况选择相应的治疗。

1. 手术治疗 仅 10% 的肝血管瘤需要手术治疗。其适应证为：①有明显症状者，如肝区疼痛、上消化道压迫症状；②有破裂倾向或已发生破裂者；③瘤体巨大者，直径>10 cm；④肝血管瘤伴有无法解释的贫血者；⑤瘤体伴有大流量的动静脉瘘或凝血功能障碍（Kasabach-Merritt 综合征）者；⑥血管瘤与肝癌无法明确鉴别者。

相对手术指征：①瘤体直径在 5～10 cm，但邻近肝门或下腔静脉，如继续增大则明显增加手术难度和风险；②瘤体增大较快者。

巨大肝血管瘤合并妊娠时，如在妊娠 3 个月内，应终止妊娠；如果已妊娠 8 个月，宜行剖宫产术，以避免在分娩时用力过度造成瘤体破裂出血。可在剖宫产术后择期处理血管瘤。

单发性肝血管瘤可根据其大小及部位，选择局部肝切除、肝段切除或规则性肝叶切除。手术切除后复发率较低，预后良好。

2. 栓塞治疗 适用于症状明显的巨大肝血管瘤而又不能耐受切除者，或婴幼儿肝巨大血管瘤伴充血性心力衰竭者。经皮、经股动脉插管至肝固有动脉，注入明胶海绵、无水乙醇、弹簧钢圈、鱼肝油酸钠或淀粉微球等栓塞剂，以达到阻断血供、缩小瘤体、缓解症状之目的。但由于受血管瘤自身血流动力学因素的影响，介入栓塞治疗的效果有限且复发率较高。

3. 射频消融 射频消融包括超声引导下经皮穿刺，以及腹腔镜下或开腹手术直接穿刺两种途径。腹腔镜下射频消融术，不仅克服了经皮消融受血管瘤部位制约的缺点，同时可直视确定射频针的穿刺点，显著降低血管瘤穿刺出血的风险，是一种很有前途的微创治疗方法。

三、原发性肝细胞癌

【流行病学】★△

原发性肝细胞癌（hepatocellular carcinoma，HCC）是常见的消化系统恶性肿瘤之一，因其死亡率很高，故严重影响人类健康。在我国，肝细胞癌（HCC）占原发性肝癌的90%，而胆管细胞癌及混合型仅各占5%。据世界卫生组织统计，原发性肝细胞癌的发病率位居全世界肿瘤发病率的第五位，死亡率第二位，世界各地原发性肝细胞癌发病率总体上呈上升趋势；据2012年统计，全世界每年约有新发肝癌病例782 000，约75%的病例发生在亚洲，约50%发生在中国。目前我国肝癌发病率位居全国恶性肿瘤发病率的第二位，死亡率位居第三位。

【病因】★★△△

不同地区HCC的病因不尽相同。我国HCC的主要致病因素为慢性病毒性肝炎特别是慢性HBV感染，在部分地区还包括食物黄曲霉毒素污染、饮水蓝绿藻污染等；吸烟、饮酒及遗传因素等也起一定作用。

1. 病毒性肝炎

（1）HBV与HCC的关系：HBV与HCC有密切、特定的因果关系。在全球范围内HBV感染和HCC流行率地理分布相吻合，HBsAg携带者HCC发病率是阴性患者的100倍。我国为HBV中高流行地区，多项研究显示，我国HCC患者HBsAg阳性率可高达90%左右，男性、年龄较大、肝硬化及有HCC家族史者危险性更高。

HBV除通过形成肝硬化而导致HCC外，还有直接致癌作用。HBV-DNA整合到人基因组中可使一些癌基因（如*N-ras*）激活或使一些抑癌基因失活；HBV的X蛋白能与*p53*基因结合，使后者失去抑癌功能。动物实验表明，感染HBV的土拨鼠和树鼠都可发生HCC。

（2）HCV与肝癌的关系：HCV感染是西方国家及日本终末期肝病的首位原因，也是HCC的首要病因；HCV所致HCC绝大多数发生在肝硬化基础上。无论在HBV感染率高或低的国家，病例对照研究和队列研究均显示HCV与HCC有关；HCC患者癌组织及癌周肝组织中可检出HCV复制的中间体（HCV-RNA负链）；感染HCV的黑猩猩在7年之后可以发生肝癌。

2. 食物被黄曲霉毒素污染 流行病学研究显示，人群中黄曲霉毒素B_1（AFB_1）摄入量（主要为霉变的玉米或花生）与HCC死亡率呈正相关；AFB_1可使HBV携带者患HCC的风险提高3倍；动物实验证实AFB_1可导致肝损害并诱发肝癌；分子生物学研究发现AFB_1可导致*p53*突变（249密码子）并失去抑癌活性。

3. 饮水被蓝绿藻污染 我国的流行病学研究提示，HCC死亡率与饮水污染程度呈正相关，且饮水污染是一个独立于HBV与AFT以外的另一个肝癌危险因素，改变饮水类型后肝癌死亡率有下降趋势。饮水中的致癌物质目前尚未完全明了，蓝绿藻污染可能是其重要因素之一。动物实验表明，给大鼠饮用污染水（沟宅水、溏水）较饮用井水更易促进黄曲霉毒素诱癌的发生。

4. 各种原因引起的肝硬化 HBV、HCV所致肝硬化发生HCC的风险最高，酒精性肝硬化、遗传性血色病所致肝硬化患者HCC发生率也较高，而自身免疫性肝炎肝硬化、原发性胆汁性胆管炎、Wilson病所致肝硬化发生HCC相对较低。值得注意的是，非酒精性脂肪性肝炎所致的肝硬化及HCC，在西方国家终末期肝病和HCC中已占重要地位，在我国也逐渐增多。

【病理学】★△

HCC的传统大体分为巨块型、结节型与弥漫型。本方案简单实用，临床医师较易掌握。其具体诊断规范参照我国《原发性肝癌规范化病理诊断指南（2015年版）》。

纤维板层型肝癌（fibrolamellar HCC）是HCC的一种特殊类型，由于癌细胞巢被平行的板层状排列的胶原纤维隔开而得名。其临床特点为：①多见于青年，HBV多阴性且很少伴肝硬化；②肿瘤常单发，生长较慢、AFP多为阴性；③手术切除率高，且不论切除与否预后均较好。

【临床表现】★★△△

1. 症状 早期肝癌多无症状；中、晚期肝癌症状多，但无特异性，且全身情况迅速恶化，一般治疗难以缓解。

（1）消化系症状：常见有食欲减低、恶心、腹胀及腹泻等。在部分患者，肝区疼痛可为HCC的首发症状，可能是因为肿瘤迅速增大使肝包膜张力增加、癌结节包膜下破裂或癌结节破裂出血等所致。

（2）乏力、消瘦和发热：常是中、晚期HCC的主要临床表现。乏力和消瘦可因肿瘤的代谢产物及进食少等引起，严重者可出现恶病质。发热多因肿瘤坏死、合并感染及肿瘤代谢产物引起，多为不规则低热，一般不伴寒战。

2. 体征

（1）肝大与肝区肿块：进行性肝大和肝包块是中、晚期HCC最常见的体征。

（2）黄疸：为HCC的常见体征之一，因癌肿压迫或侵入胆管、肝门区转移的肿大淋巴结压迫胆管、胆总管癌栓形成或肝功能障碍等所致。通常一旦出现黄疸，多属晚期，但肝门区HCC及合并胆管内癌栓者可较早出现黄疸。

（3）腹水：除原有的肝硬化门静脉高压可引起腹水外，门静脉主干癌栓引起者常迅速增长为张力较大的腹水；而有肝静脉或下腔静脉癌栓者腹水更为严重，且常伴下肢水肿、腹痛。另外，癌结节破裂可引起血性腹水，癌浸润腹膜可引起癌性腹水。

（4）其他：如脾大、下肢水肿、右侧胸腔积液等。

3. 旁癌综合征（paraneoplastic syndrome） 是指由于癌组织分泌影响机体代谢的异位激素或生理活性物质所引起的一组特殊症候群，有时可出现于HCC症状之前，成为首发症状。常见者包括低血糖症、高钙血症、高胆固醇血症、高纤维蛋白原血症、红细胞增多症、血小板增多症。罕见者包括高血压、高血糖症、皮肤卟啉症、肥大性骨关节炎、甲状腺病变、性早熟、类癌综合征、多发性神经病变等。

4. 转移 HCC多通过血行转移，其次为淋巴转移，亦有直接蔓延、浸润或种植者。肝外转移以肺部最常见，其次为骨、肾上腺、横膈、腹膜、胃、肾、脑、脾及纵隔。

5. 并发症 常见有上消化道出血、HCC破裂出血、肝性脑病、肝衰竭、肾衰竭、腹水、胸腔积液、感染及肺梗死等。

【辅助检查】★★★△△△

1. 肝癌诊断标志物

（1）甲胎蛋白（alpha fetoprotein，AFP）：AFP至今仍为我国诊断HCC最常用的血清标记物。凡无明显肝病活动证据，但AFP超出正常范围者，尤其是持续或进行性升高者，应高度怀疑HCC。血清AFP升高用于诊断HCC的敏感性和特异性取决于其诊断界值的设定，以及肿瘤大小和分化程度。总体来说，仍有＞30%的HCC患者呈阴性或低水平。

应注意鉴别可引起AFP升高的其他疾病。大量肝细胞坏死时肝细胞再生及慢性肝病活动均可引起暂时性AFP升高。另外，泌尿生殖系统肿瘤特别是畸胎瘤也可引起AFP升高。文献报道，极其少见的能分泌AFP的肝细胞型胃癌也可引起血清AFP升高。

（2）异常凝血酶原（des-γ-carboxyl prothrombin，DCP）：又称维生素K缺乏或拮抗药诱导的蛋白（PIVKA-Ⅱ），是肝癌细胞合成的凝血酶原前体羧化不足而产生的，在排除维生素K缺乏的前提下，被认为是HCC的特异性标志物。AFP和PIVKA-Ⅱ可以相互补充，能够提高对直径≤50 mm小肝癌的诊断敏感性和特异性 。

（3）其他肿瘤标志物：AFP扁豆凝集素异质体3（如AFP-L3）、岩藻糖苷酶（α-L-Fucosidase，AFU）、γ-谷氨酰转移酶同工酶Ⅰ等对HCC也具有一定的诊断价值，可作为对AFP的补充手段。

2. 影像学检查

（1）超声显像：肝超声显像是HCC最常用的诊断方法。多呈低回声病灶，其内有血流信号，并可观察门静脉内有无瘤栓。其优点是无放射性损害、且价格相对较低廉，因而易于重复应用。但其不足之处是有检查盲区，检查结果受仪器性能、操作者经验与操作细致程度的影响。近年来超声造影技术的出现提高了超声对HCC的诊断价值。

（2）电子计算机断层扫描（computed tomog raphy，CT）：目前三期或多期快速增强扫描CT已成为HCC诊断的常规检查，对于直径＞2 cm的占位比较容易做出正确的诊断。其典型CT表现为平扫低密度灶，注入造影剂后在动脉期快速强化、门静脉期快速消退，即表现为“快进快出”。

（3）磁共振显像（magnetic resonance imaging，MRI）：MRI对于鉴别肝占位的性质有较大优势，尤其是近年特殊造影剂的应用更进一步提高了其对HCC的诊断价值。常用造影剂包括细胞外对比剂（钆喷酸葡胺）、肝低特异性对比剂（钆贝葡胺）和肝细胞高特异性对比剂（钆塞酸二钠）。

HCC的MRI表现：①在T_1加权像上病灶多呈高、低混合信号区，反映病变的坏死或局部脂肪变；亦有不少癌结节在T_1示等信号强度，少数呈高信号强度。②在T_2加权像上呈不规则、不均匀的高信号。③病灶周围可见低于肿瘤及正常肝组织的线条状低信号影（“假包膜”）。④肿瘤内间隔比假包膜薄，为低信号强度。⑤肝内、外血管癌栓形成，在T_1加权像上为中等信号，在 T_2 加权像是高信号。细胞外对比剂增强特征同增强 CT，即“快进快出”。而注射肝细胞高特异性对比剂钆塞酸二钠后，动脉期、门静脉期及静脉期增强同上；延迟扫描，可见正常肝细胞内有明显摄取而呈高信号，但 HCC 病灶内无明显摄取呈低信号，因而形成对比，使发现和鉴别病灶的能力提高。

（4）肝动脉造影：肝动脉造影对 HCC 的分辨率为 1～2 cm，确诊率为 74%～94%，如做低压灌注性造影、碘油造影和延迟摄片，其分辨率及确诊率可进一步提高。由于超声、CT、MRI 等技术的发展，单纯做肝动脉造影已相对减少。但碘油 CT（即经肝动脉注入碘油后 7～14 d 再做 CT）技术在微小 HCC 及 HCC 切除术后亚临床复发转移的诊断和治疗中仍具有较大价值。

（5）正电子发射断层显像（PET-CT）：PET-CT 是影像与生化检查相结合的新技术，能反映病灶局部生化代谢情况，全身扫描可发现病灶及判定病变部位的代谢活性，从而判断良、恶性病变。本技术对确诊 HCC 的价值有限，但有助于判断 HCC 有无肝外转移及复发，因而主要用于局部消融、放射介入、外科切除及肝移植术前的评估及术后复发的监测。

3. 细针穿刺活检 具有典型 HCC 影像学特征的占位性病变，通常不需要肝穿刺即可做出诊断。对于缺乏典型 HCC 影像学特征的占位性病变，可通过肝穿刺活检进行病理检查，以确定诊断、指导治疗、判断预后。

肝穿刺的主要风险是出血或肿瘤经针道种植。因此，术前应检查血小板和凝血功能，对于有严重出血倾向或严重心肺、脑、肾疾病和全身衰竭的患者，应避免肝穿刺活检。肝穿刺活检需要在超声或 CT 引导下进行，为了避免肿瘤结节破裂和针道种植，在选择穿刺路径需要经过正常的肝组织，避免直接穿刺肝表面的结节。推荐在肿瘤和肿瘤旁肝组织分别穿刺 1 条组织，以便客观对照、提高诊断准确性。肝穿刺的病理诊断存在一定的假阴性率，故阴性结果不能完全排除 HCC 的可能。

【鉴别诊断】★★△△

1. AFP 阳性肝占位 AFP 升高需要排除妊娠、生殖腺胚胎性肿瘤、急慢性肝炎、肝硬化、肝内胆管结石、胃癌、胰腺癌或伴肝转移、前列腺癌等。另外，罕见有良性家族性 AFP 增高，应注意鉴别。

2. AFP 阴性肝占位 有肝占位但 AFP 水平不高或仅轻度升高时，需与下列疾病鉴别：肝海绵状血管瘤、肝囊肿、肝包虫及肝脓肿，转移性肝癌及肝其他肿瘤，以及瘤样病变如肝腺瘤、中胚叶恶性肿瘤、炎性假瘤、局灶性结节样增生等。

【早期发现与早期诊断】★★★△△△

1. 对高危人群的定期监测是早期发现 HCC 的主要途径 在我国，发生 HCC 的高危人群主要包括慢性 HBV 和（或）HCV 感染者、长期酗酒者、非酒精性脂肪性肝炎者、长期食用被黄曲霉毒素污染食物者，以及各种原因所引起的肝硬化。有 HCC 家族史者及年龄 >40 岁的男性风险更大。对于上述人群，一般建议至少每 6 个月进行一次 AFP 联合超声检查，以发现早期 HCC、提高生存率。

2. HCC 的临床诊断标准及诊断路线 2017 年版中国原发性肝癌诊疗规范建议，对于有乙型肝炎或丙型肝炎者，或者任何原因引起的肝硬化者，应至少每 6 个月进行一次超声及 AFP 检测。如发现肝结节或 AFP 有持续或动态升高，则应做普通细胞外造影剂钆贲替酸葡甲胺（Gd-DTPA）动态增强 MRI、肝细胞特异性造影剂钆塞酸二钠（Gd-EOB-DTPA）动态增强 MRI、动态增强 CT 或超声造影检查。

（1）对于肝内直径>2 cm 的结节，上述 4 种影像学检查中只要 1 项显示 HCC 的典型特征，即可临床诊断为 HCC。

（2）对于肝内直径>2 cm 的结节，上述 4 种影像学检查均无 HCC 的典型特征者，应行肝活检病理学检查。

（3）对于肝内直径≤2 cm 的结节，上述 4 项影像学检查中至少有 2 项显示 HCC 的典型特征，则可临床诊断为 HCC。

（4）对于肝内直径≤2 cm 的结节，且上述 4 种影像学检查中无或只有 1 项检查有 HCC 典型特征，可进行肝穿刺活检行病理学检查，或每 2～3 个月进行影像学随访以确立诊断。

（5）对于 AFP 持续或动态升高，但影像学检查未发现相应占位病变者，应每 2～3 个月进行 AFP 及影像学随访。

2012 年欧洲肝病学会及 2018 年美国肝病学会指南则推荐，在肝硬化患者中：对于>1 cm 的结节，如果增强 CT 或增强 MRI 显示典型的 HCC 血供特征，即可诊断为 HCC；如果无 HCC 典型影像学特征，则建议肝穿刺检查。对于<1 cm 的结节，建议每 3～6 个月进行影像学复查。对于肝活检病理学检查阴性者，应每 3～6 个月进行影像学复查；必要时再次行肝活检。

2017年亚太指南则建议，无论肿瘤大小，一旦动态CT、动态MRI或超声造影检查可见典型血管征象，便可依据影像学检查确诊HCC。若肝结节的血供征象不典型，则应进一步检查；利用肝细胞特异性造影剂钆塞酸二钠增强MRI可检测出极早期HCC病变（包括高度异型增生结节和早期HCC）。

【分期】★★★△△△

HCC的分期对于评估预后、选择合理治疗方案至关重要。影响HCC患者预后的因素很多，包括肿瘤因素（如大小、数目、部位及组织分化程度等）、肝功能储备（如Child-Pugh及MELD评分等，详见肝硬化章节）及美国东部肿瘤协作组（ECOG）全身状态评分（PS 0级，正常活动；PS 1级，有些症状，但活动仍几乎正常；PS 2级，需卧床，但白天卧床时间＜50%；PS 3级，需卧床，且白天卧床时间＞50%；PS 4级，完全卧床）。

目前国内外有多种HCC分期方案，欧美国家应用最多的是巴塞罗那分期（BCLC）。2017年版中国原发性肝癌诊疗规范建议，将HCC分为7期（Ⅰa/Ⅰb期、Ⅱa/Ⅱb期、Ⅲa/Ⅲb期及Ⅳ期）：单个肿瘤者为Ⅰ期（直径＜5 cm为a，＞5 cm为b），多个肿瘤者为Ⅱ期（2～3个为a，4个以上为b），有血管侵犯或肝外转移者即为Ⅲ期（有血管侵犯为a，有肝外转移者为b），肝功能Child-Pugh C级或全身状态为ECOG PS 3～4级者即为Ⅳ期。

【治疗原则】★★★△△△

多科学团队决策过程 HCC的治疗手段很多，主要包括外科手术切除、肝移植、局部消融、放射介入、新的分子靶向药物治疗以及姑息性对症支持治疗等。它们都有各自的适应证、禁忌证及不同的疗效和不良反应，因而并不适合所有的患者。治疗方案的选择应主要依据各种疗法的循证医学证据级别。

在选择治疗方法时，不仅要考虑某种手术或操作本身的成功率，而且要考虑其实际治疗效果；不仅要考虑对肝肿瘤的效果，而且要考虑对肝功能储备及全身状态的影响，特别是对生存期和生存质量的影响；同时也要考虑到医疗资源公平分配及合理应用问题。

理想的工作模式是由肝内科、外科、肿瘤科、介入科、影像科、病理科等组成多学科团队，每周定期进行多学科讨论，参照国内外权威的HCC诊疗规范、指南及共识，结合患者的具体病情、当地的医疗资源和技术条件，并充分考虑患者个人的意愿，在权衡各种治疗方法的利弊后，制订出对改善患者病情（肿瘤学应答、生存期及生活质量）最有益处、同时也符合卫生经济学原则的合理方案。

【治疗方法】★★★△△△

（一）外科手术切除

HCC的外科手术切除可使HCC患者获得长期生存。在术前应对患者进行全面评价：①常采用美国东部肿瘤协作组提出的功能状态评分（ECOG PS 1～4分）来评估患者的全身情况。②采用Child-Pugh评分（1～15分，A、B、C三级）、吲哚菁绿（ICG）清除试验评价肝功能储备情况。③如预期保留肝组织体积较小，则采用CT和（或）MRI测定剩余肝的体积，并计算剩余肝体积占标准化肝体积的百分比。一般认为Child-Pugh A级、ICG15＜20%～30%，是实施手术切除的必要条件。④剩余肝体积须占标准肝体积40%以上（肝硬化患者）或30%以上（无肝硬化患者），也是实施手术切除的必要条件。

HCC切除术的主要适应证为：①肝储备功能良好的Ⅰa/Ⅰb期和Ⅱa期HCC，尽管有研究显示对于直径≤3 cm的肝癌，切除和射频消融疗效无差异，但最近的研究显示外科切除的远期疗效更好。②在部分Ⅱb期和Ⅲa期肝癌患者中，手术切除有可能获得比其他治疗方式更好的效果，但需更为谨慎的术前评估。相关研究显示，在满足手术安全性的条件下，肿瘤数目≤3个的多发性肝癌患者可能从手术获益；若肿瘤数目＞3个，即使已手术切除，在多数情况下其疗效也并不优于TACE等非手术治疗。

（二）原位肝移植

肝移植是HCC根治性治疗手段之一，尤其适用于有失代偿期肝硬化背景、不适合切除的小肝癌患者，其5年存活率可达75%。合适的适应证是提高HCC肝移植远期效果、保证宝贵的供肝资源得到公平合理应用的关键。

HCC肝移植适应证国际上主要采用米兰（Milan）标准（单个肿瘤直径＜5 cm，或肿瘤数目＜3个、最大直径＜3 cm；不伴有血管及淋巴结的侵犯）和美国加州大学旧金山分校（UCSF）标准（单个肿瘤直径＜6.5 cm，或肿瘤数目＜3个、最大直径＜4.5 cm，或肿瘤直径之和＜8 cm；不伴有血管侵犯及肝外转移）等。我国2017年原发性肝癌诊疗规范也推荐采用UCSF标准。国内学者陆续提出了多个不同的标准，均不同程度地扩大了HCC肝移植的适用范围，可使更多的HCC患者受益，据报道并未明显降低术后总体生存率和无瘤生存率，但尚需开展多中心前瞻性研究以获得更高级别的循证医学证据。

（三）局部消融治疗

局部消融治疗也属于根治性治疗，主要包括射频消融（radiofrequency ablation，RFA）、微波消融（ microwave ablation，MWA）、冷冻治疗、高功率超声聚焦消融（high power focused ultrasound ablation，HIFU）以及无水乙醇注射治疗（percutaneous ethanol injection，PEI）等。局部消融最常用超声引导，而CT及MRI结合多模态影像系统可用于观察超声无法探及的病灶。

消融的路径有经皮、腹腔镜或开腹3种方式。大多数的小肝癌可以经皮穿刺消融。位于肝包膜下的肝癌，特别是突出肝包膜外的肝癌，经皮穿刺消融风险较大，或者影像学引导困难的肝癌，可考虑经开腹消融和经腹腔镜消融的方法。

局部消融治疗适应证：①适用于单个肿瘤直径≤5 cm；或肿瘤结节不超过3个、最大肿瘤直径≤3 cm。②无血管、胆管和邻近器官侵犯及远处转移，肝功能分级为Child-Pugh A级或B级的肝癌患者，可获得根治性的治疗效果。③对于不能手术切除的直径3～7 cm的单发肿瘤或多发肿瘤，可联合TACE。

（四）介入治疗

TACE治疗是HCC非手术治疗的最常用方法之一。应严格掌握临床适应证，注意保护患者的肝功能，强调治疗的规范化和个体化。如经过4～5次TACE治疗后，肿瘤仍继续进展，应考虑换用或联合其他治疗方法，如外科手术、局部消融和系统治疗及放疗等。

TACE主要适应证包括：①Ⅱb期、Ⅲa期和Ⅲb期的部分患者，肝功能分级Child-Pugh A级或B级，ECOG评分0～2分；②可以手术切除，但由于其他原因（如高龄、严重肝硬化等）不能或不愿接受手术的Ⅰb期和Ⅱa期患者；③多发结节型肝癌；④门静脉主干未完全阻塞，或虽完全阻塞但肝动脉与门静脉间代偿性侧支血管形成；⑤肝肿瘤破裂出血或肝动脉-门静脉分流造成门静脉高压出血；⑥控制局部疼痛、出血以及栓堵动静脉瘘；⑦肝癌切除术后，DSA可以早期发现残癌或复发灶，并给予介入治疗。

TACE禁忌证包括：①肝功能严重障碍（Child-Pugh C级），包括黄疸、肝性脑病、难治性腹水或肝肾综合征；②凝血功能严重减退，且无法纠正；③门静脉主干完全被癌栓栓塞，且侧支血管形成少；④合并活动性肝炎或严重感染且不能同时治疗者；⑤瘤远处广泛转移，估计生存期＜3个月者；⑥恶病质或多器官功能衰竭者；⑦肿瘤占全肝比例≥70%癌灶（如果肝功能基本正常，可考虑采用少量碘油乳剂分次栓塞）；⑧外周血白细胞和血小板显著减少，白细胞计数$<3\times10^9$/L（但非绝对禁忌，如脾功能亢进者，与化疗性白细胞减少有所不同），血小板计数$<50\times10^9$/L；⑨肾功能障碍，肌酐＞177 μmol/L（2 mg/dl）或肌酐清除率＜30 ml/min。

（五）放射治疗

外放射治疗是利用放疗设备产生的射线（光子或粒子）从体外对肿瘤照射。适用于伴有门静脉或下腔静脉癌栓或肝外转移的Ⅲa期、Ⅲb期肝癌患者，多属于姑息性放疗，有一部分患者肿瘤缩小或降期，可获得手术切除机会。肝外转移包括淋巴结转移、肺转移、骨转移、肾上腺转移、脑转移、腹膜和胸腔内膜转移等，也可用于等待肝癌肝移植前的治疗。对肝外转移的患者，外放疗可减轻疼痛、梗阻或出血等症状，使肿瘤发展减缓，从而延长生存期。中央型肝癌切缘距肿瘤≤1 cm的窄切缘术后可以辅助放疗。

内放射治疗是将放射性核素标记的粒子如^{90}Y微球疗法、^{131}I单克隆抗体、放射性碘化油、^{125}I粒子等，经机体管道或通过针道置入肿瘤内，持续近距离产生低能X射线、γ射线或β射线，以最大程度地杀伤肿瘤细胞。粒子置入技术主要包括组织间置入、门静脉置入、下腔静脉置入和胆道内置入等，分别治疗肝内病灶、门静脉癌栓、下腔静脉癌栓和胆管内癌或癌栓。

（六）全身治疗

对于没有禁忌证的晚期肝癌患者，全身治疗可以减轻肿瘤负荷、改善肿瘤相关症状、提高生活质量、延长生存时间。

1．分子靶向治疗 索拉非尼是一种口服多酪氨酸激酶抑制药，两项大型国际多中心Ⅲ期临床试验均证明，索拉非尼对于不同国家地区、不同肝病背景的晚期肝癌都具有一定的生存获益。常规推荐用法为400 mg，口服，每天2次。最常见的不良反应为腹泻、体重下降、手足综合征、皮疹、心肌缺血及高血压等，一般发生在治疗开始后的2～6

周，可用于肝功能 Child A、B 级的患者（对 Child A 级者生存获益更明显），但应用需注意对肝功能的影响。

2. 系统化疗 传统的细胞毒性药物如多柔比星、表柔比星、氟尿嘧啶、顺铂和丝裂霉素等，单药或传统联合用药对 HCC 的有效率均不高，且不良反应大，无法带来生存效益。有研究表明，含奥沙利铂的 FOLFOX4 方案在整体应答率、疾病控制率、无进展生存期、总生存期方面，均优于传统化疗药物多柔比星，且耐受性和安全性较好。因此，奥沙利铂在我国被批准用于治疗不适合手术切除或局部治疗的局部晚期和转移性肝癌。

化疗适应证主要为：①合并有肝外转移的晚期患者；②虽为局部病变，但不适合手术治疗和 TACE 者，如肝弥漫性病变或肝血管变异；③合并门静脉主干或下腔静脉瘤栓者；④多次 TACE 后肝血管阻塞和（或）TACE 治疗后复发的患者。

禁忌证包括：① ECOG PS 评分＞2 分，Child-Pugh 评分＞7 分；②白细胞计数＜3×10^9/L 或中性粒细胞计数＜1.5×10^9/L，血小板计数＜60×10^9/L，血红蛋白＜90 g/L；③肝功能、肾功能明显异常，氨基转移酶（AST 或 ALT）＞5 倍正常值和（或）胆红素显著升高＞2 倍正常值，血清白蛋白＜28 g/L，肌酐≥正常值上限，肌酐清除率＜50 ml/min；④具有感染发热、出血倾向、中至大量腹水和肝性脑病。

3. 免疫治疗 肝癌免疫治疗主要包括免疫调节药（如干扰素 α、胸腺素 α1 等）、免疫检查点阻断药（CTLA-4 阻断药、PD-1/PD-L1 阻断药等）、肿瘤疫苗（树突细胞疫苗等）、细胞免疫治疗（细胞因子诱导的杀伤细胞，即 CIK）。据报道，这些治疗手段均有一定的抗肿瘤作用，但尚待大规模的临床研究加以验证。

4. 病因治疗 对于合并有 HBV 和（或）HCV 感染且病毒复制活跃的 HCC 患者，预计生存期超过 6 个月以上者，应给予口服抗病毒药物治疗，以降低肝癌治疗的复发率。HBV 感染者宜选择强效、低耐药的药物如恩替卡韦、替诺福韦酯等终身治疗。HCV 感染者应根据病毒基因型及有无肝硬化选择相应的口服小分子抗病毒药物治疗。

（七）中医中药治疗

中医中药治疗有助于改善症状、提高机体抵抗力、减轻放化疗不良反应，从而提高生活质量。除采用传统的辨证论治、服用汤剂之外，我国药监部门业已批准了若干种现代中药制剂用于治疗肝癌，患者的依从性、安全性和耐受性均较好。但是，这些药物的确切疗效尚有待于系统、规范的临床研究进一步验证。

四、转移性肝癌

转移性肝癌又称继发性肝癌，是指人体其他器官的恶性肿瘤转移到肝后形成的肝恶性肿瘤。几乎所有实体肿瘤均可以转移到肝，其中最多见来源于结直肠癌；腹腔其他脏器恶性肿瘤肝转移也比较常见，如胃癌、胰腺癌等。另外，肝转移是肺癌最常见的肺外转移部位；而乳腺癌肝转移排在肺转移、骨转移之后，居第三常见转移部位。

【发病机制】★△

转移性肝癌的发生机制主要有：①肝接受门静脉及肝动脉的双重血供，许多重要腹部脏器的血液均向门静脉汇流，而且肝 Disse 间隙的滤过液可以提供丰富的营养物质，这是转移性肝癌高发的主要因素。②肿瘤还可以通过肝动脉、下腔静脉及肝静脉转移至肝。③淋巴转移也是转移性肝癌的另一种重要的发病途径。④肝邻近器官的恶性肿瘤可以直接浸润而累及肝。上述转移机制中以血行转移最为常见。

【病理生理】★△

转移性肝癌数目以多发最常见，并且同一患者的转移灶大小也多相似。大部分病理类型为腺癌，最常见来源于结直肠。转移癌肉眼通常呈白色，界限清楚，中央出血坏死，在肝表面形成特征性的脐状凹陷。

大部分转移癌的组织学特征与原发病灶相同或相似，但有小部分组织学特征与原发灶明显不同，以至于有些患者临床上仅有转移肝癌的表现，但找不到原发病灶。转移性肝癌的肝动脉血供较 HCC 少，可作为两者的鉴别要点之一。

【临床表现】★★△△

转移性肝癌的病程发展较缓和，通常不伴有肝炎及肝硬化等肝病基础，早期仅表现为原发肿瘤症状而无肝受累症状。当发生广泛肝转移时，可出现肝区疼痛、腹胀、食欲缺乏以及上腹部扪及肿块等肝受累症状，部分原发疾病症状轻微的患者以肝转移癌主诉首诊。晚期患者，因累及胆管或肝功能受损而出现黄疸，由于门静脉高压或低蛋白血症而出现大量腹水，预后不良。

【诊断及鉴别诊断】★★△△

若同时存在肝占位和合并其他脏器恶性肿瘤时，AFP阴性首先应考虑为转移性肝癌；但部分消化系统肿瘤特别是胃癌和胰腺癌伴肝转移时可出现AFP升高，但通常是低浓度的AFP升高。若AFP为阴性，既往无基础肝病背景，HBV和HCV均为阴性，肝癌结节多发、散在、形态较规则且大小相似，虽未发现肝外器官恶性肿瘤，也应首先考虑转移性肝癌的可能；必要时可通过细针穿刺病理学检查以帮助寻找原发灶。

其他器官恶性肿瘤术后出现肝结节，特别是伴有CEA、CA-199升高，应首先考虑转移性肝癌的可能。仔细询问病史、体格检查，以及必要的胃肠X线钡剂造影、超声或CT检查能发现原发灶的存在，可明确诊断。

【治疗】★★△△

目前转移性肝癌的治疗方案很多，包括手术、化疗（全身静脉化疗和介入治疗）、基因治疗和肝转移灶的局部治疗（射频消融、激光消融、无水乙醇注射和冷冻切除术）等。手术切除目前是唯一可获得治愈及长期生存的治疗手段。尤其对于结直肠癌肝转移，手术是目前最重要的治愈手段。回顾性对照研究证实，对于可切除的结直肠癌肝转移瘤，肝转移灶切除术可以明显延长5年存活率。

然而，大多数转移性肝癌对各种治疗应答不理想。转移性肝癌不经任何治疗5年生存率<2%，非手术治疗5年生存率<5%；单纯支持疗法预后更差，生存时间为3～24个月。

（王晓明　欧晓娟　贾继东）

第16节　肝　移　植

原位肝移植（orthotopic liver transplantation，OLT）已经成为治疗各种原因所致急性或慢性肝衰竭的最终和最有效手段。在过去的25年间，随着新型免疫抑制药物的应用和器官保存液的改进，以及围术期管理及移植术后并发症处理水平的提高，移植患者生存率显著提高，术后1年和10年生存率分别可达到96%和71%。

一、肝移植的适应证★★★△△△

（一）肝移植的一般适应证

一般来说，患有严重的急性或晚期慢性肝病，且内、外科常规治疗已经达到极限，同时尚能耐受手术者，均为肝移植的适应证（表11-17）。

表11-17　肝移植的一般适应证

急性肝衰竭
肝硬化并发症
腹水
难治性食管胃底静脉曲张破裂出血
门静脉高压性胃病引起的慢性胃肠道失血
肝性脑病
肝细胞癌
肝细胞合成功能障碍

（待　续）

（续　表）

有全身表现的肝代谢失常
Wilson病
遗传性血色病
α-1抗胰蛋白酶缺乏症
肝糖原贮积病
家族性淀粉样变性
原发性高草酸尿症
慢性肝病的全身并发症
肝肺综合征
门静脉性肺动脉高压

肝硬化患者一旦出现下述并发症，如腹水、肝性脑病、食管胃底静脉曲张破裂出血或肝细胞功能障碍，或MELD评分≥15分，均应该考虑进行肝移植评估。对等待肝移植的人群，应尽可能进行病因治疗，并处理各种并发症，如腹水、肝性脑病或食管胃底静脉曲张破裂出血。如果肝移植候选者出现肾功能不全恶化或其他快速肝失代偿的证据时，应迅速进行肝移植评估。

（二）肝移植特定疾病适应证

1. 急性肝衰竭　急性肝衰竭患者，应尽快转诊到肝移植中心。应用对乙酰氨基酚过量的患者，应评估其对医疗指导的依从性、心理健康的稳定性（社会心理学评估），并使之达到适当的期望值。

2. 乙型肝炎 HBV相关肝病患者移植前，应接受抗病毒治疗以抑制HBV复制，同时继续监测HCC。

3. 丙型肝炎 HCV感染与其他病因引起的肝硬化同样是肝移植适应证。肝移植前应考虑抗病毒治疗，以降低肝移植术后HCV复发的风险。

4. 酒精性肝病 对进行肝移植评估的酒精性肝病患者应尽早会诊，进行社会心理学评估，并制订治疗成瘾性的目标。

5. 自身免疫性肝炎 自身免疫性肝炎伴失代偿期肝硬化患者，对内科治疗无应答或不适合内科治疗的患者，应考虑肝移植。自身免疫性肝炎所致急性肝衰竭且不太可能恢复时，也是肝移植的指征。

6. 原发性胆汁性胆管炎（PBC） 失代偿期PBC化是肝移植适应证。严重的瘙痒、内科治疗无效，也可能是肝移植的适应证。

7. 原发性硬化性胆管炎（PSC） 对于PSC导致的失代偿期肝病，包括反复发作的胆管炎和败血症，肝移植是一种有效疗法。由于PSC伴炎症性肠病患者结肠癌的发病率较高，故移植前后均应每年进行结肠镜检查。

8. 代谢性肝病

（1）非酒精性脂肪肝或隐源性肝硬化失代偿期，也是肝移植的适应证。

（2）Wilson病所致急性肝衰竭是紧急肝移植的指征，对药物治疗无应答的Wilson病失代偿期肝硬化是肝移植的指征。对于神经、精神症状为主的Wilson病患者一般不建议肝移植，因为肝移植是否能有效改善其神经、精神方面的结局尚有争议。

（3）遗传性血色病所致肝硬化失代偿期，应在肝移植之前进行减铁治疗。

（4）α-1抗胰蛋白酶缺乏症所致失代偿期肝硬化患者，移植评估应包括肺功能检查及胸部影像学检测筛选以排除肺部疾病。

（5）遗传性淀粉样变伴多神经病者，最好在疾病早期特别是在心脏和眼部并发症发生之前进行肝移植，以减少肝淀粉样蛋白产生。因为这些并发症一旦发生，即使行肝移植也不能被有效改善。

（6）原发性高草酸尿症者，对药物治疗无应答的患者应考虑肝移植。在发生进展性肾病之前做肝移植或在伴有终末期肾病时行肝肾联合移植，可治愈原发性高草酸尿症。

9. 肝细胞癌 对于HCC肝移植的适应证，国际上采用最多的最严格的米兰（Milan）标准和稍放宽的加州大学旧金山（UCSF）标准。2017年中国原发性肝癌诊疗规范建议，对HCC肝移植采用UCSF标准（具体标准请参见肝细胞章节）。

10. 胆管癌 对于早期胆管癌的患者，由于肝实质疾病或解剖位置所限而不能手术切除者，可考虑肝移植结合新辅助放化疗。不建议对中、晚期胆管癌患者进行肝移植，因其复发率极高。

【肝移植的禁忌证】★★★△△

肝移植的禁忌证见表11-18。

表11-18 肝移植的禁忌证

MELD评分<15分
严重的心肺疾病
获得性免疫缺陷综合征
未戒断的酒精或违禁药物滥用
肝细胞癌伴转移扩散
未控制的败血症
影响肝移植手术的解剖异常
肝内胆管癌
肝外恶性肿瘤
暴发性肝衰竭，颅内压持续>50 mmHg或脑灌注压<40 mmHg
血管肉瘤
长期依从性差
缺乏足够的家庭或社会支持

二、肝移植受者的选择和术前评估 ★★△△

（一）肝移植受者选择的一般标准

患有不可逆性、进行性、致死性肝病，除肝移植外无有效治疗方法，尚能耐受肝移植手术，无肝移植手术的禁忌证，患者本人及家属对肝移植有充分的理解，可以考虑进行肝移植。

（二）肝移植受者的术前评估

虽然肝病的严重程度是启动肝移植评估的最初关注点，但尚需考虑多种其他重要的因素。美国肝病学会2014年版指南推荐的具体评估内容如下。

1. 年龄 在无明显合并症时，老年受者年龄（>70岁）并不是肝移植的绝对禁忌。

2. 营养 每一个肝移植候选人应完成营养评估。

3. 肥胖 对肥胖患者（WHO 1级或更高，即BMI 30～34.9以上），在肝移植之前需要进行膳食咨询，3级肥胖（BMI≥40）是肝移植的相对禁忌证。

4. 吸烟 肝移植候选人应禁止吸烟。

5. 冠状动脉疾病 心脏功能评估需要包括负荷

超声心动图作为初筛试验，有指征者应行心导管介入检查，以评估心脏危险因素。移植前有显著冠状动脉狭窄的肝移植候选人，应考虑先做血管重建术。

6. 肺动脉高压 通过常规的超声心动图，门静脉性肺动脉高压应在肝移植候选人中被排除。右心室收缩压≥45 mmHg是行右心导管插入术检查的指征。有门静脉性肺动脉高压的潜在受者应该由肺或心脏专家评估，进行血管扩张药的治疗。门静脉性肺动脉高压的潜在受者对药物治疗有应答，平均肺动脉压≤35 mmHg时，可以行肝移植。

7. 肝肺综合征 肝肺综合征在肝移植评估的患者中比较普遍，应通过脉搏血氧定量检查进行筛查。存在严重的肝肺综合征会增加病死率，此类患者应加快行肝移植评估。

8. 肾功能不全 肾功能不全需要在肝移植之前进行充分评估，以确定病因及预后。肝移植候选人出现肾衰竭时，包括慢性肾病肾小球滤过率<30 ml/min、透析超过8周的急性肾损伤或存在广泛的肾小球硬化，是肝肾联合移植的指征。

9. 肝外恶性肿瘤 有肝外恶性肿瘤的肝移植候选人，在进入移植排队之前应接受彻底治疗，达到足够的无瘤生存期。候选人还应进行与年龄相应的癌症风险因素筛查，例如结肠镜检查、乳房X线检查、宫颈脱落细胞涂片。

10. 感染性疾病 肝移植候选人在进行肝移植之前应筛查细菌、病毒和真菌感染。潜伏性结核的治疗应在肝移植之前开始。应鼓励接种肺炎球菌疫苗、流感疫苗、百日咳疫苗、白喉疫苗、破伤风疫苗。如需接种活疫苗（流行性腮腺炎疫苗、麻疹疫苗、风疹疫苗和水痘疫苗），应该在评估过程中早期给予。

11. 骨病 骨密度测定应作为移植评估的一部分，并在肝移植之前开始骨质疏松的治疗。

12. 社会心理评估 应评估患者对医疗指导的依从性和心理健康稳定性（社会心理学），并使之达到适当的期望值。患者进入等候者名单到术后未恢复独立功能期间，应该有足够的社会或看护者的支持，提供必要的帮助。

三、肝移植受者的手术方法★★△

（一）原位全肝移植

1. 经典原位肝移植 经典原位肝移植是指在体外静脉转流下，切除全部病肝（包括肝后下腔静脉），供肝植入时依次吻合肝上下腔静脉、肝下下腔静脉、门静脉、肝动脉和胆管。

2. 背驮式肝移植 背驮式肝移植又称保留下腔静脉的原位肝移植，即在切除受者病肝时，保留其肝后下腔静脉全部及肝静脉主干，将供肝的肝上下腔静脉与受者肝静脉（端-端）吻合。此外，尚有供肝下腔静脉与受者下腔静脉侧-侧吻合、直接端-侧吻合等几种术式。该术式不阻断受者下腔静脉，故无须体外静脉转流。

（二）原位部分肝移植

1. 减体积肝移植 减体积肝移植是按Couinaud的肝分段原则，根据供、受者体重比选择部分肝移植，通常肝左外叶或左叶移植给体重较供者小的受者，而肝右叶移植给与供者体重相似的受者。

2. 劈离式肝移植 劈离式肝移植是指将供肝一分为二，分别移植给两个不同的受者，是在减体积肝移植术式成熟的基础上创立的一种新技术。

3. 活体供肝肝移植 活体供肝肝移植是指供肝取自亲属或非亲属健康志愿捐献部分肝者，其疗效优于脑死亡尸体供肝的全肝移植术。根据受者的具体情况，供肝可选择活体肝的左外叶、左叶或右叶，活体供肝的切除应根据移植物重量和受者体重的比值（一般应在1%～4%）和供肝残余肝大小来决定。活体供者残余肝容积应不少于原来肝重量的30%。这是解决供体短缺的有效方法，但其手术难度更大和风险控制要求更高，应严格遵循有关法律、法规和道德、伦理标准，并坚持在真正自愿和知情同意的基础上进行。

四、肝移植术后的处理★★△

（一）一般处理

包括饮食、体位、吸氧、各种引流管的处理，维持水、电解质、酸碱平衡，加强营养支持，抗感染治疗。同时应注意凝血功能的调控治疗，保肝利胆治疗，胃肠功能保护治疗，降压治疗，镇痛治疗等。

（二）免疫抑制治疗

1. 免疫抑制药 目前常见的免疫抑制药主要有钙调神经磷酸酶抑制药（calcineurin inhibitor，CNI）如环孢素A（cyclosporine A，CsA）和他克莫司（tacrolimus，TAC，FK506）；糖皮质激素如甲泼尼龙；抗代谢类药物如硫唑嘌呤（azathioprine，AZA）和吗替麦考酚酯（mycophenolate mofetil，MMF）；mTOR (mammalian target of rapamycine)抑制药如雷帕霉素(rapamycin，RAP)；以及抗体制剂和其他新的药物。

2. 常用免疫抑制方案 由于肝移植患者的原发疾病和全身情况不同，手术后的免疫抑制方案也应该个体化。CNI仍是免疫抑制方案的主体，相较于CsA，服用TAC的患者移植物和受体生存期更长，尚无证据表明CNI联用MMF远期疗效优于CNI联用糖皮质激素或硫唑嘌呤，诱导治疗联用CNI方案安全可靠，并允许CNI减量，尤其适合肝移植术前肾功能损伤的患者。目前最常用的为糖皮质激素联合CsA或TAC的二联方法，少数患者采用再加MMF的三联方法。

随术后时间的延长，可以逐步过渡到单药使用，剂量也可以逐渐减少，同时严密观察排斥反应和药物不良反应的发生，适当调整药物种类。

3. 急性排斥反应的治疗 急性排斥反应常发生在移植肝功能恢复后，尤其在术后5～10 d最多见。急性排斥反应中起主要作用的是细胞免疫，在肝移植后5～7 d出现发热、肝大并存在压痛、黄疸加深、胆汁分泌骤减和颜色变淡、肝功能异常、血清胆红素急剧上升、凝血酶原时间延长等，均需高度怀疑排斥反应。急性排斥反应主要依靠肝活检并根据组织学所见进行诊断，可见汇管区炎细胞浸润、胆管损伤和小叶间门静脉或中央静脉血管内皮炎。经免疫抑制药逆转后，仍然可以在术后6个月以至1年内多次重复间隔出现。

治疗方案可采用激素冲击疗法(第1天，甲泼尼龙1 g，静脉滴注，每天1次；第2～3天，甲泼尼龙500 mg，静脉滴注，每天1次)。上述方法无效时，可考虑使用OKT 35 mg/d连用10～15 d，或抗淋巴细胞免疫球蛋白(ALG)。停CsA 24 h后改用TAC。

4. 慢性排斥反应的治疗 慢性排斥反应可在术后6个月以后发生。临床上常表现为无症状的肝功能逐渐减退、碱性磷酸酶和转肽酶升高，进而发展为慢性肝衰竭，出现黄疸。肝穿刺活检病理可见小动脉炎、纤维化和小动脉管腔渐窄、堵塞，胆管腔渐闭塞、消失，肝门部淋巴细胞、浆细胞和巨噬细胞浸润，主要表现为闭塞性动脉炎及胆管减少。治疗目前无有效方法，需要再移植。但有部分患者再移植后，仍可出现慢性排斥反应。

五、肝移植术后并发症及处理 ★★△

(一)手术并发症

主要包括肝移植术后出血(腹腔内出血、胃肠道出血)，血管并发症(肝动脉、门静脉、肝静脉或下腔静脉的血栓形成及狭窄)，胆道并发症(胆瘘、胆管梗阻、胆泥形成)以及原发性移植肝无功能等。其处理应由肝外科、肝病内科、消化内镜科、放射介入科、病理科及检验科多学科联合的团队共同决策与执行。

(二)感染性并发症

1. 细菌感染 为肝移植术后最常见的感染。表现为局部腹腔感染、肝脓肿、胆道感染、肺炎、切口感染以及全身性菌血症和败血症。供肝血管感染可导致感染性血栓形成。最常见的细菌是大肠埃希菌、变形杆菌、肠球菌、肺炎球菌和金黄色葡萄球菌等，但多半为混合感染。

在全身性感染中，早期为需氧菌与厌氧菌混合感染，晚期多转向为单纯厌氧菌感染。感染主要源自腹部创口、肠道、胆道和应用的中心静脉管道，有时来自肝本身。为了预防细菌感染，宜在围术期应用广谱抗生素，并根据细菌培养结果和药敏试验选换适当的抗生素。

2. 真菌感染 发生率为4%～48%。主要原因是肝移植患者一般情况差，手术时间长，术后长期使用广谱抗生素。

3. 病毒感染

(1)巨细胞病毒(CMV)感染：多发生在肝移植术后3～8周，发生率可达30%～65%。临床表现常无特异性，多有发热、胃肠道症状及肺炎、肝炎。应常规于肝移植术后进行CMV DNA监测或血清学检查。治疗用更昔洛韦(ganciclovir)7.5～10 mg/(kg·d)，分2～3次，静脉给药，预防剂量为2.5 mg/(kg·d)，连用10～14 d。

(2)单纯疱疹病毒感染：多在肝移植术后3周内。常表现为口腔或生殖器疱疹。确诊需细胞培养7～10 d。治疗用阿昔洛韦(aciclovir)200 mg［5 mg/(kg·d)］，分3～5次，连用7～10 d。

(3)EB病毒感染：常见于肝移植术后2个月内，可导致肝移植后淋巴增生紊乱。诊断方法为EBV DNA和特异性抗体监测。可试用干扰素和阿昔洛韦治疗。

(4)腺病毒感染：多发生于肝移植术后前3个月。可通过肝组织培养或免疫组化技术监测。目前无特异性治疗方法。

(三)药物性肝损害

肝移植术后通常应用多种药物，故药物所致肝损害是不容忽视的问题。应尽量减少不必要的药物，一旦出现肝损害尽可能停用可疑药物。

（四）远期并发症和随访

肝移植术后的5年存活率已达70%以上。肝移植的远期并发症主要有原发肿瘤复发，另有6%的患者会出现新生肿瘤，肿瘤的发生与患者的免疫力降低有关。少数患者会出现骨质疏松。由于长期服用CsA和激素，患者还有可能出现高血压、糖尿病或肾功能损害。

六、肝移植术后乙型肝炎的防治 ★★★△△

在我国，肝移植的主要适应证是乙型肝炎病毒（hepatitis B virus，HBV）感染后的终末期肝病，所有肝移植受体的病因中，有80%直接与HBV感染有关。

（一）乙型肝炎病毒再感染及乙型肝炎复发的标准

根据2001年7月在天津召开的肝移植后乙型肝炎复发防治研讨会上达成的共识，乙型肝炎病毒再感染诊断的标准为：① 血清HBsAg阳性；② 血清HBV DNA阳性；③ 肝组织HBsAg和（或）HBcAg阳性；④ 肝组织HBV DNA阳性。而肝移植术后乙型肝炎复发的诊断标准为：① 有以上HBV再感染的证据；② 肝功能化验异常，并可排除其他原因；③ 肝活检结果符合病毒性肝炎组织病理学的改变。应注意，排斥反应、感染、药物等诸多非HBV再感染因素都会引起肝功能的异常，因此，HBV复发通常要借助肝穿刺病理检查才能确诊。

（二）乙型肝炎复发的防治

1. HBV相关肝移植术前 对于HBV DNA阳性的患者，一旦决定进行肝移植治疗，应开始服用高耐药基因屏障NAs药物（恩替卡韦或替诺福韦酯），因为HBV DNA阳性增加肝移植术后HBV再感染风险，所以尽可能地保持HBV DNA不可检出或最大限度地降低HBV DNA水平。如患者HBV DNA阴性，可在肝移植术前1～2周开始服用高耐药基因屏障NAs药物（恩替卡韦或替诺福韦酯）。患者等待肝移植期间，应接受每个月1次的HBV DNA检测。

2. HBV相关肝移植术中 采用乙型肝炎免疫球蛋白（HBIG）中和受者血液中的HBsAg。

3. HBV相关肝移植术后 通常采用静脉注射或肌内注射HBIG联合高耐药基因屏障药物预防肝移植术后HBV再感染；不存在HBV耐药突变高危因素，无HBV耐药突变证据的HBV相关肝移植，术后可按既往使用的核苷类似物方案与HBIG长期联合治疗。HBV相关肝移植术后，需要监测抗-HBs滴度，调整HBIG使用的间隔或剂量：在肝移植术后1周内抗-HBs滴度峰值不低于1000 U/L；术后3个月内抗-HBs滴度≥500 U/L；术后3～6个月抗-HBs滴度≥200 U/L；术后6个月以上抗-HBs滴度≥100 U/L。肝移植术后，应每个月检测肝功能指标和抗-HBs滴度，每3个月检测HBsAg和HBV DNA。

4. 供者或受者疑似存在HBV隐匿感染 存在HBV感染或抗-HBs阳性的受者，紧急情况下可以接受HBsAg阴性、抗-HBc阳性的供肝，但肝移植后应采用抗HBV药物治疗（NAs联合HBIG或NAs）。肝移植术前受者血清抗-HBs阴性时，如果供者或受者疑似存在HBV隐匿感染（供者或受者血清HBsAg阴性，但是抗-HBc阳性），建议使用NAs和HBIG预防肝移植术后HBV再感染或新发感染。

七、肝移植术后丙型肝炎的防治 ★★△△

根据2017欧洲肝肠移植协会（ELITA）关于DAA药物在肝移植术前及术后应用的共识意见：如果基线MELD评分<16分，应在等待肝移植时进行治疗；如果基线MELD评分16～20分，应给予DAA治疗并在12周时评估临床改善情况，决定是否还需进行肝移植；基线MELD评分21～25分患者经DAA治疗后可能出现病情改善，但多数仍需要肝移植，这样可能反而降低其得到供肝的优先权，故是否开始治疗应个体化考虑；基线MELD评分>25分的患者，则建议在移植后进行DAA治疗。

（一）肝移植前的防治

1. 因HCC需要肝移植的肝功能代偿（Child-Pugh A级）患者给予索磷布韦联合雷迪帕韦治疗12周（基因1型、4型、5型或6型）；索磷布韦联合韦帕他韦，或格夫瑞韦联合哌仑他韦，或索磷布韦联合达拉他韦治疗12周（所有基因型）。

2. 等待肝移植的失代偿期肝硬化患者（Child-Pugh B级或C级）给予索磷布韦联合雷迪帕韦及利巴韦林治疗12周（基因1型、4型、5型或6型）；或索磷布韦联合韦帕他韦及利巴韦林，或索磷布韦联合达拉他韦及利巴韦林治疗12周（所有基因型）。对于不能应用利巴韦林者，疗程均延长至24周。

（二）肝移植后的防治

对所有丙型肝炎复发患者，建议直接抗病毒治疗。肝移植后出现急性淤胆型肝炎、中度至广泛的纤维化和门静脉高压患者，预测疾病进展迅速、移植物失功能，应更迫切地抗病毒治疗。

1. 无肝硬化或肝硬化代偿期的（Child-Pugh A级）肝移植后患者给予索磷布韦联合雷迪帕韦治疗12周（基因1型、4型、5型或6型）；索磷布韦联合韦帕他韦，或格夫瑞韦联合哌仑他韦，或索磷布韦联合达拉他韦治疗12周（所有基因型）。不需要进行免疫抑制药物的剂量调整。

2. 失代偿期肝硬化患者（Chinld-Pugh B或C级）给予索磷布韦联合雷迪帕韦及利巴韦治疗12周（基因1型、4型、5型或6型）；索磷布韦联合韦帕他韦及利巴韦林，或索磷布韦联合达拉他韦及利巴韦林治疗12周（所有基因型）。对于不能应用利巴韦林者，疗程均延长至24周。

3. 免疫抑制药的剂量调整

（1）采用索磷布韦联合利巴韦林、索磷布韦联合雷迪帕韦，或索磷布韦联合达拉他韦治疗时，无须调整环孢素或他克莫司的剂量。

（2）考虑到药物相互作用问题，尽可能不在肝移植术后应用西美瑞韦、利托那韦、帕利普韦及奥比他韦。

（魏 来）

参考文献

[1] 王宝恩，张定凤. 现代肝脏病学. 北京：科学出版社，2003：1-65.

[2] 高英茂. 组织学与胚胎学（双语版）. 北京：科学出版社，2005：193-197.

[3] Standring S. Gray's Anatomy: the anatomical basis of clinical practice. 40th ed. London: Churchill Livingstone, 2008: 1163-1176.

[4] Dooley J, Lok ASF, Burroughs AK, et al. Sherlock's Diseases of the Liver and Biliary System. 12th ed. New Jersey: Wiley-Blackwell, 2011: 1-19.

[5] Roskams TA, Theise ND, Balabaud C, et al. Nomenclature of the finer branches of the biliary tree: canals, ductules, and ductular reactions in human livers. Hepatology, 2004, 39: 1739-1145.

[6] Schiff ER, Sorrell MF, Maddrey WC. Schiff' s Diseases of the Liver. 10th ed. Philadelphia: Lipptincott Williams&Wilkins, 2007: 181-212.

[7] Saxena R. Practical hepatic pathology: a diagnostic approach. Elsevier, 2011: 3-28.

[8] de Jong IEM, van Leeuwen OB, Lisman T, et al. Repopulating the biliary tree from the peribiliary glands. Biochim Biophys Acta, 2017, in press.

[9] 杨绍基. 传染病学. 北京：人民卫生出版社，2005.

[10] 中华医学会传染病与寄生虫病学分会，中华医学会肝病学分会. 病毒性肝炎防治方案. 中华肝脏病杂志，2000，8（6）：324-329.

[11] Urueña A, González JE, Rearte A, et al. Single-dose universal hepatitis A immunization in one year old children in argentina: high prevalence of protective antibodies up to 9 years following vaccination. J Pediatr Infect Dis Soc, 2016, 4 (4): e62-67.

[12] Dahanayaka NJ, Kiyohara T, Agampodi SB. Clinical features and transmission pattern of hepatitis A: an experience from a hepatitis A outbreak caused by two cocirculating genotypes in Sri Lanka. Am J Trop Med Hyg, 2016, 95 (4): 908-914.

[13] Hirai-Yuki A, Hensley L, McGivern DR, et al. MAVS-dependent host species range and pathogenicity of human hepatitis A virus. Science, 2016, 353 (6307): 1541.

[14] Saeed A, Cheema HA, Assiri A. Hepatitis A and E co-infection with worst outcome. Coll Physicians Surg Pak, 2016, 26: S31-32.

[15] Samanta T, Das AK, Ganguly S. Profile of hepatitis A infection with atypical manifestations in children. Indian J Gastroenterol, 2010, 29 (1): 31-33.

[16] Sainokami S, Abe K, Ishikawa K, et al. Influence of load of hepatitis A virus on disease severity and its relationship with clinical manifestations in patients with hepatitis A. J Gastroenterol Hepatol, 2005, 20 (8): 1165-1175.

[17] Kim HS, Lee JY, Jang JS, et al. Initial thrombocytopenia as a simple, valuable predictor for clinical manifestation in acute hepatitis A. Scand J Gastroenterol, 2008, 43 (1): 81-88.

[18] Poovorawan K, Chattakul P, Chattakul S, et al. The important role of early diagnosis and preventive management during a large-scale outbreak of hepatitis A in Thailand. Pathog Glob Health, 2013, 107 (7): 367-372.

[19] Wörns MA, Teufel A, Kanzler S, et al. Incidence of HAV and HBV infections and vaccination rates in patients with autoimmune liver

diseases. Am J Gastroenterol, 2008, 103 (1): 138-146.

[20] 骆抗先，陈金军，李平. 乙型肝炎基础和临床. 4版. 北京：人民卫生出版社，2012.

[21] 中华医学会肝病学分会，中华医学会感染病分会. 慢性乙型肝炎防治指南（2015年版）. 中华肝脏病杂志，2016，23：888-905.

[22] 中国肝炎防治基金会，中华医学会感染病学分会，中华医学会肝病学分会. 乙型肝炎母婴阻断临床管理流程. 中华肝脏病杂志，2017，25：254-256.

[23] Sarin S K, Kumar M, Lau GK, et al. Asian-Pacific clinical practice guidelines on the management of hepatitis B: a 2015 update. Hepatol Int, 2016, 10: 1-98.

[24] Terrault NA, Bzowej NH, Chang KM, et al. AASLD guidelines for treatment of chronic hepatitis B. Hepatology, 2016, 63: 261-283.

[25] Fan R, Yin X, Liu Z, et al. A hepatitis B-free generation in China: from dream to reality. Lancet Infect Dis, 2016, 16: 1103-1105.

[26] Cui F, Shen L, Li L, et al. Prevention of chronic hepatitis B after 3 decades of escalating vaccination policy, China. Emerg Infect Dis, 2017, 23: 765-772.

[27] Brahm J, Castera L, Hou J, et al. Joint Society statement for elimination of viral hepatitis. Hepatol, 2016, 64 (4): 1031-1032.

[28] WHO. Global health sector strategy on viral hepatitis 2016—2021. https: //www. iasociety. org/Web/WebContent/File/ILF_CoInfections_Roundtable__HCV__Slides__4_Gottfried_Hirnschall_Aug2015.

[29] WHO. Global hepatitis report. 2017. http: //publications/global-hepatitis-report 2017/en/ (accessed on Oct 18, 2017) .

[30] 中华医学会肝病学分会，中华医学会感染病学分会. 丙型肝炎防治指南（2015年版）. 中华肝脏病杂志，2015，23（12）：906-923.

[31] Petruzziello A, Marigliano S, Loquercio G, et al. Global epidemiology of hepatitis C virus infection: an up-date of the distribution and circulation of hepatitis C virus genotypes. World J Gastroenterol, 2016, 22 (34): 7824-7840.

[32] Omata M, Kanda T, Wei L, et al. APASL consensus statements and recommendations for hepatitis C prevention, epidemiology, and laboratory testing. Hepatol Int, 2016, 10 (5): 681-701.

[33] AASLD/IDSA HCV Guidance Panel. Hepatitis C guidance: AASLD-IDSA recommendations for testing, managing, and treating adults infected with hepatitis C virus. Hepatology, 2015, 62 (3): 932-954.

[34] Omata M, Kanda T, Wei L, et al. APASL consensus statements and recommendation on treatment of hepatitis C. Hepatol Int, 2016, 10 (5): 702-726.

[35] Gaeta GB, Puoti M, Coppola N, et al. Treatment of acute hepatitis C: recommendations from an expert panel of the Italian Society of Infectious and Tropical Diseases. Infection, 2017, in press.

[36] Bersoff-Matcha SJ, Cao K, Jason M, et al. Hepatitis B virus reactivation associated with direct-acting antiviral therapy for chronic hepatitis C virus: a review of cases reported to the U. S. Food and Drug Administration Adverse Event Reporting System. Ann Intern Med, 2017, 166 (11): 792-798.

[37] Chen G, Wang C, Chen J, et al. Hepatitis B reactivation in hepatitis B and C coinfected patients treated with antiviral agents: a systematic review and meta-analysis. Hepatology, 2017, 66 (1): 13-26.

[38] Li W, Urban S. Entry of hepatitis B and hepatitis D virus into hepatocytes: basic insights and clinical implications. J Hepatol, 2016, 64 (1 Suppl): S32-S40.

[39] Liao B, Zhang F, Lin S, et al. Epidemiological, clinical and histological characteristics of HBV/HDV co-infection: a retrospective cross-sectional study in Guangdong, China. PLoS One, 2014, 9: e115888.

[40] Wranke A, Pinheiro Borzacov LM, Parana R, et al. Clinical and virological heterogeneity of hepatitis delta in different regions world-wide: The Hepatitis Delta International Network (HDIN) . Liver Int, 2017, in press.

[41] Le Gal F, Dziri S, Gerber A, et al. Performance characteristics of a new consensus commercial kit for hepatitis D virus RNA viral load quantification. J Clin Microbiol, 2017, 55: 431-441.

[42] Wedemeyer H, Yurdaydin C, Dalekos GN, et al. Peginterferon plus adefovir versus either drug alone for hepatitis delta. N Engl J Med, 2011, 364: 322-331.

[43] Bogomolov P, Alexandrov A, Voronkova N, et al. Treatment of chronic hepatitis D with the entry inhibitor myrcludex B: first results of a phase Ⅰb/Ⅱa study. J Hepatol, 2016, 65: 490-498.

[44] Wranke A, Serrano BC, Heidrich B, et al. Antiviral treatment and liver-related complications in hepatitis delta. Hepatology, 2017, 65: 414-425.

[45] Lampertico P, Agarwal K, Berg T, et al. EASL 2017 Clinical Practice Guidelines on the management of hepatitis B virus infection. J Hepatol, 2017, 67: 370-398.

[46] Hakim MS, Wang W, Bramer WM, et al. The global burden of hepatitis

E outbreaks: a systematic review. Liver Int, 2017, 37 (1): 19-31.

[47] Ren X, Wu P, Wang L, et al. Changing epidemiology of hepatitis A and hepatitis E viruses in China, 1990—2014. Emerg Infect Dis, 2017, 23 (2): 276-279.

[48] Cui W, Sun Y, Xu A, et al. Hepatitis E seroprevalence and related risk factors among seafood processing workers: a cross-sectional survey in Shandong Province, China. Int J Infect Dis, 2016, 49: 62-66.

[49] Huang F, Li Y, Yu W, et al. Excretion of infectious hepatitis E virus into milk in cows imposes high risks of zoonosis. Hepatology, 2016, 64 (2): 350-359.

[50] Donnelly MC, Scobie L, Crossan CL, et al. Review article: hepatitis E-a concise review of virology, epidemiology, clinical presentation and therapy. Aliment Pharmacol Ther, 2017, 46 (2): 126-141.

[51] Behrendt P, Steinmann E, Manns MP, et al. The impact of hepatitis E in the liver transplant setting. J Hepatol, 2014, 61 (6): 1418-1429.

[52] Kuniholm MH, Ong E, Hogema BM, et al. Acute and chronic hepatitis E virus infection in human immunodeficiency virus-infected U. S. women. Hepatology, 2016, 63 (3): 712-720.

[53] 陈晶，贾继东. 免疫抑制人群中的慢性戊型肝炎病毒感染. 传染病信息，2009，22（3）: 137-139.

[54] Pischke S, Hardtke S, Bode U, et al. Ribavirin treatment of acute and chronic hepatitis E: a single-centre experience. Liver Int, 2013, 33 (5): 722-726.

[55] Zhu FC, Zhang J, Zhang XF, et al. Efficacy and safety of a recombinant hepatitis E vaccine in healthy adults: a large-scale, randomised, double-blind placebo-controlled, phase 3 trial. Lancet, 2010, 376 (9744): 895-902.

[56] Zhang J, Zhang XF, Huang SJ, et al. Long-term efficacy of a hepatitis E vaccine. N Engl J Med, 2015, 372 (10): 914-922.

[57] 中华医学会肝病学分会药物性肝病学组. 药物性肝损伤诊治指南. 肝脏，2015，20（10）: 750-767.

[58] Björnsson ES, Bergmann OM, Björnsson HK, et al. Incidence, presentation, and outcomes in patients with drug-induced liver injury in the general population of Iceland. Gastroenterology, 2013, 144 (7): 1419-1425.

[59] Larrey D. Epidemiology and individual susceptibility to adverse drug reactions affecting the liver. Semin Liver Dis, 2002, 22 (2): 145-155.

[60] Navarro VJ, Senior JR. Drug-related hepatotoxicity. N Engl J Med, 2006, 354 (7): 731-739.

[61] Zamor PJ, Russo MW. Liver function tests and statins. Curr Opin Cardiol, 2011, 26: 338-341.

[62] Chalasani NP, Hayashi PH, Bonkovsky HL, et al. ACG Clinical Guideline: the diagnosis and management of idiosyncratic drug-induced liver injury. Am J Gastroenterol, 2014, 109 (7): 950-966.

[63] Hayashi PH, Fontana RJ. Clinical features, diagnosis, and natural history of drug-induced liver injury. Semin Liver Dis, 2014, 34 (2): 134-144.

[64] Danan G, Benichou C. Causality assessment of adverse reactions to drugs--I. A novel method based on the conclusions of international consensus meetings: application to drug induced liver injuries. J Clin Epidemiol, 1993, 46 (11): 1323-1330.

[65] Danan G, Teschke R. RUCAM in drug and herb induced liver injury: the update. IJMS, 2015, 17 (1): 14.

[66] Aithal GP, Watkins PB, Andrade RJ. Case definition and phenotype standardization in drug-induced liver injury. Clin Ppharmacol Ther, 2011, 89 (6): 806-815.

[67] Berk M, Malhi GS, Gray LJ, et al. The promise of N-acetylcysteine in neuropsychiatry. Trends Pharmacol Sci, 2013, 34 (3): 167-177.

[68] Bateman DN, Dear JW, Thanacoody HK, et al. Reduction of adverse effects from intravenous acetylcysteine treatment for paracetamol poisoning: a randomised controlled trial. Lancet, 2014, 383 (9918): 697-704.

[69] Fan CQ, Crawford JM. Sinusoidal obstruction syndrome (hepatic veno-occlusive disease) . J Clin Exp Hepatol, 2014, 4 (4): 332-346.

[70] Wu S, Xia Y, Lv X, et al. Preventive use of hepatoprotectors yields limited efficacy on the liver toxicity of anti-tuberculosis agents in a large cohort of Chinese patients. J Gastroenterol Hepatol, 2015, 30 (3): 540-545.

[71] 中华医学会肝病学分会脂肪肝和酒精性肝病学组. 2010 精性肝病诊疗指南. 中华肝脏病杂志，18（3）: 167-170.

[72] Li X, Wang C, Nie J, et al. Toll-like receptor 4 increases intestinal permeability through up-regulation of membrane PKC activity in alcoholic steatohepatitis. Alcohol, 2013, 47: 459-465.

[73] European Association for the Study of the Liver. EASL clinical practical guidelines: management of alcoholic liver disease. J Hepatol, 2012, 57: 399-420.

[74] Thursz MR, Richardson P, Allison M, et al. Prednisolone or pentoxifylline for alcoholic hepatitis. N Engl J Med, 2015, 372: 1619-1628.

[75] Buzzetti E, Kalafateli M, Thorburn D,

et al. Pharmacological interventions for alcoholic liver disease (alcohol-related liver disease): an attempted network meta-analysis. Cochrane Database Syst Rev, 2017, 3: CD011646.

[76] Forrest EH, Atkinson SR, Richardson P, et al. Application of prognostic scores in the Stopah trial: discriminant function is no longer the optimal scoring system in alcoholic hepatitis. J Hepatol, 2018, 68 (3): 511-518.

[77] 中华医学会肝脏病学分会脂肪肝和酒精性肝病学组，中国医师协会脂肪性肝病专家委员会. 非酒精性脂肪性肝病诊疗指南. 中华肝脏病杂志，2018，26（3）: 195-203.

[78] 范建高，曾民德. 脂肪性肝病. 2版. 北京：人民卫生出版社，2013.

[79] 中国医师协会脂肪性肝病专家委员会. 脂肪性肝病诊疗规范化的专家建议. 中华肝脏病杂志，2013，21（9）：652-655.

[80] 范建高，庄辉. 中国脂肪肝防治指南（科普版）. 上海：上海科学技术出版社，2015.

[81] Anna M, Diehl CD. Cause, pathogenesis, and treatment of nonalcoholic steatohepatitis. N Engl J Med, 2017, 377 (21): 2063-2072.

[82] Younossi ZM, Koenig AB, Abdelatif D, et al. Global epidemiology of nonalcoholic fatty liver disease-meta-analytic assessment of prevalence, incidence, and outcomes. Hepatology, 2016, 64 (1): 73-84.

[83] Fan JG, Kim SU, Wong VW. New trends on obesity and NAFLD in Asia. J Hepatol, 2017, 67 (4): 862-873.

[84] Wang FS, Fan JG, Zhang Z, et al. The global burden of liver disease: the major impact of China. Hepatology, 2014, 60: 2099-2108.

[85] Krawitt EL. Autoimmune hepatitis. N Engl J Med, 2006, 354 (1): 54-66.

[86] Hennes EM, Zeniya M, Czaja AJ, et al. Simplified criteria for the diagnosis of autoimmune hepatitis. Hepatology, 2008, 48: 169-176.

[87] Manns MP, Czaja AJ, Gorham JD, et al. Diagnosis and management of autoimmune hepatitis. Hepatology, 2010, 51 (6): 2193-2213.

[88] European Association for the Study of the Liver. EASL clinical practice guidelines: autoimmune hepatitis. J Hepatol, 2015, 63 (4): 971-1004.

[89] 中华医学会肝病学分会，中华医学会消化病学分会，中华医学会感染病学分会. 自身免疫性肝炎诊断和治疗共识（2015）. 中华肝脏病杂志，2016，24（1）：23-35.

[90] 王倩怡，贾继东. 自身免疫性肝炎的诊断与治疗. 临床肝胆病杂志，2015，23（6）：403-406.

[91] Carey EJ, Ali AH, Lindor KD. Primary biliary cirrhosis. Lancet, 2015, 386: 1565-1575.

[92] Lindor KD, Bowlus CL, Boyer J, et al. Primary biliary cirrhosis: 2018 practice guidelines from the American Association for the Study of Liver Disease. Hepatology, 2018, in press.

[93] 中华医学会肝病学分会，中华医学会消化病学分会，中华医学会感染病学分会. 原发性胆汁性肝硬化（又名原发性胆汁性胆管炎）的诊断和治疗共识. 中华肝脏病杂志，2016，24：5-13.

[94] European Association for the Study of the Liver. EASL Clinical Practice Guidelines: the diagnosis and management of patients with primary biliary cholangitis. J Hepatol, 2017, 67: 145-172.

[95] Chen S, Duan WJ, You H, et al. A brief review on prognostic models of primary biliary cholangitis. Hepatol Int, 2017, 11 (5): 412-418.

[96] Ma H, Zeng M, Han Y, et al. A multicenter, randomized, double-blind trial comparing the efficacy and safety of TUDCA and UDCA in Chinese patients with primary biliary cholangitis. Medicine, 2016, 95: e5391-5397.

[97] Hirschfield GM, Mason A, Luketic V, et al. Efficacy of obeticholic acid in patients with primary biliary cirrhosis and inadequate response to ursodeoxycholic acid. Gastroenterology, 2015, 148: 751-761.

[98] Nevens F, Andreone P, Mazzella G, et al. A placebo-controlled trial of obeticholic acid in primary biliary cholangitis. N Engl J Med, 2016, 375: 631-643.

[99] Kowdley KV, Luketic V, Chapman R, et al. A randomized trial of obeticholic acid monotherapy in patients with primary biliary cholangitis. Hepatology, 2017, in press.

[100] Roberts EA, Schilsky ML. Diagnosis and treatment of Wilson disease: an update. Hepatology, 2008, 47: 2089-2111.

[101] European Association for the Study of the Liver. EASL Clinical Practice Guidelines: Wilson's disease. J hepatol, 2012, 56: 671-685.

[102] Cheng N, Wang K, Hu W, et al. Wilson disease in the South Chinese Han population. Can J Neurol Sci, 2014, 41 (3): 363-367.

[103] Yang X, Tang XP, Zhang YH, et al. Prospective evaluation of the diagnostic accuracy of hepatic copper content, as determined using the entire core of a liver biopsy sample. Hepatology, 2015, 62 (6): 1731-1741.

[104] Cheng N, Wang H, Wu W, et al. Spectrum of ATP7B mutations and genotype-phenotype correlation in large-scale Chinese patients with Wilson disease. Clin Genet, 2017,

92 (1): 69-79.

[105] Lv T, Li X, Zhang W, et al. Recent advance in the molecular genetics of Wilson disease and hereditary hemochromatosis. Eur J Med Genet, 2016, 59 (10): 532-539.

[106] Weiss KH, Thurik F, Gotthardt DN, et al. Efficacy and safety of oral chelators in treatment of patients with Wilson disease. Clin Gastroenterol Hepatol, 2013, 11 (8): 1028-1035.

[107] Beinhardt S, Leiss W, Stättermayer AF, et al. Long-term outcomes of patients with Wilson disease in a large Austrian cohort. Clin Gastroenterol Hepatol, 2014, 12 (4): 683-689.

[108] Pfeiffenberger J, Beinhardt S, Gotthardt DN, et al. Pregnancy in Wilson disease-management and outcome. Hepatology, 2018, 67 (4): 1261-1269.

[109] 中华医学会消化病学分会，中华医学会肝病学分会. 中国肝性脑病诊治共识意见（2013年，重庆）. 中华肝脏病杂志，2013，21（9）：641-651.

[110] 中华医学会肝病学分会. 肝硬化腹水及相关并发症的诊疗指南. 临床肝胆病杂志，2017，33（10）：1847-1863.

[111] Gluud LL, Christensen K, Christensen E, et al. Systematic review of randomized trials on vasoconstrictor drugs for hepatorenal syndrome. Hepatology, 2010, 51 (2): 576-584.

[112] Boyer TD, Sanyal AJ, Wong F, et al. Terlipressin plus albumin is more effective than albumin alone in improving renal function in patients with cirrhosis and hepatorenal syndrome type 1. Gastroenterology, 2016, 150 (7): 1579-1589.

[113] Wong F, Pappas SC, Boyer TD, et al. Terlipressin improves renal function and reverses hepatorenal syndrome in patients with systemic inflammatory response syndrome. Clin Gastroenterol Hepatol, 2017, 15 (2): 266-272.

[114] Angeli P, Gines P, Wong F, et al. Diagnosis and management of acute kidney injury in patients with cirrhosis: revised consensus recommendations of the International Club of Ascites. Gut, 2015, 64 (4): 531-537.

[115] Wong F. The evolving concept of acute kidney injury in patients with cirrhosis. Nat Rev Gastroenterol Hepatol, 2015, 12 (12): 711-719.

[116] Bajaj JS, Cordoba J, Mullen KD, et al. Review article: the design of clinical trials in hepatic encephalopathy--an International Society for Hepatic Encephalopathy and Nitrogen Metabolism (ISHEN) consensus statement. Aliment Pharmacol Ther, 2011, 33: 739-747.

[117] European Association for the Study of the Liver. EASL clinical practice guidelines on the management of ascites, spontaneous bacterial peritonitis, and hepatorenal syndrome in cirrhosis. J Hepatol, 2010, 53 (3): 397-417.

[118] Runyon BA, AASLD. Introduction to the revised American Association for the Study of Liver Diseases Practice Guideline management of adult patients with ascites due to cirrhosis 2012. Hepatology, 2013, 57 (4): 1651-1653.

[119] Khanna R, Sarin SK. Non-cirrhotic portal hypertension-diagnosis and management. J Hepatol, 2014, 60: 421-441.

[120] European Association for the Study of the Liver. EASL Clinical Practice Guidelines: vascular diseases of the liver. J Hepatol, 2016, 64 (1): 179-202.

[121] Bosch J, Abraldes JG, Berzigotti A, et al. The clinical use of HVPG measurements in chronic liver disease. Nat Rev Gastroenterol Hepatol, 2009, 6 (10): 573-582.

[122] 中华医学会肝病学分会，中华医学会消化病学分会，中华医学会内镜学分会. 肝硬化门脉高压食管静脉曲张出血的防治指南. 临床肝胆病杂志，2016，32（2）：203-219.

[123] Reiberger T, Ulbrich G, Ferlitsch A, et al. Carvedilol for primary prophylaxis of variceal bleeding in cirrhotic patients with haemodynamic non-response to propranolol. Gut, 2013, 62: 1634-1641.

[124] Wang C, Han J, Xiao L, et al. Efficacy of vasopressin/terlipressin and somatostatin/octreotide for the prevention of early variceal rebleeding after the initial control of bleeding: a systematic review and meta-analysis. Hepatol Int, 2015, 9 (1): 120-129.

[125] de Franchis R, Baveno VI Faculty. Expanding consensus in portal hypertension: Report of the Baveno VI Consensus Workshop: stratifying risk and individualizing care for portal hypertension. J Hepetol, 2015, 63: 743-752.

[126] Garcia-Tsao G, Abraldes JG, Berzigotti A, et al. Portal hypertensive bleeding in cirrhosis: risk stratification, diagnosis, and management: 2016 practice guidance by the American Association for the study of liver diseases. Hepatology, 2016, 65: 310-335.

[127]《原发性肝癌诊疗规范（2017年版）》编写专家委员会. 原发性肝癌诊疗规范（2017年版）（2017-06-02）[2017-11-02]. http://www. nhfpc. gov. cn/yzygj/s7659/201706/80abf02a86c048fcb130e

5e298f7aeee.

[128] Heimbach JK, Kulik LM, Finn RS, et al. AASLD guidelines for the treatment of hepatocellular carcinoma. Hepatology, 201, 67 (1): 358-380.

[129] Omata M, Cheng AL, Kokudo N, et al. Asia-Pacific clinical practice guidelines on the management of hepatocellular carcinoma: a 2017 update. Hepatol Int, 2017, 11 (4): 317-370.

[130] European Association for the Study of the Liver. EASL–EORTC Clinical Practice Guidelines: management of hepatocellular carcinoma. J Hepatology, 2012, 56: 908–943.

[131] Benson AB, D'Angelica MI, Abbott DE, et al. NCCN Guidelines Insights: Hepatobiliary Cancers, Version 1. 2017. J Natl Compr Canc Netw, 2017, 15 (5): 563-573.

[132] Elsayes KM, Hooker JC, Agrons MM, et al. 2017 Version of LI-RADS for CT and MR Imaging: An Update. Radiographics, 2017, 37 (7): 1994-2017.

[133] Tang A, Bashir MR, Corwin MT, et a. Evidence Supporting LI-RADS Major Features for CT-and MR Imaging-based Diagnosis of Hepatocellular Carcinoma: A Systematic Review. Radiology, 2018, 286 (1): 29-48.

[134] Lin CY, Chen JH, Liang JA, et al. 18F-FDG PET or PET/CT for detecting extrahepatic metastases or recurrent hepatocellular carcinoma: a systematic review and meta-analysis. Eur J Radiol, 2012, 81 (9): 2417-2422.

[135] Asman Y, Evenson AR, Even-Sapir E, et al. [18F]fludeoxyglucose positron emission tomography and computed tomography as a prognostic tool before liver transplantation, resection, and loco-ablative therapies for hepatocellular carcinoma. Liver Transpl, 2015, 21 (5): 572-580.

[136] 中华医学会器官移植学分会，中华医学会外科学分会移植学组，中国医师协会器官移植医师分会. 中国肝癌肝移植临床实践指南（2014 版）. 中华消化外科杂志，2014，13（7）：497-501.

[137] 中华医学会器官移植学分会，中华医学会肝病学分会. 中国肝移植乙型肝炎防治指南（2016 版）. 中华肝脏病杂志，2016，24（12）：885-891.

[138] 郭芳，魏来. 肝移植后丙型肝炎的复发及治疗. 中华肝脏病杂志，2004，12（6）：382-384.

[139] Martin P, DiMartini A, Feng S, et al. Evaluation for liver transplantation in adults: 2013 practice guideline by the American Association for the Study of Liver Diseases and the American Society of Transplantation. Hepatology, 2014, 59 (3): 1144-1165.

[140] European Association for the Study of the Liver. EASL Clinical Practice Guidelines: Liver transplantation. J Hepatol, 2016, 64 (2): 433-485.

[141] The American Association for the study of Lirer diseases and the infections diseases society of American. HCV Guidance: Recommendations for testing, managing, cuel treating heptitis C (last update: May 24, 2018).www.hcvguiolelines.org.

[142] Lucey MR, Terrault N, Ojo L, et al. Long-term management of the successful adult liver transplant: 2012 practice guideline by the American Association for the Study of Liver Diseases and the American Society of Transplantation. Liver Transpl, 2013, 19 (1): 3-26.

[143] Cholongitas E, Papatheodoridis GV. High genetic barrier nucleos (t) ide analogue (s) for prophylaxis from hepatitis B virus recurrence after liver transplantation: a systematic review. Am J Transplant, 2013, 13 (2): 353-362.

[144] Belli Ls, Duvoux C, Panel of experts. ELITA consensus statements on the use of DAAs in liver transplount candi dates and recipients. J Hepatol, 2017, 67: 585-602.

学习培训及学分申请办法

一、《国家级继续医学教育项目教材》经国家卫生和计划生育委员会（现更名为国家卫生健康委员会）科教司、全国继续医学教育委员会批准，由全国继续医学教育委员会、中华医学会联合主办，中华医学电子音像出版社编辑出版，面向全国医学领域不同学科、不同专业的临床医生，专门用于继续医学教育培训。

二、学员学习教材后，在规定时间（自出版日期起 1 年）内可向本教材编委会申请继续医学教育Ⅱ类学分证书，具体办法如下：

方法一：PC 激活

1. 访问“中华医学教育在线”网站 cmeonline. cma-cmc. com. cn，注册、登录。

2. 点击首页右侧“图书答题”按钮，或个人中心“线下图书”按钮。

3. 刮开本书封底防伪标涂层，输入序号激活图书。

4. 在个人中心“我的课程”栏目下，找到本书，按步骤进行考核，成绩必须合格才能申请证书。

5. 在“我的课程”–“已经完成”，或“申请证书”栏目下，申请证书。

方法二：手机激活

1. 微信扫描二维码 关注“中华医学教育在线”官方微信并注册。

2. 点开个人中心“图书激活”，刮开本书封底防伪标涂层，输入序号激活图书。

3. 在个人中心“我的课程”栏目下，找到本书，按步骤进行考核，成绩必须合格才能申请证书。

4. 登录 PC 端网站，在“我的课程”–“已经完成”，或“申请证书”栏目下，申请证书。

三、证书查询

在 PC 端首页右上方帮助中心“查询证书”中输入姓名和课程名称进行查询。

《国家级继续医学教育项目教材》编委会